U0315106

新生儿学
Neonatology

理论与实践
A Practical Approach to Neonatal Diseases

第 2 版

下 卷

主　编　Giuseppe Buonocore

Rodolfo Bracci

Michael Weindling

主　译　孙　波　岳少杰　刘曼玲

副主译　林振浪　毛　健　王　斌

秘　书　郭晓菁

人民卫生出版社

·北 京·

版权所有，侵权必究！

First published in English under the title

Neonatology: A Practical Approach to Neonatal Diseases (2nd Ed.)

edited by Giuseppe Buonocore, Rodolfo Bracci and Michael Weindling

Copyright © Springer International Publishing AG, part of Springer Nature 2018

This edition has been translated and published under licence from

Springer Nature Switzerland AG.

图书在版编目（CIP）数据

新生儿学：理论与实践：上、中、下卷 /（意）朱塞佩·博诺科雷（Giuseppe Buonocore），（意）鲁道夫·布拉奇（Rodolfo Bracci），（英）迈克尔·魏因德林（Michael Weindling）主编；孙波，岳少杰，刘曼玲主译 . —北京：人民卫生出版社，2024.1

ISBN 978-7-117-34390-9

Ⅰ . ①新…　Ⅱ . ①朱…②鲁…③迈…④孙…⑤岳…⑥刘…　Ⅲ . ①新生儿疾病 – 诊疗　Ⅳ . ①R722.1

中国国家版本馆 CIP 数据核字（2023）第 019478 号

人卫智网	www.ipmph.com	医学教育、学术、考试、健康，购书智慧智能综合服务平台
人卫官网	www.pmph.com	人卫官方资讯发布平台

图字：01-2020-6643 号

新生儿学:理论与实践
Xinshengerxue: Lilun yu Shijian
（上、中、下卷）

主　　译：孙　波　岳少杰　刘曼玲
出版发行：人民卫生出版社（中继线 010-59780011）
地　　址：北京市朝阳区潘家园南里 19 号
邮　　编：100021
E - mail：pmph @ pmph.com
购书热线：010-59787592　010-59787584　010-65264830
印　　刷：北京盛通印刷股份有限公司
经　　销：新华书店
开　　本：787 × 1092　1/16　总印张：126
总 字 数：3814 千字
版　　次：2024 年 1 月第 1 版
印　　次：2024 年 2 月第 1 次印刷
标准书号：ISBN 978-7-117-34390-9
定价（上、中、下卷）：898.00 元
打击盗版举报电话：010-59787491　E-mail：WQ @ pmph.com
质量问题联系电话：010-59787234　E-mail：zhiliang @ pmph.com
数字融合服务电话：4001118166　E-mail：zengzhi @ pmph.com

译校者名单

（以姓氏拼音为序）

贝　斐（上海交通大学医学院附属上海儿童医学中心）

曹　云（复旦大学附属儿科医院）

陈　晨（西安医学院）

陈　丹（中国医科大学附属盛京医院）

陈媚媚（复旦大学附属儿科医院）

陈夏芳（上海交通大学医学院附属上海儿童医学中心）

程　锐（南京医科大学附属儿童医院）

戴　仪（复旦大学附属儿科医院）

董　莹（复旦大学附属儿科医院）

董晨彬（复旦大学附属儿科医院）

董小玥（南京医科大学附属妇产医院／南京市妇幼保健院）

付惠玲（西安医学院第一附属医院）

甘火群（中南大学湘雅医院）

高　路（复旦大学附属儿科医院）

高红艳（西安医学院第一附属医院）

龚晓妍（复旦大学附属儿科医院）

郭晓菁（复旦大学附属儿科医院）

郭子凯（西安医学院）

韩树萍（南京医科大学附属妇产医院／南京市妇幼保健院）

黑明燕（国家儿童医学中心／首都医科大学附属北京儿童医院）

胡　兰（复旦大学附属儿科医院）

胡晓静（复旦大学附属儿科医院）

黄胜黔（贵阳市妇幼保健院／贵阳市儿童医院）

黄焱磊（复旦大学附属儿科医院）

贾　琰（复旦大学附属儿科医院）

蒋思远（复旦大学附属儿科医院）

康　华（陕西省人民医院）

雷宏涛（陕西省人民医院）

李西华（复旦大学附属儿科医院）

李志华（复旦大学附属儿科医院）

林振浪（温州医科大学附属第二医院）

刘　玲(贵阳市妇幼保健院 / 贵阳市儿童医院)

刘建萍(西安市儿童医院)

刘曼玲(西安医学院)

芦红茹(陕西省人民医院)

陆　炜(复旦大学附属儿科医院)

罗　睿(贵阳市妇幼保健院 / 贵阳市儿童医院)

罗红梅(贵阳市妇幼保健院 / 贵阳市儿童医院)

罗四维(复旦大学附属儿科医院)

马　莉(河北省儿童医院)

马晓路(浙江大学医学院附属儿童医院)

毛　健(中国医科大学附属盛京医院)

裴　舟(复旦大学附属儿科医院)

钱　甜(复旦大学附属儿科医院)

钱莉玲(复旦大学附属儿科医院)

沈　茜(复旦大学附属儿科医院)

时灿灿(贵阳市妇幼保健院 / 贵阳市儿童医院)

史昊鸿(复旦大学附属儿科医院)

史勇军(贵阳市妇幼保健院 / 贵阳市儿童医院)

孙　波(复旦大学附属儿科医院)

孙　婧(中国医科大学附属盛京医院)

孙　松(复旦大学附属儿科医院)

孙成君(复旦大学附属儿科医院)

孙慧清(河南省儿童医院郑州儿童医院)

孙建华(上海交通大学医学院附属上海儿童医学中心)

孙金峤(复旦大学附属儿科医院)

孙小凡(南京医科大学附属妇产医院 / 南京市妇幼保健院)

王　斌(南方医科大学珠江医院儿科中心)

王　瑾(复旦大学附属儿科医院)

王　炫(复旦大学附属儿科医院)

王达辉(复旦大学附属儿科医院)

王欢欢(复旦大学附属儿科医院)

王来栓(复旦大学附属儿科医院)

王亮君(上海交通大学医学院附属上海儿童医学中心)

王铭杰(中南大学湘雅医院)

王英杰(中国医科大学附属盛京医院)

王玉梅(贵阳市妇幼保健院 / 贵阳市儿童医院)

谢　偲(贵阳市妇幼保健院 / 贵阳市儿童医院)

谢宛玲(西安医学院)

许亚玲(复旦大学附属儿科医院)

杨　帆(西安医学院)

杨　舸(中南大学湘雅医院)

杨　毅(复旦大学附属儿科医院)

杨晨皓(复旦大学附属儿科医院)

杨少波（复旦大学附属儿科医院）

叶　莹（复旦大学附属儿科医院）

殷　鉴（西安交通大学第二附属医院）

殷　荣（复旦大学附属儿科医院）

余小河（中南大学湘雅医院）

余章斌（南京医科大学附属妇产医院／南京市妇幼保健院）

袁　琳（复旦大学附属儿科医院）

袁晓庆（贵阳市妇幼保健院／贵阳市儿童医院）

岳少杰（中南大学湘雅医院）

张　静（中国医科大学附属盛京医院）

张　岚（西安交通大学第二附属医院）

张　莉（西北妇女儿童医院）

张　勤（陕西省人民医院）

张　蓉（复旦大学附属儿科医院）

张　懿（中国医科大学附属盛京医院）

张　芸（贵阳市妇幼保健院／贵阳市儿童医院）

张国庆（上海交通大学医学院附属上海儿童医学中心）

张彦平（西安交通大学第二附属医院）

张燕燕（陕西省人民医院）

赵　智（陕西省人民医院）

赵艳平（河南省儿童医院郑州儿童医院）

郑　珊（复旦大学附属儿科医院）

郑继翠（复旦大学附属儿科医院）

郑章乾（复旦大学附属儿科医院）

周晓红（复旦大学附属儿科医院）

周怡瑶（复旦大学附属儿科医院）

朱海涛（复旦大学附属儿科医院）

中文版序言

由意大利锡耶纳大学儿科教授Giuseppe Buonocore及同事主编的*Neonatology：A Practical Approach to Neonatal Management*第2版中文版面世了。我们作为原著主编和译著主译，对原著及译著的所有编者和译者表示感谢和敬意。作为原著主编所在的锡耶纳大学附属综合医院，是中国和意大利政府及医疗界之间培训专业临床医师的指定机构，过去十几年，每年有大量国内医师在该医院做临床专业学习和培训。锡耶纳与她周边的地区是欧洲文艺复兴的发源地，归属托斯卡纳大区-佛罗伦萨市。不远处还有拥有欧洲最古老的大学——博洛尼亚大学（也是医学解剖学的创始之地），以及其他著名的历史文化遗迹。达·芬奇的人体解剖绘画也是在这个时期完成的。医学也是文明的传承和发展。我们双方均为能够对从事于新生儿-围产医学的临床及研究的中国与意大利同道，搭建学术及专业技术交流的桥梁而荣幸。

现代新生儿-围产医学自20世纪初发源于欧洲，在过去的50~60年呈现出飞跃发展，在胎儿医学、产前糖皮质激素、肺表面活性物质、超早产儿救治与生存质量、辅助生殖技术等诸多方面，成为临床医学、母胎-母婴医学与健康的重大突破性成果。西方新生儿-围产医学的先行实践，与中国新生儿-围产医学的跟随、发展、壮大、融会贯通，交织形成对现代中国占全球1/6总出生人口（每年1 500万~1 700万）的胎儿、新生儿出生与生存质量的显著保障。在学习掌握许多临床新技术、新知识的同时，它们也改变了我们对生命及生命科学与人文的认识。

新生儿学从临床医学本身，具有衔接产科、儿科在胎儿发育、儿童发育等不同阶段的重要枢纽联系功能。在不同的技术发展阶段，也曾经且继续在丰富我们对于新生命的认识和理解。本书涵盖几乎所有新生儿发育、脏器疾病诊断治疗、生存质量的随访评估等方面的发展过程及最新进展。通过专家学者的深刻整理，对最新的诊断治疗常规做了系统、充实、详尽的分析与介绍，可以成为中国新生儿临床实践的主要参考资料，并可以为临床科研在科学问题解读的历史演进过程、思路方法上提供借鉴参考。

与国内为数不多的新生儿医学专著、译著相比，这本书提供了极其丰富的新生儿各种疾病的发病机制、病理生理、分类诊断标准、救治策略与规范、预后与结局等新知识和新理念。对大量临床问题的分析涉及母胎医学、围产医学、诊断学、手术与治疗学、药理学、微生物学、流行病学等众多基础与临床医学的大量理论、方法和新知识，为临床第一线的儿科医护人员、大学医院的研究人员、长期护理康复从业人员、新生儿患者的家属和保育人员的实践提供指导。这本专著中文版的问世,也可以为国内专家学者提供参考和借鉴,学习西方对新生儿-围产医学的认真、求实、严谨的治学态度。

为完成这项任务,国内众多儿科和新生儿专科医师,以及医学院的老师们,花费了巨大的精力,完成了这本专著的翻译和审校。时逢新型冠状病毒全球流行之际,谨对他们的奉献精神表达由衷的感激。

在翻译过程中,我们对术语、关键词、错误、缺失等做了解释、标注、修正、补充,以求得翻译文本的信、达、雅和专业性中文语句与结构的统一和平衡。对原文的图表也尽量做了文字的翻译。在翻译、审校、清样审读等阶段,仍然不可避免会出现一些错误,在此欢迎读者指正并与我们联系,以便于今后再印刷、再版时修正。

2016 年,我们作为双方机构的代表,签署协议建立针对中国新生儿医师和护士专业培训的"中-欧围产-新生儿交流计划",安排了 30 多名来自中西部地区为主的中青年医护人员,分多批前去该医院培训学习现代新生儿诊疗理念和技术。这个交流计划直到 2020 年初因疫情而中止。我们期待在不久的将来,随着疫情得到最终控制,这一交流计划会再次进行,本书也将作为这个交流计划的结晶,继续发挥其影响。

孙波,中国上海
Giuseppe Buonocore,意大利锡耶纳
2023 年

编者名单

Steven H. Abman University of Colorado Denver – Anschutz Medical Campus, Denver, CO, USA

Massimo Agosti Neonatology and NICU – Maternal and Child Department, Ospedale "F del Ponte", Varese, Italy

Rocco Agostino Ethics Committee, Pediatric Hospital Bambino Gesù, Rome, Italy

Carlo Agostoni Pediatric Clinic, Department of Clinical Sciences and Community Health, University of Milan Fondazione, IRCCS Ca Granda, Ospedale Maggiore Policlinico, Milano, Italy

Munir Ahmed Division of Asthma, Allergy and Lung Biology, MRC Centre for Allergic Mechanisms of Asthma, King's College London, London, UK

Uma Sankari Ali Nephrology Division and PICU, BJ Wadia Hospital for Children, Mumbai, India

Karel Allegaert Neonatal Intensive Care Unit, University Hospitals Leuven, Leuven, Belgium

Department of Development and Regeneration, KU Leuven, Leuven, Belgium

Intensive Care and Department of Pediatric Surgery, Erasmus MC – Sophia Children's Hospital, Rotterdam, The Netherlands

Ruben E. Alvaro Department of Pediatrics, WR004 Women's Hospital, University of Manitoba, Winnipeg, MB, Canada

Gina Ancora Neonatology and Neonatal Intensive Care Unit, Ospedale Infermi, Rimini, Italy

Endla K. Anday Department of Pediatrics, Drexel University College of Medicine, St. Christopher's Hospital for Children, Neonatal-Perinatal Medicine, Philadelphia, PA, USA

Generoso Andria Department of Translational Medicine, Section of Pediatrics, Federico II University of Naples, Naples, Italy

Rajesh K. Aneja Departments of Critical Care Medicine and Pediatrics, University of Pittsburgh School of Medicine, Children's Hospital of Pittsburgh, Pittsburgh, PA, USA

Ruby V. Aneja Division of Neonatology, Temple University, West Penn Hospital, Pittsburgh, PA, USA

Molinari Angelo Claudio Thrombosis and Hemostasis Unit, Giannina Gaslini Children's Hospital, Genova, Italy

Rossella Angotti Department of Pediatrics, Obstetrics and Reproductive Medicine, Section of Pediatric Surgery, University of Siena, Siena, Italy

Carmelo Arcidiacono Department of Pediatric Cardiology, IRCCS Policlinico San Donato, San Siro, Milan, Italy

Domenico Arduini Department of Obstetrics and Gynecology, University of Rome Tor Vergata, Rome, Italy

Roberto Aufieri Division of Neonatology and Neonatal Intensive Care, Casilino General Hospital, Rome, Italy

Franco Bagnoli Department of Pediatrics, Obstetrics and Reproductive Medicine, University of Siena, Siena, Italy

Milica Bajcetic Institute of Pharmacology, Clinical Pharmacology and Toxicology, Medical Faculty, University of Belgrade, Belgrade, Serbia
Clinical Pharmacology Unit, University Children's Hospital, Belgrade, Serbia

Sarah Bajorek Department of Pediatrics, Division of Neonatology, University of Florida, College of Medicine, Gainesville, FL, USA

Antonio Balsamo Department of Medical and Surgical Sciences, Pediatric Unit, Center for Rare Endocrine Diseases (CARENDO BO), S.Orsola Malpighi University Hospital, Bologna, Italy

Jane E. Barthell Children's Hospitals and Clinics of Minnesota, Minneapolis, MN, USA

Francesco Bazzini Department of Molecular and Developmental Medicine, University of Siena, Siena, Italy

Roberto Bellù NICU, Ospedale Manzoni, Lecco, Italy

Franca Fossati-Bellani Pediatric Oncology Department, Fondazione IRCCS Istituto Nazionale dei Tumori, Milan, Italy

Carlo V. Bellieni Neonatal Intensive Care Unit, Siena University Hospital, Siena, Italy

Simonetta Bellone Department of Health Sciences, Division of Pediatrics, University of Piemonte Orientale, Novara, Italy

Elisa Belvisi Department of Molecular and Developmental Medicine, University of Siena, Siena, Italy

Britney Benoit School of Nursing, Centre for Pediatric Pain Research, Maternal-Newborn Program, Dalhousie University, IWK Health Centre, Halifax, Canada

Silvano Bertelloni Adolescent Medicine Unit, Division of Pediatrics, S. Chiara Hospital, University of Pisa, Pisa, Italy

Giovanna Bertini Neonatal Intensive Care Unit, Careggi University Hospital, Florence, Italy

Enrico Bertino Neonatal Unit, University of Turin, Turin, Italy

Natascia Bertoncelli Neonatal Intensive Care Unit, Department of Medical and Surgical Sciences of the Mother, Children and Adults, University Hospital of Modena, Modena, Italy

Giulio Bevilacqua Department of Pediatrics and Neonatology, Eastern Liguria Hospital, La Spezia, Italy

Stefania Bezzio Department of Pediatrics, University of Turin, Turin, Italy

Vineet Bhandari Neonatology/Pediatrics, St. Christopher's Hospital for Children/Drexel University College of Medicine, Philadelphia, PA, USA

Drexel University, Philadelphia, PA, USA

Paolo Biban Azienda Ospedaliera Universitaria Integrata Verona, Verona, Italy

Roberta Bilenchi Department of Medical, Surgical and Neurological Sciences, Dermatology Section, University of Siena, Siena, Italy

Caterina Bocchi Obstetrics and Gynecology, Department of Molecular and Developmental Medicine, University of Siena, Siena, Italy

Antonio Boldrini Department of Clinical and Experimental Medicine, Division of Neonatology and Neonatal Intensive Care Unit, Santa Chiara University Hospital, Pisa, Italy

Maria Elena Bolis Neonatology and NICU – Maternal and Child Department, Ospedale "F del Ponte", Varese, Italy

Gianni Bona Department of Health Sciences, Division of Pediatrics, University of Piemonte Orientale, Novara, Italy

Rachele Bonfiglio Department of Anesthesia, Pediatric and Neonatal Intensive Care, Istituto Giannina Gaslini, Genoa, Italy

Alessandro Borghesi Neonatal Intensive Care Unit, Fondazione IRCCS Policlinico "San Matteo", Pavia, Italy

Giulio Bosco Sapienza Università di Roma, Policlinico Umberto I di Roma, Rome, Italy

Farid Boubred Division of Neonatology, La Conception Hospital, Marseille, France

Rodolfo Bracci University of Siena, Siena, Italy

Nicola Brunetti-Pierri Department of Translational Medicine, Section of Pediatrics, Federico II University of Naples, Naples, Italy

Jenny Bua Division of Neonatology, Institute for Maternal and Child Health IRCCS "Burlo Garofolo", Trieste, Italy

Wilma Buffolano Heading Coordinating Centre for Perinatal Infection-Campania Region, Translational Medicine Department, Federico II Medical School, Naples, Italy

Giuseppe Buonocore University of Siena, Siena, Italy

Marsha Campbell-Yeo Departments of Pediatrics, Psychology and Neuroscience, Dalhousie University School of Nursing, Halifax, Canada

Letizia Capasso Division of Neonatology, Department of Translational Medical Sciences, Università "Federico II" di Napoli, Naples, Italy

Joseph A. Carcillo Departments of Critical Care Medicine and Pediatrics, University of Pittsburgh School of Medicine, Children's Hospital of Pittsburgh, Pittsburgh, PA, USA

Mario Carminati Department of Pediatric Cardiology, IRCCS Policlinico San Donato, San Siro, Milan, Italy

Virgilio P. Carnielli Division of Neonatology, Salesi Hospital, Polytechnic University of Marche, Ancona, Italy

Elisa della Casa Neonatal Intensive Care Unit, Department of Medical and Surgical Sciences of the Mother, Children and Adults, University Hospital of Modena, Modena, Italy

Alessandra Cassio Department of Medical and Surgical Sciences, Pediatric Endocrinology Unit, S. Orsola-Malpighi University Hospital, Bologna, Italy

Serena Catania Pediatric Oncology Department, Fondazione IRCCS Istituto Nazionale dei Tumori, Milan, Italy

Paolo Cavarzere Pediatric Unit, Department of Mother and Child, University Hospital of Verona, Verona, Italy

Sylvain Chemtob Departments of Pediatrics, Ophthalmology and Pharmacology, Centre Hospitalier, Universitaire Sainte-Justine, Research Center, Montréal, QC, Canada

Department of Ophthalmology, Maisonneuve-Rosemont Hospital Research Center, Montréal, QC, Canada

Stefano Chiaravalli Pediatric Oncology Department, Fondazione IRCCS Istituto Nazionale dei Tumori, Milan, Italy

Gaetano Chirico Neonatology and Intensive Neonatal Therapy Unit, Spedali Civili of Brescia, Brescia, Italy

Robert D. Christensen Divisions of Neonatology and Hematology, Department of Pediatrics, University of Utah School of Medicine, Intermountain Healthcare, Salt Lake City, UT, USA

Massimiliano Ciantelli Department of Clinical and Experimental Medicine, Division of Neonatology and Neonatal Intensive Care Unit, S. Chiara University Hospital, Pisa, Italy

Azienda Ospedaliero-Universitaria Pisana, Pisa, Italy

Elena Ciarmoli Neonatologia e Terapia Intensiva Neonatale, Fondazione MBBM, ASST-Ospedale San Gerardo-Monza, Monza, Italy

Alessandro Cicognani Department of Medical and Surgical Sciences, Pediatric Unit, Center for Rare Endocrine Diseases (CARENDO BO), S.Orsola Malpighi University Hospital, Bologna, Italy

Giovanni Cioni IRCCS Stella Maris, Department of Developmental Neuroscience, Pisa, Italy

University of Pisa, Department of Clinical and Experimental Neuroscience, Pisa, Italy

Olivier Claris Department of Neonatology, Hôpital Femme Mère Enfant, Bron, France

Hospices Civils de Lyon and Université Claude Bernard, Lyon, France

Paola E. Cogo Division of Pediatrics, Department of Medicine, S. Maria della Misericordia University Hospital, University of Udine, Udine, Italy

Richard J. Cooke Department of Pediatrics, University of Tennessee Health Science Center, Memphis, TN, USA

Giovanni Corsello Department of Sciences for Health Promotion and Mother and Child Care, University of Palermo, Palermo, Italy

Alessandra Coscia Neonatal Unit, University of Turin, Turin, Italy

Frans J. C. Cuperus Department of Gastroenterology and Hepatology, University Medical Center Groningen, Groningen, The Netherlands

Tore Curstedt Department of Molecular Medicine and Surgery, Karolinska Institutet, Karolinska University Hospital, Stockholm, Sweden

Mario De Curtis Dipartimento Materno-Infantile, Università "La Sapienza", Rome, Italy

Carlo Dani Neonatal Intensive Care Unit, Careggi University Hospital, Florence, Italy

Università degli Studi di Firenze, Florence, Italy

Riccardo Davanzo Department of Mother and Child Health, Madonna delle Grazie Hospital, Matera, Italy

Franco D'Alberton Department of Medical and Surgical Sciences, Pediatric Unit, Center for Rare Endocrine Diseases (CARENDO BO), S.Orsola Malpighi University Hospital, Bologna, Italy

Andrea De Luca Department of Medical Biotechnologies, University of Siena, Siena, Italy

UOC Malattie Infettive Universitarie, Azienda Ospedaliera Universitaria Senese, Siena, Italy

Linda S. de Vries Department of Neonatology, Wilhelmina Children's Hospital, University Medical Center, Utrecht, The Netherlands

Antonio Del Vecchio Department of Women's and Children's Health, Neonatal Intensive Care Unit, Di Venere Hospital, ASL Bari, Bari, Italy

Maria Delivoria-Papadopoulos Department of Pediatrics, Drexel University College of Medicine, St. Christopher's Hospital for Children, Neonatal-Perinatal Medicine, Philadelphia, PA, USA

Marco Della Monaca Sapienza Università di Roma, Policlinico Umberto I di Roma, Rome, Italy

Paola Di Nicola Neonatal Unit, University of Turin, Turin, Italy

Petr H. Dijk Beatrix Children's Hospital, University Medical Center Groningen, Groningen, The Netherlands

Carmelita D'Ippolito Pediatric Oncohematology and Bone Marrow Transplant, Spedali Civili Hospital, Brescia, Italy

Timothy Disher Centre for Pediatric Pain Research, Dalhousie University School of Nursing and IWK Health Centre, Halifax, Canada

Nicola Disma Department of Anesthesia, Pediatric and Neonatal Intensive Care, Istituto Giannina Gaslini, Genoa, Italy

Marcello Dòmini U.O. di Chirurgia pediatrica – Ospedale S.Orsola, Università degli Studi – Alma Mater Studiorum, di Bologna, Italy

Allison Dorfman Department of Ophthalmology/Neurology, McGill University-Montreal Children's Hospital Research Institute, Montreal, QC, Canada

Elsa Duchemin-Kermorvant INSERM UMRS1138, Centre de Recherche des Cordeliers, Paris, France

Jennifer M. Duchon Division of Neonatology, St. Joseph's Regional Medical Center, Paterson, NJ, USA

Jeroen Dudink Neonatology, Sophia Children's Hospital, Erasmus MC Rotterdam, Rotterdam, Zuid-Holland, The Netherlands

Claudio Fabris Neonatal Unit, University of Turin, Turin, Italy

Maria Teresa Fadda Sapienza Università di Roma, Policlinico Umberto I di Roma, Rome, Italy

Avroy A. Fanaroff Case Western Reserve University School of Medicine Rainbow Babies and Children's Hospital, Cleveland, OH, USA

Jonathan M. Fanaroff Case Western Reserve University School of Medicine Rainbow Babies and Children's Hospital, Cleveland, OH, USA

Vassilios Fanos Department of Surgery, Neonatal Intensive Care Unit, Neonatal Pathology and Neonatal Section, AOU and University of Cagliari, Cagliari, Italy

Maria Grazia Faticato Department of Pediatric Surgery, University of Genoa, Genoa, Italy
Giannina Gaslini Institute, Genoa, Italy

Silvia Ferranti Department of Molecular Medicine and Development, University of Siena, Siena, Italy,

Fabrizio Ferrari Neonatal Intensive Care Unit, Department of Medical and Surgical Sciences of the Mother, Children and Adults, University of Modena and Reggio Emilia, Modena, Italy

Enrico Ferrazzi Prenatal Diagnosis and Fetal Surgery Unit, Dept. of Woman, Mother and Neonate, Buzzi Children's Hospital Department of Clinical Sciences, University of Milan, Milan, Italy

Michele Fimiani Dipartimento di Medicina Clinica e Scienze Immunologiche – Sezione di Dermatologia, Università degli Studi di Siena, Policlinico "Santa Maria alle Scotte", Siena, Italy
Department of Medical, Surgical and Neurological Sciences, Dermatology Section, University of Siena, Siena, Italy

Vittorio Fineschi Department of Anatomical, Histological, Forensic Medicine and Orthopaedic Sciences, "Sapienza" University of Rome, Rome, Italy

Bobbi Fleiss UMR1141, Insem-Paris Diderot University, Hôpital Robert Debré, Paris, France
Centre for the Developing Brain, Department of Perinatal Imaging and Health, Division of Imaging Sciences and Biomedical Engineering, King's College London, King's Health Partners, St. Thomas' Hospital, London, UK

Monica Fumagalli NICU, Department of Clinical Sciences and Community Health, Fondazione IRCCS Ca' Granda Ospedale Maggiore Policlinico Milano, Università degli Studi di Milano, Milan, Italy

Clara Gabiano Department of Pediatrics, University of Turin, Turin, Italy

Silvia Garazzino Department of Pediatrics, University of Turin, Regina Margherita Childrens Hospital, AOU Città della Salute e della Scienza di Torino, Turin, Italy

Elisabetta Garetti Neonatal Intensive Care Unit, Department of Medical and Surgical Sciences of the Mother, Children and Adults, University of Modena and Reggio Emilia, Modena, Italy

Alfredo Garzi Department of Pediatrics, Obstetrics and Reproductive Medicine, Section of Pediatric Surgery, University of Siena, Siena, Italy

Università degli Studi di Salerno, Fisciano, Italy

Diego Gazzolo Neonatal Intensive Care Unit, Department of Maternal, Fetal and Neonatal Medicine, S. Arrigo Children's Hospital, Alessandria, Italy

Giulia Genoni Department of Health Sciences, Division of Pediatrics, University of Piemonte Orientale, Novara, Italy

Maurizio Gente Department of Pediatrics and Infant Neuropsychiatry, Neonatal Emergency Transport Service, Sapienza University of Rome, Rome, Italy

Michael K. Georgieff Division of Neonatology, Department of Pediatrics Center for Neurobehavioral Development, University of Minnesota, Minneapolis, MN, USA

Paolo Ghirri Department of Clinical and Experimental Medicine, Division of Neonatology and Neonatal Intensive Care Unit, Santa Chiara University Hospital, Pisa, Italy

Daniela Gianotti Department of Pediatrics and Neonatology, Eastern Liguria Hospital, La Spezia, Italy

Jason Gien University of Colorado Denver, Denver, CO, USA

Enza Giglione Department of Health Sciences, Division of Pediatrics, University of Piemonte Orientale, Novara, Italy

Mario Giuffrè Department of Sciences for Health Promotion and Mother and Child Care, University of Palermo, Palermo, Italy

Francesca Giuliani Neonatal Unit, University of Turin, Turin, Italy

Kirsten Glaser University Children's Hospital, University of Würzburg, Würzburg, Germany

Peter D. Gluckman Liggins Institute, University of Auckland, Auckland, New Zealand

Sergio Golombek New York Medical College, New York, USA

Misty Good Division of Neonatology, University of Pittsburgh School of Medicine, Children's Hospital of Pittsburgh, Pittsburgh, PA, USA

Glenn R. Gourley Department of Pediatrics, University of Minnesota, Minneapolis, USA

Paul P. Govaert Neonatology, Sophia Children's Hospital, Erasmus MC Rotterdam, Rotterdam, Zuid-Holland, The Netherlands

Anne Greenough Division of Asthma, Allergy and Lung Biology, MRC Centre for Allergic Mechanisms of Asthma, King's College London, London, UK

NIHR Biomedical Centre at Guy's and St Thomas NHS Foundation Trust and King's College London, London, UK

NICU, King's College Hospital, London, UK

Pierre Gressens UMR1141, Insem-Paris Diderot University, Hôpital Robert Debré, Paris, France

Centre for the Developing Brain, Department of Perinatal Imaging and Health, Division of Imaging Sciences and Biomedical Engineering, King's College London, King's Health Partners, St. Thomas' Hospital, London, UK

Floris Groenendaal Department of Neonatology, Wilhelmina Children's Hospital, University Medical Center Utrecht, Utrecht, The Netherlands

Salvatore Grosso Department of Molecular Medicine and Development, University of Siena, Siena, Italy

Renzo Guerrini Pediatric Neurology and Neurogenetics Unit and Laboratories, Neuroscience Department, A. Meyer Children's Hospital – University of Florence, Florence, Italy

Isotta Guidotti Neonatal Intensive Care Unit, Department of Medical and Surgical Sciences of the Mother, Children and Adults, University Hospital of Modena, Modena, Italy

Jean-Pierre Guignard Lausanne University Medical School, Lausanne, Switzerland

Andrea Guzzetta IRCCS Stella Maris, Department of Developmental Neuroscience, Pisa, Italy

University of Pisa, Department of Clinical and Experimental Neuroscience, Pisa, Italy

Henrik Hagberg Perinatal Center, Department of Obstetrics and Gynecology, Sahlgrenska Academy, University of Gothenburg, Goteborg, Sweden

Centre for the Developing Brain, Division of Imaging Sciences and Biomedical Engineering, King's College London, King's Health Partners, St. Thomas' Hospital, London, UK

Nigel J. Hall University Surgery Unit, Faculty of Medicine, University of Southampton, Southampton, UK

Henry L. Halliday Formerly Regional Neonatal Unit, Royal Maternity Hospital, Belfast, UK

Formerly Department of Child Health, Queen's University Belfast, Belfast, UK

Mikko Hallman Department of Children and Adolescents, Oulu University Hospital, and PEDEGO Research Unit, Medical Research Center Oulu, University of Oulu, Oulu, Finland

Dominique Haumont Department of Neonatology, Saint – Pierre University Hospital, Brussels, Belgium

Axel Heep Department of Neonatology, Southmead Hospital, North Bristol NHS Trust, Bristol, UK

Lena K. Hellström-Westas Department of Women's and Children's Health, Uppsala University and University Hospital, Uppsala, Sweden

Martin J. Herman Department of Orthopaedic Surgery, Drexel University College of Medicine, St. Christopher's Hospital for Children, Philadelphia, PA, USA

Christian V. Hulzebos Beatrix Children's Hospital, University Medical Center Groningen, Groningen, The Netherlands

Petra S. Hüppi Division of Neonatology, Giannina Gaslini Children's Hospital, Genoa, Italy

Giorgio Iannetti Università degli Studi di Siena, Policlinico S. Maria alle Scotte, Siena, Italy

Sapienza Università di Roma, Policlinico Umberto I di Roma, Rome, Italy

Vincenzo Jasonni Department of Pediatric Surgery, University of Genoa, Genoa, Italy

Giannina Gaslini Institute, Genoa, Italy

Kathryn Johnson Centre for Newborn Care, Leeds Teaching Hospitals Trust, Leeds, UK

Celeste Johnston School of Nursing, McGill University, Montreal, Canada

Michael Kaplan Department of Neonatology, Shaare Zedek Medical Center, Jerusalem, Israel

The Faculty of Medicine, Hebrew University, Jerusalem, Israel,

Nandini Kataria Department of Pediatrics, University of Minnesota, Long Beach, California, USA

Tuula Kaukola Department of Children and Adolescents, Oulu University Hospital, and PEDEGO Research Center, MRC Oulu, University of Oulu, Oulu, Finland

Hirokazu Kimura Infectious Diseases Surveillance Center, National Institute of Infectious Diseases, Tokyo, Japan

John P. Kinsella University of Denver, Denver, CO, USA

Panagiotis Kratimenos Neonatologist, Children's National Medical Center, Center for Research in Neuroscience, George Washington University School of Medicine and Health Sciences, Washington, DC, USA

Edmund F. La Gamma Division of Newborn Medicine, Maria Fareri Children's Hospital, Westchester Medical Center – New York Medical College, Valhalla, NY, USA

Arianna Lamberti Department of Medical, Surgical and Neurological Sciences, Dermatology Section, University of Siena, Siena, Italy

Mariano Lanna Prenatal Diagnosis and Fetal Surgery Unit, Dept. of Woman, Mother and Neonate, Buzzi Children's Hospital Department of Clinical Sciences, University of Milan, Milan, Italy

Malcolm Levene Academic Unit of Paediatrics and Child Health, University of Leeds, Leeds, UK

Department of Neonatal Medicine, Leeds Teaching Hospitals Trust, Leeds, UK

Isabelle Ligi Division of Neonatology, La Conception Hospital, Marseille, France

Otwin Linderkamp Division of Neonatology, Department of Pediatrics, University of Heidelberg, Heidelberg, Germany

Gianluca Lista Neonatology and Neonatal Intensive Care Unit, Ospedale dei Bambini V. Buzzi, Milan, Italy

Mariangela Longini Department of Molecular and Developmental Medicine, University of Siena, Siena, Italy

Alessandra Del Longo Department of Pediatric Ophthalmology, Niguarda Ca' Granda Hospital, Milan, Italy

Vassilios Lougaris Pediatrics Clinic, Department of Clinical and Experimental Sciences, University of Brescia and Spedali Civili of Brescia, Brescia, Italy

Felicia M. Low Liggins Institute, University of Auckland, Auckland, New Zealand

Laura Lucaccioni Neonatal Intensive Care Unit, Department of Medical and Surgical Sciences of the Mother, Children and Adults, University Hospital of Modena, Modena, Italy

Licia Lugli Neonatal Intensive Care Unit, Department of Medical and Surgical Sciences of the Mother, Children and Adults, University Hospital of Modena, Modena, Italy

Giuseppe Maggiore Department of Medical Sciences-Pediatrics, University of Ferrara, University Hospital Arcispedale Sant Anna di Cona, CONA (Ferrara), Italy

Francesca Maglietta Department of Legal Medicine, University of Foggia, Foggia, Italy

Akhil Maheshwari Division of Neonatology, University of South Florida, Tampa, FL, USA

Liam Mahoney Academic Department of Paediatrics, Royal Alexandra Children's Hospital, Brighton, UK

M. Jeffrey Maisels Department of Pediatrics, Oakland University William Beaumont School of Medicine, Beaumont Children's Hospital, Royal Oak, MI, USA

Carina Mallard Department of Physiology, Institute of Neuroscience and Physiology, Sahlgrenska Academy, University of Gothenburg, Gothenburg, Sweden

Leila Mameli Department of Anesthesia, Pediatric and Neonatal Intensive Care, Istituto Giannina Gaslini, Genoa, Italy

Filomena Mandato Department of Medical, Surgical and Neurological Sciences, Dermatology Section, University of Siena, Siena, Italy

Paolo Manzoni Division of Neonatology, Department of Obstetrics and Neonatology, AOU Città della Salute e della Scienza, Turin, Italy

Viviana Marchi IRCCS Stella Maris, Department of Developmental Neuroscience, Pisa, Italy

University of Pisa, Department of Clinical and Experimental Neuroscience, Pisa, Italy

Neil Marlow Institute for Women's Health, University College London, London, UK

Richard J. Martin Rainbow Babies and Children's Hospital, Division of Neonatology, Case Western Reserve University School of Medicine, Cleveland, OH, USA

Maura Massimino Pediatric Oncology Department, Fondazione IRCCS Istituto Nazionale dei Tumori, Milan, Italy

Girolamo Mattioli Department of Pediatric Surgery, University of Genoa, Genoa, Italy

Giannina Gaslini Institute, Genoa, Italy

Liz McKechnie Centre for Newborn Care, Leeds Teaching Hospitals Trust, Leeds, UK

Stefania Mei Department of Medical, Surgical and Neurological Sciences, Dermatology Section, University of Siena, Siena, Italy

Mario Messina Department of Pediatrics, Obstetrics and Reproductive Medicine, Section of Pediatric Surgery, Policlinico "Le Scotte", University of Siena, Siena, Italy

Department of Medical, Surgical and Neurological Sciences, Section of Pediatric Surgery, University of Siena, Siena, Italy

Angelo Micheletti Department of Pediatric Cardiology, IRCCS Policlinico San Donato, San Siro, Milan, Italy

Fiorella Migliaro Division of Neonatology, Department of Translational Medical Sciences, Università "Federico II" di Napoli, Naples, Italy

Federica Mignone Department of Pediatrics, University of Turin, Regina Margherita Childrens Hospital, AOU Città della Salute e della Scienza di Torino, Turin, Italy

Francesco Molinaro Department of Pediatrics, Obstetrics and Reproductive Medicine, Section of Pediatric Surgery, Policlinico "Le Scotte", University of Siena, Siena, Italy
Department of Medical, Surgical and Neurological Sciences, Section of Pediatric Surgery, University of Siena, Siena, Italy

Davide Montin Division of Neonatology, Department of Obstetrics and Neonatology, AOU Città della Salute e della Scienza, Turin, Italy
Department of Pediatrics, University of Turin, Turin, Italy

Alice Monzani Department of Health Sciences, Division of Pediatrics, University of Piemonte Orientale, Novara, Italy

Corrado Moretti Università degli Studi di Roma "La Sapienza", Rome, Italy

Colin Morley Dept Obstetrics and Gynecology, University of Cambridge at Rosie Maternity Hospital, Cambridge, UK

Fabio A. Mosca NICU, Department of Clinical Sciences and Community Health, Fondazione IRCCS Ca' Granda Ospedale Maggiore Policlinico Milano, Università degli Studi di Milano, Milan, Italy

Michele Mussap Laboratory Medicine, Ospedale Policlinico San Martino, Genoa, Italy

Niccolò Nami Department of Medical, Surgical and Neurological Sciences, Dermatology Section, University of Siena, Siena, Italy

Diana Negura Department of Pediatric Cardiology, IRCCS Policlinico San Donato, San Siro, Milan, Italy

Josef Neu Department of Pediatrics, Division of Neonatology, University of Florida, College of Medicine, Gainesville, FL, USA

Giovanni Nigro Maternal-Infant Department, University of L'Aquila, L'Aquila, Italy

Akira Nishida Department of Neonatology, Tokyo Metropolitan Children's Medical Center, Tokyo, Japan

Giovanna Oggè Maternal-Fetal Medicine Unit, University of Turin, Turin, Italy

Robin K. Ohls Department of Pediatrics, Division of Neonatology, University of New Mexico, Albuquerque, NM, USA

Kaoru Okazaki Department of Neonatology, Tokyo Metropolitan Children's Medical Center, Tokyo, Japan

Luca Ori Neonatal Intensive Care Unit, Department of Medical and Surgical Sciences of the Mother, Children and Adults, University Hospital of Modena, Modena, Italy

Luis H. Ospina Departments of Pediatrics, Ophthalmology and Pharmacology, Centre Hospitalier, Universitaire Sainte-Justine, Research Center, Montréal, QC, Canada

Erin A. Osterholm Division of Neonatology, Department of Pediatrics Center for Neurobehavioral Development, University of Minnesota, Minneapolis, MN, USA

Roberto Paludetto Translational Medical Sciences, Università "Federico II" di Napoli, Naples, Italy

Niovi Papalexopoulou Division of Asthma, Allergy and Lung Biology, MRC Centre for Allergic Mechanisms of Asthma, King's College London, London, UK

Paola Papoff Pediatric Intensive Care Unit, Sapienza University of Rome, Rome, Italy

Giancarlo Parenti Department of Translational Medicine, Section of Pediatrics, Federico II University of Naples, Naples, Italy

Stefano Parmigiani Department of Pediatrics and Neonatology, Eastern Liguria Hospital, La Spezia, Italy

Elena Parrini Pediatric Neurology and Neurogenetics Unit and Laboratories, Neuroscience Department, A. Meyer Children's Hospital – University of Florence, Florence, Italy

Gaia Pasquali Department of Obstetrics and Gynecology, University of Rome Tor Vergata, Rome, Italy

Mary Elaine Patrinos Case Western Reserve University School of Medicine, Cleveland, OH, USA

Pierluigi Pedersini National Center for Surgical Treatment of Pediatric Hepatobiliary Malformations, Pediatric Surgery, University of Brescia, Brescia, Italy

Serafina Perrone Department of Molecular and Developmental Medicine, University Hospital of Siena, Siena, Italy

Felice Petraglia Obstetrics and Gynecology, Department of Molecular and Developmental Medicine, University of Siena, Siena, Italy

Luciane Piazza Department of Pediatric Cardiology, IRCCS Policlinico San Donato, San Siro, Milan, Italy

Catherine Pieltain Department of Neonatology, University of Liège, CHR de la Citadelle, Liège, Belgium

Agostino Pierro Division of General and Thoracic Surgery, The Hospital for Sick Children, Toronto, Canada

Alessio Pini Prato Giannina Gaslini Institute, Genoa, Italy

Elena Piozzi Department of Pediatric Ophthalmology, Niguarda Ca' Granda Hospital, Milan, Italy

Peter D. Pizzutillo Section of Orthopaedic Surgery, St. Christopher's Hospital for Children, Philadelphia, PA, USA
Tenet Healthcare, Dallas, TX, USA

Alessandro Plebani Pediatrics Clinic, Department of Clinical and Experimental Sciences, University of Brescia and Spedali Civili of Brescia, Brescia, Italy

Francesca R. Pluchinotta Department of Pediatric Cardiology, IRCCS Policlinico San Donato, San Siro, Milan, Italy

Christian F. Poets Department of Neonatology, Tübingen University Hospital, Tübingen, Germany

Simone Pratesi Neonatal Intensive Care Unit, Careggi University Hospital, Florence, Italy

Flavia Prodam Department of Health Sciences, Division of Pediatrics, University of Piemonte Orientale, Novara, Italy

Fabrizio Proietti Department of Molecular and Developmental Medicine, University of Siena, Siena, Italy

Marisa Pugliese Neonatal Intensive Care Unit, Department of Medical and Surgical Sciences of the Mother, Children and Adults, University of Modena and Reggio Emilia, Modena, Italy

Guy Putet Department of Neonatology, Hopital de la Croix-Rousse, Hospices Civils de Lyon and Universite Claude Bernard, Lyon, France

Heike Rabe Academic Department of Paediatrics, Royal Alexandra Children's Hospital, Brighton, UK

Francesco Raimondi Division of Neonatology, Department of Translational Medical Sciences, Università "Federico II" di Napoli, Naples, Italy

Luca A. Ramenghi Division of Neonatology, Giannina Gaslini Children's Hospital, Genoa, Italy

Tara M. Randis Department of Pediatrics, New York University School of Medicine, New York, NY, USA

Roberta Ricotti Department of Health Sciences, Division of Pediatrics, University of Piemonte Orientale, Novara, Italy

Henrique Rigatto Department of Pediatrics, WR004 Women's Hospital, University of Manitoba, Winnipeg, MB, Canada

Jacques Rigo Department of Neonatology, University of Liège, CHR de la Citadelle, Liège, Belgium

Arieh Riskin Department of Neonatology, Bnai Zion Medical Center, Rappaport Faculty of Medicine, Technion, Israel Institute of Technology, Haifa, Israel

Francesco Risso Neonatal Intensive Care Unit, Department of Emergency Medicine, G. Gaslini Children's Hospital, Genoa, Italy

Silvia Riva Pediatric Hepatology and Liver Transplant Unit, IRCCS-ISMETT - University of Pittsburgh Medical Center (UPMC), Palermo, Italy

José Carlos Rivera Departments of Pediatrics, Ophthalmology and Pharmacology, Centre Hospitalier, Universitaire Sainte-Justine, Research Center, Montréal, QC, Canada

Department of Ophthalmology, Maisonneuve-Rosemont Hospital Research Center, Montréal, QC, Canada

Rodney P. A. Rivers Section of Paediatrics, Department of Medicine, Imperial College, London, UK

Hector Rojas-Anaya Academic Department of Paediatrics, Royal Alexandra Children's Hospital, Brighton, UK

Maria Angela Rustico Prenatal Diagnosis and Fetal Surgery Unit, Dept. of Woman, Mother and Neonate, Buzzi Children's Hospital Department of Clinical Sciences, University of Milan, Milan, Italy

Karin Sävman Department of Pediatrics, Sahlgrenska Academy, University of Gothenburg, Gothenburg, Sweden

Timo Saarela Department of Children and Adolescents, Oulu University Hospital, Oulu, Finland

Elie Saliba Department of Neonatology and Pediatric Intensive Care, Université François Rabelais and CHRU de Tours, Tours, France

Inserm U930, France, Université François Rabelais and CHRU de Tours, Tours, France

Janko Samardzic Department of Paediatric Pharmacology, University Children's Hospital Basel, Basel, Switzerland

Institute of Pharmacology, Clinical Pharmacology and Toxicology, Medical Faculty, University of Belgrade, Belgrade, Serbia

Fabrizio Sandri Neonatology and Neonatal Intensive Care Unit, Ospedale Maggiore, Bologna, Italy

Andrea Sannia Neonatal Intensive Care Unit, Department of Emergency Medicine, G. Gaslini Children's Hospital, Genoa, Italy

Javier Fernandez Sarabia Department of Pediatric Cardiology, IRCCS Policlinico San Donato, San Siro, Milan, Italy

Paola Saracco Pediatric Hematology, Department of Pediatrics, University Hospital Città della Salute e della Scienza, Torino, Italy

Antonio Saracino Department of Pediatric Cardiology, IRCCS Policlinico San Donato, San Siro, Milan, Italy

Ola D. Saugstad Department of Pediatric Research, Rikshospitalet, Oslo University Hospital, University of Oslo, Oslo, Norway

Rosa T. Scaramuzzo Neonatology and Neonatal Intensive Care Unit, Santa Chiara University Hospital, Pisa, Italy

Kurt R. Schibler Perinatal Institute, Cincinnati Children's Hospital Medical Center, Cincinnati, OH, USA

Marco Sciveres Pediatric Hepatology and Liver Transplant Unit, IRCCS-ISMETT - University of Pittsburgh Medical Center (UPMC), Palermo, Italy

Carlo Scolfaro Department of Pediatrics, University of Turin, Regina Margherita Childrens Hospital, AOU Città della Salute e della Scienza di Torino, Turin, Italy

Gunnar Sedin Department of Women's and Children's Health, University Children's Hospital, Uppsala, Sweden

Thibault Senterre Department of Neonatology, University of Liège, CHR de la Citadelle, Liège, Belgium

Filiberto Maria Severi Obstetrics and Gynecology, Department of Molecular and Developmental Medicine, University of Siena, Siena, Italy

Raanan Shamir Institute of Gastroenterology Nutrition and Liver Diseases, Schneider Children's Medical Center, Sackler Faculty of Medicine, Tel-Aviv University, Petach-Tikva, Israel

Davide Silvagni Azienda Ospedaliera Universitaria Integrata Verona, Verona, Italy

Umberto Simeoni Division of Pediatrics, CHUV and UNIL, Lausanne, Vaud, Switzerland

Adam P. R. Smith Division of Asthma, Allergy and Lung Biology, MRC Centre for Allergic Mechanisms of Asthma, King's College London, London, UK

Augusto Sola Ibero American Society of Neonatology (SIBEN), Wellington, FL, USA

Michael Spear Department of Pediatrics, Drexel University College of Medicine, St. Christopher's Hospital for Children, Philadelphia, PA, USA

Christian P. Speer University Children's Hospital, University of Würzburg, Würzburg, Germany

David K. Stevenson Department of Pediatrics, Stanford University School of Medicine, Medical School Office Building, Stanford, CA, USA

Rosa Maria Strangi Department of Medical, Surgical and Neurological Sciences, Dermatology Section, University of Siena, Siena, Italy

Mauro Stronati Neonatal Intensive Care Unit, Fondazione IRCCS Policlinico "San Matteo", Pavia, Italy

Veena Supramaniam Perinatal Imaging Group, Robert Steiner MR Unit, MRC Clinical Sciences Centre and Wigglesworth Perinatal Pathology Services, Hammersmith Hospital, Imperial College, London, UK

Paolo Tagliabue Neonatologia e Terapia Intensiva Neonatale, Fondazione MBBM, ASST-Ospedale San Gerardo-Monza, Monza, Italy

Sophie Tardieu Medical Evaluation Department, Public Health Department, La Conception Hospital, Marseille, France

Elena Tavella Division of Neonatology, Department of Obstetrics and Neonatology, AOU Città della Salute e della Scienza, Turin, Italy

Claire Thornton Centre for the Developing Brain, Department of Perinatal Imaging and Health, Division of Imaging Sciences and Biomedical Engineering, King's College London, King's Health Partners, St. Thomas' Hospital, London, UK

Claudio Tiribelli Liver Research Centre, University of Trieste, Trieste, Italy

Tullia Todros Maternal-Fetal Medicine Unit, University of Turin, Turin, Italy

Michela Torricelli Obstetrics and Gynecology, Department of Molecular and Developmental Medicine, University of Siena, Siena, Italy

Pier Angelo Tovo Department of Pediatrics, University of Turin, Regina Margherita Childrens Hospital, AOU Città della Salute e della Scienza di Torino, Turin, Italy

Alberto E. Tozzi Multifactorial and Complex Diseases Research Area, Bambino Gesù Children's Hospital, Rome, Italy

Laura Travan Division of Neonatology, Institute for Maternal and Child Health IRCCS "Burlo Garofolo", Trieste, Italy

Daniele Trevisanuto Department of Women's and Children's Health, Azienda Ospedaliere di Padova, University of Padua, Padua, Italy

Pietro Tuo Department of Anesthesia, Pediatric and Neonatal Intensive Care, Istituto Giannina Gaslini, Genoa, Italy

Emanuela Turillazzi Department of Legal Medicine, University of Foggia, Foggia, Italy

Alberto G. Ugazio Institute of Child and Adolescent Health, Bambino Gesù Children's Hospital, Rome, Italy

Frank van Bel Department of Neonatology, Wilhelmina Children's Hospital, University Medical Center Utrecht, Utrecht, The Netherlands

John N. van den Anker Division of Pediatric Clinical Pharmacology, Children's National Health System, Washington, DC, USA

Departments of Pediatrics, Integrative Systems Biology, Pharmacology and Physiology, George Washington University, School of Medicine and Health Sciences, Washington, DC, USA

Intensive Care and Department of Pediatric Surgery, Erasmus MC – Sophia Children's Hospital, Rotterdam, The Netherlands

Johannes B. (Hans) van Goudoever Department of Pediatrics, Emma Children's Hospital – AMC and VU University Medical Center, Amsterdam, The Netherlands

Tim van Mieghem Department of Development and Regeneration, KU Leuven, Leuven, Belgium

Obstetrics and Gynecology, University Hospitals Leuven, Leuven, Belgium

Bart Van Overmeire Neonatology Service, Erasmus Hospital Université Libre de Bruxelles, Brussels, Belgium

Silvia Vannuccini Obstetrics and Gynecology, Department of Molecular and Developmental Medicine, University of Siena, Siena, Italy

Maximo Vento Neonatal Research Unit, Health Research Institute Hospital La Fe, University and Polytechnic Hospital La Fe, Valencia, Spain

Gennaro Vetrano U.O.C. Pediatria/Neonatologia/UTIN, Osp. "Sacro Cuore di Gesù", Benevento, Italy

Renaud Viellevoye Department of Neonatology, University of Liège, CHR de la Citadelle, Liège, Belgium

Betty R. Vohr Department of Pediatrics, The Warren Alpert Medical School of Brown University, Providence, RI, USA

Women and Infants Hospital, Providence, RI, USA

Jon F. Watchko Division of Newborn Medicine, Department of Pediatrics, University of Pittsburgh School of Medicine, Pittsburgh, PA, USA

Ronald J. Wong Department of Pediatrics, Stanford University School of Medicine, Stanford, CA, USA

Marco Zaffanello Department of Surgical Sciences, Dentistry, Gynecology and Pediatrics, University of Verona, Verona, Italy

Department of Life and Reproduction Sciences Pediatric Section, University of Verona, Verona, Italy

Department of Surgery, University of Cagliari, Cagliari, Italy

Clelia Zanaboni Department of Anesthesia, Pediatric and Neonatal Intensive Care, Istituto Giannina Gaslini, Genoa, Italy

Giacomo Zanelli Department of Medical Biotechnologies, University of Siena, Siena, Italy

Rinaldo Zanini NICU, Ospedale Manzoni, Lecco, Italy

Tianwei Ellen Zhou Departments of Pediatrics, Ophthalmology and Pharmacology, Centre Hospitalier, Universitaire Sainte-Justine, Research Center, Montréal, QC, Canada

Ekhard E. Ziegler Department of Pediatrics, University of Iowa, Iowa City, IA, USA

Luc J. I. Zimmermann Department of Pediatrics and Neonatology, School for Oncology and Developmental Biology (GROW), Maastricht University Medical Center, Maastricht, The Netherlands

目录

上 卷

中　卷

下 卷

第十篇

胎儿和新生儿感染

胎儿感染:巨细胞病毒、单纯疱疹病毒和水痘病毒

103

Giovanni Nigro

蒋思远　翻译

目录

摘要

本章节综述了可引起胎儿和/或新生儿感染的三种疱疹病毒。这3种疱疹病毒分别是巨细胞病毒、单纯疱疹病毒1型和2型及水痘-带状疱疹病毒。巨细胞病毒和水痘-带状疱疹病毒可以通过母亲原发感染及其病毒血症导致的胎盘炎造成严重的胎儿感染。巨细胞病毒持续感染可造成进展性疾病，导致的严重发育异常可在生后数年内逐渐显现。母体妊娠前免疫状态对宫内胎儿及生后数月内新生儿均有保护作用，可以避免感染发生或避免重症感染。极少数情况下，母亲复发感染也可能引起胎儿先天性巨细胞病毒感染。第二个影响经胎盘感染风险或严重程度的因素是感染的胎龄：母亲孕早期感染则胎儿受累严重程度增加；母亲孕后期感染则胎儿感染发生风险增加。第三个影响宫内感染严重程度及临床表现的因素是病毒的组织易感性：宫内水痘-带状疱疹病毒感染的很多临床表现由其对发育中的神经系统的损害造成。

103.1　要点

- 母体孕前免疫对胎儿及生后数月内新生儿有保护作用，但极少数情况母亲复发感染时也可发生先天性巨细胞病毒感染及围生期单纯疱疹病毒感染。

- 巨细胞病毒持续感染可造成进展性疾病，导致的严重发育异常可在生后数年内逐渐显现。

- 母亲原发感染后，水痘-带状疱疹病毒通过病毒血症、单纯疱疹病毒通过逆行性感染及巨细胞病毒通过病毒血症或逆行感染造成严重胎儿产前感染。

- 母亲感染胎龄对胎儿经胎盘感染的发生风险和感染严重程度呈现相反的影响：母亲孕早期感染则胎儿感染严重程度增加；母亲孕后期感染则胎儿感染发生风险增加。

- 母体免疫状态及感染胎龄以外，第三个影响宫内感染严重程度及临床表现的因素是病毒的组织易感性。

103.2　引言

本章节综述了可引起胎儿和/或新生儿感染的3种疱疹病毒。这3种疱疹病毒分别是：Ⅰ和Ⅱ型疱疹病毒，即单纯疱疹病毒（herpes simplex virus，HSV）1型和2型；Ⅲ型疱疹病毒，即水痘-带状疱疹病毒（varicella-zoster virus，VZV）；Ⅴ型疱疹病毒，即巨细胞病毒（cytomegalovirus，CMV）。除HSV是通过生殖道引起逆行性感染外，孕妇在发生CMV和VZV原发感染时，病毒可通过母亲血液到达胎盘，进而感染胎儿并导致严重的胎儿疾病。母亲原发感染CMV和VZV，并不一定导致胎儿发生宫内感染；即便胎儿发生宫内感染，也并不一定是严重感染。大多数情况下，宫内感染CMV婴儿在出生时表现正常，但病毒持续性感染可造成进展性疾病，导致的严重发育异常可在生后数年内逐渐显现。总体而言，母亲在妊娠前感染这些病毒可使胎儿或出生数月内的新生儿免受感染，或减轻感染严重程度。以CMV为例，孕前感染过CMV母亲的胎儿可能发生宫内感染，但除极个别情况外，先天性巨细胞病毒感染仅发生于母体妊娠期原发感染的情况下。

除母体免疫状态外，孕妇发生感染时的胎龄是决定经胎盘垂直传播率和感染严重程度的另一个重要因素。HSV2感染主要是分娩过程中接触母亲产道定植的病毒而感染。母体如对HSV2免疫，可保护新生儿免遭致死性或严重HSV感染。HSV1病毒主要经口传播，也可存在于产道中，在母体对该病毒未发生免疫情况下可导致新生儿严重疾病。

另一个影响宫内感染表现及严重程度的因素是病毒的组织易感性。组织易感性是指特定微生物与特定类型细胞或组织的亲和力。CMV和HSV像多数引起宫内感染的病原一样在所有器官和组织中均会复制，因此可导致所有器官和组织的疾病。相反，VZV 嗜神经组织，因此该病毒引起的严重宫内感染，其主要表现为对发育中的神经系统的损害。

103.3 巨细胞病毒

人类 CMV 为包裹在衣壳中的双链 DNA，其包含 1.5 亿分子重量。这个 DNA 至少包含几百个基因，是目前已知的最大的病毒基因组。CMV 病毒含 65nm 内核，内核中包含病毒 DNA。内核位于二十面体蛋白衣壳中，蛋白衣壳包含 162 个衣壳蛋白亚单位。它的外面包有一层内膜和糖蛋白组成的外膜。糖蛋白外膜具有抗原性，可产生免疫应答。大多数由 CMV 抗原诱导的中和抗体直接对抗 CMV 糖蛋白。细胞毒性 T 细胞介导的细胞免疫直接对抗内膜。CMV 仅有一种血清型。因此，一个病毒株产生的抗体与大多数其他病毒株均存在交叉反应。然而从基因层面，却存在上百种不同病毒株。每一个 CMV 病毒株与其他流行病学不相关的病毒株的基因型不同。CMV 几乎感染所有人类，但其导致的严重感染仅发生于免疫抑制人群，包括使用免疫抑制剂、艾滋病患者或免疫功能尚不成熟的胎儿。

103.3.1 流行病学

CMV 感染是全世界最常见的先天性感染，约占所有活产婴儿的 0.5%~1%。在经济落后或不发达地区，约 1%~2.5% 新生儿患有先天性 CMV 感染，而几乎所有儿童到 5 岁都感染过 CMV。先天性 CMV 感染患儿可在生后数年内从唾液及尿液分泌 CMV 病毒，分泌时间取决于母亲感染类型和时间以及产前感染严重程度。如婴儿在出生时未感染 CMV，生后 1 年内往往通过出生时接触母亲宫颈阴道分泌物或者生后接触血清学阳性母亲的母乳而获得感染。约 30% 血清学阳性的母亲母乳中分泌 CMV，CMV 阳性母乳喂养的婴儿约 70% 获得感染。足月新生儿感染 CMV 通常无症状，而早产儿则可能出现症状。加热母乳至 72℃ 10 秒可灭活病毒，同时保留母乳的营养和免疫特性。原发感染后，CMV 在很长时间可持续分泌。成年人可数周至数月持续分泌病毒，之后间断排毒，但是婴儿和儿童唾液和尿液可分泌病毒达数月至数年。因此，未经母亲感染的

孩子可因密切接触分泌 CMV 的孩子获得感染。生命早期获得的 CMV 感染很少引起急性或慢性疾病（Kenneson and Cannon 2007；Enright and Prober 2004；Hamprecht et al. 2001）。

发达国家或中高经济社会发展水平人群的 CMV 流行病学情况与不发达地区不同。15~45 岁的美国女性中 40%~70%CMV 抗体阳性，血清学阳性率随种族不同差异很大，非洲裔美国人血清学阳性率明显高于白人（Adler and Marshall 2007）。

103.3.2 发病机制

所有先天性感染的新生儿中，约 10% 在出生时呈现先天性 CMV 病的临床表现。在其余 90% 的无症状先天性感染患儿中，约 85% 发育正常。为何仅有 10% 的先天性感染的患儿出生时出现症状？为何 15% 无症状感染新生儿最终出现了如智力发育障碍、耳聋等后遗症？极少数情况以外，上述问题的答案是母亲在孕期前 1/2 发生原发性感染造成先天性 CMV 病的发生风险增加。事实上，胚胎或早期胎儿缺乏免疫防御功能，可能被 CMV 直接损伤，从而导致细胞溶解与细胞病变。此外，妊娠期短暂的细胞和体液免疫抑制，可促进 CMV 的传播和先天性感染。另一方面，由于胎盘功能在妊娠后期数月更有效，CMV 的母胎传播率在妊娠初期较低。因此，母体 CMV 原发感染所导致的胎儿感染，其发病率随胎龄的增加而增加，从近 30% 增加到 70%，而胎儿感染的严重程度降低。如果在受精之前 6 个月感染 CMV，那么传播给胎儿的概率和患儿出生时出现症状都很低。孕期的复发感染所引起的母婴传播率低于 2%，但亦有报道认为其传播率可能更高。体液免疫健全且血清学阳性的女性 75%~80% 不发生继发感染和病毒再激活。CMV 的 IgG 阳性和中和效价与胎儿感染率成反比，而细胞免疫在调节孕期病毒传播和致病性发挥重要作用。CMV 的重要靶器官为胎盘，损坏的胎盘会影响胎儿氧和营养的供给。CMV 有多种机制导致其经胎盘感染，其中包括对胎盘组织的直接损害（Boppana et al. 2001；Pereira et al. 2005；Pass et al. 2006；Revello et al. 2006；La Torre et al. 2006；Lanari et al. 2006；Muller et al. 2010）。

母亲孕早期原发 CMV 感染导致的新生儿先天性 CMV 感染中，大约 1/3 在出生时表现出症状或者出现严重的不良预后（图 103.1）。母亲孕期前 1/2

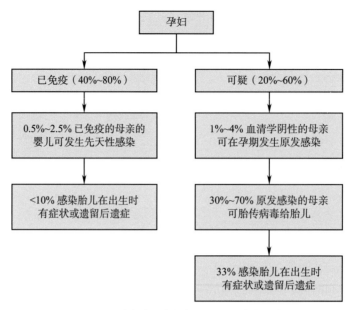

图 103.1　母亲免疫状态与先天性 CMV 感染的关系

发生原发感染造成新生儿有症状感染的比例最高，但孕期后 1/2 发生的原发感染也可造成新生儿症状性感染。因为母亲原发感染造成了绝大多数先天性 CMV 感染，有症状的先天性感染多见于女性血清学阴性率高但可能频繁接触病毒的地区。由于母亲孕期原发感染往往不能被识别，同时许多造成后期神经系统后遗症的新生儿先天性感染在出生时无症状，因此每年新生儿感染的确切数字并不清楚。在美国，估计每年 400 万孕妇中，大约 1%~4% 发生原发感染，每年可有多达 8 000 名新生儿由于先天 CMV 感染而导致残疾（Enright and Prober 2004；Hamprecht et al. 2001；Adler and Marshall 2007）。

103.3.3　临床表现

　　CMV 病毒感染胎儿导致胎盘功能障碍，表现为胎盘增大与炎症。胎盘功能异常导致胎儿生长受限，以及网状内皮组织 / 中枢神经系统问题。网状内皮组织问题包括肝脾增大和肝炎、溶血性贫血、血小板减少、高直接胆红素血症。中枢神经系统主要包括小头畸形、颅内钙化灶，通常发生在脑室周围。神经细胞迁移发生改变，通常发生在孕 3~4 个月，导致脑发育不良（小胶质细胞增生、巨脑回、无脑回、脑裂）。CMV 是唯一可导致脑回发育异常的先天性感染病原，其发病机制包括脑破坏及致畸。表 103.1 列出了出生时新生儿感染的常见症状。出生时发现虹膜睫状体炎、以及 CT、头颅超声等发现颅内钙化或其他畸形者提示神经系统预后不佳，先天性感染的其他表现与生后智力发育落后及听力障碍相关性不强（Adler and Marshall 2007；Enders et al. 2001；Manicklal et al. 2013；Nigro et al. 2003；Guerra et al. 2008；Girard et al. 2006）。

　　出生时无症状的婴儿大于 15% 在 5 岁内出现听力受损及智力发育落后。其原因为 CMV 可以引起慢性持续性感染。有症状新生儿出生时即有病毒血症且持续至生后数月。有症状和无症状感染的儿童在生后 5 年内均可通过尿液和唾液分泌病毒。出生时有症状婴儿病毒滴度（尿中病毒滴度可达 10^6PFU/ML）较无症状婴儿滴度高。由于 CMV 的慢性感染特点，出生时轻度或完全的听力受损在生后数年内可能进一步加重。因此，对于先天性感染的患者，即使在出生时毫无症状，也应对父母说明，患者预后情况难以估测。新生儿严重的听力损害往往是不可逆的。CMV 感染最严重的神经系统后遗症，包括精神发育迟缓和发育迟缓的严重程度，往往在出生时难以准确评估。大部出生时即有症状的先天性感染患儿将在一定程度上呈现精神发育迟缓或发育落后，但这些患儿 IQ 可以达到 100 甚至更高。因此这些患儿的损伤可相对较轻或不明显。具备一个或多个表 103.1 中列出的症状时应疑诊先天性 CMV感染（Enright and Prober 2004；Adler and Marshall 2007；Manicklal et al. 2013）。

CMV 的院内感染非常少见。众多研究中，尚未见 CMV 患者感染医务人员的报道。患者与患者之间的传播也很少见，可能发生于长时间住院且密切接触的患者之间。因此可以肯定照顾 CMV 排毒患者的血清学阴性的妇女被患者感染的概率是很小的。由于 CMV 存在于白细胞碎片中，CMV 可通过输全血时传播。因此，对于免疫功能不全的患者，在选择血制品时可通过选择 CMV 血清学阴性的血源或去除白细胞的血制品，从而有效避免 CMV 的传播（Enright and Prober 2004；Adler and Marshall 2007）。

表 103.1　先天性 CMV 感染的常见症状

无法解释的肝大及肝功能异常
无法解释的脾大
无法解释的高胆红素血症（通常直接胆红素 > 间接胆红素）
眼部表现：虹膜睫状体炎、斜视、视神经萎缩、小眼球畸形、角膜炎、视神经坏死
小头畸形
颅内钙化
溶血性贫血

103.3.4　诊断

不进行前瞻性血清学检测的情况下，母亲孕期 CMV 原发性感染的诊断非常困难，常常仅在母亲或胎儿感染表现非常明显时才进行检测。母亲孕期 CMV 感染仅有 25% 有症状。症状包括：流感样综合征、肌痛、伴或不伴发热的无力。50% 的患者可出现淋巴细胞增多和 / 或转氨酶增高。胎儿感染的症状包括孕期 B 超发现胎儿宫内生长受限、小头畸形、实质器官或小肠的强回声团、胎盘增大（Enders et al. 2001；Manicklal et al. 2013；Nigro et al. 2003；Guerra et al. 2008）。

妊娠期原发性 CMV 感染表现为 CMV 特异性 IgG 抗体由阴性转为阳性，同时 IgM 抗体检测阳性。然而，孕妇血清学筛查仅在个别地区开展，因此该诊断常常不能明确。由于 CMV-IgM 抗体一般可在血清学转化后持续 6 个月，因此在首次筛查时同时检测 IgM 和 IgG 抗体不仅可以代表原发性感染，也可以代表 CMV 复发。此外，多克隆 B 细胞活化或与其他疱疹病毒或自身抗体（包括类风湿因子）交叉反应可导致 IgM 假阳性结果。IgG 亲和力是衡量抗体结合 CMV 抗原的能力，在原发感染后的第一周内非常低，可以用于排除复发或假性活动感染。

胎儿 CMV 感染的产前诊断可以通过羊水中 CMV-DNA 检测简单、快速获得，但即使病毒载量高，也不能预测胎儿的不良结局。胎儿 CMV 感染应通过超声检查密切监测：是否有羊水过少或羊水过多；宫内生长迟缓；肠、肝或脑室周围高回声区；脑室增大或萎缩；脑积水；小头；小脑萎缩；腹水或积水；肾、胸膜或心包积液；肝脾肿大；脑、肝或胎盘坏死、囊性或局限性病变。另外，MRI 可揭示由迁移障碍、血管疾病和遗传因素引起的大脑异常。脐血穿刺可能是羊膜穿刺术的有效辅助手段，胎儿血液可以检测病毒基因组和进行血液学、免疫学和酶检查，但操作相关的并发症也同时增加（Manicklal et al. 2013；Guerra et al. 2008；Girard et al. 2006）

新生儿先天性 CMV 感染的诊断标准为出生后 3 周内从尿液和 / 或唾液和血液中检测 CMV DNA，该时间限定用于鉴别先天性感染和围产期感染。对于疑似神经系统受累但没有明确临床或实验室检查依据的新生儿，可通过检测脑脊液中的病毒 DNA 来证实。在脐带或新生儿血液标本中检测特异性 IgM 抗体也可诊断 CMV 感染，但可能出现假阳性或更常见的假阴性结果（Adler and Marshall 2007；Nigro 2009）。

103.3.5　新生儿期评估

如果怀疑或确诊先天性 CMV 感染，需检查转氨酶和直接胆红素。如果肝脏功能异常，需连续监测至接近正常，可能需要数月的时间。有溶血性贫血的患儿须检测全血细胞计数，很多患儿均有不同程度的血小板降低。血小板减少的原因为宫内感染所致的巨核细胞裂解或缺氧损伤导致血小板生成减少，通常在生后 1~2 周好转（Adler and Marshall 2007；Nigro 2009）。

超声可发现脑室旁囊肿、脑室增大、脑室旁白质软化导致的无回声区以及代表动脉的丘脑高回声。颅脑钙化或损伤的确切诊断可由 CT 作出。MRI 在发现神经元迁移异常、脑实质丢失、髓鞘化延迟以及脑或小脑发育不良上非常有用。需要进行眼底检查及视觉诱发电位来明确是否存在眼部累及，包括小眼畸形、白内障及脉络膜视网膜炎。

先天性 CMV 感染重要后遗症为听力受损,占所有听力受损的 23%,是引起非遗传性感觉神经性耳聋的主要病因,通常在语言发育之前发生。听力损伤程度呈现波动性且可进行性加重,一旦诊断 CMV 感染,必须尽早行完整的听力评估,且在生后数年内定期监测。多数患儿在生后 2 年内出现听力丧失,但可能晚至生后 4 岁出现。听力诱发电位或脑干听力诱发电位是检测听力损伤最准确的方法(Rosenthal et al. 2009)。

103.3.6 治疗

103.3.6.1 产前治疗

尽管孕母 - 胎儿 CMV 感染的诊断有了较大进展,目前尚无胎儿 CMV 感染的有效治疗。若胎儿 B 超或羊水穿刺证实 CMV 造成的损伤,甚至仅证实感染,终止妊娠都是一种选择。一些病例报道关注于孕母口服更昔洛韦的安全性和有效性。一项研究报告轻症母亲伐昔洛韦治疗后胎儿病毒载量下降、血小板计数增高,同时临床预后改善。另一些研究给予孕母静脉 CMV 免疫球蛋白(高价免疫球蛋白)预防或治疗胎儿 CMV 感染,显示了潜在的临床和免疫效果。在猪和人类的研究中发现,胎盘是免疫球蛋白激活的关键器官,免疫球蛋白可减少 CMV 感染所致的胎盘增大(Nigro et al. 2005;Hamilton et al. 2014;Leruez-Ville et al. 2016)。

103.3.6.2 生后治疗

新生儿研究发现,CMV 免疫球蛋白对 CMV 感染具有保护作用。但先天性 CMV 感染的治疗主要仍为更昔洛韦,以及其口服前体(缬更昔洛韦),这两个药物使用的临床情况、治疗终止时间以及用法(剂量和疗程)均存在差异。更昔洛韦只有在磷酸化为更昔洛韦三磷酸后才具有活性,后者取代病毒 DNA 聚合酶中的鸟苷三磷酸,进而抑制 CMV 复制。由于第一次磷酸化需要 CMV 编码的(UL97 基因)磷酸转移酶,更昔洛韦主要在 CMV 感染的细胞中显示其活性。CMV 感染可导致中性粒细胞减少和转氨酶水平升高,更昔洛韦治疗也可能导致中性粒细胞减少和转氨酶水平升高,特别是在免疫抑制患者。较长的抗病毒治疗时间(每公斤体重 16mg,每日口服 2 次)比较短的疗程更容易获得良好的疗效,可能与较长的 CMV 抑制有关。

事实上,抗病毒一旦停止,病毒可能再次复制,而更昔洛韦的治疗效果也将消失。对于包括神经系统和胃肠道系统累及在内的多种 CMV 相关疾病,延长和重复口服更昔洛韦治疗是有效的治疗方案(Stronati et al. 2013;Mareri et al. 2015;Kimberlin et al. 2015)。

103.3.7 预防

CMV 感染是引起儿童耳聋和神经功能障碍的主要原因,因此常规的妊娠期筛查很必要,但目前实际开展仍存在困难。为了避免母亲 IgM 阳性时区分复发性感染和原发性感染的困难,建议至少在妊娠前早期对 CMV 特异性 IgG 和 IgM 抗体进行连续检查,特别是对幼托机构工作人员等高危妇女。这种方式可以尽快区分原发性(血清抗体阴性转阳性和高 IgM 水平)和复发性(IgG 显著增加与 IgM 抗体阳性同时发生,或不伴 IgM 增高)感染。

为预防可能的胎儿感染,原发性感染的母亲可接受高价免疫球蛋白治疗。适当的卫生措施可以预防 CMV 的传播。最积极的预防方法是向幼托机构中有血清阳性儿童的父母提供咨询:血清学阴性的父母在给孩子更换尿片或者接触了患儿的分泌物后,需洗手,且避免和患儿亲密接触,尤其是口对口的接触。有性传播疾病病史且血清学阴性的妇女,如有多个性伴侣时应接受咨询、使用安全套(Manicklal et al. 2013;Nigro 2009;Stronati et al. 2013)。

因为脑脊液中 CMV DNA 阳性与发育迟缓相关,在疑似神经系统受损伤的新生儿中,这种评估可用于确定哪些婴儿存在神经发育问题的风险,哪些婴儿可能因此受益于抗病毒治疗。使用减毒活病毒(Towne 125)和亚基或重组蛋白(主要是糖蛋白 B)的疫苗已被评估多年。最近的疫苗策略是基于痘病毒载体平台引出中和抗体到 gH/gL/UL128/UL130/UL131A 五聚物的构象表位。然而,尚未研制出适合的 CMV 疫苗,特别是对育龄妇女而言(Pass et al. 2009;Chiuppesi et al. 2015)。

103.4 单纯疱疹病毒感染,血清 1 型和 2 型

103.4.1 流行病学

HSV 是疱疹病毒家庭成员,包括两型(1 型和

2 型），主要通过受损的表皮或黏膜细胞入侵，进一步到达神经组织，处于潜伏状态。HSV-1 以口面部表现为主，主要存在于三叉神经节，而 HSV-2 型主要存在于腰骶部神经节。这些病毒均可感染口面部及生殖道，被激活后可以无任何症状或者仅有水疱样损伤（Xu et al. 2006；Gantt and Muller 2013）（表 103.2）。

表 103.2　先天性或围产期单纯疱疹病毒感染临床表现

先天性单纯疱疹病毒感染
皮肤损害：瘢痕、水疱、大疱、红斑、局部皮肤发育不良
脑：脑积水型无脑畸形、小脑畸形
眼部：脉络膜视网膜炎、小眼畸形
围生期单纯疱疹病毒感染
脑炎
肺炎
食管炎
皮肤黏膜表现
全身性疾病

　　孕母原发感染时更可能发生垂直传播，但母亲复发感染发生率要高得多，因此母亲继发感染导致的新生儿 HSV 感染更为常见。多数复发的生殖道疱疹由 HSV-2 型所致，因为 2 型比 1 型更易引起生殖道感染（分别为 7% 与 2%）。在生殖器疱疹临床发作之间的无症状期，HSV 可在潜伏感染的感觉神经节细胞中周期性重新激活，并通过神经轴突返回生殖器黏膜，无临床体征或症状（"无症状病毒脱落"）。多数性传播的 HSV 发生在此期，因为病人并未意识到病毒存在（Gantt and Muller 2013；Cherpes et al. 2012；Sauerbrei and Wutzler 2007a）。

　　新生儿可在宫内、产时和产后获得 HSV 感染。大约 5% 新生儿 HSV 感染发生在宫内、85% 在出生时接触感染母亲的病变或无症状宫颈 HSV 脱落，剩下的 10% 是产后从环境中获得，如头皮电极或口腔 HSV 感染患者。宫内 HSV 感染的发病率为 1/300 000~1/200 000 活产婴，而产时感染的比例为 1/5 000。在妊娠前 20 周的宫内感染新生儿死亡率和致残率最高，包括死胎和流产（Xu et al. 2006；Cherpes et al. 2012）。

103.4.2　病理生理

　　虽然 HSV 宫内感染的确切途径尚未明确，但有证据表明，大多是宫内感染通过病毒上行至羊膜腔传播感染，而非母亲病毒血症通过胎盘的垂直传播。第一项证据是母亲原发和继复发感染 HSV 时，孕母并无病毒血症。第二项证据为 HSV 通常存在于宫颈及阴道，这是宫内感染患儿母亲原发或复发 HSV 感染的常见部位。虽然母亲原发性 HSV 感染导致的新生儿宫内感染病情最为严重，但这种原发感染病灶依然在宫颈 - 阴道，且母亲没有病毒血症。第三项证据是，即使孕妇在妊娠期间有病毒血症且出现全身播散性感染，大多数胎儿死于母亲并发症，而非宫内 HSV 感染导致。播散性 HSV 感染母亲的存活胎儿在出生时通常并没有 HSV 感染表现。因此宫内 HSV 感染并不需要母亲发生病毒血症（Xu et al. 2006；Cherpes et al. 2012）。

　　第四项证据是，多数宫内 HSV 感染的新生儿出生有表皮受损及瘢痕。这些慢性皮肤感染表明，像产时和产后感染一样，皮肤或黏膜是宫内 HSV 感染第一个部位，之后出现病毒血症和中枢神经系统感染。第五项上行感染的证据是，胎盘中有 HSV 时，胎儿已有广泛的病毒浸润，提示病毒是由胎儿传给胎盘的。提示上行性感染的第六个证据是几乎所有的宫内感染均为 HSV2 型，此种血清型主要存在于宫颈 - 阴道。假如胎儿感染途径为母亲血液的话，理论上 HSV1 型的胎儿感染应该更多见，因为这种血清型在孕妇中很常见（Cherpes et al. 2012；Sauerbrei and Wutzler 2007a；Anzivino et al. 2009）。

　　先天免疫反应的许多方面均对 HSV 感染免疫和新生儿对 HSV 的易感性产生影响。小鼠和人类的研究表明，新生儿 HSV 感染的免疫病理与 Toll 样受体 2 介导的细胞因子产生有关。关于适应性免疫，感染 HSV 的新生儿似乎表现出包括增殖和细胞因子产生在内的细胞反应减弱（Muller et al. 2010）。

103.4.3　临床表现

　　宫内 HSV 感染的诊断需要在出生后 48 小时内获得感染的临床证据，并通过新生儿中分离病毒确诊。症状通常出现在出生时。典型的三联症状是皮肤瘢痕、积水性无脑畸形和脉络膜视网膜炎。皮肤小疱和大疱很常见。也可能有红斑，后来变成小疱、再生区、剥蚀或瘢痕。这些可能发生在创伤部位,例如胎儿头皮电极部位。皮肤损伤经常复发,但通常不会进展到其他部位。如果存在多器官累及,可累及肝脏(如肝功能衰竭)、肾脏(如无尿)、血液系统疾病(如弥散性血管内凝血)。宫内发育迟缓和随后的出生后发育迟缓也很常见(Baker 2007)。

如果积水性无脑畸形,常出现小头畸形、颅脑钙化、脑积水、孔洞脑畸形、硬膜下囊肿或硬膜外下囊肿,继而出现失明、失聪和智力落后。眼部常常受累,多表现为合并斜视的脉络膜视网膜炎,宫内感染比产时和产后 HSV 感染更容易发生这种情况。播散性全身感染则在产时和产后 HSV 感染更多见,因为宫内播散性感染往往胎死宫内(Baker 2007;Enright and Prober 2002)。

103.4.4　产时和产后 HSV 感染

103.4.4.1　流行病学

无论有无症状,直接接触感染的口腔及生殖道分泌物均可传播 HSV。HSV-1 型感染多在早期发生于经济水平较低的人群,HSV-2 型随着性行为的发生而迅速增加。20%~40% 的成人可有口腔复发感染。新生儿 HSV 感染率为 1/20 000~1/2 500,其中 2 型占 2/3(Xu et al. 2006)。

103.4.5　病理生理

进入黏膜表面或擦伤的皮肤后,HSV 蛋白与表皮和真皮细胞的几个细胞受体结合,病毒在其中复制。在临床和亚临床感染中,HSV 到达感觉或自主神经元末梢,并内传至神经节的神经细胞胞体,病毒在神经节开始复制。然后,HSV 沿周围感觉神经离心性迁移至其他黏膜细胞和皮肤细胞。原发性感染后,10%~50% 的解剖区神经节细胞可发现病毒 DNA。紫外线、免疫抑制和外伤均与 HSV 的活化有关,但其致病机制尚不清楚(Cherpes et al. 2012;Sauerbrei and Wutzler 2007a;Anzivino et al. 2009)。

103.4.6　临床表现

103.4.6.1　新生儿疱疹病毒

新生儿期疱疹病毒感染临床表现有 3 种类型:

黏膜皮肤型(50%)、脑型(33%)和全身型(17%)。皮肤黏膜和眼部表现可发生于生后数天,通常症状轻、以聚集性水疱为主要表现,部分水疱化脓,常被诊断为细菌感染。脑炎在生后 2~3 周发病,前两周表现为发热、激惹或嗜睡,随后表现为肌张力改变和部分或全身性抽搐。脑脊液可见 50~100 个有核细胞,葡萄糖下降和蛋白增高。脑电图提示播散性脑病改变,CT 和 MRI 提示局灶性改变。全身型感染表现为发热、嗜睡、肝功能受损、肺炎、弥散性血管内凝血和休克。其他表现有惊厥、黄疸、可能具有致病性的水疱等。脑炎(60%~75%)为全身播散性感染的常见表现(Enright and Prober 2002,2004;Whitley 2004)。

新生儿 HSV 感染率和严重程度取决于母亲生殖道感染的类型:母亲原发感染后的新生儿感染率远比复发感染要高(50% 与 <3%)。然而,70% 的新生儿感染是由于分娩时暴露于母亲产道无症状 HSV 脱落。胎膜早破增加新生儿感染的风险:应选择剖宫产。有创性的产科操作比如胎儿头皮监测等导致皮肤受损,进而导致病毒接种(Enright and Prober 2002;Whitley 2004)。

103.4.7　口龈炎

口龈炎主要由 HSV-1 型所致,表现为舌、唇、齿龈、颊黏膜及硬腭和软腭的疱疹。发热、口咽部疼痛、颈部淋巴结肿大、口臭等可持续数天,严重的吞咽困难可致脱水(Enright and Prober 2002;Whitley 2004)。

103.4.8　角膜结膜炎

角膜结膜炎主要由 HSV-1 型所致,表现为单侧角膜结膜炎及局部淋巴结肿大、眼睑水疱、角膜水肿和混浊(Enright and Prober 2002)。

103.4.9　脑炎

脑炎是脑部最常见的急性病毒感染表现之一(每年 1/500 000~1/250 000),>90% 的病例由 HSV-1 型引起,主要发生在复发感染后。如果不治疗,60%~80% 的患者死亡,存活者 90% 已留有后遗症(Anzivino et al. 2009;Whitley 2004)。

103.4.10　皮肤疱疹

原发性皮肤感染可在全身各个部位出现,有时表现为广泛的带状疱疹样病变。复发感染疱疹多局限于口唇,包括黏膜和皮肤。因为新生儿免疫系统尚未健全,皮肤疱疹复发较成人表现更频繁和广泛。偶尔情况下,儿童可出现复发性口炎或口疮,伴或不伴红斑(Cherpes et al. 2012;Whitley 2004)。

103.4.11　免疫抑制儿童的疱疹病毒感染

免疫抑制儿童疱疹病毒感染表现为广泛的皮肤黏膜或多系统感染,包括卡波西水痘样皮疹或疱疹湿疹、肺炎和脑膜脑炎。患有艾滋病的儿童可能有迅速恶化和严重的疱疹病毒感染,表现为食管炎、小肠结肠炎、肺炎、肝炎和神经系统症状(Enright and Prober 2002,2004)。

103.4.12　诊断

HSV 感染可通过两种方式检测,一种为直接检测病毒或病毒某个成分,另一种为间接检测血清中的病毒抗体。直接检测的方法,比如 RT-PCR 检测 DNA 或病毒分离,在生殖器部位或附近有活动性水疱性病变的患者中最适用。当病灶结痂或不明显时,通过检测特异性 IgG 对 HSV-1(G-1)的糖蛋白 G 或 HSV-2(G-2)的糖蛋白 G,可间接诊断 HSV-1 或 HSV-2 感染。有症状患者或直接检测阴性时,血清学的间接诊断可提供有力的证据。HSV-IgM 可能为阴性且无特异性(Sauerbrei and Wutzler 2007a;Anzivino et al. 2009)。

宫内 HSV 感染可在婴儿出生后 48 小时内通过病毒检测确认。早期不对无任何宫内 HSV 感染症状的婴儿进行 HSV 培养,因为有些婴儿只在出生时发生了 HSV 定植。应在皮损处、肛周、黏膜、眼、鼻、口咽和耳道进行培养。疱液或任何其他样本,特别是脑脊液,病毒 DNA 检测比培养更为敏感。用 Tzanck 染色法或 Wright 染色法对皮肤病变中脱落的上皮细胞进行染色,可发现与 HSV 或 VZV 病变相关的多核巨细胞。在生命最初 48 小时后,从无症状新生儿身上分离出 HSV 意味着主动感染,而不是定植,需要抗病毒治疗。组织 HSV 感染也可以通过免疫组织化学方法或原位杂交来诊断。应进行神经影像学检查和听觉/眼科检查(Enright and Prober 2002,2004;Sauerbrei and Wutzler 2007a;Anzivino et al. 2009)

103.4.13　治疗

宫内和生后 HSV 感染均应用阿昔洛韦抗病毒治疗。治疗全身感染或脑炎,应在标本留取后尽早应用静脉用阿昔洛韦(20mg/kg,每天 3 次)。如果阿昔洛韦耐药,选用更昔洛韦或膦甲酸(更佳)。口龈炎或黏膜皮肤损伤,口服阿昔洛韦 15mg/kg,每天 5 次,连续 7 天。抗病毒治疗开始的时间对于预后至关重要,尤其对于播散性的感染。HSV 感染仅局限于皮肤、眼睛和皮肤黏膜者,疗程 14 天,中枢神经系统和播散性感染疗程 21 天。对于 HSV 感染造成的复发性皮肤病变,建议数周至数月的阿昔洛韦治疗,剂量 300mg/m^2,每天 2~3 次(Enright and Prober 2002;Whitley 2008)。

103.4.14　预后

未治疗的宫内或生后 HSV 感染性脑炎和全身感染,死亡率高达 70%。阿昔洛韦治疗后死亡率降至 30%,如为脑炎治疗后死亡率可降至 5%。抗病毒治疗对致残率的影响尚不明;部分治疗后的 HSV 感染,尤其表现为脑炎的感染,可能有失明、耳聋和智力落后。预后与病毒感染的类型和疾病分类有关。部分新生儿单疱病毒感染,可能发生皮肤复发(Whitley 2004;Kimura et al. 2003)。

103.4.15　预防

数种抗病毒疗法可用于控制疾病和传播,但并不是完全有效的且不影响潜伏性感染。因此,包括亚基或肽疫苗、活疫苗载体和 DNA 疫苗在内的许多方法已被用于开发预防和治疗疫苗。目前,尚没有能预防孕妇和新生儿的 HSV 感染的主动或被动疫苗。然而,研制中的疫苗策略应该考虑到疱疹病毒家族最重要的特征:病毒潜伏、免疫逃逸和高血清普及率 HSV 病毒疫苗包括亚单位或肽类疫苗、活病毒载体和 DNA 疫苗等,目前正在研制预防和治疗性的疫苗,虽然几种抗病毒治疗可控制疾病及播散,但并不是完全有效且对潜伏期病毒感染无效。目前,对于孕母和新生儿 HSV 感染尚无主动和被动免疫。然而,研制 HSV 疫苗策略应当考虑疱疹病毒家族特性、病毒潜伏、免疫逃逸和血清学流行等因素(Anzivino et al. 2009;Ramachandran and Kinchington 2007)。

所有生殖道疱疹病毒感染的孕妇都应接受阿昔洛韦或伐昔洛韦治疗,这两种药物并不会导致胎儿畸形。然而,这些药物在孕妇中的使用并没有被正式批准,用药前应告知患者此药有限的信息。由于未确诊或无症状 HSV 感染比例高,进一步增加了预防工作的复杂性。确定妊娠早期孕妇的血清状态是确定她们对感染的易感性的第一步,也是最重要的一步。所有孕妇及其伴侣在第一次产前检查时应了解其 HSV 感染史。强烈建议有 HSV 阴性个人史的妇女,特别是有男性伴侣阳性史的妇女,在复发时不要进行性生活,以避免感染,特别是在妊娠晚期。建议在妊娠期间使用避孕套,以最大限度地降低感染病毒的风险,尽管其不被能提供生殖器区域的完全屏障。对于近期或分娩时生殖器疱疹频繁暴发和生殖器 HSV 感染活跃的孕妇,应在妊娠晚期预防性给药阿昔洛韦或伐昔洛韦。在分娩开始时出现 HSV 感染症状或体征的妇女,应仔细检查外阴、阴道和子宫颈。应避免人工破膜。所有怀疑生殖器 HSV 感染的孕妇都应进行剖宫产手术,无论胎膜是否完整。在所有分娩时,通过 PCR 检测快速准确地检测母体生殖道拭子标本中 HSV 的脱落,可以在标本采集后大约 2 小时后得出上述结果。有生殖器活动疱疹母亲所产的新生儿,不管新生儿被确诊还是疑诊,均应隔离,避免直接与患儿损伤的皮肤和黏膜、分泌物、体液接触,并立即静脉用阿昔洛韦治疗。因新生儿疱疹病毒感染可发生在生后,产妇、家庭成员和育婴员如伴有口唇疱疹、皮肤和胸部疱疹者,在疱疹愈合前,应避免与新生儿接触或避免进入新生儿病房(Enright and Prober 2004;Cherpes et al. 2012;Baker 2007;Ramachandran and Kinchington 2007)。

103.5 水痘

103.5.1 流行病学

VZV 是一种疱疹病毒,引起水痘和带状疱疹。妊娠前患过水痘的妇女具有免疫力,她们的胎儿没有风险。大约 5% 的妇女在妊娠前没有患过水痘。妊娠水痘的平均发病率为 0.7%~3%。如果妇女在妊娠期间感染了 VZV,到妊娠 26 周前胎儿可能感染并发展为水痘综合征。然而,原发性母亲 VZV 感染后发生胎儿宫内感染的风险很低,约为 4%,主要发生在妊娠早中期。如母亲在分娩前几天内出现原发性 VZV 感染,则新生儿生后发生感染的风险要高得多,接近 20%。水痘妇女的自然流产率不高于无水痘妇女。感染水痘的孕妇有发生严重肺炎的危险,并可出现危及生命的呼吸衰竭和死亡,妊娠晚期更为常见。如果妇女在妊娠期间发生带状疱疹,胎儿没有风险(Enright and Prober 2004;Sanchez et al. 2011;Sauerbrei and Wutzler 2005;Cobelli Kett 2013)(表 103.3)。

表 103.3 先天性水痘综合征:主要临床表现

皮肤受损
小眼,脉络膜视网膜炎,白内障,视神经萎缩
神经感觉性耳聋、听觉减退
小头畸形、钙化、脑萎缩、脑积水、智力发育落后
肢体发育不全或麻痹

103.5.2 病理生理

水痘病毒可引起原发的皮肤水痘和复发的皮肤病变。原发感染数月或数年后可出现复发感染,表现为带状疱疹。正常人的水痘感染包括两次病毒血症。第一次病毒血症为病毒在头颈部淋巴结复制。第一次病毒血症可造成病毒在身体多个部位的定植和复制。到了病毒复制的第二个阶段即第二次病毒血症期,全身的上皮细胞受累,继而皮肤水痘样受损。在宿主的免疫反应中,病毒和宿主细胞之间需要发生各种相互作用,才能造成疾病发生。首次接触 VZV 后,在出现皮肤损伤之前有一段很长的潜伏期,在此期间适应性免疫反应被延迟。已有研究表明,VZV 编码的功能有利于病毒规避免疫反应(Abendroth et al. 2010)。

两次病毒血症均可胎传给胎儿。母亲原发病毒血症引起的胎儿感染在母亲出现皮损的一两天内即可出现胎儿疾病表现。然而,如果是母亲二次病毒血症后胎儿感染,胎儿皮损通常滞后于母亲皮损 10~14 天。在孕期的前 20 周,水痘病毒可导致先天性畸形。母亲孕晚期水痘感染胎儿致死率增加,但不造成胎儿畸形。流产、胎儿死亡、早产可能发生,虽发生率可能被低估,但并不高(Sauerbrei and Wutzler 2005;Abendroth et al. 2010;Schulze and Dietzsch 2000)。

103.5.3　临床表现

103.5.3.1　先天性水痘综合征

因为水痘病毒有嗜中枢和外周神经组织性,因此先天性水痘综合征主要表现为神经系统表现。其特征性临床体征和症状(包括皮节分布的皮损、眼病和肢体发育不全),表现为锯齿状皮损和色素减退区;对眼睛的损害,包括小眼畸形、白内障、脉络膜视网膜炎和视神经萎缩;颈 - 腰脊髓损伤伴上肢和下肢发育不全及运动和感觉缺陷;原始反射消失;肛门功能障碍以及霍纳综合征。基于部分临床特征的节段性分布,相关病变可能不是直接宫内水痘所致,而是带状疱疹样 VZV 再激活所致。大脑皮质损伤包括脑炎伴小头畸形、脑积水、颅内钙化及脑发育不良。尽管最初预后不良,先天性水痘综合征儿童也可有良好的预后。产前感染水痘病毒的患儿可能没有任何症状,宫内感染比发生胎儿疾病更常见。无症状宫内感染水痘病毒患儿的预后尚不清楚(Schulze and Dietzsch 2000;Smith and Arvin 2009;Enders et al. 1994;Pastuszak et al. 1994;Cobelli Kett 2013)。

103.5.4　新生儿水痘

母亲产前 4~5 天或产后 2 天的水痘感染,可能引起广泛和重度新生儿水痘,因为此时保护性抗体没有转移到婴儿身上。婴儿的发病率大约 20%。如新生儿水痘出现在生后 5~10 天,则病死率较高。出生 10 天后的感染多为生后获得性感染,并发症发生率较低,因为大多数新生儿有从母体获得的保护性抗体。然而,胎龄小于 28 周、体重小于 1 000g 的早产儿生后 6 周内发生重症水痘感染的危险性大大增加(Sauerbrei and Wutzler 2005;Smith and Arvin 2009;Cobelli Kett 2013)。

103.5.5　生后水痘感染的并发症

健康儿童可能会继发性细菌感染,通常由金黄色葡萄球菌和化脓性链球菌引起;脑膜炎多见于 5 岁以下或 20 岁以上的儿童;急性小脑性共济失调;避免使用水杨酸盐可显著减少雷氏综合征;横贯性

骨髓炎;肝炎;血小板减少症和关节炎。这些临床表现可能与血管炎或免疫介导的发病机制有关。免疫缺陷儿童、孕妇和成人罹患严重的进行性水痘的风险很高。水痘肺炎是孕产妇发病和死亡的主要原因。对于淋巴增殖性恶性肿瘤或实体瘤患儿,进展性疾病(包括长期皮肤病变、肺炎、肝炎、脑炎和弥散性血管内凝血病变)的风险高达 50%,特别是如果在水痘潜伏期进行化疗。在患有癌症的儿童中,播散性 VZV 感染也可能伴有食管炎、小肠结肠炎、胰腺炎和坏死性脾炎。血小板减少和肝炎是肾移植患者的主要临床并发症。儿童接受高剂量的皮质类固醇,特别是在病毒潜伏期,可发生致命的水痘感染(Enright and Prober 2004)。

103.5.6　诊断

母亲感染水痘可通过血清 IgM 和 IgG 诊断。胎龄 16~22 周或感染病毒 5 周后的超声及磁共振可发现先天性水痘感染征象。羊水中检测出水痘 DNA 可确诊胎儿感染。如发现严重胎儿畸形可考虑终止妊娠。母亲水痘感染与新生儿先天性畸形的关系可通过胎儿病毒 DNA 或抗原检测证实。与先天性风疹及 CMV 感染不同的是,先天性水痘综合征患儿细胞中并不能分离到病毒。先天性水痘综合征患儿中仅 25% 血清学可检测到 IgM,因此血清学诊断主要基于 7 个月以上 VZV 特异性 IgG 的检测。新生儿水痘通过典型的临床表现可以做出诊断,但仍需对皮肤拭子或活检、脑脊液和组织进行 PCR 检测等(Sauerbrei and Wutzler 2005,2007b;Benoit et al. 2015)。

103.5.7　治疗

宫内水痘应尽快开始使用阿昔洛韦或伐昔洛韦进行抗病毒治疗。如果孕妇在分娩前后几天内或分娩时出现水痘,建议给予新生儿预防性阿昔洛韦治疗。如果新生儿有水痘的临床表现,应立即开始阿昔洛韦治疗。这部分患儿未获得母体抗体,因此死亡率极高(Sauerbrei and Wutzler 2005,2007b;Smith and Arvin 2009)。

103.5.8　预防

未患过水痘或未接种过水痘疫苗的妊娠妇女,

如有接触史,必须立即予以水痘病毒高效价免疫球蛋白,同时检测免疫状态,避免母亲感染水痘及预防并发症。尽管没有水痘病毒高效价免疫球蛋白可预防先天性水痘感染的对照研究,但这一治疗的理论基础为免疫力低下患者给予高效价免疫球蛋白可预防水痘感染或改善预后。然而,超过96小时后给予高效价免疫球蛋白的有效性尚未得到证实(Enders et al. 1994;Pastuszak et al. 1994;Benoit et al. 2015)。

水痘肺炎为临床急重症,孕妇患水痘肺炎常因呼吸衰竭危及生命。暴露于VZV的新生儿应接受水痘病毒高效价免疫球蛋白。母亲水痘肺炎和严重感染的新生儿均应给予静脉阿昔洛韦。阿昔洛韦或伐昔洛韦对孕妇或新生儿接触后预防的有效性尚未进行临床试验评估。大多数妇女虽不记得患过水痘,但是具有免疫力,然而推迟使用水痘-带状疱疹病毒免疫球蛋白而等待血清学检测结果是不合适的。虽然水痘病毒高效价免疫球蛋白在预防或减轻孕产妇疾病的严重程度方面非常有效,但其在预防宫内感染方面的效果尚不清楚;尽管如此,水痘病毒高效价免疫球蛋白在孕期母亲中还是推荐使用(Sauerbrei and Wutzler 2005;Wilson et al. 2008)。

建议所有未患水痘的成年人接种水痘疫苗,水痘疫苗是一种VZV减毒活株。孕妇不应接种疫苗,因为有可能导致胎儿感染。但在妊娠前3个月或妊娠期间无意中接种疫苗的妇女可以放心,其风险很低,应向公共卫生部门和疫苗制造商报告该事件。无论出于何种原因,如果在妊娠的前半程接种水痘疫苗,可以使用水痘-带状疱疹病毒免疫球蛋白(Pandolfi et al. 2009;Gershon 2003)。

参考文献

Abendroth A, Kinchington PR, Slobedman B (2010) Varicella zoster virus immune evasion strategies. Curr Top Microbiol Immunol 342:155–171

Adler SP, Marshall B (2007) Cytomegalovirus infections. Pediatr Rev 28:92–100

Anzivino E, Fioriti D, Mischitelli M et al (2009) Herpes simplex virus infection in pregnancy and in neonate: status of art of epidemiology, diagnosis, therapy and prevention. Virol J 6:40–52

Baker DA (2007) Consequences of herpes simplex virus in pregnancy and their prevention. Curr Opin Infect Dis 20:73–76

Benoit G, Etchemendigaray C, Nguyen-Xuan HT, Vauloup-Fellous C, Ayoubi JM, Picone O (2015) Management of varicella-zoster virus primary infection during pregnancy: a national survey of practice. J Clin Virol 72:4–10

Boppana SB, Rivera LB, Fowler KB, Mach M, Britt WJ (2001) Intrauterine transmission of cytomegalovirus to infants of women with preconceptional immunity. N Engl J Med 344:1366–1371

Cherpes TL, Matthews DB, Maryak SA (2012) Neonatal herpes simplex virus infection. Clin Obstet Gynecol 55:938–944

Chiuppesi F, Wussow F, Johnson E et al (2015) Vaccine-derived neutralizing antibodies to the human cytomegalovirus gH/gL pentamer potently block primary cytotrophoblast infection. J Virol. pii: JVI.01701-15

Cobelli Kett J. Perinatal varicella. Pediatr Rev. 2013 Jan;34(1):49-51. https://doi.org/10.1542/pir.34-1-49

Duff P (2007) A thoughtful algorithm for the accurate diagnosis of primary CMV infection in pregnancy. Am J Obstet Gynecol 196:196–197

Enders G, Miller E, Cradock-Watson J, Bolley I, Ridehalgh M (1994) Consequences of varicella and herpes zoster in pregnancy: prospective study of 1,739 cases. Lancet 343:1548–1551

Enders G, Bader U, Lindemann L, Schalasta G, Daiminger A (2001) Diagnosis of congenital cytomegalovirus infection in 189 pregnancies with known outcome. Prenat Diagn 21:362–377

Enright AM, Prober CG (2002) Neonatal herpes infection: diagnosis, treatment and prevention. Semin Neonatol 7:283–291

Enright AM, Prober CG (2004) Herpesviridae infections in newborns: varicella-zoster virus, herpes simplex virus, and cytomegalovirus. Pediatr Clin North Am 51:889–908

Gantt S, Muller WJ (2013) The immunologic basis for severe neonatal herpes disease and potential strategies for therapeutic intervention. Clin Develop Immunol. https://doi.org/10.1155/2013/369172

Gershon AA (2003) Varicella vaccine: rare serious problems – but the benefits still outweigh the risks. J Infect Dis 188:945–947

Girard N, Chaumoitre K, Confort-Gouny S, Viola A, Levrier O (2006) Magnetic resonance imaging and the detection of fetal brain anomalies, injury, and physiologic adaptations. Curr Opin Obstet Gynecol 18:164–176

Guerra B, Simonazzi G, Banfi A et al (2007) Impact of diagnostic and confirmatory tests and prenatal counseling on the rate of pregnancy termination among women with positive cytomegalovirus immunoglobulin M antibody titers. Am J Obstet Gynecol 196:221.e1–221.e6

Guerra B, Simonazzi G, Puccetti C et al (2008) Ultrasound prediction of symptomatic congenital cytomegalovirus infection. Am J Obstet Gynecol 198:380.e1–380.e7

Hamilton ST, van Zuylen W, Shand A et al (2014) Prevention of congenital cytomegalovirus complications by maternal and neonatal treatments: a systematic review. Rev Med Virol 24:420–433

Hamprecht K, Maschmann J, Vochem M, Dietz K, Speer CP, Jahn G (2001) Epidemiology of transmission of cytomegalovirus from mother to preterm infant by breastfeeding. Lancet 357:513–518

Kenneson A, Cannon MJ (2007) Review and meta-analysis of the epidemiology of congenital cytomegalovirus (CMV) infection. Rev Med Virol 17:253–276

Kimbelin DW, Jester PM, Sanchez PJ et al (2015) Valganciclovir for symptomatic congenital disease. N Engl J Med 372:933–943

Kimura H, Futamura M, Ito Y et al (2003) Relapse of neonatal herpes simplex virus infection. Arch Dis Child Fetal Neonatal Ed 88:483–486

La Torre R, Nigro G, Best AM, Adler SP (2006) Placental enlargement is predictive of a primary maternal cytomegalovirus infection and fetal disease. Clin Infect Dis 43:994–1000

Lanari M, Lazzarotto T, Venturi V et al (2006) Neonatal cytomegalovirus blood load and risk of sequelae in symptomatic and asymptomatic congenitally infected newborns. Pediatrics 117:e76–e83

Leruez-Ville M, Ghout I, Bussières L, et al (2016) In utero treatment of congenital cytomegalovirus infection with valacyclovir in a multicenter, open-label, phase II study. Am J Obstet Gynecol Apr 13. pii: S0002-9378 (16)30044-8. https://doi.org/10.1016/j.ajog.2016.04.003. [Epub ahead of print]

Manicklal S, Emery VC, Lazzarotto T, Boppana SB, Gupta RK (2013) The "silent" global burden of congenital cytomegalovirus. Clin Microbiol Rev 26:86–102

Mareri A, Lasorella S, Iapadre G, Maresca M, Tambucci R, Nigro G (2015) Antiviral therapy for congenital cytomegalovirus infection: pharmacokinetics, efficacy and side effects. J Mat Fet Neon Med. https://doi.org/10.3109/14767058.2015.1058774

Mocarski ES Jr, Courcelle CT (2002) Cytomegaloviruses and their replication. In: Knipe DM, Howley PM, Griffin DE, Lamb RA, Martin MA, Roizman B, Straus SE (eds) Fields virology. Lippincott Williams & Wilkins, Philadelphia, pp 2629–2673

Muller WJ, Jones CA, Koelle DM (2010) Immunobiology of herpes simplex virus and cytomegalovirus infections of the fetus and newborn. Curr Immunol Rev 6:38–55

Nigro G (2009) Maternal-fetal cytomegalovirus infection: from diagnosis to therapy. J Mat Fet Neon Med 22:169–174

Nigro G, Anceschi MM, Cosmi EV, Congenital Cytomegalic Disease Collaborating Group (2003) Clinical manifestations and abnormal laboratory findings in pregnant women with primary cytomegalovirus infection. Brit J Obstet Gynaecol 110:572–577

Nigro G, Adler SP, La Torre R, Best AM, Congenital Cytomegalic Disease Collaborating Group (2005) Passive immunization during pregnancy for congenital cytomegalovirus infection. N Engl J Med 353:1350–1362

Pandolfi E, Chiaradia G, Moncada M, Rava L, Tozzi AE (2009) Prevention of congenital rubella and congenital varicella in Europe. Euro Surveill 14:16–20

Pass RF, Fowler KB, Boppana SB, Britt WJ, Stagno S (2006) Congenital cytomegalovirus infection following first trimester maternal infection: symptoms at birth and outcome. J Clin Virol 35:216–220

Pass RF, Zhang C, Evans A et al (2009) Vaccine prevention of maternal cytomegalovirus infection. N Engl J Med 360:1191–1199

Pastuszak AL, Levy M, Schick B et al (1994) Outcome after maternal varicella infection in the first 20 weeks of pregnancy. N Engl J Med 330:901–905

Pereira L, Maidji E, McDonagh S, Tabata T (2005) Insights into viral transmission at the uterine-placental interface. Trends Microbiol 13:164–174

Ramachandran S, Kinchington PR (2007) Potential prophylactic and therapeutic vaccines for HSV infections. Curr Pharm Des 13:1965–1973

Revello MG, Zavattoni M, Furione M, Fabbri E, Gerna G (2006) Preconceptional primary human cytomegalovirus infection and risk of congenital infection. J Infect Dis 193:783–787

Rosenthal LS, Fowler KB, Boppana S et al (2009) Cytomegalovirus shedding and delayed sensorineural hearing loss. Results from longitudinal follow-up of children with congenital infection. Ped Infect Dis J 28:515–520

Sanchez MA, Bello-Munoz JC, Cebrecos I et al (2011) The prevalence of congenital varicella syndrome after a maternal infection, but before 20 weeks of pregnancy: a prospective cohort study. J Matern Fetal Neonatal Med 24:341–347

Sauerbrei A, Wutzler P (2005) Varicella-zoster virus infections during pregnancy: epidemiology, clinical symptoms, diagnosis, prevention and therapy. Curr Pediatr Rev 1:205–216

Sauerbrei A, Wutzler P (2007a) Herpes simplex and varicella-zoster virus infections during pregnancy: current concepts of prevention, diagnosis and therapy. Part 1: herpes simplex virus infections. Med Microbiol Immunol 196:89–94

Sauerbrei A, Wutzler P (2007b) Herpes simplex and varicella-zoster virus infections during pregnancy: current concepts of prevention, diagnosis and therapy. Part 2: varicella-zoster virus infections. Med Microbiol Immunol 196:95–102

Schulze A, Dietzsch HJ (2000) The natural history of varicella embryopathy: a 25-year follow-up. J Pediatr 137:871–874

Smith CK, Arvin AMV (2009) Varicella in the fetus and newborn. Semin Fet Neon Med 14:209–217

Stronati M, Lombardi G, Garofoli F, Villani P, Regazzi M (2013) Pharmacokinetics, pharmacodynamics and clinical use of valganciclovir in newborns with symptomatic congenital cytomegalovirus infection. Curr Drug Metab 14:208–215

Whitley R (2004) Neonatal herpes simplex virus infection. Curr Opin Infect Dis 17:243–246

Whitley RJ (2008) Therapy of herpes virus infections in children. Adv Exp Med Biol 609:216–232

Wilson E, Goss MA, Marin M et al (2008) Varicella vaccine exposure during pregnancy: data from 10 years of the pregnancy registry. J Infect Dis 197(Suppl 2): S178–S184

Xu F, Sternberg MR, Kottiri BJ et al (2006) Trends in herpes simplex virus type 1 and type 2 seroprevalence in the United States. JAMA 296:964–973

104 胎儿感染：风疹病毒、HIV、HCV、HBV 和人类细小病毒 B19

Pier Angelo Tovo，Stefania Bezzio，and Clara Gabiano
戴仪　翻译

目录

摘要

　　妊娠早期感染风疹病毒会造成 80% 以上胎儿损害,在妊娠中期感染则造成 25%~34% 胎儿损害,而妊娠晚期感染则不会造成胎儿器官畸形。先天性风疹综合征的特征是心脏、眼睛、听力损害,尽管任何器官都可能受到影响。所有育龄妇女都应对风疹病毒具有自然免疫力或疫苗接种后的获得性免疫力。通过采取预防措施,人工喂养婴儿中人类免疫缺陷病毒母婴传播发生率已从 18% 下降到 1%。这些措施包括:产前抗逆转录病毒预防、分娩期间使用产前抗逆转录病毒以及避免母乳喂养。早期联合产前抗逆转录病毒治疗可使感染人类免疫缺陷病毒婴儿获得更长的无症状期和更长的生存期。据估计,丙型肝炎病毒母婴传播率为 5% 左右,目前尚无预防丙型肝炎病毒母婴传播的干预措施。丙型肝炎病毒感染的自然病程在儿童时期相对良性。超过 90% 的乙型肝炎病毒暴露婴儿发展为慢性感染。出生时接种乙肝疫苗和特异性免疫球蛋白,然后接种 3 剂乙肝疫苗,已使乙肝病毒母婴传播率降低了 90%。母体原发性细小病毒 B19 感染会导致无症状胎儿感染、胎儿水肿、宫内死亡和出生缺陷。在妊娠早期和中期,母婴传播率约为 30%。如果出现胎儿水肿或贫血症状,建议进行宫内输血。

104.1　要点

- 母婴传播发生在妊娠前 3 个月时,先天性风疹感染最严重,其特点是心脏、眼睛和听力损害联合发生。确定母亲免疫状态对于预防先天性风疹综合征至关重要。

- 人类免疫缺陷病毒母婴传播可发生于宫内、分娩时,或通过母乳传播。有效的预防措施包括产前抗逆转录病毒预防、选择性剖宫产和避免母乳喂养。

- 丙型肝炎病毒母婴传播发生率为 5%;至少四分之一通过垂直传播感染丙型肝炎病毒的儿童可发生病毒自然清除。婴儿期和儿童期感染丙型肝炎病

毒的自然病程相对呈良性。

- 超过 90% 围产期暴露于乙型肝炎病毒的儿童发展为慢性感染。所有 HBsAg 阳性母亲所生足月新生儿应在出生时接种乙肝疫苗和特异性免疫球蛋白,然后完成 3 剂乙肝疫苗接种。

- 母体感染细小病毒 B19 可导致无症状性胎儿感染、非免疫性胎儿水肿和胎儿宫内死亡。无特异性治疗方法。如出现胎儿水肿和 / 或胎儿贫血,推荐宫内输血治疗。

104.2　风疹病毒

104.2.1　病原学和发病机制

　　先天性风疹病毒感染带来的危害首先在 20 世纪 40 年代得到认识,而风疹病毒的分离在 20 世纪 60 年代得以实现。每隔 6~9 年会发生一次风疹流行,而每隔 10~30 年会发生一次大型风疹流行。理论上,全民进行风疹病毒免疫接种会有效清除风疹病毒感染,但是全世界每年仍有至少 1 万例先天性风疹综合征(congenital rubella syndrome,CRS)病例出现(Grant et al. 2015;Vynnycky et al. 2016)。

　　风疹病毒属于披膜病毒家族成员,为单链 RNA 病毒,病毒体呈多面体,外面包有脂质外壳。风疹病毒导致胎儿受累的机制尚不明确。风疹病毒通过血行传播,感染胎盘并在胎盘进行病毒复制,最终进入胎儿体内,感染胎儿,导致胎儿发育受限。孕早期的胚胎无法对病毒产生足够的免疫反应,并且缺乏从胎盘被动转运的母体保护性抗体,致使病毒在胎儿体内持续复制,导致脏器发育畸形。从孕中期开始,由于胎盘结构发生改变,胎儿免疫反应开始出现,胎儿从胎盘被动转运的母亲 IgG 抗体逐渐增加,均使胎儿感染风疹病毒的风险降低,从而发生 CRS 的风险亦下降。病毒可在靶器官内持续存在超过 1 年,并且不断进行复制。CRS 晚发性表现多由于病毒持续存在导致组织损伤和瘢痕形成。

104.2.2　母婴传播

CRS 包括流产、死产和多种出生缺陷，如低出生体重、先天性心脏病和中枢神经系统损害。胎儿感染可能发生在妊娠的任何时期，其产生的不良预后与感染时胎龄密切相关。母亲妊娠早期原发性风疹病毒感染，胎儿感染率达 80% 以上；孕中期感染，胎儿感染率为 25%~34%；孕后期感染，则不会导致胎儿畸形。风疹病毒再感染既主要发生在接种过风疹疫苗的人群，亦可发生在既往感染过风疹病毒的人群。这些人群如在孕早期感染风疹病毒，胎儿感染率约占 5%（Bouthry et al. 2014）。

104.2.3　临床表现

风疹病毒感染通过飞沫传播，在婴儿期和儿童期常常为亚临床型感染，或称为无症状感染。潜伏期通常为 14~21 天，如有临床症状，常常表现为发热、非融合性斑丘疹、头痛、乏力、淋巴结肿大，其中淋巴结肿大常常累及枕骨下淋巴结、耳后淋巴结、颈部淋巴结。

CRS 的经典症状包括心脏、眼球、听力损害，但是风疹病毒感染可以累及任何器官（表 104.1）（Duszak 2009；Neu et al. 2015）。

表 104.1　先天性风疹综合征主要出生缺陷
（按照出现概率降序排列）

早发性症状
- 耳聋
- 智力发育落后
- 左心房和房间隔受累为主的先天性心脏病
- 眼部受累（核性白内障、小眼畸形、色素性视网膜病、青光眼）
- 血小板减少
- 肝炎
- 骨骼病变
- 牙体缺损
- 尿道下裂
- 隐睾
- 腹股沟疝
- 间质性肺炎
- 脑膜脑炎
- 颅内钙化
- 脾纤维化
- 肾硬化
- 肾钙质沉着

续表

晚发性症状
由于免疫功能紊乱导致的 CRS 晚发性症状的报道强调长期随访的重要性
- 胰岛素依赖的糖尿病
- 甲状腺功能异常
- 神经退行性疾病
- 小头围
- 眼部病变（继发性青光眼、斜视）
- 先天性免疫系统疾病（暂时性低丙种球蛋白血症，尤其是 IgA 缺乏，细胞免疫缺陷）

104.2.4　诊断

胎儿宫内感染的诊断可通过实时荧光逆转录聚合酶链反应检测羊水或胎儿血标本风疹病毒 RNA。亦可进行绒毛膜穿刺胎儿血标本风疹病毒 IgM 抗体检测。与绒毛膜穿刺获取胎儿血标本比较，羊水穿刺创伤性较小。这两项检查均需在孕妇感染 6~8 周后进行，最好在胎龄 22 周左右检测。

胎儿娩出后，通过检测新生儿血风疹病毒特异性 IgM 抗体明确诊断，但需注意假阳性和假阴性可能。如生后数月动态随访 IgG 抗体滴度无下降或逐渐升高亦有助于宫内感染的诊断。IgG 亲和力测试有助于鉴别近期感染还是既往感染（Best 2007；Lambert et al. 2015）。对疑诊病例亦可进行尿、血、鼻咽分泌物病毒培养或通过实时荧光逆转录聚合酶链反应方法检测病毒 RNA。

104.2.5　预后

确诊 CRS 的儿童可能需要药物、手术、教育和康复治疗。需动态而非静止地对待这些 CRS 患儿，需要多学科的干预，例如，早期纠正听力损害和干预精神运动发育落后对远期预后非常重要。

104.2.6　治疗

CRS 的预防关键在于确保所有孕妇均对风疹病毒具有免疫力（CDC-Surveillance of congenital rubella syndrome 2014）。在发达国家，对所有 12~15 月龄儿童进行风疹疫苗免疫接种。如未进行第一次疫苗接种，或接种失败，则在 5~6 岁或青春期前进行第二次疫苗接种，从而获得人群普遍免疫力。对育龄妇女,进行风疹特异性抗体测试,对易感人群进行强化免疫。风疹 RA27/3 疫苗因安全性高,且高效(保护性超过 90%),接种后产生长期免疫力,得到广泛使用。RA27/3 疫苗已成为麻疹 - 腮腺炎 - 风疹三联疫苗(measles-mumps-rubella,MMR)或四联疫苗(MMR 加水痘疫苗)的组成部分。

对风疹病毒进行全民免疫计划后,CRS 导致的死亡率和发病率已显著下降。疫苗接种所带来的益处已远远超过对风疹感染患儿和成年人进行治疗和康复所需的费用。

104.3 人类免疫缺陷病毒(HIV)感染

104.3.1 病原学和发病机制

2013 年,全世界估计有超过 320 万 15 岁以下的儿童感染了 1 型人免疫缺陷病毒(human immu-nodeficiency virus-1,HIV-1),母婴传播(mother-to-child transmission,MTCT)是主要感染途径(UNAIDS 2016)。

人类免疫缺陷病毒(human immunodeficiency virus,HIV)属于慢病毒属中的反转录病毒。HIV 病毒感染人体后,其病毒包膜糖蛋白(gp120 和 qp41)与细胞表面的 CD4 分子整合在一起。进入细胞后,病毒迅速脱包膜,通过逆转录过程,病毒 RNA 转化成线性 DNA,进入循环,最后进入细胞核,并随机插入,成为前病毒。前病毒作为抗原、细胞因子或其他病毒被宿主免疫系统激活。一个被感染细胞可产生成千上万感染微粒,可经过数周缓慢的过程或突然爆发而迅速导致被感染细胞死亡。HIV 感染可导致免疫系统严重受损,尤其是 CD4$^+$ 细胞数量显著减少。免疫介导的细胞损坏是获得性免疫缺陷综合征(acquired immune deficiency syndrome,AIDS)发病的主要机制。

HIV-1 和 HIV-2 型病毒是两个不同的 HIV 亚型。HIV-2 型病毒主要来源于西部非洲,致病性较弱。HIV 感染对自发流产、宫内发育迟缓、早产等妊娠的影响较小(Sollai et al. 2015)。

104.3.2 传播途径

HIV 主要通过性传播,亦可通过输入 HIV 感染血制品传播。自从供血者需筛查 HIV 后,MTCT 亦成为儿童 HIV 感染的最主要感染途径。人工喂养儿童中,HIV 的 MTCT 率为 15%~23%。长时间母乳喂养占 HIV MTCT 的 10%~15%。采取有效、经济的预防措施,非母乳喂养儿童中 HIV MTCT 率可下降至 1% 以下。

母亲 HIV 病毒载量是 MTCT 独立危险因素。其他的许多病毒、母亲因素、产科情况、胎儿和婴儿因素均可影响 MTCT 的发生率(表 104.2)。绝大多数儿童为围产期感染 HIV,但宫内感染也可能发生。出生 48 小时内外周血检测 HIV-1 阳性可诊断宫内感染 HIV。相反,非母乳喂养儿童在生后 48 小时后诊断 HIV 病毒血症,可认为是产时感染 HIV。目前尚无 HIV 通过日常生活接触感染的病例报道。

104.3.3 临床表现

根据感染不同状态,HIV 血清学阳性母亲所生新生儿可分为暴露(exposed,E)、感染(infected,I)或血清转换期(seroreverted,SR)这几个阶段。母乳喂养婴儿在中断母乳喂养后 6 个月为易感期。

根据临床和免疫学状态可将 HIV+ 儿童分为互相排斥期和疾病进展期(表 104.3)(Centers for Disease Control and Prevention 1994)。一旦分类为严

表 104.2 母亲、产科、新生儿中增加 HIV 母婴传播的因素

妊娠期	产程和分娩	母乳喂养
• 母孕期 HIV 病毒载量高(新发感染或进展期 AIDS)和 / 或 CD4 细胞 <200/mm^3 • 胎盘病毒、细菌或寄生虫(如疟疾)感染 • 性传染疾病	• 母亲分娩时 HIV 病毒载量高(新发感染或进展期 AIDS)和 / 或 CD4 细胞 <200/mm^3 • 胎膜早破(>4 小时) • 增加接触母体血液和体液的侵袭性助产方式(如外阴切开术、人工破膜等) • 绒毛膜羊膜炎(性传染病或其他病原感染) • 早产	• 母亲 HIV 病毒载量高(新发感染或进展期 AIDS)和 / 或 CD4 细胞 <200/mm^3 • 母乳喂养时间 • 乳房脓肿、乳腺炎、乳头皲裂 • 新生口腔疾病(如鹅口疮或口腔溃疡)

表 104.3 13 岁以下儿童 HIV 感染系统分类

免疫分类 （根据年龄 -CD4+ 细胞数量和百分比）	临床分类			
	无症状（N）	轻度症状（A）	中度症状（B）	严重症状（C）
1 无抑制 0~11 月→ >1 500/μl（≥25%） 1~5 岁→ >1 000/μl（≥25%） >6 岁→ >500/μl（≥25%）	N1	A1	B1	C1
2 中度抑制 0~11 月→ >750~1 499/μl（15%~24%） 1~5 岁→ 500~999/μl（15%~24%） >6 岁→ 200~499/μl（15%~24%）	N2	A2	B2	C2
3 重度抑制 0~11 月 →>750/μl（<15%） 1~5 岁→ >500/μl（<15%） >6 岁→ <200/μl（<15%）	N3	A3	B3	C3

重的分期，则即使临床和免疫学状态好转，也不再归类为较轻的分期。

HIV 感染在儿童比成人进展更加迅速。HIV 感染在新生儿期通常无症状，但数周至数月后便可病情危重。围产期感染 HIV 如未接受治疗，早期可表现为生长发育落后。儿童患儿与成人相比，更容易发生严重的细菌感染和淋巴细胞性间质性肺炎。卡氏肺孢子虫肺炎（pneumocystis jirovecii pneumonia，PJP）是 HIV 感染婴儿最常见的严重机会菌感染，其发病高峰在 3~6 月龄。

使用高效抗逆转录病毒疗法（highly active antiretroviral therapy，HAART）显著降低了 HIV 感染儿童死亡率和严重并发症的发病率，尽管 HIV 感染导致的严重感染，尤其肺炎的发病率依然很高（Berti et al. 2015）。

104.3.4 诊断

HIV 感染母亲所生新生儿，如两个不同部位标本均检测到 HIV 病毒，可确诊其感染 HIV。母体 HIV-IgG 抗体可以通过胎盘屏障到达胎儿体内，至 12~15 个月才消失（其中 2% 可长达 18 个月），故不能单凭 HIV 抗体阳性诊断 HIV 感染。新生儿 HIV 感染的诊断和排除标准见表 104.4（Panel on Antiretroviral Therapy and Medical Management of HIVInfected Children 2016）。

HIV 核酸检测可用于确诊或排除 18 月龄以下儿童 HIV 感染。HIV 病毒培养可作为确诊试验，但不如核酸检测敏感，临床应用不多。p24 抗原检测敏感性差，尤其在体内存在 HIV 抗体的情况下，因此不用于 18 个月龄以下儿童 HIV 感染排除诊断。定量 RNA 检测用于 HIV 感染病情监测，亦可协助

表 104.4 18 个月龄以下 HIV 暴露儿童 HIV 感染诊断和排除标准
（Panel on Antiretroviral Therapy and Medical Management of HIV-Infected Children 2016）

确诊 HIV 感染（I）	排除 HIV-1 感染（SR）
1. 两个不同部位的标本（不包括脐血）均直接检测到 HIV 病毒；不应采用 HIV 抗体检测的方法 HIV RNA 和 DNA 核酸检测被推荐为首选的病毒学检测方法 应尽快通过对第二个标本的重复病毒学试验来确认阳性的病毒学检测结果	1. 非母乳喂养婴儿，至少两个标本病毒学检测阴性，其中一个标本是≥1 月龄的，另一个标本≥4 月龄的
2. 建议对所有以下年龄段围产期暴露于 HIV 的婴儿进行病毒学检测 出生 14~21 天 1~2 月龄（最好在停止抗逆转录病毒预防性治疗后 2~4 周） 4~6 月龄	2. 6 月龄后至少两个不同部位的标本 HIV-1 抗体检测阴性

诊断。HIV-2 DNA PCR 法可用于诊断 HIV-2 感染。

104.3.5 预防母婴传播

所有妊娠妇女在孕早期第一次产前检查时均需常规检测 HIV，以便采取有效的预防措施减少母婴传播（MTCT）的发生。这些预防措施包括：

- 母亲在孕期接受联合抗逆转录病毒治疗，使血浆中的病毒载量低于检测下限。
- 母亲在分娩时可使用齐多夫定（zidovuding，ZDV）预防 MTCT，尽管随机对照试验中未证实使用静脉推注 ZDV 会对正在进行联合抗逆转录病毒治疗的妇女带来其他益处。
- 选择性剖宫产。
- 产前抗逆转录病毒（prenatal antiretroviral，ARV）治疗婴儿。
- 避免母乳喂养。

104.3.5.1 产前 ARV 治疗

分娩前采用 HAART 进行 ARV 治疗，以阻止 MTCT，并保护孕妇自身健康，而无须考虑病毒载量和 CD4 细胞计数（Panel on Treatment of HIV-Infected Pregnant Women and Prevention of Perinatal Transmission 2015）。妊娠前就已经开始 ARV 治疗的孕妇在妊娠期需继续治疗。如妊娠前因自身健康状况不适合 ARV 治疗的孕妇在妊娠期需接受三联药物治疗防止 HIV MTCT。单独服用 ZDV 预防 MTCT 存在争议，但可用于孕妇 HIV RNA 水平低于 1 000 拷贝 /ml 时。所有孕妇需在产程发动或破膜后（或选择性剖宫产约 3 小时前）静脉注射 ZDV（第一小时内静滴 2mg/kg，之后 1mg/kg/h 直至分娩结束）。然而，对于接受 HAART 治疗，并且分娩时病毒载量已无法检测到的 HIV 感染孕妇，并不严格要求静脉注射 ZDV（Panel on Treatment of HIV-Infected Pregnant Women and Prevention of Perinatal Transmission 2015）。

尽管在动物实验中，有些抗病毒药物可导致胎儿或新生儿先天畸形的发生，但在临床应用和队列研究中并未发生这样的不良反应。

尽管欧洲的研究曾报道宫内暴露于抗核酸药物后，可对胎儿产生线粒体毒性，但这些发现仍然存有争议。尚无证据显示，宫内或新生儿期暴露于抗核酸药物后，儿童期患癌症的概率增加（Panel on Treatment of HIV-Infected Pregnant Women and Prevention of Perinatal Transmission 2015）。

104.3.5.2 择期剖宫产

与紧急剖宫产及阴道分娩相比，采用择期剖宫产分娩，HIV MTCT 率明显降低（CDC-Surveillance of congenital rubella syndrome 2014）。因此，对于妊娠达 38 周，且病毒载量 >1 000 拷贝 /ml 的孕妇，选择择期剖宫产分娩，这已广泛形成共识。最近，几项观察性研究表明，在接受联合抗逆转录病毒治疗数周并实现病毒抑制的妇女中，选择性剖宫产并不增加额外的益处（Kourtis et al. 2014；Briand et al. 2013）。此外，与阴道分娩相比，选择性剖宫产术后产妇并发症的风险持续增加（Kourtis et al. 2014）。目前，在绝大多数工业化国家，只有 ARV 治疗后母体病毒载量未得到有效控制的情况下才推荐选择性剖宫产（Kourtis et al. 2014）。

104.3.5.3 婴儿期 ARV 预防

HIV 感染高危新生儿在生后需尽早开始 6 周的 ZDV 预防性治疗（表 104.5）。某些特定情况下（如孕妇经过抗病毒治疗后病毒抑制作用不佳，或仅在产时进行 ARV 治疗，或已知 ZDV 抵抗病毒），需加用其他 ARV 药物（Sollai et al. 2015；Panel on Treatment of HIV-Infected Pregnant Women and Prevention of Perinatal Transmission 2015；Chiappini et al. 2006）。

104.3.5.4 母乳喂养

母乳喂养已被充分证实可导致出生后 HIV MTCT。但在一些发展中国家，由于腹泻病和营养不良导致的死亡率高于 HIV 感染，因此 WHO 仍建议母乳喂养直至生后 6 个月。相反，如能安全、可靠的途径获得配方奶，则在这些国家不主张母乳喂养（Sollai et al. 2015；Panel on Treatment of HIV-Infected Pregnant Women and Prevention of Perinatal Transmission 2015；Chiappini et al. 2006）。

104.3.6 预后

在实施有效防治措施前，围产期 HIV 感染患儿预后极差。机会菌感染、快速进展型神经性疾病、恶性肿瘤、严重细菌感染、失盐综合征等是导致死

表 104.5　HIV 暴露婴儿应用齐多夫定（ZDV）预防的剂量及用法

表 104.5　HIV 暴露婴儿应用齐多夫定（ZDV）预防的剂量及用法
（Panel on Treatment of HIV-Infected Pregnant Women and Prevention of Perinatal Transmission 2015）

出生时胎龄	口服 /（mg/kg/ 次）	静脉 /（mg/kg/ 次）	应用频率	疗程 / 周
≥35 周	3	3	12 小时一次	4~6
30~35 周	2	1.5	12 小时一次，至 2 周时逐渐增加至 3mg/kg/ 次（或 2.3mg/kg/ 次 IV），12 小时一次	6
<30 周	2	1.5	12 小时一次，至 4 周时逐渐增加至 3mg/kg/ 次（或 2.3mg/kg/ 次 IV），12 小时一次	6

IV，静脉注射。

亡的主要原因（Tovo et al. 1992）。自从开展积极的 HAART 后，围产期 HIV 感染患儿机会菌感染而导致的发病率和死亡率均显著下降。这些婴儿逐渐长大，健康存活至成年，妊娠后可在无额外 MTCT 的风险下分娩出第二代 HIV-1 暴露婴儿（Calitri et al. 2014）。然而，这部分人群发生严重肺炎和真菌或细菌性败血症的风险依然存在。此外，与慢性 HIV 感染相关并需终身治疗的几种非感染性疾病，如代谢性疾病、肾脏疾病、心血管并发症、非艾滋病性恶性肿瘤，正不断出现（Berti et al. 2015）。

104.3.7　治疗

104.3.7.1　抗逆转录病毒治疗

12 月龄以下儿童一旦确诊 HIV 感染，立刻开始抗逆转录病毒治疗，不考虑临床表现以及免疫学指标。之后，根据临床表现、免疫学和病毒性指标采取相应的治疗方案。所有出现严重症状的 HIV 感染儿童应立即开始治疗，但年龄≥1 岁的无症状感染者或轻度至中度临床表现的患者在开始治疗前需充分评估、讨论并解决治疗依从性相关问题。另一方面，一些研究强调，在低年龄段和高 CD4 水平时开始 ARV 治疗可使疗效最大化。治疗方案应包括至少 2 种不同类别的 3 种 ARV 药物（Panel on Antiretroviral Therapy and Medical Management of HIV-Infected Children 2016）。

104.3.7.2　支持治疗

HIV 感染儿童需避免疫苗接种相关疾病（图 104.1 和图 104.2）。通常，灭活疫苗可以安全地进行接种，因此需按常规剂量和时间接种。HIV 感染儿童对水痘和麻疹高度易感，且易出现合并症。需注意的是，由于水痘疫苗和麻风腮疫苗的免疫原性、安全性、有效性有限，因而只在那些没有严重免疫抑制的 HIV 感染患儿中进行接种（CD4⁺ 细胞 >15%）。PJP 的防治措施见表 104.6（Panel on Opportunistic Infections in HIV-Exposed and HIV-Infected Children 2013）。

104.4　丙型肝炎病毒（HCV）

104.4.1　病原学和发病机制

丙型肝炎病毒（hepatitis C virus，HCV）感染是引起慢性肝病最常见的病因。全球约 1.15 亿人感染 HCV，其中 1 100 万为 15 岁以下儿童（Gower et al. 2014）。儿童感染患病率在发达国家为 0.05%~0.4%，在资源有限的国家为 2%~5%。由于对献血者普遍进行 HCV 筛查，使得输血后感染 HCV 的风险降低，MTCT 已经成为儿童 HCV 感染最常见的途径，MTCT 率约为 5%。

HCV 是一种单链 RNA 病毒，直径小，约 50nm，外面有囊膜包绕。含 6 种主要的基因型，每种基因型对抗病毒治疗的反应均不相同。HCV 病毒具有高度可变性，且具备独特的可以不断改变免疫识别表位的能力，因此，这 6 种基因型又分别含有成百上千的基因亚型，称为准种。HCV 主要侵犯肝细胞，但也会侵犯并感染其他细胞，如树突细胞和 B 淋巴细胞。HCV 病毒本身无细胞毒性作用。

104.4.2　传播途径

产前筛查可以在 HCV 感染儿童症状出现前进行确诊，并可在分娩后对产妇进行有效治疗。但由于缺乏有效预防措施，即使常规筛查和治疗可行、有效且费用上可接受，亦不建议对所有孕妇进行常

年龄 疫苗	出生	1月	2月	4月	6月	9月	12月	13月	15月	18月	19~23月	2~3岁	4~6岁
乙肝疫苗[1]	HepB	HepB		脚注1	HepB								
轮状病毒疫苗[2]			RV	RV	RV[2]								
白百破疫苗[2]			DTaP	DTaP	DTaP		脚注3		DTaP				DTaP
B 型流感疫苗[4]			Hib	Hib	Hib[4]		Hib						
肺炎球菌疫苗[5]			PCV	PCV	PCV		PCV						PPSV
脊髓灰质炎疫苗			IPV	IPV	IPV								IPV
流感疫苗[6]					每年接种一次 TIV								
麻风腮疫苗[7]							MMR						MMR
					严重免疫缺陷患儿禁忌接种								
水痘疫苗[8]							水痘疫苗		水痘疫苗				
					严重免疫缺陷患儿禁忌接种								
甲肝疫苗[9]							HepA2 剂					HepA 系列	
脑膜炎球菌疫苗[10]							MCV4						

图 104.1 0~6 岁 HIV 感染儿童常规免疫接种建议。HepB,乙肝疫苗;RV,轮状病毒疫苗;DTaP,白喉、破伤风类毒素、无细胞百日咳三联疫苗;Hib,B 型流感嗜血杆菌结合疫苗;PCV,肺炎球菌结合疫苗;PPSV,肺炎多糖疫苗;IPV,灭活脊髓灰质炎疫苗;TIV,三价灭活流感疫苗;MMR,麻疹、腮腺炎和风疹疫苗;HepA,甲肝疫苗;MCV4,4 价脑膜炎球菌结合疫苗。(Panel on Opportunistic Infections in HIV-Exposed and HIV Infected Children 2013)

年龄 疫苗	7~10 岁	11~12 岁	13~14 岁	15 岁	16~18 岁
白百破疫苗[1]	脚注1	TdaP		TdaP	
人乳头瘤病毒疫苗[2]	脚注2	HPV3 剂		HPV 系列	
脑膜炎球菌疫苗[3]	MCV	MCV		MCV	
流感疫苗[4]			每年接种一次 TIV		
肺炎球菌疫苗[5]			PPSV		
甲肝疫苗[6]			HepA 系列		
乙肝疫苗[7]			HepB 系列		
脊髓灰质炎疫苗[8]			IPV 系列		
麻风腮疫苗[9]			MMR 系列		
			严重免疫缺陷患儿禁忌接种		
水痘疫苗[10]			水痘疫苗系列		
			严重免疫缺陷患儿禁忌接种		

图 104.2 7~18 岁 HIV 感染儿童常规免疫接种建议。TdaP,破伤风类毒素、白喉、无细胞百日咳三联疫苗;HPV,人乳头瘤病毒疫苗;MCV,脑膜炎球菌疫苗;TIV,三价灭活流感疫苗;PPSV,肺炎多糖疫苗;HepA,甲肝疫苗;Hep B,乙肝疫苗;IPV,灭活脊髓灰质炎疫苗;MMR,麻疹、腮腺炎和风疹疫苗。(Opportunistic Infections in HIV-Exposed and HIV-Infected Children 2013)

规 HCV 感染筛查(Selvapatt et al. 2015)。但妊娠妇女伴有以下情况时需筛查 HCV 感染:HIV 或乙型肝炎病毒(hepatitis B virus,HBV)感染者、静脉吸毒者、脏器移植后、血液透析、1992 年之前有过输血或血制品史、有文身、不明原因转氨酶增高等(Pembrey et al. 2005)。

孕期 HCV 感染不影响妊娠过程,也不会增加流产或胎儿死亡风险(Dunkelberg et al. 2014)。MTCT 发生时间尚不明确。大多数研究认为 HCV 感染中 30%~50% 发生于宫内,亦有少部分研究发现 HCV 感染发生于妊娠后期或分娩时。

表 104.7 列举了 MTCT 发生的危险因素(Tovo

表 104.6　HIV 暴露儿童或确诊儿童卡氏肺孢子虫（PJP）肺炎防治方案

（Panel on Opportunistic Infections in HIV-Exposed and HIV-Infected Children 2013）

病原	适应证	首选	次选
卡氏肺孢子虫	HIV 暴露儿童： 生后 6 周开始治疗直到排除诊断	TMP-SMX 2.5~5/12.5~25mg/kg/ 次口服，每日 2 次，每周 3 次隔日或连续服用	氨苯砜（>1 月龄）2mg/kg/ 次，每日 1 次口服；或 4mg/kg/ 次，每周 1 次口服
	HIV 感染儿童： 生后 6 周开始治疗直到 1 岁 1~5 岁（CD4$^+$ 细胞 <500/ml^3） 6~12 岁（CD4$^+$ 细胞 <200/ml^3 或 <15%）		阿托伐醌：1~3 月龄及 >24 月龄儿童，30mg/kg/ 次，每日 1 次与食物同服；4~24 月龄儿童，45mg/kg/ 次，每日 1 次口服；>13 岁儿童，1 500mg/ 次，每日 1 次口服
			喷他脒雾化吸入：>5 岁儿童，每月 300mg

TMP，甲氧苄啶；SMX，磺胺甲噁唑。

et al. 2016）。然而，这些因素是无法避免的，亦无有效措施可以阻断 MTCT 的发生。

表 104.7　导致 HCV 母婴传播的可能危险因素

变量	是否危险因素	证据强度
母亲 HCV/HIV 同时感染	是	强
母亲病毒载量高	是	强
剖宫产分娩	否	足够强
阴道分娩	否	足够强
母乳喂养	否	足够强
基因背景	是	足够强
羊水穿刺	？	不够强
静脉吸毒	？	不够强
孕期 ALT 水平	是	不够强
宫内胎儿监护	是	不够强
产钳助产	是	不够强
会阴或阴道撕裂伤	是	不够强
会阴切开术	否	不够强
胎膜早破	是	不够强
吸烟	否	不够强
饮酒	否	不够强
HCV 基因型	否	不够强
妊娠次数	否	不够强
早产	否	不够强
女婴	是	不够强

母亲 HCV 病毒载量高是 MTCT 的危险因素（Tovo et al. 2016；Cottrel et al. 2013）。因此，HCV 感染孕妇如孕期 HCV-RNA 滴度低至无法检测，则胎儿感染 HCV 的风险极低，但不能完全排除感染风险。新型的直接作用于病毒的抗病毒药物可在几周内显著减轻病毒载量（Barth 2015），但由于存在致畸作用，无法在妊娠期使用。但由于 HCV 感染育龄妇女广泛使用这些新型抗病毒药物，则间接导致 MTCT 感染的数量下降。

尽管缺乏足够证据，仍建议谨慎进行羊水穿刺，避免利用器械助产以及长时间胎膜早破，从而减少 HCV MTCT 的风险。除非操作有避免母婴严重不良预后的指针存在，均应避免孕期进行上诉操作。

多数研究显示分娩方式及喂养方式对 MTCT 无显著影响。故 HCV 感染孕妇并不推荐采取选择性剖宫产以减少 MTCT，母乳喂养亦非禁忌证。

104.4.3　临床表现

目前对母婴垂直传播途径获得 HCV 感染的自然过程尚不完全明确。至少四分之一病例 HCV RNA 可自然消失，大多数发生于学龄前（Garazzino et al. 2014）。IL-28B 基因多态性与病毒清除有相关性（Indolfi et al. 2014）。

感染新生儿在出生时通常无症状，在整个儿童期健康状况良好，生长发育正常（England et al. 2005）。仅少数病例出现轻微临床表现，如肝肿大，或非特异性症状和体征（European Paediatric Hepatitis C Virus Network 2005）。

在出生后最初两年内丙氨酸氨基转移酶(alanine aminotransferase,ALT)的活性最高,然后开始下降,常呈波动模式。大多数 HCV 感染儿童会波动性出现病毒血症(Polywka et al. 2006)。

监测肝功能对判断急进性肝炎及预测肝硬化帮助不大。与成人相比,儿童出现坏死性炎症反应和纤维化的程度轻微(European Paediatric Hepatitis C Virus Network 2005;Abdel-Hady et al. 2011)。在儿童,肝损伤的进展并非呈线性趋势,且出现肝硬化或肝功能衰竭的可能性较小(European Paediatric Hepatitis C Virus Network 2005;Abdel-Hady et al. 2011;Mack et al. 2012)。HCV 患儿并无指征进行常规肝活检。

HCV 感染相关的肝外表现和自身免疫性疾病在儿童 HCV 慢性感染患儿中罕见。但常常可以检测出非器官特异性自身抗体(Garazzino et al. 2014)。

104.4.3.1 诊断

出生后抗 HCV 抗体持续存在超过 15 个月是诊断母婴垂直传播获得 HCV 感染的"金标准"。可通过 PCR 方法检测高危儿 HCV-RNA 进行早期诊断。如 2 次以上血标本 HCV-RNA 检测阳性,可确诊 HCV 感染。PCR 方法诊断 HCV 感染特异性高,但在刚出生人群中该检测方法敏感性低,约 22%~33%,出生 1 个月以后敏感性上升至 85% 以上(Mok et al. 2005)。

需强调,PCR 检测阴性可能与病毒血症波动有关,因此强调将 PCR 方法和抗 HCV 抗体检测相结合来判断是否感染 HCV(图 104.3)。

104.4.4 治疗

儿童和青少年 HCV 感染治疗数据有限。具有高泛基因型的直接作用于病毒的抗病毒药物替代了传统的成人治疗方案。目前,聚乙二醇干扰素 α 联合利巴韦林仍是儿童标准治疗方案(Mack et al. 2012;Lee et al. 2015;Suzuki et al. 2016)。正在进行中的临床试验将进一步证实干扰素直接作用于病毒的抗病毒药物方案在儿童慢性感染治疗中的安全性和有效性(Ohmer and Honegger 2016)。HCV 感染在学龄前很少出现严重肝损害,且四分之一患儿体内 HCV 病毒会自然清除,因此大部分患儿的抗病毒治疗可延至学龄期后。然而,HCV 感染亦可进展至肝功能衰竭,少数患儿可能需要进行肝移植(Mack et al. 2012)。HCV 感染患儿需进行 HAV 和 HBV 疫苗接种。

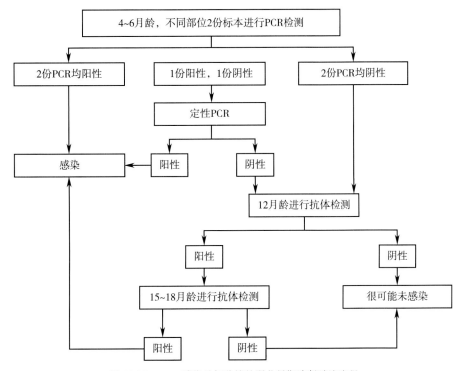

图 104.3 HCV 感染孕妇分娩的婴儿早期诊断随访流程

104.5 乙型肝炎病毒（HBV）

104.5.1 病原学和发病机制

全世界约 20 亿人感染 HBV，其中超过 3.5 亿人呈慢性感染状态（Schweitzer et al. 2015）。在发病率低的地区（慢性感染率 <2%），如美国和欧洲西部地区，大多数新发病例为年轻的成年人，常通过性传播途径或静脉吸毒感染 HBV。而在中等或高发病率地区（慢性感染率分别为 2%~7% 和 >8%），围产期感染和水平传播途径是感染的主要途径。

HBV 属嗜肝 DNA 病毒可，分为 4 种血清型（adr，adw，ayr，ayw）和 8 种基因型（A~H）（Zhang et al. 2016）。

不同的基因型影响疾病的预后及机体对治疗的反应。肝细胞是 HBV 感染主要靶细胞，但亦可侵犯肾脏、胰腺及单核细胞。HBV 本身无细胞毒性作用。宿主免疫反应既可清除病毒亦可造成肝细胞损伤。细胞毒 T 细胞介导感染肝细胞溶解反应是肝脏损害的主要机制。宫内感染 HBV 可产生免疫耐受，故围产期感染 HBV 多为病毒携带者。

104.5.2 母婴传播

HBV 传播途径包括无保护措施的性生活、输注血制品、重复利用注射器或针头、母婴垂直传播。如生后未进行免疫阻断，孕妇为 HBV 表面抗原（HB surface antigen，HBsAg）和 HBe 抗原（HBe antigen，HBeAg）阳性的病毒血症状态，其新生儿通过垂直传播感染 HBV 的概率为 70%~90%。如孕妇 HBsAg 和 HBe 抗体（抗 HBe）阳性时，母婴传播（MTCT）率则下降至 10%~30%。宫内感染是新生儿期免疫阻断 MTCT 失败的最重要的原因。MTCT 主要发生于分娩时，主要由于接触母亲血液或体液感染。分娩方式（剖宫产或阴道分娩）不影响 MTCT 率。如新生儿在生后进行有效免疫阻断，则母乳喂养不增加感染概率（Gentile and Borgia 2014；Yi et al. 2016）。

妊娠期可发生急性 HBV 肝炎或慢性感染急性加重。但是，母亲妊娠期合并症或死亡率并不会增高，亦不会导致胎儿合并症出现。但有报道急性 HBV 肝炎母亲所生新生儿出现早产的概率增加。

104.5.3 临床表现

感染 HBV 的年龄与发生持续感染的可能性呈负相关。新生儿期感染 HBV，90% 以上发展成慢性感染状态，而在年长儿和青少年感染 HBV，发展成慢性感染的比例为 25%~50%，成年人感染 HBV，比例则下降至 5%。

104.5.3.1 急性感染

婴儿和儿童感染 HBV 通常无症状。然而，疾病的进展可能很迅速。急性期感染的症状和体征包括厌食、乏力、恶心、呕吐、腹痛和黄疸。

MTCT 是婴儿期急性或急性重型肝炎的主要感染途径。潜伏期从 6 周到 6 个月不等。急性重型肝炎的死亡率高达 67%，常常需要肝移植（AbdelHady and Kelly 2014）。

肝外症状包括皮疹、膜性肾小球肾炎、关节痛和关节炎。

104.5.3.2 慢性感染

慢性感染定义为 HBsAg 持续阳性超过 6 个月。感染儿童通常无症状，生长发育不受影响。母婴垂直传播感染的儿童中，生后前 10 年中，每年 HBV 的自发清除率约为 0.6%。自发清除指 HBsAg 转阴，产生抗 -HBs 抗体（Shah et al. 2009）。

持续感染 HBV 的儿童中大部分发展为免疫耐受状态，其转氨酶正常，肝脏炎症反应轻微。慢性 HBV 感染，肝活检常提示不同程度炎症反应或肝硬化。如肝脏炎症反应或肝硬化程度重，则预后不佳。不足 4% 的 HBV 感染儿童会出现病毒持续复制（HBeAg 阳性），HBV DNA 水平上升，进行性加重的肝脏炎症反应，转氨酶持续或间断增高，即急性肝炎表现。这类儿童在 20~30 年后发展成肝硬化和肝细胞癌的可能性增加。

104.5.3.3 诊断

所有妊娠妇女在孕早期均需常规筛查 HBsAg，即使既往接种过乙肝疫苗或曾检测或 HBsAg，亦需在每次妊娠时进行筛查（Vodkin and Patton 2014；Ma et al. 2014）。

抗原抗体检测包括：HBsAg 和特异性抗体（抗 -HBs），核心抗原（HBcAg）和特异性抗体（抗 -HBc），HBeAg 和抗 -HBe。需注意，在感染的不同时期，至少需存在一个血清学标志物(表 104.8)。HBsAg 阳性是持续感染的标志物。HBeAg 和 HBV DNA 阳性是病毒复制的指标,通常提示传染性强。抗 -HBe 阳性提示病毒复制减轻,但亦可发展成 HBeAg 阳性。

HBsAg 阳性母亲分娩的新生儿,如进行适当的免疫阻断,需在 9~15 月龄或完成主动免疫 1~3 个月后检测 HBsAg 和抗 -HBs 滴度,判断是否感染或成功免疫。

104.5.4 预防

预防 HBV MTCT 的关键在于孕期对母亲进行治疗,出生后对新生儿和母亲同时治疗(Thio et al. 2015;Cheung et al. 2013)。

由于孕妇的高 HBV DNA 水平和 HBeAg 阳性状态是 HBV MTCT 最重要的危险因素,高病毒血症母亲的抗病毒治疗可以降低 MTCT 的风险。替比夫定、替诺福韦和拉米夫定是 3 种口服抗乙肝病毒药物,它们在患有慢性乙肝的孕妇中使用并不会导致不良的母婴结局。每种药物均可使孕妇在分娩时 HBV DNA 得到有效抑制,从而降低 MTCT 的风险(Brown et al. 2016)。

HBsAg 阳性母亲分娩的新生儿均需接种乙肝疫苗,并在生后 12~24 小时后不同部位肌注乙肝免疫球蛋白(hepatitis B immunoglobulin,HBIG)治疗,并完成共计 3 次乙肝疫苗接种。

该免疫措施可成功阻断 85%~95% MTCT,但无法阻断通过胎盘传播途径感染 HBV,因此可以解释为何一小部分新生儿尽管接受该免疫保护措施,仍感染 HBV。

HBV 免疫预防措施在早产儿中有轻微不同(见表 104.9)。

104.5.5 治疗

HBV 感染的治疗尚缺乏新生儿研究数据。由于干扰素在婴幼儿期使用存在不良反应,因此抗病毒治疗在 1 岁以下儿童中存在禁忌证。通常,对于 ALT 水平正常的 HBV 感染儿童无须进行抗病毒治疗。

104.5.5.1 急性 HBV 感染

儿童期急性 HBV 感染缺乏有效治疗数据。

104.5.5.2 慢性 HBV 感染

慢性 HBV 感染的治疗手段包括(Ehrhardt et al. 2015;Haber et al. 2009):

- 家庭成员教育和咨询(包括乙肝疫苗接种史)
- 定期随访肝功能
- 甲肝疫苗接种
- 有适应证人群进行抗病毒治疗

慢性 HBV 感染儿童在上学或其余活动中无需特殊限制。慢性乙肝治疗的目的是停止或减少病毒复制,使转氨酶水平正常化,并预防肝硬化、肝衰

表 104.8 乙肝病毒感染血清学结果解释

血清学标志物				解释
HBsAg	总抗 HBc	抗 HBcIgM 抗体	抗 HBs	
–	–	–	–	从未感染
+	–	–	–	急性感染早期;疫苗接种后暂时性反应(最长 18 天)
+	+	+	–	急性感染
–	+	+	–	急性感染恢复期
–	+	–	+	既往感染恢复期,获得免疫力
+	+	–	–	慢性感染
–	+	–	–	假阳性(如易感性);既往感染;"低水平"慢性感染;由 HBsAg 阳性母亲经胎盘被动获得
–	–	–	+	如浓度 >10mIU/ml,则具有免疫力;接种乙肝免疫球蛋白后被动获得

HBsAg,乙肝病毒表面抗原;抗 HBc,乙肝病毒核心抗原抗体;抗 HBs,表面抗原抗体。

表 104.9　母亲 HBsAg 阳性足月儿和早产儿（<2 000g）乙肝疫苗接种流程

新生儿	母亲 HBsAg 状态	药物	治疗剂量	年龄
足月儿或出生体重 >2 000g 早产儿	阳性	单价疫苗	1	出生（<12 小时）
		单价疫苗	2	1 月龄
		单价 / 六价疫苗	3	3 月龄
		单价 / 六价疫苗	4	11~12 月龄
		HBIG	0.5ml 肌注	出生（<12 小时）
	不详	单价疫苗	1	出生（<12 小时）
		单价疫苗	2	1 月龄
		单价 / 六价疫苗	3	2 月龄
		单价 / 六价疫苗	4	11~12 月龄
		HBIG[a]	0.5ml 肌注	<1 周 [b]
出生体重 <2 000g 早产儿	阳性	单价疫苗	1	出生（<12 小时）
		单价疫苗	2	1 月龄
		单价 / 六价疫苗	3	2~3 月龄
		单价 / 六价疫苗	4	6~7 月龄
		HBIG	0.5ml 肌注	
	不详	按母亲 HsAg 阳性进行免疫预防		
	阴性	第一次疫苗接种推迟至 1 月龄或出院时。完成其余乙肝疫苗接种程序		

[a] 母亲入院分娩时很快检测出 HBsAg 阳性。
[b] 如母亲检测出 HBsAg 阳性尽快接种。

竭和肝细胞癌。如 1 岁以上儿童有证据提示慢性 HBV 感染（如持续检测到 HBsAg 至少 6 个月）、活动性病毒复制（如 HBeAg 和 / 或 HBV DNA 水平升高）、ALT 水平升高，则推荐使用两种抗病毒药物治疗（即干扰素 -α、阿德福韦和拉米夫定）（表 104.10）。HBV DNA 对监测抗病毒治疗的反应也至关重要（图 104.4）。经过 24 周治疗，HBV DNA 水平仍升高（>20 000IU/ml 或 >10⁵ 拷贝 /ml），预示肝脏健康存在问题（Kurbegov and Sokol 2009；Ayoub and Keeffe 2011；Jonas et al. 2016；Jonas et al. 2010）。

104.6　人细小病毒 B19

104.6.1　病原学和发病机制

人细小病毒 B19 是细小病毒属中唯一导致人类疾病的病毒。B19 病毒感染所致人类疾病谱较广。随年龄增加，人群感染率增加，可通过感染获得终身免疫力。

B19 病毒是单链、无包膜 DNA 病毒，基因学稳定，对热和化学制剂稳定。因此，即使血液制品经过严格处理，B19 病毒仍可在其中存活。B19 病毒在人体需要在有丝分裂活跃的宿主细胞中进行复制，如红细胞前体细胞、胎儿肝细胞或脐血单核细胞。B19 病毒感染这些宿主细胞的机制非常复杂。至少需要 3 个细胞内受体才能进行黏附并进入宿主细胞。位于造血祖细胞、内皮细胞、胎儿肌细胞和胎盘滋养层细胞中的红细胞糖苷酯，就是其中的一个细胞内受体。由于这些细胞内存在 B19 病毒的细胞内受体，因而其所在的组织更容易受到病毒侵犯，从而可以解释 B19 病毒感染常常导致血液系统疾病、心肌病、先天性感染及脉管炎综合征。

104.6.2　母婴传播

细小病毒 B19 主要通过呼吸道传播，亦可通过血液制品或母婴垂直传播。30%~50% 的妊娠妇女对 B19 病毒易感（Lamont et al. 2011）。孕早期或孕中期母婴传播（MTCT）率约为 30%。通过垂直传播感染的儿童中，5%~10% 有不良预后。如果母亲感染发生在孕 20 周之前，其风险更高；据估计，大约 3% 的妊娠早期自然流产是由于 B19 感染引起的。即使胎儿未被感染，胎盘对病毒的炎症反应也可能导致不良的胎儿结局。胎儿是否感染无法预测，亦

表 104.10 慢性 HBV 感染治疗

药物	优点	缺点	儿童治疗反应
IFN-α[a]	无耐药性	胃肠外给药	20%~58% HBV DNA 或 HBeAg 消失[b]
	疗程短	不良反应常见	
PEG-INF-2ua[c]	每周一次	胃肠外给药	13 个儿童中 6 个出现 HBV DNA 消失，不伴任何副反应[c]
		不良反应常见	
拉米夫定[d]	不良反应轻微	耐药性常见（20%/年）	23%~35% HBV DNA 和 HBeAg 消失[e]
	口服给药		
	有溶液制剂		
阿德福韦[g]	口服给药	耐药性比拉米夫定少	16%~23% HBV DNA 和 HBeAg 消失[e]
	不良反应轻微		
	拉米夫定耐药者治疗有效		
恩替卡韦[h]	口服给药	不良反应发生率 9%~10%	治疗 48~52 周后 55%~82% ALT 正常
	拉米夫定耐药者治疗有效		

[a] >1 岁儿童药物剂量：5~10MU/m²，每周 3 次，共 24 周。

[b] 参考 Pawlowska and Halota 2007。

[c] 只有一项针对儿童 PEG-INF 治疗后快速病毒反应（100μg/m²/周）的研究（Schwarz 2003）。目前尚未批准用于治疗儿童慢性 HBV 感染。

[d] >2 岁儿童药物剂量：3mg/kg/d，最大剂量 100mg/d，共 52 周（Jonas et al. 2002）。

[e] 参考 Schwarz 2003。

[f] 参考 Ayoub and Keeffe 2011。

[g] 参考 Ayoub and Keeffe 2011。

[h] 儿童药物剂量：0.3~1ml 每日 1 次口服。参考 Clemente and Vajro 2016。

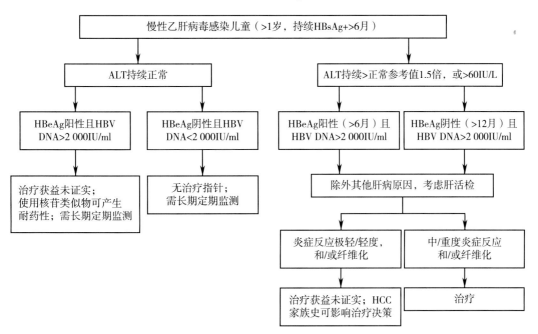

图 104.4 儿童 HBV 感染抗病毒治疗流程图

有双胎不一致感染的报道(Bekhit et al. 2009)。

104.6.3 临床表现

人感染细小病毒 B19 病毒可产生不同的疾病类型,与机体的免疫状态和造血系统的健康状态相关。在健康人群,B19 感染常导致无症状感染,或传染性红斑和 / 或关节病。传染性红斑又称第五病或拍面综合征,多见于学龄儿童,常表现为低热、乏力,及特征性的面部红斑。红斑通常先出现在面颊部,口周相对苍白,然后逐渐扩散至躯干、后背及四肢。

关节痛常见于成人。

有血液系统疾病或自身免疫性疾病的人群,由于红细胞造血受阻,网织红细胞显著减少,会出现暂时性再障危象。表 104.11 列举了其他 B19 感染相关的临床表现。

表 104.11 细小病毒 B19 感染所致相关疾病

自身免疫性疾病
- 系统性红斑狼疮
- 系统性血管炎
- 风湿性关节炎
- 产生针对双链 DNA、抗核抗体、心磷脂抗体、类风湿因子的自身抗体

骨髓造血抑制
- 暂时性再障危象伴有严重贫血,导致充血性心力衰竭、脑血管意外、急性脾隔离症
- 血小板减少症
- 粒细胞减少症
- 全血细胞减少症

B19 病毒在免疫力正常人群持续感染
- 持续病毒感染伴重度慢性贫血,常常有乏力、发热、关节痛及肌痛等症状

其他
- 心肌炎和心功能不全
- 肝炎
- 川崎病
- 手套和袜套样综合征
- 神经系统疾病
- 纤维肌痛症

免疫缺陷人群感染 B19
- 持续性骨髓抑制伴慢性贫血,常见于先天性免疫缺陷病、白血病、淋巴瘤、骨髓增生异常综合征、骨髓和实质器官移植术后、接受化疗和感染 HIV 人群
- 感染相关噬血细胞综合征

续表

母婴垂直传播
- 非免疫性胎儿水肿
- 先天性贫血
- 血小板减少症
- 心肌炎
- 全身水肿
- 血管周围钙化

胎儿感染通常无症状,但亦可导致:

- 新生儿出生缺陷,尤其是视觉和中枢神经系统受累。曾有病例报道,新生儿出生时无症状,但远期出现神经系统后遗症。
- 胎儿水肿,发病率约为 1/3 000 例感染新生儿,平均出现时间在母亲感染后 6 周。
- 宫内死胎,常常出现在妊娠早期及中期,多死于胎儿水肿(de Jong et al. 2011)。

母亲的临床表现不影响妊娠结局。

104.6.3.1 诊断

通过检测血液或组织标本细小病毒 B19 特异性 IgG 和 IgM 抗体或 PCR 方法检测 DNA 可以明确诊断(Weiffenbach et al. 2012)。

特异性 IgM 抗体在感染后 10~12 天出现,IgG 抗体随后很快出现并使机体具有终身免疫力。由于免疫缺陷人群和孕妇可能无法产生足够的抗体,因此,需谨慎解释血清学抗体检验结果。

PCR 的方法检测血液、骨髓以及其他组织标本中 B19 病毒 DNA 可与血清学抗体检测相结合,从而提高诊断效率。在免疫缺陷人群,血标本 PCR 检测病毒 DNA 阳性提示急性期感染或持续性感染,而在骨髓标本中阳性检测结果则提示急性期感染或既往感染。对有指针进行宫内干预的孕妇,建议用 PCR 方法检测羊水或脐血标本病毒 DNA,从而减少胎儿合并症的出现。定量 PCR 方法可以检测不同组织中的病毒载量。然而病毒载量和疾病进展的相关性尚需进一步研究。

104.6.4 预后

宫内感染人细小病毒 B19,胎儿死亡率低,约 0.1%~0.3%。关于宫内 B19 感染导致远期预后的信息有限。然后,严重的后遗症包括幸存者的神经障碍已有充分的文献记载。

104.6.5　治疗

　　针对人细小病毒 B19，无特异性治疗方法。输血治疗再障危象或静脉输注 IgG（400mg/kg/d 治疗 5 天或 1g/kg/d 治疗 3 天）有助于免疫缺陷人群清除病毒。

　　如孕妇确诊 B19 病毒感染，需每周进行胎儿多普勒 B 超监测大脑中动脉流速，直到感染后的 20 周（Dijkmans et al. 2012）。如出现胎儿水肿和 / 或贫血症状，需进行胎儿宫内输血以减少胎儿宫内死亡率，并改善预后（Lindenburg et al. 2014），尽管神经发育损害仍有可能发生。

参考文献

Abdel-Hady M, Kelly D (2014) Chronic hepatitis B in children and adolescents: epidemiology and management. Paediatr Drugs 15:311–317

Abdel-Hady M, Bunn SK, Sira J et al (2011) Chronic hepatitis C in children – review of natural history at a national Centre. J Viral Hepat 18:e535–e540

Ayoub WS, Keeffe EB (2011) Review article: current antiviral therapy of chronic hepatitis B. Aliment Pharmacol Ther 34:1145–1158

Barth H (2015) Hepatitis C virus: is it time to say goodbye yet? Perspectives and challenges for the next decade. World J Hepatol 7:725–737

Bekhit MT, Greenwood PA, Warren R et al (2009) In utero treatment of severe fetal anaemia due to parvovirus B19 in one fetus in a twin pregnancy-a case report and literature review. Fetal Diagn Ther 25: 153–157

Berti E, Thorne C, Noguera-Julian A et al (2015) The new face of the pediatric HIV epidemic in western countries: demographic characteristics, morbidity and mortality of the pediatric HIV-infected population. Pediatr Infect Dis J 34:S7–S13

Best JM (2007) Rubella. Semin Fetal Neonatal Med 12:182–192

Bouthry E, Picone O, Hamdi G et al (2014) Rubella and pregnancy: diagnosis, management and outcomes. Prenat Diagn 34:1246–1253

Briand N, Jasseron C, Sibiude J et al (2013) Cesarean section for HIV-infected women in the combination antiretroviral therapies era, 2000–2010. Am J Obstet Gynecol 209:335.e1–335.12

Brown RS, McMahon BJ, Lok ASF et al (2016) Antiviral therapy in chronic hepatitis B viral infection during pregnancy: a systematic review and meta-analysis. Hepatology 63:319–333

Calitri C, Gabiano C, Galli L et al (2014) The second generation of HIV-1 vertically exposed infants: a case series from the Italian register for paediatric HIV infection. BMC Infect Dis 14:277. Available at http://www.biomedcentral.com/1471-2334/14/277

CDC – Surveillance of congenital rubella syndrome (2014) Vaccines: congenital rubella syndrome – manual for the surveillance of vaccine-preventable diseases (Chapter 15). www.cdc.gov/vaccines/pubs/surv/chpt15-crs.htm

Centers for Disease Control and Prevention (1994) Revised classification system for human immunodeficiency virus infection in children less than 13 years of age. MMWR Recomm Rep 43:1–20

Cheung KW, Seto MTJ, Wong SF (2013) Towards complete eradication of hepatitis B infection from perinatal transmission: review of the mechanisms of in utero infection and the use of antiviral treatment during pregnancy. Eur J Obstet Gynecol Reprod Biol 169: 17–23

Chiappini E, Galli L, Gabiano C et al (2006) Early triple therapy vs mono or dual therapy for children with perinatal HIV infection. JAMA 295:626–628

Clemente MG, Vajro P (2016) An update on the strategies used for the treatment of chronic hepatitis B in children. Expert Rev Gastroenterol Hepatol 16:1–10

Cottrel EB, Chou R, Wasson N et al (2013) Reducing risk for mother–to-child transmission of hepatitis C virus: a systematic review for the U.S. preventive services task force. Ann Intern Med 158:109–113

de Jong EP, Walther FJ, Kroes AC et al (2011) Parvovirus B19 infection in pregnancy: new insights and management. Prenat Diagn 31:419–425

Dijkmans AC, de Jong EP, Dijkmans BA et al (2012) Parvovirus B19 in pregnancy: prenatal diagnosis and management of fetal complications. Curr Opin Obstet Gynecol 24:95–101

Dunkelberg JC, Berkley EM, Thiel KW et al (2014) Hepatitis B and C in pregnancy: a review and recommendations for care. J Perinatol 34:882–891

Duszak RS (2009) Congenital rubella syndrome-major review. Optometry 80:36–43

Ehrhardt S, Xie C, Guo N et al (2015) Breastfeeding while taking lamivudine or tenofovir disoproxil fumarate: a review of the evidence. Clin Infect Dis 60:275–278

England K, Pembrey L, Tovo PA et al (2005) Growth in the first 5 years of life is unaffected in children with perinatally-acquired hepatitis C infection. J Pediatr 147:227–232

European Paediatric Hepatitis C Virus Network (2005) Three broad modalities in the natural history of vertically acquired hepatitis C virus infection. Clin Infect Dis 41:45–51

Garazzino S, Calitri C, Versace A et al (2014) Natural history of vertically acquired HCV infection and associated autoimmune phenomena. Eur J Pediatr 173:1025–1031

Gentile I, Borgia G (2014) Vertical transmission of hepatitis B virus: challenges and solutions. Int J Womens Health 6:605–611

Gower E, Estes C, Blach S et al (2014) Global epidemiology and genotype distribution of hepatitis C virus infection. J Hepatol 61:S45–S57

Grant GB, Reef SE, Dabbagh A et al (2015) Global progress toward rubella and congenital rubella syndrome control and elimination – 2000-2014. MMWR Morb Mortal Wkly Rep 64:1052–1055

Haber BA, Block JM, Jonas MM et al (2009) Recommendations for screening, monitoring and referral of pediatric chronic hepatitis B. Pediatrics 124:1007–1014

Indolfi G, Mangone G, Bartolini E et al (2014) Interleukin 28B rs12979860 single nucleotide polymorphism predicts spontaneous clearance of hepatitis C virus in children. J Pediatr Gastroenterol Nutr 58:666–668

Jonas M, Mizerski J, Badia IB et al (2002) Clinical trial of lamivudine in children with chronic hepatitis B. N Engl J Med 346:1706–1713

Jonas MM, Block JM, Haber BA et al (2010) Treatment of children with chronic hepatitis B virus infection in the United States: patient selection and therapeutic options. Hepatology 52:2192–2205

Jonas MM, Lok AS, McMahon BJ et al (2016) Antiviral therapy in management of chronic hepatitis B viral infection in children: a systematic review and meta-analysis. Hepatology 63:307–318

Kourtis AP, Ellington S, Pazol K et al (2014) Complications of cesarean deliveries among HIV-infected women in the United States. AIDS 28:2609–2618

Kurbegov AC, Sokol RJ (2009) Hepatitis B therapy in children. Expert Rev Gastroenterol Hepatol 3:39–49

Lambert N, Strebel P, Orenstein W et al (2015) Rubella. Lancet 385:2297–2307

Lamont RF, Sobel JD, Vaisbuch E et al (2011) Parvovirus B19 infection in human pregnancy. BJOG 118:175–186

Lee A, Rajanayagam J, Abdel-Hady M (2015) Chronic hepatitis C infection in children: current treatment and new therapies. J Clin Transl Hepatol 3:36–41

Lindenburg IT, van Kamp IL, Oepkes D (2014) Intrauterine blood transfusion: current indications and associated risks. Fetal Diagn Ther 36:263–271

Ma L, Alla NR, Li X, Mynbaev OA, Shi Z (2014) Mother-to-child transmission of HBV: review of current clinical management and prevention strategies. Rev Med Virol 24:396–406

Mack CL, Gonzales-Peralta RP, Gupta N et al (2012) Diagnosis and management of hepatitis C infection in infants, children and adolescents. J Pediatr Gastroenterol Nutr 54:838–855

Mok J, Pembrey L, Tovo PA et al (2005) When does mother to child transmission of hepatitis C virus occur? Arch Dis Child Fetal Neonatal Ed 90:F156–F160

Neu N, Duchon J, Zachariah P (2015) TORCH infections. Clin Perinatol 42:77–103

Ohmer S, Honegger J (2016) New prospects for the treatment and prevention of hepatitis C in children. Curr Opin Pediatr 28:93–100

Panel on Antiretroviral Therapy and Medical Management of HIV-Infected Children (2016) Guidelines for the use of antiretroviral agents in pediatric HIV infection. Available at http://aidsinfo.nih.gov/contentfiles/lvguidelines/pediatricguidelines.pdf. Accessed 19 Mar 2016

Panel on Opportunistic Infections in HIV-Exposed and HIV-Infected Children (2013) Guidelines for the prevention and treatment of opportunistic infections in HIV-exposed and HIV-infected children. Department of Health and Human Services. Available at http://aidsinfo.nih.gov/contentfiles/lvguidelines/oi_guidelines_pediatrics.pdf. Accessed 26 Mar 2016

Panel on Treatment of HIV-Infected Pregnant Women and Prevention of Perinatal Transmission (2015) Recommendations for use of antiretroviral drugs in pregnant HIV-1-infected women for maternal health and interventions to reduce perinatal HIV transmission in the United States. Available at http://aidsinfo.nih.gov/contentfiles/lvguidelines/PerinatalGL.pdf. Accessed 19 Mar 2016

Pawlowska M, Halota W (2007) Rapid viral response during treatment of chronic hepatitis B with pegylated interferon alfa-2a in children–preliminary report. Przegl Epidemiol 61:427–431

Pembrey L, Newell ML, Tovo PA, EPHN Collaborators (2005) The management of HCV infected pregnant women and their children European paediatric HCV network. J Hepatol 43:515–525

Polywka S, Pembrey L, Tovo PA et al (2006) Accuracy of HCV-RNA PCR tests for diagnosis or exclusion of vertically acquired HCV infection. J Med Virol 78:305–310

Schwarz KB (2003) Pediatric issues in new therapies for hepatitis B and C. Curr Gastroenterol Rep 5:233–239

Schweitzer A, Horn J, Mikolajczyk RT (2015) Estimations of worldwide prevalence of chronic hepatitis B virus infection: a systematic review of data published between 1965 and 2013. Lancet 386:1546–1555

Selvapatt N, Ward T, Bailey H et al (2015) Is antenatal screening for hepatitis C virus cost-effective? A decade's experience at a London Centre. J Hepatol 63:797–804

Shah U, Kelly D, Chang MH et al (2009) Management of chronic hepatitis B in children. J Pediatr Gastroenterol Nutr 48:399–404

Sollai S, Noguera-Julian A, Galli L et al (2015) Strategies for the prevention of mother to child transmission in western countries. An update. Pediatr Infect Dis J 34: S14–S30

Suzuki M, Tajiri H, Tanaka Y et al (2016) Peginterferon therapy in children with chronic hepatitis C: a nationwide, multi-center study in Japan, 2004–2013. J Pediatr Gastroenterol Nutr 63:88–93

Thio CL, Guo N, Xie C et al (2015) Global elimination of mother-to-child transmission of hepatitis B: revisiting the current strategy. Lancet Infect Dis 1:981–985

Tovo PA, de Martino M, Gabiano C et al (1992) Prognostic factors and survival in children with perinatal HIV-1 infection. The Italian register for HIV infections in children. Lancet 339:1249–1253

Tovo PA, Calitri C, Scolfaro C et al (2016) Vertically acquired hepatitis C virus infection: correlates of transmission and disease progression. World J Gastroenterol 22:1–11

UNAIDS (2016) The GAP report. Available at http://www.unaids.org/sites/default/files/en/media/unaids/contentassets/documents/unaidspublication/2014/UNAIDS_Gap_report_en.pdf. Accessed 9 May 2016

Vodkin I, Patton H (2014) Management of hepatitis B virus infection during pregnancy. Minerva Gastroenterol Dietol 60:205–214

Vynnycky E, Adams EJ, Cutts FT et al (2016) Using seroprevalence and immunisation coverage data to estimate the global burden of congenital rubella syndrome, 1996–2010: a systematic review. PLoS One 11: e0149160

Weiffenbach J, Bald R, Gloning KP et al (2012) Serological and virological analysis of maternal and fetal blood samples in prenatal human parvovirus b19 infection. J Infect Dis 205:782–788

Yi P, Chen R, Huang Y, Zhou RR, Fan XG (2016) Management of mother-to-child transmission of hepatitis B virus: propositions and challenges. J Clin Virol 77:32–39

Zhang ZH, Wu CC, Chen XW et al (2016) Genetic variation of hepatitis B virus and its significance for pathogenesis. World J Gastroenterol 22:126–144

105 胎儿感染：先天性梅毒和结核

Pier Angelo Tovo，Carlo Scolfaro，Silvia Garazzino，andFederica Mignone
张勤　翻译，刘曼玲　审校

目录

摘要

　　梅毒既是发展中国家主要的公共卫生问题，也在发达国家卷土重来。先天性结核很罕见，但如果不治疗也可能致命。胎儿感染可能是由于血行播散、吸入或咽下受污染羊水，或在分娩时与母亲生殖器损伤接触所致。在婴儿中，症状和体征可能是非特异性的，类似其他流行性传染病。因未经治疗的死亡率约为 50%，故早期识别对及时治疗至关重要。基础治疗包括四种一线抗结核药物的联合使用，尽管最佳的治疗方案和持续时间仍有待进一步确定。

105.1　要点

- 梅毒全球持续存在，是由于梅毒螺旋体感染所致。

- 预防先天性梅毒的基础是对母体感染的诊断和治疗。

- 胎儿感染是梅毒螺旋体通过胎盘途径或分娩时接触病变生殖器获得。

- 临床症状与其他胎儿和围产期感染相似。

- 诊断是基于新生儿血清学，与母体滴度关系的评估。

- 治疗需要注射青霉素。

- 建议随访至 15 个月，以确定需要再次治疗的儿童。

105.2 梅毒

自从 1905 年发现病原体梅毒螺旋体以来，虽然在梅毒的诊断和治疗方面取得了重要的成果，但梅毒仍然是发展中国家的一个主要公共卫生问题，且在过去的几十年里，在一些发达国家也有复发的记录（Center for Disease Control and Prevention（CDC），2009；Doroshenko et al. 2006）。先天性梅毒是垂直传播感染所致（Walker and Walker 2007）。先天性感染表明卫生保健系统错过了预防的机会。事实上，有效预防和检测先天性梅毒的基础是充分的产前保健和孕妇感染的正确诊断。

105.2.1 流行病学

世界卫生组织估计每年有超过 1 000 万人感染梅毒（World Health Organization 2008）。如果在前 4 年期间获得未经治疗的孕妇早期梅毒，可导致高达 40% 的围产期死亡，80% 的病例可导致胎儿感染。

在撒哈拉以南的非洲地区，估计每年有 200 万感染活动性梅毒的妇女妊娠，其中大多数在妊娠期间仍未发现感染。在拉丁美洲和加勒比地区，孕妇梅毒患病率在 5%~10%，而在亚洲，梅毒患病率通常低于 5%（Walker and Walker 2007）。20 世纪 90 年代，美国的一期和二期梅毒发病率有所下降，但在新千年，梅毒发病率有所上升。在美国，先天性梅毒的发病率在 2012—2014 年间迅速增加了约 38%；与此同时，全国女性梅毒患病率上升了 22%（CDC，2015a）。梅毒在欧洲也有死灰复燃的报道（Doroshenko et al. 2006；Walker and Walker 2007；WHO 2008）。

105.2.2 病因和发病机制

梅毒螺旋体是螺旋藻目、螺旋藻科和螺旋藻属的一员（Zeltser and Kurban 2004）。尽管有免疫反应的证据，但如果不经治疗，感染会一直存在。T. 梅毒螺旋体与血管内皮相互作用，其膜 47kDa 脂蛋白激活血管内皮细胞，上调细胞间黏附分子 -1 的表达，刺激促凝活性，导致纤维蛋白沉积和血管周炎。梅毒螺旋体抗原的迟发型超敏反应出现较晚，可能与潜伏期的开始有关（Ingall et al. 2006）。

若母亲受感染后，未经治疗或治疗不充分，新生儿可在宫内经胎盘途径或在分娩时接触活跃的生殖器病变感染 T. 梅毒螺旋体。T. 梅毒螺旋体可以在妊娠 14 周左右穿过胎盘。传播风险随孕龄的增加而增加，与母体感染的持续时间成反比。未经治疗的母亲在初发梅毒期间的垂直传播率为 70%~100%，在早期潜伏梅毒期间为 40%，在晚期潜伏感染期间为 10%（Doroshenko et al. 2006；Walker and Walker 2007）。除非出现皮肤损伤，否则母乳喂养与传播无关。

105.2.3 临床表现

在孕妇中，未经治疗或未充分治疗的梅毒与妊娠中期和晚期初始的自然流产、围产期死亡、早产、低出生体重和非免疫性水肿有关。

在出生后 2 年内出现的先天性梅毒的症状和体征定义为早期先天性梅毒，而后来出现的临床表现称为晚期先天性梅毒（Doroshenko et al. 2006；Follett and Clarke 2011）。

大多数患儿在出生时无症状，但 2/3 的患儿在 3~8 周出现症状。持续性鼻炎（鼻塞）是一种早期症状，伴随有感染性分泌物，有时可能伴有出血。其他症状包括非压痛性全身淋巴结病、肝脾肿大、贫血、白细胞减少或白细胞增多、血小板减少和结合性高胆红素血症。最常见的皮肤病变是斑丘疹或水泡性皮疹，可累及手掌和脚掌，并伴有脱屑。在 2~3 个月大时，肾小球肾炎可发展为肾病综合征并伴有全身性水肿。骨囊肿并不少见，常累及长骨的干骺端和骨干；约 20% 的无症状感染婴儿可检出放射学异常。骨软骨炎或帕罗氏假瘫是最早、最常见的表现，其特征是四肢和膝盖不对称、疼痛、弛缓性麻痹。

晚期先天性梅毒可累及多种器官，多见于骨骼、牙齿和神经系统。晚期感染的皮肤红斑包括 Hutchinson 三征（楔状齿、基质性角膜炎和神经性耳聋）、马鞍鼻、颚的侵蚀、额部隆起、马刀胫、靴裂、结节和梅毒瘤。

105.2.4 诊断

梅毒可以通过直接和间接测试进行诊断（表 105.1）（Follett and Clarke 2011；Shahrook et al. 2014）。直接法可用于有症状的一期或二期梅毒患者，包括：

表 105.1　梅毒诊断试验

直接试验
直接通过暗视野显微镜检查
直接荧光抗体 T. 螺旋体试验（DFA-TP）
聚合酶链式反应（PCR）测定
间接测试
非梅毒螺旋体血清抗体检查
性病研究实验室试验（VDRL）
快速血浆反应素（RPR）
梅毒螺旋体试验
荧光梅毒螺旋体抗体吸附试验（FTA-ABS）
T. 螺旋体粒子凝集试验（TP-PA）
梅毒螺旋体酶免疫测定（EIA）

采集标本后，立即通过暗视野显微镜直接检查病灶内的液体或渗出物来检测 T. 螺旋体。该方法的灵敏度（74%~86%）受限于可视化要求，必须达到 10^5 菌落数 /ml。然而，这种方法不能用于口腔病变，因为非致病的口腔螺旋体可能与 T. 梅毒螺旋体混淆，而全身抗生素可能导致假阴性试验结论。特异性为 77%~100%，取决于观察者的经验；

涂片或组织切片直接荧光抗 T. 螺旋体试验。它不需要活动的微生物，比暗视野显微镜更灵敏、更特异，但更昂贵；

用于梅毒螺旋体 DNA 鉴定的聚合酶链式反应（polymerase chain reaction，PCR）技术已经成熟，但尚未标准化。在病变或组织中仅有 10 个微生物即可检出（Ingall et al. 2006；Lautenschlager 2006）。

间接诊断是基于血清学检测抗体。这些检验包括筛查非梅毒螺旋体血清抗体检测和梅毒螺旋体的确认：

非梅毒螺旋体试验（如性病研究实验室试验和快速血浆反应素）检测 IgG 和 IgM 抗磷脂抗体，以对抗受损宿主细胞和梅毒螺旋体细胞表面释放的脂质物质。这些检测通常与疾病活动相关，在暴露后 6 周呈阳性，在原发病灶出现后 1~4 周呈阳性。定量报告结果和 4 倍滴度变化被认为有重大意义。序贯血清学最好由相同的实验室，使用相同的检测方法进行。非梅毒螺旋体检测通常在治疗后转变成阴性，但在某些患者中可能持续低滴度（血清固定：当非梅毒螺旋体检测反应被抗原抗体过剩淹没时发

生）（Lautenschlager 2006）。在急性病毒感染、自身免疫性疾病或妊娠期间，交叉反应可能导致假阳性结果。假阴性结果可能是由于免疫前带反应。

梅毒螺旋体试验（如吸附荧光梅毒螺旋体抗体、T. 梅毒螺旋体颗粒凝集）与疾病活动度无关，且无论治疗与否均可保持阳性。

梅毒螺旋体酶免疫测定法（treponemal enzyme immunoassay，EIA）之所以有用，是因为它可以识别对抗梅毒螺旋体的 IgG 和 IgM（Doroshenko et al. 2006；Walker and Walker 2007；Ingall et al. 2006；Lautenschlager 2006）。

有效预防和检测先天性梅毒取决于产前和分娩时通过常规血清学筛查确定感染。妊娠晚期梅毒高危人群（如有多个性伴侣、有性传播疾病、吸毒成瘾、缺乏产前保健）或梅毒高发地区（表 105.2）应在妊娠晚期开始时重复血清学检查。应获得有关性伴侣治疗的信息，以评估再次感染的风险。患有梅毒的孕妇也应该接受艾滋病毒感染检测。在不确定孕妇梅毒血清学状况的情况下，任何婴儿不得出院。

表 105.2　先天性梅毒的高风险

有症状的新生儿
未经处理、处理不充分或未记录存档治疗的孕产妇梅毒
非青霉素治疗的妊娠期梅毒
分娩前治疗不到 4 周的孕产妇梅毒
治疗后孕产妇非梅毒螺旋体滴度没有降低大于五分之四
孕产妇滴度 4 倍增加或婴儿滴度至少大于孕产妇滴度的 4 倍

对非梅毒螺旋体和梅毒螺旋体检测有免疫反应的母亲所生的婴儿，应仔细检查先天性梅毒的症状和体征。对婴儿血清应进行非梅毒螺旋体血清学定量检测和 EIA IgM 检测，检测方法与母亲血清检测相同。如果 EIA IgM 检测是阴性的，且其他测定的滴度达不到母亲滴度的 4 倍以上，那么一个无症状的婴儿，应该在 3、6 和 15 月龄或直到血清水平恢复时进行重复的血清学检查。

如果 EIA IgM 检测呈阳性，和 / 或非梅毒螺旋体或梅毒螺旋体滴度比母体高 4 倍，则诊断为先天性梅毒。需强制做进一步的调查：脑脊液检查（蛋白质、细胞计数和性病研究实验室试验）、血液学和肝功能化验、骨骼 X 射线和眼科评估。如果从病

灶、胎盘或体液标本 PCR 和 / 或暗视野显微镜检测出 T. 梅毒螺旋体,则确诊为先天性梅毒(Ingall et al. 2006;Lautenschlager 2006;CDC 2015b;WHO 2003;Kingston et al. 2015)。

105.2.5 治疗

若干指南规定了母亲患有梅毒婴儿正确管理的标准(Follett and Clarke 2011;CDC 2015b;WHO 2003;Kingston et al. 2015;Clement et al. 2014)。疑似先天性梅毒患儿的治疗方法在表 105.3 中列出。对于先天性梅毒风险较低的婴儿,一些专家建议使用单次肌内注射的青霉素 G(50 000U/kg),并进行随访血清学检查。

105.2.6 随访

治疗后的婴儿应该在 3、6 和 12 月龄得到仔细随访,直至血清学的非梅毒螺旋体检测转阴或滴度降低到原来的 1/5。在未感染或充分治疗的孩子中,非梅毒螺旋体滴度通常在 3 个月时下降,在 6 个月时变为阴性。如果它们在 6~12 个月大时仍然存在或增加,则应对婴儿进行评估,并对其进行 10 天的注射用青霉素 G 治疗。

如新生儿或母亲情况不明,应在 3 和 6 月龄时重复进行非梅毒螺旋体检测,15 月龄时进行梅毒螺旋体检测(CDC 2015b,b;WHO 2003;Kingston et al. 2015)。

105.3 结核

重点

– 结核是由结核分枝杆菌引起的世界性传染病。
– 先天性结核病在发达国家很少见,但如果不治疗就会致命。
– 胎儿感染是通过血行播散、吸入 / 咽下污染的羊水和 / 或分娩时发生的。
– 临床表现不典型,与其他先天性或围产期感染相似。
– 诊断通常是困难的:金标准是在组织或体液中检出分枝杆菌。
– 早期治疗必须抗结核药物联合使用。

结核(tuberculosis,TB)是一个世界范围主要健康问题,是单一感染源致死的主要原因。在过去的几十年里,由于持续的迁徙流动和多重耐药菌株的传播,TB 仍然是发展中国家一个主要的疾病,但也成为发达地区死灰复燃的传染病。TB 的卷土重来,引发了外界对孕妇和她孩子的特别关注:TB 的流行病学变化导致了高危人群的显著变化,带来了育龄期女性 TB 发病率的急剧增加(WHO 2015)。

105.3.1 病因和发病机制

婴儿中最常见的 TB 感染形式是出生后通过接触有细菌性肺部疾病的家庭成员获得的。先天性 TB 是一种罕见的疾病,在科学文献中只有不到 300 例记载,是由母亲将结核分枝杆菌传染给胎儿引起的。

妊娠本身并不代表孕妇罹患 TB 的风险因素;然而,如果妇女在妊娠期间出现活动性 TB,感染可能会传播给后代。垂直传播的比例在 0~16%,如果母亲患有肺 TB,而不是粟粒性或生殖器型 TB,垂直传播的比例更低(Baquero-Artigao et al. 2015)。胎儿感染可通过胎盘血行播散、在宫内吸入或咽下受感染的羊水,或在分娩时直接接触母体生殖器官病灶而发生。胎盘受累可能源于传染阶段的原发母体感染或以前的感染复发。播散性不是复发 TB,往往

表 105.3 疑似先天性梅毒婴儿的推荐方案

药物	途径	剂量	总疗程	备注
青霉素 G	静脉注射	<4 周婴儿:50 000U/kg/ 次,在生后前 7 天每 12 小时一次,其后每 8 小时一次	10~14 天	如果错失超过 1 天的治疗,整个过程应该重启
		>4 周婴儿:20~30 万 U/kg/d,50 000U/kg/ 次,每 4~6 小时一次		
普鲁卡因青霉素 G	肌肉注射	50 000U/kg/ 次,每日一次	10~14 天	

使急性感染复杂化。因此,妊娠期间的原发感染意味着更高的先天性传播风险。然而,如果给予母亲足够的抗 TB 治疗,结局就完全不同了。感染 HIV 的妇女在分枝杆菌先天传播的风险更大,是由于他们会更常受到粟粒状的或肺外 TB 的影响(Baquero-Artigao et al. 2015)。

在血行性先天性 TB 中,分枝杆菌通过脐静脉到达胎儿,确定肝脏和门静脉周围淋巴结内的干酪样肉芽肿为其主要致病性病变。然后,微生物可能播散到体循环和肺部。这种芽孢杆菌通常保持休眠状态,直到出生后肺循环和氧合增加,肺部病变开始活跃并进一步全身播散。先天性 TB 来自吸入或咽下被感染的羊水,原发病灶在呼吸道和 / 或胃肠道。

105.3.2 临床表现

先天性 TB 的症状和体征是非特异性的,往往表现得和常见新生儿疾病无异,如败血症、其他先天性或围产期感染。临床表现可能在出生时就显露,但通常在 2~3 周内出现(表 105.4);晚发病例(直到生后 3 个月)也有记载(Baquero-Artigao et al. 2015; Starke 2006)。

表 105.4 先天性结核的症状和体征

常见	罕见
肝脾肿大	呕吐
呼吸窘迫	黄疸
发热	发绀
淋巴结肿大	呼吸暂停
腹胀	抽搐
食欲缺乏 / 体重增长迟缓	瘀斑
嗜睡 / 易惹	
耳漏	
丘疹样皮肤损伤	

通常,受感染的婴儿会发生早产、出生体重低于同胎龄儿。尽管肺、肝和肠道感染是最常见的原发感染灶,但任何器官系统都可能涉及;也可发生累及中枢神经系统的传染。胸部 X 线往往异常,常表现为粟粒状图像。新生儿 TB 的自然进程大多会成为播散性和致命的疾病,死亡率约为 50%(Starke 2006)。

105.3.3 诊断

先天性 TB 的诊断常常存在问题。其他先天性感染检查阴性、母亲有危险因素或已被诊断患有 TB 的新生儿,即使在出生时对他们进行体格检查是正常的也应怀疑 TB。

新生儿结核菌素皮肤反应的可靠性差,因为刚开始可能是阴性的,几个月后才可能转成阳性。然而,随着播散和疾病的快速进展导致杆状菌的载量高,新生儿常会产生抗酸杆菌阳性的涂片和培养物(高达 75%)。

诊断依赖结核分枝杆菌存在于组织或体液中的证据。首选的样本来源是清晨抽吸胃液,它比婴儿的痰液更容易收集。在肺 TB 病例中,因为肺部有大量的杆菌,分枝杆菌也可以在气管抽吸液中被发现。应该连续 3 次送检胃或气管抽吸标本,只要一个标本阳性即提示 TB 感染。

PCR 技术在新生儿先天性 TB 中的准确性数据有限(Baquero-Artigao et al. 2015; Smith 2002; Whittaker and Kampmann 2008)。干扰素 γ 试验检测技术的发展,为成人潜伏期 TB 和活动性病变的诊断提供了新的可能性。考虑到生命初期干扰素 γ 产生极少,故这些试验在婴儿特别是围产期暴露新生儿的可靠性还有待进一步明确(Garazzino et al. 2014)。

由于合并感染率高,所有被诊断为 TB 的新生儿和母亲也应该接受艾滋病毒感染检测。

有别于后天获得的 TB,先天性 TB 的诊断标准包括 TB 病灶加上至少以下之一项:(a)生后第一周出现病变;(b)原发肝脏复合或干酪样肉芽肿;(c)胎盘或母体生殖道的感染;(d)排除出生后从母亲或其他来源获得的 TB。

105.3.4 治疗

由于先天性 TB 死亡率高,尽管最佳治疗方案及疗程尚未确定,但必须尽早治疗。结核分枝杆菌载量高证明需几种药物联合使用(表 105.5)。看来合理的做法是:首先将 4 种抗 TB 药物(异烟肼(isoniazid, INH)、利福平、吡嗪酰胺和氨基糖苷类或乙胺丁醇)联合使用 2 个月,然后使用 INH 和利福平进行 4~6 个月的治疗;另一种是建议使用这两种药物 9 个月的方案(Whittaker and Kampmann 2008; Di Comite et al. 2016; Patel and DeSantis 2008)。肺外病变需要较长时间的治疗,总时间为 12 个月。事实上,许多专家建议,由于新生儿和婴儿的免疫防御功能受损,无论何处的感染,治疗的总时间为 9~12 个月。

表 105.5　一线抗结核药

药物 （通用名）	每日剂量	每日最大剂量	给药途径
异烟肼	10~15mg/kg	300mg	口服
利福平	10~20mg/kg	600mg	口服
吡嗪酰胺	25~40mg/kg	2g	口服
链霉素	20mg/kg	1g	肌内注射
乙胺丁醇	15~25mg/kg	2.5g	口服

儿童期耐药菌株越来越多(Mignone et al. 2013；NationalInstitute for Health and Care Excellence 2016)。假如耐药 TB 和 / 或不耐受一线治疗,应该使用二线药物。这些药包括氟喹诺酮类药物(如莫西沙星、左氧氟沙星和环丙沙星)、乙硫异烟胺、PAS(对氨基水杨酸)、环丝氨酸、氨基苷类抗生素(阿米卡星、卷曲霉素、卡那霉素)和利奈唑胺(Galli et al. 2016)。

治疗期间,应该监控肝功能化验、血清尿酸水平和听力检查(如使用氨基糖苷类)。为了预防 INH 诱导的周围神经病变,可以考虑添加维生素 B_6。小婴儿乙胺丁醇用量 >15mg/kg/d,可引起视神经炎和红绿色盲。

应在治疗开始后 1~2 个月进行胸部 X 线检查,以评估肺部疾病的程度(Baquero-Artigao et al. 2015；Starke 2006；Garazzino et al. 2014；Di Comite et al. 2016),且应在同一时间对先前阳性的孩子重复胃液检查,以评估对特殊治疗的反应。

105.3.5　预防

预防先天性 TB 的基础是预防和治疗孕妇的活动性感染(Baquero-Artigao et al. 2015；Starke 2006)。妊娠期活动性疾病的治疗包括前 2 个月使用 4 种有效性药物的标准方案,后 4 个月使用 INH 和利福平的巩固方案。一线抗 TB 药物已被证明无致畸作用。强烈建议仔细监测肝炎的症状和体征,以及其他副作用。CDC 建议:在妊娠期任何胎龄,如果孕妇处于发展为活动性疾病的高风险之中,都应该对潜伏性感染进行治疗(即 HIV 感染、最近接触 TB、免疫抑制);在没有危险因素的情况下,为避免药物毒性,可能推迟到分娩后治疗:给 INH 9 个月(CDC 2016)。卡介苗对预防先天性 TB 病无效。新的疫苗开发可能成为预防未来感染的关键战略。

105.3.6　预后

早期诊断和恰当的治疗明显降低了先天性 TB 的死亡率。

参考文献

Baquero-Artigao F, Mellado Peña MJ, Del Rosal Rabes T et al (2015) Spanish Society for Pediatric Infectious Diseases guidelines on tuberculosis in pregnant women and neonates (I): epidemiology and diagnosis. Congenital tuberculosis. An Pediatr 83:285. e1–285.e8

Centers for Disease Control and Prevention (2015a) Increase in incidence of congenital syphilis – United States, 2012–2014. Morb Mortal Wkly Rep 64:1241–1245

Centers for Disease Control and Prevention (2015b) Sexually transmitted diseases treatment guidelines. Morb Mortal Wkly Rep 64:34–49

Centers for Disease Control and Prevention (2016) Available at http://www.cdc.gov/tb/publications/ltbi/treatment.htm

Centers for Disease Control and Prevention (CDC) (2009) Sexually transmitted disease surveillance 2007 supplement, syphilis surveillance report. U.S. Department of Health and Human Services, Atlanta, Available at http://www.cdc.gov/std/Syphilis2007/

Clement ME, Okeke NL, Hicks CB (2014) Treatment of syphilis: a systematic review. JAMA 312:1905–1917

Di Comite A, Esposito S, Villani A et al (2016) How to manage neonatal tuberculosis. J Perinatol 36:80–85

Doroshenko A, Sherrard J, Pollard AJ (2006) Syphilis in pregnancy and the neonatal period. Int J STD AIDS 17:221–228

Follett T, Clarke DF (2011) Resurgence of congenital syphilis: diagnosis and treatment. Neonatal Netw 30:320–328

Galli L, Lancella L, Garazzino S et al (2016) Recommendations for treating children with drug-resistant tuberculosis. Pharmacol Res 105:176–182

Garazzino S, Galli L, Chiappini E et al (2014) Performance of interferon-γ release assay for the diagnosis of active or latent tuberculosis in children in the first 2 years of age: a multicenter study of the Italian Society of Pediatric Infectious Diseases. Pediatr Infect Dis J 33: e226–e231

Ingall D, Sanchez PJ, Baker CJ (2006) Syphilis. In: Remington JS, Klein JO (eds) Infectious diseases of the fetus and newborn infant, 6th edn. Elsevier Saunders, Philadelphia, pp 545–580

Kingston M, French P, Higgins S et al (2015) UK National guidelines on the management of syphilis 2015. Int J STD AIDS pii: 0956462415624059. [Epub ahead of print]

Lautenschlager S (2006) Diagnosis of syphilis: clinical and laboratory problems. JDDG 12:1058–1072

Mignone F, Codecasa LR, Scolfaro C et al (2013) The spread of drug-resistant tuberculosis in children: an Italian case series. Epidemiol Infect 142:2049–2056

National Institute for Health and Care Excellence (2016) Tuberculosis prevention, diagnosis, management and service organisation NICE guideline, No. 33 Internal Clinical Guidelines Team (UK). National Institute for Health and Care Excellence (UK), London

Patel S, DeSantis ER (2008) Treatment of congenital tuberculosis. Am J Health Syst Pharm 65:2027–2031

Shahrook S, Mori R, Ochirbat T et al (2014) Strategies of testing for syphilis during pregnancy. Cochrane Database Syst Rev 10, CD010385

Smith KC (2002) Congenital tuberculosis: a rare manifestation of a common infection. Curr Opin Infect Dis 15:269–274

Starke J (2006) Tuberculosis. In: Remington S, Baker CJ, Klein JO, Wilson CB (eds) Infectious diseases of the fetus and newborn infant. W B Saunders Co, Philadelphia, pp 581–597

Walker GJ, Walker DG (2007) Congenital syphilis: a continuing but neglected problem. Semin Fetal Neonatal Med 12:198–206

Whittaker E, Kampmann B (2008) Perinatal tuberculosis. New challenges in the diagnosis and treatment of tuberculosis in infants and the newborn. Early Hum Dev 84:795–799

World Health Organisation (2003) Guidelines for the management of sexually transmitted infections (ISBN 92 4 154626 3). World Health Organization, Geneva

World Health Organization (2008) Global incidence and prevalence of selected curable sexually transmitted infections (ISBN: 978 92 4 150383 9). World Health Organization, Geneva

World Health Organization (2015) Global tuberculosis report 2015 (Publication no. WHO/HTM/TB/2015.22). World Health Organization, Geneva

Zeltser R, Kurban AK (2004) Syphilis. Clin Dermatol 22:461–468

胎儿及新生儿弓形虫感染

106

Wilma Buffolano

胡兰　翻译

目录

摘要

在全球范围内,妊娠期初级弓形体病每年产生 190 100 例新病例,全球负担 120 万失能调整生命年。虽然弓形虫感染在母亲身上很容易被诊断和得到有效治疗,但在产前筛查、新生儿诊断和早期治疗方面可能存在问题。

绝大多数感染新生儿临床检查正常,母体 IgG 阳性,IgA、IgM 可能阴性,亚临床病例治疗较晚,是长期药理学治疗的理想靶点。此外,弓形虫病被列为被忽视的贫困疾病。因此,药商的兴趣很低,治疗水平仍然依赖于不能治愈和有毒的药物。幸运的是,关于弓形虫和宿主遗传学以及表观遗传机制的研究正在进行中,包括不寻常的组蛋白变体和植物样转录、转录后基因序列,可能为潜在的新药和 / 或引导选择治疗或不治疗(及多长时间)及亚临床发病形式铺平道路。本章对母体弓形虫感染或明确同源弓形虫感染的婴儿在出生时的管理和长期随访的临床推荐进行了更新。

106.1　要点

- 先天性弓形体病在世界范围内广泛存在,估计全球负担 120 万失能调整生命年。

- 人类感染的后果因寄生虫和宿主的遗传和表观遗传因素、宿主的免疫状态和获得途径的不同而不同。

- 妊娠早期母体感染、羊水高寄生虫负荷、癫痫发作和 / 或神经学发现和 / 或脑神经成像异常和 / 或近出生时的眼弓形虫病是预后不良的预测因子。

- 绝大多数感染新生儿临床检查正常,母体 IgG 阳性,可能 IgA、IgM 阴性,给诊断和早期治疗带来困难。

- 药物治疗依赖于一些有毒的药物组合（乙胺嘧啶和磺胺）联合叶酸来降低对骨髓的副作用。
- 及时放置脑室 - 腹腔分流管，经常评估是否有足够的引流年龄可能是必要的。左乙拉西坦是控制癫痫发作的有效治疗，它不干扰乙胺和磺胺嘧啶。
- 代偿性治疗性策略帮助儿童改善疾病对认知功能和生活质量的影响。
- 针对血管内皮生长因子或局灶激光光凝和平坦部玻璃体切割术，结合标准的抗菌治疗，正在成为治疗脉络膜新生血管等并发症的有效方法。

106.2　引言

　　弓形虫病（Toxoplasma gondii infection，TgI）在人类中被认为是一种良性的人畜共患病，对免疫功能不全的人和未出生的孩子有害，俗称 3 号杀手，即使母体感染弓形虫仅表现为抗体阳性，但这仍可能会产生毁灭性的疾病（Saadatnia and Golkar 2012）。

　　在 20 世纪 80 年代，人们关注的焦点集中在先天性弓形虫感染（congenital TgI，CTgI）的后遗症、预防和早期治疗以及筛查。在欧盟，建议对抗体阴性的孕妇每月或每 3 个月进行一次产前检测，预防胎儿损伤，这种做法在法国和奥地利是强制性的，在比利时、德国和意大利则是免费的。在奥地利和法国，母婴分娩后进行早期检测，进一步促进了疾病的及时治疗。在新英格兰和新汉普郡，从 1986 年开始对新生儿进行纸片法筛查，并对阳性的病例进行 IgM 检查和预防治疗；丹麦、波兰、瑞典、巴西和哥伦比亚已经证实了新生儿筛查的可行性。此外，欧盟一些国家由于流行病学发病率较低且筛查敏感度不高，已不再进行筛查。

　　预防效益的证据不足，对基础设施成本和不良治疗效果的担忧，以及试验和药物获得性差异仍在影响临床实践的可变性。弓形虫感染率较高的发展中国家，出于国家筛检的平衡考虑、资金缺乏和制造商的漠不关心，阻碍了临床随机对照试验的施行。因此，有希望的新药和 / 或具有潜在改进诊断的方法，没有得到验证和商业化。治疗也依赖于一些过时的、对其药动学人们知之甚少的药物，这些药物无法根除组织囊肿，因此也无法治愈 TgI。TgI 已被列入被忽视的热带寄生虫病贫困名单（Jones et al. 2014）。

106.3　病因及病理表现

　　弓形虫是专性细胞内原生生物（顶丛门）。速殖子是寄生物迅速分裂的阶段，从寄生物的细胞器分离到寄生物的液泡中。顶端的顶质体是一个复杂的结构，包括草鞋形的分泌细胞器与激酶或假激酶调节的先天免疫和寄生虫生存，即分泌器（rhoptries，Rop）和致密颗粒体导致微管的发展和内部网络空泡的，有时有极环包围棒状结构，即微线体（麦克风），参与宿主细胞入侵。某些 Rop 蛋白被发现是抵抗先天免疫的关键毒力因子，而其他 Rop 蛋白被发现影响慢性感染而不影响毒力（Fox et al. 2016）。

　　3 种主要的多位点基因型（Ⅰ、Ⅱ、Ⅲ）之间的低水平遗传差异在欧洲的（主要是 Ⅱ 型菌株）分离株上得到了证实，而南美洲、非洲和亚洲分离株则显示出更复杂的种群结构和更大的遗传多样性和毒力（非典型菌株）。在 Ⅱ 型毒株罕见的南美洲，88 个非典型毒株已确定为重症急性病程。在亚马逊地区，遗传多样性达到最大，人为和野生森林的相互渗透导致菌株杂交。在法属圭亚那，发热、全身性疾病和眼部疾病高发，已经报告了对该种菌株具有免疫能力的人（Carme et al. 2009）。在美国，最近分离出了第四种克隆型（12 型），占野生动物分离株的 46.7%（Dubey et al. 2011）。基因型 Ⅰ~Ⅲ 交叉鉴定 ROP18 和 ROP16 是人类眼睛损伤的关键分子（Torres-Morales et al. 2014）。

　　控制免疫反应和结果的宿主遗传（和外磁）标记之间的相关性正在出现，特别是对于眼弓形虫病（ocular toxoplasmosis，OT）。单核苷酸多态性连锁不平衡已被证明在 NOD2、IFN-γ 点突变（+874 T/A）和父母 COL2A1 突变（Dutra et al. 2013；de Souza et al. 2012；Jamieson et al. 2008）。P2RX7 受体多态性已被证明与眼脑受累有关（Jamieson et al. 2010）。与欧盟队列研究相比，巴西队列中出现了更严重的眼部病变（Gilbert et al. 2008），南美描述为非典型基因型已在法国和突尼斯的重症患者中分离出来（Delhaes et al. 2010；Boughattas et al. 2011）。无论感染时的妊娠时期如何，1 型和非典型寄生虫均与临床问题相关（Rico-Torres et al. 2016）。

　　对弓形虫表观遗传机制认知的丰富，包括不寻常的组蛋白变异和植物样转录和转录后基序，可能为新的化疗方法打开大门。

　　感染细胞释放趋化因子导致了放大回路激活，

通过树突细胞和自然杀伤细胞之间相互激活,可以放大白介素-12和干扰素(interferon,IFN-γ)合成,因此肿瘤坏死因子α合成。模式识别受体对寄生虫抗原的进一步识别导致吞噬活性的加剧,活性氧和一氧化氮类物质的产生以及色氨酸饥饿。强大的Th-1免疫反应可能会压倒它的目标,导致严重的炎症,组织损伤甚至死亡。强烈的Th-1免疫反应会导致严重的炎症反应而引发胎儿死亡,因为IFN-γ可改变眼睛、中枢神经系统、母胎耐受所必需的Th2微环境。

29%的妊娠合并原发性弓形虫感染可经胎盘传播,通常早期感染伴有暂时性寄生虫血症。母体感染孕周(gestational week of maternal infection,AW),无论如何设置,寄生虫基因型、研究设计和方法,都是传播率和CTgI严重程度的主要因素。更多有临床问题的新生儿是由在妊娠前半程感染的母亲所生。胎盘在这一过程中起着重要的作用,它既是保护胎儿的天然屏障,又是寄生虫感染的靶组织。急性获得性疾病在妊娠前6个月的传播率接近于零,而母亲感染前2个月报告TgI病例是罕见的。在最近的meta分析研究中,垂直传播合并率为20%(95%CI,15%~26%),3个妊娠期合并率分别为5%(95%CI,2%~16%)、13%(95% CI,7%~23%)和32%(95%CI,24%~41%)(Li et al. 2014)。这些值显示低于欧盟前瞻性队列研究的meta分析结果,在这个研究中传播的概率增加了12%,生下有疾病孩子的风险最高时期为女性24~30孕周时感染[Systematic Review on Congenital Toxoplasmosis Study Group(SYROCOT)2007]。事实上,随着母体感染年龄的增大,颅内病变的发生率显著降低,而眼部病变的发生率下降幅度较小。除了感染时的妊娠时间外,先天性感染的临床结果取决于寄生虫载量。如果羊水(amniotic fluid,AF)中寄生虫的浓度大于100个/ml,则与严重后果密切相关(Romand et al. 2004)。

在胎儿体内,速殖子有跨越非受纳生物屏障的能力包括眼睛和中枢神经系统。神经元慢性感染是弓形虫能够导致毁灭性神经疾病和死亡的基础。尽管星形胶质细胞和神经元都可能被感染,只有IFN-γ激活星形胶质细胞可清除细胞内寄生虫(Nguyen et al. 2016)。神经影像学可见脑钙化和脑室扩张,眼底检查可见视网膜脉络膜炎的病灶或瘢痕,光学断层扫描显示组织损伤由局部Th-1介导的免疫反应。坏死组织逐渐向脑室蔓延的血管炎可能导致梗阻性脑积水。

最近对中枢神经系统受累后的4种解剖学模式进行了分类(Hutson et al. 2015)。最常见的是侧脑室、第三脑室增大、第四脑室的导水管阻塞(43%);二是门孔阻塞,侧脑室不对称扩张,或正常第三、第四脑室(25%)。第三种类型为混合导水管和门孔阻塞(11%的病例)。第四种类型为双侧侧脑室扩张,三、四脑室大小正常,门孔未见孔周围钙化或脑室内梗阻性病变(21%)。这种特殊的模式似乎与Ⅱ型菌株无关。长期反复发作和/或进行性的眼部损害的后果是:慢殖子到速殖子的再转化,侵犯邻近细胞(复发)和视网膜的继发性自身免疫。

106.4 流行病学

弓形虫常为隐性感染,约有三分之一的人类血清学弓形虫抗体阳性。这是一个新兴的严重食源性疾病,根据TgI的并发症和视觉损害、精神病、感染合并癫痫(Torgerson et al. 2015)等特征性表现,每年造成数以百万计的残疾率(Gangneux and Dardè 2012)。OT是获得性视力丧失的第五大原因,24%的受影响的眼睛注定失明(Bodaghi et al. 2012)。

患病率随年龄增长而增加,但患病概率因气候和人为因素(卫生、饮食习惯、卫生和水质)而变化。急性感染的猫在水或土壤上排泄的卵囊或慢性弓形虫感染可食用动物的卵囊均可传播。偶尔,弓形虫-IgG阴性受体接受已被感染的器官移植或输血也可发生感染或导致实验室事故。在欧盟,出国旅行或食用进口他国食品导致的严重病例时有报道。

TgI在社会经济弱势群体中普遍存在。在巴西,大多数社会经济水平较低的人在15岁之前感染,而社会经济水平较高的人在20岁之后感染,因此生殖年龄越大,原发性TgI风险增加(Bahia-Oliveira et al. 2003)。在过去的二十几年中,由于农业、畜禽养殖、食品清洁和储存条件的改善以及产前保健标准(包括产前筛查和健康教育)的实施,经济上享有特权的欧盟国家的年龄特异性患病率逐步下降。在欧盟,由于越来越多的妇女在无抗体保护的情况下开始妊娠,导致发病率增高。

据估计,全球每年CTgI患病190 100例,全球负担120万失能调整生命年(Torgerson and Mastroiacovo 2013)。在北半球,妊娠期TgI和CTgI患病率分别为每1 000个妊娠易感0.5~8个和每10 000个活新生儿感染 1~10 个。在意大利,CTgI 患病率为 1.38‰ (Stagni et al. 2009)。

106.5　实验室诊断

TgI 诊断主要依赖于血清抗体检测(IgG、IgM、IgA 同形像),而不是直接通过聚合链反应或胎盘培养检测(敏感性 60%~79.5%,特异性 92%~97%)、脐带血(敏感性 21.2%,特异性 100%)、脑脊液(cerebrospinal fluid,CSF)敏感性(46%)和尿液(敏感性 50%)(Gangneux and Dardè 2012)。由于结合 IgM 和 IgA 测试结果,加上 IgG,比单独进行任何一种检测都具有更高的敏感性,因此应始终进行 IgG、IgM 和 IgA 检测。

目前,大多数临床实验室常规使用酶免疫分析法检测全可溶性抗原,而进一步的诊断技术进步主要用于实验室的技术改进。

母体诊断

从孕早期抗体阴性到 IgM 和 IgG 结果阳性标志着妊娠原发 TgI,而分娩后抗体试验阴性或孕前 IgG 阳性可合理地排除后代感染的风险。在产前筛查中,研究显示延迟 3 周以上开始治疗会增加传播概率,由于治疗时间窗短,从而提示每月筛查的必要性(Wallon et al. 2013)。

常规情况下,当在第一次产前检查(12 周)中发现 IgG 和 IgM 阳性时,基于高敏感性 IgM 和 IgG 亲和度(或阶段特异性)测定的多重检测策略被认为是确认或排除母体急性感染(从而排除胎儿风险)方法。高 IgG 亲和度的结果提示 IgM 残余(Villard et al. 2016)。在接受螺旋霉素治疗的母体中,药物诱导的 IgG 亲和度成熟延迟已有报道。高性能、低成本的 IgG、IgM 和 IgA 的微量血检测为进行产前普遍筛查铺平了道路(Li et al. 2016)。

根据实验室和 / 或超声检查的征象,通过羊水(AF)PCR 检测,胎儿诊断可能在 18 周时进行,估计感染后至少 4 周。在法国,尽管各系统的制度存在差异,但 PCR 已成为指导产前管理的实践标准。AF146527 反转录酶 - 聚合酶连锁反应(reverse transcription-polymerase chain reaction,RT-PCR)远比 B1 基因 RT-PCR 敏感(Belaz et al. 2015)。RT-PCR 检测是高度特异性的,但阴性结果不能排除胎儿感染,因为高达 46% 的感染 AF 包含 <10 个速殖子 /ml (Filisetti et al. 2015)。

新生儿诊断

因为产前诊断失败率约 15% 和存在妊娠后期的母亲感染,因此产后诊断是必要的。在产前筛查之外,对婴儿感染状态的早期评估可能发现存在的问题。事实上,在大多数情况下,新生儿的常规临床检查均正常,头颅超声正常,甚至检眼镜检查阴性,血清学敏感性较低,或母亲感染在妊娠早期接受治疗,均可导致无法发现病例。根据孕妇感染 AW,IgM 的敏感性在妊娠头 3 个月增加 29%~71%,IgA 的敏感性在妊娠头 3 个月增加 40%~64%(EMSCOT-European Multicentre Study on Congenital Toxoplasmosis 2007)。可提供有效信息的检测为母亲妊娠中期的 IgM 转化为阳性(预发性 27%,期末检测概率为 79%)和孕晚期 IgM 恢复阴性(预发性 59%,期末测验的概率为 32%)。间隔两周检测预测效果更佳。

在出生时,高 IgG 水平提示存在胎盘转运。连续的特定 IgG 水平监测(与之前的样本平行)与预期的转运 IgG 的衰减(每月 1/2)相比较,IgG 水平稳定或上升显示婴儿在 2~6 个月期间已被感染。超过 12 个月后,IgG 的持续或消失分别明确证实或排除 CTgI;不幸的是,诊断的金标准在决定治疗之前毫无用处。在一些受感染的婴儿,随访期间 IgG 阴性,造成婴儿没有感染的错觉。然而,在受感染的婴儿中,治疗中断后会出现弓形虫 IgG 反弹,而在未受感染的婴儿中,IgG 始终为阴性。

当胎传母体抗体可能被排除时,新生儿全血或血清样本 IgM 和 / 或 IgA 阳性是高度特异性的,因为两者都不会穿过胎盘。总体而言,IgM 和 IgA 敏感性分别为 52% 和 55%。免疫吸附凝集试验(immunosorbent agglutination assay,ISAGA)仍然是首选方法,因为它具有更好的敏感性(如 81.1% vs 64.8%)和特异性,对婴儿血液的长期持久性和很少的假阳性结果(Pinon et al. 2001;Murat et al. 2015)。通过对出生时和随访 <3 个月的成对母亲 - 新生儿血清进行特异性 IgG 和 IgM 的比较免疫印迹检测(immunoblot test,IB)分析,排除母亲血清对脐带血的污染,可以明确 CTgI 诊断。

事实上,不同的带型表明了抗体的新合成。IB 联合常规血清学方法优于 IB 或单独使用常规方法。IgG 在出生时的 IB 敏感性为 48%~50%,而结合 IgM 检测时的 IB 敏感性为 65%~79%。多种测试方法策略,包括两个测试(IgM 和 IgA)或 3 个测试(IgM、IgA 和 IB),分别将灵敏度提高到 73% 和 78%(Rilling et al. 2003）。在 75、90 和 100kDa 的 3 个 IgM 条带关联，即"IgM 三联体"，结合产前和产后血清学测试，可能增加对 95.8% 的敏感性（L'ollivier et al. 2012）。不应该在 3 个月后进行，因为此时 IB 的解释可能是困难的。与可疑病例诊断、IFN-γ 抗原刺激后释放新鲜再悬浮颗粒可能会提高诊断精度（分别为 94% 和 98% 的特异性）。不幸的是，该测试目前还没有商业化（Chapey et al. 2015）。在没有筛查的地区，PCR 通常用于新生儿诊断，而在这些地区，由于产妇缺乏治疗，PCR 检测的敏感性预计会更高。

对于出生时漏诊和有可疑后遗症的患者，可以收集新生儿血片进行回顾性诊断（Marangoni et al. 2014）。由于贮藏条件不佳会严重影响灵敏度，阴性结果不能排除诊断。

显示弓形虫多肽产物的蛋白芯片已鉴定出多种用于 IgM 抗体检测的抗原。最近，rROP2186-533 ISAGA 试验显示出较高的血清学诊断潜力（Liu et al. 2012）。在不久的将来，利用基于软件的预测工具和分子技术的多表位抗原方法可能提供一种新的和可变的方法来获得更便宜和更准确的诊断试剂盒。

106.6 临床表现

106.6.1 获得性感染

经过大约 2~3 周的潜伏期后，淋巴结肿胀（主要是后颈部）和低热引起的疲劳是最常见的 TGI 症状。腺病可累及其他淋巴结群。肝脾肿大和皮疹少见。临床过程通常是自限性的，症状数周或数月消退。OT 可能发生在急性期和潜伏期，随着时间的推移而复发。诊断基于临床特征，但可以通过应用于眼液的生物工具进行确认（Bodaghi et al. 2012）。OT 报告了 2% 的美国人口和 7.7% 的母亲分娩的儿童患有 CTgI（Noble et al. 2010）。在法国筛查项目的背景下，只有 5% 的母亲有临床症状，没有显著的产前超声发现（Dunn et al. 1999）。在艾滋病患者中，Ⅱ型菌株占主导地位，并且 / 或少量暴发由受污染的水引起时，视网膜脉络膜炎的发病率似乎较高（Bowie et al. 1997）。在没有筛查的情况下，对 TgI 合并临床症状的认识似乎提供了一个快速开始治疗的机会，因为 48% 的生出患病孩子的母亲能够回忆起宫颈淋巴结病和 / 或类似流感的疾病（Boyer et al. 2005）。

虽然在免疫系统较弱的个体中，慢性 TgI 的再激活会导致严重的弓形体病，但潜伏弓形体病的再激活对胎儿没有威胁。在严重免疫缺陷的孕妇中，有报道称慢性期有明显疾病和胎儿传播的可能（CD4 计数 <200 细胞 /mm³）（Elbez-Rubinstein et al. 2009；Silveira et al. 2003）。

106.6.2 先天性感染

患有 CTgI 的胎儿、新生儿和儿童的临床表现可以在 80% 的病例中完全正常，也可出现严重的神经和眼部疾病甚至死亡。根据感染的孕产妇 AW 和产前治疗、寄生虫基因型、遗传和母亲免疫状态，和感染途径，大量的不同概率的并发症已被报道，包括流产、死产、早产、宫内生长受限、紫癜、蓝莓松饼皮疹、脾大、肝大、贫血、白细胞减少、血小板减少、CSF 异常细胞和蛋白质，伴有或不伴有视力丧失、斜视、眼球震颤、白内障、小眼球、颅内钙化、脑积水、小头畸形、脑电图和 / 或 CSF 异常、癫痫、颅内癫痫、脑瘫和神经发育迟缓的眼部疾病（McLeod et al. 2014）。轻度疾病在欧洲更为普遍，在进行产前或新生儿筛查的中心登记的少数婴儿报告了存在明显的症状，并归因于弓形虫遗传和产前护理的差异（Gilbert et al. 2008）。

出生时起病严重程度的定义包括通过仔细体检和一般实验室检查排除全身受累和目标器官（眼睛和中枢神经系统）损害。

眼部
间接检眼镜检查对 OT 的临床诊断通常是直接的。通常，一个或多个蓬松的白色视网膜病变（直径、黄斑、近黄斑或周围位置的光斑少于一半到 4 个）可能与色素沉着的脉络膜瘢痕和显著的玻璃体和前房细胞反应共存。乳头炎、神经视网膜炎和球后神经炎可能是不寻常的表现，白内障、青光眼、视神经萎缩和小眼症等晚期并发症。

中枢系统
脑积水（约 4% 的感染婴儿）主要是梗阻性的第三脑室扩张，合并高 CSF 高蛋白（1g/dl）。非阻塞性脑积水可能使纤维化过程复杂化（脑实质丧失或重吸收不良）。CSF 细胞、蛋白质、葡萄糖和弓形虫 DNA 的存在必须通过神经学专家的神经学检查或神经影像学来调查是否存在神经系统受累。

神经影像学的主要目的是检测脑室扩张和微钙化。超声检查，6 个月内可行经前囟检查，可高灵敏度探查脑室扩张,是低成本、可用性大、无辐射的一级成像。头颅 CT 扫描(3mm 准直,间隔 5mm 准直,10mm 准直)是第二级的,在钙化检测方面具有较高的准确性,但潜在的副作用继发于辐照。磁共振成像(1.6~4mm 层厚,T_1-W 常规自旋回波或 T_2-W 快速自旋回波序列)是寻找实质或皮质异常三级成像。一个 45 秒双序列磁共振成像研究中,统称为"大脑屏幕分流脑积水"在一些美国医院,不需要镇静或打造影剂,可以随访脑室扩张的进展或脑积水,对父母和孩子很容易和舒适。这两个序列分别是 T_2 轴向和冠切面单镜头,图像间隔为 3mm。

理想情况下,一个疑似 CTgI 应该在有经验的实验室进行检查,和在专业治疗中心治疗,在这里一个多学科专家团队提供高质量标准化工作条件和执行有效的和可靠的措施,在一个大型数据库提供标准格式报告,其中包括视网膜照片和神经影像,减少不确定性(Blankenberg et al. 2000;Hintz et al. 2007)。在正确估计母体感染时间和解释胎儿诊断结果的基础上,根据后测概率措施,临床确诊越恰当,误诊率即越低,错误治疗健康婴儿的人数越低,先天性感染婴儿中未能接受治疗的人数也越低。

106.7　鉴别诊断

严重的 TORCH 综合征,包括巨细胞病毒(cytomegalovirus,CMV)、单纯疱疹病毒、风疹、梅毒、水痘、B19 和西尼罗河病毒、登革热、基孔肯雅热病毒、疟疾、寨卡病毒和埃博拉病毒,在特定的流行病学条件下,必须通过诊断工具的组合来排除有症状的新生儿。2 周内系统排除先天性 CMV 合并感染,引导合适的发病严重程度的定义,和处理结果。分娩后 CMV-IgG 阴性可排除 CMV,而在 Guthrie 卡上 CMV-PCR 阳性应能区分有生殖器先天性和围产期感染。在广泛筛查先天性传染病的多系统疾病模拟 TORCH 综合征中,可能需要排除伪 Torch 综合征(Knoblauch et al. 2003)。

106.8　干预和治疗

产前和产后治疗指南已在表 106.2 中概述。

目前尚无针对 TGI 的安全有效的治疗策略;获得性感染的药理学治疗仅适用于复杂的形式,包括伴有视觉损害的 OT、热带 TgI(发热、心肌炎和肺炎)和神经 TgI。在妊娠期和概念化 TGI(或发生在最后月经数据前 6 个月的围绝经期症状 TGI),及时的抗生预防持续到分娩,提倡降低传播率及胎儿感染的短期和长期严重程度。标准的治疗方案依赖于螺旋霉素和叶酸抑制剂的协同组合,即乙胺嘧啶和磺胺类药物,与叶酸(folinic acid,PSF)合用,并定期监测全血计数。第一种是 16AW 前唯一可给的药物,有效吸收,耐受性好,对胎儿几乎没有副作用(Rajapakse et al. 2013)。经证实的产妇晚期感染(>30AW),胎儿诊断阳性,超声显像提示异常。对于未经证实的母亲感染,专家与父母进行详尽的讨论,可以根据假定的感染 AW 引导适当的治疗选择,并缓解父母的焦虑。引产或剖宫产并不能预防 CTgI(Wallon et al. 2015)。螺旋霉素 - 复方磺胺甲噁唑联合应用与 PSF 联合应用在单次对比研究中显示具有可比性(Valentini et al. 2015),当 PSF 联合应用出现副作用及胎儿诊断阳性时,应考虑使用螺旋霉素 - 复方磺胺甲噁唑联合应用。

虽然产后治疗的有效性证据仅依赖于观察研究,但三级预防已被应用于受感染的婴儿,目的是减少出生时的关键症状的持续时间和严重程度,神经功能损害和新的眼睛损害。由于螺旋霉素在新生儿脑实质内缺乏扩散,且可能导致危及生命的心律失常,因此螺旋霉素不能用于新生儿,而 PSF 联合用药尚未达到治疗的标准(Stramba-Badiale et al. 1997)。

不同中心的治疗方案存在差异,包括 PSF 治疗方案的类型和产后治疗的持续性。1 年连续给药为标准,3 个月高剂量连续给药和 2 年低剂量间断给药分别为最短和最长给药时间。在低固定剂量间断给药方案中,早期和更严重的磺胺副作用(如莱尔综合征)的可能性已被治疗依从性的潜在改善所抵消。根据每周的全血计数,可能需要调整剂量,因为中性粒细胞减少 14%~58% 的病例。预防:葡萄糖 -6-磷酸脱氢酶缺乏症筛查应在磺胺给药前进行。在治疗过程中,活动性感染的迹象似乎会在早期(几周内)消退。如发生 PSF 代用,根据严重的副作用,可采用乙胺嘧啶与克林霉素或阿奇霉素联合治疗,并按体重给予标准剂量。类固醇(每天 1mg/kg),可能在服用 PSF 后短时间内服用,以缩短视静脉脉络膜炎的病程,如视神经附近的视网膜脉络膜炎或黄斑和 / 或脑炎(CSF 蛋白质浓度 ≥1g/dl)。当炎症症状消退时,它们逐渐减少并最终停止。血清学反弹后的治疗恢复还没有被证明。

OT 的特点是当黄斑和视神经盘受累,并发症如视网膜脱离或新生血管发生时,复发性发作并可能丧失视力。复发的时间因个体而异,不可预测。如发现新的眼部病灶,应在病灶活动期的急性期消退后,在病灶周围及病灶愈合后给予 1~2 周的标准治疗。对于 1 岁以上复发性眼病的儿童,可以考虑使用甲氧苄啶 / 磺胺甲噁唑(每 3 天一次)进行 4 个月的间歇治疗(Silveira et al. 2002)。用抗生素治疗可能降低弓形虫视网膜脉络膜炎复发的风险,但目前还没有很好的证据表明这会导致更好的视力结果。

及时放置脑室 - 腹腔分流管可能是必要的,因为患者通常需要重复分流。由于从最初的神经影像学还不清楚哪些儿童将受益于 CSF 引流,分流器的安置必须考虑到所有的模式。脑损伤可继发癫痫(包括多灶性脑软化和多灶性脑钙化)。左乙拉西坦(7mg/kg,每天两次)可有效治疗癫痫,更少镇静催眠作用,不诱发肝乙嘧啶,如苯巴比妥,不取代磺胺嘧啶白蛋白结合,如苯妥英,也不触发与卡马西平相关的骨髓毒性。

补偿性治疗策略可帮助儿童补偿疾病对认知功能和生活质量的影响,如大字体印刷和"会说话"的书籍,相机放大的材料和眼镜,可保持儿童最佳矫正视力。与瘢痕性视网膜脉络膜炎斑块相关的板周新生血管有时可通过荧光血管造影或眼相干断层显像来观察。这个过程可能已经被针对血管内皮生长因子 - 兰尼单抗的抗体,结合标准的抗寄生虫治疗或聚焦激光光凝和平坦部玻璃体切割术所废除。

母乳喂养没有禁忌,因为即使在许多动物物种中分离出弓形虫,也没有证据表明弓形虫在人类中传播(Capobiango et al. 2015)。

由于神经或眼科疾病可能在以后的生活中出现,甚至在亚临床起病患者,心理和发育测试、视觉诱发电位测试和听力测试必须定期进行,在所有的情况下,可能直到青少年年龄。

在不久的将来,严重程度与疾病类型和感染菌株的基因型之间的相关性可能是决定适当的疾病治疗和人类病例的结果的关键。

106.9 预后

孕妇感染孕周和 AF 寄生虫载量是 CT 发病严重程度的早期指标。关于寄生虫基因型对临床结果影响的证据正在出现,并且在大量美国队列研究中发现,与非 II 型相比,II 型感染与更好的临床结果之间存在相关性(Bodaghi et al. 2012)。

CTgI 的长期演变并没有得到充分的记录。在过时的研究中,只有 11% 的无症状未经治疗的患者仍然没有后遗症。相反,良好的认知、神经和听觉的结果被发现在出生和附近的组织没有实质性的神经系统疾病在超过 72% 的中度或严重的神经系统疾病组 1 年期标准产后治疗后在全国协作芝加哥先天性弓形体病研究,接受全美国病例(McLeod et al. 2006)。91% 没有神经系统疾病的儿童和 64% 患有中度或重度神经系统疾病的儿童仍然没有发现新的眼部病变。在早期眼部受累的病例中,有多达 34% 的病例报告有再激活。在未治疗组中,超过 70% 的患者在生命的第一个十年后出现新的眼部病变,而在接受治疗的儿童中,新的中央病变并不常见(Phan et al. 2008a;Phan et al. 2008b)(表 106.1)。

在欧洲先天性弓形体病多中心研究中,通过筛选和治疗招募的队列显示结果比基于历史数据的预期要温和。5% 的患者在出生后 2 年内出现严重的神经后遗症,与未受感染的对照组相比,在 4 岁时已报告了类似的发育和行为(Freeman et al. 2005)。此外,在 281 名感染儿童中,18% 的儿童有 1 个视网膜脉络膜病变,6% 的儿童在 4.1 年的中位随访中有复发性视网膜脉络膜炎。患 OT 的儿童中有一半在 4 个月前就已经发现了第一个病灶。主要决定因素是临近出生的临床表现和 / 或颅内病变的存在。最高风险(80%)出现在有严重神经后遗症的病例中,较低风险(12%)出现在亚临床病例中(European Multicentre Study on Congenital Toxoplasmosis-EMSCOT 2008)。On Lyon 队列研究,只有四分之一的患者存在双侧眼部损害,和不到六分之一视网膜中央凹损伤,这也许解释了他们在视觉功能评估时的良好的性能,生活质量评分接近预期的正常范围,为一般人群(74.7 ± 14.2 vs 73.7 ± 15.3)(Peyron et al. 2011;Wallon et al. 2014)。尽管在 12 岁,29.8% 患儿表现出至少一个眼部病变,33.8% 的患者出现复发或新发眼部病变,只有 2.7% 的受感染儿童发展为双侧视力损害的严重程度足以影响驾驶执照的资格。69.0% 病例为单侧病变,80.6% 患者无视力损失(表 106.2)。

与欧盟相比,巴西 CTgI 儿童的 OT 更严重(视网膜脉络膜病变的频率、大小和多倍性),这可能是更强的基因型占主导地位的结果,但在欧洲很少见(Gilbert et al. 2008)。

表 106.1　先天性弓形虫病诊断

疑似病例诊断标准		
孕期弓形虫感染	产妇感染	确定
		未确定
		不可能
	感染时间	<13 孕周
		13~35
		>36
	羊水 PCR 检测	阴性
		阳性
在出生后第一个月的临床表现（单独或联合）	眼部	眼球震颤或斜视 后段异常 （视网膜脉络膜炎、视神经萎缩） 外部的眼睛异常 （小眼畸形、白内障）
	颅内	微钙化（特别呈斑点状分布） 脑室扩张或梗阻性脑积水
	神经系统	癫痫 脑电图和 / 或脑脊液异常 ☆ 小头畸形，巨头 肌张力或运动功能障碍
	全身（TORCH）	皮疹 肝脾肿大 贫血，血小板减少症
新生儿筛查	弓形虫 -IgM 和 / 或 IgA 阳性	
发病严重程度定义		仔细儿科检查 神经系统评估 * 眼科检查 * 头颅 CT ⊥ 头颅超声或双序列 MRI◆（随访） 听觉脑干反应 #
感染状态的定义	间接指标	弓形虫 IgMʲ 和 IgAᵍ 增加或稳定 弓形虫 -IgG 超过 12 个月 母亲 / 新生儿弓形虫 -IgG/IgM/IgA IB 比较分析 Toxo-IgM 三联体 IB（7 590 100kDa） 弓形虫抗原刺激 24 小时的 IFN-γ 释放
	直接指标（非常规）	小鼠或组织培养（胎盘）寄生虫分离或阳性接种寄生虫 DNA 验证（羊水或脑脊液 PCR）

ʲ酶免疫分析法和 ISAGA-IgM；ᵍ ELISA-IgA；* 每个孩子每次检查的数据表和叙述评价；适当的检查包括睫状肌麻痹和镇静剂的作用下间接检测中心和外围损害；⊤使用眼底照片和光学相干断层扫描，只要患者合作允许；⊥无对比剂增强。在观察者之间的一致性方面，脑计算机断层扫描的敏感度比超声高 5 倍。◆我们普遍实行监控短期治疗效果；仅适用于受感染的婴儿。

表 106.2　孕妇 Tg 感染与先天性弓形体病（CT）的治疗

母亲	治疗	剂量	指征	备注
	螺旋霉素	1g（300 万单位）每 8h（总量 3g 或 900 万 U/d）	a. 疑似感染 <16AW 的孕妇 b. 未经证实的产妇诊断（任何 AW） c. 羊水 PCR 阴性，随访超声阴性	直到分娩，不致畸
	乙胺嘧啶（P），磺胺嘧啶和叶酸	（P）负荷剂量：50mg/12h，连续 2 天；然后每天 50mg；磺胺嘧啶负荷剂量：75mg/kg，然后每 12 小时 50mg/kg（最大 4g/d）；叶酸：每日 10~20mg（服用期间和服用后 1 周） （P）治疗完成	a. 经证实感染的妇女 b. 怀疑感染的妇女获得 c. 胎儿感染（羊水 PCR 阳性或超声异常）	（P）是产生畸形的；半衰期为 100 小时。每周两次全血计数（可逆中性粒细胞减少症） （a）（b）（c）
	乙胺嘧啶（P），磺胺嘧啶和叶酸	2 片（50mg（P）500mg 磺胺多辛/片），每 10 天；叶酸：每周 50mg	a. 经证实感染的妇女获得 >17AW b. 怀疑感染的妇女获得 >30AW	磺胺多辛的半衰期为 200h。潜在的致死肝毒性 （a）（b）
CT▼	金标准乙胺嘧啶（P），磺胺嘧啶和叶酸	（P）负荷剂量：2mg/kg/12h，连续 2 天；然后每天 1mg/kg，2 或 6 个月；然后每隔一天相同剂量或每天半剂量；磺胺嘧啶，每 12 小时 50mg/kg，叶酸，每周 2 次，每次 25mg（服用期间和服用后 1 周） （P）疗法	亚临床起病 2 个月高剂量方案；6 个月高剂量治疗临床有症状者	1 年治疗； （P）婴儿半衰期为 60h。脑脊液水平为伴随的血清水平的 10%~20% （a）（b）（c）
	替代方案：乙胺嘧啶（P），磺胺嘧啶和叶酸	（P）1,25mg/kg- 磺胺多辛每 10 天 25mg；叶酸，每周 50mg	用（P）和磺胺嘧啶预处理 2 个月。负荷剂量：1mg/kg/12h，连续 2 天，然后每日 1mg/kg；磺胺嘧啶，50mg/kg/12h 2 个月，然后磺胺多辛	10~24 个月；磺胺多辛对婴儿的半衰期为 60h （a）（b）（c）
	泼尼松	每 12 小时 0.5mg/kg	a. CSF 蛋白 >1g/dl b. 活动性脉络膜视网膜炎视觉威胁 c. 系统性研究	直到炎症标志物消退（间隔 1~2 周）

在开始使用磺胺类药物之前，请检查葡萄糖 -6- 磷酸脱氢酶不足。婴儿每周称一次体重，每周服用新鲜药物，并根据每周体重的增加来服用药物。中性粒细胞计数应该通过每周在服用（P）时用足跟采血来测量，并且在 1 周后，该方案已经停止。由于药物是含糖混悬剂悬，导致了牙齿问题，因此，在给药后要注意确保婴儿的牙齿清洁。大多数儿童在治疗期间有绝对中性粒细胞计数 900~1 200/mm³。当中性粒细胞计数低于 1 000 中性粒细胞 /mm³ 时，为了提高准确性，进行了人工微分计数 500 白细胞。（a）如果出现过敏症状，包括皮疹、斯蒂芬 - 约翰逊、哮喘、微血合并尿石症，磺胺停药，继续（P）单独。（b）尿碱化和利尿维持。（c）中性粒细胞绝对计数（N）<1 500/mm³，双叶剂量和重复计数；在 N 计数 <1 000/mm³ 时，3 倍叶酸（20mg/d）和一半（P）直至 N>1 000/mm³；当 N 计数 <500/mm 时，停止 P 和 S，直到 N>1 000/mm³。
▼没有一种是作为儿科配方制造的。（P）组可因用药过量而引起癫痫发作。苯巴比妥给药降低（P）半衰期。

感音神经性听力缺陷仍与 CT 和神经功能障碍有关。

综上所述，在一些国家中，CTgI 筛查主要表现为一种威胁视力的眼病，在这种疾病中，在产后治疗期间出现病变，与颅骨病变的消退甚至消失形成对比，在这种疾病中，对青春期的长期随访是必要的。

有颅骨发现的病例应加强眼科检查。对于视力障碍对生活质量和理解能力的影响，人们知之甚少。进一步的随访招募的队列可以更好地了解长期学习障碍和行为问题的先天性感染患者有和没有颅内病变，即语言发育。

参考文献

Bahia-Oliveira LM, Jones JL, Azevedo-Silva J et al (2003) Highly endemic, waterborne toxoplasmosis in north Rio de Janeiro state, Brazil. Emerg Infect Dis 9(1):55–62

Belaz S, Gangneux JP, Dupretz P et al (2015) A 10-year retrospective comparison of two target sequences, REP-529 and B1, for *Toxoplasma gondii* detection by quantitative PCR. J Clin Microbiol 53:1294–1300

Blankenberg FG, Loh NN, Bracci P et al (2000) Sonography, CT, and MR imaging: a prospective comparison of neonates with suspected intracranial ischemia and hemorrhage. AJNR Am J Neuroradiol 21:213–218

Bodaghi B, Touitou V, Fardeau C et al (2012) Toxoplasmosis: new challenges for an old disease. Eye (Lond) 26(2):241–244

Boughattas S, Abdallah RB, Siala E ct al (2011) An atypical strain associated with congenital toxoplasmosis in Tunisia. New Microbiol 34:413–416

Bowie WR, King AS, Werker DH et al (1997) Outbreak of toxoplasmosis associated with municipal drinking water: the BC Toxoplasma Investigation Team. Lancet 350:173–177

Boyer KM, Holfels E, Roizen N et al (2005) Risk factors for Toxoplasma gondii infection in mothers of infants with congenital toxoplasmosis: implications for prenatal management and screening. Am J Obstet Gynaecol 192:564–571

Capobiango JD, Mitsuka-Breganò R, Cabral-Monica T et al (2015) Acute toxoplasmosis in a breastfed infant with possible transmission by water. Rev Inst Med Trop Sao Paulo 57(6):523–526

Carme B, Demar M, Ajzenberg D, Dardé ML (2009) Severe acquired toxoplasmosis caused by wild cycle of Toxoplasma gondii, French Guiana. Emerg Infect Dis 15:656–658

Chapey E, Wallon M, L'Ollivier C et al (2015) Place of interferon-γ assay for diagnosis of congenital toxoplasmosis. Pediatr Infect Dis J 34(12):1407–1409

de Souza NE, Land Curi AL, Cavalcanti de Albuquerque M et al (2012) Genetic polymorphism for IFNγ +874 T/A in patients with acute toxoplasmosis. Rev Soc Bras Med Trop 45:757–760

Delhaes L, Ajzenberg D, Sicot B et al (2010) Severe congenital toxoplasmosis due to a Toxoplasma gondii strain with an atypical genotype: case report and review. Prenat Diagn 30:902–905

Dubey JP, Velmurugan GV, Rajendran C et al (2011) Genetic characterisation of Toxoplasma gondii in wildlife from North America revealed widespread and high prevalence of the fourth clonal type. Int J Parasitol 41:1139–1147

Dunn D, Wallon M, Peyron F et al (1999) Mother to child transmission of toxoplasmosis: risk estimates for clinical counselling. Lancet 353:1829–1833

Dutra MS, Béla ST, Peixoto-Rangel AL et al (2013) Association of a NOD2 gene polymorphism and T-helper 17 cells with presumed ocular toxoplasmosis. JID 207:152–163

Elbez-Rubinstein A, Ajzenberg D, Dardé ML et al (2009) Congenital toxoplasmosis and reinfection during pregnancy: case report, strain characterization, experimental model of reinfection, and review. J Infect Dis 199(2):280–285

EMSCOT- European Multicentre Study on Congenital Toxoplasmosis (2007) Screening for congenital toxoplasmosis: accuracy of immunoglobulin M and immunoglobulin A tests after birth. J Med Screen 14:8–13

European Multicentre Study on Congenital Toxoplasmosis- EMSCOT (2008) Predictors of retinochoroiditis in children with congenital toxoplasmosis: European, prospective cohort study. Pediatrics 121(5):e1215–e1222

Filisetti D, Odile Villard HI, Escande B et al (2015) Contribution of neonatal amniotic fluid testing to diagnosis of congenital toxoplasmosis. J Clin Microbiol 53:1719–1721

Fox BA, Rommereim LM, Guevara RB et al (2016) The Toxoplasma gondii rhoptry kinome is essential for chronic infection. MBio 78(3):e00193–e00116. https://doi.org/10.1128/mBio.00193-16

Freeman K, Salt A, Prusa A et al (2005) Association between congenital toxoplasmosis and parent-reported developmental outcomes, concerns, and impairments, in 3 year old children. BMC Pediatr 5:23

Gangneux F, Dardè ML (2012) Epidemiology and diagnostic strategies for toxoplasmosis. Clin Microbiol Rev 25:264–296

Gilbert RE, Freeman K, Lago EG et al (2008) Ocular sequelae of congenital toxoplasmosis in Brazil compared with Europe. PLoS Negl Trop Dis 2(8):e277

Hintz SR, Slovis T, Bulas D et al (2007) Interobserver reliability and accuracy of cranial ultrasound scanning interpretation in premature infants. J Pediatr 150:592–596

Hutson SL, Wheeler KM, McLone D et al (2015) Patterns of hydrocephalus caused by congenital Toxoplasma gondii infection associate with parasite genetics. Clin Infect Dis 61(12):1831–1834

Jamieson SE, de Roubaix LA, Kuan Tan H et al (2008) COL2A1 and ABCA4 have epigenetically modified and associated with congenital toxoplasmosis. PLoS One 3(6): e2285. https://doi.org/10.1371/journal.pone.0002285

Jamieson SE, Peixoto-Rangel AL, Aubrey AC et al (2010) Evidence for associations between the purinergic receptor P2X7 (P2RX7) and toxoplasmosis. Genes Immun 11(5):374–383

Jones JL, Parise ME, Fiore AE (2014) Neglected parasitic infections in the United States: toxoplasmosis. Am J Trop Med Hyg 90(5):794–799

Knoblauch H, Tennstedt C, Brueck W et al (2003) Two brothers with findings resembling congenital intrauterine infection-like syndrome (pseudo-TORCH syndrome). Am J Med Genet 120A:261–265

L'Ollivier C, Wallon M, Faucher B et al (2012) Comparison of mother and child antibodies that target high-molecular-mass *Toxoplasma gondii* antigens by immunoblotting improves neonatal diagnosis of congenital toxoplasmosis. Clin Vaccine Immunol 19:1326–1328

Li XL, Wei HX, Zhang H et al (2014) A meta analysis on risks of adverse pregnancy outcomes in Toxoplasma gondii infection. PLOS One 9:e97775. https://doi.org/10.1371/journal.pone.0097775

Li X, Pomares C, Gonfrier G et al (2016) Multiplexed anti-toxoplasma IgG, IgM, and IgA assay on plasmonic gold chips: towards making mass screening possible with dye test precision. J Clin Microbiol 54:1726–1733

Liu L, Liu T, Yu L et al (2012) Rrop2(186-533): a novel peptide antigen for detection of IgM antibodies against *Toxoplasma gondii*. Foodborne Pathog Dis 9(1):7–12

Marangoni A, Capretti MG, De Angelis M et al (2014) Evaluation of a new protocol for retrospective diagnosis of congenital toxoplasmosis by use of Guthrie cards. J Clin Microbiol 52:2963–2970

McLeod R, Boyer K, Karrison T et al (2006) Outcome of treatment for congenital toxoplasmosis, 1981-2004: the National Collaborative Chicago-Based, Congenital Toxoplasmosis Study. Clin Infect Dis 42:1383–1394

McLeod R, Lykins J, Noble AG et al (2014) Management of congenital toxoplasmosis. Curr Pediatr Rep 2:166–194

Murat JB, Souvignet A, Fricker-Hidalgo H et al (2015) Assessment of the IgA immunosorbent agglutination assay for the diagnosis of congenital toxoplasmosis on a series of 145 toxoplasmic seroconversions. Clin Vaccine Immunol 22:456–458

Nguyen E, MacDonald WR, Trivedi T et al (2016) Neurons are the primary target cell for the brain- tropic intracellular parasite Toxoplasma gondii. PLoS Pathog 12(2): e1005447. https://doi.org/10.1371/journal. ppat.1005447

Noble AG, Latkany P, Kusmierczyk J et al (2010) Chorioretinal lesions in mothers of children with congenital toxoplasmosis in the National Collaborative Chicago- based Congenital Toxoplasmosis Study. Sci Med (Porto Alegre) 20:20–26

Peyron F, Garweg JG, Wallon M et al (2011) Long-term impact of treated congenital toxoplasmosis on quality of life and visual performance. Pediatr Infect Dis J 30:597–600

Phan L, Kasza K, Jalbrzikowski J et al (2008a) Longitudinal study of new eye lesions in children with toxoplasmosis who were not treated during the first year of life. Am J Ophthalmol 146(3):375–384

Phan L, Kasza K, Jalbrzikowski J et al (2008b) Longitudinal study of new eye lesions in treated congenital toxoplasmosis. Ophthalmology 115(3):553–559

Pinon JM, Dumon H, Chemla C et al (2001) Strategy for diagnosis of congenital toxoplasmosis: evaluation of methods comparing mothers and newborns and standard methods for postnatal detection of immunoglobulin G, M, and A antibodies. J Clin Microbiol 39:2267–2271

Rajapakse S, Shivanthan MC, Samaranayake N et al (2013) Antibiotics for human toxoplasmosis: a systematic review of randomized trials. Pathog Glob Health 107:162–169

Rico-Torres CP, Vargas-Villavicencio JA, Correa D (2016) Is Toxoplasma gondii type related to clinical outcome in human congenital infection? Systematic and critical review. Eur J Clin Microbiol Infect Dis 35:1079–1088

Rilling V, Dietz K, Krczal D et al (2003) Evaluation of a commercial IgG/IgM Western blot assay for early postnatal diagnosis of congenital toxoplasmosis. Eur J Clin Microbiol Infect Dis 22(3):174–180

Romand S, Chosson M, Franck J et al (2004) Usefulness of quantitative polymerase chain reaction in amniotic fluid as early prognostic marker of fetal infection with Toxoplasma gondii. Am J Obstet Gynecol 190(3): 797–802

Saadatnia G, Golkar M (2012) Review on human toxoplasmosis. Scand J Infect Dis 44:805–814

Silveira C, Belfort R Jr, Muccioli C et al (2002) The effect of long-term intermittent trimethoprim/sulfamethoxazole treatment on recurrences of toxoplasmic retinochoroiditis. Am J Ophthalmol 134:41–46

Silveira C, Ferreira R, Muccioli C et al (2003) Toxoplasmosis transmitted to a newborn from the mother infected 20 years earlier. Am J Ophthalmol 136(2): 370–371

Stagni L, Romano MA, Romano A et al (2009) Prenatal screening for congenital toxoplasmosis in Campania: preliminary report on activities and results. Mem Inst Oswaldo Cruz 104(2):374–377

Stramba-Badiale M, Nador F, Porta N et al (1997) QT interval prolongation and risk of life-threatening arrhythmias during toxoplasmosis prophylaxis with spiramycin in neonates. Am Heart J 133(1):108–111

Systematic Review on Congenital Toxoplasmosis Study Group (SYROCOT) (2007) Effectiveness of prenatal treatment for congenital toxoplasmosis: a meta-analysis of individual patients' data. Lancet 369:115–122

Torgerson PR, Mastroiacovo P (2013) The global burden of congenital toxoplasmosis: a systematic review. Bull World Health Organ 91(7):501–508

Torgerson PR, Devleesschauwer B, Praet N et al (2015) World Health Organization estimates of the global and regional disease burden of 11 foodborne parasitic diseases, 2010: a data synthesis. PLoS Med 12(12):e1001940. https://doi. org/10.1371/journal.pmed.1001940

Torres-Morales E, Taborda L, Cardona N et al (2014) Th1 and Th2 immune response to P30 and ROP18 peptides in human toxoplasmosis. Med Microbiol Immunol 203:315–322

Valentini P, Buonsenso D, Barone G et al (2015) Spiramycin/cotrimoxazole versus pyrimethamine/ sulfonamide and spiramycin alone for the treatment of toxoplasmosis in pregnancy. J Perinatol 35(2): 90–94

Villard O, Cimon B, L'Ollivier C et al (2016) Serological diagnosis of Toxoplasma gondii infection: Recommendations from the French National Reference Center for Toxoplasmosis. Diagn Microbiol Infect Dis 84:22–33

Wallon M, Peyron F, Cornu C et al (2013) Congenital toxoplasma infection: monthly prenatal screening decreases transmission rate and improves clinical outcome at age 3 years. Clin Infect Dis 56(9): 1223–1231

Wallon M, Garweg JG, Abrahamowicz M et al (2014) Ophthalmic outcomes of congenital toxoplasmosis followed until adolescence. Pediatrics 133:e601

Wallon M, Kieffer F, Huissoudd C, Peyron F (2015) Cesarean delivery or induction of labor does not prevent vertical transmission of toxoplasmosis in late pregnancy. Int J Gynecol Obstet 129:169–177

107 新生儿细菌和真菌感染

Mauro Stronati and Alessandro Borghesi
蒋思远　翻译

目录

缩略词

CDC	Centers for Disease Control and Prevention	疾病预防和控制中心
CFU	Colony-forming unit	集落形成单位
CI	Confidence interval	置信区间
CONS	Coagulase-negative *Staphylococci*	凝固酶阴性葡萄球菌
CRBSI	CVC-related bloodstream infections	导管相关血流感染
CRP	C-reactive protein	C 反应蛋白
CVC	Central venous catheter	中心静脉导管
EOS	Early-onset sepsis	早发型败血症
ESBL	Extended-spectrum beta-lactamase	超广谱 β 内酰胺酶
GBS	Group B Streptococcus	B 族链球菌
G-CSF	Granulocyte-colony stimulating factor	粒细胞集落刺激因子
GM-CSF	Granulocyte macrophage-colony stimulating factor	粒细胞巨噬细胞集落刺激因子
IAP	Intrapartum antibiotic prophylaxis	产时抗生素预防
LOS	Late-onset sepsis	晚发型败血症

MIC	Minimal inhibiting concentration	最低抑菌浓度
MRSA	Methicillin-resistant *Staphylococcus aureus*	耐甲氧西林葡萄球菌
NAAT	Nucleic acid amplification tests	核酸扩增测试
NEC	Necrotizing enterocolitis	新生儿坏死性小肠结肠炎
NICHD	National Institute of Child Health and Human Development	美国国家儿童健康与人类发育研究所
NICU	Neonatal Intensive Care Unit	新生儿重症监护室
NTED	Neonatal toxic shocksyndromelike exanthematous disease	新生儿脓毒症休克综合征样发疹性疾病
PCR	Polymerase chain reaction	聚合酶链式反应
PICC	Peripherally inserted central catheters	经外周静脉穿刺中心静脉置管
rRNA	Ribosomal ribonucleic acid	核糖核蛋白体核糖核酸
SSSS	*Staphylococcal* scalded skin syndrome	葡萄球菌烫伤样皮肤综合征
TEN	Toxic epidermal necrolysis	中毒性表皮坏死
TSST-1	Toxic shock syndrome toxin-1	脓毒症休克综合征毒素-1
US	Ultrasound	超声检查
UTI	Urinary tract infection	尿路感染
VLBW	Very low birth weight	极低出生体重
WHO	World Health Organization	世界卫生组织

摘要

新生儿感染指新生儿期人体组织受到感染性病原体入侵。感染发生在生后 72 小时内的感染为早发型感染，发生在生后 72 小时以后的感染是晚发型感染。据报道新生儿重症监护室内感染的发病率在 6%~33%，胎龄小于 28 周或出生体重 <1 000g 的新生儿中感染发病率可高达 40%。其中败血症占整个感染的 45%~55%，其次是下呼吸道感染（16%~30%），和泌尿系感染（8%~18%）。最常见的病原是凝固酶阴性葡萄球菌（CONS）、B 组链球菌、大肠杆菌、其他肠杆菌、革兰氏阴性菌，以及真菌中

的白色念珠菌。早发和晚发感染均是新生儿并发症和死亡的主要原因。早发和晚发感染均有预防策略，包括预防与胎膜早破和早产相关的感染、预防新生儿 B 组链球菌病、预防新生儿医院获得性感染。

107.1 要点

- 感染性病原体入侵造成的新生儿感染是新生儿重症监护病房（NICU）中并发症和死亡的主要原因。
- 新生儿败血症是宿主对入侵病原体产生的全身炎症反应引起的临床综合征。
- "确诊败血症"是指从具有感染迹象和 / 或实验室检查异常的婴儿的血培养中分离出病原；"临床败血症"指新生儿具有感染迹象，但血培养阴性。
- 早发型感染发生在出生后 72 小时内，通常由母体泌尿生殖道微生物造成。
- 晚发型感染发生在出生后 72 小时后，通常由医院传播或环境微生物造成。
- 每一个怀疑感染的新生儿均需经验性抗生素治疗，若实验室和微生物检查结果排除感染，抗生素应在 48~72 小时后停止；若致病病原及药敏明确，使用的抗生素谱应当相应缩窄。
- 产前抗生素预防是目前预防早发 B 族链球菌（GBS）病的最重要预防措施。
- 预防晚发型、医院获得性感染的措施包括减少病原暴露、阻断病原经医护人员传播、减少易感因素、增强宿主的防御能力、调节宿主 - 微生物间的相互作用以及合理使用抗生素。
- 合理使用抗生素是减少感染、限制耐药菌株出现的第一步。

107.2 前言

新生儿感染是指新生儿期内感染性病原体对组织的入侵。生后 72 小时内发生（如果在生后 12 小时内起病，为极早发）的感染为早发型；生后 72 小时之后发生的感染为晚发型。这两种感染在发病时间、传播途径、临床表现和预防上均有差异。

败血症占到了感染的 45%~55%，其次为下呼吸道感染（16%~30%）及尿路感染 UTI）（8%~18%）（Clark et al. 2004b; Stolfi et al. 1999）。

感染在 NICU 中是新生儿并发症与死亡的主要原因之一，报道的发生率在 6%~33% 不等（Clark et

al. 2004b),在胎龄 28 周或出生体重低于 1 000g(超低出生体重儿)的早产儿中感染可达 40%(Brady 2005)。

在美国,早发型败血症(early-onset sepsis,EOS)的发生率据估计在 0.77/1 000 至 0.98/1 000 之间(Shane and Stoll 2014)。在极低出生体重儿(VLBW)(出生体重 <1 500g,VLBW)中,EOS 的发生率在过去几十年中保持稳定,约 1.0%(Kaufman and Fairchild 2004;Hornik et al. 2012;Stoll et al. 2002b;Vergnano et al. 2011)。在 VLBW 中,晚发型败血症(LOS)的发生率在不同中心之间差异很大,在 14%~36% 间波动(Boghossian et al. 2013)。

在 NICU 中,革兰氏阳性菌,尤其是 CONS 是医院感染最常见的病原菌(55%~75%),其次是革兰氏阴性菌(18%~31%)和真菌(9%~13%)(Clark et al. 2004b;Lachassine et al. 2004)。

美国国家儿童健康与人类发育研究所新生儿研究协作网(NICHD-NRN)报道,VLBW 中 EOS 61% 是由于革兰氏阴性菌引起的(大肠埃希菌占 44%),37% 由革兰氏阳性菌引起[无乳链球菌(GBS)占 11%],而晚发型感染的 70% 是由于革兰氏阳性细菌引起,18% 由革兰氏阴性细菌引起,12% 由真菌引起(Stoll et al. 2002a,b)。CONS 是晚发型感染最常见的独立病原,占革兰氏阳性菌的 68%,占所有感染的 48%。其他革兰氏阳性菌包括金黄色葡萄球菌(占所有感染的 8%)、肠球菌和 GBS。大肠埃希菌、克雷伯菌、铜绿假单胞菌、阴沟肠杆菌和沙雷菌是最常见的革兰氏阴性菌。白色念珠菌是排在第三位的最常见的独立致病微生物,占所有感染的 6%。

107.3 细菌感染

107.3.1 病原学

107.3.1.1 革兰氏阳性菌

凝固酶阴性葡萄球菌(CONS)

CONS 的定植和感染通常发生在院内,尤其是留置了血管导管的 VLBW(中心静脉导管(CVC)放置时间过长的情况下风险更高)(Healy et al. 2004);CONS 败血症发生的另一种危险因素是在静脉营养中使用脂肪乳剂(Freeman et al. 1990;Avila-Figueroa et al. 1998)。

金黄色葡萄球菌

金黄色葡萄球菌引起的感染最常见于医院内,可能是表皮的感染,包括皮肤(大疱性脓疱病、葡萄球菌烫伤样皮肤综合征、乳腺脓肿)和结膜。深部组织也可能受累(骨髓炎和化脓性关节炎、肺炎、脑膜炎、出血后脑积水患儿脑室引流装置感染和心内膜炎)(Orscheln et al. 2006),可伴或不伴相关的败血症,并可能引起脓肿(脑脓肿、脓胸、肺囊肿)。

留置 CVC 或接受手术治疗的婴儿发生侵入性金黄色葡萄球菌感染的风险更大(Foster 2005)。

肠球菌

肠球菌感染虽然只占新生儿院内败血症的一小部分,但是在过去二十几年里,越来越多的肠球菌感染案例被报道,同时耐万古霉素肠球菌的出现也令人担忧。

B 族链球菌(GBS)

GBS(无乳链球菌)是定植在 15%~40% 妊娠女性肠道、泌尿生殖道内的一种革兰氏阳性双球菌,是 Lancefield 分类中唯一属于 B 组的种群(Regan et al. 1996)。对于 GBS 败血症,EOS 和 LOS 的定义不同于通常用于其他微生物的定义,GBS EOS 发生在生后前 6 天,而 GBS LOS 发生在生后第 7 天或之后(Kaufman and Fairchild 2004)。

GBS 定植母亲所生的婴儿中,40%~70% 在出生时获得表面定植;若应用经过产时抗生素预防,约 1% 的定植婴儿发展为 EOS(Kaufman and Fairchild 2004)。EOS 发生之前常有 GBS 在母体阴道的定植。早发型 GBS 败血症的其他危险因素包括母体产时发热(>38℃)、出生前胎膜早破超过 18 小时、早产、妊娠或产时母亲 GBS 泌尿路感染(Stronati et al. 2000)。早产是唯一得到证实的晚发型侵袭性 GBS 感染的危险因素。

107.3.1.2 革兰氏阴性细菌

革兰氏阴性菌败血症不如革兰氏阳性菌败血症常见,但死亡率更高(在 VLBW 中死亡率为 36%)(Stoll et al. 2002a)。革兰氏阴性菌主要是肠杆菌科(大肠杆菌、克雷伯菌、沙雷菌属)和假单胞菌属(铜绿假单胞菌、鼻疽菌)。

肠杆菌科

肠杆菌科在出生后很快定植在肠道中。侵入不成熟的或受损的黏膜层以及微生物移位至血流中可能导致晚发型感染的出现,有时与坏死性小肠结炎有关。

在革兰氏阴性细菌中,大肠杆菌是足月和早产儿中最常见的病原菌。Sohn 等开展的一项调查中,大肠杆菌导致了 NICU 中 8.5% 的感染(Sohn et al. 2001)。

婴幼儿配方奶粉可能是单兰氏阴性菌感染的来源之一,例如有报道指出被阪崎肠杆菌污染的奶粉与败血症及坏死性小肠结肠炎的发生有关(van Acker et al. 2001;Weir 2002)。

虽然大肠杆菌通常是导致 LOS 的常见病原,但在最近的监测研究中大肠杆菌已成为 EOS 的重要病原,尤其在极低体重婴儿(Shane and Stoll 2014)。

枸橼酸杆菌

柯氏枸橼酸杆菌,偶尔会引起妊娠妇女绒毛膜羊膜炎和尿路感染,可能被垂直传播到新生儿,引起败血症和脑膜炎。已经有资料描述了 NICU 中和托儿所中的流行性暴发。

假单胞菌属

在 NICU 内,假单胞菌属微生物更易通过院内途径传播。铜绿假单胞菌生长在潮湿环境中,例如潮湿的暖箱中(Harpin and Rutter 1985)和呼吸机管道内(Grundmann et al. 1993)。通过医务人员的手的传播是一种非常重要的传播途径(Foca et al. 2000)。假单胞菌可能引起局灶的感染,例如肺炎和严重的结膜炎。在 VLBW 中假单胞菌致病性很强:Shah 和 Gallagher(1998)报道,假单胞菌感染的全身并发症发生率很高(39%)(菌血症、脑膜炎、脑脓肿、死亡),并会发生假单胞菌结膜炎。假单胞菌引起的败血症与高死亡率(50%~75%)有关(Leigh et al. 1995)。

107.3.1.3 厌氧菌

厌氧菌占全部新生儿感染的不足 5%,其中早产儿占很大。厌氧菌引起的败血症通常与早产儿母体绒毛膜羊膜炎有关(Sperling et al. 1988);产气荚膜梭菌和消化链球菌属是引起厌氧菌 EOS 的主要元凶。革兰氏阴性厌氧细菌(脆弱拟杆菌)引起的 LOS 与坏死性小肠结肠炎或局部肠穿孔相关联。一些特殊的致病因素,如菌毛、纤毛、荚膜多糖,已经被报道(Rotimi et al. 1985)。

107.3.2 诊断

感染的诊断需要在出现感染临床症状后迅速作出,其目的是尽早开始有效的治疗。延迟抗生素治疗的后果可能是致命的。因此在微生物结果获得之前就应该开始经验性抗生素治疗(见下文)。感染的最终诊断是通过合理的微生物学检查,但同时血液学和生化检查也很有帮助并且可以帮助确定治疗方案(表 107.1)。

表 107.1 疑似感染的婴儿的诊断性实验
(改编自 Stronati et al.(2000))

微生物学检测	培养结果(血液,脑脊液,尿液,拭子)
	直接识别(血沉棕黄层;革兰染色法)
	检测细菌抗原(免疫电泳法,凝集反应,ELISA)
实验室检查	全血细胞计数和血细胞分类计数
	中性粒细胞:未成熟 / 全部中性粒细胞比值
	C 反应蛋白
	纤维蛋白原,血小板计数
	降钙素原
	血清淀粉样蛋白 A
	细胞因子和可溶性受体(IL-6,IL-8,sCD-14,s-TREM)
分子诊断	检测和扩增细菌 DNA(应用 16S 核糖体 RNA 进行基因编码)或通过 PCR 进行真菌 DNA 扩增(应用 18S 核糖体 RNA 进行基因编码)

107.3.2.1 微生物学检测

从拭子样本或体液(血液、脑脊液、尿液)中分离出微生物是诊断感染的金标准,并且需要根据抗菌谱调整抗生素的治疗。然而培养结果可能是假阴性或假阳性,使最终诊断变得困难。

假阴性结果

尽管有败血症的症状和体征,有时甚至解剖时证实出现弥散性细菌或真菌感染,血培养结果仍可能为阴性。在不同的研究中,新生儿血培养的敏感性在 8%~73% 之间波动(Mishra et al. 2006)。败血症婴儿出现血培养阴性结果可能因为对新生儿或分娩时的母亲应用了抗生素、样本容量不足、或存在由于非感染性因素导致的全身炎症反应。败血症的诊断在引入了敏感和可靠的培养试验如"BacTec"或"Bac T Alert"后,已经变得更加准确,这些方法即使在小样本(<0.5ml)中也能维持很高的敏感性(Buttery 2002)。

假阳性结果

从有感染临床症状的新生儿中，得到的阳性的血培养结果被认为是败血症的证据。普遍认为，凝固酶阴性的葡萄球菌败血症的诊断需要两次血培养阳性才能证实，因为经常会出现样本污染的情况（Kaufman and Fairchild 2004）。在采血前进行认真的皮肤消毒和进行两次血培养，可降低血培养污染率（Kilbride et al. 2003）。

107.3.2.2　实验室检查

一些实验室检查可以使感染的诊断更加准确和及时，这些检测包括血液学检测（全血和分类血细胞计数）IL-6、IL-8、C反应蛋白、降钙素原和血清淀粉样蛋白 A。

白细胞总数（如果 <5 000/μL 或 >20 000μL 则为异常）和分类白细胞计数敏感性（17%~0%）和特异性（31%~100%）差异很大（Weinberg and D'Angio 2006）。已证实，启动 EOS 评估后 24 小时内连续检测未成熟和总中性粒细胞值对足月和早产儿 EOS 具有较高的特异性和阴性预测值，在此基础上结合两次血培养结果，可以促进早期停用不必要的抗生素治疗（Mikhael et al. 2014）。

血小板减少（<100 000/μL）、白细胞形态、中性粒细胞总数和未成熟 / 全部中性粒细胞比值在预测感染方面价值不大。

血 IL-6 和 IL-8 浓度在临床症状出现前 12~24 小时就升高并且能够很好地预测感染。然而，它们只常规应用于一部分实验室，因为在败血症发生后，由于消耗作用，它们在血液中的浓度迅速下降（Arnon and Litmanovitz 2008）。

在急性期反应时，C反应蛋白（CRP）在血液中增长 1 000 倍（Mishra et al. 2006），并且不受胎龄的影响（Posen and deLemos 1998）。CRP 的连续测量在败血症鉴别中似乎有着最佳的预测价值。美国的研究显示，CRP 的单次测量敏感性大约是 48%~63%，当症状出现 24~48 小时后进行重复测量，敏感性增加至 90%（Kaufman and Fairchild 2004）。正常的连续测量值在排除感染方面（Ehl et al. 1997）以及指导抗生素治疗疗程方面很有帮助。

降钙素原是降钙素的一种多肽前体，由肝细胞和单核细胞产生（Mishra et al. 2006），有很高的敏感性和特异性（87%~100%），在 EOS 和 LOS 及新生儿坏死小肠结肠炎（NEC）时上升。然而，它通常不

能作为急诊诊断试验，并且普遍认为它对 LOS 的诊断价值高于对 EOS（Arnon and Litmanovitz 2008；Lopez Sastre et al. 2007）。

血清淀粉样蛋白 A 的诊断准确性也有研究进行评估。它是一种 IL-6 和 IL-8 诱导产生的急性期蛋白（Arnon and Litmanovitz 2008），部分研究表明其在 EOS 和 LOS 诊断中准确性均高于 CRP（Arnon et al. 2002，2007）。

其他的生物标志物并不常规使用，但是将来可能成为根据感染风险对患者分层或早期诊断的有价值的工具。这些标志物包括可应用于早期诊断的其他可溶性蛋白质和细胞因子（Srinivasan and Harris 2012）、根据血浆 apoC2 和血清淀粉样蛋白 A 计算得出的 ApoSAA 得分（Ng et al. 2010）、心率监测（Sullivan and Fairchild 2015）、细胞表面标志物（Mazzucchelli et al. 2013）及蛋白质代谢组学（Dessi et al. 2014），以及凝集素途径的甘露糖结合凝集素及其他蛋白质（Schlapbach et al. 2010；Auriti et al. 2010）和基因组学研究（Esposito et al. 2014）用于风险分层。

107.3.2.3　分子诊断

使用分子技术（聚合酶链式反应（PCR））应用于新生儿感染的诊断是一种有价值的工具，可以减少从临床症状发作到鉴定病原体及其毒性和耐药性的时间，从而指导在感染早期阶段选择抗生素，并减少抗生素的使用（van den Brand et al. 2014）。血液中微生物核酸的鉴定依赖于细菌 16S 核糖核蛋白体核糖核酸（rRNA）或真菌 18S rRNA 基因的 PCR 扩增，而这些基因在人类中并不存在。

一项在 548 例疑似败血症新生儿样本的研究中，比较了高敏感性培养试验（BacTec）和对编码 16S rRNA 的 PCR 扩增技术进行了比较，结果发现 PCR 技术敏感性为 96.0%，特异性为 99.4%，阳性预测值为 88.9%，阴性预测值为 99.8%。获得结果的时间是 9 小时并且只需要 200μL 样本（Jordan and Durso 2000）。阴性预测值高使这项检测成为限制新生儿抗生素过度使用的重要工具。

107.3.3　细菌性败血症

败血症为宿主对入侵抗原产生全身炎症反应导致的临床综合征。对于新生儿，"确诊败血症"是

指从具有感染迹象和/或实验室检查异常的婴儿的血培养中分离出病原;"临床败血症"指新生儿具有感染迹象,但血培养阴性(Kaufman and Fairchild 2004)。

107.3.3.1　发病机制和传播途径

EOS 与分娩过程中母体并发症有关(早产、胎膜早破、绒毛膜羊膜炎)。与 EOS 相关的病原通常是来源于母体泌尿生殖道的微生物。死亡率在 15%~50% 之间(Stronati et al. 2000)。

LOS(在出生 72~96 小时后发病)通常由于院内感染或环境致病菌引起。不太常见的情况是,来源于母体尿道的微生物定植在新生儿中引起迟发的感染。死亡率在 10%~20%(Stronati et al. 2000)。

极晚发败血症是指长时间 NICU 住院新生儿在出生后 60 天后发生的败血症。

新生儿可能通过几种传播途径感染。上行的羊膜感染被认为是 EOS 传播的主要途径。母体生殖道微生物(GBS、大肠杆菌)通过产道上行,并且通过未受损的羊膜或者更常见情况的是在胎膜早破后,感染羊水。因此,垂直获得的微生物可能被胎儿吸入或吞入,穿透不成熟的黏膜进入血流并引起败血症,通常伴发肺炎。

LOS 通常通过水平的或院内途径传播(医务人员或父母的手、呼吸机管道和培养箱内的水、生物医学仪器例如受到污染的听诊器)。不太常见的情况是,垂直传播获得的微生物可能定植在新生儿体内并引起感染。微生物通过皮肤和黏膜完整性缺损的部位进入血流,由于生物医学设备(气管导管、鼻导管)反复的创伤,使易位到深部组织和血流中的微生物增多。另外,它们可能直接通过中央静脉导管进入循环中。医务工作者是 NICU 中微生物从患者向患者传播的主要途径。新生儿易发生感染和败血症的危险因素包括母亲因素、外在因素(医院获得性)和内在因素(易感性)(Mussi-Pinhata and Rego 2005)。

母体危险因素　包括长时间胎膜早破(分娩前 >18 小时)、羊膜腔内感染、母体生殖道 GBS 定植、母体感染(UTI,李斯特杆菌病)、产科侵入性操作(羊膜腔穿刺术、宫内输血)和社会经济地位低下。

外部危险因素　包括:

- **定植**。由于生物医学设备(气管导管、鼻胃管)的出现,深部黏膜组织(呼吸道和胃肠道)被医院获

得性微生物定植的可能性增加。促进定植的微生物易位进入血流的侵入性操作包括 CVC、肠外营养、换血疗法、胸腔引流术、长时间插管以及频繁的气管内吸引。

- **中心静脉导管和全肠外营养**。中心静脉导管(CVC)的应用使感染的风险增加了 3.81~7 倍(Lachassine et al. 2004)。Freeman 等 20 世纪 90 年代早期报道,14.9% 的 CONS 性新生儿感染与 CVC 的应用有关(Freeman et al. 1990 Aug 2),并且几个后续研究阐述了 CVC 放置持续时间和感染发生率的直接关系(Clark et al. 2004b)。在一项流行患病率调查中,有中心静脉置管的新生儿与无导管的患儿相比,发生感染的相对危险度是 3.8(95% 可信区间 2.3~6.3;$P<0.001$),而接受全肠外营养患儿发生感染的相对危险度是 5.7(95% 可信区间 3.5~9.5;$P<0.001$)(Sohn et al. 2001)。有关导管相关性血流感染(CRBSI)的定义,见"107.5.2.2 中心静脉导管相关感染的预防"。

- **药物**。在几项研究中已经发现了早产儿全身皮质激素应用和败血症的关系。Stoll 等(1999)在一项纳入 371 名生后 14 天使用地塞米松治疗的 VLBW 的研究中,发现治疗组的感染发病率明显高于对照组(22% vs 14%)。

在早产儿中,对应激性胃炎和胃食管反流症应用 2 型组胺受体拮抗剂(H_2 受体拮抗剂)治疗增加败血症和坏死性小肠结肠炎的风险(Stoll et al. 1999;Guillet et al. 2006)。

抗生素治疗时间过长增加耐药菌及真菌感染风险(Isaacs 2006)。氨苄西林、第三代头孢菌素和碳青霉烯类使用后可导致超产广谱 β-内酰胺酶革兰氏阴性菌产生,此类细菌对多种抗生素耐药。同样,万古霉素可导致万古霉素耐药肠球菌产生,甲氧西林可导致耐甲氧西林葡萄球菌(MRSA)(Isaacs 2006)。

- **配方奶**。母乳对足月儿和早产儿败血症均有保护作用。Hylander 等(1998)在一项 212 名 VLBW 的研究中发现,母乳喂养新生儿败血症发生率明显低于配方奶喂养新生儿(19.5% vs 32.6%;$P=0.04$)。

- **其他危险因素**。包括过度拥挤、长期住院、卫生学知识缺乏、不注意手部卫生(Rondini et al. 1991)。

内部危险因素　包括:

- **出生体重和胎龄**。败血症的危险随着出生体重和

出生胎龄的降低而增加。在一项新生儿研究网的调查中,出生体重401~750g的新生儿败血症发生率为43%,出生体重751~1 000g的新生儿败血症发生率为28%,体重1 001~1 250g发生率为15%,体重1 251~1 500g的发生率为7%。同样,出生时胎龄<25周新生儿败血症的发生率为46%,25~28周为29%,29~32周为10%,>32周为2%(Stoll et al. 2002a)。

- **潜在的疾病。**围产期窒息、高胆红素血症、半乳糖血症、动脉导管未闭、胎粪吸入综合征以及低Apgar评分会增加感染的风险(Stronati et al. 2000)。

- **免疫系统不成熟。**新生儿IgA水平和血清补体水平较低。一些研究已经证明了其在趋化、吞噬和细胞毒性方面的不成熟。此外,母体经过胎盘向胎儿转移IgG的过程主要发生在孕晚期,胎龄<32周的新生儿IgG水平较低,体液免疫反应不成熟。更多的细节可以参见第99章。

- **性别。**尽管很多研究显示男性婴儿更易发生新生儿感染,尤其是革兰氏阴性细菌感染(Palazzi et al. 2006),美国国家儿童健康与人类发育研究所(NICHD)新生儿研究网进行的VLBW的EOS(Stoll et al. 2002b)和LOS(Stoll et al. 2002a)的研究未证实这种相关性。

107.3.3.2 临床特点

新生儿败血症的临床特点表现多样,与病原微生物、原发感染的位置、新生儿的年龄和出生胎龄相关。出生胎龄越小,败血症的临床表现特异性越低。因此,感染引起的临床特征是非特异性的,也可出现在非感染性疾病中。呼吸窘迫、弥散性血管内凝血、坏死性小肠结肠炎、持续性肺动脉高压、外周灌注减少和感染性休克常与感染相关(Stronati et al. 2000)。

Fanaroff等(1998)报道了如下的这些败血症的临床症状:呼吸暂停(55%)、胃肠道症状(43%)、呼吸困难(29%)、嗜睡或张力低下(23%)、白细胞计数异常(46%)、代谢性酸中毒(11%)和高血糖症(10%)。

Bizzarro等报道了LOS新生儿的如下症状:低体温(<36.5℃;41%)、高血糖症(>140mg/dl;38%)、呼吸暂停(38%)、心动过缓(30%)、高体温(>38℃;22%)、低血糖症(<40mg/dl;7%)(Bizzarro et al. 2005)。器官特异性的症状和全身症状见表107.2。

表107.2 新生儿败血症的临床症状。
(改编自Stronati et al. 2000)

全身	低体温,发热,喂养困难
胃肠道	食欲减退,呕吐,腹泻,腹胀,肝大
呼吸道	发绀,呼吸急促,呼吸困难,呼吸暂停,呼吸窘迫
心血管	苍白,皮温降低,心动过速,心动过缓,低血压
中枢神经系统	易激惹,嗜睡,震颤,癫痫发作,反射低下,张力低下,囟门膨隆,不规则呼吸,急哭
血液	瘀点,紫癜,脾大,苍白,黄疸,出血
尿道	少尿

107.3.3.3 预后

EOS和LOS都增加了住院时间、发病率和死亡率。死亡率随着胎龄降低而增加并且由病原微生物决定,革兰氏阴性菌败血症死亡率在26%~42%,革兰氏阳性菌败血症死亡率在8.7%~10.1%,真菌败血症死亡率在27%~28%(Clark et al. 2004b)。

对于EOS,疾病预防和控制中心(CDC)报道的病死率为10.9%,而NICHD新生儿协作网的病死率为16%(GBS为9%,大肠杆菌为33%)(Shane and Stoll 2014)。

NICHD-NRN(Stoll et al. 2002a)报道,LOS新生儿死亡率明显高于无败血症患儿(18% vs 7%,$P<0.001$)。在该研究中,革兰氏阳性菌LOS的死亡率为11%,革兰氏阴性菌LOS的死亡率为36%,真菌性败血症死亡率为32%。假单胞菌和白色念珠菌败血症死亡率最高(分别为44%和74%)。

革兰氏阳性菌感染的临床过程与革兰氏阴性菌和真菌败血症相比往往不那么严重。NICHD-NRN的研究显示,革兰氏阴性菌败血症中76%的死亡发生于生后7天内,24%发生于7天后。相反,CONS败血症中,25%的死亡发生于生后7天内,75%发生于生后7天后。真菌性败血症中,生后7天后及7天内的死亡分别占73%和27%(Stoll et al. 2002a)。

107.3.3.4 治疗

每一个疑似感染的新生儿(尤其是早产儿)均需经验性抗生素治疗。如果实验室和微生物学检测排除感染,则抗生素应在使用后48~72小时停用;或者一旦鉴定出微生物类型及药敏谱,应当及时降级至窄谱抗生素(Isaacs 2006;Palazzi et al. 2006;

Stronati et al. 2007；Muller Pebody et al. 2010）。

图 107.1 是疑似感染新生儿的处理流程图。经验性治疗时应该联用抗生素。氨苄西林加庆大霉素仍然是 EOS 最好的抗生素联合治疗方案（Isaacs 2006；Palazzi et al. 2006）。氨基糖苷可以拓宽氨苄西林的抗菌谱，对某些氨苄西林耐药的肠杆菌（一些大肠杆菌、变形杆菌、克雷伯菌）和部分氨苄西林耐药的肠球菌有效。庆大霉素是足月和早产儿最常用的氨基糖苷类药物，可每日使用一次。注意氨苄西林和庆大霉素对很多微生物的协同作用很重要。

第三代头孢菌素对大多数的细菌类病原作用显著并且在脑脊液中可以达到很高的杀菌浓度，但是在没有证实是细菌性败血症时不应使用，因其增加耐药菌和真菌感染的风险。

一种抗葡萄球菌的青霉素（奥沙西林或萘夫西林或氟氯西林）加上一种氨基糖苷类的联合用药对 LOS 作用显著（Isaacs 2006）。当出现疑似或已经证实的甲氧西林耐药性葡萄球菌感染时，需要联合应用万古霉素或替考拉宁与一种氨基糖苷类抗生素。替考拉宁副作用较小（耳毒性和肾毒性）并且半衰期比万古霉素长，但诱发耐药菌的风险比万古霉素高。

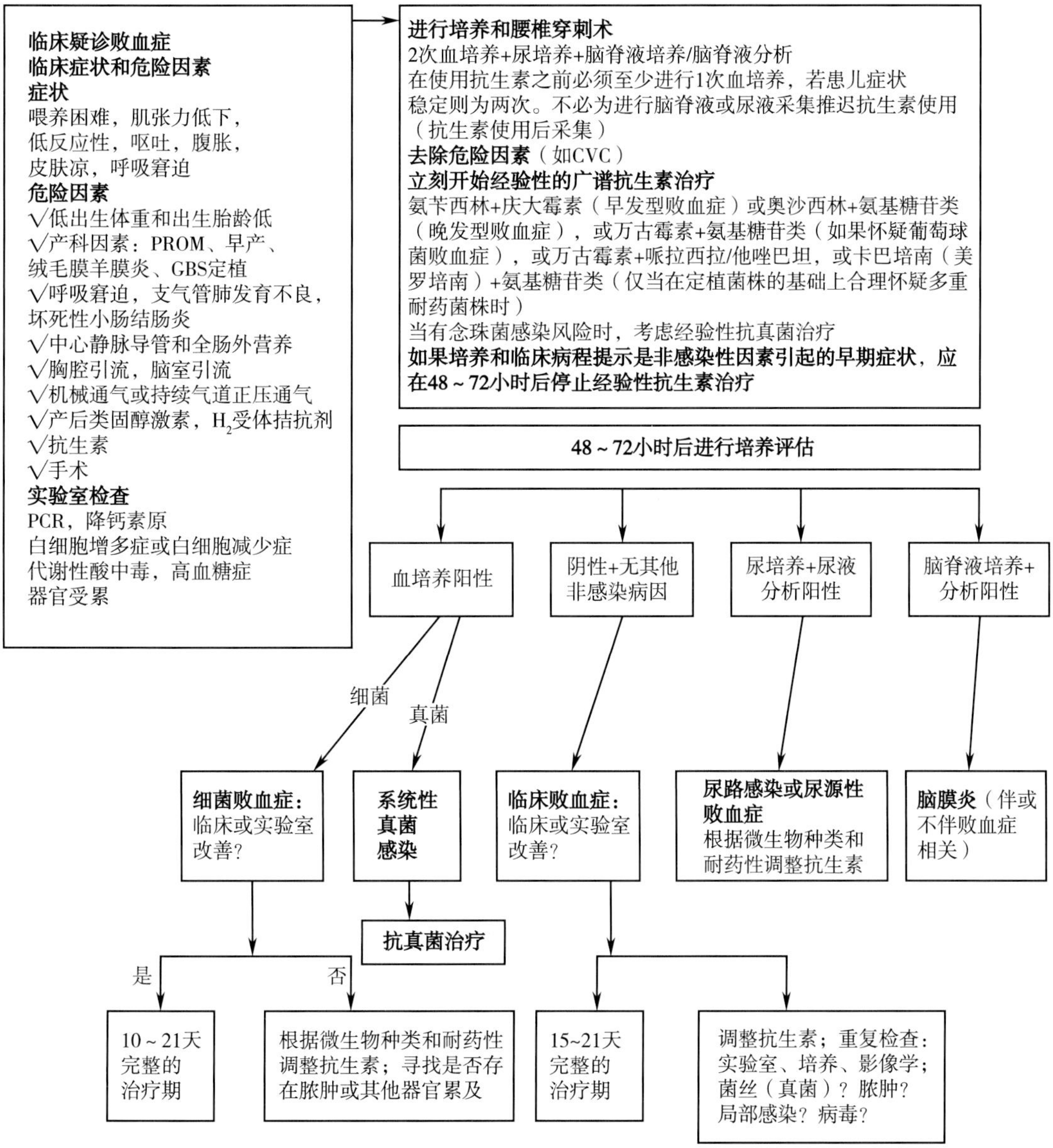

图 107.1　疑似新生儿败血症的处理流程

对于多重耐药菌微生物引起的严重感染,碳青霉烯可能是一种选择。碳青霉烯抗微生物谱很广(几乎所有的革兰氏阴性和革兰氏阳性病原),并且对已知的β-内酰胺酶都有抵抗作用。应用美罗培南是因为它对流感嗜血杆菌,肠杆菌属和假单胞菌作用更强,同时惊厥的发生率比应用亚胺培南和西司他丁低。

革兰氏阴性和革兰氏阳性败血症的治疗持续时间不同。10天的抗生素疗程对革兰氏阳性败血症比较合理;对于革兰氏阴性败血症和器官受累的败血症应采用疗程更加长(2~6周)的抗生素治疗。抗生素药量记录在表107.3中。

表 107.3　新生儿抗生素使用的推荐剂量表

抗生素	途径	剂量(mg/kg)以及使用的时间间隔				
		体重 <1 200g[b] 年龄 0~4 周	体重 1 200~2 000g 年龄 0~7 天	体重 1 200~2 000g 年龄 >7 天	体重 >1 200g 年龄 0~7 天	体重 >2 000g 年龄 >7 天
阿米卡星[a](SDD)	静脉注射、肌内注射	7.5 q2h	7.5 q2h	7.5 q8h	10 q12h	10 q8 h
阿米卡星[a](ODD)	静脉注射、肌内注射	18 q48h	16 q36h	15 q24h	15 q24h	15 q24h
氨苄西林(脑膜炎)	静脉注射、肌内注射	100 q12h	100 q12h	100 q8h	100 q8h	100 q6~8h
氨苄西林(其他感染)	静脉注射、肌内注射	50 q12h	50 q12h	50 q8h	50 q8h	50 q6~8h
氨曲南	静脉注射、肌内注射	30 q12h	30 q12h	30 q8h	30 q8~12h	30 q6~8h
头孢唑林	静脉注射、肌内注射	20 q12h	20 q12h	20 q12h	20 q12h	20 q12h
头孢吡肟	静脉注射、肌内注射	50 q12h	50 q12h	50 q12h	50 q12h	50 q8h
头孢噻肟	静脉注射、肌内注射	50 q12h	50 q12h	50 q8h	50 q8h	50 q8h
头孢他啶	静脉注射、肌内注射	50 q12h	50 q12h	50 q8h	50 q8h	50 q8h
克林霉素	静脉注射、肌内注射	5~7.5 q12h	5~7.5 q12h	5~7.5 q8h	5~7.5 q8h	5~7.5 q6h
庆大霉素[a](SDD)	静脉注射、肌内注射	2.5 q18h	2.5 q12h	2.5 q8h	2.5 q12h	2.5 q8h
庆大霉素[a](ODD)	静脉注射、肌内注射	5 q48h	4 q36h	4 q24h	4 q24h	4 q24h
亚胺培南	静脉注射、肌内注射	20 q12h	20 q12h	20 q12h	20 q12h	20 q8h
利奈唑胺	静脉注射	10 q8h	10 q12h	10 q8h	10 q8h	10 q8h
甲硝唑	静脉注射	7.5 q48h	7.5 q24h	7.5 q12h	7.5 q12h	15 q12h
美罗培南	静脉注射、肌内注射	20 q12h	20 q12h	20 q8~12h	20 q8~12h	20 q8h
萘夫西林	静脉注射	25 q12h	25 q12h	25 q8h	25 q8h	37.5 q6h

抗生素	途径	剂量（mg/kg）以及使用的时间间隔				
		体重 <1 200g[b] 年龄 0~4 周	体重 1 200~2 000g 年龄 0~7 天	体重 1 200~2 000g 年龄 >7 天	体重 >1 200g 年龄 0~7 天	体重 >2 000g 年龄 >7 天
苯唑西林	静脉注射、肌内注射	25 q12h	25 q12h	25 q8h	25 q8h	25~50 q6h
青霉素 G（单位）脑膜炎	静脉注射	50 000 q12h	50 000 q12h	50 000 q8h	50 000 q8h	50 000 q6h
青霉素 G（单位）其他感染	静脉注射	25 000 q12h	25 000 q12h	25 000 q8h	25 000 q8h	25 000 q6h
哌拉西林 / 他唑巴坦	静脉注射、肌内注射	50~75 q12h	50~75 q12h	50~75 q8h	50~75 q8h	50~75 q6h
利福平	静脉注射	5~10 q12h	5~10 q12h	5~10 q12h	5~10 q12h	5~10 q12h
替卡西林 - 克拉维酸		75 q12h	75 q12h	75 q8h	75 q8h	75 q6h
妥布霉素 [a]（SDD）	静脉注射、肌内注射	2.5 q18h	2 q12h	2 q8h	2 q12h	2 q8h
妥布霉素（ODD）		5 q48h	4 q36h	4 q24h	4 q24h	4 q24h
万古霉素 [a]	静脉注射	15 q24h	10~15 q12h	10~15 q8~12h	10~15 q8h	10~15 q8h

引用自 Infectious Diseases of the Fetus and Newborn Infant（2011 第 7 版）表 37-11。

ODD，每日一次剂量；SDD，每日标准剂量。

[a] 进一步的用药间隔调整需要根据通过血清峰谷浓度计算得到的半衰期来决定。

[b] 出生体重 <1 200g 的药代动力学数据缺乏。多数药物为超说明书使用，因为没有此类患者的药代动力学及安全性数据。治疗脑膜炎或 MIC 较高的细菌时可能需要更高的剂量。不同单位间的使用方法可能存在差异。

　　静脉免疫球蛋白曾被推荐用于新生儿的可疑或已证实的败血症，但目前不推荐使用。Cochrane 一项包括 9 项研究（含 INIS 研究）的 meta 分析结果明确显示，不论是静脉注射 IgG 或者富集 IgM 的 IgG，均对主要结果没有改善作用（Ohlsson and Lacy 2015）。

　　换血疗法可以降低败血症的严重性。换血的容量是 160~180ml/kg，即新生儿血容量的 2 倍。换血的作用取决于内毒素、细胞因子和增加血管内皮细胞渗透性的分子的去除程度。其他作用与输入血中的补体、抗体和凝血因子有关，也与肺部和组织灌注增加有关。然而证实换血疗法在降低败血症患者发病率和死亡率方面效果的证据非常少，这种治疗方法仅限于存在感染性休克和弥散性血管内凝血的严重败血症患者。

　　新鲜冰冻血浆（10~20ml/kg/d）曾被用于为败血症新生儿提供补体和凝血因子。但目前没有证据证明新鲜血浆对败血症婴儿有益，不推荐用于新生儿败血症的治疗。

　　粒细胞集落刺激因子（G-CSF）和粒细胞巨噬细胞集落刺激因子（GM-CSF）对骨髓白细胞前体的分化、动员和增殖有重要作用。G-CSF 5~10μg/kg/d 皮下注射或静注 3~10 天可以提高中性粒细胞减少症患儿的中性粒细胞数量，并且降低新生儿严重的中性粒细胞减少症相关的死亡率。在中性粒细胞计数超过 20 000/μL 时停止给药（El-Ganzoury et al. 2012）。但是，一项 Cochrane 综述表明在全身感染伴严重中性粒细胞减少时，G-CSF 降低死亡率的研究数据非常有限；未来应当进一步招募足够数量的、感染病死风险高的患儿参与研究（Carr et al. 2003）。

107.3.3.5　抗生素耐药

　　美国疾病预防控制中心的数据显示，除了 MRSA 和耐万古霉素肠球菌感染之外，其他多重耐药甚至全耐药微生物造成的感染率也快速攀升。几种高度耐药的革兰氏阴性菌，即不动杆菌、多重耐药铜绿假单胞菌和多重耐药克雷伯菌（产超广谱 β- 内酰胺酶和产碳青霉烯酶）和大肠埃希菌（产碳青霉烯酶)已成为世界范围内重要的病原菌（Boucher et al. 2009）。这些微生物引起的感染暴发可能限制了我们的感染治疗能力，并可导致 NICU 中的高死亡率。

Tsai 等报道了其 NICU 中 8 年内 1 106 例菌血症发作；35.5% 由革兰氏阴性菌引起，而 18.6% 由多重耐药菌株引起。最常见的耐药机制是超广谱 β 内酰胺酶（ESBL）产生（67.1%），主要是肺炎克雷伯菌（59.6%）。既往使用第三代头孢菌素（$P<0.001$）和碳青霉烯（$P=0.017$）是耐药菌感染的独立危险因素（Tsai et al. 2014）。

Datta 等报告了 5 年内（2007—2011 年）造成 NICU 败血症的肠杆菌对碳青霉烯类药物的敏感性。纳入的 155 例肠科杆菌中，包括大肠杆菌（$n=27$）、肺炎克雷伯菌（$n=68$）和肠杆菌属（$n=10$）。从败血症新生儿的血液中分离出来。研究中新德里金属β- 内酰胺酶是唯一鉴定出的碳青霉烯酶，在 14% 的菌株中测得。产生新德里金属β- 内酰胺酶的分离株对其他广谱抗生素具有耐药性，并具有其他耐药性分子，包括 ESBL、内酰胺酶、16S-rRNA 甲基化酶、AAC-Ib-cr（Stoll et al. 2004b）、博来霉素抗性基因和 1 类整合子（Datta et al. 2014）。

在另一项研究中，Cantey 等报道一个 NICU 中产 ESBL 肺炎克雷伯菌引起的暴发。该队列由 2011 年 4 月 26 日至 2011 年 5 月 16 日暴发期间 NICU 住院的 61 例婴儿组成。首例病例为 18 天日龄的 25 周早产儿，住院期间发生产 ESBL 肺炎克雷伯菌败血症。多学科团队制定了控制策略，用于控制暴发并消灭感染株。该研究充分说明了耐药菌在 NICU 中可迅速传播：尽管使用了切断传播途径的策略和快速消灭了感染株，仍有 11 名婴儿被感染或定植，而首例患儿同一病室的两名婴儿在 48 小时内发生产 ESBL 肺炎克雷伯菌败血症，并且死亡（Cantey et al. 2013）。

已经发现或正在研究的新型抗生素或化合物能够通过靶向抗性或毒力基因来逆转细菌的耐药性或毒力，并可能在未来使用。但是，主要目标应该是预防多重耐药性微生物在 NICU 中的传播，这将在本章的后面部分进行讨论（见"预防早发和晚发感染"一节）。

107.3.4 脑膜炎

一般认为，从脑脊液培养物中分离得到微生物

是脑膜炎的证据。英国的一项全国性调查报道，每年有 0.39/1 000 名新生儿感染病毒性和细菌性脑膜炎（Holt et al. 2001）。新生儿脑膜炎的病原学、危险因素和发病机制与新生儿败血症很相似。早发型脑膜炎（在出生后的前 72 小时，GBS 的前 6 天发病）通常由于阴道内的微生物垂直传播到胎儿引起（GBS、大肠杆菌、单核细胞增生型李斯特菌）。晚发型脑膜炎（生后 72 小时后，GBS 在生后 6 天后）是由于社区感染或院内获得性感染引起的（主要是革兰氏阴性细菌和葡萄球菌）（Kaufman and Fairchild 2004）。

英国的全国性研究纳入了 1996—1997 年 274 名新生儿（日龄 <28 天）脑膜炎病例，最常见的病原是 GBS（25%），其次是大肠杆菌（10%）、李斯特菌（3%）、其他革兰氏阳性菌（6%）、其他革兰氏阴性菌（4%）、肺炎链球菌（3%）和白色念珠菌（2%）（Holt et al. 2001）。7% 的病例为病毒感染，35% 的病例未分离得到病原。

Stoll 等（2004b）对 9 461 名在美国 NICHD 新生儿研究网医院中出生的 VLBW 进行了分析，晚发型脑膜炎的最常见病原为革兰氏阳性细菌（63%），其中 CONS 占 29%，肠球菌属占 13%，金黄色葡萄球菌占 8%，GBS 占 7%。革兰氏阴性细菌导致 19% 的晚发型脑膜炎（其中大肠杆菌占 7%）。真菌微生物导致 18% 的病例，白色念珠菌占 13%。

通常脑膜炎与新生儿败血症相关或是其并发症，但也有不发生败血症的脑膜炎（Malbon et al. 2006；Garges et al. 2006）。在 NICHD 新生儿研究网的一项研究中，血培养阳性的 VLBW 发生脑膜炎的比例为 7%，而血培养阴性者的发生比例为 1.5%（$P<0.001$），大约三分之一（45/134）脑膜炎患儿血培养阴性（Stoll et al. 2004b）。

微生物可通过侵入受损皮肤，入侵软组织和颅缝，到达中枢神经系统和脑膜，但是在许多情况下，微生物通过血流途径进入脉络丛（Palazzi et al. 2006）。

新生儿脑膜炎的临床诊断通常比较困难（尤其是在早产儿中），因为临床症状往往缺乏特异性且不易察觉。在没有全身播散时仍可能发生脑膜炎，并且有时病程后期才考虑脑膜炎可能，而此时已经应用了抗生素治疗。因此，脑膜炎漏诊和发生率低估的风险很高（Stoll et al. 2004a）。

新生儿脑膜炎的临床症状和新生儿败血症相

似:发热、嗜睡、呕吐、食欲减退、呼吸窘迫、呼吸暂停、癫痫发作、应激激惹、黄疸、囟门膨隆,和颈部强直。Perlan 等(1992)报道了 10 例晚发型脑膜炎病例,发病年龄在 20±14 天。临床症状缺乏特异性:在 8 名新生儿中出现呼吸暂停和心动过速,5 名新生儿中出现腹部膨隆,3 名新生儿中出现低钠血症(<130mmol/L),少尿和体重增长(抗利尿激素分泌异常综合征)。在 3 名新生儿中观察到了特殊的症状:在两名新生儿中出现癫痫发作,一名新生儿中出现第三对脑神经麻痹。每 10 名新生儿中就有 7 名(70%)发现颅超声检查(US)异常并且包括:脑室逐渐扩大(6 例),丘脑低回声区(3 例),脑室炎(4 例),囊性脑软化灶(1 例)。在 6 种脑室扩大的病例中建立脑室旁路非常必要。脑膜炎的诊断需要腰椎穿刺术检测脑脊液(细胞数,生化和培养物)。成像技术(超声,磁共振)对于预后或确定是否有并发症非常有用。

对于疑似患有败血症的婴儿,是否应该在诊疗中经常进行腰椎穿刺术仍有争议。心血管和呼吸的不稳定性可能经常阻碍疾病的迅速改善,疾病治疗不足的风险仍然很高。几位作者推荐在疑似败血症的诊断过程中常规进行脑脊液检查,而不只是在疑似脑膜炎时进行此项检查(Malbon et al. 2006)。

Garges 等(2006)对 9 111 名 ≥34 周的新生儿进行了细胞计数和脑脊液生化诊断准确性的评估:95 名新生儿微生物学诊断为脑膜炎。在他们的研究中,脑脊液中白细胞,蛋白和葡萄糖水平均不是新生儿脑膜炎准确的预测指标。存在培养物证实的脑膜炎的婴儿脑脊液内平均的白细胞数为 477 个 /mm³(0~15 900;四分位距 38~1 950),超过不患有脑膜炎的婴儿。然而,作者观察到大约 5% 的患有细菌性脑膜炎的婴儿脑脊液中白细胞数为 0~1 个 /mm³,并且大约 10% 的患有细菌性脑膜炎的婴儿脑脊液中白细胞数 ≤3 个 /mm³。脑脊液中白细胞计数大于 0 个 / 立方米对细菌性脑膜炎诊断的敏感性和特异性分别为 97% 和 11%。如果使用白细胞计数 >21 个 /mm³ 作为临界值,敏感性和特异性分别为 79% 和 81%。葡萄糖和蛋白水平通常也变化丰富,对预测培养物证实的脑膜炎作用不佳。但是在疑似脑膜炎的婴儿中,在培养结果仍未得出时,脑脊液的细胞内容物和生化检查对于治疗仍然非常有价值。疑似细菌性或真菌性脑膜炎应该通过脑脊液培养结果阳性来证实。

选择抗生素是治疗脑膜炎的主要方法,并且应该基于既往分离的微生物的药敏谱,考虑到潜在的病原以及其药敏(母源性或院内获得性)。为了治疗所有的潜在的病原,早期的经验治疗应该考虑 3 种抗生素联合使用(通常是氨苄西林和一种三代头孢以及一种氨基糖苷类抗生素)。一旦培养结果明确,可以根据分离出的微生物以及其敏感谱对抗生素进行调整,停用一种抗生素。

氨苄西林对于对三代头孢耐药的 GBS 和李斯特菌非常有效。

在脑脊液革兰氏阴性染色或经培养证实的 GBS 脑膜炎中,应该将高剂量的氨苄西林(高达 300~400mg/kg/d)或青霉素(高达 450 000U/kg/d)和一种氨基糖苷类联用(通常是庆大霉素)(Heath et al. 2003)。

三代头孢对几种革兰氏阴性细菌有效并且能够在脑脊液中迅速达到治疗浓度(最小抑菌浓度(MIC)达到 50~100 倍)。相比之下,其他抗生素如氨基糖苷类的 MIC 达到 2.5 倍(Kaufman and Fairchild 2004)。头孢噻肟对绝大多数革兰氏阴性病原有效但是不能抵抗铜绿假单胞菌(铜绿假单胞菌对头孢他啶敏感)。

对多重耐药微生物,合理的选择是美罗培南和一种氨基糖苷类抗生素联用。

抗生素治疗应该尽快开始并且持续至少 21 天。早期经验性抗生素治疗的有效性应该由脑脊液培养阴性证实,在症状出现 24~48 小时后以及在停用抗生素治疗前进行腰椎穿刺。如果脑脊液培养在 24~48 小时未转为阴性,应该怀疑颅内局灶性感染(脑脓肿,硬膜下积脓,阻塞性脑室炎)并应通过影像学检查排除(Heath et al. 2003)。

在疑似脑膜炎的新生儿中应该考虑单纯疱疹病毒性脑炎的可能性。当脑脊液革兰染色阴性时应该开始阿昔洛韦的治疗(20~30mg/kg/8h),在排除单纯疱疹病毒感染后停用(Heath et al. 2003)。

地塞米松治疗在改善脑膜炎婴儿预后上的有效性至今尚无一致的结论,且缺乏相关随机临床试验。

新生儿脑膜炎的发病率和死亡率很高。在英国儿科监察单位的调查中(Holt et al. 2001),1996—1997 年新生儿脑膜炎的死亡率为 6.6%,尽管仍然很高,但比 1985—1987 年的研究数据 19.8% 有明显的降低。

一般来说,新生儿脑膜炎的神经系统预后很

差。在一项关于 274 名婴儿生后 28 天内发生脑膜炎的研究中，在出生体重大于 2 500g 的婴儿中，12% 的婴儿出现了轻到中度神经系统障碍，出生体重 1 500~2 499g 的婴儿发生率为 31%，出生体重小于 1 500g 的婴儿发生率为 44%。严重障碍发生率为 7.3%，中度障碍发生率 18.2%，轻度障碍发生率 24.1%（Bedford et al. 2001）。新生儿脑膜炎的神经系统后遗症包括学习和语言缺陷、运动障碍、癫痫发作、视觉听觉障碍和行为障碍。

107.3.5 肺炎

新生儿肺炎可能早期或晚期发生。一些作者将早发型肺炎定义为生后 48 小时内发生的肺炎，将晚发型肺炎定义为生后 48 小时后发生的肺炎。其他报道将早发型肺炎定义为生后七天内发生的肺炎，晚发型定义为发生在生后一周后发生的肺炎。

新生儿早发型肺炎主要由定植在产道或感染羊水以及分娩时胎儿吸入的病原引起（尤其是胎膜早破时间较长或发生了绒毛膜羊膜炎）。由于新生儿呼吸窘迫综合征，肺炎症状可能出现在刚出生时，或在生后几天内出现。新生儿肺炎经常与胎儿窒息相关。这种联系的机制尚不明确，但是一些作者猜测在胎儿窒息时，微生物在呼吸运动过程中被吸入体内致病（Duke 2005；Nissen 2007）。

病原可能在子宫内获得，并且停留在胎儿肺中引起先天性肺炎。先天性肺炎几乎均不是局部感染。它通常表现为全身的先天性感染的一部分，由于绒毛膜羊膜炎相关性的母体全身感染，有时也与无症状的母体感染相关，经胎盘得到病原，例如人类免疫缺陷病毒、巨细胞病毒、李斯特菌、结核分枝杆菌、梅毒螺旋体可能引起先天性肺炎（Duke 2005）。

长期宫内肺炎定义为肺部炎症疾病，通常与 Apgar 评分低，呼吸窘迫综合征甚至胎儿宫内死亡相关。通常在对死胎或生后几天死亡的婴儿进行解剖时诊断出来。病原可能是传染性（羊膜腔内的感染）或非传染性的（胎儿窒息）（Barnett and Klein 2006）。

晚发型新生儿肺炎可能为社区获得性或医院获得性，很少一部分可能是宫内获得感染的临床延续。

引起新生儿肺炎的病原与引起败血症和脑膜炎的相似（Duke 2005；Nissen 2007）。在一项包含生后 4 天内入院的患有呼吸窘迫综合征的 261 名新生儿的研究中，气管抽取液，血液和脑脊液培养物主要为革兰氏阳性菌（71%），而革兰氏阴性菌为 29%。GBS 是最常分离得到的革兰氏阳性菌（19%），其次是表皮葡萄球菌（13%）、金黄色葡萄球菌（10%）和肺炎链球菌（10%）。在革兰氏阴性细菌中，最常分离得到的是大肠杆菌（13%），其次是流感嗜血杆菌（6.5%）和奇异变形杆菌（6.5%）（Mussi-Pinhata et al. 2004）。世界卫生组织（WHO）小婴儿的研究报道（研究年龄在 7~29 天的新生儿）肺炎链球菌是新生儿社区获得性晚发型肺炎最常见的病原菌，其次是金黄色葡萄球菌、克雷伯菌和表皮葡萄球菌（The WHO Young Infants Study Group 1999）。

其他新生儿肺炎的病因是：

- **梅毒螺旋体**，经常与临床状态差和严重的低氧血症有关。
- **沙眼衣原体**，引起一种特殊的肺炎，其特点为充气过度和胸部 X 线双侧弥漫性浸润，有时还有外周的血液嗜酸性粒细胞增多症，诊断是通过抗衣原体 IgM 增加确定的。
- **结核分枝杆菌**，通过胎盘获得或通过羊水吸入体内，并且引起非特异性的肺炎，可能为慢性的或急性的，其特点是多器官受累。
- **李斯特菌**，可以引起暴发性败血症，有时与肺炎有关（Nissen 2007）。

新生儿呼吸窘迫综合征的鉴别诊断应该包括病毒性肺炎，作为可能的病因学鉴别。新生儿中引起肺炎的病毒包括呼吸道合胞病毒，变性肺病毒，流感病毒，副流感病毒以及腺病毒。

新生儿肺炎的临床表现包括感染的局部症状（例如呼吸窘迫综合征）和一般症状（喂养困难，嗜睡，低体温或高体温）（Mathur et al. 2002）。在 3 项经放射证实为肺炎的新生儿的研究中，症状包括呼吸急促（60%~89%），并增加了呼吸做功（增加超过了 80%），约 60% 无咳嗽症状（Shakunthala et al. 1978；Misra et al. 1991；Singhi and Singhi 1990）。

肺炎的诊断基于胸片中进展性的渗出影，与病原有关，但胸片中肺部的渗出影也可能由胎粪吸入综合征、肺不张和支气管肺发育不良引起（Baltimore 2003）。有学者提出将肺部超声检查作为辅助诊断，以提高新生儿肺炎诊断的准确率（Cattarossi 2013）。

肺炎的鉴别诊断包括与呼吸窘迫相关的疾病（例如早产儿中不易与早发型肺炎相鉴别的肺透明膜病、新生儿暂时性呼吸增快、胎粪吸入综合征、围产期窒息、败血症、气胸和纵隔气肿，以及先天性缺陷,包括先天性心脏缺陷、膈疝和肺畸形)(Jones et al. 2014)。感染的非特异性症状与其他新生儿感染相似。

新生儿感染诊断的困难程度取决于临床症状、影像学和实验室检查的非特异性。疾病控制和预防中心的指南——新生儿院内感染监控系统,指出了年龄小于 1 岁的婴儿肺炎的诊断标准,但未提供新生儿人群的标准(Baltimore 2003;Cernada et al. 2014)。

在机械通气的患者中,呼吸机相关性肺炎尤为难以诊断,尤其是在早产儿中。发达国家的发病率波动在 2.7~10.9 例 /1 000 个通气日,而发展中国家可达到 37.2 例 /1 000 个通气日;不同的研究采用的不同标准可能是发病率不同的原因(Cernada et al. 2014)。Stolfi 等(1999)把呼吸机相关性肺炎定义为一种机械通气的婴儿发生的存在如下情况的肺炎:a)发生在机械通气至少 24 小时后;并且 / 或 b)撤机后 48 小时内发生。新生儿呼吸机相关性肺炎的最常见病原体为铜绿假单胞菌和金黄色葡萄球菌(Cernada et al. 2014)。Apisarnthanarak 等(Apisarnthanarak et al. 2003)对 211 名进行机械通气超过 48 小时的新生儿进行了报道:呼吸机相关性肺炎的症状包括低体温(77%)、呼吸急促大于 75/ 分钟(65%)、支气管分泌增加(50%)、心动过缓小于 100/分(35%),发热(23%)和呼吸暂停(15%)。实验室检查发现包括化脓性气管吸出物(每高倍视野下超过 25 个白细胞)(46%)以及血小板减少症(15%)。

机械通气是发生医院获得性肺炎最危险的因素(Barnett and Klein 2006)。加湿系统和循环通路是微生物的来源,主要是铜绿假单胞菌。在一项关于170 名通气超过 48 小时的新生儿研究中,Petdachai(2004)发现脐静脉导管(P=0.007)、呼吸窘迫综合征(P=0.03)和胃管(P=0.01)都是呼吸机相关性肺炎的独立危险因素。

经验性治疗基于两种抗生素的联用,氨苄西林与一种氨基糖苷类抗生素(通常是庆大霉素)。如果怀疑是葡萄球菌感染(肺膨出,脓胸,皮肤脓肿或脓疱,或相关性的脐炎),应该应用一种抗葡萄球菌的青霉素(氯唑西林,氟氯西林)或万古霉素,而不是应用氨苄西林。在抗生素治疗前,应该进行血和尿培养来指导治疗,以防一线的经验性抗生素治疗无效。抗生素治疗的持续时间取决于微生物:革兰氏阴性或 GBS 肺炎需要治疗至少 10 天,葡萄球菌

肺炎需要更长的治疗周期(3~6 周)。沙眼衣原体肺炎需要应用大环内酯类抗生素(分 4 次应用红霉素50mg/kg/d)2 周。

肺炎的治疗需要包括低氧血症(氧疗,必要时机械通气)和胸腔积液的治疗,以及水、电解质、液体平衡的维持。

107.3.6 尿路感染

尿路感染通常定义为在无菌的尿道内出现微生物。尿败血症是从尿液和血液中分离得到了相同的微生物。

在新生儿中,尿路感染的发生率是 0.1%~1%,在发热的新生儿中是 14%(Kanellopoulos et al. 2006)。在生后的第一个月,男性发病率高于女性,并且这个比例在生后 3 个月后发生逆转(Larcombe 1999)。

Kanellopoulos 等(2006)研究了 62 名患有尿路感染的足月新生儿(51 例男性和 11 例女性)。分离出的最常见的病原是大肠杆菌(73%),其次是奇异变形杆菌、肺炎克雷伯菌、产酸克雷伯菌、普通变形杆菌、铜绿假单胞菌、阴沟肠杆菌和摩根菌属。UTI其他潜在的病原包括 GBS、金黄色葡萄球菌和肠球菌(Zorc et al. 2005)。大肠杆菌是没有输尿管 - 膀胱反流的婴儿中最常分离得到的病原,而在有输尿管 - 膀胱反流的婴儿中最常分离得到其他革兰氏阴性菌。

在生后 48~72 小时,尿液通常为无菌的。在Tamim 等进行的一项关于 369 名具有感染症状的新生儿的回顾性研究中,在生后 24 小时进行了血液和尿液的培养,尿培养结果均为阴性,而在 8 位婴儿中出现了血培养阳性(2%)(Tamim et al. 2003)。

在有 UTI 危险因素的新生儿中,生后下尿路定植是 UTI 发病机制的第一步。这些危险因素包括尿路梗阻(畸形和尿道功能异常,包括尿道瓣膜和包茎,在高达 4% 的病例中报道过)和膀胱输尿管反流,在 25%~40% 的病例中报道过(Kanellopoulos et al. 2006;Larcombe 1999)。UTI 通常是尿道畸形最早发现的临床指征。

在新生儿阶段,UTI 的特点是上行性感染和相关的败血症的发生(Zorc et al. 2005);进入了下尿道的微生物可能很容易到达上尿道并感染肾脏,导致全身感染(尿败血症),或不太常见的情况是肾脏感染可能继发于败血症植(Long and Klein 2006)。

UTI 的临床症状和败血症有部分重合；因此，每个年龄超过 3 天疑似败血症的新生儿应该进行 UTI 的诊断性评估（Bauer et al. 2003）。在临床实践中，发热的出现经常被认为是累及上尿路的一个直接证据（Zorc et al. 2005）。

Kanellopoulos 等（2006）报道了新生儿阶段 UTI 的最常见症状，分别为发热（77% 的病例）、喂养困难（48%）、嗜睡（26%）、黄疸（18%）、腹泻（13%）、呕吐（8%）和不能健康成长（7%）。在他们的研究中，发病的平均年龄为男性生后 20 天，女性生后 18 天。24% 的新生儿（14/51 男性，1/11 女性）有膀胱输尿管反流；39% 有肾盂肾炎，8% 有尿道畸形（包括肾盂积水和输尿管 - 肾盂积水，肾盂扩张，双集合系统，后尿道瓣膜）。需要在每一个临床症状不具有特异性的新生儿中对 UTI 进行排除，例如喂养困难和不能健康成长。

UTI 的诊断需要尿培养结果阳性才能证实。由于尿也很容易被污染，UTI 定义为从耻骨上膀胱穿刺获得的标本中至少可以分离出 100 个集落形成单位（CFU/ml），或从无菌导尿中至少可以分离出 10 000CFU/ml（Bauer et al. 2003）。在早产儿中，菌落计数更少时也可能存在 UTI，尤其是在革兰氏阴性细菌或念珠菌感染时（Kaufman and Fairchild 2004）。然而，Hoberman 等（1994）发现，细菌计数在 10 000~49 000CFU/ml 的尿液标本中 65% 可分离出革兰氏阳性菌或混合菌群，提示为标本污染而不是真正的感染。在应用集尿袋收集尿液标本时，假阳性率更高（Zorc et al. 2005）。UTI 的间接证据（脓尿，细菌尿）可能可以帮助区分感染和污染，从而提高微生物诊断的特异性。在尿液亚硝酸盐检测呈阳性的情况下，集尿袋尿培养的阳性预测值可以 15% 上升至 75% 左右（Newman 2011）。尿液白细胞酯酶、亚硝酸盐和白细胞计数以及血炎症标志物升高提示上尿路感染。败血症和脑膜炎经常与新生儿 UTI 有关，在应用抗生素治疗之前，通常需要先进行血培养。对于发热的婴儿应该考虑腰椎穿刺术（Long and Klein 2006）。

在采血进行培养后应该立刻进行治疗。血培养结果阴性后才能排除败血症，UTI 的早期经验型抗生素治疗与败血症的治疗相通（Long and Klein 2006）。临床医生应根据当地药敏谱（如有）来选择药物，并根据分离出的尿路病原体的药敏试验进行调整。青霉素类（氨苄西林，哌拉西林）和氨基糖苷

类（庆大霉素，妥布霉素）是首选抗生素，治疗需要持续 10~14 天，对于复发病例或者合并畸形的患者可能需要更长的疗程。在开始治疗 48 小时后，可以进行第二次的尿培养来评估治疗的有效性（Long and Klein 2006）。

大约 25%~40% 的 UTI 的婴儿受到输尿管 - 膀胱反流的困扰，其定义为输尿管和 / 或肾脏集合系统内尿液的逆流。这与肾盂肾炎的高风险有关，尤其是当复发时，与肾瘢痕、高血压和慢性肾衰有关（McDonald et al. 2000；Bundy 2007）。

美国儿科学会在 2011 年发表了 APP1999 年 UTI 治疗指南的更新版（Newman 2011；Finnell et al. 2011；Subcommittee on Urinary Tract Infection SCoQI, Management and Roberts 2011），该指南强调了 2~24 月龄儿童的管理中的关键问题，大多数建议可以用于新生儿中。

- 在脓尿症状出现，以及在单次合适收集的尿标本中检测到至少 50 000CFUs/ml（不同尿液收集方式的讨论见上文），尿常规检查不能明确诊断。
- 抗菌治疗 7~14 天后，应保持密切的临床随访监测，并在随后的高热发作期间评估尿液，以便迅速诊断和治疗复发性感染。
- 应当对肾脏和膀胱进行超声检查，以发现需要进一步评估的解剖异常（例如，影像学检查或泌尿科咨询）。
- 不建议在第一次 UTI 后常规行膀胱尿道造影。
- 如果肾和膀胱超声显示肾积水、瘢痕形成或其他提示高级别膀胱输尿管反流或阻塞性尿路病，以及其他非典型或复杂的临床情况，则应当进行膀胱尿道造影。如果出现高热性 UTI，也应行膀胱尿道造影。

在所有患有 UTI 的新生儿中都应该进行肾脏超声检查。尽管它在识别肾实质瘢痕的作用中十分有限，但它可以识别肾脏集合系统扩张和排除肾脓肿以及梗阻性疾病（Johnson 1999）。膀胱尿道造影可以发现膀胱输尿管反流（Ⅰ 到 Ⅴ 级，从轻微到严重）以及评估其严重性。

因为在发生膀胱输尿管反流时尿路感染复发风险很高，在抗生素治疗后应该开始抗生素预防，用至完成评估反流的影像学检查（Bundy 2007；Darmstadt et al. 2005）。在膀胱输尿管反流的新生儿中应该继续进行预防。预防应该通过在晚上策略为夜间予以正常剂量一半的抗生素进行单次口服。最常用的抗

生素是头孢菌素和阿莫西林。

抗生素预防法适用于低级别的反流（Ⅰ和Ⅱ级），这样的反流通常可以在生后一年内自愈，但Ⅴ级的反流需要进行手术治疗。Ⅲ~Ⅴ级反流的治疗需要由儿童泌尿外科医生进行，并应该考虑到自愈的可能性，肾瘢痕的出现以及内科治疗无效的情况（依从性低，抗生素耐药的发生，抗生素的副作用）。所有Ⅲ~Ⅴ级反流或在发生肾损伤时进行肾脏闪烁显像［二硫醇琥珀酸（dimercaptosuccinic acid）］检查。对于 UTI 患者的随访应该包括对每一次有不明原因发热进行尿培养和尿液分析。在自愈或手术治疗前，应该监控膀胱输尿管反流的情况（每年或更低频率）。

107.3.7 骨髓炎和化脓性关节炎

骨髓炎是骨和/或骨髓感染。骨髓炎可能是急性或慢性的，但在新生儿中通常是急性的。化脓性关节炎是一个关节的感染，它可能独立发生也可能作为骨髓炎的一个并发症发生（Offiah 2006）。骨髓炎在新生儿阶段不经常发生，据报道在收入 NICU 的患者中发生率是 1~3/1 000（Wong et al. 1995）。

患有骨髓炎或骨关节炎的婴儿中最常分离出的病原是金黄色葡萄球菌。其他微生物包括白色念珠菌、大肠埃希菌、GBS 和 CONS（Offiah 2006；Wong et al. 1995）。Wong 等（1995）研究了 94 个患有关节炎的年龄 0~3 个月的婴儿；94 个人中有 28 位分离出了微生物，包括 16 例甲氧西林敏感的葡萄球菌，7 例耐甲氧西林的葡萄球菌，3 例大肠埃希菌，2 例GBS。

微生物可能通过血源性播散进入骨，这是新生儿感染最常见的途径，尤其是有血管导管的患儿。皮肤和骨周围组织来源的感染不太常见（Offiah 2006）。

在新生儿阶段，骨髓炎经常与关节炎相关。在新生儿中，这种关系可以用供блоod骺和干骺端的血管来解释。在成人和年长儿中，每一个结构的血液供应由独立的血管网完成，而在新生儿骨化前，骨骺软骨的生长依赖于干骺端的血管。通过这些血管，感染到达骺和关节引起化脓性关节炎（Offiah 2006）。

骨髓炎的危险因素包括早产，UTI 和新生儿呼吸窘迫并存以及存在血管导管（Offiah 2006；Frederiksen et al. 1993）。Wong 等（1995）报道了 30

例患有骨髓炎的婴儿的案例，其中 17 名是机械通气的早产儿，而 4 名是进行重症监护的足月儿。

临床怀疑的骨髓炎必须通过实验室和放射线检查来证实。在早期阶段，临床症状可能不特异，但是四肢肿胀或瘫痪很常见。体格检查的特点通常是受累肢体的功能受限、被动运动时的疼痛、关节固定、肿胀、水肿和软组织炎症。感染的一般症状包括喂养困难和/或易激惹；发热和异常的炎症标志物，在早期阶段不常出现。

Narang 等（1998）报道了受累肢体的功能受限（64%）以及局部肿胀（60%）是骨关节炎发生时最常见的临床发现；在 8 例病例中有多关节受累（32%）。膝盖（48%）和臀部（48%）最常受累。Wong 等（1995）报道骨髓炎在 40% 的病例中是多灶性的，在 47% 的病例中与化脓性关节炎有关。在同龄组中，10% 的病例出现发热。

化脓性关节炎需要医疗急救。感染过程对骨骺的破坏和炎性渗出物导致的关节挤压引起的缺血性坏死可能导致受累关节长期严重的功能性限制。预后取决于诊断和医疗机构合理治疗的及时性。在每一个有局限性感染，肢体功能受限或出现没有已知感染源的全身临床症状的新生儿中，都应该怀疑骨髓炎的可能性（Offiah 2006）。

我们希望依据微生物证据来指导抗生素的选择或在疗效反应不佳时改变治疗方案，但是只有在 50%~80% 的病例中可行（Gutierrez 2005）。Deshpande 等（2004）报道，15 名新生儿中，只有 7 例病例血培养阳性（47%），9 例病例滑膜液培养阳性（60%）。微生物分离应该尝试通过血培养实验、CVC尖端培养以及如果可能的话，滑膜液培养包括革兰染色来进行。

受累肢体的 X 线可以显示骨髓炎和化脓性关节炎非特异性的症状，例如软组织水肿和脓性渗出液出现引起的关节间隙增加。皮质骨溶解，是骨坏死的一种症状，只能在疾病的晚期看到。在新生儿中，由于软组织水肿和关节间隙增大常常不明显，并且在早期阶段骨质溶解的区域很难发现，在症状出现 10~21 天后才出现，所以 X 线检测骨髓炎损害特征的能力有限（Offiah 2006；Gutierrez 2005）。尽管有这些限制，X 线仍然是证实骨髓炎发生相关的证据（Overturf 2006）。

超声检查是一种主观性比较强的技术，主要取决于医师的经验；阴性结果不能排除骨髓炎的存在。

然而,在疑似骨髓炎患者的诊断性检查中,超声也很有作用,可以显示软组织水肿,骨膜下脓肿或关节积液(Offiah 2006;Keller 2005)。

^{99m}Tc 胶体骨闪烁成像使 80%~100% 的病例可以得到诊断。在症状发生 48~72 小时后检测单或多灶感染的敏感性很高。这被看作高灌注区域(炎症的表达)或"冷区"(水肿降低了血管化作用的区域)(Gutierrez 2005)。然而,在新生儿阶段,这项技术的诊断价值不如年长儿中,并且这项技术应该只用于 X 线检测阴性和没有骨髓炎临床症状的新生儿。

CT 技术应用使早期发现坏死和骨膜反应成为可能并且可能在颅骨骨髓炎诊断中很有帮助(如头部水肿后的感染)。磁共振可能显示出脓肿和骨膜受累,但是可能需要对婴儿进行镇静(Overturf 2006)。

如果怀疑脓性滑膜积液,应该在关节部位进行穿刺降低压力,同时可以进行微生物学检查。

治疗的成功性取决于抗生素应用的合理性和脓性积液的清除。经验性的抗生素联用应该考虑已知的可能的病原:金黄色葡萄球菌、GBS 和革兰氏阴性细菌。静脉内万古霉素和一种氨基糖苷类抗生素或一种三代头孢菌素(通常是头孢噻肟)的联用是合理的选择。

治疗方案需要依据分离出的微生物和其敏感谱进行调整。如果没有分离出微生物,初始的经验性治疗需要持续到有临床改善。对初始的抗生素治疗缺乏反应,应该高度怀疑抗生素耐药或出现脓肿,需要进行适当的影像学检查。

抗生素治疗应该持续至少 4~6 周或更长,直到临床情况、放射学和实验室检查提示临床治愈。疗程短于 3 周与高复发风险相关。

新生儿阶段骨髓炎后残留的并发症发生的可能性为 6%~50%。并发症的发生是由于骨骼生长异常、肢体长度不对称、步态异常和病理性骨折(Gutierrez 2005;Deshpande et al. 2004)。影响预后的因素包括症状发生后到开始抗生素治疗之间的时间,抗生素的持续时间,和哪个关节受累(Gutierrez 2005;Deshpande et al. 2004)。臀部和膝盖部位以及诊断延迟超过 3~4 天与发生骨骼畸形的风险增高相关(Overturf 2006)。

107.3.8　其他疾病

107.3.8.1　新生儿眼炎

新生儿眼炎(新生儿结膜炎)是用于描述发生于生后 28 天内的任何化脓性结膜炎的术语(Amini et al. 2008;Grosskreutz and Smith 1992)。它可能有感染性和非感染性的病原。非感染性的结膜炎主要是化学性结膜炎,在应用 1%~2% 的硝酸银预防新生儿眼炎后出现。

Amini 等(2008)报道了 198 例患有结膜炎的新生儿病例。病原细菌包括金黄色葡萄球菌(31%)、大肠埃希菌(23%)、表皮葡萄球菌(22%)、克雷伯菌(10%)淋病奈瑟菌(3%)、沙眼衣原体(2%)和铜绿假单胞菌(2%)。病毒也与感染性有关(Fransen et al. 1987;Gallardo et al. 2005;Chang et al. 2006)。 在发展中国家,最常分离到的病原是沙眼衣原体,据报道在美国发生率是 8.2/1 000 个活产婴儿(Amini et al. 2008;Hammerschlag 2000)。在发展中国家,最常分离得到的微生物是金黄色葡萄球菌和沙眼衣原体(Avila-Figueroa et al. 1998;Amini et al. 2008)。

不论病原,其临床表现的特点是结膜充血肿胀,眼睑充血和化脓性结膜积液(Foster and Klauss 1995)。

新生儿结膜炎可能致盲,但如果治疗及时疾病是良性的。在 1881 年初次引入了应用 2% 硝酸银溶液进行治疗的 Credè 预防法后(Credè 1881),新生儿淋球菌性结膜炎(18 世纪最常见的致盲的病因)和婴儿期失明的发生率降低。在此以后,其他几种抗菌药物被用来与硝酸银配合使用来降低化学性结膜炎的发生率。这些药物包括 0.5% 红霉素,1% 四环素和庆大霉素(Isenberg et al. 2003;Zar 2005)。Isenberg 等(1995)在一项在 Kenya 进行的 3 117 名新生儿的临床试验中将 2.5% 聚维酮碘与 1% 硝酸银或 0.5% 红霉素进行了对比。聚维酮碘溶液比硝酸银或红霉素更有效,毒性更低。Richter 等(2006)实验显示 1.25% 聚维酮碘溶液对甲状腺功能没有作用。

尽管 0.5% 红霉素和 1% 金霉素是最常用的,1% 夫西地酸眼膏对引起新生儿眼炎最常见的病原有效(包括淋病奈瑟菌和沙眼衣原体),作用持久(超过 12 小时并且耐受性好)。

107.3.8.2 急性中耳炎

急性中耳炎是出现了与急性疾病临床症状相关的中耳的急性渗出。它可能单独发病，或与败血症，脑脊髓膜炎或肺炎同时发病。危险因素包括羊水胎粪污染，需要新生儿复苏，机械通气，长期气管插管，腭裂。相比而言，母乳喂养的婴儿不如配方奶喂养的婴儿易感（Barnett and Klein 2006）。

Turner 等（2002）研究了 137 个年龄小于 2 个月疑似中耳炎的婴儿。在鼓膜穿刺术时，最常分离得到的微生物是肺炎链球菌（46%），其次是流感嗜血杆菌（34%）、A 族链球菌（10%）、革兰氏阴性菌（7%）、卡塔莫拉菌（2%）和粪链球菌（1%）。在 20 例病例中发现了混合感染：肺炎链球菌 + 流感嗜血杆菌，流感嗜血杆菌 + 卡塔莫拉菌，肺炎链球菌 + 流感嗜血杆菌 + 卡塔莫拉菌，以及克雷伯菌 + 肠杆菌。

在生后 1 周内发生的中耳炎通常是与新生儿败血症同样的微生物引起的，（金黄色葡萄球菌，GBS 和革兰氏阴性细菌）。反过来，发生在新生儿生后 2 周、与其他疾病不相关的中耳炎通常是社区获得性的，并且经常由于肺炎链球菌引起（Barnett and Klein 2006）。

急性中耳炎的诊断需要依赖体格检查。非特异性的症状，如喂养困难和易激惹可能是最早期的临床症状，伴或不伴外耳的脓性渗出。在 Turner 等（2002）的研究中，表现包括发热（70%）、结膜炎（46%）、呼吸窘迫（27%）、下呼吸道感染（13%）、呕吐（4%）和腹泻（4%）。双耳均被感染的婴儿占 45%。在进行耳镜检查时，发现鼓膜的充血和肿胀，由于流动性受损通常模糊不清，并且在中耳可以看到液气平面或气泡。在进行鼓膜穿刺术时可以降低中耳的压力并进行脓液培养。

发热不能用于准确预测中耳炎是否将进展为败血症（Nozicka et al. 1999）。

治疗时应该考虑婴儿的年龄和可能的病原。年龄小于 2 周、有全身感染症状或住院的患者，初始抗生素治疗为氨苄西林与一种氨基糖苷类或一种三代头孢联用 10 天。对于非住院的、年龄大于 2 周并且没有相关疾病的新生儿，最可能的感染微生物是肺炎链球菌，一线的抗生素是阿莫西林至少 10 天（Barnett and Klein 2006）。

107.3.8.3 脐炎

脐炎是脐带的感染。发生率在发达国家是 0.7%，在发展中国家是 6.2%（Fraser et al. 2006）。在一项 Mullany 等在尼泊尔进行的 17 198 名婴儿的研究中（Mullany et al. 2007），脐炎的发生率是 5.5%。

危险因素包括滞产、胎膜早破、母体的感染、早产、低出生体重和应用脐带导管（Fraser et al. 2006）。Mullany 等报道脐带通过不卫生的方法消毒使婴儿患脐炎的风险提高，并且发现医务人员良好的手卫生对婴儿具有保护性（Mullany et al. 2007）。

最常分离到的微生物包括金黄色葡萄球菌、表皮葡萄球菌、B 族和 A 族链球菌、大肠杆菌、克雷伯菌、假单胞菌、难辨梭状芽孢杆菌和厌氧菌。在发展中国家，破伤风梭菌仍然是脐炎的一个重要病原（Fraser et al. 2006；Mullany et al. 2007）。

脐炎的特点是脐周皮肤的水肿和充血，伴或不伴脓性渗出。感染可能深达软组织引起蜂窝组织炎和腹壁淋巴管炎，有时累及皮下脂肪和深层组织（Fraser et al. 2006；Mullany et al. 2007）。

尽管脐炎是一种局限性的疾病，如果不进行治疗，可能进展为全身性的疾病。在脐周皮肤感染后，如果脐静脉受累，可能出现感染的播散。脐炎最常见的并发症是败血症、坏死性筋膜炎、脓肿（骨盆、腹膜后、皮肤和肝脏）、腹膜炎和肝静脉血栓形成。

Mullany 等（2006）最近评估了使用 4% 氯己定作为首选消毒剂预防眼炎的方法：一项随机临床试验比较了使用 4% 氯己定（4 934 名婴儿）与用肥皂和水清洗（5 107 名婴儿）或干脐带护理（5 082 名婴儿）的情况，发现氯己定组的感染率和新生儿死亡率降低。严重的脐炎需要立即静脉注射抗生素治疗，以有效对抗葡萄球菌，链球菌和革兰氏阴性菌。

107.3.8.4 大疱性脓疱病和葡萄球菌烫伤样皮肤综合征（SSSS）

大疱性脓疱病的特点是皮肤上出现易破的非红斑状的水泡，泡内充满微黄色的液体，通常出现在脐周皮肤和轴向皮肤或者颈部皮肤的褶皱内。它是由金黄色葡萄球菌引起的，表现为良性病程。皮肤的损害是局限性的，但有报道显示可以出现更为广泛的皮肤播散。治疗依赖于皮肤表面的消毒，但在出现局部消毒耐药时需要全身应用抗生素。

葡萄球菌烫伤样皮肤综合征（SSSS，之前被称为 Ritter 病）的特点是轻微摩擦后出现皮肤脱皮（Nikolsky 征），皮肤广泛受累。它是表皮剥脱的过程，难以与中毒性表皮坏死（TEN）相鉴别。两种疾病临床的区别在于病原学:SSSS 由金黄色葡萄球菌引起,而 TEN 是涉及非感染性因素,或除金黄色葡萄球菌以外的其他感染性因素引起的皮肤脱落。

SSSS 的发病原因与金黄色葡萄球菌部分菌株产生剥脱毒素 A 和 B 的能力有关,这种毒素把皮肤的颗粒层与深层皮肤分离开,导致脱皮和出疹,通常不伴随发热和全身症状或菌血症(Makhoul et al. 2001)。

当微生物实验结果未定之前,SSSS 和 TEN 的鉴别诊断需要进行分离到的皮肤拭子涂片的细胞学检测:在 SSSS 中可以观察到细胞核较小的大内皮细胞和炎症细胞缺乏,而在 TEN 中可以观察到大细胞核的立方细胞和炎症细胞(Orscheln et al. 2006)。

SSSS 的治疗应选择 β 内酰胺酶抵抗的青霉素(苯唑西林,氟氯西林)或万古霉素。皮质类固醇在 SSSS 是禁止使用的,但可以用于 TEN。

107.3.8.5　新生儿脓毒症休克综合征样发疹性病

在成人中,脓毒症休克综合征毒素 -1(TSST-1)由金黄色葡萄球菌的菌株引起。突发的临床现象是发热,高血压,与皮肤脱皮有关的皮肤斑疹和多器官功能衰竭。新生儿中报道了少许散发病例。

Takahashi 等在 1998 年(Takahashi et al. 1998)报道了 20 例出现皮疹的临床症状,但未出现脱皮,且持续时间 2~3 天的新生儿(在生后 2~5 天出现的)。发疹时出现的相关的血小板减少症有时在持续一天的发热之前出现。全部的病例都是由于耐甲氧西林的金黄色葡萄球菌(MRSA)菌株定植产生的 TSST-1 引起的,这种临床表现被描述为一种新的疾病分类实体,并定义为新生儿脓毒症休克综合征样发疹性疾病(NTED)发病机制,似乎与 TSST-1 作为超抗原扩大 T 细胞区的能力有关。高母体抗体浓度(抗 TSST-1 IgG)可能对 NTED 有保护作用。近期同一个作者在日本 NICU 中进行了 NTED 的病例对照试验并总结了从 540 名患者中获得的临床发现。NTED 患者数量在 2000—2005 年的 5 年中呈下降趋势。尽管在 2005 年,日本仍然有超过 100 名 NTED 患者。大多数患者无需积极治疗方案即可在脱皮发生的 5 天内痊愈,但是仍有 2 名早产儿在恢复阶段出现了死亡(Takahashi et al. 1998)。

107.3.8.6　新生儿坏疽性口炎

新生儿坏疽性口炎是一种罕见的坏疽过程,通常与细菌有关,累及鼻子、嘴、眼皮和会阴(Ghosal et al. 1978)。它主要影响低出生体重儿和早产儿,突然起病,在出现临床症状后 1~3 天内死亡率高。在文献中报道的大多数病例中,疾病与分离得到铜绿假单胞菌有关。治疗方案需要应用抗生素治疗铜绿假单胞菌。

107.3.8.7　新生儿破伤风

新生儿破伤风是一种严重的情况,尽管此疾病在发达国家已经很少发病。它由革兰氏阴性的破伤风梭菌引起,此菌是一种专性厌氧的产芽孢菌,呈杆状。因为它是一种专性厌氧菌,所以可以通过对脐带应用 H_2O_2 进行消毒来预防破伤风梭菌在脐周的定植。

预防可以通过母体的破伤风免疫法,有抗破伤风毒素抗体的母亲所生的孩子,通过接受了经胎盘传递的特殊的 IgG 抗体可以免于疾病。产科无菌术和新生儿的接触也很重要。

从芽孢接种到症状发生的潜伏期在 3~21 天之间。大约 90% 患有破伤风的新生儿在生后 3~14 天发病(大多数在第 6~8 天)。婴儿表现为发热和张口呼吸受限。患儿有肌肉的僵硬,痉挛逐渐进展到胸壁和四肢以及膈肌,导致呼吸衰竭。喉或声门的痉挛可能导致气道阻塞和勿吸性肺炎。在未控制的严重的疾病中,发绀和呼吸暂停的发作很普遍。在机械通气和应用有效的因子控制肌肉痉挛前,死亡主要是因为呼吸衰竭。自主神经功能紊乱可能导致高血压或低血压、心动过速、心动过缓和心律不齐、引起威胁生命的血流动力学不稳定和心脏停搏(Roper et al. 2007)。

新生儿破伤风是一项急症。治疗方案包括应用抗生素(青霉素)、高价免疫抗破伤风毒素免疫球蛋白(500UI i.m.)和苯二氮䓬类(静脉内地西泮,0.3~0.5mg/kg/ 次,重复使用)气管插管和机械通气对于治疗呼吸衰竭可能很有必要。预后的特点是死亡率很高,但是及时有效的重症监护可能将死亡率降低至低于 20%(Roper et al. 2007)。

107.4　真菌感染

新生儿中最主要的真菌感染是由于念珠菌引起的,其次是马拉色菌引起的。

念珠菌是一种通常定植于胃肠道和呼吸道皮肤和黏膜的共栖菌。在免疫系统受损的宿主中,它表现为病原,通过侵袭宿主组织和进入循环。

生后第一周收入 NICU 的大约 10% 的足月新生儿和 27%~63% 的 VLBW 存在真菌的定植(Kaufman and Fairchild 2004)。在 Rangel-Frausto 等完成的一项在 6 个 NICU 中从 1993 年到 1995 年进行的关于 2 847 名新生儿的研究中,念珠菌引起的败血症的发生率为 12.3/1 000 次入院(0.64/1 000 患者 /d);报道的种类是白色念珠菌(63%)、近平滑念珠菌(29%)、平滑念珠菌(6%)和其他种类(3%:热带念珠菌、克鲁斯念珠菌、葡萄牙念珠菌、季也蒙念珠菌、都柏林念珠菌)(RangelFrausto et al. 1999)。

在一项纳入西班牙 27 家 NICU(20 565 例新生儿)的研究中,118 名(0.57%)婴儿有念珠菌引起的全身感染。79 个新生儿血培养里分离出了白色念珠菌,33 个婴儿尿培养中分离出了白色念珠菌,4 名婴儿脑脊液中分离到了此菌。在 VLBW 中感染发生的频率(4.8%)比出生体重大于 1 500g(0.2%)(P<0.001)的频率高很多。

念珠菌可能由于水平传播引起,不太常见的情况是出现垂直传播。水平传播的发生主要是通过被污染的医务工作者的手。在一项纳入 6 个 NICU 的多中心的研究中(Saiman et al. 2001),5% 的医务工作者的手可以分离到白色念珠菌,19% 的手可以分离得到近平滑念珠菌。2 157 个新生儿中有 486 个(23%)被念珠菌定植:299(14%)个被白色念珠菌定植,151 个被近平滑念珠菌定植(7%),74 个(3%)被其他种类念珠菌定植。其他感染的来源可能是肠外营养液或被污染的输液器通路。极少数情况为,环境是病毒的来源。

侵袭性的念珠菌感染通常出现在定植之前。在一项纳入 2 847 名新生儿的多中心研究中(Saiman et al. 2000),35 例病例中有 15 例是念珠菌感染出现在定植之前的(43%)。

新生儿危险因素和微生物毒力都与侵袭性念珠菌感染的发病原因有关。新生儿院内念珠菌感染最重要的危险因素是长时间应用广谱抗生素(疗程超过 21 天),由于体液和细胞免疫受损而引起的极早产(出生胎龄小于 28 周),存在静脉导管(尤其是置管时间较长)。另外 Saimen 等(2000)发现完全肠外营养和静脉输液,应用 H_2 受体拮抗剂、气管插管、弥散性血管内凝血和长期住院也是侵袭性念珠菌感染重要的危险因素(P<0.05)。所有种类的导管(静脉导管,膀胱导管,腹膜导管,脑室腹膜和胸腔引流,气管导管)有利于微生物的黏附、生长和穿透(Bendel 2005)。Feja 等(2005)最近报道了侵袭性念珠菌感染和胃肠道疾病(NEC 和局部肠穿孔;OR=4.47)以及早期细菌性败血症的关系(OR=8.02)。Benjamin 等研究了 4 579 个 VLBW(小于 1 000g)发现延迟应用肠内营养是一项额外的危险因素。类固醇治疗,高血糖症,腹部的和心脏的手术是额外的危险因素(Bendel 2005)。

微生物的毒力与它形成菌落的能力有关(允许组织入侵),与感染的种类有关(白色念珠菌毒力最强),与黏附的表现有关,以及形成生物被膜使微生物免于受到宿主免疫反应,免于接触抗真菌药物的能力有关。混合的生物被膜并不少见(念珠菌和凝固酶阴性的葡萄球菌)。Adam 等(2002)发现表皮葡萄球菌在体外产生的黏液阻止了氟康唑的穿透,而白色念珠菌产生的黏液保护葡萄球菌免于万古霉素的作用。

一旦皮肤和黏膜表面受到了定植,念珠菌可能局限性地侵入组织,导致实质破坏,有时伴随脓肿的形成,这些很难根除。循环受累可能导致败血症发展为终末器官(心内膜、肾、中枢神经系统、骨)受累(Manzoni et al. 2007a)。

念珠菌感染有 3 种临床表现:先天性念珠菌病、皮肤黏膜念珠菌病和真菌性败血症。

先天性念珠菌病是在存在绒毛膜羊膜炎时,胎儿被念珠菌属先天性感染。这是一种罕见的情况,大约占绒毛膜羊膜炎的 0.8%(Kaufman and Fairchild 2004;Maudsley et al. 1966)。在大约 25% 的病例中,此病发生在有宫内节育器的妇女,大部分存在念珠菌定植(Kaufman and Fairchild 2004)。受到感染的婴儿出现脓疱、水疱、皮肤脓肿、躯干和四肢出现红色斑丘疹,有时进展为脱皮(Darmstadt et al. 2000)。脐带和胎盘的组织学评估显示微小脓肿、菌丝、肉芽肿,即可证实诊断(Kaufman and Fairchild 2004)。疾病的临床特点和进展在早产儿中往往比足月儿更加严重。Darmstadt 等回顾了有关先天性念珠菌病的婴儿的文献,发现出生体重小于 1 000g 的婴儿,全身感染的风险比体重大于 1 000g 的婴儿明显升高(67% vs 10%)(Darmstadt et al. 2000)。早产儿可能出现器官受累(肺炎,播散性皮炎,尿液,血和脑脊液中出现菌落)。

皮肤黏膜念珠菌病是这种疾病最常见的表象。它通常出现在生后的第 2 或 3 周,出现影响尿布区域的播散性的斑丘疹及口周黏膜、牙齿和舌头的白斑。随着疾病的进展，皮肤的斑更加扩散，影响腹部皮肤和胸部。红斑可能为丘疹或脓疱或与皮肤相关的斑（Rowen 2003）。

皮肤受累可能在全身播散之前（Baley and Silverman 1988）。真菌性败血症的临床表象与细菌性败血症很相似。血小板减少症是非特异性的：Guida 等（2003）发现 84% 患有真菌性败血症的患者，75% 革兰氏阴性败血症的婴儿和 48% 革兰氏阳性败血症的婴儿血小板计数 <100 000/mm³。

通常，在诊断的时候，感染已经播散到了器官。白色念珠菌可能引起器官感染，因为心内膜炎、脑膜炎、眼内炎、脉络膜视网膜炎、皮炎、腹膜炎、骨髓炎和化脓性关节炎可能在中枢神经系统、肾脏、肝脏、脾和肠形成脓肿。在一项最近的 meta 分析中，在患念珠菌血症的新生儿中，尿培养的阳性率是 61%，但其中只有 5% 的病例在超声下发现肾脏受累。脑脊髓炎的发生率是 15%，脑脓肿或脑室炎在 4% 的病例中出现，5% 的病例出现心内膜炎，3% 的病例出现眼内炎（Benjamin et al. 2003）。

疑似念珠菌败血症的患儿均应该进行尿培养、脑脊液培养和血培养。尿液的显微镜检查可以显示出菌落，超声可能显示出泌尿系统受累。其他影像学检查可能包括心脏超声和头部超声，如果疑似眼内炎，应进行眼部检查（Bendel 2005）。

通过 PCR 进行的 18S rRNA 基因编码的识别有待研究。这个基因在几乎所有临床相关的真菌种类的基因组中都会出现，但在人类基因组中没有此基因。Loffler 等（1997）对比了真菌感染的 600 例样本和存在发热，中性粒细胞减少的成人肿瘤患者中用传统培养方法识别 18S rRNA 基因的区别。与传统方法比较，PCR 技术在真菌感染方面的敏感性达到 100%，特异性达到 98%。

念珠菌败血症与发病率和死亡率的增加有关。在一项新生儿研究网的研究中（Stoll et al. 2002a），患真菌性败血症的 VLBW 的死亡率与不患病的新生儿比较高 3 倍。

与其他念珠菌引起的败血症相比，白色念珠菌引起的败血症死亡率更高。在一项关于 45 个新生儿的研究中，Faix 等（1992）发现，在念珠菌感染引起的死亡中，29 名婴儿中有 7 名因患白色念珠菌感染而死亡，16 名患儿中没有人因为感染近平滑假丝酵母菌而死亡（P=0.034）。在新生儿研究网进行的

研究中，患有白色念珠菌感染的 VLBW 的死亡率是 43.9%，与此相比患近平滑假丝酵母菌感染的死亡率为 15.9%（Stoll et al. 2002a）。

在一项 1988 年至 1996 年之间进行的患有念珠菌引起的败血症和 / 或脑膜脑炎的超低出生体重儿的研究中，将纠正年龄 2 岁的儿童与不患念珠菌感染的同队列 VLBW 的结果进行了对比。病例的死亡率无明显异常。但是念珠菌组所有的幸存者出院时都患有慢性的肺疾病，相比之下，对照组病例 33% 患病（P=0.000 1）。脑室周围白质软化发生率高（26% vs 12%，P=0.06），并且早产儿出现严重视网膜病的比例增加（22% vs 9%，P=0.04）。念珠菌组中 60% 在矫正年龄 2 岁时出现恶性的神经后果，与此相比，对照组为 35%，41% vs 12% 有严重的功能障碍（P=0.005）（Friedman et al. 2000）。

治疗真菌性败血症的一线抗真菌药物是两性霉素 B，在新生儿中此药普遍耐受性良好。应用剂量是 2 小时内 0.1mg/kg/d 静脉应用一次。剂量可能逐渐增加到最大剂量，最大剂量为 1mg/kg/d。在一些成人患者进行的研究中，脑脊液中获得的指标约为血浆中的 5%~10%，但在一项 13 名早产儿的小型研究中，脑脊液水平是血浆中的 40%~90%。

脂质体两性霉素 B 毒性较小，可以以较高剂量注射。两性霉素 B 有潜在的肾毒性，肾功能损害是应用两性霉素 B 脂质体的指征。两性霉素 B 脂质体遵照处方应用 1~5mg/kg/d。2003 年时 Juster-Reicher 等（2003）分别研究了应用一剂 5~7mg/kg/d 两性霉素的有效性和安全性。在 41 例全身念珠菌菌血症的病例中，作者发现它非常有效，没有副作用（在 95% 的病例中患者恢复正常），只有一个婴儿出现了肝酶的短暂升高。对于以前接受过其他的抗真菌药物治疗的婴儿，根除真菌的时间是 10.9 ± 4.8 天，对于应用脂质两性霉素 B 作为一线治疗的婴儿，根除真菌的时间为 8.7 ± 4.5 天。静脉脂质两性霉素 B 的推荐剂量是 1mg/kg/d，静脉应用超过 2 小时，逐渐增加到最大剂量 5mg/kg/d。

最近，一项研究报告说，与两性霉素 B 脱氧胆酸盐相比，用两性霉素 B 脂质产品治疗的婴儿死亡率更高（Ascher et al. 2012），这可能是由于肾脏中脂质体制剂的浓度较低，而肾脏是念珠菌终末器官损伤的主要器官（Greenberg and Benjamin 2014）。

氟康唑是在新生儿年龄范围内应用的研究最透彻的唑类药物。在几项研究中已经评估了它在高风

险新生儿中预防真菌感染的作用,但两性霉素 B 是治疗感染的首选。几项研究中推荐在几种感染情况下,静脉联用 5- 氟胞嘧啶和两性霉素 B。5- 氟胞嘧啶在脑脊液中可以达到很高的血药浓度,因此在真菌性脑膜炎中推荐应用。然而,绝对不能单独应用它进行抗真菌治疗,因为经常会出现耐药菌株。推荐剂量是 50~150mg/kg/d,静脉应用时间超过 15 分钟,分每日四次用药。

一种新的药物,棘白菌素类,通过非竞争性地抑制细胞壁上 1,3-β- 葡聚糖的形成发挥作用,并且此药物已经用于成人。在新生儿中,米卡芬净可用于新生儿的药代动力学研究,目前的推荐剂量为 10mg/kg/d,肾或肝功能不全时无需调整(Greenberg and Benjamin 2014)。阿尼芬净和卡泊芬净的数据很少,不建议将其作为首选药物。重要的是,棘白菌素能够穿透大脑组织,但不能穿透脑脊液,并且不能穿透玻璃体;在使用米卡芬净作为首选治疗方法时,应考虑到这些因素,并需要进行扩瞳视网膜检查以排除眼内炎(Greenberg and Benjamin 2014)。

抗真菌治疗的持续时间取决于临床和微生物因素:真菌的种类,中心静脉导管(在真菌感染的新生儿中应该拔除静脉导管),培养阳性结果的数目,脑脊液细胞数和生化,影像学(超声心动图,肾脏超声,眼科检查,以及中心静脉系统影像)。在全身真菌感染的婴儿,静脉内治疗需要延长到最后一个血培养阴性后至少 2~4 周。对于脑膜炎和终末器官播散的患者,可能需要更长的治疗疗程。

一旦怀疑念珠菌感染,高危患儿应考虑经验性抗真菌治疗(Greenberg and Benjamin 2014)。一些高危人群,例如患有败血症和有真菌感染危险因素的超低出生体重儿(存在 CVC、气管导管,血小板减少症,长时间应用头孢菌素和碳青霉烯治疗,胎龄小于 28 周),大部分可从经验性治疗获益。在超低出生体重儿中,经验疗法可增加无神经发育障碍生存率(Greenberg et al. 2012)。

107.5　早发型和晚发型感染的预防

107.5.1　早发型 B 族链球菌感染的预防

107.5.1.1　产时抗生素预防法(IAP)

产时抗生素预防法(IAP)是目前对早发型 GBS 感染疾病最重要的预防方法。目前有两种策略。一种方法是需要通过出生前全面的筛选,而另一种需要针对产时危险因素进行预防。前者是 CDC 提出的(2010)。后者针对产时危险因素进行预防,这种方法是英国皇家妇科和产科大学所推荐的(2015)。已经有几项研究将两种策略进行了对比,尤其是 Schrag 等发表的一项 5 144 名新生儿的病例对照研究。研究显示通过筛选的方法比针对风险因素的方法更好(Schrag et al. 2002)。IAP 的引入和广泛传播,尤其是 CDC 颁布的指导方针的实施使早发型 GBS 疾病的发生率明显地下降。最近的一项回顾性研究阐述,出生前 B 族链球菌的筛选率从 1998—1999 年的 48% 到 2003—2004 年的 85%,并且有 IAP 适应证并接受了预防的女性从 75% 上升到 85%(Van Dyke et al. 2009)。这导致了美国早发型 GBS 疾病的发生率从每 1 000 名活产儿中 1.7 名发病降到 0.35 名(Phares et al. 2008)。IAP 选择的药物是静脉应用青霉素 G(出生前应用起始剂量为 5 000 000 单位,然后是 2 500 000 单位,每 4 小时应用一次)。青霉素 G 不能获得时,可静脉应用氨苄西林代替(2g,出生前每 4 小时 1g)(Committee on Infectious Diseases AAP et al. 2015)。

筛查方法需要对所有胎龄 35~37 周的妊娠妇女应用阴道 - 直肠拭子进行检测,并且对于有细菌定植的妇女在分娩时应注射产时抗生素。

2010 年 CDC 指南对产前预防性抗生素来避免早发型 GBS 疾病给出推荐(表 107.4)。如下是筛查策略的要点(Centers for Disease Control and Prevention 2010):

- 在当前妊娠期间的任意时间从尿液中分离出 GBS 的妇女,或以前分娩患有侵袭性 GBS 感染婴儿的妇女都应接受 IAP,并且不需要在孕晚期筛查 GBS。

- 针对目前的 UTI 治疗方案,妊娠阶段无论发现有症状或无症状的 GBS UTI,都应进行治疗,并且需要接受产前抗生素来预防早发型 GBS 疾病。

- 所有其他妊娠妇女应在胎龄 35~37 周筛选生殖道和直肠的 GBS 定植。

- 在分娩时或胎膜早破时,对于所有检测出 GBS 阳性定植的妊娠妇女,均应进行产前抗生素应用,除了在羊膜未破时就已经通过剖宫产进行分娩过程的妇女。

- 在分娩和接生时,尚未获得筛选结果的情况,胎龄小于 37 周的、胎膜早破≥18 小时的或体温

表 107.4 应用产前抗生素预防(IAP)预防早发型 B 族链球菌疾病的指征

(改编自 Centers for Disease Control and Prevention 2010)

产前 B 族链球菌预防指征	非产前 B 族链球菌预防指征
既往有孩子曾患侵入性 B 族链球菌疾病	既往妊娠时有 B 族链球菌定植(除非在此次妊娠中出现了应用 B 族链球菌预防的指征)
此次妊娠任何阶段出现 B 族链球菌菌尿	在既往妊娠时有 B 族链球菌菌尿(除非在此次妊娠中出现了应用 B 族链球菌预防的指征)
在此次妊娠晚期,B 族链球菌生殖道直肠培养结果阳性	无论有无产前危险因素,B 族链球菌生殖道直肠培养结果阴性
在产程发动时 B 族链球菌情况不详(未行培养,不完整,或结果未知)并且出现下面任何一种情况:	不考虑 B 族链球菌定植状态或胎龄,在对产程发动前羊膜未破损的妇女进行剖宫产时
胎龄小于 37 周	
羊膜破损≥18 小时	
产前体温≥38.0℃	
产前 B 族链球菌 NAAT 阳性	

[a] 如果羊膜完整的妇女在产程发动前进行剖宫产,则在这种情况下不建议进行产前抗生素预防。

[b] 产前 GBS 筛查的最佳时机是在妊娠 35~37 周时。

[c] 如果怀疑羊膜炎,应进行广谱抗生素治疗,其中包括已知对 GBS 具有活性的药物以替代 GBS 预防。

[d] GBS 的核酸扩增测试(NAAT)测试是可选的,可能并非在所有中心中都可用。

如果产时 NAAT 对 GBS 呈阴性,但存在任何其他产时危险因素(妊娠 <37 周时分娩,18 小时羊膜破裂或温度为 38.0℃),则应进行产前抗生素预防。

≥38.0℃的妇女应予以产前抗生素应用。

- 在无 GBS UTI 时,产前阶段不推荐使用抗菌药物来消灭尿道直肠定植的 GBS,因为这种治疗在消灭定植或预防新生儿疾病方面效果不明显,并可能引起副作用。

- 不论 GBS 定植状态或胎龄,没有羊膜早破情况下进行剖宫产的妇女,均不常规进行 IAP。围手术期预防性地应用抗生素来阻止剖宫产的感染性并发症,不应该受到 GBS 状态的影响而改变。预计进行剖宫产的妇女需要在胎龄 35~37 周进行常规的生殖道直肠 GBS 筛选,因为产程发动和胎膜早破可能出现在预计的剖宫产之前,并且在这些情况下,GBS 定植的妇女需要接受产前抗生素预防。

全面筛选策略存在两方面的缺陷:a)存在在取得阴道拭子或阴道拭子结果得到之前,产妇已经分娩的可能性;b)在取得阴道拭子阴性到分娩的时间段内存在定植的可能性。Yancey 等(1996)证实在分娩前 5 周取得的阴道拭子可以预测产时 GBS 的定植。一项回顾性的研究报道了在高达 61% 的 GBS 早发型疾病中,筛查结果为阴性。作者说明了几项得到假阴性结果的原因:分娩前筛选时间窗超过 5 周,收集和加工拭子时的错误以及在获得结果时可能的错误(Van Dyke et al. 2009)。关于 IAP 有效性的最短持续时间,至今仍有争论。CDC 协议推荐 IAP 至少在产前 4 小时应用,但英国皇家妇科和产科大学建议至少产前 2 小时应用。

在一项择期剖宫产前应用青霉素治疗的 21 位女性的预期试验中,Colombo 等(2006)阐述了青霉素应用 30 分钟后,脐带血中青霉素的杀菌浓度。脐带血青霉素的浓度比母体血中浓度更高,在注射 5~6 小时后,两者都继续提高最小杀菌浓度。母体血中青霉素水平降低比胎儿体腔内更迅速,提示新生儿中青霉素的清除速率降低。Lijoi 等观察发现,在出生前母体予以超过 4 小时的 IAP(3.7%),胎儿细菌定植率较临近分娩时才接受 IAP 治疗的胎儿相比明显降低(12.3%)(Lijoi et al. 2007)。

总而言之,在分娩前应用 β- 内酰胺酶抗生素进行 GBS 预防法≥4 小时,在阻止 GBS 直肠传播和 GBS 早发型疾病方面高度有效。适当抗生素的短程应用可能起到一些保护作用。

107.5.1.2 IAP 的副作用

虽然这项预防策略取得了巨大的成功,但也因为大规模的产前抗生素预防,而出现了一些可能的副作用。

Van Dyke 等在一项 7 691 名新生儿的研究中,发现 IAP 后没有病例出现过敏反应(Van Dyke et al. 2009)。

Moore 等(2003)总结了 412 篇文献并试图发现 IAP 使用和 EOS 病因改变原因之间的关系,他们研究了 IAP 对于多重耐药微生物感染的作用,而不单单是对 GBS 的作用。他们发现:a)GBS 和一些其他细菌早发型感染发生率降低;b)在早产婴儿中,非 GBS 或抗生素耐药的 EOS 发生率增加;c)其他微生物引起的早发型疾病的发生率没有改变。根据这些结论,Baltimore 提出在早产儿和 VLBW 中,IAP 应根据风险和获益进行调整(Baltimore 2007)。GBS 对红霉素和克林霉素耐药的病例已经出现,但至今没出现对青霉素、氨苄西林、头孢唑林和万古霉素耐药的病例。在一项 1996 至 2006 年发表的关于 21 项研究的综述中,Barcaite 等(2008)报道 GBS 对青霉素、氨苄西林、头孢唑林和万古霉素不耐药。4%~21% 的 GBS 菌株对红霉素过敏,3%~20% 的 GBS 对克林霉素过敏。

107.5.1.3 新生儿治疗方法

任何有感染临床症状的婴儿都必须进行检查并用抗生素治疗,无论有无风险因素,或有什么样的风险因素。在 2010 年 CDC 提出了新生儿早发型 GBS 感染的二级预防法(图 107.2)(Centers for Disease Control and Prevention 2010)。

GBS 在新生儿中自然定植,治疗不能消除链球菌的定植,并且在经过治疗后可能出现耐药菌,因此,治疗不能起到预防可能的晚发感染的作用(Berner 2002)。在生后几小时内做的新生儿浅表拭子筛查没有明显的作用(Baker 1997;Stronati et al. 2004)。实际上,大约 90% 的早发型疾病发生在生后 24 小时内,此时血培养结果尚未获得(Baker 1997),99% 的宿主新生儿没有被感染。在网页 www.cdc.gov/grupstrep/guidelines/guidelines.html 可以获得预防围产期 GBS 疾病的预防指南。

107.5.2 院内感染的预防

新生儿院内感染是住院婴儿发生的晚发型感染(出现在生后 72 小时后)(Clark et al. 2004b)。在 NICU 中,感染的发生率差异很大,取决于环境因素和临床实践。WHO 进行的一项研究报道,在欧洲院内感染率在 7%~19%,在美国院内感染率为 14%(WHO/EIP/SPO/QPS/05.2 2005)。免疫系统尚不成熟,经常进行侵入性的操作和长时间的住院,都是新生儿中感染发生率高的因素。感染可能使住院时间延长,并增加发病率和死亡率。

预防医疗相关的感染需要通过阻断医务人员对微生物的传播和慎用抗生素来实现,采取在增加宿主抵抗力的同时,针对病原易感性,减少危险因素的策略(Jarvis 2004;Borghesi and Stronati 2008)。

预防院内感染的策略包括手卫生实践,阻止静脉导管相关的血流感染,适当应用抗生素进行治疗,运用化学预防法进行预防,调节宿主 - 病原体相互作用的干预措施以及皮肤护理。

107.5.2.1 手卫生

自从 Ignaz Semmelweis 阐述了在 1847 年提出了一种洗手方法使产褥期败血症明显减少后,手卫生被认为可以降低医务工作者相关的感染,并且 CDC 推崇手卫生作为唯一最有效的预防院内感染传播的途径(Pittet 2001)。

洗手简单,经济,并可以阻止病原的传播。然而,在医务工作者中,手卫生的依从性依然很低,据报道,坚持手卫生的比例为 20%~50%(Cohen et al. 2003)。

在 Pittet 等(2000)进行的多中心的试验中,强制推行的手卫生运动使操作的依从性明显升高,(从 48% 到 66%,$P<0.001$)同时还出现了院内感染的整体频率降低(从 16.9% 到 9.9%,$P=0.04$)以及 MRSA 引起的感染的概率降低[从 2.16 例 /(10 000 名患者 - 时间)到 0.93 例 /(10 000 名患者 - 时间),$P<0.001$]。

CDC 医院感染控制顾问委员会(Pittet and Boyce 2003)制定的手卫生指导方案推荐,在手受到明确的污染或被蛋白质类污染时应该用抗微生物类或非抗微生物类肥皂和水进行洗手,如果手没有受到明确的污染或在直接接触患者前,应用含酒精的揉搓式清洁液(含 0.5% 氯己定的酒精制剂)进行消毒。其他的建议包括在直接接触患者时,避免戴假指甲、戒指、手镯及手表(Pittet and Boyce 2003;Longtin et al. 2014)。

最近的一项随机临床试验(Kaufman et al. 2014)

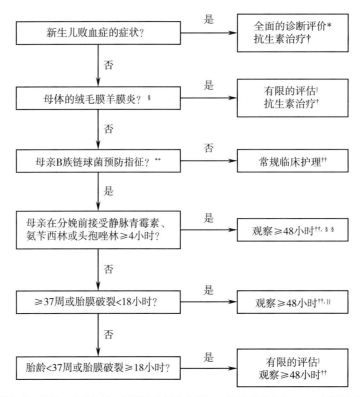

图107.2 新生儿早发型 B 族链球菌感染的二级预防法新生儿早期 B 组链球菌病（GBS）二级预防法（改编自 Centers for Disease Control and Prevention 2010）。*完整的诊断评估包括血液培养、全血细胞计数（包括白细胞分类和血小板计数）、胸片（存在呼吸系统异常时）和腰椎穿刺（若怀疑患者存在脓毒症，病情稳定，可耐受该操作）。†抗生素治疗应针对新生儿败血症最常见的病原体，包括静脉氨苄西林治疗 GBS 并覆盖其他微生物（包括大肠杆菌及其他革兰氏阴性菌），还应考虑当地抗生素耐药的模式。§产科医生会诊以确定疑似绒毛膜羊膜炎至关重要。绒毛膜羊膜炎可通过临床诊断，有些症状是非特异性的。狭义的评估包括血液培养（出生时）和全血细胞计数和分类、血小板计数（出生时和／或生后 6~12 小时）。**产时预防 GBS 的适应证见表 107.4。††出现脓毒症的征象时，应充分进行诊断性评估，并开始抗生素治疗。§§如果胎龄≥37 周，如果满足其他出院标准，可随时获得医疗护理，且将有一名能够完全遵守家庭观察指示的人员在场，24 小时后可在家中观察。如果不满足这些条件，应该在医院观察至少 48 小时，直到达到出院标准。||一些专家建议对生后 6~12 小时的患儿进行全血细胞分类计数及血小板计数。

表明，早产儿和手接触之前在手卫生后使用非无菌手套可以减少早产儿革兰氏阳性血流感染。但是，需要更多研究来证实这种做法的真正好处。

107.5.2.2 中心静脉导管相关感染的预防

CRBSI 的定义可能因研究而异。通常，如果导管放置至少 24 小时或在感染前不到 48 小时拔出导管，菌血症可被认为与 CVC 有关（Stolfi et al. 1999）。住院新生儿中的 CRBSI 最常由 CONS 引起，但鉴于 CONS 是健康皮肤的大量定植菌，它们经常污染血液培养样本，导致假阳性结果（Garland et al. 2005；Hooven and Polin 2014）。对于患有败血症迹象的婴儿，可以通过外周血培养阳性并伴有导管定植来定义明确的 CRBSI（如从中心置管抽血或在术后导管

尖端进行阳性血培养所证实的）（Garland et al. 2005；Hooven and Polin 2014）。如果中心置管和外周血培养物均为 CONS 阳性，则可能为明确的 CRBSI；如果仅中心置管培养阳性，则为定植；仅当外周血培养 CONS 阳性时，可能为污染。如果两者均为阴性，则无血液感染。在后 3 种情况下，患者的临床状况应指导治疗和进一步的诊断决策，例如进行腰穿和继续经验性抗生素治疗（Hooven and Polin 2014）。

预防 CVC 相关感染的策略包括：a）插入期间预防已经 CVC 的处理；b）缩短置管时间；c）在血培养结果阳性后拔除中心静脉导管：

1. CVC 污染和微生物定植可能发生在插入和导管处理期间（Clark et al. 2004a）。良好的手卫生和导管插入和操作过程中适当的消毒技术可以防治感

染。与传统的预防措施(无菌手套和小的无菌布)相比,在插管期间采用标准的消毒技术(帽子,口罩,无菌服,无菌手套,大的无菌布)明显地降低了导管相关性血流感染的发生率(O'Grady et al. 2002;Raad et al. 1994)。CVC适当的处理应该包括建立无菌区,每次针座进入时和断开时,用酒精反复地摩擦消毒(Kilbride et al. 2003),避免使用多腔导管,避免血液通过导管回吸,每日评估置管位点和敷料的完整(Golombek et al. 2002)。

对于早产婴儿和2个月以下的婴儿,无菌操作之前皮肤消毒的最佳解决方案尚不明确,并且在放置中央导管之前使用的消毒溶液可能会因机构和患者群体而异。在早产儿中,由于角质层更薄或没有角膜,因此与氯己定溶液相关的烧伤风险很高,因此聚维酮碘溶液可能是合适的选择(McCay et al. 2014;Anderson et al. 2008)。使用聚维酮碘溶液时,应在干燥后将其从患者皮肤上去除,以防止组织损伤,吸收和抑制甲状腺(McCay et al. 2014)。

给药组每48~72小时需要进行置换,输液组每24小时应进行置换(O'Grady et al. 2002)。NICU目前不建议使用用于预防CRBSI的抗生素封闭方案。

2. 降低导管相关感染风险最简单的方法是缩短CVC置管时间。几项研究阐述了导管置管次数和新生儿败血症发生率之间的直接关系(Stoll et al. 2002a;Clark et al. 2004a)。然而,最近,一项回顾性队列研究对使用了15 567根导管的13 327例婴儿[93%的外周中心导管(PICC),7%的穿刺导管]进行了研究,结果显示停留时间的增加与PICC的CRBSI风险增加无关(Greenberg et al. 2015)。对于隧穿导管,与第1周相比,第7和9周的感染发生率明显更高。尽管由于可能的非感染性并发症,在不再需要导管时应及时拔出导管,但临床医生不应因担心感染而常规更换未感染的PICC。相反,如果不再需要,应考虑在第7周之前移走导管(Greenberg et al. 2015)。

3. 当血液培养呈阳性时,中心静脉置管应立即拔除。Benjamin等发现,在发现细菌微生物后24小时内不拔管的患者与立刻拔管的患者比较,预后明显较差(增加了感染并发症的风险,出现终末器官损伤,再一次败血症中出现多种血培养结果阳性,死亡)(8% vs 46%;OR=9.8)(Benjamin et al. 2001)。在Karlowicz等进行的一项回顾性的研究中,第一次血培养出现念珠菌属阳性3天内拔管可以缩短真菌血

症的持续时间(3 天 vs 6 天,P=0.000 2),并且死亡率下降(2% vs 19%,P=0.008)(Karlowicz et al. 2000)。在发现菌血症或真菌血症后,CVC应该尽快拔除。当血培养现实凝固酶阴性葡萄球菌时,可进行导管灭菌,但是如果第二次的培养结果依然是阳性的,导管应立即拔除。

107.5.2.3 抗微生物预防

抗生素预防法 对于高危儿(超早产儿,进行气管内插管和机械通气,胸壁和腹腔引流,手术干预和免疫缺陷,以及具有母体危险因素如绒毛膜羊膜炎和母体发热的婴儿),尚没有有效的证据支持抗生素预防法。

在一项循证医学 meta 分析中,对于有 CVC 的婴儿抗生素预防方法对败血症发生率的降低略有作用,但是这种作用与降低死亡率无关。关于神经发育结果和耐药细菌的出现,目前没有有效的研究数据,目前不推荐常规应用抗生素进行预防(Jardine et al. 2008)。

一项包含 5 个临床试验的循证医学 meta 分析研究了预防使用万古霉素在预防 CVC 相关感染方面的作用(Craft et al. 2000),发现低剂量的预防应用万古霉素可以降低院内败血症的发生率,但是,鉴于已经证实这对于 VLBW 患儿几乎无临床上的重要益处,也没有足够的证据查明万古霉素耐药的风险,作者总结目前不应该常规地使用万古霉素进行预防。

在一些研究中已经评估了"抗生素冲洗"或"抗生素封管"的预防性给药措施。在一项前瞻性随机临床试验中(Garland et al. 2005),将新放置在外周的 CVC 的 VLBW 婴儿随机分为两组,每天用肝素化生理盐水或含万古霉素 25μg/ml 的肝素化盐水将导管封管 2 次或 3 次,每次 20 分钟或 60 分钟。对照组中与 CRBSI 的发生率显著高于治疗组(17.8/1 000 导管日 vs 2.3/1 000 导管日);从任何培养物中均未发现耐万古霉素的肠球菌或 CONS。Filippi 等(2007)对 103 名新生儿的研究已经评估了肝素 / 夫西地酸锁溶液(夫西地酸 4mg/ml;肝素 10UI/ml)。在治疗组中,CRBSIs 的发生率显著低于对照组(6.6/1 000 导管日 vs 24.9/1 000 导管日,P<0.01)。但是,没有足够的数据提示常规地在 NICU 中使用。

真菌预防 在 VLBW 婴儿中使用预防性氟康唑已在多项降低重复性真菌感染和定植风险的试验

中反复被证明有效（Camacho-Gonzalez et al. 2013）。

在大型的多中心随机试验中，Manzoni 等（2007b）发现与对照组相比，接受治疗的婴儿念珠菌定植率和侵袭性真菌感染率显著降低（8.8% vs 29.2%，念珠菌定植的 $P<0.000\,1$；3.2% vs 13.2%，真菌感染的 $P=0.002$）。另一项研究还表明，预防氟康唑不会促进白色念珠菌菌株耐药（Manzoni et al. 2008）。

在一项针对 10 个试验的 Cochrane meta 分析中，共有 1 371 名婴儿接受了系统性抗真菌药物预防与安慰剂或不使用药物的比较，Cleminson 等的研究表明，预防性系统性抗真菌药可降低极早产或极低出生体重婴儿的侵袭性真菌感染（Cleminson et al. 2015）。但是，作者们进一步建议谨慎地解释和应用这一发现，因为在许多纳入试验的对照组中，侵袭性真菌感染的发生率非常高，meta 分析并未显示出对死亡率的统计学显著影响。

Shane 和 Stoll 报告说，根据美国每年约 30 000 例极低出生体重的早产队列，据估计，预防性使用氟康唑每年可减少 2 000~3 000 例侵袭性念珠菌病和 200~300 例死亡和约 400~500 名婴儿因侵袭性念珠菌病造成的不良神经发育结果（Shane and Stoll 2014）。

但是，必须根据当地念珠菌感染的发生率以及可能从预防中受益最大的婴儿类别，权衡氟康唑预防的风险和益处。

Benjamin 等在一项随机、盲法、安慰剂对照试验中，评估了氟康唑预防极低出生体重（出生时少于 750g）的婴儿死亡或侵袭性念珠菌病的效力和安全性，这些婴儿分别接受了氟康唑 6mg/kg 体重或安慰剂，每周两次，持续 42 天。与安慰剂相比，氟康唑的预防并未在该队列中导致死亡或侵袭性念珠菌病综合结果的发生率降低，因此不支持在极低出生体重的婴儿中普遍使用预防性氟康唑。作者进一步建议，应将氟康唑预防措施的常规使用仅限于侵袭性念珠菌病中度至高发生率的单位，还需要进一步的研究来准确确定氟康唑预防措施的获益超过风险的发生率（Benjamin et al. 2014）。

此外，氟康唑的预防需要持续监测耐药菌株的出现，并收集早产后早期接触氟康唑后长期神经发育的数据（Cleminson et al. 2015）。并且，全身性氟康唑相对于口服抗真菌药的优缺点仍需要进一步研究。

在 Cochrane meta 分析中（Austin et al. 2015），Austin 等评价了 4 项试验（1 800 例婴儿），比较了口服 / 局部非吸收性抗真菌药物（制霉菌素或咪康唑）与安慰剂或无药物的比较，发现口服 / 局部非吸收性抗真菌药物治疗的 VLBW 婴儿的侵袭性真菌感染风险降低；但是，作者进一步建议，由于纳入试验的方法学缺陷，应谨慎解释这些结果。在同一项 meta 分析中，作者确定了 3 项比较口服 / 局部非吸收性和全身性抗真菌药物预防效果的试验，并没有发现侵袭性真菌感染或全因死亡率的任何统计学差异。抗真菌药可能与全身性氟康唑一样有效（Austin et al. 2015）。在关于预防新生儿真菌感染的系统综述中，Blyth 等的结论是预防性氟康唑和口服制霉菌素对预防 VLBW 婴儿的侵袭性真菌感染均非常有效。这两种试剂都是安全的，没有明显的毒性。鉴于氟康唑与制霉菌素比较的数据很少，因此抗真菌药的选择应受真菌感染的发生率，地方流行病学和相对成本的影响（Blyth et al. 2012）。

107.5.2.4　调节宿主 - 病原体相互作用

抗生素与抗生素管理　明智地使用抗生素是减少感染和限制耐药菌株出现的第一步。Cotten（2009）等发现经验性抗生素治疗早发型败血症 ≥5 天与增加的死亡率或综合结局死亡率以及 NEC 之间存在关联。Kuppala 等（2011）的研究表明，在培养阴性的情况下施用 5 种以上抗生素与晚发型脓毒症或复合结局性晚发型脓毒症，NEC 或死亡的风险增加有关。Alexander 等（2011）发现经验性抗生素与 NEC 风险增加之间存在关联。该证据敦促避免不必要的抗生素治疗，并将广谱抗生素的经验性治疗仅限于培养结果待定的情况。应努力提高微生物诊断的准确性（至少进行两次血液培养以及尿液和 CSF 培养），以鉴定病原体并缩小抗菌剂的范围。

在其他干预措施中，疾病预防控制中心（CDC）建议每家医院建立抗生素管理计划，该计划应依靠基础设施为医生提供他们做出正确决定所需的信息和工具，以及在抗生素处方期间和之后进行监督（http://www.cdc.gov/media/releases/2014/p0304-poor-antibiotic-prescribing.html）（Kuehn 2014）。抗生素管理工作的关键要素之一应该是制定检查清单，以通过对抗生素治疗的所有步骤进行系统评估来减少对抗生素的不当使用（http://www.cdc.gov/getsmart/healthcare/implementation/checklist.html）（Kuehn

2014）。

应该为 NICU 制定一项具体的抗生素管理计划（Patel et al. 2012）。根据 Cantey 和 Patel（2014），新生儿抗生素管理计划的特定问题包括：

- 败血症临床表现呈现非特异性，同时经常出现培养阴性的感染（尽管培养阴性，但出现败血症的临床和实验室异常结果）也给诊断带来了挑战；
- 治疗的持续时间通常在重症监护病房之间，甚至在同一单元中也有所不同，需要标准化；
- 患有绒膜羊膜炎的母亲所生的婴儿的管理，可能会接受不必要但通常不可避免的抗生素治疗；
- 给药和治疗药物监测的困难；
- 围手术期预防的最佳方案。

免疫预防 多项研究评估了免疫球蛋白在预防早产儿医院感染中的有效性。Lacy 和 Ohlsson 进行的 Cochrane meta 分析发现，静脉合用多价免疫球蛋白联合给药可使脓毒症减少 3%，任何严重感染的一个或多个发作减少 4%，但与其他临床重要结局的减少无关，包括死亡率。没有足够的数据支持常规使用免疫球蛋白预防早产儿的医院败血症。作者得出的结论是，使用预防性静脉注射免疫球蛋白的决定将取决于成本和分配给临床结果的价值（Ohlsson and Lacy 2013）。

施用病原体特异性免疫球蛋白具有潜在的益处。

对两种特定的抗葡萄球菌免疫球蛋白（INH A-21 和 Altastaph）（DeJonge et al. 2007；Benjamin et al. 2006）的研究显示，预防性给药无益处，目前不建议使用抗葡萄球菌免疫球蛋白预防早产儿或 VLBW 新生儿葡萄球菌感染（Shah and Kaufman 2009）。

在 3 项研究中对第三种特异性抗葡萄球菌免疫球蛋白——帕吉昔单抗，进行了评估，证明了帕吉昔单抗的安全性和耐受性，且未观察到败血症的减少，目前不推荐使用（Patel and Kaufman 2015）。发现针对葡萄球菌以外的新生儿常见病原体的新型抗微生物特异性和中和免疫球蛋白可能是有益的（DiGiandomenico et al. 2014）。然而，尽管具有潜力，但迄今为止，尚没有任何可商购的抗微生物免疫球蛋白预防新生儿感染的功效的证明。

G-CSF 和 GM-CSF 已在 Cochrane 综述中进行了评估，目前在新生儿治疗中不建议将其用作预防高危新生儿系统性感染的预防药物（Carr et al. 2003）。在一项针对 GM-CSF 的预防措施以减少极早产败血

症的研究中，对于超早产儿和小于胎龄儿，产后早期的预防性 GM-CSF 纠正了中性粒细胞减少症，但并没有减少败血症或改善败血症的存活率以及超早产儿的短期或长期结果（Carr et al. 2009；Marlow et al. 2013）。

母乳 肠道喂养开始的年龄和母乳的应用影响着院内败血症的发生率。与配方奶相比，母乳喂养降低了感染的发生率（Hylander et al. 1998）并且早期的肠道喂养也很有帮助（Flidel-Rimon et al. 2004）。可能的机制包括：a）预防胃肠道萎缩；b）预防肠道细菌污染；c）减少完全肠外营养和静脉内装置的应用；d）保证黏膜的免疫力（Flidel-Rimon et al. 2004）。母乳中存在的几种因子有抗感染的作用，包括免疫球蛋白、细胞因子、补体、纤连蛋白、酶（溶菌酶、白细胞酶）、巨噬细胞（~60%）、中性粒细胞（~25%）和淋巴细胞（~10%）。

乳铁蛋白 Manzoni 等发表了口服应用乳铁蛋白，一种与固有免疫宿主防御有关的存在于哺乳动物乳汁中的糖蛋白，自出生起到生后 30 天单独（100mg/d）或与鼠李糖乳杆菌 GG 益生菌（6×10^9CFU/d）联用，（出生体重小于 1 000g 的新生儿用 45 天），可以明显降低 VLBW 细菌和真菌 LONS 初次发病的发生率[乳铁蛋白组风险率与对照组比较：0.34；95% 置信区间（CI），0.17~0.70；$P=0.002$；乳铁蛋白和鼠李糖乳杆菌组风险率与对照组相比：0.27；95%CI，0.12~0.60；$P<0.001$]（Manzoni et al. 2009）。在 Cochrane meta 分析中，Pammi 和 Abrams 指出，中等至低质量的证据表明，口服或服用益生菌的乳铁蛋白预防措施可降低早产儿败血症和 NEC Ⅱ 期或更严重的问题，且无不良影响（Pammi and Abrams 2015）。目前正在进行临床试验以确认这些结果，并阐明哪种是最佳的给药方案，乳铁蛋白的最佳类型（人或牛）以及长期结果。

益生菌 在 Cochrane meta 分析中，AlFaleh 和 Anabrees 在预防早产儿重度 NEC 或败血症或两者兼有的预防性肠内施用益生菌与安慰剂或不进行任何治疗的有效性和安全性之间进行了比较，发现肠道补充益生菌可预防重症 NEC 和早产儿的全因死亡率，但没有证据表明医院败血症显著减少（AlFaleh and Anabrees 2014）。

在最近的一项大型多中心随机对照 3 期研究（PiPS 试验）中，将胎龄在 23~30 周之间的婴儿随机分配给了益生菌（选择短双歧杆菌 -001，因为在设

计该试验时,它是唯一报告显示有益处的益生菌)或安慰剂。作者没有发现这一干预措施对该人群有益的证据,因此不支持在早产儿常规使用短双歧杆菌 -001 预防坏死性小肠结肠炎和迟发性败血症,尽管作者不能排除安慰剂组的高交叉性定植率可能掩盖了益生菌干预的益处(Costeloe et al. 2016)。

使用 H_2 受体拮抗剂　已发现 H_2 受体拮抗剂治疗与 NEC 发生率较高相关(Guillet et al. 2006),其使用应限于新生儿治疗中高度选择的病例。

微生物群　最近发表的一些研究表明,上述因素包括暴露于抗生素、长时间的总肠胃外营养或母乳 / 配方奶、益生菌、乳铁蛋白,暴露于 H_2 受体拮抗剂,以及其他干预措施,可能会调节宿主 - 病原体的相互作用,通过至少部分地改变不同器官和组织中微生物群的组成(即给定生态位中微生物的总数)。将来,微生物群向有益成分和多样性的直接调节可能成为预防新生儿感染的策略。

107.5.2.5　皮肤护理

在新生儿中,皮肤屏障抵抗力比较低,尤其是早产儿,因为角质层比较薄(3~16 层,取决于出生时的胎龄),在处理、粘贴、应用酒精和聚维酮碘时很容易受到损害。因此,一些作者评价了皮肤软膏预防医院感染的有效性。

一项由 Conner 等在 2004 年发表的 Cochrane 综述总结局部预防应用药膏增加了 CONS 和其他院内感染的风险,并且这种治疗不能在早产儿中常规应用(Conner et al. 2004)。

2005 年,Darmstadt 等在 497 个胎龄小于 33 周的新生儿中进行了一项随机试验,随机分配婴儿每日接受向日葵籽油或阿夸弗尔产品(凡士林,矿物油,矿物蜡,羊毛脂醇)的按摩,并比较了这两组婴儿的医院感染发生率。在他们的研究中,阿夸弗尔产品并没有显著降低感染的风险,而在皮肤上涂抹葵花籽油可提供针对医院感染的保护作用(Darmstadt et al. 2005)。

是否应为 VLBW 新生儿使用局部皮肤药膏尚有争议,需要进一步试验。

在 Cochrane meta 分析中,Sinha 等评估了用氯己定对新生儿皮肤或脐带进行护理相对于常规护理或不进行预防,在医院和社区环境中早产或足月新生儿感染预防的疗效。在其结果中,作者发现高质量的证据表明,在社区环境中氯己定的皮肤或脐带护理可导致眼炎的发生率降低 50%,新生儿死亡率降低 12%(Sinha et al. 2015)。

参考文献

Adam B, Baillie GS, Douglas LJ (2002) Mixed species biofilms of *Candida albicans* and *Staphylococcus epidermidis*. J Med Microbiol 51(4):344–349

Alexander VN, Northrup V, Bizzarro MJ (2011) Antibiotic exposure in the newborn intensive care unit and the risk of necrotizing enterocolitis. J Pediatr 159(3):392–397

AlFaleh K, Anabrees J (2014) Probiotics for prevention of necrotizing enterocolitis in preterm infants. Cochrane Database Syst Rev 4, CD005496

Amini E, Ghasemi M, Daneshjou K (2008) A five-year study in Iran of ophthalmia neonatorum: prevalence and etiology. Med Sci Monit 14(2):CR90–CR96

Anderson J, Leonard D, Braner DA, Lai S, Tegtmeyer K (2008) Videos in clinical medicine. Umbilical vascular catheterization. N Engl J Med 359(15):e18

Apisarnthanarak A, Holzmann-Pazgal G, Hamvas A, Olsen MA, Fraser VJ (2003) Ventilator-associated pneumonia in extremely preterm neonates in a neonatal intensive care unit: characteristics, risk factors, and outcomes. Pediatrics 112(6 Pt 1):1283–1289

Arnon S, Litmanovitz I (2008) Diagnostic tests in neonatal sepsis. Curr Opin Infect Dis 21(3):223–227

Arnon S, Litmanovitz I, Regev R, Lis M, Shainkin-Kestenbaum R, Dolfin T (2002) Serum amyloid A protein in the early detection of late-onset bacterial sepsis in preterm infants. J Perinat Med 30(4):329–332

Arnon S, Litmanovitz I, Regev RH, Bauer S, Shainkin-Kestenbaum R, Dolfin T (2007) Serum amyloid A: an early and accurate marker of neonatal early-onset sepsis. J Perinatol 27(5):297–302

Ascher SB, Smith PB, Watt K, Benjamin DK, Cohen-Wolkowiez M, Clark RH et al (2012) Antifungal therapy and outcomes in infants with invasive *Candida* infections. Pediatr Infect Dis J 31(5):439–443, Pubmed Central PMCID: 3329577

Auriti C, Prencipe G, Inglese R, Azzari C, Ronchetti MP, Tozzi A et al (2010) Role of mannose-binding lectin in nosocomial sepsis in critically ill neonates. Hum Immunol 71(11):1084–1088

Austin N, Cleminson J, Darlow BA, McGuire W (2015) Prophylactic oral/topical non-absorbed antifungal agents to prevent invasive fungal infection in very low birth weight infants. Cochrane Database Syst Rev 10, CD003478

Avila-Figueroa C, Goldmann DA, Richardson DK, Gray JE, Ferrari A, Freeman J (1998) Intravenous lipid emulsions are the major determinant of coagulase-negative staphylococcal bacteremia in very low birth weight newborns. Pediatr Infect Dis J 17(1):10–17

Baker CJ (1997) Group B, streptococcal infections. Clin Perinatol 24(1):59–70

Baley JE, Silverman RA (1988) Systemic candidiasis: cutaneous manifestations in low birth weight infants. Pediatrics 82(2):211–215

Baltimore RS (2003) The difficulty of diagnosing ventilator-associated pneumonia. Pediatrics 112(6 Pt 1):1420–1421

Baltimore RS (2007) Consequences of prophylaxis for group B streptococcal infections of the neonate. Semin Perinatol 31(1):33–38

Barcaite E, Bartusevicius A, Tameliene R, Kliucinskas M, Maleckiene L, Nadisauskiene R (2008) Prevalence of maternal group B streptococcal colonisation in European countries. Acta Obstet Gynecol Scand 87(3): 260–271

Barnett ED, Klein JO (2006) Bacterial infections of the respiratory tract. In: Remington, Klein, Wilson, Baker (eds) Infectious diseases of the fetus and newborn infant, 6th edn. Elsevier Saunders, Philadelphia, pp 297–317

Bauer S, Eliakim A, Pomeranz A, Regev R, Litmanovits I, Arnon S et al (2003) Urinary tract infection in very low birth weight preterm infants. Pediatr Infect Dis J 22(5): 426–430

Bedford H, de Louvois J, Halket S, Peckham C, Hurley R, Harvey D (2001) Meningitis in infancy in England and Wales: follow up at age 5 years. BMJ 323(7312):533–536

Bendel CM (2005) Nosocomial neonatal candidiasis. Pediatr Infect Dis J 24(9):831–832

Benjamin DK Jr, Miller W, Garges H, Benjamin DK, McKinney RE Jr, Cotton M et al (2001) Bacteremia, central catheters, and neonates: when to pull the line. Pediatrics 107(6):1272–1276

Benjamin DK Jr, Poole C, Steinbach WJ, Rowen JL, Walsh TJ (2003) Neonatal candidemia and end-organ damage: a critical appraisal of the literature using meta-analytic techniques. Pediatrics 112(3 Pt 1):634–640

Benjamin DK, Schelonka R, White R, Holley HP, Bifano E, Cummings J et al (2006) A blinded, randomized, multicenter study of an intravenous *Staphylococcus aureus* immune globulin. J Perinatol 26(5): 290–295

Benjamin DK Jr, Hudak ML, Duara S, Randolph DA, Bidegain M, Mundakel GT et al (2014) Effect of fluconazole prophylaxis on candidiasis and mortality in premature infants: a randomized clinical trial. JAMA 311(17): 1742–1749, Pubmed Central PMCID: 4110724

Berner R (2002) Group B, streptococci during pregnancy and infancy. Curr Opin Infect Dis 15(3):307–313

Bizzarro MJ, Raskind C, Baltimore RS, Gallagher PG (2005) Seventy-five years of neonatal sepsis at Yale: 1928–2003. Pediatrics 116(3):595–602

Blyth CC, Barzi F, Hale K, Isaacs D (2012) Chemoprophylaxis of neonatal fungal infections in very low birthweight infants: efficacy and safety of fluconazole and nystatin. J Paediatr Child Health 48(9):846–851

Boghossian NS, Page GP, Bell EF, Stoll BJ, Murray JC, Cotton CM et al (2013) Late-onset sepsis in very low birth weight infants from singleton and multiple-gestation births. J Pediatr 162(6):1120–1124, 4 e1. Pubmed Central PMCID: 3633723

Borghesi A, Stronati M (2008) Strategies for the prevention of hospital-acquired infections in the neonatal intensive care unit. J Hosp Infect 68(4):293–300

Boucher HW, Talbot GH, Bradley JS, Edwards JE, Gilbert D, Rice LB et al (2009) Bad bugs, no drugs: no ESKAPE! An update from the Infectious Diseases Society of America. Clin Infect Dis 48(1):1–12

Brady MT (2005) Health care-associated infections in the neonatal intensive care unit. Am J Infect Control 33(5): 268–275

Bundy DG (2007) Vesicoureteral reflux. Pediatr Rev 28(2): e6–e8

Buttery JP (2002) Blood cultures in newborns and children: optimising an everyday test. Arch Dis Child Fetal Neonatal Ed 87(1):F25 F28

Camacho-Gonzalez A, Spearman PW, Stoll BJ (2013) Neonatal infectious diseases: evaluation of neonatal sepsis. Pediatr Clin N Am 60(2):367–389, Pubmed Central PMCID: 4405627

Cantey JB, Patel SJ (2014) Antimicrobial stewardship in the NICU. Infect Dis Clin N Am 28(2):247–261

Cantey JB, Sreeramoju P, Jaleel M, Treviño S, Gander R, Hynan LS et al (2013) Prompt control of an outbreak caused by extended-spectrum β-lactamase – producing *Klebsiella pneumoniae* in a neonatal intensive care unit. J Pediatr 163(3):672–679, e3

Carr R, Modi N, Dore C (2003) G-CSF and GM-CSF for treating or preventing neonatal infections. Cochrane Database Syst Rev 3, CD003066

Carr R, Brocklehurst P, Dore CJ, Modi N (2009) Granulocyte-macrophage colony stimulating factor administered as prophylaxis for reduction of sepsis in extremely preterm, small for gestational age neonates (the PROGRAMS trial): a single-blind, multicentre, randomised controlled trial. Lancet 373(9659):226–233

Cattarossi L (2013) Lung ultrasound: its role in neonatology and pediatrics. Early Hum Dev 89(Suppl 1): S17–S19

Centers for Disease Control and Prevention (2010) 2010 guidelines for the prevention of perinatal group B streptococcal disease. MMWR 59(RR-10):1–32

Cernada M, Brugada M, Golombek S, Vento M (2014) Ventilator-associated pneumonia in neonatal patients: an update. Neonatology 105(2):98–107

Chang K, Cheng VY, Kwong NS (2006) Neonatal haemorrhagic conjunctivitis: a specific sign of chlamydial infection. Hong Kong Med J 12(1):27–32

Clark R, Powers R, White R, Bloom B, Sanchez P, Benjamin DK Jr (2004a) Prevention and treatment of nosocomial sepsis in the NICU. J Perinatol 24(7):446–453

Clark R, Powers R, White R, Bloom B, Sanchez P, Benjamin DK Jr (2004b) Nosocomial infection in the NICU: a medical complication or unavoidable problem? J Perinatol 24(6):382–388

Cleminson J, Austin N, McGuire W (2015) Prophylactic systemic antifungal agents to prevent mortality and morbidity in very low birth weight infants. Cochrane Database Syst Rev 10, CD003850

Cohen B, Saiman L, Cimiotti J, Larson E (2003) Factors associated with hand hygiene practices in two neonatal intensive care units. Pediatr Infect Dis J 22 (6):494–499

Colombo DF, Lew JL, Pedersen CA, Johnson JR, Fan-Havard P (2006) Optimal timing of ampicillin administration to pregnant women for establishing bactericidal levels in the prophylaxis of Group B *Streptococcus*. Am J Obstet Gynecol 194(2):466–470

Committee on Infectious Diseases AAoP, Kimberlin DW, Brady MT, Jackson MA, Long SS (2015) Group B streptococcal infections. Red Book 2015; 2015 report of the Committee on Infectious Diseases, 30th edn. pp 745–750. http://ebooks.aappublications.org/content/red-book-30th-edition-2015

Conner JM, Soll RF, Edwards WH (2004) Topical ointment for preventing infection in preterm infants. Cochrane Database Syst Rev 1, CD001150

Costeloe K, Hardy P, Juszczak E, Wilks M, Millar MR, Probiotics in Preterm Infants Study Collaborative Group (2016) Bifidobacterium breve BBG-001 in very preterm infants: a randomised controlled phase 3 trial. Lancet 387(10019):649–60

Cotten CM, Taylor S, Stoll B, Goldberg RN, Hansen NI, Sanchez PJ et al (2009) Prolonged duration of initial empirical antibiotic treatment is associated with increased rates of necrotizing enterocolitis and death for extremely low birth weight infants. Pediatrics 123(1):58–66

Craft AP, Finer NN, Barrington KJ (2000) Vancomycin for prophylaxis against sepsis in preterm neonates. Cochrane Database Syst Rev 2, CD001971

Credè C (1881) Die verhutung der augenentzundung der neugeborenen. Arch Gynaekol 17:50–53

Darmstadt GL, Dinulos JG, Miller Z (2000) Congenital cutaneous candidiasis: clinical presentation, pathogenesis, and management guidelines. Pediatrics 105(2):438–444

Darmstadt GL, Saha SK, Ahmed AS, Chowdhury MA, Law PA, Ahmed S (2005) Effect of topical treatment with skin barrier-enhancing emollients on nosocomial infections in preterm infants in Bangladesh: a randomised controlled trial. Lancet 365(9464):1039–1045

Datta S, Roy S, Chatterjee S, Saha A, Sen B, Pal T et al (2014) A five-year experience of carbapenem resistance in Enterobacteriaceae causing neonatal septicaemia: predominance of NDM-1. PLoS One 9, e112101

DeJonge M, Burchfield D, Bloom B, Duenas M, Walker W, Polak M et al (2007) Clinical trial of safety and efficacy of INH-A21 for the prevention of nosocomial staphylococcal bloodstream infection in premature infants. J Pediatr 151(3):260–265, 5 e1

Deshpande SS, Taral N, Modi N, Singrakhia M (2004) Changing epidemiology of neonatal septic arthritis. J Orthop Surg (Hong Kong) 12(1):10–13

Dessì A, Corsello G, Stronati M, Gazzolo D, Caboni P, Carboni R et al (2014) New diagnostic possibilities in systemic neonatal infections: metabolomics. Early Hum Dev 90:S19–S21

DiGiandomenico A, Keller AE, Gao C, Rainey GJ, Warrener P, Camara MM et al (2014) A multifunctional bispecific antibody protects against Pseudomonas aeruginosa. Sci Transl Med 6(262):262ra155

Duke T (2005) Neonatal pneumonia in developing countries. Arch Dis Child Fetal Neonatal Ed 90(3):F211–F219

Ehl S, Gering B, Bartmann P, Hogel J, Pohlandt F (1997) C-reactive protein is a useful marker for guiding duration of antibiotic therapy in suspected neonatal bacterial infection. Pediatrics 99(2):216–221

El-Ganzoury MM, El-Farrash RA, Saad AA, Mohamed AG, El-Sherbini IG (2012) In vivo effect of recombinant human granulocyte colony-stimulating factor on neutrophilic expression of CD11b in septic neonates: a randomized controlled trial. Pediatr Hematol Oncol

29(3):272–284

Esposito S, Zampiero A, Pugni L, Tabano S, Pelucchi C, Ghirardi B et al (2014) Genetic polymorphisms and sepsis in premature neonates. PLoS ONE 9(7), e101248, Pubmed Central PMCID: 4085055

Faix RG (1992) Invasive neonatal candidiasis: comparison of albicans and parapsilosis infection. Pediatr Infect Dis J 11(2):88–93

Fanaroff AA, Korones SB, Wright LL, Verter J, Poland RL, Bauer CR et al (1998) Incidence, presenting features, risk factors and significance of late onset septicemia in very low birth weight infants. The National Institute of Child Health and Human Development Neonatal Research Network. Pediatr Infect Dis J 17(7):593–598

Feja KN, Wu F, Roberts K, Loughrey M, Nesin M, Larson E et al (2005) Risk factors for candidemia in critically ill infants: a matched case-control study. J Pediatr 147(2):156–161

Filippi L, Pezzati M, Di Amario S, Poggi C, Pccilc P (2007) Fusidic acid and heparin lock solution for the prevention of catheter-related bloodstream infections in critically ill neonates: a retrospective study and a prospective, randomized trial. Pediatr Crit Care Med 8(6):556–562

Finnell SM, Carroll AE, Downs SM (2011) Subcommittee on urinary tract I. Technical report-diagnosis and management of an initial UTI in febrile infants and young children. Pediatrics 128(3):e749–e770

Flidel-Rimon O, Friedman S, Lev E, Juster-Reicher A, Amitay M, Shinwell ES (2004) Early enteral feeding and nosocomial sepsis in very low birthweight infants. Arch Dis Child Fetal Neonatal Ed 89(4):F289–F292

Foca M, Jakob K, Whittier S, Della Latta P, Factor S, Rubenstein D et al (2000) Endemic Pseudomonas aeruginosa infection in a neonatal intensive care unit. N Engl J Med 343(10):695–700

Foster TJ (2005) Immune evasion by staphylococci. Nat Rev Microbiol 3(12):948–958

Foster A, Klauss V (1995) Ophthalmia neonatorum in developing countries. N Engl J Med 332(9):600–601

Fransen L, Van den Berghe P, Mertens A, Van Brussel K, Clara R, Piot P (1987) Incidence and bacterial aetiology of neonatal conjunctivitis. Eur J Pediatr 146(2):152–155

Fraser N, Davies BW, Cusack J (2006) Neonatal omphalitis: a review of its serious complications. Acta Paediatr 95(5):519–522

Frederiksen B, Christiansen P, Knudsen FU (1993) Acute osteomyelitis and septic arthritis in the neonate, risk factors and outcome. Eur J Pediatr 152(7):577–580

Freeman J, Goldmann DA, Smith NE, Sidebottom DG, Epstein MF, Platt R (1990) Association of intravenous lipid emulsion and coagulase-negative staphylococcal bacteremia in neonatal intensive care units. N Engl J Med 323(5):301–308

Friedman S, Richardson SE, Jacobs SE, O'Brien K (2000) Systemic Candida infection in extremely low birth weight infants: short term morbidity and long term neurodevelopmental outcome. Pediatr Infect Dis J 19(6):499–504

Gallardo MJ, Johnson DA, Gaviria J, Nguyen L, Melendez R, Connor DA et al (2005) Isolated herpes simplex keratoconjunctivitis in a neonate born by cesarean delivery. J Aapos 9(3):285–287

Garges HP, Moody MA, Cotten CM, Smith PB, Tiffany KF, Lenfestey R et al (2006) Neonatal meningitis: what is the correlation among cerebrospinal fluid cultures, blood cultures, and cerebrospinal fluid parameters? Pediatrics 117(4):1094–1100

Garland JS, Alex CP, Henrickson KJ, McAuliffe TL, Maki DG (2005) A vancomycin-heparin lock solution for prevention of nosocomial bloodstream infection in critically ill neonates with peripherally inserted central venous catheters: a prospective, randomized trial. Pediatrics 116(2):e198–e205

Ghosal SP, Sen Gupta PC, Mukherjee AK, Choudhury M, Dutta N, Sarkar AK (1978) Noma neonatorum: its aetiopathogenesis. Lancet 2(8084):289–291

Golombek SG, Rohan AJ, Parvez B, Salice AL, LaGamma EF (2002) "Proactive" management of percutaneously inserted central catheters results in decreased incidence of infection in the ELBW population. J Perinatol 22(3): 209–213

Greenberg RG, Benjamin DK Jr (2014) Neonatal candidiasis: diagnosis, prevention, and treatment. JInfect 69(Suppl 1):S19–S22, Pubmed Central PMCID: 4252884

Greenberg RG, Benjamin DK Jr, Gantz MG, Cotten CM, Stoll BJ, Walsh MC et al (2012) Empiric antifungal therapy and outcomes in extremely low birth weight infants with invasive candidiasis. J Pediatr 161(2):264–269, Pubmed Central PMCID: 3380169, e2

Greenberg RG, Cochran KM, Smith PB, Edson BS, Schulman J, Lee HC et al (2015) Effect of catheter dwell time on risk of central line-associated bloodstream infection in infants. Pediatrics 136(6): 1080–1086, Pubmed Central PMCID: 4657598

Grosskreutz C, Smith LB (1992) Neonatal conjunctivitis. Int Ophthalmol Clin 32(1):71–79

Grundmann H, Kropec A, Hartung D, Berner R, Daschner F (1993) Pseudomonas aeruginosa in a neonatal intensive care unit: reservoirs and ecology of the nosocomial pathogen. J Infect Dis 168(4):943–947

Guida JD, Kunig AM, Leef KH, McKenzie SE, Paul DA (2003) Platelet count and sepsis in very low birth weight neonates: is there an organism-specific response? Pediatrics 111(6 Pt 1):1411–1415

Guillet R, Stoll BJ, Cotten CM, Gantz M, McDonald S, Poole WK et al (2006) Association of H2-blocker therapy and higher incidence of necrotizing enterocolitis in very low birth weight infants. Pediatrics 117(2): e137–e142

Gutierrez K (2005) Bone and joint infections in children. Pediatr Clin N Am 52(3):779–794

Hammerschlag MR (2000) Treatment of *Chlamydia pneumoniae*. Int J Antimicrob Agents 15(3):239, 41

Harpin VA, Rutter N (1985) Humidification of incubators. Arch Dis Child 60(3):219–224

Healy CM, Palazzi DL, Edwards MS, Campbell JR, Baker CJ (2004) Features of invasive staphylococcal disease in neonates. Pediatrics 114(4):953–961

Heath PT, Nik Yusoff NK, Baker CJ (2003) Neonatal meningitis. Arch Dis Child Fetal Neonatal Ed 88(3): F173–F178

Hoberman A, Wald ER, Reynolds EA, Penchansky L, Charron M (1994) Pyuria and bacteriuria in urine specimens obtained by catheter from young children with fever. J Pediatr 124(4):513–519

Holt DE, Halket S, de Louvois J, Harvey D (2001) Neonatal meningitis in England and Wales: 10 years on. Arch Dis Child Fetal Neonatal Ed 84(2):F85–F89

Hooven TA, Polin RA (2014) Healthcare-associated infections in the hospitalized neonate: a review. Early Hum Dev 90(Suppl 1):S4–S6

Hornik CP, Fort P, Clark RH, Watt K, Benjamin DK Jr, Smith PB et al (2012) Early and late onset sepsis in very-low-birth-weight infants from a large group of neonatal intensive care units. Early Hum Dev 88(Suppl 2):S69–S74, Pubmed Central PMCID: 3513766

Hylander MA, Strobino DM, Dhanireddy R (1998) Human milk feedings and infection among very low birth weight infants. Pediatrics 102(3), E38

Isaacs D (2006) Unnatural selection: reducing antibiotic resistance in neonatal units. Arch Dis Child Fetal Neonatal Ed 91(1):F72–F74

Isenberg SJ, Apt L, Wood M (1995) A controlled trial of povidone-iodine as prophylaxis against ophthalmia neonatorum. N Engl J Med 332(9):562–566

Isenberg SJ, Apt L, Del Signore M, Gichuhi S, Berman NG (2003) A double application approach to ophthalmia neonatorum prophylaxis. Br J Ophthalmol 87(12): 1449–1452

Jardine LA, Inglis GD, Davies MW (2008) Prophylactic systemic antibiotics to reduce morbidity and mortality in neonates with central venous catheters. Cochrane Database Syst Rev 1, CD006179

Jarvis WR (2004) Controlling healthcare-associated infections: the role of infection control and antimicrobial use practices. Semin Pediatr Infect Dis 15(1):30–40

Johnson CE (1999) New advances in childhood urinary tract infections. Pediatr Rev 20(10):335–342

Jones AJ, Starling LD, Keith T, Nicholl R, Seale AN (2014) When pneumonia does not respond to antibiotics: a challenging neonatal diagnosis. Arch Dis Child Educ Pract Ed 99(6):221–230, Pubmed Central PMCID: 4251205

Jordan JA, Durso MB (2000) Comparison of 16S rRNA gene PCR and BACTEC 9240 for detection of neonatal bacteremia. J Clin Microbiol 38(7):2574–2578

Juster-Reicher A, Flidel-Rimon O, Amitay M, Even-Tov S, Shinwell E, Leibovitz E (2003) High-dose liposomal amphotericin B in the therapy of systemic candidiasis in neonates. Eur J Clin Microbiol Infect Dis 22(10): 603–607

Kanellopoulos TA, Salakos C, Spiliopoulou I, Ellina A, Nikolakopoulou NM, Papanastasiou DA (2006) First urinary tract infection in neonates, infants and young children: a comparative study. Pediatr Nephrol 21 (8):1131–1137

Karlowicz MG, Hashimoto LN, Kelly RE Jr, Buescher ES (2000) Should central venous catheters be removed as soon as candidemia is detected in neonates? Pediatrics 106(5), E63

Kaufman D, Fairchild KD (2004) Clinical microbiology of bacterial and fungal sepsis in very-low-birth-weight infants. Clin Microbiol Rev 17(3):638–680

Kaufman DA, Blackman A, Conaway MR, Sinkin RA

(2014) Nonsterile glove use in addition to hand hygiene to prevent late-onset infection in preterm infants: randomized clinical trial. JAMA Pediatr 168(10):909–916

Keller MS (2005) Musculoskeletal sonography in the neonate and infant. Pediatr Radiol 35(12):1167–1173

Kilbride HW, Wirtschafter DD, Powers RJ, Sheehan MB (2003) Implementation of evidence-based potentially better practices to decrease nosocomial infections. Pediatrics 111(4 Pt 2):e519–e533

Kuehn BM (2014) CDC: Hospital antibiotic use promotes resistance: checklist can improve practices. JAMA 311(15):1485–1486

Kuppala VS, Meinzen-Derr J, Morrow AL, Schibler KR (2011) Prolonged initial empirical antibiotic treatment is associated with adverse outcomes in premature infants. J Pediatr 159(5):720–725, Pubmed Central PMCID: 3193552, Epub 2011/07/26. eng

Lachassine E, Letamendia-Richard E, Gaudelus E (2004) Epidemiology of nosocomial infections in neonates. Arch Pediatr 11:229–233

Larcombe J (1999) Urinary tract infection in children. BMJ 319(7218):1173–1175

Leigh L, Stoll BJ, Rahman M, McGowan J Jr (1995) Pseudomonas aeruginosa infection in very low birth weight infants: a case-control study. Pediatr Infect Dis J 14(5):367–371

Lijoi D, Di Capua E, Ferrero S, Mistrangelo E, Giannattasio A, Morano S et al (2007) The efficacy of 2002 CDC guidelines in preventing perinatal group B streptococcal vertical transmission: a prospective study. Arch Gynecol Obstet 275(5):373–379

Lin FY, Weisman LE, Troendle J, Adams K (2003) Prematurity is the major risk factor for late-onset group B streptococcus disease. J Infect Dis 188(2):267–271

Loffler J, Hebart H, Schumacher U, Reitze H, Einsele H (1997) Comparison of different methods for extraction of DNA of fungal pathogens from cultures and blood. J Clin Microbiol 35(12):3311–3312

Long SS, Klein JO (2006) Bacterial infections of the urinary tract. In: Remington, Klein, Wilson, Baker (eds) Infectious diseases of the fetus and newborn infant, 6th edn. Elsevier Saunders, Philadelphia, pp 335–346

Longtin Y, Schneider A, Tschopp C, Renzi G, Gayet-Ageron A, Schrenzel J et al (2014) Contamination of stethoscopes and physicians' hands after a physical examination. Mayo Clin Proc 89(3):291–299

Lopez Sastre JB, Solis DP, Serradilla VR, Colomer BF, Cotallo GD (2007) Evaluation of procalcitonin for diagnosis of neonatal sepsis of vertical transmission. BMC Pediatr 7:9

Makhoul IR, Kassis I, Hashman N, Sujov P (2001) Staphylococcal scalded-skin syndrome in a very low birth weight premature infant. Pediatrics 108(1), E16

Malbon K, Mohan R, Nicholl R (2006) Should a neonate with possible late onset infection always have a lumbar puncture? Arch Dis Child 91(1):75–76

Manzoni P, Farina D, Galletto P, Leonessa M, Priolo C, Arisio R et al (2007a) Type and number of sites colonized by fungi and risk of progression to invasive fungal infection in preterm neonates in neonatal intensive care unit. J Perinat Med 35(3):220–226

Manzoni P, Stolfi I, Pugni L, Decembrino L, Magnani C,

Vetrano G et al (2007b) A multicenter, randomized trial of prophylactic fluconazole in preterm neonates. N Engl J Med 356(24):2483–2495

Manzoni P, Leonessa M, Galletto P, Latino MA, Arisio R, Maule M et al (2008) Routine use of fluconazole prophylaxis in a neonatal intensive care unit does not select natively fluconazole-resistant Candida subspecies. Pediatr Infect Dis J 27(8):731–737

Manzoni P, Rinaldi M, Cattani S, Pugni L, Romeo MG, Messner H et al (2009) Bovine lactoferrin supplementation for prevention of late-onset sepsis in very low-birth-weight neonates: a randomized trial. JAMA 302(13):1421–1428

Marlow N, Morris T, Brocklehurst P, Carr R, Cowan FM, Patel N et al (2013) A randomised trial of granulocyte-macrophage colony-stimulating factor for neonatal sepsis: outcomes at 2 years. Arch Dis Child Fetal Neonatal Ed 98(1):F46–F53, Pubmed Central PMCID: 3533400

Mathur NB, Garg K, Kumar S (2002) Respiratory distress in neonates with special reference to pneumonia. Indian Pediatr 39(6):529–537

Maudsley RF, Brix GA, Hinton NA, Robertson EM, Bryans AM, Haust MD (1966) Placental inflammation and infection. A prospective bacteriologic and histologic study. Am J Obstet Gynecol 95(5):648–659

Mazzucchelli I, Garofoli F, Ciardelli L, Borghesi A, Tzialla C, Di Comite A et al (2013) Diagnostic performance of triggering receptor expressed on myeloid cells-1 and CD64 index as markers of sepsis in preterm newborns. Pediatr Crit Care Med 14(2):178–182

McCay AS, Elliott EC, Walden M (2014) Videos in clinical medicine. PICC placement in the neonate. N Engl J Med 370(11):e17

McDonald A, Scranton M, Gillespie R, Mahajan V, Edwards GA (2000) Voiding cystourethrograms and urinary tract infections: how long to wait? Pediatrics 105(4), E50

Mikhael M, Brown LS, Rosenfeld CR (2014) Serial neutrophil values facilitate predicting the absence of neonatal early-onset sepsis. J Pediatr 164(3):522–528, e1-3

Mishra UK, Jacobs SE, Doyle LW, Garland SM (2006) Newer approaches to the diagnosis of early onset neonatal sepsis. Arch Dis Child Fetal Neonatal Ed 91(3): F208–F212

Misra S, Bhakoo ON, Ayyagiri A, Katariya S (1991) Clinical & bacteriological profile of neonatal pneumonia. Indian J Med Res 93:366–370

Moore MR, Schrag SJ, Schuchat A (2003) Effects of intrapartum antimicrobial prophylaxis for prevention of group-B-streptococcal disease on the incidence and ecology of early-onset neonatal sepsis. Lancet Infect Dis 3(4):201–213

Mullany LC, Darmstadt GL, Khatry SK, Katz J, LeClerq SC, Shrestha S et al (2006) Topical applications of chlorhexidine to the umbilical cord for prevention of omphalitis and neonatal mortality in southern Nepal: a community-based, cluster-randomised trial. Lancet 367 (9514):910–918

Mullany LC, Darmstadt GL, Katz J, Khatry SK, LeClerq SC, Adhikari RK et al (2007) Risk factors for umbilical cord infection among newborns of southern Nepal. Am J Epidemiol 165(2):203–211

Muller-Pebody B, Johnson AP, Heath PT, Gilbert RE, Henderson KL, Sharland M (2010) Empirical treatment of neonatal sepsis: are the current guidelines adequate? Arch Dis Child Fetal Neonatal Ed 96(1):F4–F8

Mussi-Pinhata MM, Rego MA (2005) Immunological peculiarities of extremely preterm infants: a challenge for the prevention of nosocomial sepsis. J Pediatr (Rio J) 81((1 Suppl)):S59–S68, Particularidades imunologicas do pre-termo extremo: um desafio para a prevencao da sepse hospitalar

Mussi-Pinhata MM, Nobre RA, Martinez FE, Jorge SM, Ferlin ML, Goncalves AL (2004) Early-onset bacterial infection in Brazilian neonates with respiratory distress: a hospital-based study. J Trop Pediatr 50(1):6–11

Narang A, Mukhopadhyay K, Kumar P, Bhakoo ON (1998) Bone and joint infection in neonates. Indian J Pediatr 65(3):461–464

Newman TB (2011) The new American Academy of Pediatrics urinary tract infection guideline. Pediatrics 128 (3):572–575

Ng PC, Ang IL, Chiu RW, Li K, Lam HS, Wong RP et al (2010) Host-response biomarkers for diagnosis of late-onset septicemia and necrotizing enterocolitis in preterm infants. J Clin Invest 120(8):2989–3000, Pubmed Central PMCID: 2912182

Nissen MD (2007) Congenital and neonatal pneumonia. Paediatr Respir Rev 8(3):195–203

Nozicka CA, Hanly JG, Beste DJ, Conley SF, Hennes HM (1999) Otitis media in infants aged 0–8 weeks: frequency of associated serious bacterial disease. Pediatr Emerg Care 15(4):252–254

Offiah AC (2006) Acute osteomyelitis, septic arthritis and discitis: differences between neonates and older children. Eur J Radiol 60(2):221–232

O'Grady NP, Alexander M, Dellinger EP, Gerberding JL, Heard SO, Maki DG et al (2002) Guidelines for the prevention of intravascular catheter-related infections. The Hospital Infection Control Practices Advisory Committee, Center for Disese Control and Prevention, U.S. Pediatrics 110(5):e51

Ohlsson A, Lacy JB (2013) Intravenous immunoglobulin for preventing infection in preterm and/or low birth weight infants. Cochrane Database Syst Rev 7, CD000361

Ohlsson A, Lacy JB (2015) Intravenous immunoglobulin for suspected or proven infection in neonates. Cochrane Database Syst Rev 3, CD001239

Orscheln RC, Shinefield HR, Geme JWS III (2006) Staphylococcal infections. In: Remington, Klein, Wilson, Baker (eds) Infectious diseases of the fetus and newborn infant, 6th edn. Elsevier Saunders, Philadelphia, pp 513–543

Overturf GD (2006) Bacterial infections of the bones and joints. In: Remington, Klein, Wilson, Baker (eds) Infectious diseases of the fetus and newborn infant, 6th edn. Elsevier Saunders, Philadelphia, pp 319–333

Palazzi DL, Klein JO, Baker CJ (2006) Bacterial sepsis and meningitis. In: Remington, Klein, Wilson, Baker (eds) Infectious diseases of the fetus and newborn infant, 6th edn. Elsevier Saunders, Philadelphia, pp 247–295

Pammi M, Abrams SA (2015) Oral lactoferrin for the prevention of sepsis and necrotizing enterocolitis in preterm infants. Cochrane Database Syst Rev 2, CD007137

Patel M, Kaufman DA (2015) Anti-lipoteichoic acid monoclonal antibody (pagibaximab) studies for the prevention of staphylococcal bloodstream infections in preterm infants. Expert Opin Biol Ther 15(4): 595–600

Patel SJ, Saiman L (2012) Principles and strategies of antimicrobial stewardship in the neonatal intensive care unit. Semin Perinatol 36(6):431-6

Perlman JM, Rollins N, Sanchez PJ (1992) Late-onset meningitis in sick, very-low-birth-weight infants. Clinical and sonographic observations. Am J Dis Child 146 (11):1297–1301

Petdachai W (2004) Ventilator-associated pneumonia in a newborn intensive care unit. Southeast Asian J Trop Med Public Health 35(3):724–729

Phares CR, Lynfield R, Farley MM, Mohle-Boetani J, Harrison LH, Petit S et al (2008) Epidemiology of invasive group B streptococcal disease in the United States, 1999–2005. JAMA 299(17):2056–2065

Pittet D (2001) Improving adherence to hand hygiene practice: a multidisciplinary approach. Emerg Infect Dis 7(2):234–240

Pittet D, Boyce JM (2003) Revolutionising hand hygiene in health-care settings: guidelines revisited. Lancet Infect Dis 3(5):269–270

Pittet D, Hugonnet S, Harbarth S, Mourouga P, Sauvan V, Touveneau S et al (2000) Effectiveness of a hospital-wide programme to improve compliance with hand hygiene. Infect Control Program Lancet 356(9238): 1307–1312

Posen R, deLemos RA (1998) C-reactive protein levels in the extremely premature infant: case studies and literature review. J Perinatol 18(2):138–141

Raad II, Hohn DC, Gilbreath BJ, Suleiman N, Hill LA, Bruso PA et al (1994) Prevention of central venous catheter-related infections by using maximal sterile barrier precautions during insertion. Infect Control Hosp Epidemiol 15(4 Pt 1):231–238

Rangel-Frausto MS, Wiblin T, Blumberg HM, Saiman L, Patterson J, Rinaldi M et al (1999) National epidemiology of mycoses survey (NEMIS): variations in rates of bloodstream infections due to Candida species in seven surgical intensive care units and six neonatal intensive care units. Clin Infect Dis 29(2):253–258

Regan JA, Klebanoff MA, Nugent RP, Eschenbach DA, Blackwelder WC, Lou Y et al (1996) Colonization with group B streptococci in pregnancy and adverse outcome. VIP Study Group. Am J Obstet Gynecol 174(4): 1354–1360

Richter R, Below H, Kadow I, Kramer A, Muller C, Fusch C (2006) Effect of topical 1.25% povidone-iodine eye drops used for prophylaxis of ophthalmia neonatorum on renal iodine excretion and thyroid-stimulating hormone level. J Pediatr 148(3):401–403

Rondini G, Chirico G, Stronati M (1991) Profilassi delle Infezioni nosocomiali nel neonato ed approccio terapeutico. Riv Ital Pediatr 17:420–432

Roper MH, Vandelaer JH, Gasse FL (2007) Maternal and neonatal tetanus. Lancet 370(9603):1947–1959

Rotimi VO, Olowe SA, Ahmed I (1985) The development

of bacterial flora of premature neonates. J Hyg (Lond) 94(3):309–318

Rowen JL (2003) Mucocutaneous candidiasis. Semin Perinatol 27(5):406–413

Royal College of Obstetricians and Gynaecologists (2012) Prevention of early onset neonatal group B streptococcal disease. https://www.rcog.org.uk/globalassets/documents/guidelines/gtg36_gbs.pdf. Accessed 27 Dec 2015

Saiman L, Ludington E, Pfaller M, Rangel-Frausto S, Wiblin RT, Dawson J et al (2000) Risk factors for candidemia in neonatal intensive care unit patients. The National Epidemiology of Mycosis Survey study group. Pediatr Infect Dis J 19(4):319–324

Saiman L, Ludington E, Dawson JD, Patterson JE, Rangel-Frausto S, Wiblin RT et al (2001) Risk factors for *Candida* species colonization of neonatal intensive care unit patients. Pediatr Infect Dis J 20(12):1119–1124

Schlapbach LJ, Mattmann M, Thiel S, Boillat C, Otth M, Nelle M et al (2010) Differential role of the lectin pathway of complement activation in susceptibility to neonatal sepsis. Clin Infect Dis 51(2):153–162

Schrag SJ, Zell ER, Lynfield R, Roome A, Arnold KE, Craig AS et al (2002) A population-based comparison of strategies to prevent early-onset group B streptococcal disease in neonates. N Engl J Med 347(4):233–239

Shah SS, Gallagher PG (1998) Complications of conjunctivitis caused by *Pseudomonas aeruginosa* in a newborn intensive care unit. Pediatr Infect Dis J 17(2):97–102

Shah PS, Kaufman DA (2009) Antistaphylococcal immunoglobulins to prevent staphylococcal infection in very low birth weight infants. Cochrane Database Syst Rev 2, CD006449

Shakunthala SK, Mallikarjuna Rao G, Urmila S (1978) Diagnostic lung puncture aspiration in acute pneumonia of newborn. Indian Pediatr 15(1):39–44

Shane AL, Stoll BJ (2014) Neonatal sepsis: progress towards improved outcomes. J Infect 68(Suppl 1):S24–S32

Singhi S, Singhi PD (1990) Clinical signs in neonatal pneumonia. Lancet 336(8722):1072–1073

Sinha A, Sazawal S, Pradhan A, Ramji S, Opiyo N (2015) Chlorhexidine skin or cord care for prevention of mortality and infections in neonates. Cochrane Database Syst Rev 3, CD007835

Sohn AH, Garrett DO, Sinkowitz-Cochran RL, Grohskopf LA, Levine GL, Stover BH et al (2001) Prevalence of nosocomial infections in neonatal intensive care unit patients: results from the first national point-prevalence survey. J Pediatr 139(6):821–827

Sperling RS, Newton E, Gibbs RS (1988) Intraamniotic infection in low-birth-weight infants. J Infect Dis 157(1):113–117

Srinivasan L, Harris MC (2012) New technologies for the rapid diagnosis of neonatal sepsis. Curr Opin Pediatr 24(2):165–171

Stolfi I, Moro M, Lana S (1999) Frequenza e variabilità delle infezioni ospedaliere in Terapia Intensiva Neonatale (TIN). Riv Ital Pediatr 25:193–200

Stoll BJ, Temprosa M, Tyson JE, Papile LA, Wright LL, Bauer CR et al (1999) Dexamethasone therapy increases infection in very low birth weight infants. Pediatrics 104(5), e63

Stoll BJ, Hansen N, Fanaroff AA, Wright LL, Carlo WA, Ehrenkranz RA et al (2002a) Late-onset sepsis in very low birth weight neonates: the experience of the NICHD Neonatal Research Network. Pediatrics 110 (2 Pt 1):285–291

Stoll BJ, Hansen N, Fanaroff AA, Wright LL, Carlo WA, Ehrenkranz RA et al (2002b) Changes in pathogens causing early-onset sepsis in very-low-birth-weight infants. N Engl J Med 347(4):240–247

Stoll BJ, Hansen N, Fanaroff AA, Lemons JA (2004a) Enterobacter sakazakii is a rare cause of neonatal septicemia or meningitis in VLBW infants. J Pediatr 144(6):821–823

Stoll BJ, Hansen N, Fanaroff AA, Wright LL, Carlo WA, Ehrenkranz RA et al (2004b) To tap or not to tap: high likelihood of meningitis without sepsis among very low birth weight infants. Pediatrics 113(5):1181–1186

Stronati M, Lombardi G, Chirico G (2000) Le infezioni nel neonato. Prospettive Pediat 30:201–217

Stronati M, Tzialla C, Lombardi G (2004) Prevention of early-onset neonatal group B streptococcus infection. Ital J Pediatr 30:39–48

Stronati M, Borghesi A, Decembrino L, Bollani L (2007) Antibiotics in neonatal intensive care units (NICUs). J Chemother 19(Suppl 2):52–55

Subcommittee on Urinary Tract Infection SCoQI, Management, Roberts KB (2011) Urinary tract infection: clinical practice guideline for the diagnosis and management of the initial UTI in febrile infants and children 2 to 24 months. Pediatrics 128(3):595–610

Sullivan BA, Fairchild KD (2015) Predictive monitoring for sepsis and necrotizing enterocolitis to prevent shock. Semin Fetal Neonatal Med 20(4):255–261

Takahashi N, Nishida H, Kato H, Imanishi K, Sakata Y, Uchiyama T (1998) Exanthematous disease induced by toxic shock syndrome toxin 1 in the early neonatal period. Lancet 351(9116):1614–1619

Tamim MM, Alesseh H, Aziz H (2003) Analysis of the efficacy of urine culture as part of sepsis evaluation in the premature infant. Pediatr Infect Dis J 22(9):805–808

The WHO Young Infants Study Group (1999) Bacterial etiology of serious infections in young infants in developing countries: results of a multicenter study. Pediatr Infect Dis J 18(10 Suppl):S17–S22

Tsai M-H, Chu S-M, Hsu J-F, Lien R, Huang H-R, Chiang M-C et al (2014) Risk factors and outcomes for multidrug-resistant Gram-negative bacteremia in the NICU. Pediatrics 133(2):e322–e329

Turner D, Leibovitz E, Aran A, Piglansky L, Raiz S, Leiberman A et al (2002) Acute otitis media in infants younger than two months of age: microbiology, clinical presentation and therapeutic approach. Pediatr Infect Dis J 21(7):669–674

van Acker J, de Smet F, Muyldermans G, Bougatef A, Naessens A, Lauwers S (2001) Outbreak of necrotizing enterocolitis associated with *Enterobacter sakazakii* in powdered milk formula. J Clin Microbiol 39(1):

293–297

van den Brand M, Peters RP, Catsburg A, Rubenjan A, Broeke FJ, van den Dungen FA et al (2014) Development of a multiplex real-time PCR assay for the rapid diagnosis of neonatal late onset sepsis. J Microbiol Methods 106:8–15

Van Dyke MK, Phares CR, Lynfield R, Thomas AR, Arnold KE, Craig AS et al (2009) Evaluation of universal antenatal screening for group B streptococcus. N Engl J Med 360(25):2626–2636

Vergnano S, Menson E, Kennea N, Embleton N, Russell AB, Watts T et al (2011) Neonatal infections in England: the NeonIN surveillance network. Arch Dis Child Fetal Neonatal Ed 96(1):F9–F14

Weinberg GA, D'Angio CT (2006) Laboratory aids for diagnosis of neonatal sepsis. In: Remington, Klein, Wilson, Baker (eds) Infectious diseases of the fetus and newborn infant, 6th edn. Elsevier Saunders, Philadelphia, pp 1207–1222

Weir E (2002) Powdered infant formula and fatal infection with *Enterobacter sakazakii*. CMAJ 166(12):1570

WHO/EIP/SPO/QPS/05.2 (2005) Who guidelines on hand hygiene in health care (advanced draft): a summary. Clean hands are safer hands

Wong M, Isaacs D, Howman-Giles R, Uren R (1995) Clinical and diagnostic features of osteomyelitis occurring in the first three months of life. Pediatr Infect Dis J 14(12):1047–1053

Yancey MK, Schuchat A, Brown LK, Ventura VL, Markenson GR (1996) The accuracy of late antenatal screening cultures in predicting genital group B streptococcal colonization at delivery. Obstet Gynecol 88(5):811–815

Zar HJ (2005) Neonatal chlamydial infections: prevention and treatment. Paediatr Drugs 7(2):103–110

Zorc JJ, Kiddoo DA, Shaw KN (2005) Diagnosis and management of pediatric urinary tract infections. Clin Microbiol Rev 18(2):417–422

108 新生儿感染性休克

Rajesh K. Aneja,Ruby V. Aneja,Misty Good,and Joseph A. Carcillo
曹云　翻译

目录

摘要

　　新生儿脓毒症仍是重要的健康问题。过去的十年间,新生儿脓毒症的发病率总体上呈下降趋势。产时 B 族链球菌预防使 B 族链球菌引起的早发型感染发病率降低。早期发现和治疗脓毒症至关重要,可以有效阻止其进展为严重脓毒症和脓毒症休克。本章节将对新生儿和其他年龄段儿童休克的血流动力学的根本差别进行比较。并对导致新生儿休克诊断和治疗困难的因素进行讨论。美国重症监护医学院最近发布了更新版的感染性休克管理临床实践指南。本章对指南内容进行了总结,并对脓毒症时血

小板减少相关的多器官衰竭进行简要综述。

108.1　要点

- 早期识别及治疗 / 复苏可以改善脓毒症或感染性休克患儿预后。血栓性微血管病变对非特异性和特异性治疗有效。

- 如果没有早期识别出脓毒症,脓毒症休克是发生死亡和神经系统疾病的主要预测因素。

- 新生儿,尤其是早产儿,整体的免疫功能低下,清除感染的能力降低。

- 新生儿感染性休克主要继发于心力衰竭，通常与肺动脉高压有关。因此，治疗主要包括：液体复苏、应用正性肌力药物和降低右心室后负荷。对于足月儿难治性休克，体外膜氧合可挽救生命。

108.2 引言

B 族链球菌（Group B Streptococcus，GBS）仍然是引起新生儿感染和死亡的主要原因（Trends in perinatal group B streptococcal disease - United States 2009）。总体上，在过去 30 年中 GBS 早发疾病的发病率降低了 70%，从 1.7/1 000 活产婴儿降至 0.4/1 000 活产婴儿，这主要归功于各分娩机构采取产时抗生素预防的措施（Nandyal 2008）。采取 GBS 预防措施后，在出生体重 401~1 500g 的早产儿，GBS 早发疾病发生率从 5.9/1 000 活产儿降至 1.7/1 000 活产儿，但是大肠埃希菌脓毒症发生率升高，从 3.2/1 000 活产儿上升至 6.8/1 000 活产儿（Fanaroff et al. 2007）。

1995 年，有研究者使用出院后患者数据进行分析（数据大约涵盖美国人口的 1/4），结果发现在发生严重脓毒症的婴儿或儿童死亡率为 10%（细菌或真菌感染 + 器官功能衰竭）（Watson et al. 2003；Angus et al. 2001）。新生儿脓毒症的发生率是 3.6/1 000。10 年后，该研究者后续的研究发现新生儿脓毒症的发病率已经降至 2.22/1 000。尽管总体上脓毒症发病率降低，但一项队列研究显示，出生体重 <1 500g 的极低出生体重儿脓毒症发病率明显提高（26.5% vs 9.2%）（Hartman et al. 2008）。Stoll 等对美国出生生命统计和美国国立儿童健康与人类发育研究所资助的新生儿感染登录系统的数据进行研究，发表了一系列关于新生儿脓毒症 / 败血症 / 感染性休克的流行病学研究成果。在过去的几十年，新生儿死亡率逐渐降低，但是其中出生体重 <2 500g 的新生儿死亡率仍然最高（Stoll et al. 1998，2002a，b）。在低出生体重儿，感染患儿与非感染者比较，死亡率更高（分别为 37% 和 13%）。21% 的低出生体重儿发生 1 次或多次血培养阳性的晚发型感染，死亡率也较无感染者更高（分别为 18% 和 7%）。在极低出生体重儿晚发感染中，常见病原为革兰阳性菌（70%），其次是革兰氏阴性菌（17.6%）和真菌（12.2%）。在同一项研究中还发现，发生革兰氏阴性菌和真菌性脓毒症的患儿死亡率更高（Stoll et al. 2002b）。

108.3 早期识别和治疗 / 复苏改善脓毒症和感染性休克预后

患儿出现呼吸暂停或呼吸增快、喂养困难和体温不稳定等体征时应考虑脓毒症，并且使用抗生素治疗。在围产中心及新生儿房，胎儿和新生儿心动过速仍然是早期预测脓毒症和感染性休克最重要的临床指标（Graves and Rhodes 1984；Paternoster and Laureti 1996）。对这个特殊的人群，在发生低血压前，迅速使用液体和正性肌力药物复苏使心率恢复正常的处理方法似乎很谨慎。实验室检查也有助于早期识别新生儿脓毒症。许多研究显示，在血培养结果获得之前，定量检测脐带血或新生儿血液中细胞因子包括白细胞介素 6、降钙素原、白介素 1 受体拮抗剂、白介素 8、白细胞介素 10、肿瘤坏死因子及 C 反应蛋白对诊断早发型感染和晚发型感染的敏感性大于 95%（Kuster et al. 1998；Silveira and Procianoy 1999；Janota et al. 2001；Ng et al. 1997；Rogers et al. 2002；Krueger et al. 2001；Romagnoli et al. 2001；Kashlan et al. 2000；Smulian et al. 1999）。研究者相信，与目前不使用生物标志物的标准化治疗方案相比，今后在临床中广泛使用实验室检测手段，将会使抗生素的使用更为慎重。

休克仍然是新生儿脓毒症死亡最主要的风险因素（调整后的比值比 11.82，可信区间 5.4~69.4）。应用新生儿复苏项目 / 北美危重医学会 / 儿科高级生命支持的指南方案早期逆转休克能获得最好的预后（见下文）（Han et al. 2003）。在儿童感染性休克，急诊室以氧运输和消耗为目标导向进行积极和及时的液体和正性肌力药物复苏能够改善患儿预后。该证据提示在新生儿脓毒症和感染性休克，早期识别是救治的关键。基础和临床研究结果显示，早期的积极液体复苏和抗生素治疗可以阻止炎症因子表达，预防血栓形成，使存活率达到或超过 95%。而延迟复苏可触发炎症基因表达、激活内皮细胞、形成血栓，导致血小板相关性多器官功能衰竭及死亡率升高（Haque and Mohan 2003；Nguyen et al. 2001；Roman et al. 1992，1993）。

108.4 新生儿休克

108.4.1 足月儿

足月新生儿和婴儿对感染性休克的心血管反应与年长儿童明显不同，且正常新生儿静息心率更快。因此，新生儿对休克的代偿反应是增强体循环血管收缩。血管收缩使后负荷增加，并进一步降低心输出量。因此，对液体或多巴胺抵抗的新生儿和婴儿死的主要原因是心功能衰竭，而不是血管麻痹。

新生儿感染性休克经常因为从胎儿到新生儿循环的生理学转变失败而变得复杂。在子宫内，85%的胎儿循环经未关闭的动脉导管和卵圆孔，绕过肺循环。这种血流模式通过产前超过体循环压的肺动脉压来维持。出生时，吸入氧气引发一系列生化级联反应，最终使肺动脉压力降低，从胎儿循环模式转变为血流流经肺循环的新生儿循环模式。动脉导管和卵圆孔的关闭实现了这种转变。在生后6周内，肺动脉压力仍然较高，动脉导管可以持续开放。脓毒症诱发的酸中毒和缺氧增加了肺血管阻力，继而使肺动脉压力升高，引起动脉导管开放，导致新生儿出现持续肺动脉高压和持续胎儿循环。新生儿感染性休克伴持续肺动脉高压与右心室后负荷增加有关。即使宫内，在肺动脉压力增高时，肥厚的右心室也可出现衰竭。临床上，失代偿性右心衰竭可表现为三尖瓣反流和肝大。在B组链球菌感染和内毒素性休克的新生动物模型研究结果也显示心输出量降低，且肺、肠系膜和全身血管阻力增加。在液体复苏无效的休克和持续性肺动脉高压的新生儿，需要使用降低肺动脉压力，从而逆转右心室功能衰竭的治疗方法。新的治疗方法例如吸入一氧化氮和体外膜氧合对成人感染性休克几乎无效，但在新生儿、婴儿和儿童中具有挽救生命的作用。

108.4.2 早产儿

休克的治疗由于下列许多因素而具有挑战性。首先，在超低出生体重儿，对低血压的定义缺乏共识（Dempsey and Barrington 2009）。新生儿重症监护室普遍使用的平均动脉血压（mean arterial pressure，MAP）标准是维持 MAP≥患儿的相应胎龄周的水平（Dempsey and Barrington 2006；Report of working group of the British Association of Perinatal Medicine

and Neonatal Nurses Association 1992）。由于缺乏具有准确证据的定义，很难解释早产儿在低血压时出现的血流动力学反应。在儿童的数据显示，血压不能作为危重病患者氧气输送充足与否的标志物。其次，在极低出生体重儿，缺乏有关中心静脉压和循环血量相关性的资料。此外，在早产儿，尚缺乏研究数据是否可以使用乳酸作为组织氧气输送不足的联用标志物的依据。在新生儿使用血清乳酸水平对此具有特殊的挑战，因为出生时新生儿血乳酸水平高，生后12小时降到正常。Wardle 等对平均胎龄27周的机械通气的早产儿进行研究，结果显示血压正常和低血压的早产儿乳酸水平的中位值无差异（1.20mmol/L 和 1.22mmol/L）。尽管两组早产儿乳酸水平中位值相似，但持续的高乳酸血症与预后不良（死亡或脑室周围出血）有关（Wardle et al. 1999）。因此，在低出生体重儿，识别和治疗休克需要结合临床表现（外周脉搏、灌注和尿量）和生化指标，如血清乳酸水平。在早产儿，标准的感染性休克复苏实践较在足月儿和儿童有更多的分级方法。这种更谨慎的方法是由于有研究报道在早产儿，血压迅速改变增加发生脑室内出血风险（胎龄 <30 周）（Perry et al. 1990；Miall-Allen et al. 1987）；然而目前仍不明确，是否远期神经预后与脑室周围白质软化（长期低灌注导致）的关系更加密切，而非脑室内出血。总之，尽管脑低灌注是引起脑室周围白质软化的因素，但在危重的极低出生体重儿使用积极的复苏可引起脑室内出血。因此对极低出生体重儿的复苏具有挑战性，有待进一步研究。

其他一些进展也对休克的治疗产生影响。早期甲状腺和甲状旁腺轴激素相对不足，可能需要甲状腺激素替代和／或补充钙剂。此外，在早产儿还存在暂时的肾上腺皮质功能不足，需要给予氢化可的松治疗（Soliman et al. 2004）。一项双盲、随机对照研究在难治性低血压和需要多巴胺（>10μg/kg/min）治疗的48名极低出生体重儿，给予应激剂量的氢化可的松（1mg/kg，每8小时一次）或安慰剂治疗5天，结果显示：氢化可的松治疗组的患儿绝大多数在开始治疗后72小时可停用升压药物，与对照组患儿相比，治疗组患儿使用扩容治疗及多巴胺和多巴酚丁胺累积剂量减少（Ng et al. 2006）。其他影响新生儿对休克反应的因素包括糖原储备和肌肉，因其对糖原异生很重要，因此在危重新生儿应该重视维持血清葡萄糖水平。

仍然需要对极低出生体重早产儿感染性休克的治疗进行研究。一项单中心随机对照研究结果显示：在脓毒症极早产儿每天输注 6 小时己酮可可碱（全身血管舒张剂）可以改善预后。Cochrane 分析认为小样本临床试验结果显示具有应用前景，但需要大样本临床多中心研究证实（Haque and Mohan 2003；Pammi and Haque 2015）。

美国重症医学会优先建立了感染性休克治疗方案的临床指南（表 108.1）。继 2002 年出版后，2007 年更新再版（Brierley et al. 2008；Carcillo and Fields 2002），最近的版本为 2014 更新的《新生儿及儿童感染性休克血流动力学支持临床指南》（*Clinical Guidelines for Hemodynamic Support of Neonates and Children with Septic Shock*）。该指南最主要的新推荐是在医疗机构层面而不仅仅是在医生层面强调进行脓毒症休克的血流动力学支持。新指南推荐每个机构应该实施本单位制定的方案，方案中应包括以下几项：(a) 识别方案：包括适用于本机构的预警方案，用于快速识别可疑的脓毒症休克患者；(b) 复苏和稳定方案：推动本机构实施符合共识的最佳临床实践；(c) 执行方案：监测、改进和持续实施最佳临床实践。每家医院的专家委员会需要审查上述方案（图 108.1）。

表 108.1　脓毒症和感染性休克的临床定义

脓毒症	临床怀疑感染并出现以下体征：心动过速，呼吸急促或呼吸暂停，喂养困难，体温不稳定
感染性休克	临床怀疑感染并出现以下体征：心动过速或心动过缓，呼吸急促或呼吸暂停，外周组织灌注不良，毛细血管再充盈时间 >2 秒，尿量减少[a]

[a] 低血压是晚期的确诊指标

尽管其目的是建立早产儿和足月儿治疗指南，但有关早产儿感染性休克的文献相对较少。现有证据和基于专家意见的资料显示，感染性休克的病理生理学和对治疗的反应存在年龄差异。早期识别和快速的液体复苏是治疗的重点，应在新生儿休克代偿阶段实施，目标是逆转心动过速。对液体复苏无效的新生儿休克可出现任何的血流动力学状态。有的为经典的成人感染性休克表现，包括高心输出量和低血管阻力；然而大多数新生儿表现为心输出量降低，与血管阻力升高有关，而非血管阻力降低。如果高度怀疑导管依赖的先天性心脏病，在休克的新

生儿应开始使用前列腺素 E。新生儿对多巴胺和多巴酚丁胺存在年龄特异性的抵抗，因此常常需要使用肾上腺素（冷休克）。在需要肾上腺素治疗的感染性休克的新生儿，真性肾上腺皮质功能不全（皮质醇 <18μg/dl）的发生率更高，在这些患儿使用氢化可的松治疗有效。在低心输出量和全身血管阻力升高的患儿，血管舒张剂对休克的治疗有效。体外膜氧合对于新生儿难治性感染性休克具有挽救生命的作用。吸入一氧化氮使体外膜氧合的使用减少，但在体外膜氧合（extracorporeal membrane oxygenation，ECMO）中心，其未改善疾病预后。推荐在难治性休克的足月儿使用 ECMO。

108.5　血小板减少相关的多器官功能衰竭；为血栓性微血管病变，对非特异性和特异性治疗有效

血小板减少症指血小板计数 <100 000/mm³，是危重症发生多器官功能衰竭和死亡的独立危险因素，部分原因是其为伴随血小板血栓时可识别的内皮病变临床征象（Nguyen et al. 2001）。这种表现可用两种血栓性微血管病的原型变异进行解释。当组织因子和Ⅶ因子形成复合物，并启动凝血因子消耗性级联反应时，可发生消耗性凝血病（纤维蛋白原水平降低），即弥散性血管内凝血。Roman 等的研究结果显示：在脓毒症/感染性休克新生儿，存在血栓前/抗纤溶状态，此时形成过多血栓 - 促凝血因子（Ⅱ，Ⅶ）和抗凝血因子（如蛋白 C 和抗凝血酶Ⅲ）均被消耗。这可导致看似矛盾的结果，过多的血栓形成（抗凝因子消耗），以及明显的出血（促凝血因子消耗）。与儿童和成人相比，新生儿蛋白 C 水平低。蛋白 C 聚集，活化蛋白 C 的纤溶活性是原来的 40 倍，与颅内出血有关。在儿童开展的"重组活化蛋白 C 扩展评价"或 ENHANCE 研究结果显示，使用该药物使严重出血发生率升高，纳入研究对象中 27% 发生明显出血，3% 发生中枢神经系统出血（Goldstein et al. 2006）。因为使用活化蛋白 C 的风险大于获益，大多数医师不使用。

第二种类型是非消耗性的凝血病（纤维蛋白原水平正常或升高），其特点是金属肽酶含血小板反应蛋白 1 基元，第 13 号成员（a disintegrin and metalloproteinase with a thrombospondin type 1 motif, member 13, ADAM TS 13）活性低，导致血小板血栓

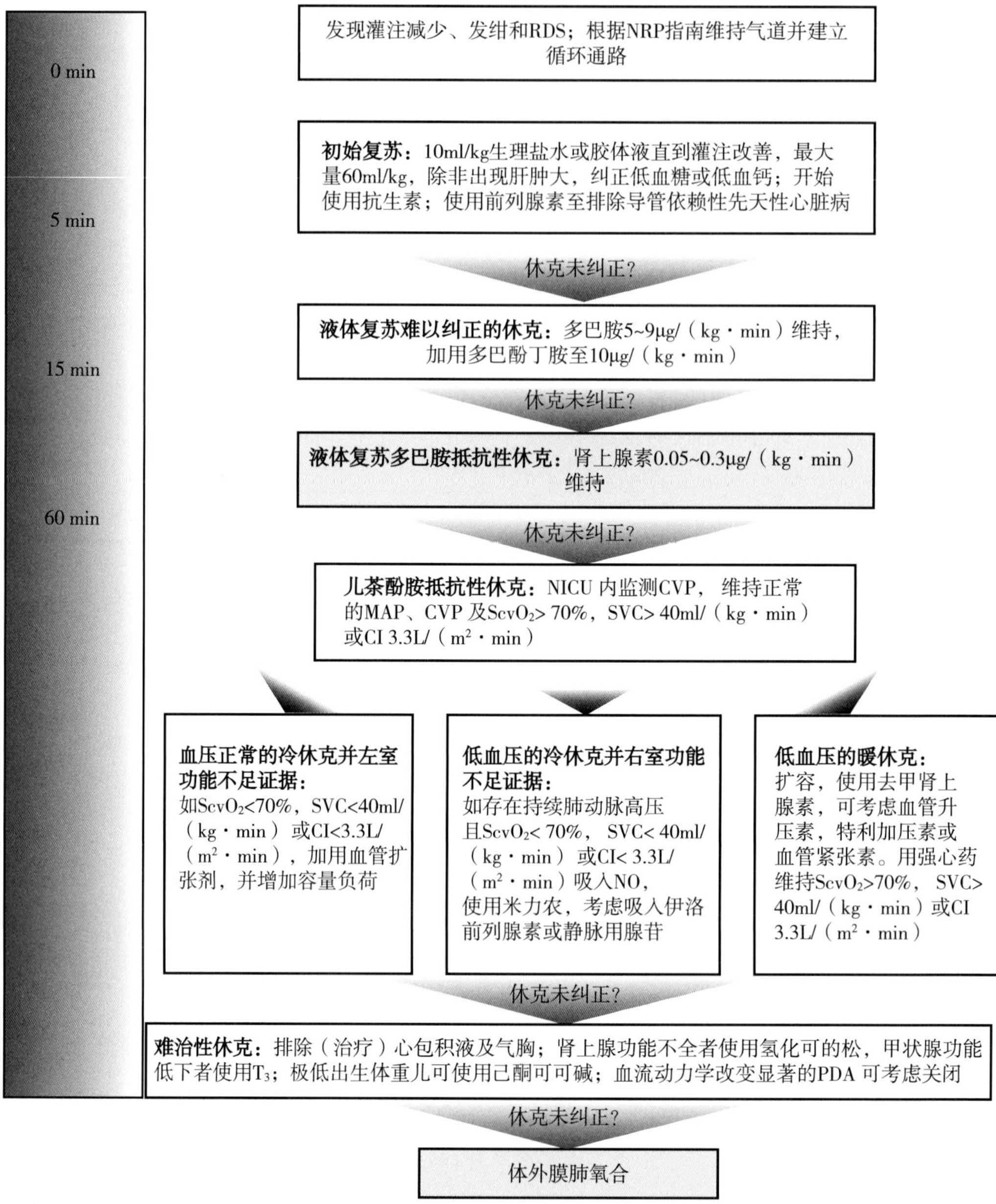

0 min	发现灌注减少、发绀和RDS；根据NRP指南维持气道并建立循环通路

初始复苏：10ml/kg生理盐水或胶体液直到灌注改善，最大量60ml/kg，除非出现肝肿大，纠正低血糖或低血钙；开始使用抗生素；使用前列腺素至排除导管依赖性先天性心脏病

休克未纠正？

液体复苏难以纠正的休克：多巴胺5~9μg/（kg·min）维持，加用多巴酚丁胺至10μg/（kg·min）

休克未纠正？

液体复苏多巴胺抵抗性休克：肾上腺素0.05~0.3μg/（kg·min）维持

休克未纠正？

儿茶酚胺抵抗性休克：NICU内监测CVP，维持正常的MAP、CVP及ScvO₂>70%，SVC>40ml/（kg·min）或CI 3.3L/（m²·min）

血压正常的冷休克并左室功能不足证据：
如ScvO₂<70%，SVC<40ml/（kg·min）或CI<3.3L/（m²·min），加用血管扩张剂，并增加容量负荷

低血压的冷休克并右室功能不足证据：
如存在持续肺动脉高压且ScvO₂<70%，SVC<40ml/（kg·min）或CI<3.3L/（m²·min）吸入NO，使用米力农，考虑吸入伊洛前列腺素或静脉用腺苷

低血压的暖休克：
扩容，使用去甲肾上腺素，可考虑血管升压素，特利加压素或血管紧张素。用强心药维持ScvO₂>70%，SVC>40ml/（kg·min）或CI 3.3L/（m²·min）

休克未纠正？

难治性休克：排除（治疗）心包积液及气胸；肾上腺功能不全者使用氢化可的松，甲状腺功能低下者使用T₃；极低出生体重儿可使用己酮可可碱；血流动力学改变显著的PDA可考虑关闭

休克未纠正？

体外膜肺氧合

图108.1 具有时效性、目标导向的新生儿血流动力学支持流程图。如果休克持续存在，按流程图进一步处理。（a）第1小时目标：在1小时内恢复并维持心率阈值，毛细血管充盈时间<2秒，血压正常。（b）后续重症监护室目标：在新生儿重症监护室中纠正灌注压至正常范围[平均动脉压（MAP）–中心静脉压（CVP）]，导管前后血氧饱和度差异<5%，以及下列指标任意一项：中心静脉血氧饱和度（ScvO₂）>70%，上腔静脉（SVC）流量>40ml/(kg·min)，心脏指数（CI）>3.3L/(m²·min)。RDS，呼吸窘迫综合征；NRP，新生儿复苏计划；PDA，动脉导管未闭；ECMO，体外膜氧合

形成。新生儿ADAM TS 13活性比儿童和成人低，该类型称为感染相关的血栓性血小板减少性紫癜。采用离心血浆置换进行治疗，平均治疗时间为14天。血浆交换仪器在体重低于5kg的婴儿不能应用，所以在新生儿的使用受限。然而，新生儿ADAM TS 13活性低，并且循环中血管性血友病因子超大多聚体（血栓形成多聚体）增加，使新生儿易患非消耗性凝血病。对上述两种新生儿凝血病，使用新鲜冰冻血浆仍然是一种标准的治疗方法。有研究报道，全血交换可以改善预后，而成分血交换治疗不能改善预后（Sadana et al. 1997；Togari et al. 1983）。

108.6　为什么新生儿难以清除感染？

108.6.1　低丙种球蛋白血症

新生儿，尤其是早产儿，各种免疫功能低下，抵抗感染的能力低。最明显的是极低出生体重 IgG 水平普遍低。应用静脉注射免疫球蛋白（intravenous immune globulin，IVIG）预防不能降低该人群晚发型脓毒症的发生率，但 IVIG 对低丙种球蛋白血症和感染性休克的新生儿有一定作用。Meta 分析结果显示，应用富含 IgG，IgA 和 IgM 的免疫球蛋白制剂可以将新生儿脓毒症或感染性休克的死亡率降低50%（Kreymann et al. 2007）。因此在感染性休克或脓毒症休克的低丙种球蛋白血症患儿应该考虑使用 IVIG 治疗（Stiehm 1997；Jenson and Pollock 1998；Cawley et al. 1999；Despond et al. 2001）。然而，最近 Cochrane 的 meta 分析结果显示，使用富含 IgM 的免疫球蛋白制剂不能降低感染患儿死亡率或主要致残疾病发生率。因此，不推荐常规应用 IVIG 治疗新生儿脓毒症（Ohlsson 2015）。

108.6.2　中性粒细胞减少症

中性粒细胞减少症常见于新生儿脓毒症/感染性休克。定义为中性粒细胞计数绝对值 <1 500/mm³。有研究报道在中性粒减少的感染性休克新生儿，使用粒细胞巨噬细胞集落刺激因子（granulocyte macrophage-colony stimulating factor，GM-CSF）治疗可改善预后，剂量 5μg/kg/d。输注 12 小时，疗程 7 天（Bilgin et al. 2001）。也有研究在非粒细胞减少的脓毒症新生儿使用 GM-CSF 疗，发现其可缩短住院时间（Kucukoduk et al. 2002）。英国的一项多中心研究将 280 名胎龄 ≤31 周的早产儿在生后 72 小时随机分组，治疗组每天给予 10μg/kg GM-CSF 皮下注射，对照组采用常规标准治疗方案，主要结局指标是纳入研究后未患脓毒症存活达到 14 天。结果显示：在进入研究后 11 天内，治疗组早产儿的中性粒细胞计数升高速度明显比对照组快，在主要结局指标，即未患脓毒症存活，两组患儿无明显差异（Carr et al. 2009）。因此 GM-CSF 可用于提高中性粒细胞计数，但不能提高脓毒症新生儿的存活率（Parravicini et al. 2002；Bedford Russell et al. 2001；La Gamma and De Castro 2002；Banerjea and Speer 2002；Goldman et

al. 1998）（表 108.2）。

108.6.3　持续的单核细胞失活和免疫麻痹

单核细胞失活［指人类白细胞抗原（human leukocyte antigen，DR）表达 <30% 或 HLA-DR 分子 <8 000，或体外全血肿瘤坏死因子 <200pg/ml，持续 5 天］与儿童免疫麻痹和继发感染导致晚发脓毒症风险增加有关（Volk et al. 1996）。Hallwirth 等报道，脐带血单核细胞失活是预测极低出生体重儿早发型感染的可靠指标（Hallwirth et al. 2002）。抗炎细胞因子、IL-10、活性氧、一氧化氮和过氧亚硝酸根都能使单核细胞失活。上述常见的反应如持续超过 5 天，则变成致病性的反应。体外实验显示：GM-CSF 和干扰素可逆转上述过程（见表 108.2）。

108.6.4　持续的淋巴细胞减少和淋巴衰竭综合征

在儿童中，淋巴细胞减少症（<1 000/mm³，持续时间 >7 天）与继发感染、发生未纠正的多器官功能衰竭和解剖时发现淋巴衰竭有关（Hotchkiss et al. 2001）。Gurevitch 等对患脓毒症的低出生体重儿进行尸检的研究也报道了类似的淋巴衰竭现象（Gurevich et al. 1995）。目前，根据临床经验，CD4 水平低的患者可能患其他免疫缺陷疾病，因此在这些患儿可适当考虑预防性或经验性的抗真菌或抗病毒治疗策略。如果 B 细胞数目持续耗竭并且出现低丙种球蛋白血症（IgG 水平 <500mg/dl），可以考虑使用 IVIG 治疗（见表 108.2）。

108.6.5　抗生素预防、经验性治疗和抗生素耐药

由于早发型感染常常由 GBS 引起，而晚发感染常常由表皮葡萄球菌引起，因此可考虑使用抗生素预防。母亲产前和产时使用抗生素可显著降低新生儿 GBS 早发型感染的发生率，但同时也导致耐药菌引起的新生儿脓毒症发生率升高。预防使用万古霉素和替考拉宁可降低葡萄球菌引起的晚发型感染（Moller et al. 1997），但仍不推荐常规预防使用，因可能出现耐药菌（Moller et al. 1997）。使用氟康唑可预防极低出生体重儿发生念珠菌脓毒症，已被推荐

表 108.2　针对足月儿免疫功能不足和 / 或预防院内感染和脓毒症的推荐治疗方案

脓毒症 / 多器官功能障碍综合征	中性粒细胞减少症	持续淋巴细胞减少症淋巴细胞绝对值 <1 000/mm³, 持续 7 天, 或 IgG<500mg/dl	单核细胞失活 HLA-DR<30% 或 HLA-DR 分子 <8 000,持续 5 天
粒细胞 - 巨噬细胞集落刺激因子	是		是?
静脉丙种球蛋白		如果 IgG<500,则是	
考虑经验性和预防性的抗生素 / 原虫 / 真菌治疗方案	是	是	是?

应用。在胎龄 <25 周,患血小板减少症,有三代头孢菌素应用史或使用碳青霉烯类抗生素时间超过 7 天的患儿,应考虑经验性抗真菌治疗(Benjamin et al. 2003)。此外,在有真菌感染危险因素的极低出生体重儿,推荐经验性使用两性霉素(Brian Smith et al. 2005;Chapman 2003)。

108.7　在多器官功能衰竭时的器官支持：有什么新进展？

急性呼吸窘迫综合征　医源性肺泡过度膨胀加重全身炎症反应、炎症细胞因子释放和免疫抑制。因此需要使用肺保护性通气策略,以减轻容量损伤(The Acute Respiratory Distress Syndrome 2000)。

急性肾功能衰竭　研究表明在患脑膜炎球菌感染性休克儿童中连续性静脉血液滤过的治疗作用(Smith et al. 1997)。最近在成人进行的随机对照研究结果显示:在 ICU 中急性肾衰患者每日透析比间断透析生存获益更大(Schiffl et al. 2002)。腹膜透析 / 血液滤过、连续性静脉血液滤过或连续性动静脉血液滤过等均已成功应用于新生儿(Schroder et al. 1992)。

类固醇和药物代谢　活性氧可破坏细胞色素 P450 活性,导致患儿在脓毒症和多器官功能衰竭时类固醇和醛固酮合成减少,药物代谢减慢。新生儿具有年龄特异性类固醇(底物 17-OH 孕酮)合成减少,同时由于细胞色素 P450 系统不成熟导致药物代谢减慢(Carcillo et al. 2003)。在肾上腺功能不足的早产儿,使用氢化可的松可有效治疗肾上腺素抵抗的感染性休克。一项回顾性观察性研究对 117 例使用氢化可的松治疗难治性低血压的患儿临床资料进行分析,难治性低血压的定义为:在使用总剂量达 20μg/kg/min 的正性肌力药物后,平均动脉压仍低

于患儿胎龄,结果显示:氢化可的松治疗可改善患儿的血流动力学,并减少患儿在出生后 6 小时、12 小时和 24 小时正性肌力药物使用的剂量,副作用如脑室内出血、脑室周围白质软化、脓毒症和自发性肠穿孔的发生率与该医院历史对照组病例相似(Baker et al. 2008)。

108.8　总结

新生儿脓毒症仍然是全球面临的主要的健康问题,尤其在低出生体重儿,是导致死亡和神经系统疾病包括脑瘫的重要原因。与其他主要健康问题一样,应投入医疗资源进行预防,并实施早期干预。产时 GBS 预防已成功降低新生儿脓毒症发生率和死亡率。脓毒症的早期临床症状包括心动过速、呼吸暂停或呼吸急促、喂养困难和温度不稳定。目前没有单一的生物标志物可用于早期诊断脓毒症,但生物标志物包括白介素 -6、降钙素原、白介素 1 受体拮抗剂、白介素 -8、白介素 -10、肿瘤坏死因子和 C 反应蛋白等组合有助于诊断。早期临床诊断和治疗是改善预后的关键。然而,抗生素使用最终可导致耐药菌产生。因此推荐在发达国家针对特殊病原(如 GBS)进行母体妊娠期免疫,在发展中国家建议对新生儿进行免疫接种(如卡介苗)。如果未能早期发现和治疗脓毒症,感染性休克是发生死亡和神经系统疾病的主要预测指标。和年长儿相反,新生儿感染性休克主要继发于心功能衰竭,而非血管性衰竭,这类心功能衰竭通常与肺动脉高压有关。因此主要的治疗方案包括液体复苏,正性肌力药物和降低右心室后负荷。在难治性休克的足月儿,ECMO 具有挽救生命的作用。目前对于新生儿血栓性并发症(弥散性血管内凝血或血栓性血小板减少性紫癜 / 溶血性尿毒综合征)尚无特异性治疗方案,因此使用血

浆仍然是主要的治疗方法。

脓毒症常见于极低出生体重儿（20%~30%），晚发型（在生后 72 小时后）明显多于早发型。对于这一人群，迫切需要建立早期诊断实验、感染预防措施和免疫刺激疗法，以提高存活率，并降低脑室周围白质软化的发生率。

参考文献

(2009) Trends in perinatal group B streptococcal disease – United States, 2000–2006. MMWR Morb Mortal Wkly Rep 58:109–112

Angus DC, Linde-Zwirble WT, Lidicker J, Clermont G, Carcillo J, Pinsky MR (2001) Epidemiology of severe sepsis in the United States: analysis of incidence, outcome, and associated costs of care. Crit Care Med 29:1303–1310

Baker CF, Barks JD, Engmann C, Vazquez DM, Neal CR Jr, Schumacher RE, Bhatt-Mehta V (2008) Hydrocortisone administration for the treatment of refractory hypotension in critically ill newborns. J Perinatol 28:412–419

Banerjea MC, Speer CP (2002) The current role of colony-stimulating factors in prevention and treatment of neonatal sepsis. Semin Neonatol 7:335–349

Bedford Russell AR, Emmerson AJ, Wilkinson N, Chant T, Sweet DG, Halliday HL, Holland B, Davies EG (2001) A trial of recombinant human granulocyte colony stimulating factor for the treatment of very low birthweight infants with presumed sepsis and neutropenia. Arch Dis Child Fetal Neonatal Ed 84:F172–F176

Benjamin DK Jr, DeLong ER, Steinbach WJ, Cotton CM, Walsh TJ, Clark RH (2003) Empirical therapy for neonatal candidemia in very low birth weight infants. Pediatrics 112:543–547

Bilgin K, Yaramis A, Haspolat K, Tas MA, Gunbey S, Derman O (2001) A randomized trial of granulocyte-macrophage colony-stimulating factor in neonates with sepsis and neutropenia. Pediatrics 107:36–41

Brian Smith P, Steinbach WJ, Benjamin DK Jr (2005) Invasive Candida infections in the neonate. Drug Resist Updat 8:147–162

Brierley J, Carcillo JA, Choong K, Cornell T, Decaen A, Deymann A, Doctor A, Davis A, Duff J, Dugas MA, (2009) Clinical practice parameters for hemodynamic support of pediatric and neonatal septic shock: 2007 update from the American College of Critical Care Medicine. Crit Care Med 37:666–688

Carcillo JA, Fields AI (2002) Clinical practice parameters for hemodynamic support of pediatric and neonatal patients in septic shock. Crit Care Med 30:1365–1378

Carcillo JA, Doughty L, Kofos D, Frye RF, Kaplan SS, Sasser H, Burckart GJ (2003) Cytochrome P450 mediated-drug metabolism is reduced in children with sepsis-induced multiple organ failure. Intensive Care Med 29:980–984

Carr R, Brocklehurst P, Dore CJ, Modi N (2009)

Granulocyte-macrophage colony stimulating factor administered as prophylaxis for reduction of sepsis in extremely preterm, small for gestational age neonates (the PROGRAMS trial): a single-blind, multicentre, randomised controlled trial. Lancet 373:226–233

Cawley MJ, Briggs M, Haith LR Jr, Reilly KJ, Guilday RE, Braxton GR, Patton ML (1999) Intravenous immunoglobulin as adjunctive treatment for streptococcal toxic shock syndrome associated with necrotizing fasciitis: case report and review. Pharmacotherapy 19:1094–1098

Chapman RL (2003) Candida infections in the neonate. Curr Opin Pediatr 15:97–102

Cooke RWI (1992) Report of working group of the British Association of Perinatal Medicine and Neonatal Nurses Association on categories of babies requiring neonatal care. Arch Dis Child 67:868–869

Dempsey EM, Barrington KJ (2006) Diagnostic criteria and therapeutic interventions for the hypotensive very low birth weight infant. J Perinatol 26:677–681

Dempsey EM, Barrington KJ (2009) Evaluation and treatment of hypotension in the preterm infant. Clin Perinatol 36:75–85

Despond O, Proulx F, Carcillo JA, Lacroix J (2001) Pediatric sepsis and multiple organ dysfunction syndrome. Curr Opin Pediatr 13:247–253

Fanaroff AA, Stoll BJ, Wright LL, Carlo WA, Ehrenkranz RA, Stark AR, Bauer CR, Donovan EF, Korones SB, Laptook AR et al (2007) Trends in neonatal morbidity and mortality for very low birthweight infants. Am J Obstet Gynecol 196(147):e141–e148

Goldman S, Ellis R, Dhar V, Cairo MS (1998) Rationale and potential use of cytokines in the prevention and treatment of neonatal sepsis. Clin Perinatol 25:699–710

Goldstein B, Nadel S, Peters M, Barton R, Machado F, Levy H, Haney DJ, Utterback B, Williams MD, Giroir BP (2006) ENHANCE: results of a global open-label trial of drotrecogin alfa (activated) in children with severe sepsis. Pediatr Crit Care Med 7:200–211

Graves GR, Rhodes PG (1984) Tachycardia as a sign of early onset neonatal sepsis. Pediatr Infect Dis 3:404–406

Gurevich P, Ben-Hur H, Czernobilsky B, Nyska A, Zuckerman A, Zusman I (1995) Pathology of lymphoid organs in low birth weight infants subjected to antigen-related diseases: a morphological and morphometric study. Pathology 27:121–126

Hallwirth U, Pomberger G, Zaknun D, Szepfalusi Z, Horcher E, Pollak A, Roth E, Spittler A (2002) Monocyte phagocytosis as a reliable parameter for predicting early-onset sepsis in very low birthweight infants. Early Hum Dev 67:1–9

Han YY, Carcillo JA, Dragotta MA, Bills DM, Watson RS, Westerman ME, Orr RA (2003) Early reversal of pediatric-neonatal septic shock by community physicians is associated with improved outcome. Pediatrics 112:793–799

Haque K, Mohan P (2003) Pentoxifylline for neonatal sepsis. Cochrane Database Syst Rev CD004205

Hartman M, Clermont G, Angus D, Watson R (2008) Pediatric severe sepsis in the US: 1995 vs. 2005. Crit Care Med 36:A76

Hotchkiss RS, Tinsley KW, Swanson PE, Schmieg RE Jr,

Hui JJ, Chang KC, Osborne DF, Freeman BD, Cobb JP, Buchman TG et al (2001) Sepsis-induced apoptosis causes progressive profound depletion of B and CD4+ T lymphocytes in humans. J Immunol 166:6952–6963

Janota J, Stranak Z, Belohlavkova S, Mudra K, Simak J (2001) Postnatal increase of procalcitonin in premature newborns is enhanced by chorioamnionitis and neonatal sepsis. Eur J Clin Invest 31:978–983

Jenson HB, Pollock BH (1998) The role of intravenous immunoglobulin for the prevention and treatment of neonatal sepsis. Semin Perinatol 22:50–63

Kashlan F, Smulian J, Shen-Schwarz S, Anwar M, Hiatt M, Hegyi T (2000) Umbilical vein interleukin 6 and tumor necrosis factor alpha plasma concentrations in the very preterm infant. Pediatr Infect Dis J 19:238–243

Kaufman D (2004) Fungal infection in the very low birthweight infant. Curr Opin Infect Dis 17:253–259

Kreymann KG, de Heer G, Nierhaus A, Kluge S (2007) Use of polyclonal immunoglobulins as adjunctive therapy for sepsis or septic shock. Crit Care Med 35:2677–2685

Krueger M, Nauck MS, Sang S, Hentschel R, Wieland H, Berner R (2001) Cord blood levels of interleukin-6 and interleukin-8 for the immediate diagnosis of early-onset infection in premature infants. Biol Neonate 80:118–123

Kucukoduk S, Sezer T, Yildiran A, Albayrak D (2002) Randomized, double-blinded, placebo-controlled trial of early administration of recombinant human granulocyte colony-stimulating factor to non-neutropenic preterm newborns between 33 and 36 weeks with presumed sepsis. Scand J Infect Dis 34:893–897

Kuster H, Weiss M, Willeitner AE, Detlefsen S, Jeremias I, Zbojan J, Geiger R, Lipowsky G, Simbruner G (1998) Interleukin-1 receptor antagonist and interleukin-6 for early diagnosis of neonatal sepsis 2 days before clinical manifestation. Lancet 352:1271–1277

La Gamma EF, De Castro MH (2002) What is the rationale for the use of granulocyte and granulocyte-macrophage colony-stimulating factors in the neonatal intensive care unit? Acta Paediatr Suppl 91:109–116

Miall-Allen VM, de Vries LS, Whitelaw AG (1987) Mean arterial blood pressure and neonatal cerebral lesions. Arch Dis Child 62:1068–1069

Moller JC, Nelskamp I, Jensen R, Reiss I, Kohl M, Gatermann S, Iven H, Gortner L (1997) Comparison of vancomycin and teicoplanin for prophylaxis of sepsis with coagulase negative staphylococci (CONS) in very low birth weight (VLBW) infants. J Perinat Med 25:361–367

Nandyal RR (2008) Update on group B streptococcal infections: perinatal and neonatal periods. J Perinat Neonatal Nurs 22:230–237

Ng PC, Cheng SH, Chui KM, Fok TF, Wong MY, Wong W, Wong RP, Cheung KL (1997) Diagnosis of late onset neonatal sepsis with cytokines, adhesion molecule, and C-reactive protein in preterm very low birthweight infants. Arch Dis Child Fetal Neonatal Ed 77:F221–F227

Ng PC, Lee CH, Bnur FL, Chan IH, Lee AW, Wong E, Chan HB, Lam CW, Lee BS, Fok TF (2006) A double-blind, randomized, controlled study of a "stress dose" of hydrocortisone for rescue treatment of refractory hypotension in preterm infants. Pediatrics 117:367–375

Nguyen T, Hall M, Han Y, Fiedor M, Hasset A, Lopez-Plaza I, Watson S, Lum L, Carcillo JA (2001) Microvascular thrombosis in pediatric multiple organ failure: is it a therapeutic target? Pediatr Crit Care Med 2:187–196

Pammi M, Haque KN (2015) Pentoxifylline for treatment of sepsis and necrotizing enterocolitis in neonates. Cochrane Database Syst Rev 3:CD004205

Parravicini E, van de Ven C, Anderson L, Cairo MS (2002) Myeloid hematopoietic growth factors and their role in prevention and/or treatment of neonatal sepsis. Transfus Med Rev 16:11–24

Paternoster DM, Laureti E (1996) Persistent foetal tachycardia as an early marker of chorion-amnionitis. Description of a clinical case. Minerva Ginecol 48:371–374

Perry EH, Bada HS, Ray JD, Korones SB, Arheart K, Magill HL (1990) Blood pressure increases, birth weight-dependent stability boundary, and intraventricular hemorrhage. Pediatrics 85:727–732

Rogers BB, Alexander JM, Head J, McIntire D, Leveno KJ (2002) Umbilical vein interleukin-6 levels correlate with the severity of placental inflammation and gestational age. Hum Pathol 33:335–340

Romagnoli C, Frezza S, Cingolani A, De Luca A, Puopolo M, De Carolis MP, Vento G, Antinori A, Tortorolo G (2001) Plasma levels of interleukin-6 and interleukin-10 in preterm neonates evaluated for sepsis. Eur J Pediatr 160:345–350

Roman J, Velasco F, Fernandez F, Fernandez M, Villalba R, Rubio V, Torres A (1992) Protein C, protein S and C4b-binding protein in neonatal severe infection and septic shock. J Perinat Med 20:111–116

Roman J, Velasco F, Fernandez F, Fernandez M, Villalba R, Rubio V, Vicente A, Torres A (1993) Coagulation, fibrinolytic and kallikrein systems in neonates with uncomplicated sepsis and septic shock. Haemostasis 23:142–148

Sadana S, Mathur NB, Thakur A (1997) Exchange transfusion in septic neonates with sclerema: effect on immunoglobulin and complement levels. Indian Pediatr 34:20–25

Schiffl H, Lang SM, Fischer R (2002) Daily hemodialysis and the outcome of acute renal failure. N Engl J Med 346:305–310

Schroder CH, Severijnen RS, Potting CM (1992) Continuous arteriovenous hemofiltration (CAVH) in a premature newborn as treatment of overhydration and hyperkalemia due to sepsis. Eur J Pediatr Surg 2:368–369

Silveira RC, Procianoy RS (1999) Evaluation of interleukin-6, tumour necrosis factor-alpha and interleukin-1beta for early diagnosis of neonatal sepsis. Acta Paediatr 88:647–650

Smith OP, White B, Vaughan D, Rafferty M, Claffey L, Lyons B, Casey W (1997) Use of protein-C concentrate, heparin, and haemodiafiltration in meningococcus-induced purpura fulminans. Lancet 350:1590–1593

Smulian JC, Vintzileos AM, Lai YL, Santiago J, Shen-Schwarz S, Campbell WA (1999) Maternal chorioamnionitis and umbilical vein interleukin-6 levels for identifying early neonatal sepsis. J Matern Fetal Med 8:88–94

Soliman AT, Taman KH, Rizk MM, Nasr IS, Alrimawy H, Hamido MS (2004) Circulating adrenocorticotropic hormone (ACTH) and cortisol concentrations in normal, appropriate-for-gestational-age newborns versus those with sepsis and respiratory distress: cortisol response to low-dose and standard-dose ACTH tests. Metabolism 53:209–214

Stiehm ER (1997) Human intravenous immunoglobulin in primary and secondary antibody deficiencies. Pediatr Infect Dis J 16:696–707

Stoll BJ, Holman RC, Schuchat A (1998) Decline in sepsis-associated neonatal and infant deaths in the United States, 1979 through 1994. Pediatrics 102:e18

Stoll BJ, Hansen N, Fanaroff AA, Wright LL, Carlo WA, Ehrenkranz RA, Lemons JA, Donovan EF, Stark AR, Tyson JE et al (2002a) Changes in pathogens causing early-onset sepsis in very-low-birth-weight infants. N Engl J Med 347:240–247

Stoll BJ, Hansen N, Fanaroff AA, Wright LL, Carlo WA, Ehrenkranz RA, Lemons JA, Donovan EF, Stark AR, Tyson JE et al (2002b) Late-onset sepsis in very low birth weight neonates: the experience of the NICHD neonatal research network. Pediatrics 110:285–291

The Acute Respiratory Distress Syndrome, N (2000) Ventilation with lower tidal volumes as compared with traditional tidal volumes for acute lung injury and the acute respiratory distress syndrome. N Engl J Med 342:1301–1308

Togari H, Mikawa M, Iwanaga T, Matsumoto N, Kawase A, Hagisawa M, Ogino T, Goto R, Watanabe I, Kito H et al (1983) Endotoxin clearance by exchange blood transfusion in septic shock neonates. Acta Paediatr Scand 72:87–91

Volk HD, Reinke P, Krausch D, Zuckermann H, Asadullah K, Muller JM, Docke WD, Kox WJ (1996) Monocyte deactivation – rationale for a new therapeutic strategy in sepsis. Intensive Care Med 22(Suppl 4): S474–S481

Wardle SP, Yoxall CW, Weindling AM (1999) Peripheral oxygenation in hypotensive preterm babies. Pediatr Res 45:343–349

Watson RS, Carcillo JA, Linde-Zwirble WT, Clermont G, Lidicker J, Angus DC (2003) The epidemiology of severe sepsis in children in the United States. Am J Respir Crit Care Med 167:695–701

109 新生儿病毒感染：肠道病毒和呼吸道合胞病毒

Paolo Manzoni, Davide Montin, Elena Tavella, and Pier Angelo Tovo
张彦平　殷鉴　翻译，刘曼玲　审校

目录

摘要

　　快速和高灵敏度的诊断方法，特别是聚合酶链式反应技术的最新发展，大大提升了新生儿病毒感染的检测与诊断水平。新生儿病毒感染最常见的临床表现为败血症样综合征、长程惊厥、呼吸系统疾病、胃肠道疾病\新生儿坏死性小肠结肠炎样综合征。肠道病毒和副肠孤病毒是新生儿中最常被诊断的病毒感染，病死率也最高，可引起心肌炎、脑膜炎和脑炎，并可能导致严重的心脏和神经系统后遗症。呼吸道合胞病毒感染发病率在新生儿病毒感染中排名第二，冬季高发，可引起严重的毛细支气管炎或肺炎，早产儿尤易发生。帕利珠单抗是一种单克隆抗体，可降低呼吸道合胞病毒感染相关疾病的发生率，推荐对胎龄低于 35 周的早产儿、患有支气管肺发育不良的婴儿以及出生后第一年患有严重先天性心脏病的婴儿预防性使用。

109.1　要点

- 肠道病毒和副肠孤病毒感染是新生儿病毒感染最常见的诊断，病死率也最高。

- 出生后 2 周内发生的肠道病毒感染性心肌炎是一种罕见的致死性疾病，主要由柯萨奇 B 组病毒引起。

- 肠道病毒和副肠孤病毒均可引起脑膜炎和脑膜脑炎，以脑白质改变为特征性病变，特别是副肠孤病毒 3 型可引起严重疾病,包括轻至重度脑白质损伤。

- 尚无针对肠道病毒和副肠孤病毒感染的特异性治疗,发生严重而广泛的新生儿感染时,可考虑注射免疫球蛋白。
- 呼吸道合胞病毒可致严重的毛细支气管炎或肺炎,早产儿最易发生。
- 预防呼吸道合胞病毒感染至关重要,特别是对于患有严重疾病的高风险婴儿。
- 推荐对胎龄低于 35 周的早产儿、患有支气管肺发育不良的婴儿以及出生后第一年内患有严重先天性心脏病的婴儿预防性使用帕利珠单抗。

109.2 肠道病毒

109.2.1 引言

近年来,快速和高灵敏度的诊断方法,特别是聚合酶链式反应(polymerase chain reaction,PCR)技术的发展,大大改善了新生儿病毒感染的检测与诊断。荷兰一项新生儿重症监护室为期 12 年的回顾性分析数据显示,约有 1% 的病例有病毒感染,其中肠道病毒(enterovirus,EV)和副肠孤病毒(Parechovirus,PeV)感染的比例最高(39%),致死率和严重后遗症发生率也最高(分别为 10% 和 15%)(Verboon-Maciolek et al. 2005);呼吸道合胞病毒(respiratory syncytial virus,RSV)在发病率中排名第二(29%),流行于呼吸道病毒感染高发的冬季,早产儿尤其易感(表 109.1)(Verboon-Maciolek et al. 2005;Civardi et al. 2013)。在另一项新生儿重症监护室败血症病例的评估研究中,病毒检出率高达 6%~8%(Ronchi et al. 2014)。

表 109.1 某新生儿重症监护室内过去 12 年的病毒感染情况(婴儿数 5 396 人,病毒感染 51 种)(Verboon-Maciolek et al. 2005)

病毒	百分比 /%
肠道病毒 / 副肠孤病毒	39
呼吸道合胞病毒	29
轮状病毒	10
巨细胞病毒	6
腺病毒	4

续表

病毒	百分比 /%
副流感病毒	4
单纯疱疹病毒	4
鼻病毒	4
风疹病毒	2
百分比	2

EV 和 PeV 属于小 RNA 病毒科,为无包膜的单正链 RNA 病毒。1999 年,依据组织培养和动物模型中的复制特性,将 EV 分为 5 类:脊髓灰质炎病毒、柯萨奇病毒、埃可病毒、EV 和人鼻病毒。最近,根据基因序列分析将 EV 重新分为 4 组——A、B、C 和 D,埃可病毒 22 型和 23 型分别被重新归类命名为 PeV 1 型(PeV1)和 2 型(PeV2)。最近又陆续分离出许多新的 PeV(Abedi et al. 2015)。

109.2.2 流行病学和发病机制

EV 和 PeV 感染全年均有发生,但主要发生在温带气候的夏秋两季(Verboon-Maciolek et al. 2008)。粪 - 口传播和呼吸道传播是主要的传播途径,有报道显示通过医护人员污染的手部和污染物体传播。母婴传播可能发生在宫内、产时或产后。新生儿感染的病情严重程度高于大龄儿童。EV 的发病机制和病理变化取决于病毒毒力、亲嗜性、数量及宿主因素。

病毒经咽和下消化道进入机体,感染第 1 天入侵到局部淋巴组织,大约第 3 天,出现轻度病毒血症,随后病毒扩散到继发感染部位(如肝脏、心脏、中枢神经系统)继续病毒复制,引起局部损伤。1 周内发生严重的病毒血症,并伴有相关的临床表现。EV 通常具有溶细胞毒性,其症状和体征与细胞死亡的程度和部位有关。病毒血症的中止与血清抗体的产生有关。感染可能扩散至下消化道。

109.2.3 临床表现

新生儿常见非脊髓灰质炎 EV 和 PeV 感染,主要表现为发热、嗜睡、易惹和喂养困难,可能出现皮疹(Abzug 2004;Cherry 2006),有时可引起败血症、心肌炎、肺炎、脑膜脑炎和多脏器衰竭(Abzug 2004;

Khetsuriani et al. 2006)。EV 感染与 PeV 感染临床表现相似,不经过特殊的病毒学诊断通常无法区分二者(Verboon-Maciolek et al. 2008a),因此需要通过病毒培养、直接抗原检测或 PCR 检测等病原学检测进行鉴别。

败血症样综合征最常见于柯萨奇病毒 B2-B5、E9、E1(Verboon-Maciolek et al. 2008a;Harvala et al. 2011;Piralla et al. 2014)和 PeV3 感染(Boivin et al. 2005;Piralla et al. 2012)。感染表现为高热、腹胀、易惹、嗜睡和肌张力低下,还可出现腹泻、呕吐、惊厥和休克等其他症状(Cherry 2006),已有报告皮疹的发生与 PeV3 感染有关(Esposito et al. 2014;Khatami et al. 2014)。

新生儿心肌炎病例多因柯萨奇 B 组病毒感染所致(Freund et al. 2010)。EV 感染性心肌炎是一种罕见的致死性疾病,常发生在出生后 2 周内,起病急骤,表现为精神萎靡、食欲减退,显示出细菌性败血症样发热,伴有充血性心力衰竭、心源性休克和心律失常。疾病进展迅速,可能导致循环衰竭(心动过速、心脏肥大、心电图异常、短暂的收缩期杂音、呼吸窘迫和发绀),病死率很高(Freund et al. 2010)。

除埃可病毒 11 型和 12 型外,与非脊髓灰质炎 EV 感染相关的呼吸系统疾病是散发的,临床表现为鼻炎、咽炎,少部分出现喉炎或间质性肺炎。柯萨奇病毒 A9、B4 及埃可病毒 9 型、11 型、17 型、31 型多引起肺炎(Farzin et al. 2015)。

EV 和 PeV 均可引起脑膜炎和脑膜脑炎(Vollbach et al. 2015),主要表现为脑白质病变(Wu et al. 2014;Verboon-Maciolek et al. 2008b)。脑脊液(cerebrospinal fluid,CSF)检查可见蛋白质含量、葡萄糖含量和细胞数量改变,表现为细菌样感染,但也可无变化(Cilla et al. 2015)。有报道称,约有 10% 的病例出现并发症,包括复杂的癫痫发作、颅内高压和昏迷等(Rorabaugh et al. 1993)。EV71 与神经源性肺水肿有关(Fu et al. 2003)。PeV3 可引起轻至重度脑白质病变,累及中枢神经系统(Verboon-Maciolek et al. 2008b)。曾有报道柯萨奇病毒 B2 感染导致单侧面神经麻痹,伴暂时性腹壁反射消失(Hostetler et al. 2002)。

柯萨奇病毒和埃可病毒也可引起呕吐、腹泻、肝炎并不同程度肝坏死。部分血清型的 EV 可致胰腺炎(Zhang et al. 2016)。此外,柯萨奇病毒 A4、A5、A8、B3 和埃可病毒 11 型、22 型感染与婴儿猝死综合征有关(Krous et al. 2009)。

产后获得性脊髓灰质炎病毒感染可能无症状,也可出现瘫痪等各种症状和体征。表 109.2 总结了新生儿 EV 感染的临床表现。

表 109.2 新生儿 EV 感染的临床表现
(Verboon-Maciolek et al. 2005;Cherry 2006)

一般表现	特征性症状
无症状	
败血症样综合征	发热、喂养困难、腹胀、易惹、皮疹、嗜睡、肌张力低下、腹泻、呕吐、惊厥、休克、弥散性血管内凝血、血小板减少、肝大、黄疸和呼吸暂停
呼吸系统	鼻炎、咽炎、喉炎、疱疹性咽峡炎、鼻卡他、喉气管支气管炎、支气管炎、间质性肺炎
消化系统	呕吐、腹泻、肝炎、肝坏死、胰腺炎、坏死性小肠结肠炎
心血管系统	心动过速、心脏肥大、心电图异常、短暂的收缩期杂音、心肌炎、呼吸困难、发绀、累及神经系统的症状
皮肤表现	斑疹、斑丘疹或淤点
神经系统	食欲减退、发热、嗜睡、黄疸、呕吐、惊厥、呼吸暂停、震颤、肌张力增高、脑膜炎、脑膜脑炎和瘫痪
婴儿猝死	—

109.2.4 鉴别诊断

新生儿 EV 感染和细菌性败血症都常出现体温低、发热和其他非特异性症状。EV 感染的患儿有 C 反应蛋白升高(表现为细菌样感染),而 PeV 感染中 C 反应蛋白升高则较少见。细菌性和病毒性脑膜炎的 CSF 检查结果可能相似,只有进行细菌培养和 PCR 分析才能鉴别。感染单纯性疱疹病毒也常出现皮肤病变,应刮取皮肤组织进行快速诊断。足月新生儿 EV 脑膜脑炎与缺氧缺血性脑病引发的惊厥难以区分,主要区别在于 EV 感染的患儿家庭成员可能有病毒感染史,但妊娠和分娩过程均正常,惊厥发作较晚并可能出现皮疹。仅凭临床表现不能区分新生儿 PeV 感染和 EV 感染。头颅磁共振成像也呈现相似的脑白质异常(Wu et al. 2014;Verboon-Maciolek et al. 2008c)。由于病毒之间的遗传差异,通过逆转录 PCR 技术检测血液和 / 或 CSF 的 EV 和 PeV,可进行鉴别诊断(Wu et al. 2014;Verboon-Maciolek et al. 2008b)。新生儿心肌炎与先天性心脏病的鉴别主要依据发热或低体温、嗜睡、孱弱和心电图特征性表现。

109.2.5　预后

EV 和 PeV 都可导致严重脑部疾病,伴随有严重后遗症(Verboon-Maciolek et al. 2008a)。在一项对 6 名中枢神经系统受累的病例研究中,3 名早产儿出现神经发育异常,3 名足月儿发育正常,这很可能是由于在发育过程中早产儿和足月儿脑白质的易损性不同(Verboon-Maciolek et al. 2008b)。感染的新生儿 MRI 检查中常见脑白质损伤,但这种损伤与神经系统不良结局没有固定相关性(Wu et al. 2014)。EV 和 PeV 感染引起的心肌炎会导致严重的心脏后遗症,如慢性心力衰竭、二尖瓣关闭不全和左心室动脉瘤等,需要长期治疗(Freund et al. 2010)。新生儿脊髓灰质炎病毒感染病情通常较重,会导致部分患者长期瘫痪。

109.2.6　治疗

尚无针对 EV 感染的特异性治疗。在婴儿未从母体获得保护性抗体的前提下,当新生儿受到严重而广泛的感染时,可以考虑使用人免疫球蛋白。早期静脉注射免疫球蛋白可能降低死亡率(Yen et al. 2015;Schlapbach et al. 2013)。多项儿童和成人研究结果存在矛盾,但是到目前为止还未进行儿童随机对照试验。对于新生儿脑炎、心肌炎或其他严重疾病中使用糖皮质激素仍存在争议,一些学者认为不应该在急性 EV 感染期间使用,但另一部分则认为可用于柯萨奇病毒性心肌炎,尽管在小鼠体内已经观察到有害作用(Abzug 2004)。

脑膜脑炎常与惊厥、脑水肿及水电解质紊乱有关。由于抗利尿激素分泌异常多见,应密切监测血清和水电解质水平。

如果幼托机构暴发严重疫情,所有有暴露史的婴儿应考虑采用免疫球蛋白被动免疫。19 世纪 60 年代初,Sabin 株灭活脊髓灰质炎疫苗和口服脊髓灰质炎疫苗问世,并在全世界广泛应用,这使得大部分地区的脊髓灰质炎流行得以控制。然而,疫苗的转运和费用问题使得脊髓灰质炎在中非和印度地区仍有流行(Hagan et al. 2015)。应当仔细监护脊髓灰质

炎患儿,出现呼吸麻痹迹象时及时给予正压通气,防止呼吸衰竭的发生。体温恢复正常后,及时加强瘫痪肢体的被动运动。

109.3　呼吸道合胞病毒

RSV 是一种广泛存在的副黏病毒,主要引起婴儿及 2 岁以下儿童的呼吸系统疾病,流行于冬季。胎龄小于 35 周的早产儿、患支气管肺发育不良的婴儿和患严重先天性心脏病的婴儿,最易出现 RSV 感染重症病例和呼吸衰竭,通常需要给氧、儿科重症监护和机械通气治疗(Fjaerli et al. 2005)。

109.3.1　流行病学和发病机制

RSV 传染性极强,经飞沫传播或经污染物体表面传播。污染物体是重要传染源,幼托机构工作人员手部携带的污染分泌物是引起传播的一个重要途径,会增加幼托机构内感染暴发的风险。

109.3.2　临床表现

RSV 感染可能无明显症状,也可能导致疾病,引起从轻度无热性上呼吸道感染到伴双肺过度通气和低氧血症的严重毛细支气管炎或肺炎。RSV-A 亚型患儿临床症状通常比 B 亚型患儿更重。早产儿、有潜在肺部疾病的婴儿、严重先天性心脏病或免疫缺陷的婴儿感染的重症率最高(Fjaerli et al. 2005),小于 1 月龄的婴儿分泌物的病毒滴度高于更大月龄的婴儿。

经过几天的潜伏期后,首发症状通常为非脓性流涕,随后出现咳嗽、喘息、伴或不伴呼吸困难、毛细支气管炎、肺炎和发热。烦躁、嗜睡和喂养不良可能是婴儿的早期症状。胸部 X 线异常可能比下呼吸道症状早几天出现。

109.3.3　诊断

通过免疫荧光或酶免疫分析等特异性检测方法检测鼻咽标本中的病毒抗原,即可进行快速诊断。这些抗原快速检测方法灵敏度可达 80%~90%。诊断金标准是通过实时 PCR 的基因组检测,这种测试方法具有 93%~100% 的灵敏度和 64%~100% 的特

异度（Baraldi et al. 2014）。RSV 是一种不稳定病毒，病毒分离较为困难。

109.3.4 预后

许多患严重 RSV 感染的毛细支气管炎的婴儿在之后的儿童期出现反复喘息。已有报道关于早期 RSV 感染的毛细支气管炎与早期复发性喘息之间的关联。发现对胎龄为 33~35 周的 RSV 重症感染的婴儿，在出生头几个月使用帕利珠单抗，可预防发展为反复喘息发作（Blanken et al. 2014）。有研究推测呼吸道 RSV 感染是部分婴儿后期发生儿童哮喘的易感因素，但对这种关联的了解仍然较少（Fjaerli et al. 2005）。

109.3.5 治疗措施

RSV 相关的细支气管炎和肺炎可引起高危婴儿的严重疾病，因此可能需要支持治疗，例如静脉补液、并发细菌感染的管理、给氧和机械通气等（Baraldi et al. 2014）。对由于 RSV 感染引起的下呼吸道感染的婴儿使用 3% 盐水和利巴韦林雾化治疗仍有争议（Guerguerian et al. 1999）。利巴韦林治疗适用于因先天性心脏病、慢性肺部疾病或免疫缺陷而有 RSV 并发症风险的婴儿，患有严重疾病和有呼吸衰竭迹象的婴儿，或因基础疾病而长期患病的婴儿（Chávez-Bueno et al. 2007）。

RSV 感染疾病的治疗效果有限，预防至关重要，特别是重症高危患者。帕利珠单抗是一种人源化的鼠单克隆抗体，已被证明安全有效，可显著降低胎龄低于 35 周以下早产儿 RSV 感染相关疾病的病例数。欧洲、美洲和亚洲一些国家的防治指南中推荐这些高危患者使用帕利珠单抗（Simões et al. 2008；Bollani et al. 2015），也建议在患有支气管肺发育不良的婴儿和出生后第一年内患有严重先天性心脏病的婴儿中预防使用帕利珠单抗。对于需要药物治疗的支气管肺发育不良患儿，应将使用时间延长至出生后第二年（Baraldi et al. 2014；Simões et al. 2008；Bollani et al. 2015）。在流行季节，帕利珠单抗的使用剂量为 15mg/kg，每月一次肌内注射，持续 5 个月。预防和控制病毒流行的重要措施是幼托机构工作人员在护理每个婴儿后仔细洗手，限制有呼吸系统疾病的病人和访客进入婴儿活动区域，隔离护理患病婴儿。

参考文献

Abedi GR, Watson JT, Pham H et al (2015) Enterovirus and human parechovirus surveillance – United States, 2009–2013. MMWR Morb Mortal Wkly Rep 64: 940–943

Abzug MJ (2004) Presentation, diagnosis, and management of enterovirus infections in neonates. Paediatr Drugs 6:1–10

Baraldi E, Lanari M, Manzoni P et al (2014) Inter-society consensus document on treatment and prevention of bronchiolitis in newborns and infants. Ital J Pediatr 40:65

Blanken MO, Rovers MM, Bont L, Dutch RSV Neonatal Network (2014) Respiratory syncytial virus and recurrent wheeze. N Engl J Med 369:782–783

Boivin G, Abed Y, Boucher FD (2005) Human parechovirus 3 and neonatal infections. Emerg Infect Dis 11:103–105

Bollani L, Baraldi E, Chirico G et al (2015) Revised recommendations concerning palivizumab prophylaxis for respiratory syncytial virus (RSV). Ital J Pediatr 41:97

Chávez-Bueno S, Mejías A, Merryman RA et al (2007) Intravenous palivizumab and ribavirin combination for respiratory syncytial virus disease in high-risk pediatric patients. Pediatr Infect Dis J 26:1089–1093

Cherry JD (2006) Enterovirus and parechovirus infections in: infectious diseases of the fetus and newborn infant, 6th edn. Elsevier Saunders, Philadelphia, pp 783–822

Cilla A, Arnaez J, Suarez J et al (2015) Human parechovirus and enterovirus in neonates: distinct infections with overlapping features. Early Hum Dev 91:475–478

Civardi E, Tzialla C, Baldanti F et al (2013) Viral outbreaks in neonatal intensive care units: what we do not know. Am J Infect Control 41:854–856

Esposito S, Janette R-L, Beatrice A et al (2014) Pediatric parechovirus infections. J Clin Virol 60:84–89

Farzin A, Saha SK, Baqui AH et al (2015) Population-based incidence and etiology of community-acquired neonatal viral infections in Bangladesh: a community-based and hospital-based surveillance study. Pediatr Infect Dis J 34:706–711

Fjaerli H-O, Farstad T, Rød G et al (2005) Acute bronchiolitis in infancy as risk factor for wheezing and reduced pulmonary function by seven years in Akershus County, Norway. BMC Pediatr 5:31

Freund MW, Kleinveld J, Krediet TG et al (2010) Prognosis for neonates with enterovirus myocarditis. Arch Dis Child Fetal Neonatal Ed 95:F206–F212

Fu Y-C, Chi C-S, Jan S-L et al (2003) Pulmonary edema of enterovirus 71 encephalomyelitis is associated with left ventricular failure: implications for treatment. Pediatr Pulmonol 35:263–268

Guerguerian A-M, Anne-Marie G, Marie G et al (1999) Ribavirin in ventilated respiratory syncytial virus bronchiolitis. Am J Respir Crit Care Med 160: 829–834

Hagan JE, Wassilak SG, Craig AS et al (2015) Progress toward polio eradication – worldwide, 2014–2015. MMWR Morb Mortal Wkly Rep 64: 527–531

Harvala H, Heli H, Nigel M et al (2011) Comparison of human parechovirus and enterovirus detection frequencies in cerebrospinal fluid samples collected over a 5-year period in Edinburgh: HPeV type 3 identified as the most common picornavirus type. J Med Virol 83:889–896

Hostetler MA, Suara RO, Denison MR (2002) Unilateral facial paralysis occurring in an infant with enteroviral otitis media and aseptic meningitis. J Emerg Med 22:267–271

Khatami A, McMullan BJ, Webber M et al (2014) Sepsis-like disease in infants due to human parechovirus type 3 during an outbreak in Australia. Clin Infect Dis 60:228–236

Khetsuriani N, Nino K, Ashley L et al (2006) Neonatal enterovirus infections reported to the national enterovirus surveillance system in the United States, 1983–2003. Pediatr Infect Dis J 25:889–893

Krous HF, Ferandos C, Masoumi H et al (2009) Myocardial inflammation, cellular death, and viral detection in sudden infant death caused by SIDS, suffocation, or myocarditis. Pediatr Res 66:17–21

Piralla A, Furione M, Rovida F et al (2012) Human parechovirus infections in patients admitted to hospital in Northern Italy, 2008–2010. J Med Virol 84:686–690

Piralla A, Mariani B, Stronati M et al (2014) Human enterovirus and parechovirus infections in newborns with sepsis-like illness and neurological disorders. Early Hum Dev 90(S1):S75–S77

Ronchi A, Michelow IC, Chapin KC et al (2014) Viral respiratory tract infections in the neonatal intensive care unit: the VIRIoN-I study. J Pediatr 165:690–696

Rorabaugh ML, Berlin LE, Heldrich F et al (1993) Aseptic meningitis in infants younger than 2 years of age: acute illness and neurologic complications. Pediatrics 92:206–211

Schlapbach LJ, Joerg E, Christian B et al (2013) Enteroviral myocarditis in neonates. J Paediatr Child Health 49:E451–E454

Simões EAF, Carbonell-Estrany X, Fullarton JR et al (2008) A predictive model for respiratory syncytial virus (RSV) hospitalisation of premature infants born at 33–35 weeks of gestational age, based on data from the Spanish FLIP Study. Respir Res 9:78

Verboon-Maciolek MA, Krediet TG, Gerards LJ et al (2005) Clinical and epidemiologic characteristics of viral infections in a neonatal intensive care unit during a 12-year period. Pediatr Infect Dis J 24:901–904

Verboon-Maciolek MA, Krediet TG, Gerards LJ et al (2008a) Severe neonatal parechovirus infection and similarity with enterovirus infection. Pediatr Infect Dis J 27:241–245

Verboon-Maciolek MA, Utrecht FG, Cowan F et al (2008b) White matter damage in neonatal enterovirus meningoencephalitis. Neurology 71:536

Verboon-Maciolek MA, Floris G, Hahn CD et al (2008c) Human parechovirus causes encephalitis with white matter injury in neonates. Ann Neurol 64:266–273

Vollbach S, Silke V, Andreas M et al (2015) Prevalence, type and concentration of human enterovirus and parechovirus in cerebrospinal fluid samples of pediatric patients over a 10-year period: a retrospective study. Virol J 12:199

Wu T, Fan X-P, Wang et al (2014) Enterovirus infections are associated with white matter damage in neonates. J Paediatr Child Health 50:817–822

Yen M-H, Huang Y-C, Chen M-C et al (2015) Effect of intravenous immunoglobulin for neonates with severe enteroviral infections with emphasis on the timing of administration. J Clin Virol 64:92–96

Zhang Y-F, Deng H-L, Fu J et al (2016) Pancreatitis in hand-foot-and-mouth disease caused by enterovirus 71. World J Gastroenterol 22:2149–2152

110 疫苗与新生儿免疫

Alberto G. Ugazio and Alberto E. Tozzi
胡兰　翻译

目录

摘要

　　足月和早产儿的免疫应答在出生后迅速成熟，并迅速达到与儿童和成人相当的水平。这一成熟过程的持续时间是可变的，也取决于免疫所指向的抗原类型。母体获得的被动免疫通过胎盘获得的 IgG 和由母体通过母乳获得的 IgA，在婴儿出生后的最初几个月里发挥着主要的保护作用。早产儿常规接种疫苗的安全性和免疫安全性，与足月婴儿常规接种疫苗的安全性和免疫安全性相似。早产儿和低出生体重婴儿应根据他们的实际年龄进行免疫接种。的确，对早产和低出生体重婴儿及早和及时地进行免疫接种是安全的，对保护他们免受这些婴儿特别容易感染、甚至可能致命的疾病的侵害是必不可少的。除了传统的疫苗接种外，孕妇在妊娠期间的免疫接种也正在进行测试，并证明相当有效；因此，新的疫苗正在孕妇身上进行研究。一个值得关注的潜在原因是，给早产婴儿接种疫苗是否会引起良好的免疫记忆，因为非常早产的婴儿可能会产生较弱的免疫长期反应。新生儿接种疫苗的另一个关键方面是使用皮质类固醇（常用于新生儿重症监护室），因为它们可能降低反应。尽管如此，他们的管理不应该延迟疫苗的时间表。对易感儿童早期和及时免疫的益处远远超过这种不理智的保护。

110.1　要点

- 新生儿在婴儿期会逐步提高免疫功能以应对感染。

- 随着孕龄的增长，对疫苗的免疫反应逐渐增强，早产儿对疫苗产生足够的免疫反应以诱导保护。

- 由于在早产儿和极早产儿中免疫接种耐受性和安全性不是问题，所有儿童都应该根据他们的实际年龄接受免疫接种。

- 出生时接种疫苗可引起更迅速的保护，足够安全且具有免疫原性。

- 在完成主动免疫前,来自母体的抗体是一种安全有效的保护胎儿和新生儿免于感染的策略。
- 免疫接种即使对早产儿中也能安全产生保护作用。
- 对于某些疫苗而言,初次免疫后免疫功能减弱可能是一个问题,尤其是在极早产儿中,这可能会导致免疫记忆减弱。
- 尽管应用皮质类固醇可能会减少免疫接种期间的免疫反应,但不应该因此而延迟疫苗的接种时间。
- 硫柳汞,一种以前用作疫苗防腐剂的汞化合物,在婴儿时期使用,不影响儿童的神经心理发育。

110.2 新生儿的免疫发育

胎儿可以被比作一个单倍体移植物,他拥有来自"母体宿主"的一半的组织相容性抗原。如果这样,胎儿应该被母亲的免疫系统所排斥。与此同时,婴儿的免疫系统大约在妊娠第九周开始发育,胎儿会有大量的"对抗移植宿主"反应对抗那些不是来自母体遗传的组织相容性抗原。由此得出结论,胎儿的存活——实际上是所有哺乳动物物种的存活——严格依赖于防止母亲移植排斥反应和胎儿移植抗宿主反应的各种各样的机制(Koch and Platt 2007)。对于后者,一个主要的角色是通过延缓胎儿的免疫系统成熟来发挥作用,最终导致新生儿免疫系统相对不成熟,包括先天的和获得的免疫功能。这种不成熟的免疫系统 - 对于早产儿和极低体重儿是更严重 - 最终导致对抗免疫抗原的攻击,产生一个微弱的免疫反应和产生一个较弱的免疫记忆(Lewis 2004;Basha et al. 2014)。

出生后,足月儿和早产新生儿的免疫反应快速成熟,可快速达到儿童和成人水平。这个成熟过程是多种多样的,并且根据免疫系统所遇到的抗原不同而有差异。接种疫苗的最佳时期,取决于立即保护新生儿免受潜在感染的威胁和触发保护的时机,以及持久的免疫反应之间的平衡状态。因此,在至少 1~2 个月的时间内,由母体获得的经胎盘转移的 IgG 和通过母乳获得的 IgA 可保护新生儿 / 婴儿免于感染。由于疫苗诱导的保护在第一次接种后非常差,所以从母体获得的被动免疫在生命的最初 4~6 个月起主要保护作用。不幸的是,在过去的几十年里,来自母亲的抗体的数量正在慢慢下降;母亲生育年龄逐渐增加和抗体滴度呈负相关,抗体效价低于引起感染后抗体滴度,母乳喂养持续时间也在缩短。加上一些疫苗可预防疾病(如百日咳)在普通人群中的复发,这一易感窗口使新生儿和婴儿暴露于感染,在这个年龄组中尤其严重。

110.3 一般的推荐

对于早产儿和低体重新生儿,计划免疫经常被延迟,由于他们诱发这种免疫保护的能力有限,而他们对疫苗的副作用更敏感(Langkamp et al. 2001;Moyes 1999;Tozzi et al. 2014)。但其实,早产儿和低体重儿的接种疫苗的安全概括和常规免疫注射疫苗的免疫性与足月儿的数据相似。因此,在大多数情况下,早产儿和低体重儿应该按照他们的实际年龄来接种疫苗(Saari and Committee on Infectious Diseases 2003;Kroger et al. 2006)。除此之外,疫苗的剂量不应该被减少和分次给予(Saari and Committee on Infectious Diseases 2003)。

肌内注射疫苗的选择位置是在大腿前外侧部并且针的长度应该根据肌肉的厚度来选择(Kroger et al. 2006)。

早产儿在疫苗接种时可能会存在心肺不稳定的状态,疫苗接种有可能会诱发呼吸暂停、缺氧和心动过缓,特别是那些本来存在心肺疾患的儿童(Pfister et al. 2004;Pourcyrous et al. 2007;Klein et al. 2008)。另外,那些在疫苗接种前的 24 小时以内有呼吸暂停的更容易发生疫苗接种后的呼吸暂停(Klein et al. 2008);对于那些出生时就存在严重疾病,早产或低体重的儿童,更容易出现疫苗接种后的呼吸暂停(Klein et al. 2008)。到目前为止,对于早产儿或低出生体重儿,没有发现严重的心肺疾病或其他严重的副作用,而这些副作用都是暂时的(Klein et al. 2008;Bonhoeffer et al. 2006)。但是根据这些观察的研究资料,目前推荐在疫苗接种时还在住院的应该在疫苗接种后再观察 48 小时(Bonhoeffer et al. 2006)。第一针疫苗后的严重的心肺事件有可能会预示着第二针再次发生的可能性(Flatz-Jequier et al. 2008)。最近,一项早产儿童中注射百白破疫苗的随机对照试验,证明那些延长的呼吸暂停或心率减慢的副作用与婴儿和对照组类似(Carbone et al. 2008)。本质上,虽然在免疫后监测早产和极早产的婴儿似乎是谨慎的,但在这组婴儿中没有明显的安全问题可以导致推迟接种疫苗(Gagneur et al. 2015)。

疫苗接种后，经常发现 C 反应蛋白（C-reactive protein，CRP）增高，但在接种乙型肝炎病毒（Hepatitis B Virus，HBV）和肌内注射脊髓灰质炎疫苗后没有发现这种现象（Pourcyrous et al. 2007）。

接种前 CRP 值正常，接种后 CRP 增高可能是由疫苗注射引起的（Pourcyrous et al. 2007）。

早期及时地给予早产儿或低出生体重儿接种疫苗是安全的，有可能帮助他们对抗那些尤其是婴儿易感的疾病和那些严重致死的疾病。对于易感儿童早期及时的疫苗接种的好处要远远大于那种可能诱发不了最佳保护效果的可能。另外，对于接触早产儿和低出生体重儿进行百白破疫苗和流感疫苗接种，有可能有效地降低这些早产儿和低出生体重儿，在接种百日咳疫苗和免疫系统完全发育前感染的可能。

110.4　出生时可接种的疫苗

110.4.1　母体免疫

先前提到的使新生儿和早期婴儿暴露于严重的、疫苗可预防的感染的易感窗口促使了对替代保护策略的研究和探索。"茧战略"（cocoon strategy）旨在通过对包括父母、兄弟姐妹、祖父母和托儿机构在内的所有密切接触者接种强化 Tdap 疫苗（破伤风类毒素、白喉类毒素和脱细胞性百日咳），保护新生儿和婴儿免受感染，特别是百日咳感染。尽管这一策略在理论上有很好的基础，但由于需要接触、告知、说服并最终为大量成年人接种疫苗，这一策略被证明很难付诸实施（Forsyth et al. 2015）。

产妇孕期接种破伤风白喉百日咳混合疫苗（图110.1），特别是 28~32 周的妊娠，被证明可非常有效

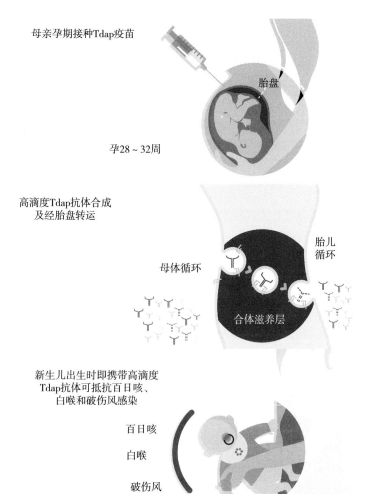

母亲孕期接种Tdap疫苗

胎盘

孕28~32周

高滴度Tdap抗体合成及经胎盘转运

母体循环

胎儿循环

合体滋养层

新生儿出生时即携带高滴度Tdap抗体可抵抗百日咳、白喉和破伤风感染

百日咳

白喉

破伤风

图 110.1　孕妇免疫接种，目的是保护母亲和婴儿。（a）孕妇在妊娠第 28~32 周左右接受免疫接种 Tdap。（b）母体免疫系统产生的遗忘反应针对 IgG Fc 片段受体的 IgG 抗体滴度高。在核内体与合胞滋养细胞的胎侧膜融合从 FcγR 免疫球蛋白分离，进入胎儿循环。（c）母亲已免疫接种的新生儿受到破伤风、白喉和百日咳高滴度的特异性抗体保护，胎盘合胞体滋养层细胞内化母体免疫球蛋白，在核内体表达他们的内部表面新生儿 FcγR

地预防新生儿和婴儿百日咳,现在选择该策略预防新生儿和婴儿百日咳的几个工业化国家包括英国和美国(Forsyth et al. 2015)。

由于流感的高死亡率和严重并发症,包括死胎和早产率增加的胎儿死亡,强烈建议所有孕妇接种灭活病毒流感疫苗(Swamy and Heine 2015;Chu and Englund 2014)。接种流感疫苗的母亲的新生儿和婴儿的实验室确诊流感减少60%以上,发热性呼吸道疾病减少了三分之一(Swamy and Heine 2015;Chu and Englund 2014)。

预防新生儿和婴儿感染的母亲妊娠期免疫战略已证明非常有效,因此正在直接对孕妇进行新疫苗的研究。由于大多数"早期"B组链球菌(group B streptococcus,GBS)感染发生在出生后48小时内,因此GBS是孕产妇免疫预防的主要候选对象。CRM197是一种针对3种血清型(Ⅰa、Ⅰb、Ⅲ)的包膜多糖联合疫苗,约75%的GBS感染是由这3种血清型引起的,目前已在妊娠28~35周期间对其进行了应用(Heyderman et al. 2016;Madhi et al. 2016)。接种疫苗的母亲的新生儿血清特异性抗体浓度比安慰剂治疗的母亲的新生儿高得多。目前正在进行一项包括一万多名母亲和新生儿的第三阶段研究(Madhi et al. 2013)。

同样,一项基于重组近全长呼吸道合胞病毒(respiratory syncytial viral,RSV)F糖蛋白的RSV纳米颗粒疫苗的三期研究目前正在孕妇和她们的孩子中进行,以预防在生命的前3个月发生RSV细支气管炎(Velasco et al. 2016)。

110.5 可以在婴儿期接种的疫苗

如前所述,生后2或3个月按照规定进行疫苗接种,在发达国家,疫苗接种包括白喉、破伤风、百日咳、小儿麻痹、B族嗜血杆菌和乙肝疫苗。有许多的接种表上还包括重组肺炎疫苗或重组的脑膜炎球菌疫苗。在发展中国家,接种表还包括其他一些少量的疫苗成分。不幸的是,好的设计安全的实验只是针对有限的疫苗。下面综合了每种特定疫苗的现有证据。

白喉 - 破伤风 - 百日咳 白喉、破伤风和百日咳疫苗的免疫原性已在不同的研究中得到证实,即使这些成分与其他疫苗抗原结合(Schloesser et al. 1999;Omeñaca et al. 2005;Slack et al. 2005;Vázquez

et al. 2008)。关于百日咳成分的免疫原性,已经获得的结论是相互矛盾的。一些研究显示,与足月婴儿相比,早产儿的滴度较低(Schloesser et al. 1999;Omeñaca et al. 2005;Slack et al. 2005;Vázquez et al. 2008)。迄今为止,对百日咳具有的保护性的血清抗体尚未确定。因此,发现针对百日咳疫苗抗原成分的抗体滴度低的意义值得怀疑。早产婴儿对包括白喉、破伤风和百日咳抗原在内的疫苗的耐受性与足月婴儿相似(Schloesser et al. 1999;Omeñaca et al. 2005;Faldella et al. 2007)。

脊髓灰质炎疫苗 灭活的脊髓灰质炎疫苗已经证明有免疫活性,甚至和其他疫苗联合时,对于早产儿也非常耐受(Omeñaca et al. 2005;Slack et al. 2005;Linder et al. 1995;Adenyi-Jones et al. 1992)。与足月儿相比,血清2,3型的滴度稍低(Omeñaca et al. 2005;D'Angio et al. 1995)。在某些国家,目前口服疫苗还在用,看起来不太受胎龄的影响(Con-way et al. 1994)。

B族嗜血杆菌 在很多实验中已经证明此疫苗的有效性,甚至与其他疫苗联合应用时(Vázquez et al. 2008;Faldella et al. 2007)。有反应的百分比和抗体的滴度在早产儿稍低(D'Angio et al. 1995;Berrington et al. 2006;Omeñaca et al. 2007)。目前资料证明早产儿相比足月儿,使用提前的接种时刻表(2个月、3个月和4个月)时,疫苗失败率增加(Heath et al. 2003)。

乙肝疫苗 HBV对于早产儿,低出生体重儿可以很好地耐受,对于体重大于2公斤或超过60天的孩子可以产生完全的免疫活性(Omeñaca et al. 2005;Faldella et al. 2007;Huang et al. 2007)。

肺炎链球菌疫苗 对早产儿和足月儿中,七价肺炎链球菌疫苗看起来可以诱发相似的免疫应答(Esposito et al. 2005;Shinefield et al. 2002),尽管有过一例报道说提前免疫接种的早产儿的免疫原性较低(在出生后的2、3和4个月)(Ruggeberg et al. 2007)。最重要的是,这种疫苗在早产儿和出生低体重儿的有效性很明显,这种情况和足月儿十分相似(Shinefield et al. 2002)。早产儿和出生低体重儿的局部反应比足月儿更多见(Shinefield et al. 2002)。最近一项关于早产儿对肺炎球菌结合疫苗免疫应答的研究结果表明,早产儿的应答虽然较低,但超过了世卫组织确定的保护阈值(Martinón-Torres et al. 2015)。

重组脑膜炎链球菌 C 疫苗 早产儿对重组的脑膜炎链球菌 C 疫苗的耐受性很好，而且容易使早产儿产生获得免疫，尽管这方面研究结论只是在提前的免疫接种的条件下得到的（在出生后的 2、3 和 4 个月）（Slack et al. 2001；Collins et al. 2005）。

重组脑膜炎链球菌 B 疫苗 最近，市场上出现了一种脑膜炎球菌 B 疫苗。虽然在大多数国家未列入常规计划，但这种疫苗证明在婴儿时期具有良好的耐受性和免疫原性；此种疫苗需要更多的数据来精确估计其保护期限（Watson and Turner 2016）。

麻风腮三联疫苗和水痘疫苗 一项单一的研究曾经显示，在 15 月时对于足月儿和早产儿接种麻风腮三联疫苗和水痘疫苗，可以产生相似的抗体平均滴度（D'Angio et al. 2007）。必须考虑到，那些早产儿，出生时他们并没有从母体获得抗体（Bonhoeffer et al. 2006）。因此，6~9 个月大的早产儿应该在可能的疾病暴发期前接种疫苗（Bonhoeffer et al. 2006）。

轮状病毒 一种五价减毒轮状病毒活疫苗已经被证明对于早产儿是安全有效的（Vesikari et al. 2006）。尽管目前为止尚无流行病学研究这种疫苗株的水平转播，但是注射完这种疫苗 15 天后，疫苗病毒的脱落可以被观察到。此外，处于合适年龄的仍在入院治疗的儿童在出院那天可以免疫接种。

流感病毒 有项研究发现给 6 个月后的过早出生的婴儿免疫接种灭活的流感疫苗后，和早产儿相比，足月儿的 T 淋巴细胞的增生反应明显提升，但是反应者的比例是相似的（Groothuis et al. 1992）。

110.6 早产儿的免疫记忆

一个令人担心的问题是早产儿接种过疫苗后是否会产生良好的免疫记忆。百白破 - 脊髓灰质炎灭活疫苗 -B 族嗜血杆菌 -HBV 疫苗已经被证明，每一个有效成分都在大多数早产儿体内可以引起免疫记忆（Omeñaca et al. 2007）。其他的研究结果证实，重组脑膜炎链球菌 C 疫苗或者肺炎链球菌疫苗接种后，和足月儿相比，早产儿的免疫应答较低。而且如果按照免疫接种计划进行后续免疫（在出生后的 2、3 和 4 个月），其免疫应答在一年后会衰减甚至消失（Ruggeberg et al. 2007；Collins et al. 2005）。

110.7 使用糖皮质激素的儿童

早产儿在不同的时期通常会经常使用糖皮质激素。曾经接受地塞米松注射的早产儿，在最初接受免疫接种后，白喉抗体、破伤风抗体、百日咳抗体水平明显降低（Robinson et al. 2004）。但这种免疫应答的保护作用到底减低了多少，尤其是白喉和百日咳还不清楚。同时，一种糖皮质激素的副作用也在流感嗜血杆菌 b 疫苗的接种过程中被发现（Clarke et al. 2003）。然而，类固醇激素不会降低对 12 个月龄接种过脑膜炎链球菌疫苗的小儿产生影响（Clarke et al. 2006）。总的来讲，使用过地塞米松治疗的新生儿如果去流行病高发区旅行，我们应该加强其护理。

110.8 汞添加剂在疫苗中的作用

越来越多人关心，出生后，给新生儿接种带有硫柳汞的疫苗是否会造成潜在的神经毒性。自从 1999 年以后，一些国际组织包括欧洲医学组织，疾病控制中心已经建议应该去除疫苗中的硫柳汞（European Agency for the Evaluation of Medicinal Products 2009；Centers for Disease Control and Prevention 1999）。流行病学研究结果证实，接种带有硫柳汞的疫苗并不能对神经生理发育造成影响或导致显著的发育障碍（McCormick et al. 2004；Tozzi et al. 2009）。

110.9 新生儿的免疫接种的前景

过去的几十年，免疫接种已经取得一定的进展，可以包括儿童和大多数人群免受一些传染性疾病的毒害。还需要新的措施来保护围产和婴儿期的儿童免受一些传染性疾病的侵害。几种疾病的发生率，如脑膜炎和肺炎链球菌的侵袭性损害，百日咳和流感在婴儿期很常见，对于发病率来说，早产儿较高。另外，考虑到免疫性的相对不成熟，这些儿童，即使是接种过，也有可能不能产生有效的保护。对于高危儿童，可以激活先天性和获得性免疫反应的疫苗可以产生更好的保护作用（Klinman 2004）。新途径的疫苗接种可能会诱发黏膜免疫的作用（Plotkin 2005）。

这些目标可能在几年内实现，并为高危新生儿这一特殊类别提供新的和更有效的预防工具。

参考文献

Adenyi-Jones SC, Faden H, Ferdon MB et al (1992) Systemic and local immune responses to enhanced-potency inactivated poliovirus vaccine in premature and term infants. J Pediatr 120:686–689

American Academy of Pediatrics (2003) Hepatitis B. In: Pickering LK (ed) Red book: 2003 report of the committee on infectious diseases, 26th edn. American Academy of Pediatrics, Elk Grove Village, pp 318–336

Basha S, Surendram N, Pichichero M (2014) Immune responses in neonates. Expert Rev Immunol 10 (9):1171–1184

Berrington JE, Cant AJ, Matthews JN et al (2006) Haemophilus influenzae type b immunization in infants in the United Kingdom: effects of diphtheria/tetanus/ acellular pertussis/Hib combination vaccine, significant prematurity, and a fourth dose. Pediatrics 117: e717–e724

Bonhoeffer J, Siegrist C-A, Heath PT (2006) Immunisation of premature infants. Arch Dis Child 91:929–935

Carbone T, McEntire B, Kissin D et al (2008) Absence of an increase in cardiorespiratory events after diphtheria-tetanus-acellular pertussis immunization in preterm infants: a randomized, multicenter study. Pediatrics 121:e1085–e1090

Centers for Disease Control and Prevention (1999) Thimerosal in vaccines: a joint statement of the American academy of pediatrics and the public health service. MMWR Morb Mortal Wkly Rep 48:563–565

Chu HY, Englund JA (2014) Maternal immunization. Vaccine 59:560–568

Clarke P, Powell PJ, Goldblatt D, Robinson MJ (2003) Effect of a fourth Haemophilus influenzae type b immunization in preterm infants who received dexamethasone for chronic lung disease. Arch Dis Child Fetal Neonatal Ed 88:F58–F61

Clarke P, Robinson MJ, Ahmad I et al (2006) Response of steroid treated former preterm infants to a single dose of meningococcal C conjugate vaccine. Vaccine 24:3273–3278

ClinicalTrials.gov (2015) A study to determine the safety and efficacy of the RSV F vaccine to protect infants via maternal immunization (NIH: https://clinicaltrials.gov/ ct2/show/NCT02624947)

Collins CL, Ruggeberg JU, Balfour G et al (2005) Immunogenicity and immunologic memory of meningococcal C conjugate vaccine in premature infants. Pediatr Infect Dis J 24:966–968

Conway S, James J, Balfour A, Smithells R (1994) Immunisation of the preterm baby. J Infect 28:143–150

D'Angio CT, Maniscalco WM, Pichichero ME (1995) Immunologic response of extremely premature infants to tetanus, Haemophilus influenzae, and polio immunizations. Pediatrics 96:18–22

D'Angio CT, Boohene PA, Mowrer A et al (2007) Measles-mumps-rubella and varicella vaccine responses in extremely preterm infants. Pediatrics 119:e574–e579

Esposito S, Pugni L, Bosis S et al (2005) Immunogenicity, safety and tolerability of heptavalent pneumococcal conjugate vaccine administered at 3, 5 and 11 months post-natally to pre- and full-term infants. Vaccine 23:1703–1708

European Agency for the Evaluation of Medicinal Products (2009) EMEA public statement on thiomersal containing medicinal products, 8 July 1999. www. emea.europa.eu/pdfs/human/press/pus/2096299EN.pdf

Faldella G, Galletti S, Corvaglia L et al (2007) Safety of DTaPIPV- HIb-HBV hexavalent vaccine in very premature infants. Vaccine 25:1036–1042

Flatz-Jequier A, Posfay-Barbe KM, Pfister RE, Siegrist CA (2008) Recurrence of cardiorespiratory events following repeat DTaPbased combined immunization in very low birth weight premature infants. J Pediatr 153:429–431

Forsyth K, Plotkin S, Tan T, Wirsing von König CH (2015) Strategies to decrease pertussis transmission to infants. Pediatrics 135(6):e1475–e1482

Gagneur A, Pinquier D, Quach C (2015) Immunization of preterm infants. Hum Vaccin Immunother 11 (11):2556–2563

Gaudelus J, Lefèvre-Akriche S, Roumegoux C et al (2007) Immunization of the preterm infants. Arch Pediatr 14 (Suppl 1):S24–S30

Groothuis JR, Levin MJ, Lehr MV et al (1992) Immune response to split-product influenza vaccine in preterm and full-term young children. Vaccine 10:221–225

Heath PT, Booy R, McVernon J et al (2003) Hib vaccination in infants born prematurely. Arch Dis Child 88:206–210

Heyderman RS, Madhi SA, Neil F, Clare C, Bagrey N, Doris K, Robert M, Anthonet K, Lisa J, Morounfolu O, Frederik W, Karen S, Dull PM (2016) Group B streptococcus vaccination in pregnant women with or without HIV in AFRICA: a non-randomised phase 2, open-label, multicentre trial. Lancet 16:546–555

Huang FY, Lee PI, Lee CY et al (2007) Hepatitis B vaccination in preterm infants. Arch Dis Child Fetal Neonatal Ed 77:F135–F138

Kim SC, Chung EK, Hodinka RL et al (1997) Immunogenicity of hepatitis B vaccine in preterm infants. Pediatrics 99:534–536

Klein NP, Massolo ML, Greene J et al (2008) Vaccine safety datalink. Risk factors for developing apnea after immunization in the neonatal intensive care unit. Pediatrics 121:463–469

Klinman DM (2004) Immunotherapeutic uses of CpG oligodeoxynucleotides. Nat Rev Immunol 4:249–258

Koch CA, Platt JL (2007) T cell recognition and immunity in the fetus and mother. Cell Immunol 248:12–7

Kroger AT, Atkinson WL, Marcuse EK et al (2006) General recommendations on immunization recommendations of the advisory committee on immunization practices (ACIP). MMWR Recomm Rep 55:1–48

Langkamp DL, Hoshaw-Woodard S, Boye ME, Lemeshow S (2001) Delays in receipt of immunizations in low-birth-weight children: a nationally representative sample. Arch Pediatr Adolesc Med 155:167–172

Lau YL, Tam AY, Ng KW et al (1992) Response of preterm infants to hepatitis B vaccine. J Pediatr 121:962–965

Lewis DB (2004) The physiologic immunodeficiency of immaturity. In: Stiehm ER, Ochs HD, Winkelstein JA (eds) Immunologic disorders in infants and children, 5th edn. Elsevier Saunders, Philadelphia, pp 687–760

Linder N, Yaron M, Handsher R et al (1995) Early immunization with inactivated poliovirus vaccine in premature infants. J Pediatr 127:128–130

Madhi SA, Dangor Z, Heath PT, Schrag S, Izu A, Sobanjo-Ter Meulen A, Dull PM (2013) Considerations for a phase-III trial evaluate a group B Streptococcus polysaccharide-èrptein conjugate vaccine in pregnant women for the prevention of early- and late-onset invasive disease in young-infants. Vaccine 31(Suppl 4):D52–D57

Madhi SA, Cutland CL, Jose L, Koen A, Govender N, Wittke F, Olugbosi M, Meulen AS, Baker S, Dull PM, Narasimhan V, Slobod K (2016) Safety and immunogenicity of an investigational maternal trivalent group B Streptococcus vaccine in healthy women and their infants: a randomized phase 1b/2 trial. Lancet 1–12

Martinón-Torres F, Czajka H, Center KJ, Wysocki J, Ewa M-S, Omeñaca F, Iturbe EB, Gamero DB, Concheiro-Guisán A, Gimenez-Sanchez F, Szenborn L, Giardina PC, Patterson S, Gruber WC, Scott DA, Gurtman A (2015) 13-valent pneumococcal conjugate vaccine (PCV13) in preterm versus term infants. Pediatrics 135:e877–e886

Mast EE, Margolis HS, Fiore AE et al (2005) A comprehensive immunization strategy to eliminate transmission of hepatitis B virus infection in the United States: recommendations of the advisory committee on immunization practices (ACIP); part 1: immunization of infants, children, and adolescents. MMWR Recomm Rep 54:1–31

McCormick M, Bayer R, Berg A (2004) Report of the institute of medicine: immunization safety review–vaccines and autism. National Academy Press, Washington, DC

Moyes C (1999) Immunisation of preterm babies. N Z Med J 112:263–264

Negrete-Esqueda L, Vargas-Origel A (2007) Response to Bacillus Calmette-Guerìn vaccine in full term and pre term infants. Am J Perinatol 24:183–189

Okan F, Karagoz S, Nuhoglu A (2006) Bacillus Calmette-Guerìn vaccination in preterm infants. Int J Tuberc Lung Dis 10:1337–1341

Omeñaca F, Garcia-Sicilia J, García-Corbeira P et al (2005) Response of preterm newborns to immunization with a hexavalent diphtheria-tetanus-acellular pertussis-hepatitis B virus-inactivated polio and Haemophilus influenzae type b vaccine: first experiences and solutions to a serious and sensitive issue. Pediatrics 116:1292–1298

Omeñaca F, Garcia-Sicilia J, García-Corbeira P et al (2007) Antipolyribosyl ribitol phosphate response of premature infants to primary and booster vaccination with a combined diphtheriatetanus- acellular pertussis-hepatitis B-inactivated polio virus/Haemophilus influenzae type b vaccine. Pediatrics 119:e179–e185

Pfister RE, Aeschbach V, Niksic-Stuber V et al (2004) Safety of DTaP-based combined immunization in very-low-birth-weight premature infants: frequent but mostly benign cardiorespiratory events. J Pediatr 145:58–66

Plotkin S (2005) Vaccines: past, present, and future. Nat Med 11:S5–S11

Pourcyrous M, Korones SB, Arheart KL, Bada HS (2007) Primary immunization of premature infants with gestational age <35 weeks: cardiorespiratory complications and c-reactive protein responses associated with administration of single and multiple separate vaccines simultaneously. J Pediatr 151:167–172

Robinson MJ, Heal C, Gardener E et al (2004) Antibody response to diphtheria-tetanus-pertussis immunization in preterm infants who receive dexamethasone for chronic lung disease. Pediatrics 113:733–737

Ruggeberg JU, Collins C, Clarke P et al (2007) Immunogenicity and induction of immunological memory of the heptavalent pneumococcal conjugate vaccine in preterm UK infants. Vaccine 25:264–271

Saari TN, Committee on Infectious Diseases (2003) Immunization of preterm and low birth weight infants. Pediatrics 112:193–198

Salious P, Aijan N, Guérin N (2002) Efficacy and tolerance of vaccinations in premature infants. Arch Pediatr 9:629–637

Schloesser RL, Fischer D, Otto W et al (1999) Safety and immunogenicity of an acellular pertussis vaccine in premature infants. Pediatrics 103:e60

Shinefield H, Black S, Ray P et al (2002) Efficacy, immunogenicity and safety of heptavalent pneumococcal conjugate vaccine in low birth weight and preterm infants. Pediatr Infect Dis J 21:182–186

Slack MH, Schapira D, Thwaites RJ et al (2001) Immune response of premature infants to meningococcal serogroup C and combined diphtheria-tetanus toxoids-acellular pertussis-Haemophilus influenzae type b conjugate vaccines. J Infect Dis 184:1617–1620

Slack MH, Cade S, Schapira D et al (2005) DT5aP-Hib-IPV and MCC vaccines: preterm infants' response to accelerated immunisation. Arch Dis Child 90:338–341

Swamy GK, Heine RP (2015) Vaccinations for pregnant women. Clin Expert Ser 125(1):212–226

Tozzi AE, Bisiacchi P, Tarantino V et al (2009) Neuropsychological performance 10 years after immunization in infancy with thimerosal-containing vaccines. Pediatrics 123:475–482

Tozzi AE, Piga S, Corchia C, Di Lallo D, Carnielli V, Chiandotto V, Fertz MC, Miniaci S, Rusconi F, Cuttini M (2014) Timeliness of routine immunization in a population-based Italian cohort of very preterm infants: results of the ACTION follow-up project. Vaccine 32(7):793–799

Vázquez L, Garcia F, Rüttimann R et al (2008) Immunogenicity and reactogenicity of DTPa-HBV-IPV/Hib vaccine as primary and booster vaccination in low-birth-weight premature infants. Acta Paediatr 97:1243–1249

Velasco C, Helene B, Bipin B, Fallon JT, Alexandra A, Paul G, Galarza JM (2016) A novel respiratory syncytial virus-like particle (VLP) vaccine composed of the postfusion and prefusion conformations of the F glycoprotein. Clin Vaccine Immunol 23:451–459

Vesikari T, Matson DO, Dennehy P et al (2006) Safety and efficacy of a pentavalent human-bovine (WC3) reassortant rotavirus vaccine. N Engl J Med 354:23–33

Watson PS, Turner DP (2016) Clinical experience with the meningococcal B vaccine, Bexsero: prospects for reducing the burden of meningococcal serogroup B disease. Vaccine 34(7):875–880

第十一篇

内分泌、代谢和肾脏疾病

先天性代谢缺陷

111

Nicola Brunetti Pierri, Giancarlo Parenti, and Generoso Andria

郑章乾　陆炜　翻译

目录

摘要

　　先天性代谢缺陷是一大类因体内生化反应异常所导致的遗传性疾病。随着对其中一些疾病的分子和生化基础认识的提高,诊断和治疗取得重大进展。尽管单一疾病罕见,但是由于病种繁多,总发病率可达 1/400。对于某些疾病,患者在死亡率和发病率方面的结果取决于及时的诊断和治疗。不幸的是,新生儿期的表现通常是非特异性的,包括喂养困难、呕吐、呼吸困难、嗜睡、肌张力低下、体温过低和惊厥发作。因此,一些患者常常被误诊或漏诊。但是,从病史、临床表现或基础生化研究中获得的线索应引起人们对代谢性疾病的怀疑。通过相对较少的实验室检查,新生儿科医生可以进行适当的诊断相关性检查并开始对症治疗。准确的诊断对于父母的咨询也至关重要。在一些国家开展的新生儿疾病筛查扩展项目,可以在发病前或症状出现早期检测出部分先天性代谢缺陷,并且促成可能改变其自然病程的治疗和管理方法。

111.1　要点

- 特异的代谢相关化学反应的改变可导致直接毒性,包括上游代谢物的堆积,下游代谢物的缺乏,代谢产物在相同或不同途径上的反馈抑制/激活,旁路代谢通路的开放,以及毒性代谢产物的堆积。
- 早期表现通常是非特异性的:代谢性酸中毒、酮症、低血糖、高氨血症和肝衰竭。症状包括喂养困难、呼吸困难、嗜睡、肌张力低下、呕吐、体温过低和惊厥发作。
- 电解质浓度、血气分析、阴离子间隙、血氨和乳酸的检测、神经影像学研究、血浆氨基酸和酰基肉碱谱检测及尿液有机物分析是诊断的重要辅助手段。
- 处理先天性代谢缺陷的基本原则:限制上游的必需营养素以防止中毒,补充下游营养素以防止继发性缺乏,以及激活替代途径清除前体代谢物。

111.2　引言

对于新生儿科医生来说,先天性遗传代谢病是非常重要的疾病,因为这些疾病的快速诊断和适当治疗直接关系到患者的死亡率和发病率。虽然单一病种罕见,但作为一组疾病,发病率相对较高,总体上可能接近每 400 例婴儿中有 1 例(Chace et al. 2002;Zytkovicz et al. 2001)。这些疾病的表现可能发生在任何年龄段,从胎儿和新生儿到成人。新生儿期起病很常见,因为新生儿期是分解代谢旺盛的时期。医师治疗患病新生儿面临的主要问题是何时考虑先天性代谢缺陷,何时进行何种测试以快速有效地确定患者是否存在先天性代谢缺陷,何时开始在特定情况下对疑似病例给予有效的治疗措施。不幸的是,由于新生儿期的症状通常是非特异性的,包括喂养困难、呼吸困难、嗜睡、肌张力低下、呕吐、体温过低和惊厥发作。因此,具有急性代谢表现的患者常常被误诊为其他更常见的疾病,如败血症、肺部疾病、幽门狭窄和瑞氏综合征。但是,从病史、临床表现或基本的生化检查中获得的线索应该可以引起对

代谢性疾病的怀疑(表 111.1~ 表 111.7)。诊断先天性代谢缺陷需要进行多项检查,通常需要医生有临床和生化报告解读经验。但是,新生儿科医生可以通过大多数医院容易获得的相对少量的实验室检查来进行适当的判断(表 111.8)。在许多情况下,对死亡或永久性神经后遗症的预防取决于早期诊断和采取适当的治疗措施。此外,准确的诊断对于父母的咨询至关重要。目前许多国家正在努力,将串联质谱法(tandem mass spectrometry, MS/MS)加入新生儿筛查计划,目的是在症状发生前的早期阶段发现大量的先天性代谢缺陷,并有可能在不久的将来显著改变这些疾病的自然病程、管理和治疗。

表 111.1　先天性代谢缺陷的诊断线索

病史
近亲结婚
新生儿死亡病史
反复流产
同胞有已知的先天性代谢缺陷
反复非免疫性水肿
临床表现
不明原因的发育倒退,出生时正常
脑病 / 昏迷 / 惊厥
持续性呕吐 / 喂养困难
大脏器功能衰竭(心脏,肝脏)
面容异常,多发先天畸形
特殊体味
白内障
骨髓抑制
非免疫性水肿
生化检查
不明原因的代谢性酸中毒
不明原因的低血糖
酮症
高氨血症
乳酸酸中毒
尸检发现
脂肪肝
心肌病

表 111.2　新生儿心脏表现的先天性代谢缺陷

	主要临床表现	实验室检查异常	诊断实验
脂肪酸代谢障碍	心肌病	低酮症性低血糖	血浆酰基肉碱谱
	心律失常	高氨血症	分子诊断
	肌张力低下	肌酶升高	
	猝死		
丙酸血症和甲基丙二酸血症	心肌病	代谢性酸中毒	尿有机酸分析
	先天性心脏病	骨髓抑制	酰基肉碱谱
	脑病		血浆同型半胱氨酸
	呕吐		
酪氨酸血症 I 型	肝病	转氨酶升高	血浆和尿中琥珀酰丙酮
	心肌病 [a]	酪氨酸升高	
糖代谢障碍	进行性肥厚型心肌病	低白蛋白血症,凝血因子降低	尿糖醇检测
线粒体病	心肌病	乳酸酸中毒	电子传递链 / 基因检测
	心律失常	全血细胞减少症	
	肌张力低下		
庞贝氏病	心肌病	空泡状淋巴细胞	酸性 α- 葡萄糖苷酶活性检测
	肌张力低下	宽大的 QRS 波;PR 间期缩短	
	Wolff-Parkinson-White 综合征		
糖原累积病 IV 型	心肌病	肌酶升高	糖原分支酶活性检测
心脏特异性磷酸激酶缺乏症	心脏扩大	宽大的 QRS 波;PR 间期缩短	磷酸激酶活性检测
黏多糖病 VI 型（Maroteaux-Lamy 病）	心内膜弹性纤维增生	尿黏多糖增加	芳香基硫酸酯酶 B 活性
	多发性骨发育不良		
先天性糖基化障碍	心肌病	低白蛋白血症	转铁蛋白电泳
	心包积液	凝血因子低下	
	肌张力低下	甲状腺结合球蛋白低下	
	面容异常	转氨酶升高	

[a] 心肌病是一种常见表现,但远期预后较好。NTBC 治疗的儿童不太可能出现这种并发症（Arora et al. 2006）。

表 111.3　新生儿肝脏受累的先天性代谢缺陷　　　　　　　　　　　　续表

肝功能衰竭	尼曼匹克病 C 型
半乳糖血症	戈谢病
酪氨酸血症 I 型	Wolman 病
转醛醇酶缺乏症	过氧化物酶体病
线粒体 DNA 缺失	先天性糖基化障碍
胆汁淤积	线粒体 DNA 缺失
半乳糖血症	胆固醇合成缺陷
希特林蛋白缺乏	胆汁酸合成障碍
长链 3- 羟酰基辅酶 A 脱氢酶缺乏症	

表 111.4 先天性代谢缺陷的血液系统表型 续表

中性粒细胞缺乏

有机酸血症

Barth 综合征

赖氨酸尿性蛋白不耐症

糖原累积病 1b 型

巨细胞性贫血

维生素 B_{12} 代谢障碍

钴胺素转运障碍 II 型

次黄嘌呤 - 鸟嘌呤磷酸核糖转移酶缺乏症

全血细胞减少症

有机酸血症

甲羟戊酸尿症

Pearson 综合征

酪氨酸血症 I 型

戈谢病

转醛酶缺乏症

棘红细胞增多症

无 β- 脂蛋白血症

Wolman 病

空泡状淋巴细胞

溶酶体贮积病

同型胱氨酸尿症

色素沉着

甘油激酶缺乏症

肾上腺脑白质营养不良

皮肤结节

法伯病（神经酰胺酶缺乏症）

先天性糖基化障碍

脱皮性湿疹或水泡性病变

生物素缺乏症

多种羧化酶缺乏症

甲基丙二酸血症

苯丙酮尿症

谷氨酰胺合成酶缺乏症

鱼鳞病

戈谢病 II 型

Sjögren-Larsson 综合征

多种硫酸酯酶缺乏症

多种羧化酶缺乏症

先天性糖基化障碍

脱发症

多种羧化酶缺乏症

卷发

Menkes 病

结节性脆发症

精氨酰琥珀酰尿症

表 111.5 先天性代谢缺陷的皮肤及毛发异常

皮肤增厚

I- 细胞病

GM1 神经节苷脂病

唾液酸贮积症

半乳糖唾液酸贮积病

黏多糖贮积症VII型

皮肤松弛

Menkes 病

先天性糖基化障碍

大片蒙古斑

溶酶体贮积病

色素减退

苯丙酮尿症

胱氨酸病

表 111.6 先天性代谢缺陷的眼部表现

角膜薄翳

黏多糖贮积症

I- 细胞病

过氧化物酶体病

白内障

半乳糖血症

Lowe 综合征

过氧化物酶体病

甲羟戊酸尿症

线粒体病

续表

先天性肉碱酰基肉碱转移酶缺乏症Ⅱ型	
晶体脱位	
同型胱氨酸尿症	
硫酸氧化酶缺乏症	
黄斑樱桃红斑	
GM1神经节苷脂病	
GM2神经节苷脂病	
半乳糖唾液酸贮积症	
尼曼匹克病A型	
视网膜病变	
线粒体病	
甲基丙二酸血症	
维生素 B_{12} 代谢障碍	
Sjögren-Larsson综合征	
过氧化物酶体病	
无β脂蛋白血症	
长链3-羟酰基辅酶A脱氢酶缺乏症	
视神经萎缩	
丙酮酸脱氢酶缺乏症	
Leigh病	
过氧化物酶体病	

续表

吡哆醇依赖性癫痫	急性肾功能衰竭
吡哆胺磷酸氧化酶(PNPO)缺乏症	HPRT缺乏症
GLUT1缺乏症	肾范可尼综合征
非酮症高甘氨酸血症	酪氨酸血症Ⅰ型
亚甲基四氢叶酸还原酶(MTHFR)缺乏症	线粒体疾病
GABA转氨酶缺乏症	先天性糖基化障碍
丝氨酸生物合成障碍	胱氨酸病
尿素循环障碍	Lowe综合征
钼辅助因子缺乏症	半乳糖血症
亚硫酸氧化酶缺乏症	糖原累积病Ⅰ型
过氧化物酶体病	肾囊肿
先天性糖基化障碍	过氧化物酶体病
粗糙面容	CPTⅡ缺陷
溶酶体贮积症	多种酰基辅酶A脱氢酶缺乏症
巨舌	先天性糖基化障碍
庞贝病	LDH增加
GM1神经节苷脂病	赖氨酸尿性蛋白不耐受
骨骼异常	甘油三酯升高
多发性骨发育不全	糖原累积病Ⅰ型
溶酶体贮积症	甘油激酶缺乏症(假性升高)
点状软骨发育不良	脂蛋白脂酶缺乏症
过氧化物酶体病	尿酸增加
X连锁点状软骨发育不良(ARSE缺乏症)	HPRT缺乏症
Conradi-Hunermann综合征	MCAD缺乏症
Smith-Lemli-Opitz综合征	糖原累积病Ⅰ型
GM1神经节苷脂病	尿酸减少
半乳糖唾液酸贮积症	钼辅因子缺乏症
多种凝血因子缺乏	甲胎蛋白增加
四肢异常	酪氨酸血症Ⅰ型
过氧化物酶体病(肢端软骨发育不良)	共济失调毛细血管扩张症
脊椎软骨瘤	
2-羟基戊二酸尿症	

表111.7　先天性代谢缺陷新生儿特有的临床和生化表型

小头畸形	结缔组织异常(皮肤松弛症,膀胱憩室)
丝氨酸生物合成障碍	Menke病
先天性CPTⅡ缺乏症	先天性糖基化障碍
Smith-Lemli-Opitz综合征	持续性腹泻
线粒体疾病	先天性失氯性腹泻
母体苯丙酮尿症性胚胎病	先天性乳糖酶缺乏症
大头畸形	葡萄糖/半乳糖吸收不良
戊二酸尿症	先天性蔗糖酶-异麦芽糖酶缺乏症
卡纳万病	半乳糖血症
溶酶体贮积症	Wolman病
惊厥发作	肾上腺钙化
生物素酶缺乏症	Wolman病

表 111.8　疑似先天性代谢缺陷的检查项目

初步检查

 血液样本

  全血细胞计数

  电解质

  胆红素

  血糖

  尿素

  血气和酸碱分析

  血氨

  乳酸

  尿酸

  酮体

 尿样本

  还原类物质

  pH

  酮体

 脑脊液样本

  葡萄糖

  乳酸

进一步检查项[a]

 尿有机酸分析

 血浆、脑脊液和尿液氨基酸分析

 血浆肉碱谱分析

 尿乳清酸

 铜和铜蓝蛋白

特殊检查项[a]

 特殊生化检查包括极长链脂肪酸（VLCFA），胆汁酸，转铁蛋白电泳，尿嘌呤和嘧啶，尿糖醇

 酶活性测定

 基因检测

[a] 在发送样品进行进一步检查之前，建议：(a) 联系实验室以表明紧急情况；(b) 提供之前有关的用药史，饮食和输血的详细信息；(c) 安排恰当的样品运送；(d) 与遗传代谢科医师讨论完善哪些检查；(e) 冷冻并保存新生儿的尿液。

111.3　病因和发病机制

代谢被认为是在活细胞中进行的所有化学反应

的总和。酶在促进这些反应中起着重要的作用，作为一种代谢产物转化为另一种代谢产物的催化剂。先天性代谢缺陷是由代谢中特定化学反应改变引起的遗传性疾病。这些变化的后果可以通过：(a) 上游堆积的代谢物的直接毒性；(b) 下游代谢物的缺乏；(c) 代谢产物在相同或不同途径上的反馈抑制 / 激活；(d) 旁路代谢的增加和有毒代谢产物的堆积（图 111.1）。大多数先天性代谢缺陷是常染色体隐性遗传，但也有少数是 X 连锁的。此外，这些疾病中的几种也包括在线粒体病中，这些疾病可表现为母系遗传，常染色体隐性遗传，常染色体显性遗传和 X 连锁遗传。

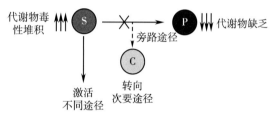

图 111.1　酶缺陷会导致：(a) 上游底物（S）堆积的直接毒性；(b) 下游产物（P）的缺乏；(c) 旁路途径的激活；(d) 旁路代谢产物（C）的产生

111.4　临床表现

代谢性疾病的临床表现几乎累及每个器官和系统。从临床角度来看，先天性代谢缺陷可按起病时间分为产前或产后发病。区分影响胎儿的母亲先天性代谢缺陷以及影响母亲的胎儿疾病也很有用。可以根据疾病发作时的主要症状和实验室检查进一步对产后发病组进行分类（Saudubray and Charpentier 2001）。在分子基础上，先天性代谢缺陷可大致分为涉及小分子代谢的疾病和涉及大分子代谢的疾病。小分子代谢疾病包括有机酸、氨基酸、碳水化合物、脂肪酸、核苷酸和氨。大分子疾病是指聚合分子（例如糖蛋白和糖脂）的合成或降解缺陷。值得注意的是，具有先天性代谢缺陷的患者通常具有复杂表型和表型重叠的问题，这是任何分类系统（包括本章所用系统）都存在的局限性。

111.5　产前起病的先天性代谢缺陷

有代谢缺陷的胎儿，通常在子宫内受到代谢正常的母亲通过胎盘交换代谢产物来保护。因此，大

多数先天性代谢缺陷只有在出生后才在临床上显现出来。产前发病的疾病,主要因母体 - 胎盘单位无法代偿潜在的病理机制,从而导致胎儿发育缺陷。

111.5.1 小分子病

出生前起病的小分子代谢缺陷,在出生时就表现出复杂畸形,而不是急性失代偿。但是,就如同非酮症高血糖症一样,与生后急性疾病所表现出的脑畸形并没有严格的区别。同样,线粒体疾病和脂肪酸氧化缺陷也可能表现出产前发病的特征(von Kleist-Retzow et al. 2003;North et al. 1995;Boemer et al. 2016)。

甲基丙二酸和高同型半胱氨酸的累积,似乎也与各种类型的先天性心脏病有关(见表 111.2)(Profiltlich et al. 2009)。丝氨酸生物合成障碍对胎儿发育有严重影响,导致小头畸形、难治性惊厥发作和痉挛性轻瘫。Neu-Laxova 综合征是一种可识别的人类畸形综合征,伴有胎儿生长受限、小头畸形、特殊面容、鱼鳞病、骨骼异常及产前或产后早期致死,是由丝氨酸生物合成途径酶的编码基因突变所致(Shaheen et al. 2014;Acuna-Hidalgo et al. 2014)。这些疾病是通过血液和脑脊液(cerebrospinal fluid,CSF)中的氨基酸分析得以诊断,丝氨酸和甘氨酸水平降低(表 111.9)。CSF 中的生化异常较血浆中更为明显,因此,CSF 氨基酸分析是诊断的首选方法。早期识别这些缺陷很重要,因为补充丝氨酸和甘氨酸治疗有效(de Koning et al. 2004;van der Crabben et al. 2013)。

胆固醇的生物合成障碍对胎儿也有显著影响,如 Smith-Lemli-Opitz 综合征,是一种由 7- 脱氢胆固醇还原酶缺乏引起在胆固醇合成的最后一步,催化 7- 脱氢胆固醇还原为胆固醇的生物合成缺陷的先天性遗传综合征。Smith-Lemli-Opitz 综合征的临床表现具有异质性,表型严重的婴儿有多个脏器异常,如脑(前脑无裂,胼胝体发育不全)、心脏(房间隔和室间隔缺损,房室管缺损)、肺(异常分割)或胃肠道(幽门狭窄和结肠无神经节细胞症)疾病。常见的表型是生后生长障碍、小头畸形、特征性面容、生殖器模糊难辨以及肢体畸形,如第二趾和第三趾的轴后多趾和指趾畸形。

24- 脱氢胆固醇症、7 烯胆烷醇症、X 连锁点状软骨发育不良 Ⅱ 型(Conradi-Hunermann 综合征)、

先天性半身发育异常伴鱼鳞状红皮病和肢体缺损(CHILD 综合征)、甾醇 -C4- 甲基氧化酶样酶缺乏症和 Antley-Bixler 综合征的各个亚型,都是由于胆固醇生物合成其他步骤的缺陷,其临床表现与 Smith-Lemli-Opitz 综合征部分重叠。这些疾病可通过气相色谱 / 质谱(gas chromatography/mass spectrometry,GC/MS)分析血浆类固醇谱来诊断(Herman and Kratz 2012)。

其他导致复杂多系统受累的先天代谢缺陷的例子,包括谷氨酰胺合成酶和天冬酰胺合成酶缺陷。谷氨酰胺合成酶缺乏表现为惊厥发作、脑病和脑畸形(Haberle et al. 2005,2011),补充谷氨酰胺似乎有一些效果(Haberle et al. 2012)。天冬酰胺合成酶缺乏症是一种新发现的严重脑病,伴有先天性小头畸形、进行性脑萎缩、难治性惊厥发作和严重发育迟缓(Ruzzo et al. 2013)。根据谷氨酰胺或天冬酰胺水平降低来鉴别这两种疾病并不容易,因为血浆氨基酸谱的解释和新生儿筛查的扩大通常是针对代谢物水平的增加(见表 111.9),而不是代谢物水平的降低。

111.5.2 大分子病

111.5.2.1 溶酶体贮积病

溶酶体贮积病是由于溶酶体酶、辅助因子和转运蛋白的缺陷导致未降解产物在溶酶体内逐渐堆积。这些疾病通常出现在婴儿期或幼儿期,伴有肝脾肿大,骨骼发育不良和认知障碍。在罕见的新生儿表现中,表现为非免疫性积水(Bellini et al. 2015;Gimovsky et al. 2015)。体格检查可发现畸形特征,牙龈增生,腹股沟疝和脐疝,大量蒙古斑和角膜混浊(表 111.5~ 表 111.7),外周涂片见胎盘空泡化、单核细胞空泡化,骨髓出现空泡细胞提示这类疾病(Staretz-Chacham et al. 2009)。

明确诊断需要酶活性分析,根据具体疾病,可以对白细胞或成纤维细胞进行酶活性分析。在导致非免疫性水肿的先天代谢缺陷中,溶酶体贮积病占所有确诊病例的 1.3%(Bellini et al. 2015),成为主要病因(表 111.10)。除水肿外,戈谢病还可能具有火棉胶病、肝脾肿大和关节软化的围产期致死症状(Mignot et al. 2003)。另外,相当数量的尼曼 - 匹克 C 型婴儿在新生儿期起病,表现为肌张力低下、黄疸、肝脾肿大和肝功能衰竭(Garver et al. 2007)。

据报道,新生儿期心肌病是 Ⅱ 型糖原贮积病

表 111.9　血浆氨基酸谱检测报告的解读

氨基酸	升高	降低
丙氨酸	能量代谢障碍	枫糖尿病（急性失代偿期）
	高氨血症	
异亮氨酸	枫糖尿病	通常无此结果
门冬氨酸	—	门冬氨酸合成酶缺乏症
精氨酸	精氨酸血症	早产儿
	希特林蛋白缺乏症	尿素循环障碍（CPS，OTC，ASS，ASL 缺乏症）
		Δ_1- 吡咯啉 -5- 羧酸合成酶缺乏症
精氨酰琥珀酸	精氨酰琥珀酸尿症	通常无此结果
瓜氨酸	瓜氨酸血症	OTC 缺乏症
	精氨酰琥珀酸尿症	CPS 缺乏症
	希特林蛋白缺乏症	Δ_1- 吡咯啉 -5- 羧酸合成酶缺乏症
	丙酮酸羧化酶缺乏症	
	丙酮酸脱氢酶缺乏症（E3 缺乏）	
	赖氨酸尿性蛋白不耐受	
谷氨酸	样本处理不当	—
谷氨酰胺	高氨血症	谷氨酰胺合成酶缺乏症
	尿素循环障碍	
甘氨酸	非酮病性高甘氨酸血症	丝氨酸合成障碍
	有机酸尿症	
组氨酸	组氨酸酶缺乏症 [a]	—
游离同型半胱氨酸 [b]	同型半胱氨酸尿症 [c]	硫氧化酶缺乏症
	甲基四氢叶酸还原酶（MTHFR）缺乏	钼辅因子缺乏症
支链氨基酸（异亮氨酸,亮氨酸和缬氨酸）	非空腹	肝功能不全
	枫糖尿病	降血氨治疗
赖氨酸	高赖氨酸血症 [a]	赖氨酸尿性蛋白不耐受
	丙酮酸羧化酶缺乏症	鸟氨酸转氨酶 I 缺乏症
蛋氨酸	同型半胱氨酸尿症	钴胺素代谢障碍
	蛋氨酸腺苷转移酶缺乏症 [a]	MTHFR 缺乏
	甘氨酸 -N- 甲基转移酶缺乏症 [a]	
	希特林蛋白缺乏	
	肝功能不全	
鸟氨酸	鸟氨酸转氨酶 I 缺乏症	赖氨酸尿性蛋白不耐受
	高鸟氨酸血症 - 高氨血症 - 高瓜氨酸尿症（HHH）综合征	Δ_1- 吡咯啉 -5- 羧化物合成酶缺乏症
苯丙氨酸	苯丙酮尿症	—
	一过性新生儿高苯丙氨酸血症	
	肝功能异常	

续表

磷酸乙醇胺[d]	碱性磷酸酶缺乏症	—
脯氨酸	高脯氨酸血症 I 型、II 型	Δ₁- 吡咯啉 -5- 羧酸合成酶缺乏症
	丙酮酸脱羧酶缺乏症	
丝氨酸	非空腹	丝氨酸合成障碍
		高胱氨酸尿症
S- 磺酸半胱氨酸[e]	单纯性亚硫酸氧化酶缺乏症	—
	钼辅因子缺乏	
苏氨酸	希特林蛋白缺乏症	—
	胆汁淤积	
	非空腹	
酪氨酸	酪氨酸血症 I 型	苯丙酮尿症
	酪氨酸血症 II 型	
	酪氨酸血症 III 型	
	新生儿一过性酪氨酸血症	
	希特林蛋白缺乏症	
	肝功能不全	

[a] 这些生化异常的临床相关性尚无定论。

[b] 进行标准氨基酸分析时，血浆中通常无法检测到游离的同型半胱氨酸。

[c] 可能存在于胱硫醚 β 合成酶或维生素 B_{12} 合成缺陷（钴胺素异常：cblC，cblE，cblD，cblF，cblG）、吸收（遗传性叶酸吸收不良）和转运（转钴蛋白 II 缺乏症）中。

[d] 磷酸乙醇胺不是一种氨基酸，但通常是在常规血浆氨基酸分析中检测得到。

[e] 磺酸半胱氨酸的测定需要特殊的样品前处理。

（庞贝病）和一些黏多糖贮积症的罕见并发症（见表111.2）（Wraith 2002）。

表 111.10　非免疫性水肿相关的先天性代谢缺陷[a]

疾病	代谢异常
溶酶体贮积症	
寡糖贮积症	
GM₁ 神经节苷脂病	β- 半乳糖苷酶
唾液酸贮积病	唾液酸苷酶
半乳糖唾液酸贮积症	保护蛋白组织蛋白酶 A
戈谢病 II 型	酸性 β- 葡萄糖苷酶
尼曼 - 匹克病 A 型	鞘磷脂酶
尼曼 - 匹克病（C 型）	NPC1
法伯氏脂质肉芽肿病	酸性神经酰胺酶

续表

疾病	代谢异常
Wolman 病	酸性脂肪酶
I 细胞病	影响甘露糖 -6- 磷酸受体的缺陷
婴儿唾液酸贮积病	唾液酸
多种硫酸酯酶缺乏症	硫酸酯酶修饰因子 1
黏多糖贮积症	
Hurler 病（MPS I）	α-L- 艾杜糖醛酸酶
Sly 病（MPS- VII）	β- 葡糖醛酸糖苷酶
Morquio A 病（MPS IVA）	半乳糖胺 -6- 硫酸硫酸酯酶
其他	
先天性糖基化障碍	多种缺陷
Zellweger 病	过氧化物酶体合成缺陷

续表

疾病	代谢异常
糖原累积病Ⅳ型	糖原分支酶
脂肪酸氧化缺陷	多种缺陷
Smith-Lemli-Opitz 综合征	7- 脱氢胆固醇还原酶
Pearson 综合征和其他呼吸链缺陷	呼吸链缺陷
转醛醇酶缺乏症	转醛醇酶
先天性红细胞生成性卟啉症	尿卟啉原Ⅲ合成酶

[a]（Gimovsky et al. 2015；van de Kamp et al. 2007；Leticee et al. 2010；Dursun et al. 2009；Cox et al. 1999；Oey et al. 2005；Angle et al. 1998；Fayon et al. 1992；Valayannopoulos et al. 2006；Daikha-Dahmane et al. 2001）。

111.5.2.2 过氧化物酶体病

与溶酶体贮积病不同，有些过氧化物酶体病在新生儿期就开始出现表型。Zellweger 综合征是这些疾病中较为典型的一种，在新生儿期出现颅面畸形，包括前囟及颅缝间距大，前额宽大，小下颌，以及神经系统异常。这些患者存在肌张力低下和低 / 无反射，这可能会增加疑诊为脊髓性肌萎缩症的可能性（Baumgartner et al. 1998）。神经元移行缺陷，尤其是巨脑回和多脑回以及白质异常，通常与惊厥发作有关。肝脏增大，纤维化伴小结节性肝硬化。肾囊肿和点状软骨发育不良也很常见。除了新生儿期起病并早期致死的 Zellweger 综合征外，过氧化物酶体病还包括新生儿肾上腺皮质营养不良和病情最轻的婴儿 Refsum 病。Zellweger 综合征、新生儿肾上腺白质营养不良和婴儿 Refsum 病之间的临床特征是重叠的，通常很难将特定患者分配为这些临床亚型之一。大多数过氧化物酶体病可通过分析血浆中的极长链脂肪酸来发现。为了进一步明确诊断，还需要进行其他研究，如红细胞中的缩醛磷脂水平、血浆植烷酸水平和分子诊断（Braverman et al. 2015）。

111.5.2.3 先天性糖基化障碍

由于糖蛋白和其他糖结合物的糖残基缺乏，先天性糖基化疾病是高度异质的多系统受累性疾病（Freeze et al. 2014）。在新生儿期，神经系统表现包括自发运动减少、肌张力低下、腱反射减弱及眼球运动减慢（Ganetzky et al. 2015）。许多患者具有特殊面容，脂肪组织分布异常，乳头内陷，中度肝肿大和小

脑发育不全。一些患者出现心包积液和心肌病（见表 111.2）或非免疫性水肿（见表 111.10）。等电聚焦电泳法检测血浆糖基化转铁蛋白，可用于此类疾病的筛查和诊断。

111.6 影响胎儿的母源性代谢缺陷

苯丙酮尿症是一种由于苯丙氨酸羟化酶活性降低或其辅酶四氢生物蝶呤合成或再循环缺陷而导致体液中苯丙氨酸浓度升高的疾病。未经治疗的经典型苯丙酮尿症患者出生时正常，但会发展为小头畸形、惊厥发作和严重的认知障碍。相反，在 3 周内被诊断并得到有效治疗的患儿没有显示出这些异常。因此，发达国家的新生儿通过测定血浆苯丙氨酸浓度来进行此病的筛查。自婴儿期就已接受治疗并妊娠的患有苯丙酮酸尿症的妇女，其胎儿畸形的风险增加，例如小头畸形、智力残疾和先天性心脏病（Lenke and Levy 1980）。这些不良后果来自孕早期，可通过限制苯丙氨酸饮食来预防。苯丙氨酸水平的升高与新生儿畸形的严重程度之间有着密切的关系。目前的建议是至少在妊娠前 3 个月将苯丙氨酸的水平控制在 6mg/dl 以下（National Institutes of Health Consensus Development Panel 2000）。

孕妇缺乏核黄素和维生素 B12 也可能影响新生儿。孕母核黄素缺乏导致新生儿出现暂时性多种酰基辅酶 A 脱氢酶缺乏症的临床和生化异常（Chiong et al. 2007；Ho et al. 2011），而孕母长期素食，恶性贫血和胃旁路手术导致继发性维生素 B12 缺乏症，表现为发育迟缓、生长障碍和不可逆的神经损伤等非特异临床表现。新生儿 MS/MS 筛查有助于早期检测和干预，并且可以通过补充维生素来治疗这两种情况（Hinton et al. 2010）。

111.7 影响母体的胎儿疾病

孕妇的胎儿患有长链 3- 羟酰基辅酶 A 脱氢酶（long-chain 3-hydroxyacyl-coenzyme A dehydrogenase，LCHAD）缺乏症，极有可能发生先兆子痫，HELLP（溶血，肝酶升高，低血小板）综合征或急性妊娠脂肪肝（Ibdah 1999）。因此，有人提出在无法进行 MS/MS 筛查的情况下，应对患有急性妊娠脂肪肝和 HELLP 综合征的妇女的后代进行筛查，因为 LCHAD 是可以治疗的。

111.8   生后起病的先天性代谢缺陷

这类疾病的临床表现是由于代谢缺陷导致毒性化合物的积累或能量产生不足所致。有毒物质累积所致疾病不会干扰胚胎胎儿的发育,并且会出现无症状的间歇期,从数小时到数周,甚至数月或数年不等,这取决于代谢障碍的严重程度和/或环境诱发因素的性质。临床表现缺乏特异性,包括喂养困难、呕吐、嗜睡、易激惹、惊厥发作和呼吸急促(如果存在代谢性酸中毒)。这些疾病大多数都是可以治疗的,需要通过特殊饮食紧急去除毒素,使用药物增加毒性代谢产物的清除以及血液透析。能量产生障碍类疾病不易治疗,主要影响肝脏,心肌,肌肉和大脑。尽管不同疾病之间存在着很多表型的重叠,但从临床实践的角度来看,根据起病时的主要临床和/或实验室发现有助于对生后起病的疾病进行分类。

111.8.1   表现为代谢性酸中毒的疾病

代谢性酸中毒在新生儿中很常见,可见于多种情况下,如感染、严重分解代谢状态、组织缺氧和脱水。这些情况也可能是先天性代谢缺陷引起急性代偿失代偿的诱因。酮症的存在与否是诊断代谢性酸中毒的主要线索,尤其是在新生儿期,在此期间,严重的酮症高度怀疑先天性代谢缺陷。由于有机阴离子的积聚,阴离子间隙 $[([Na^+]+[K^+])-([Cl^-]+[HCO_3^-])]$ 增加,大于 25mmol/L(正常范围,12~16mmol/L)。继发性低血糖和高氨血症以及有机阴

离子积聚可导致急性脑病。许多以代谢性酸中毒为表现的疾病会影响支链氨基酸或其他氨基酸的分解代谢途径,通常通过 GC/MS 或 MS/MS 可以检测到尿液中的相应代谢产物。代谢性酸中毒婴儿的评估流程图如图 111.2 所示。有机酸代谢障碍的数量很大且其表型异质性高。但是,其中一些情况值得特别讨论,因为它们相对更普遍。

111.8.1.1   丙酸血症和甲基丙二酸血症

丙酸血症是由需要生物素作为辅酶的丙酸辅酶 A 羧化酶缺乏所致。甲基丙二酸血症是由甲基丙二酰 CoA 突变酶或其辅助因子维生素 B_{12} 衍生的 5'-脱氧腺苷钴胺素合成所涉及的酶缺乏所致。辅酶合成有缺陷的患者对维生素 B_{12} 治疗有效。在大多数丙酸血症和甲基丙二酸血症的病例中,新生儿期即可发病,表现为非特异性喂养困难、呕吐,神经系统症状,如肌张力低下、嗜睡和惊厥发作,以及血液学并发症(见表 111.4)。如果不及时和适当地治疗,患者会因脑水肿而进入昏迷状态甚至死亡或出现永久性脑损伤。血氨升高的程度可能与尿素循环障碍的病人一样,可能使病情在早期就更加复杂。血液中的甘氨酸含量升高是诊断的重要线索(见表 111.9),诊断依据是 GC/MS 检测到的尿液中存在特征性有机酸(表 111.11)和 MS/MS 检测到血液中丙酰肉碱含量较高(C3)(表 111.12)。白细胞或培养的皮肤成纤维细胞的细胞研究和/或 DNA 检测可用于确诊诊断。

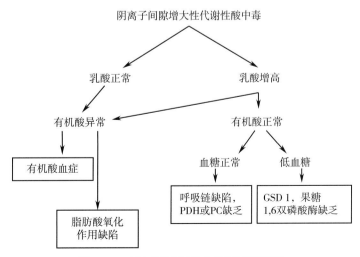

图 111.2   新生儿代谢性酸中毒的诊断流程图

表 111.11 有机酸尿症的尿有机酸谱

疾病	代谢产物
丙酸血症	3- 羟基丙酸,甲基柠檬酸,三甲基巴豆酰氨酸,丙酰甘氨酸
甲基丙二酸血症和钴胺素异常	甲基丙二酸,3- 羟基丙酸,甲基柠檬酸,丙酰甘氨酸
异戊酸血症	3- 羟基异戊酸,异戊酰甘氨酸
戊二酸血症 I 型	戊二酸,3- 羟基戊二酸,戊烯二酸
丙二酸尿症	丙二酸,甲基丙二酸
3- 羟基 -3- 甲基戊二酰辅酶 A 裂解酶缺乏症	3- 羟基 -3- 甲基戊二酸,3- 甲基戊烯二酸,3- 羟基异戊酸,3- 甲基戊二酸
3- 甲基巴豆酰辅酶 A 羧化酶缺乏症	3- 甲基巴豆酸,3- 甲基巴豆酰甘氨酸酸,三甲基巴豆酰氨酸,3- 羟基异戊酸
β- 酮硫解酶缺乏症	2- 甲基 -3- 羟基丁酸,2- 甲基乙酰乙酸,三甲基巴豆酰氨酸
半醛脱氢酶缺乏症	4- 羟基丁酸,3- 羟基丙酸,3,4- 二羟基丁酸
谷胱甘肽合成酶缺乏症	5- 氧代脯氨酸
甲基戊烯二酸尿症	3- 甲基戊烯二酸,3- 甲基戊二酸

ᵃ 几种未被归类为原发性有机酸代谢的特征性尿液有机酸增加的疾病如下:甲羟戊酸(甲羟戊酸尿症);戊二酸、2- 羟基戊二酸、乙基丙二酸、二羧酸和中链二羧酸的甘氨酸结合物(多种酰基辅酶 A 脱氢酶缺乏症);酰基 -CoA- 甘氨酸结合物(脂肪酸氧化缺陷);3- 羟基异戊酸,3- 甲基巴豆酸,3- 羟基戊酸,甲基柠檬酸和 3- 羟基丁酸,乙酰乙酸酯,丙酰甘氨酸和三甲基巴豆酰甘氨酸(生物素酶缺乏症);乳酸和 3- 甲基戊烯二酸,2- 羟基丁酸,3- 羟基丁酸,2- 甲基 -3- 羟基丁酸和乙基丙二酸(线粒体病)。

表 111.12 与疾病相关的血浆酰基肉碱谱ᵃ

酰基肉碱	碳链长度缩写	相关异常指标	疾病
游离肉碱	C0(低)		原发性和继发性ᵇ肉碱缺乏症
游离肉碱	C0	C16(低);C18(低)	CPT I 缺乏症
丙酰	C3		丙酸血症
			甲基丙二酸血症
			全羧化酶缺乏症
			生物素酶缺乏症
			琥珀酰辅酶 A 合成酶缺乏症
丙二酰	C3DC		丙二酸辅酶 A 脱羧酶缺乏症
丁酰 / 异丁酰	C4		短链酰基辅酶 A 脱氢(SCAD)缺乏症ᶜ
			乙基丙二酸脑病
		C5 及以上酰基肉碱	多种酰基辅酶 A 脱氢酶缺乏症
			异丁酰辅酶 A 脱氢酶缺乏症ᶜ
3- 羟基丁酰	C4-OH		3-α- 羟酰基 -CoA 脱氢酶缺乏症(HADH)
琥珀酰 / 甲基丙二酰	C4-DC		琥珀酰辅酶 A 合成酶(SUCLA2)缺乏症
异戊酰 / 甲基丁酰	C5		异戊酸血症
			甲基丁酰辅酶 A 脱氢酶的缺乏症ᶜ

酰基肉碱	碳链长度缩写	相关异常指标	疾病
3- 羟基异戊	C5-OH		3- 甲基巴豆酰辅酶 A 羧化酶（3-MCC）缺乏症 [d]
			全羧化酶缺乏症
		C6-DC	3- 羟基 -3- 甲基戊二酰辅酶 A 裂解酶乏症
			生物素酶缺乏症
			3- 甲基戊烯二酰辅酶 A 水合酶缺乏症
3- 羟基 -2- 甲基丁酰	C5-OH		2- 甲基 -3- 羟基丁酰基 -CoA 脱氢酶缺乏症
		C5:1	β- 酮硫解酶缺乏症
谷氨酰	C5-DC		戊二酸血症 I 型
辛酰	C8	C6;C10;C10:1	MCAD 缺乏症
十四烯酰	C14:1	C14;C14:2	VLCAD 缺乏症
棕榈酰	C16	C18;C18:1;C18:2	CPT Ⅱ 缺乏症
		C18;C18:1;C18:2	CACT 缺乏症
3- 羟基棕榈酰	C16-OH	C16:1-OH;C18-OH;C18:1-OH	LCHAD 缺乏症
		C16:1-OH;C18-OH;C18:1-OH	三功能蛋白缺乏症

[a] 酰基肉碱异常包括超过正常范围的升高，除非另有说明。

[b] 继发性肉碱缺乏症可能发生在有机酸血症，脂肪酸氧化缺陷和范可尼综合征中。

[c] 具有这些生化异常的大多数患者无症状，且生长发育正常（Pena et al. 2012；Alfardan et al. 2010）。

[d] 这种酶缺乏可能导致类似于经典有机酸尿症的严重临床表型。但是，仍有很大一部分患者没有症状，因此对于这种生化结果的临床意义尚无定论（Arnold et al. 2012）。

111.8.1.2 多种羧化酶缺乏症

有两种疾病导致多种羧化酶缺乏：生物素酶缺乏症和全羧化酶合成酶缺乏症。生物素酶缺乏症更为常见，这是由于生物素（人类羧化酶的辅酶）从膳食蛋白中的回收和释放存在缺陷。部分酶缺乏（残留活动量为平均对照值的 10%~30%）的患者通常不会出现临床症状，未经治疗的严重酶缺乏（残留活动量小于平均正常值的 10%）的患者可能会出现各种神经功能障碍，皮肤异常（见表 111.5 和表 111.7）和代谢性酮症酸中毒。由于早期识别和口服补充生物素（2~20mg/d）可完全预防生物素酶缺乏症的临床和神经功能障碍，因此生物素酶缺乏症的新生儿筛查已在各国开展（Vallejo-Torres et al. 2015）。全羧化酶合成酶缺乏症患者具有典型的皮肤表现（见表 111.5）和与丙酸血症相似的严重症状。在这种情况下，白细胞或成纤维细胞中所有羧化酶的活性均降低。据报道，该病患者对生物素治疗有不同程度的反应（Van Hove et al. 2008）。最近在碳酸酐酶 VA 缺乏引起的高氨血症性脑病患者中，发现了提示多种羧化酶缺乏的与乳酸酸中毒相关的代谢产物的增加（van Karnebeek et al. 2014）（表 111.13）。

表 111.13 新生儿高氨血症的病因

遗传代谢病

尿素循环障碍

 氨甲酰磷酸合成酶缺乏症

 鸟氨酸氨甲酰转移酶缺乏症

 精氨酰琥珀酸合成酶缺乏症

 精氨酰琥珀酸裂合酶缺乏症

 N- 乙酰谷氨酸合成酶缺乏症 Citrin 缺乏症

 Citrin 缺乏症

 赖氨酸尿酸蛋白不耐症

 高鸟氨酸血症 - 高氨血症 - 高瓜氨酸尿症（HHH）综合征

续表

高胰岛素血症伴高氨血症
其他代谢病
丙酸血症
甲基丙二酸血症
异戊酸血症
β-酮硫解酶缺乏症
多种羧化酶缺乏症
脂肪酸氧化缺陷
丙酮酸脱氢酶缺乏症
线粒体细胞病变
多种酰基辅酶 A 脱氢酶缺乏症
碳酸酐酶 VA 缺乏症
获得性疾病
所有严重的疾病
早产儿暂时性高氨血症
围产期窒息
单纯疱疹感染
全胃肠外营养
肝脏血管旁路

111.8.2　表现为酮症的疾病

枫糖尿病是最常见的氨基酸病之一，可在新生儿期发病，表现有神经功能恶化和酮症。该疾病是由支链 α-酮酸脱氢酶缺乏所致，该酶参与支链氨基酸（亮氨酸，异亮氨酸和缬氨酸）的分解代谢。亮氨酸的堆积具有神经毒性，并导致进行性脑损伤。呕吐、喂养困难和嗜睡是常见的早期症状。惊厥发作频繁，尤其是在脑水肿发展时。一旦出现神经系统症状，便可能会注意到特征性气味，但长时间未摄入蛋白质的患者可能不会出现这种气味。特征性的血浆氨基酸谱表现为支链氨基酸和正常人体内不会出现的异亮氨酸的增加，急性期还可出现丙氨酸降低（见表 111.9）。

111.8.3　表现为乳酸酸中毒的疾病

在一些先天性代谢缺陷中发现乳酸增加。但是，在缺氧缺血性脑病、脓毒症和其他导致血管灌注不良的情况下，这种情况也会出现。尽管如此，导致血乳酸升高的最常见原因是采样技术不当（使用止血带或采用过程费时过多）。联合检测丙酮酸和乳酸更有价值，因为血浆乳酸 - 丙酮酸比值的增加表明氧供应不足。但是，为了获得该比例的可靠检测值，丙酮酸的血浆样品需要在床旁进行去蛋白处理，这在大多数临床环境中是不实际的。丙酮酸代谢或呼吸链缺陷会导致原发性乳酸酸中毒，尿液中乳酸持续升高但有机酸正常的患者应考虑上述情况。乳酸酸中毒可能是由于丙酮酸产生增加（如 I 型糖原贮积病），或者是由于丙酮酸羧化酶或丙酮酸脱氢酶不足而导致的丙酮酸氧化减少（图 111.3）。另外，它可能是由于电子传递链缺陷引起的线粒病变相关的 NADH 氧化缺陷。在新生儿期，原发性乳酸酸中毒可出现嗜睡、吮吸不良、严重肌张力低下、异常运动、惊厥发作、呼吸窘迫、肝功能衰竭、视神经萎缩和致命的酮症酸中毒昏迷。

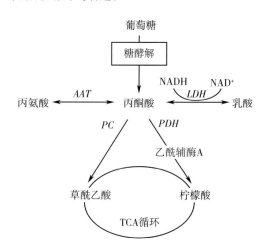

图 111.3　丙酮酸代谢。乳酸脱氢酶（LDH），丙酮酸脱氢酶（PDH），丙酮酸羧化酶（PC），丙氨酸氨基转移酶（AAT），三羧酸（TCA）循环

111.8.4　表现为低血糖的疾病

对于严重的，持续的或其他不明原因的低血糖，应考虑潜在的代谢或内分泌原因。在高胰岛素血症或生长激素缺乏症及相关疾病中可观察到反复的、不可预测的餐后低血糖，而有机酸血症或糖异生缺陷（ I 型糖原贮积病或果糖 1,6- 二磷酸酶缺乏症）通常伴有酮症酸中毒。尿液中非葡萄糖还原物质的存在是典型的半乳糖血症和遗传性果糖不耐受症的特征。上述两种疾病通常伴有其他突出

的临床问题(如肝衰竭)。高胰岛素血症和脂肪酸氧化紊乱是低酮症性低血糖的最常见的原因。高胰岛素血症几乎很少出现在 Beckwith-Wiedemann 综合征,Perlman 综合征,Sotos 综合征和歌舞伎综合征(Kabuki 综合征)的患者中(Kapoor et al. 2009)。与高胰岛素血症相关的先天性畸形和畸形特征引起了人们对这些情况的怀疑。内分泌原因引起的高胰岛素血症在第 112 章中有更详细的描述。然而,值得注意的是,先天性高胰岛素血症也可能是先天性代谢缺陷的一个特征,如谷氨酸脱氢酶基因的常染色体显性突变(图 111.4)(Stanley et al. 1998)和β- 氧化酶 3- 羟酰基辅酶 A 脱氢酶缺陷导致的高胰岛素血症 / 高氨血症综合征(Flanagan et al. 2013;Clayton et al. 2001)。上述患者的低血糖发生在禁食时,但也可以由蛋白质喂养诱发(Hsu et al. 2001)。与尿素循环障碍相比,其高氨血症是轻度和稳定的,没有与禁食或蛋白质喂养相关的波动。这种疾病不会引起高氨血症中常见的血浆谷氨酰胺升高(见表 111.9)(Stanley et al. 1998)。从线粒体脂肪酸氧化中获取能量的能力至关重要,尤其是在应激和饥饿时。因此,脂肪酸氧化代谢障碍是新生儿低血糖的重要且可治疗的原因之一。

111.8.4.1 脂肪酸氧化代谢障碍

线粒体脂肪酸氧化是一个复杂的过程,涉及将活化的脂肪酸分子转运到线粒体中,并依次除去用作三羧酸循环或酮体生产燃料的乙酰辅酶 A。此过程对于空腹和代谢应激期间的能量供应至关重要。因此,脂肪酸氧化代谢缺陷的患者,在低葡萄糖摄入或并发疾病期间会出现低酮症性低血糖。脂肪酸氧化代谢障碍可出现于任何年龄,具有广泛的临床表型,从严重的畸形或猝死到几乎完全无症状的成年人(Wilcken 2010)。包括肉碱摄取和激活缺陷(原发性肉碱缺乏症);脂肪酸进入线粒体所需要的肉碱的循环缺陷[肉碱棕榈酰转移酶Ⅰ(carnitine palmitoyltransferases Ⅰ,CPT Ⅰ)和肉碱棕榈酰转移酶Ⅱ(carnitine palmitoyltransferases Ⅱ,CPT Ⅱ) 缺陷,肉碱 - 酰基肉碱转位酶缺陷;以及 β- 氧化酶的缺陷]。后一组疾病根据脂肪酸碳链的长度进一步分类,包括中链酰基辅酶 A 脱氢酶(mediumchain acyl-CoA dehydrogenase,MCAD)缺陷、极长链酰基辅酶 A 脱氢酶缺陷和长链酰基辅酶 A 脱氢酶(long-chain acyl-coenzyme A dehydrogenase,LCHAD)缺陷。心肌病、心律失常、脑病和肌病是这些疾病的常见表现。MCAD 缺陷是最常见的先天性代谢缺陷之一,发病率为 1/20 000~10 000 个活产婴儿,在某些地区可能高达 1/4 900 个活产婴儿(Matern et al. 2015)。高达四分之一的病例在新生儿期出现空腹低酮症性低血糖(Wilcken et al. 1993)。MCAD 的治疗基于在空腹或患病期间避免分解代谢(Derks et al. 2007),新生儿筛查可有效减少死亡和严重不良事件的发生(Wilcken et al. 2007)。

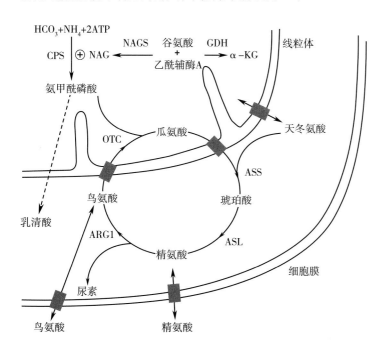

图 111.4　尿素循环。尿素循环将从食物摄入的蛋白质和内源蛋白质分解(分解代谢)的氮转化为尿素后从体内排出。黑色的虚线箭头表示过量的氨甲酰磷酸盐进入嘧啶合成中,进而生成乳清酸,从尿液中排出。灰色圆柱体表示鸟氨酸和瓜氨酸转运蛋白,阳离子氨基酸转运蛋白以及线粒体天冬氨酸和谷氨酸转运蛋白(citrin)。缩写:NAG,N- 乙酰谷氨酸合成酶;CPS,氨甲酰磷酸合成酶;OTC,鸟氨酸氨甲酰转移酶;ASS,精氨酰琥珀酸合成酶;ASL,精氨酰琥珀酸裂合酶;ARG1,精氨酸酶;GDH,谷氨酸脱氢酶;α-KG,α-酮戊二酸

如前所述,脂肪酸氧化代谢障碍的临床表现复杂多样,包括 CPT Ⅱ 缺陷新生儿严重致死型,可有特殊面容、小头畸形、白内障、脑和肾脏异常、脑室周围和肝钙化、低血糖、心律不齐、惊厥发作和肝病病变(North et al. 1995)。扩大新生儿筛查有助于新生儿 CPT Ⅱ 缺陷的早期发现,由于临床表现不典型,可能不会引起医生对代谢性疾病的高度怀疑(Albers et al. 2001)。多种酰基辅酶 A 脱氢酶缺乏症(或戊二酸尿症 Ⅱ 型)也可表现为包括多囊肾、脑囊肿和不典型增生在内的多种畸形(Mitchell et al. 1984)。扩大的新生儿筛查还可以识别原发性肉碱缺乏症的新生儿,这是一种可治疗的疾病,其特征是尿液中的肉碱丢失和血浆肉碱水平降低。患儿在宫内受到胎盘输送营养的保护,因此该疾病的发作通常发生在婴儿期或儿童期(Magoulas and El-Hattab 2012)。在新生儿筛查中还发现一些婴儿的肉碱水平极低,因为它们是原发性肉碱缺乏症的母亲所生,这些母亲终生没有症状(Schimmenti et al. 2007)。通过 MS/MS 酰基肉碱谱分析有助于诊断这些疾病(见表 111.12)。但是,如果在关键时期之外收集生物标本,则可能会错过间歇性和可逆性异常。在新生儿筛查中,生后 48~72 小时采集的血样更可能具有诊断意义,因为这是一个有大量分解代谢的时段。至于血浆氨基酸和尿有机酸的分析,对酰基肉碱结果的解读是基于模式识别,而不是基于单个异常值(见表 111.12)。明确的诊断依赖于酶活性分析和 / 或分子诊断。

111.8.5　表现为高血氨的疾病

高氨血症是一种临床危重症,可导致神经功能和结构严重受损。神经损害的程度取决于高氨血症的持续时间(Enns et al. 2007),因此,迅速识别和干预很重要。尽管血氨水平的检测在诊断代谢紊乱中至关重要,但遗憾的是,血氨的测定很容易受到人为因素的影响,从而出现假阳性。为了避免错误的检测结果,应采取预防措施:(a)必须将床旁标本立即保持冰冷条件;(b)需要及时处理样本,并立即将其转移到实验室进行即时处理。在尿素循环障碍以及其他各种先天性代谢缺陷,血氨升高会发生,在早产儿和窒息婴儿中所占的比例也很高(见表 111.13)。

尿素循环障碍包括 N- 乙酰谷氨酸合成酶、氨甲酰磷酸合成酶(carbamyl phosphate synthetase,CPS)、

鸟氨酸氨甲酰转移酶(ornithine transcarbamylase,OTC)、精氨酰琥珀酸合成酶、精氨酰琥珀酸裂解酶和精氨酸酶的缺陷(图 111.4)。除了 X 连锁的 OTC 缺陷外,所有这些疾病都是常染色体隐性遗传病。尿素循环障碍的婴儿最初表现正常,但迅速发展为脑水肿,并出现嗜睡、厌食、体温过低、惊厥发作、角弓反张和昏迷。过度通气是常见的早期表现,会导致呼吸性碱中毒。因脑干压力增加,也可能出现通气不足和呼吸暂停(Tuchman et al. 2008)。

瓜氨酸的浓度在诊断评估中至关重要。如果瓜氨酸显著升高,则考虑该新生儿患有瓜氨酸血症(精氨酰琥珀酸合成酶缺乏症),而如果其含量低,则更可能为 OTC、CPS 或 N-乙酰谷氨酸合成酶缺乏症。瓜氨酸水平正常或中度升高,通常提示精氨酰琥珀酸裂解酶或精氨酸酶缺乏症(图 111.5)。红细胞,成纤维细胞和肝脏酶活性检测以及 DNA 突变分析,有助于明确诊断。赖氨酸尿性蛋白不耐受、高鸟氨酸血症 - 高氨血症 - 高尿酸血症、希特林蛋白缺乏症是由尿素循环中间产物转运蛋白的缺陷所致。在这些疾病中,尽管尿素循环酶功能正常,转运蛋白活性不足仍会导致尿素循环中间产物的消耗和尿素循环中酶活性的降低(见图 111.4)。

111.8.6　不伴有高血氨和酮症的疾病

肌张力低下和 / 或惊厥发作,但血 pH 和血氨均正常,是这一类疾病的主要临床表现。代谢紊乱患者很少以肌张力低下为单纯表现,通常合并其他症状。惊厥是新生儿时期神经系统疾病最显著的症状,可能是由广泛的全身和中枢神经系统疾病引起。在代谢缺陷中,重要的是要认识到吡多醇(维生素 B_6)依赖性惊厥和葡萄糖转运蛋白 1 型缺乏症,因为对这两种疾病都可以采用有效的治疗方法。吡多醇依赖性惊厥在宫内或生后数小时内起病(Bejsovec et al. 1967),根据经静脉注射 50~100mg 吡多醇后数分钟惊厥发作停止和脑电图恢复正常进行诊断。5'-磷酸吡多醇氧化酶缺乏症的患者对吡多醇治疗无反应,但是对吡多醇的活性形式磷酸吡多醛治疗有效(Mills et al. 2005)。

葡萄糖转运蛋白 1 型缺乏症缺乏症通常表现为惊厥发作、获得性小头畸形和复杂运动障碍。几种类型的惊厥发作(全身强直性或阵挛性、局灶性、肌阵挛性、非典型性失神、失张力)在 2 岁之前出现,约

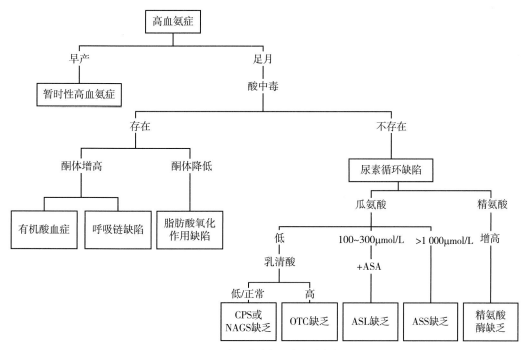

图 111.5 新生儿高氨血症的诊断方法

占 90%,通常在生后的第一个月起病(Akman et al. 2016)。通过 CSF 葡萄糖浓度降低(迄今报道的所有病例均 <60mg/dl;>90% 的患者 <40mg/dl;约 10% 的患者为 41~52mg/dl)来诊断。生酮饮食在减轻临床症状方面非常有效(Akman et al. 2016)。

非酮病性高甘氨酸血症(也称为甘氨酸脑病)是由甘氨酸裂解酶系统的活性不足,导致甘氨酸在所有人体组织和液体中积聚。通常起病于生后数个小时到数天内,表现为进行性嗜睡、肌张力低下和肌阵挛性抽搐。患儿的母亲经常报告胎儿活动减少和子宫内呃逆。多数受累新生儿出现严重而长时间的反复呼吸暂停,除非提供通气支持,上述症状一直到几天或几周后,患儿才恢复正常自主呼吸。那些恢复自主呼吸的婴儿的结局极差,伴有严重的认知障碍和难治性癫痫(Hoover-Fong et al. 2004;Swanson et al. 2015)。甘氨酸的血液水平通常会升高,尽管有时升高幅度不大。实验室诊断是基于同时测定 CSF 和血浆甘氨酸,CSF 与血浆甘氨酸的比例异常(高于 0.08)。需要注意的是,CSF 中如果混入血液则结果无效。高血糖的鉴别诊断包括导致酮症性高血糖的疾病,如丙酸血症和甲基丙二酸血症(见表 111.9),可通过病史,尿有机酸(见表 111.11)和酰基肉碱谱的测定(见表 111.12)加以区分。确诊检查包括肝组织酶活性分析和 / 或基因检测(Applegarth and Toone 2001)。

神经系统异常,包括新生儿惊厥和难治性惊厥,也是钼辅因子缺乏症和亚硫酸氧化酶缺乏症的显著特征,可通过尿中硫代半胱氨酸、黄嘌呤和次黄嘌呤升高,血清尿酸水平降低,以及几乎无法检测的血浆同型半胱氨酸来诊断。惊厥发作和脑病也是严重的亚甲基四氢叶酸还原酶(methylenetetrahydrofolate reductase,MTHFR)缺乏症和脑叶酸缺乏症的特征,分别可用甜菜碱和亚叶酸治疗。主要的生化异常是同型胱氨酸尿症,血浆蛋氨酸在 MTHFR 缺乏症中处于低水平或正常水平,在脑叶酸缺乏中 CSF 叶酸水平降低。

此外,芳香族氨基酸脱羧酶(amino acid decarboxylase,AADC)缺乏症的患者生后几个月内出现运动神经症状,包括肌张力低下、运动减少、肌无力、肌张力障碍和肢体僵硬。它们具有动眼危象和眼球凝视等眼部症状,常常被误诊为惊厥发作。还可见上睑下垂、鼻塞、体温过低、出汗、体温不稳定和血压不稳等自主神经症状。AADC 催化左旋多巴转化为多巴胺,5- 色氨酸转化为 5- 羟色胺,因此,其缺陷导致多巴胺和 5- 羟色胺的含量大大降低,CSF 代谢产物高香草酸和 5- 羟基吲哚乙酸含量降低。CSF 中的左旋多巴水平升高,尿液中存在香草酸。这些患者可接受多巴胺激动剂、单胺氧化酶抑制剂、三苯并吡啶基和 AADC 辅因子吡多醛 5'- 磷酸盐治疗。但是，AADC 缺乏症的预后往往较差，并伴有明显的神经功能损害（Brun et al. 2010）。

肌酸合成中涉及精氨酸甘氨酸酰氨基转移酶和胍基乙酸甲基转移酶两种酶，以及一种参与肌酸转运的转运蛋白，上述异常导致患者在婴儿期出现严重难治性惊厥发作、发育迟缓和肌张力低下。通过测定尿液和血浆中的肌酸和胍基乙酸来诊断。质子磁共振波谱分析显示大脑中的肌酸含量较低。

111.8.7　表现为肝衰竭的疾病

新生儿的严重肝功能不全可发生在多种代谢缺陷中，包括酪氨酸血症 I 型、半乳糖血症、遗传性果糖不耐受、线粒体肝病和糖醇缺陷（见表 111.3）。新生儿肝衰竭也是 α_1- 抗胰蛋白酶缺乏症和胆汁酸合成缺陷的罕见表现，详见第 77 和 78 章。

在新生儿期的严重肝功能不全很少诊断为酪氨酸血症 I 型。因为在一些肝功能异常的情况下都可检测到酪氨酸水平升高，所以通常用尿液或血浆中琥珀酰丙酮含量的增加来诊断酪氨酸血症 I 型。

在接受半乳糖喂养之前，患病新生儿不会表现症状。母乳和大多数配方奶都含有乳糖（葡萄糖和半乳糖的二聚糖）；大多数大豆配方奶不含乳糖。典型的临床特征包括高胆红素血症（起初可能是未结合胆红素，但后来主要变为结合胆红素）、肝肿大、肝功能不全伴凝血障碍、低蛋白血症和低血糖。白内障可在新生儿时期就被诊断。如果漏诊，该病可能会发展为脑病，并伴有脑水肿，代谢性酸中毒和肾功能不全。半乳糖血症患者罹患大肠杆菌败血症的风险增加。通过测定血清中增加的半乳糖 -1- 磷酸和红细胞中缺乏的半乳糖 -1- 磷酸尿苷转移酶活性可以诊断经典的半乳糖血症。饮食限制半乳糖可完全缓解急性期症状。因此，对于新生儿肝衰竭的患儿，在排除经典型半乳糖血症的诊断前，建议饮食中避免半乳糖。除非在饮食中添加果糖或蔗糖，否则遗传性果糖不耐症在新生儿期不会发病。

呼吸链酶不足的线粒体肝病的新生儿会出现急性神经功能损害和肝病（Al-Hussaini et al. 2014）。在一些患者中，生后表型正常，但病毒感染或其他一些不明的因素会诱发肝脏和神经系统功能的恶化（Cormier-Daire et al. 1997）。丙戊酸钠也可能引发暴发性肝衰竭，因此，如果怀疑存在线粒体病，应避免

使用这种药物（Mindikoglu et al. 2011）。乳酸性酸中毒和低血糖是对诊断有帮助的线索，酪氨酸升高也是如此。但是，这些发现并非特异性。肝脏或肌肉中呼吸链复合物酶活性降低是更具体的表现，当然这也可能是继发性的。

糖醇代谢缺陷（包括转醛醇酶缺乏症和核糖 -5 磷酸异构酶缺乏症）也与新生儿肝病有关（Verhoeven et al. 2005；Huck et al. 2004）。对体液中糖醇的评估通常不是常规的代谢检查，因此，有些患者可能被漏诊。

111.8.8　表现为胆汁淤积的疾病

遗传性疾病是新生儿胆汁淤积的重要原因，α_1-抗胰蛋白酶缺乏症在这些病例中占相当大的比例。第 77 和 78 章讨论了 α_1- 抗胰蛋白酶缺乏症和先天性胆汁酸合成障碍。而本节将重点探讨其他先天性代谢缺陷，这些疾病可表现为新生儿单纯性胆汁淤积。新生儿胆汁淤积性黄疸伴进行性肝脾肿大是尼曼 - 皮克病 C 型最常见的症状。大多数患者在 2~4 个月龄时自发缓解，约有 10% 的病例可能导致肝衰竭。这种致死性新生儿胆汁淤积可导致患儿在 6 个月大时死亡，不伴神经系统症状（Kelly et al. 1993）。

由希特林蛋白缺乏引起的新生儿肝内胆汁淤积症患者（图 111.4）表现为低出生体重、生长迟缓、低蛋白血症、凝血因子降低和转氨酶升高。补充脂溶性维生素和不含乳糖的配方或含中链甘油三酸酯的配方，症状在 1 岁前消失。成年后，这些患者可能会发展成一种成人发病的疾病，表现有反复发作的高氨血症。对希特林蛋白缺乏症的诊断基于生化水平的改变，包括血氨升高，瓜氨酸和精氨酸浓度升高，苏氨酸与丝氨酸比值升高（见表 111.9），以及胰腺分泌性胰蛋白酶抑制剂的血清浓度增加。半乳糖在某些病例中也会升高。相反，半乳糖血症患者也可表现出类似于希特林蛋白缺乏症的氨基酸谱改变（Feillet et al. 2008）。

111.9　先天性代谢缺陷的相关检查

首选的既快速且低廉的检查项目，可为新生儿遗传代谢病的诊断提供重要线索（见表 111.8）。电解质、血气分析、阴离子间隙、血氨和乳酸可用于区分不同的疾病组。所有原因不明的嗜睡和神经系统

功能恶化的新生儿均应测定血氨和乳酸。高效液相色谱法检测血浆氨基酸谱,GC/MS 检测尿液有机物谱和 MS/MS 检测酰基肉碱谱对诊断至关重要(见表 111.9~ 表 111.12)。在新生儿的评估中,通常不进行尿液氨基酸分析,该检查的适应证不多,如排除赖氨酸尿性蛋白不耐受、高鸟尿氨酸血症 - 高氨血症 - 高瓜氨酸血症以及胱氨酸尿症。大多数危重新生儿都接受腰穿穿刺术收集 CSF 作为脓毒症评估的一部分。对于脑病患者,建议保存一份 CSF 样本,用以测定乳酸,氨基酸和神经递质。

神经影像学研究可为先天性代谢缺陷的诊断提供重要线索。超声是一项可靠的一线影像学检查,可以在床旁进行,用以早期发现囊肿、钙化、脑结构异常、水肿或白质回声改变,这些都可能提示存在代谢性疾病(Leijser et al. 2007)。MRI 是诊断新生儿先天性代谢缺陷最灵敏和最特异的神经影像学工具。脑部特征性异常改变在诊断过程中可能有用(van der Knaap and Valk 2005;Poretti et al. 2013)。最重要的是确定该疾病主要是灰质还是白质,或者小脑受累(表 111.14)。此外,质子磁共振波谱分析也有助于在特定的疾病中进行诊断和监测。

对先天性代谢缺陷的诊断,应通过酶活性分析和 / 或基因检测加以证实。选择一种或两种检测手段通常取决于送检实验室。根据不同的疾病,可以对不同的组织(血液,肝脏,成纤维细胞)进行酶活性分析。基因检测则是对从血液中提取的 DNA 进行分析。生化方法(羊水中的代谢物检测和用培养

的细胞进行酶活性分析)以及 DNA 分析(突变检测)可用于产前诊断。GeneTests 和 Orphanet 是为特定生化或分子检测定位实验室的有用资源。

在某些情况下,尤其是在没有迹象表明哪个基因可能有缺陷的情况下,对单个基因进行分子检测可能不是最佳选择。在这些情况下,逐个基因的检测方法可能会延长诊断时间,并且不符合成本效益。单基因检测的替代方法是使用下一代测序(next generation sequencing,NGS)技术同时筛选多个基因,该技术正在迅速改变先天性代谢缺陷以及更广泛的遗传性疾病的诊断过程。NGS 可以对一组基因进行测序,提供了更全面和较高的诊断率(Pupavac et al. 2016)。当多个基因对应同一种表型或不同疾病之间存在广泛的临床表型重叠时,基因组合测序特别有用。基因组合检测也更具成本效益,并且比传统的逐个基因测序方法能更快地获得结果。临床诊断实验室的另一项最新进展是用于鉴定患者基因缺陷的全外显子测序。当先前对患者的所有检查均为阴性并且没有其他候选基因要进行测试时,全外显子测序是可行的选择。将来,NGS 可能还会显著增加新生儿筛查发现的疾病的数量(Landau et al. 2014)。

先天性代谢缺陷可能导致不明原因死亡。在这种情况下,进行代谢性尸检和骨骼检查并收集适当的生物学样本,以进行进一步的诊断测试尤为重要(表 111.15)。这些调查结果可能对遗传咨询有重要意义。

表 111.14　先天性代谢缺陷 MR 的特异性改变

灰质	白质	灰质和白质	小脑
皮层	*皮层下*	*白质营养不良和尾状核*	丙酮酸脱氢酶缺乏症
溶酶体贮积症	线粒体病	线粒体病	Leigh 病
黏脂酶	半乳糖血症	丙酸血症	先天性糖基化障碍
神经元蜡样褐质脂沉积症	亚历山大病	戊二酸尿症 I 型	
尾状核	*深部脑白质*	钼辅因子缺乏症	
线粒体病	Krabbe 病	低血糖	
丙酸血症	异染性脑白质营养不良	*白质营养不良和苍白球*	
戊二酸尿症 I 型	GM2 神经节苷脂病	Canavan 病	
钼辅助因子缺乏症	过氧化物酶体病(伴神经元迁移障碍)	甲基丙二酸血症	
低血糖	Lowe 综合征(伴小囊肿)	2- 羟基戊二酸尿症	

续表

基底核	黏脂病Ⅳ型	线粒体疾病	
钼辅因子缺乏症		枫糖尿病	
尿素循环障碍			
甲基丙二酸血症			
异戊酸血症			
琥珀酸半醛脱氢酶缺陷			
丙酮酸脱氢酶缺乏症			
胍基乙酸甲基转移酶（GAMT）缺乏症			

表 111.15　疑似代谢病的死亡病例所需收集的样本

血浆（>2ml）	肝素抗凝，分装，-80℃保存
血液	滤纸血滴行串联质谱分析
尿液	(5~20ml)试管中，深度冷冻
脑脊液	1ml，-80℃保存
DNA 样本	EDTA 抗凝，-80℃保存
皮肤成纤维细胞培养	无菌取样后放入组织培养基中，40℃下保存 [a]
肝脏	速冻（-80℃）用于组织化学 / 酶学检测
肌肉	速冻（-80℃）用于组织化学 / 酶学检测

[a] 皮肤成纤维细胞或其他组织也可用于 DNA 提取。

111.10　急性代谢失代偿的治疗

对重症新生儿的治疗必须尽早开始，并且必须积极。强烈建议将怀疑因先天性代谢缺陷引发的急性代偿失代偿的新生儿，立即转至具有专业代谢病治疗经验的新生儿重症监护病房。治疗先天性代谢缺陷的基本原则如下:(a) 限制上游必需营养素以防止中毒;(b) 补充下游营养素以防止继发性缺乏;(c) 促进前体物质的旁路代谢途径。

在急性失代偿期，大多数遗传代谢病都需要进行治疗以将分解代谢降至最低并去除有毒代谢物。这些措施可在明确诊断之前开始。首先，应停止可能导致疾病发作的任何营养物质，如半乳糖或蛋白质，并开始静脉补充高能量，输注 10% 的葡萄糖（10mg/kg/min），并维持电解质平衡。当需要使用高浓度葡萄糖以提供足够的能量时，需要采用中心静脉补液，这在需要体外透析的情况下也有用。在高浓度葡萄糖输注的情况下，应监测血糖浓度，如果发生高血糖，则可以给予胰岛素。在这种情况下，胰岛素具有促进合成代谢的额外优势。对于枫糖尿病和尿素循环障碍类疾病，静脉输液应谨慎，以免发生液体超负荷和脑水肿。代谢性酸中毒可以通过静脉输注大剂量碳酸氢钠来纠正。

颅内压低引起的通气不足是组织氧合不足的最常见原因，大多数受影响的新生儿都需要机械通气。许多代谢失代偿患者可能会发展为败血症，这可能加重分解代谢并导致治疗失败。因此，积极地寻找和治疗感染对于成功进行干预至关重要。苯甲酸钠用于治疗高氨血症（表 111.16）。肉碱用于消除某些有毒的代谢物，甚至在尚未明确诊断之前就可以使用。如果存在严重的乳酸酸中毒或无法解释的代谢性酸中毒，可以给予生物素和肌内注射维生素 B$_{12}$，直到除外多种羧化酶缺乏症和甲基丙二酸血症（见表 111.16）。

维生素 B$_6$ 可阻止吡多醇依赖性惊厥发作（见表 111.16）。有时代谢紊乱不能通过上述方法控制。

表 111.16 部分先天性代谢缺陷的急性期药物治疗

疾病	药物	给药途径	推荐剂量
有机酸尿症	左旋肉碱	静脉,口服	负荷量 100mg/kg,然后维持剂量 100mg/kg/d
脂肪酸氧化障碍			
甲基丙二酸血症	羟钴胺	静脉,肌注	1~2mg/d
尿素循环障碍	苯甲酸钠	静脉	在 90~120 分钟内给予负荷量 250mg/kg,然后维持剂量 250mg/kg/d
	L- 精氨酸	静脉	200~600mg/kg,随后维持剂量为 250mg/kg/d
	N- 氨甲酰谷氨酸	口服 / 鼻饲管	每 6 个小时 100mg/kg,然后 25~62.5mg/kg
吡哆醇反应性惊厥	吡哆醇	静脉	100mg
吡哆醛磷酸反应性惊厥	磷酸吡哆醛	口服	10~30mg/kg/d
MTHFR 缺乏症	甜菜碱	口服	100mg/kg/d
脑叶酸缺乏症	亚叶酸	口服	10~15mg/kg/d
生物素酶缺乏症	生物素	口服	1~10mg/d
多种羧化酶缺乏症			

鉴于神经系统并发症与接触有毒代谢物(如血氨和亮氨酸)的浓度和持续时间有关,因此需要更积极的疗法,如血液透析。

参考文献

Acuna-Hidalgo R, Schanze D, Kariminejad A, Nordgren A, Kariminejad MH, Conner P, Grigelioniene G et al (2014) Neu-Laxova syndrome is a heterogeneous metabolic disorder caused by defects in enzymes of the L-serine biosynthesis pathway. Am J Hum Genet 95:285–293

Akman CI, Yu J, Alter A, Engelstad K, De Vivo DC (2016) Diagnosing glucose transporter 1 deficiency at initial presentation facilitates early treatment. J Pediatr 171:220–226

Albers S, Marsden D, Quackenbush E, Stark AR, Levy HL, Irons M (2001) Detection of neonatal carnitine palmitoyltransferase II deficiency by expanded newborn screening with tandem mass spectrometry. Pediatrics 107, E103

Alfardan J, Mohsen AW, Copeland S, Ellison J, Keppen-Davis L, Rohrbach M, Powell BR et al (2010) Characterization of new ACADSB gene sequence mutations and clinical implications in patients with 2-methylbutyrylglycinuria identified by newborn screening. Mol Genet Metab 100:333–338

Al-Hussaini A, Faqeih E, El-Hattab AW, Alfadhel M, Asery A, Alsaleem B, Bakhsh E et al (2014) Clinical and molecular characteristics of mitochondrial DNA depletion syndrome associated with neonatal cholestasis and liver failure. J Pediatr 164:553–559, e551–552

Angle B, Tint GS, Yacoub OA, Clark AL (1998) Atypical case of Smith-Lemli-Opitz syndrome: implications for diagnosis. Am J Med Genet 80:322–326

Applegarth DA, Toone JR (2001) Nonketotic hyperglycinemia (glycine encephalopathy): laboratory diagnosis. Mol Genet Metab 74:139–146

Arnold GL, Salazar D, Neidich JA, Suwannarat P, Graham BH, Lichter-Konecki U, Bosch AM et al (2012) Outcome of infants diagnosed with 3-methyl-crotonyl-CoA-carboxylase deficiency by newborn screening. Mol Genet Metab 106:439–441

Arora N, Stumper O, Wright J, Kelly DA, McKiernan PJ (2006) Cardiomyopathy in tyrosinaemia type I is common but usually benign. J Inherit Metab Dis 29:54–57

Baumgartner MR, Verhoeven NM, Jakobs C, Roels F, Espeel M, Martinez M, Rabier D et al (1998) Defective peroxisome biogenesis with a neuromuscular disorder resembling Werdnig-Hoffmann disease. Neurology 51:1427–1432

Bejsovec M, Kulenda Z, Ponca E (1967) Familial intra-uterine convulsions in pyridoxine dependency. Arch Dis Child 42:201–207

Bellini C, Donarini G, Paladini D, Calevo MG, Bellini T, Ramenghi LA, Hennekam RC (2015) Etiology of non-immune hydrops fetalis: an update. Am J Med Genet A 167A:1082–1088

Boemer F, Deberg M, Schoos R, Caberg JH, Gaillez S, Dugauquier C, Delbecque K et al (2016) Diagnostic pitfall in antenatal manifestations of CPT II deficiency. Clin Genet 89:193–197

Braverman NE, Raymond GV, Rizzo WB, Moser AB, Wilkinson ME, Stone EM, Steinberg SJ et al (2016) Peroxisome biogenesis disorders in the Zellweger spectrum: an overview of current diagnosis, clinical manifestations, and treatment guidelines. Mol Genet Metab 117:313–321

Brun L, Ngu LH, Keng WT, Ch'ng GS, Choy YS, Hwu WL, Lee WT et al (2010) Clinical and biochemical features of aromatic L-amino acid decarboxylase deficiency. Neurology 75:64–71

Chace DH, Kalas TA, Naylor EW (2002) The application of tandem mass spectrometry to neonatal screening for inherited disorders of intermediary metabolism. Annu Rev Genomics Hum Genet 3:17–45

Chiong MA, Sim KG, Carpenter K, Rhead W, Ho G, Olsen RK, Christodoulou J (2007) Transient multiple acyl-CoA dehydrogenation deficiency in a newborn female caused by maternal riboflavin deficiency. Mol Genet Metab 92:109–114

Clayton PT, Eaton S, Aynsley-Green A, Edginton M, Hussain K, Krywawych S, Datta V et al (2001) Hyperinsulinism in short-chain L-3-hydroxyacyl-CoA dehydrogenase deficiency reveals the importance of beta-oxidation in insulin secretion. J Clin Invest 108:457–465

Cormier-Daire V, Chretien D, Rustin P, Rotig A, Dubuisson C, Jacquemin E, Hadchouel M et al (1997) Neonatal and delayed-onset liver involvement in disorders of oxidative phosphorylation. J Pediatr 130:817–822

Cox PM, Brueton LA, Murphy KW, Worthington VC, Bjelogrlic P, Lazda EJ, Sabire NJ et al (1999) Early-onset fetal hydrops and muscle degeneration in siblings due to a novel variant of type IV glycogenosis. Am J Med Genet 86:187–193

Daikha-Dahmane F, Dommergues M, Narcy F, Gubler MC, Dumez Y, Gauthier E, Nordmann Y et al (2001) Congenital erythropoietic porphyria: prenatal diagnosis and autopsy findings in two sibling fetuses. Pediatr Dev Pathol 4:180–184

de Koning TJ, Klomp LW, van Oppen AC, Beemer FA, Dorland L, van den Berg I, Berger R (2004) Prenatal and early postnatal treatment in 3-phosphoglycerate-dehydrogenase deficiency. Lancet 364:2221–2222

Derks TG, van Spronsen FJ, Rake JP, van der Hilst CS, Span MM, Smit GP (2007) Safe and unsafe duration of fasting for children with MCAD deficiency. Eur J Pediatr 166:5–11

Dursun A, Gucer S, Ebberink MS, Yigit S, Wanders RJ, Waterham HR (2009) Zellweger syndrome with unusual findings: non-immune hydrops fetalis, dermal erythropoiesis and hypoplastic toe nails. J Inherit Metab Dis 32(Suppl 1):S345–S348

Enns GM, Berry SA, Berry GT, Rhead WJ, Brusilow SW, Hamosh A (2007) Survival after treatment with phenylacetate and benzoate for urea-cycle disorders. N Engl J Med 356:2282–2292

Fayon M, Lamireau T, Bioulac-Sage P, Letellier T, Moretto B, Parrot-Roulaud F, Coquet M et al (1992) Fatal neonatal liver failure and mitochondrial cytopathy: an observation with antenatal ascites. Gastroenterology 103:1332–1335

Feillet F, Merten M, Battaglia-Hsu SF, Rabier D, Kobayashi K, Straczek J, Brivet M et al (2008) Evidence of cataplerosis in a patient with neonatal classical galactosemia presenting as citrin deficiency. J Hepatol 48:517–522

Flanagan SE, Xie W, Caswell R, Damhuis A, Vianey-Saban C, Akcay T, Darendeliler F et al (2013) Next-generation sequencing reveals deep intronic cryptic ABCC8 and HADH splicing founder mutations causing hyperinsulinism by pseudoexon activation. Am J Hum Genet 92:131–136

Freeze HH, Chong JX, Bamshad MJ, Ng BG (2014) Solving glycosylation disorders: fundamental approaches reveal complicated pathways. Am J Hum Genet 94:161–175

Ganetzky R, Izumi K, Edmondson A, Muraresku CC, Zackai E, Deardorff M, Ganesh J (2015) Fetal akinesia deformation sequence due to a congenital disorder of glycosylation. Am J Med Genet A 167A:2411–2417

Garver WS, Francis GA, Jelinek D, Shepherd G, Flynn J, Castro G, Walsh Vockley C et al (2007) The National Niemann-Pick C1 disease database: report of clinical features and health problems. Am J Med Genet A 143A:1204–1211

Gimovsky AC, Luzi P, Berghella V (2015) Lysosomal storage disease as an etiology of nonimmune hydrops. Am J Obstet Gynecol 212:281–290

Haberle J, Gorg B, Rutsch F, Schmidt E, Toutain A, Benoist JF, Gelot A et al (2005) Congenital glutamine deficiency with glutamine synthetase mutations. N Engl J Med 353:1926–1933

Haberle J, Shahbeck N, Ibrahim K, Hoffmann GF, Ben-Omran T (2011) Natural course of glutamine synthetase deficiency in a 3 year old patient. Mol Genet Metab 103:89–91

Haberle J, Shahbeck N, Ibrahim K, Schmitt B, Scheer I, O'Gorman R, Chaudhry FA et al (2012) Glutamine supplementation in a child with inherited GS deficiency improves the clinical status and partially corrects the peripheral and central amino acid imbalance. Orphanet J Rare Dis 7:48

Herman GE, Kratz L (2012) Disorders of sterol synthesis: beyond Smith-Lemli-Opitz syndrome. Am J Med Genet C Semin Med Genet 160C:301–321

Hinton CF, Ojodu JA, Fernhoff PM, Rasmussen SA, Scanlon KS, Hannon WH (2010) Maternal and neonatal vitamin B12 deficiency detected through expanded newborn screening – United States, 2003–2007. J Pediatr 157:162–163

Ho G, Yonezawa A, Masuda S, Inui K, Sim KG, Carpenter K, Olsen RK et al (2011) Maternal riboflavin deficiency, resulting in transient neonatal-onset glutaric aciduria Type 2, is caused by a microdeletion in the riboflavin transporter gene GPR172B. Hum Mutat 32: E1976–E1984

Hoover-Fong JE, Shah S, Van Hove JL, Applegarth D, Toone J, Hamosh A (2004) Natural history of nonketotic hyperglycinemia in 65 patients. Neurology 63:1847–1853

Hsu BY, Kelly A, Thornton PS, Greenberg CR, Dilling LA, Stanley CA (2001) Protein-sensitive and fasting hypoglycemia in children with the hyperinsulinism/hyperammonemia syndrome. J Pediatr 138:383–389

Huck JH, Verhoeven NM, Struys EA, Salomons GS, Jakobs C, van der Knaap MS (2004) Ribose-5-phosphate isomerase deficiency: new inborn error in the pentose phosphate pathway associated with a slowly progressive leukoencephalopathy. Am J Hum Genet 74:745–751

Ibdah JA, Bennett MJ, Rinaldo P, Zhao Y, Gibson B, Sims HF, Strauss AW (1999) A fetal fatty-acid oxidation disorder as a cause of liver disease in pregnant women. N Engl J Med 340:1723–1731

Kapoor RR, James C, Hussain K (2009) Hyperinsulinism in developmental syndromes. Endocr Dev 14:95–113

Kelly DA, Portmann B, Mowat AP, Sherlock S, Lake BD (1993) Niemann-Pick disease type C: diagnosis and outcome in children, with particular reference to liver disease. J Pediatr 123:242–247

Landau YE, Lichter-Konecki U, Levy HL (2014) Genomics in newborn screening. J Pediatr 164:14–19

Leijser LM, de Vries LS, Rutherford MA, Manzur AY, Groenendaal F, de Koning TJ, van der Heide-Jalving M et al (2007) Cranial ultrasound in metabolic disorders presenting in the neonatal period: characteristic features and comparison with MR imaging. AJNR Am J Neuroradiol 28:1223–1231

Lenke RR, Levy HL (1980) Maternal phenylketonuria and hyperphenylalaninemia. An international survey of the outcome of untreated and treated pregnancies. N Engl J Med 303:1202–1208

Leticee N, Bessieres-Grattagliano B, Dupre T, Vuillaumier-Barrot S, de Lonlay P, Razavi F, El Khartoufi N et al (2010) Should PMM2-deficiency (CDG Ia) be searched in every case of unexplained hydrops fetalis? Mol Genet Metab 101:253–257

Magoulas PL, El-Hattab AW (2012) Systemic primary carnitine deficiency: an overview of clinical manifestations, diagnosis, and management. Orphanet J Rare Dis 7:68

Matern D, Rinaldo P (2015) Medium-chain acyl-coenzyme A dehydrogenase deficiency. In: Pagon RA, Adam MP, Ardinger HH, Wallace SE, Amemiya A, Bean LJH et al eds. GeneReviews(R). Seattle University of Washington, Seattle

Mignot C, Gelot A, Bessieres B, Daffos F, Voyer M, Menez F, Fallet Bianco C et al (2003) Perinatal-lethal Gaucher disease. Am J Med Genet A 120A:338–344

Mills PB, Surtees RA, Champion MP, Beesley CE, Dalton N, Scambler PJ, Heales SJ et al (2005) Neonatal epileptic encephalopathy caused by mutations in the PNPO gene encoding pyridox(am)ine 5′-phosphate oxidase. Hum Mol Genet 14:1077–1086

Mindikoglu AL, King D, Magder LS, Ozolek JA, Mazariegos GV, Shneider BL (2011) Valproic acid-associated acute liver failure in children: case report and analysis of liver transplantation outcomes in the United States. J Pediatr 158:802–807

Mitchell G, Saudubray JM, Gubler MC, Habib R, Ogier H, Frezal J, Boue J (1984) Congenital anomalies in glutaric aciduria type 2. J Pediatr 104:961–962

National Institutes of Health Consensus Development Panel (2001) National Institutes of Health Consensus Development Conference Statement: phenylketonuria: screening and management, October 16–18, 2000. Pediatrics 108:972–982

North KN, Hoppel CL, De Girolami U, Kozakewich HP, Korson MS (1995) Lethal neonatal deficiency of carnitine palmitoyltransferase II associated with dysgenesis of the brain and kidneys. J Pediatr 127: 414–420

Oey NA, den Boer ME, Wijburg FA, Vekemans M, Auge J, Steiner C, Wanders RJ et al (2005) Long-chain fatty acid oxidation during early human development. Pediatr Res 57:755–759

Pena L, Angle B, Burton B, Charrow J (2012) Follow-up of patients with short-chain acyl-CoA dehydrogenase and isobutyryl-CoA dehydrogenase deficiencies identified through newborn screening: one center's experience. Genet Med 14:342–347

Poretti A, Blaser SI, Lequin MH, Fatemi A, Meoded A, Northington FJ, Boltshauser E et al (2013) Neonatal neuroimaging findings in inborn errors of metabolism. J Magn Reson Imaging 37:294–312

Profitlich LE, Kirmse B, Wasserstein MP, Diaz GA, Srivastava S (2009) High prevalence of structural heart disease in children with cblC-type methylmalonic aciduria and homocystinuria. Mol Genet Metab 98:344–348

Pupavac M, Tian X, Chu J, Wang G, Feng Y, Chen S, Fenter R et al (2016) Added value of next generation gene panel analysis for patients with elevated methylmalonic acid and no clinical diagnosis following functional studies of vitamin B metabolism. Mol Genet Metab 117:363–368

Ruzzo EK, Capo-Chichi JM, Ben-Zeev B, Chitayat D, Mao H, Pappas AL, Hitomi Y et al (2013) Deficiency of asparagine synthetase causes congenital microcephaly and a progressive form of encephalopathy. Neuron 80:429–441

Saudubray JM, Charpentier C (2001) Clinical phenotypes: diagnosis/algorithms. In: Scriver CR, Beaudet AL, Sly WS et al eds. The Metabolic & Molecular Bases of Inherited Disease, 8th ed. McGraw-Hill, New York, pp. 1327–1403

Schimmenti LA, Crombez EA, Schwahn BC, Heese BA, Wood TC, Schroer RJ, Bentler K et al (2007) Expanded newborn screening identifies maternal primary carnitine deficiency. Mol Genet Metab 90:441–445

Shaheen R, Rahbeeni Z, Alhashem A, Faqeih E, Zhao Q, Xiong Y, Almoisheer A et al (2014) Neu-Laxova syndrome, an inborn error of serine metabolism, is caused by mutations in PHGDH. Am J Hum Genet 94:898–904

Stanley CA, Lieu YK, Hsu BY, Burlina AB, Greenberg CR, Hopwood NJ, Perlman K et al (1998) Hyperinsulinism and hyperammonemia in infants with regulatory mutations of the glutamate dehydrogenase gene. N Engl J Med 338:1352–1357

Staretz-Chacham O, Lang TC, LaMarca ME, Krasnewich D, Sidransky E (2009) Lysosomal storage disorders in the newborn. Pediatrics 123:1191–1207

Swanson MA, Coughlin CR Jr, Scharer GH, Szerlong HJ, Bjoraker KJ, Spector EB, Creadon-Swindell G et al (2015) Biochemical and molecular predictors for prognosis in nonketotic hyperglycinemia. Ann Neurol 78:606–618

Tuchman M, Lee B, Lichter-Konecki U, Summar ML, Yudkoff M, Cederbaum SD, Kerr DS et al (2008) Cross-sectional multicenter study of patients with urea cycle disorders in the United States. Mol Genet Metab 94:397–402

Valayannopoulos V, Verhoeven NM, Mention K, Salomons GS, Sommelet D, Gonzales M, Touati G et al (2006) Transaldolase deficiency: a new cause of hydrops fetalis and neonatal multi-organ disease. J Pediatr 149:713–717

Vallejo-Torres L, Castilla I, Couce ML, Perez-Cerda C, Martin-Hernandez E, Pineda M, Campistol J et al (2015) Cost-effectiveness analysis of a national newborn screening program for biotinidase deficiency. Pediatrics 136:e424–e432

van de Kamp JM, Lefeber DJ, Ruijter GJ, Steggerda SJ, den Hollander NS, Willems SM, Matthijs G et al (2007) Congenital disorder of glycosylation type Ia presenting with hydrops fetalis. J Med Genet 44:277–280

van der Crabben SN, Verhoeven-Duif NM, Brilstra EH, Van Maldergem L, Coskun T, Rubio-Gozalbo E, Berger R et al (2013) An update on serine deficiency disorders. J Inherit Metab Dis 36:613–619

van der Knaap MS, Valk J (2005) Pattern recognition in white matter disorders. Springer, Berlin, pp 881–904

Van Hove JL, Josefsberg S, Freehauf C, Thomas JA, le Thuy P, Barshop BA, Woontner M et al (2008) Management of a patient with holocarboxylase synthetase deficiency. Mol Genet Metab 95:201–205

van Karnebeek CD, Sly WS, Ross CJ, Salvarinova R, Yaplito-Lee J, Santra S, Shyr C et al (2014) Mitochondrial carbonic anhydrase VA deficiency resulting from CA5A alterations presents with hyperammonemia in early childhood. Am J Hum Genet 94:453–461

Verhoeven NM, Wallot M, Huck JH, Dirsch O, Ballauf A, Neudorf U, Salomons GS et al (2005) A newborn with severe liver failure, cardiomyopathy and transaldolase deficiency. J Inherit Metab Dis 28:169–179

von Kleist-Retzow JC, Cormier-Daire V, Viot G, Goldenberg A, Mardach B, Amiel J, Saada P et al (2003) Antenatal manifestations of mitochondrial respiratory chain deficiency. J Pediatr 143:208–212

Wilcken B (2010) Fatty acid oxidation disorders: outcome and long-term prognosis. J Inherit Metab Dis 33:501–506

Wilcken B, Carpenter KH, Hammond J (1993) Neonatal symptoms in medium chain acyl coenzyme A dehydrogenase deficiency. Arch Dis Child 69:292–294

Wilcken B, Haas M, Joy P, Wiley V, Chaplin M, Black C, Fletcher J et al (2007) Outcome of neonatal screening for medium-chain acyl-CoA dehydrogenase deficiency in Australia: a cohort study. Lancet 369:37–42

Wraith JE (2002) Lysosomal disorders. Semin Neonatol 7:75–83

Zytkovicz TH, Fitzgerald EF, Marsden D, Larson CA, Shih VE, Johnson DM, Strauss AW et al (2001) Tandem mass spectrometric analysis for amino, organic, and fatty acid disorders in newborn dried blood spots: a two-year summary from the New England Newborn Screening Program. Clin Chem 47:1945–1955

新生儿内分泌疾病和甲状腺 112
功能紊乱

Paolo Ghirri, Antonio Balsamo, Massimiliano Ciantelli, Paolo Cavarzere,
Alessandro Cicognani, Antonio Boldrini, and Alessandra Cassio
裴舟 陆炜 翻译

目录

摘要

先天性垂体功能减退症是由于一种或者多种垂体前叶/后叶分泌的激素缺乏引起的疾病。原发性肾上腺皮质功能减退或受损可以引起皮质醇和/或醛固酮分泌减少；垂体或下丘脑功能障碍（促肾上腺皮质激素或促皮质素释放因子缺乏）可引起孤立性皮质醇功能不全。低血糖在新生儿中常见，尤其是低出生体重儿。低血糖多为暂时性，大多数能够在生后 72 小时内缓解，多无症状或非特异性症状。高血糖的原因有葡萄糖动态平衡受损、医源性、应激性、新生儿糖尿病，通常无症状，或继发于其他严重疾病。

30% 的低出生体重儿可能发生低钙血症。症状多不典型，治疗可以选择口服、静脉补充钙剂。当离子钙浓度 >1.36mmol/L 或者总钙浓度 >2.75mmol/L 时定义为高钙血症，中重度高钙血症需要及时干预。

先天性甲状腺功能减退是新生儿最常见的内分泌疾病，不及时干预可能导致显著的神经智能损害。血浆甲状腺激素水平与胎龄有关，早产儿 T_3、T_4 和 FT_4 水平低于足月儿。

112.1 要点

- 每年新发先天性垂体功能减退症的发生率约 1/1 000 000~42/1 000 000，其发病率约为 300/1 000 000~455/1 000 000。

- 皮质醇和/或醛固酮分泌减少可能是由于原发性肾上腺皮质功能不全或受损所致。

- 抗利尿激素、肾素-血管紧张素-醛固酮系统、去甲肾上腺素和渴感机制调节全身的水和渗透压平衡。

- 新生儿低血糖不能用一次检查结果而下结论，其定义仍有待商榷。

- 高血糖可能的原因有：葡萄糖动态平衡受损、医源性、应激性、新生儿糖尿病。

- 新生儿低钙血症常见于新生儿,低出生体重儿中的发生率约为 30%。
- 高钙血症的定义:离子钙浓度 >1.36mmol/L 或者总钙浓度 >2.75mmol/L。
- 先天性甲状腺功能减退是新生儿最常见的内分泌紊乱疾病,活产儿中的发病率约为 1/4 000~1/3 000。

112.2 垂体功能减退症

先天性垂体功能减退症是由一种或多种垂体前叶或后叶激素缺乏引起的疾病,垂体前叶激素包括促肾上腺皮质激素(adrenocorticotropic hormone,ACTH)、生长激素(growth hormone,GH)、促甲状腺激素(thyroid-stimulating hormone,TSH)、黄体生成素(luteinizing hormone,LH)、卵泡刺激素(follicle stimulating hormone,FSH)和催乳素(prolactin,PRL),垂体后叶激素包括精氨酸加压素(arginine-vasopressin,AVP)和催产素。垂体中叶分泌阿黑皮素原(proopiomelanocortin,POMC),它是黑色素细胞刺激素和内啡肽的前体。先天性垂体功能减退症是一种罕见疾病,每年新发先天性垂体功能减退症的发生率约为 1/1 000 000~42/1 000 000 发病率约为 300/1 000 000~455/1 000 000(Chung and Monson 2015)。

112.2.1 病因

发病率因个体异质性而存在差异。常见病因有遗传因素、创伤或围产期并发症(剖宫产、臀位、产程延长、急产、Apgar 评分低)(Mehta et al. 2009)。但是,难以确定是围产期因素引起垂体功能低下,还是因为下丘脑-垂体结构异常引起围产期并发症发生率增加(Alatzoglou and Dattani 2009)。

先天性垂体功能低下可能由于下丘脑发育不良或特定释放激素缺乏引起(促肾上腺皮质激素释放激素(corticotropin-releasing hormone,CRH)、生长激素释放激素、促性腺激素释放激素(gonadotropin-releasing hormone,GnRH)、促甲状腺激素释放激素(thyrotropin-releasing hormone,TRH))。其他原因包括垂体前叶发育异常或特定的垂体前叶缺陷。垂体后叶缺陷有家族性(X 连锁或常染色体显性遗传)、

特发性或继发于炎症(如脑膜炎)、弥散性血管内凝血、脑室内出血、创伤/窒息以及母体药物(如锂)。先天性风疹病毒、弓形虫感染也可能与之有关。

目前已证实一些和下丘脑-垂体发育相关的基因突变与垂体功能低下、结构异常有关。促生长激素细胞增殖分化、GH 分泌相关的基因,如 GH1、生长激素释放激素受体发生突变可导致 GH 缺乏和磁共振成像异常。这些转录因子和信号分子要么只在垂体发育过程中表达,要么在下丘脑和前脑中表达。这些基因中的一个或多个突变都可能导致垂体特异性表型(表 112.1)或者更广泛的临床表现,如视中隔发育不良、胼胝体发育不全、永存性透明隔、中央性唇腭裂、无脑畸形/前脑无裂畸形、家族性垂体发育不全和 Wolfram 综合征。先天性低促性腺激素性性腺功能减退症(congenital hypogonadotropic hypogonadism,CHH)是一种罕见的疾病,由于 GnRH 合成减少、分泌不足或功能异常引起。CHH 在临床和遗传上存在异质性,迄今为止已证实超过 25 种基因与之有关。单纯性促性腺激素缺乏伴嗅觉减退(Kallmann 综合征)遗传模式有 X 连锁、常染色体遗传或者散发性。X 连锁发生率约 1/60 000~1/10 000,与 KAL-1 基因相关(Boehm et al. 2015)。另一个 X 染色体基因 DAX-1 突变可引起男性先天性肾上腺皮质功能减退相关的低促性腺激素性性腺功能减退。

112.2.2 临床表现

存在低血糖、中线畸形、黄疸延迟消退、体重增长缓慢、低体温、隐睾和/或小阴茎的男性新生儿,应排除先天性垂体功能减退。早期诊断可以避免认知损害、生长迟缓和代谢异常等问题。

垂体前叶功能减退可能合并视神经发育不良,患儿偏小,或生长严重受限。新生儿缺乏下丘脑-垂体-性腺轴的激活,可在出生时或小青春期诊断 CHH 提供线索。具有隐睾、小阴茎的男性婴儿提示可能存在 GnRH 缺乏。阴茎大小可以使用横断面规范性数据进行评估(Tomova et al. 2010)。但是,严重的生殖器畸形如尿道下裂,提示 CHH 的可能性较小。女性 CHH 没有典型症状。无论什么性别,当怀疑存在 CHH 时,建议检测小青春期的性激素水平或者筛查父母中已存在的基因突变。Kallmann 综合征通常因青春发育延迟、嗅觉减退而发现。X 连锁

表 112.1　垂体激素缺乏症的临床表现、遗传方式和磁共振表现

基因	遗传方式	缺乏激素	垂体前叶	垂体后叶	其他畸形
HESX1	AR,AD	GH(TSH,LH FSH,ACTH,PRL 不定)	发育不良	异常	视中隔发育不良
PROP1	AR	GH,TSH,LH,FSH(ACTH 不定)	增大,逐渐减弱,最终发育不良	正常	暂时性 A-P 增生
LHX3	AR	GH,TSH,LH,FSH,PRL	可变	正常	头颅旋转异常
LHX4	AD	GH,TSH(LH,FSH,ACTH 不定)	发育不良	可变	大脑畸形
POU1F1	AR 或 AD	GH,TSH,PRL	增生,然后发育不良	可异常	—
SOX2	AD	HH,GH 不定	发育不良	正常	小眼,食管闭锁,生殖道畸形,下丘脑错构瘤,感音性耳聋,瘫痪
SOX3	X 连锁	IGHD 或 CPHD	发育不良	异常	精神发育迟缓
TBX19	AR	ACTH	正常	正常	
KAL-1	X 连锁	HH(LH,FSH)	正常	正常	嗅觉减退,单侧肾发育不良,连带运动
DAX-1	X 连锁	HH(LH,FSH)	正常	正常	肾上腺功能不全
GH1		GH	空蝶鞍,发育不良	正常	
Ⅰ A(缺失 / 严重突变)	AR				无 GH、GH 抗体
Ⅰ B(剪切位点,错义突变)	AR				GH 低,无 GH 抗体
Ⅱ(剪切位点,剪切位点增强子,错义突变)	AD				矮小程度较轻
生长激素释放激素受体	AR	高 GH	—	正常	

的 Kallmann 综合征还可表现有单侧肾脏发育不良、联带运动(镜像运动),而面中线缺陷、胆道闭锁、短掌骨、肠旋转不良、眼球缺损等症状多见于常染色体遗传或散发病例(Boehmet al. 2015)。垂体后叶功能减退患儿在母孕期可表现为羊水过多,产后可以有脱水、体重减轻、易激惹、高钠血症、惊厥等症状。母乳喂养儿临床症状相似,症状多为渐进性。AVP 和 ACTH 联合缺乏的患儿,可以存在尿崩症,表现为多尿、多饮,这种症状可能被 ACTH 缺乏所掩盖,因为皮质醇对水的排泄至关重要。氢化可的松的治疗可能会暴露尿崩症症状。

112.2.3　检查

112.2.3.1　生化 / 激素检查

首先检测血糖水平。如果存在严重或症状性低血糖,应该同时检测 GH、皮质醇、ACTH。若因应激引起,如静脉置管困难,可不检测垂体功能。基础 TSH 和 FT_4,LH/FSH 在生后数日水平较高,如果测出来偏低,也具有临床意义。

垂体功能检测应在内分泌专科医生指导下进行。胰高血糖素刺激试验可同时评估 GH 和肾上腺轴功能,但发生低血糖的危险性较大。ACTH 激发试验较安全,但是只能间接评估 ACTH。CRH 激

发试验可用于检测皮质醇和 ACTH 功能。GnRH 激发试验用于刺激 LH 和 FSH 分泌，有助于评估青春期和生殖能力。

抗利尿激素（antidiuretic hormone，ADH）缺乏通过监测体重、体液平衡、尿液和血液渗透压（低尿、高血浆渗透压）而确诊。

112.2.3.2 影像检查

头颅 B 超和磁共振检查（B 超无法探清下丘脑和垂体）可发现大脑、下丘脑 - 垂体轴、视神经等相关结构异常（见表 112.1）。

112.2.3.3 基因分析

对于存在多种垂体激素缺乏的患儿，或者具有家族史、存在血缘关系、存在解剖结构异常的患儿，应该进行相关基因检测（见表 112.1）。

112.2.4 治疗

112.2.4.1 急性期治疗

首先要及时纠正低血糖，并尽快进行激素替代治疗。ACTH、TSH 和 ADH 缺乏需分别补充氢化可的松（8~12mg/m² /d，口服，分 3 次服用），甲状腺素（8~12μg/kg/d，口服，单次），加压素（0.5~2.0mU/kg/h，持续静脉滴注）或者去氨加压素（根据治疗反应予 0.25~10μg 每 12 小时滴鼻，或者 0.02~0.2μg 每 12 小时静脉注射）。GH 缺乏引起的低血糖，可以以每周 7mg/m² 的剂量皮下注射 hGH。

112.2.4.2 出院后指导

在家中若发生呕吐或腹泻情况，可肌内注射 70mg/m² /8h 的琥珀氢考。发生突发疾病时，应从儿科内分泌医生那里获得翻倍剂量（非发热疾病）或 3 倍剂量（发热性疾病）的口服氢化可的松。同时提供类固醇药物使用记录卡。患儿父母应学会使用试纸监测血糖以及低血糖的急救处理（1μg 胰高血糖素皮下注射）。小阴茎患儿可在生后 6 个月内使用睾酮注射液（每月肌内注射 25mg，持续 3 个月）或者双氢睾酮凝胶（0.2~0.3mg/kg，每天一次，持续 3~4月）。视神经受累需要眼科医生指导治疗。

112.2.4.3 长期随访

垂体前叶功能减退需要永久性替代治疗，垂体后叶功能减退可能可以恢复。应向家属提供垂体功能减退相关遗传病因的遗传咨询。

112.3 肾上腺功能减退

原发性肾上腺功能减退（primary cortical adrenal insufficiency，PAI）或者受损可导致皮质醇和 / 或醛固酮减少。单一皮质醇缺乏可能由垂体 / 下丘脑 ACTH/ 促皮素释放因子缺乏引起（分别为继发性 / 三发性肾上腺功能减退）。临床症状因病因不同而存在差异。

112.3.1 从胎儿期到出生后的肾上腺发育

中胚层来源的体腔上皮细胞在泌尿生殖嵴逐渐形成肾脏、性腺和肾上腺皮质（图 112.1）。胎儿肾上腺皮质逐渐和其他结构分离并分化形成较大的内侧胎儿区，妊娠早期开始分泌脱氢表雄酮（dehydroepiandrosterone，DHEA）和 DHEA-S，但 3-β-类固醇脱氢酶（hydroxysteroid dehydrogenase，HSD）在孕 12 周以后不再表达。孕 9 周以后，形成一个较薄的外侧限定区域，保持静止状态直至妊娠晚期。孕 24 周时出现中间过渡区，含有产生皮质醇的酶（具有 3-β-HSD 活性）。生后不久，胎儿区开始退化。到 6 月龄时，形成由产生盐皮质激素的球状带和产生糖皮质激素的束状带组成的成人型肾上腺皮质。网状带在 3 周岁时开始出现，6 岁左右才开始分泌肾上腺雄激素（肾上腺皮质功能初现）（Coulter 2004）。

胎儿 DHEA-S 的产生很重要，因为它可以在胎儿肝脏内被 16α- 羟化，然后转化为雌三醇（占母体循环的 90%），也可以直接转化为胎盘中的雌酮和雌二醇（占母体循环的 50%）（图 112.2）。

通过胎盘和胎儿组织中的 11β-HSD2 作用，皮质醇可转化为无生物学活性的可的松，因此，胎儿可免受子宫中高水平的皮质醇的影响。但最近的研究表明（Hanley and Arlt 2006），在孕 7~12 周时，胎儿肾上腺 3-β-HSD2 的暂时性表达，可避免女性男性化的发生。在它的作用下，胎儿肾上腺在孕 8 周时开始产生皮质醇，激活垂体 ACTH 的负反馈机制，减少早期雄激素的产生（Goto et al. 2006）。

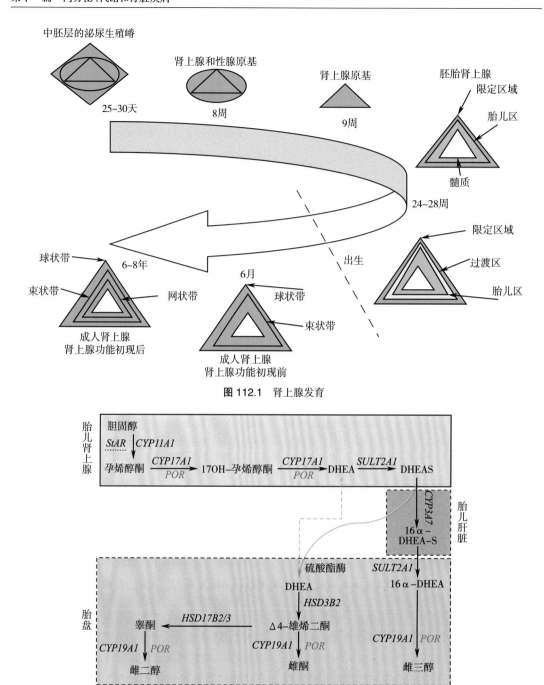

图 112.1　肾上腺发育

图 112.2　胎儿 - 胎盘类固醇代谢

112.3.2　肾上腺功能不全的分子机制

在过去的 20 余年里，关于儿童肾上腺功能不全的遗传因素研究已经有很大进步。超过 160 多种的已知或候选基因参与肾上腺的发育和功能，包括编码类固醇合成酶、信号分子、转录生长因子、细胞周期和血管生成的调节因子，以及细胞外基质蛋白（Kempná and Flück 2008）。但是，这些基因的详细机制尚无明确（Guran et al. 2016）。

肾上腺功能不全患者家系研究证实，转录因子 GLI3、SF1 和 DAX1 基因在肾上腺形成的起始阶段起重要作用。肾上腺分化需要 ACTH 刺激，通过 POMC、PCI、TPIT、皮质素受体 2（melanocortin receptor 2，MC2R）和 ALADIN 进行信号转导，这些基因突变可导致肾上腺发育不良。类固醇合成酶相关基因突变可导致先天性肾上腺皮质增生症(congenital adrenal hyperplasia,CAH),引起皮质醇和/或醛固酮合成受损的常染色体隐性遗传性疾病。

112.3.3　病因

112.3.3.1　先天性

先天性肾上腺功能不全包括:(a)类固醇合成

不足;(b)肾上腺发育不良;(c)家族性糖皮质激素缺乏症(familial glucocorticoid deficiency,FGD)和FGD样疾病;(d)肾上腺破坏性疾病;(e)垂体-肾上腺阻断。区别肾上腺功能不全属于原发性还是继发性很重要。表112.2总结了最常见的新生儿肾上腺功能不全的遗传因素。

主要形式

CAH[CYP21A2,CYP11B1,HSD3B2,CYP17A1,P450氧化还原酶(P450 oxidoreductase,POR)缺陷]

表 112.2　新生儿肾上腺功能不全的遗传因素

情况/缺乏	基因/蛋白类型	遗传模式(OMIM#)	其他相关表现
类固醇生成受损			
合并先天性肾上腺皮质增生症			
类脂性 CAH	*StAR*/穿梭蛋白	AR(201710)	46,XY DSD,性腺发育不良
3βHSD3 2型	*HSD3B2*/酶	AR(201810)	46,XX 和 46,XY DSD,性腺发育不良
P450c21	*CYP21A2*/酶	AR(201910)	46,XX DSD,高雄激素血症
P450c11	*CYP11B1*/酶	AR(202010)	46,XX DSD,高血压
POR	*POR*/CYP 电子供体	AR(201750)	46,XX 和 46,XY DSD,性腺发育不良,骨骼畸形,影响所有内质网 CYP450 酶
不合并先天性肾上腺皮质增生症			
P450scc	*CYP11A1*/酶	AR(118485)	46,XY DSD,性腺发育不良
醛固酮合成障碍	*CYP11B2*/酶	AR(124080)	孤立性盐皮质激素缺乏
胆固醇合成/代谢障碍			
Wolman 病	*LIPA*/酶	AR(278000)	肾上腺钙化,黄色素瘤
Smith-Lemli-Opitz 综合征	*DHCR7*/酶	AR(270400)	46,XY DSD,精神发育迟缓,生长发育迟缓,头颅发育异常,肢体发育异常
Aβ-脂蛋白血症	*MTTP*/转录因子	AR(200100)	共济失调,视网膜病,脂肪吸收不良
家族性高脂血症	*LDLR*/膜受体转录因子	AR(143890)	腱鞘黄色瘤,黄色瘤,锥形角膜
肾上腺发育不良			
无综合征症状			
X 连锁 AHC	*DAX1(NROB1)*/核受体转录因子	X 连锁(300200)	低促性腺激素性性腺功能减退,DMD
SF1 连锁的 AHC	*SF1(NR5A1)*/核受体转录因子	AD/AR(184757)	46XY 两性畸形,性腺发育不良
有综合征症状			
IMAGe 综合征	*CDKN1C*	X 连锁(300290)	IUGR,干骺端发育不良,生殖器异常(男性隐睾、小阴茎)
Pallister-Hall 综合征	*GLI3*/转录因子	(165240)	下丘脑错构瘤,垂体功能低下,无肛,多指

续表

情况 / 缺乏	基因 / 蛋白类型	遗传模式（OMIM#）	其他相关表现
Meckel 综合征	*MKS1/*	（249000）	中枢神经系统畸形,多囊肾,肝纤维化,多指
ACTH 抵抗			
	MC2R/ 膜受体	AR（607397）	孤立性糖皮质激素缺乏症,高身材
2 型	*MRAP/* 辅助蛋白	AR（607398）	孤立性糖皮质激素缺乏症
氧化还原障碍			
3A 综合征	*AAAS/* 调节蛋白	AR（231550）	贲门失弛缓症,无泪,神经系统受累,耳聋,角化过度,精神发育迟缓
盐皮质激素抵抗			
假性醛固酮减少症 1 型	*NR3C2/* 核蛋白转录因子 *EnaC-α,-β,-γ*	D（177735）,AR（600228,600760-1）	单纯肾受累,至肾、肺、肠、皮肤、汗腺
退行性代谢障碍			
过氧化物酶体病			
肾上腺脑白质营养不良	*ABCD1/* 转录因子	X 连锁（300100）	神经退行性变,行为改变,认知、感知倒退,强直阵挛,痴呆
X-ALD	*PEX1/***TF**	AR（601539）	颅面异常,肝损,
新生儿 ALD Zellweger 综合征	*PEX1/***TF**	AR（214100）	颅面异常,肝肿大,严重智力倒退,发育迟缓,泌尿生殖系异常,点状骨骺
线粒体病			
自由基缺陷	*NNT/* 转录因子	AR（614736）	IGD
	*TRXR/*TF	AR（606448）	IGD
	GPX1,*PRDX3/*TF		双基因遗传伴 IGD
Kearn-Sayre 综合征	线粒体 DNA 缺失	遗传方式可变（530000）	眼外肌麻痹,视网膜变性,心脏传导异常,其他内分泌疾病
CRH 缺乏			
视中隔发育不良	*HESX1/* 转录抑制蛋白	遗传方式可变（182230）	多种垂体激素缺陷,视神经发育不良,中保缺陷
ACTH 缺乏			
孤立性	*TPIT*	AR（201400）	ACTH 缺乏
合并性	*PROP1*	遗传方式可变（262600）	合并 GH,TSH,PRL,LH/FSH 缺乏
	LHX4	AD（262700）	
	SOX3	X 连锁（312000）	合并 GH 和 TSH 缺乏

占类固醇合成障碍疾病的绝大多少,也是儿童 PAI 最常见的原因（Turcu and Auchus 2015）。21- 羟化酶缺乏占 CAH 的 90%,是新生儿皮质醇和醛固酮缺乏最常见的原因。这些类型的 CAH 可以引起不同程度的女性男性化（46XX,DSD）和男性性发育不成熟（46XY,DSD）（见表 112.2）。新发现的 CAH 类型—携带 POR 突变,易发生肾上腺功能不全和肾上腺危象,尤其是在严重的发热性疾病或大手术应激下。在这些情况下,肾上腺增生肥大,保持其组织学结构。基因诊断,尤其是 21- 羟化酶缺乏症,适用于产前诊断

和女性受累胎儿的产前试验治疗（见第113章）。

基因缺陷导致的先天性肾上腺发育不全（adrenal hypoplasia congenita，AHC）主要分为两种不同的非综合征性表现的临床PAI类型：

（a）X连锁的巨细胞型，其正常的肾上腺皮质3层结构消失，被类似于胎儿肾上腺皮质细胞的大空泡细胞取代。多由 NR0B1/DAX-1 基因突变引起，也可引起低促性腺激素性性腺发育不良和精子生成受损（Balsamo et al. 2005）。40%男性患儿在生后2个月内出现肾上腺皮质功能不全，典型症状包括盐皮质激素不足引起的失盐危象和糖皮质激素不足。正常范围内的基础皮质醇水平不能排除该诊断，但ACTH激发试验通常受损（Suntharalingham et al. 2015）。

（b）NR5A1/SF-1 基因相关型，可呈显性或隐性遗传，和肾上腺衰竭、XY性反转（有/无苗勒管结构）相关。肾上腺受SF1的影响较睾丸小，因此并非所有携带该基因突变的患者都存在肾上腺功能不足（Suntharalingham et al. 2015）。

单纯性醛固酮缺乏（CYP11B2缺乏）和假性低醛固酮血症（pseudohypoaldosteronism，PHA）1型（仅影响肾脏或出现盐皮质激素抵抗的多种器官）的肾上腺皮质功能正常。单纯性醛固酮缺乏和系统性PHA都属于常染色体隐性遗传，而肾性PHA属常染色体显性遗传（Balsamo et al. 2007；Arai and Chrousos 2013）。另一种获得性PHA，当在产前超声检查发现有尿路畸形时有助于改变在新生儿期的识别。如果是梗阻性泌尿系疾病，手术解除梗阻后失盐的风险增高。

肾上腺脑白质营养不良是一种严重的X连锁（X-linked adrenoleucodystrophy，X-ALD）的神经退行性疾病，引起中枢和周围神经系统的脱髓鞘改变、肾上腺功能不足、极长链脂肪酸在血浆、成纤维细胞和组织中堆积。这是由于 ABCD1 基因突变引起过氧化物酶体β氧化受损所致。X-ALD具有不同表型，包括肾上腺脊髓神经病、炎症脱髓鞘性肾上腺脑白质营养不良。3岁以前多不会发病，但是邻近基因 ABCD1 DXS1357E 缺失综合征可在新生儿期起病（Corzo et al. 2002）。它的表型类似于过氧化物酶生成障碍、过氧化物酶β氧化途径（乙酰辅酶A氧化酶缺乏和双功能蛋白缺乏）中单一酶缺陷，也可引起极长链脂肪酸堆积，以常染色体隐性遗传方式在新生儿期起病（见表112.2）。男性新生儿X-ALD

发展为炎症型X-ALD的风险为60%，近期两项研究显示，发展为肾上腺脑白质营养不良的风险更高。新生儿串联质谱筛查可用于早期诊断，减少发病率。初步结果显示该病的发病率约为1/30 000（Wiesinger et al. 2015；Vogel et al. 2015）。

ACTH不敏感综合征包括一系列表现为FGD的疾病。1型（FGD1）由G蛋白偶联的 MC2R 突变引起，呈常染色体隐性遗传。2型（FGD2）则由编码MC2R辅助蛋白的基因突变引起（Chung et al. 2010）。其他类型FGD和类FGD由线粒体缺陷引起（MCM4，NNT，TRXR2 基因缺陷）。ACTH抵抗是3A综合征（Achalasia-Addisonianism-Alacrima，the Allgrove syndrome）之一，由 AAAS 基因突变引起，该基因编码ALADIN蛋白，在生后10年内开始出现临床表现。

次要形式

ACTH缺乏可以作为孤立性症状或多种垂体激素缺乏其中之一表现（见表112.2）。孤立性症状罕见，可发生于新生儿期，也可在儿童后期起病。在已知的致病基因及候选基因（POMC，PC1，CRH 及其受体基因 CRH-R1）中，只有25%的孤立性、早发患者携带 TPIT 基因突变。转录因子表达异常引起下丘脑-垂体发育异常，从而引起多种垂体激素缺乏症（见表112.2）。

112.3.3.2 获得性

艾滋病、脑膜炎球菌感染、肾上腺出血（Waterhouse-Friderichsen）、母源性Cushing综合征、产前类固醇治疗母亲/胎儿引起肾上腺抑制都可能导致新生儿严重的肾上腺功能不全。生后使用地塞米松的办法已被废弃，因为可能影响大脑生长发育。在临床试验中，使用超过生理需要量的氢化可的松治疗肾上腺功能不全仍有争议（Langer et al. 2006）。

112.3.4 临床表现

一般情况下，原发性先天性肾上腺功能不全可能出现低血糖、心衰、低血压、生殖器性别不清、皮肤色素沉着和低钠/高钾血症。先天性肾上腺功能不全、类固醇合成缺陷或PHA的患者在生后20天内可出现失盐表现。可以有生长迟滞、厌食、呕吐、严重低钠/高钾性脱水。皮肤色素沉着，作为ACTH增多的典型反应（CAH/发育不全，家族性孤立性糖皮质激素缺乏,肾上腺脑白质营养不良),可使生殖器、脐带、乳头、腋窝着色。起病初期的其他表现,主要是新生儿重度糖皮质激素缺乏(CAH,家族性孤立性糖皮质激素缺乏),可能因糖异生底物缺乏引起低血糖和酮症。大多数表现为原发性肾上腺功能不全和 DAX-1 相关 AHC 临床特征的男性患儿,还可以有显著的盐皮质激素不足、失盐,以及类似醛固酮合成酶缺乏症和 PHA 的表现。很少有患者存在低皮质醇水平,可能被认为患有 FGD(Suntharalingham et al. 2015)。

继发性肾上腺皮质功能不全患者很少出现色素沉着和烦渴症状。除非近期有使用糖皮质激素治疗,继发性肾上腺功能不全通常合并其他垂体激素缺乏的表现,如低血糖,生长停滞,继发性甲状腺功能减退和 / 或尿崩症(多尿和多饮)。

112.3.5 诊断

当肾上腺衰竭不是很严重时,应立即检测血液中的皮质醇、电解质、血糖、ACTH、血浆肾素和醛固酮水平。继而在儿童内分泌医生的评估指导下,可能需要完善 ACTH 激发试验(0~60min,半量:125μg 静推或低剂量:0.5~1μg/1.73m^2)以评估肾上腺反应性。正常的皮质醇反应比基线水平上升 200nmol/L,但是新生儿期结果可能模棱两可。17- 羟孕酮峰值超过 150nmol/L 时提示 21- 羟化酶缺乏(有关其他特异性类固醇生成性缺陷参见第 113 章)。尿液类固醇谱分析有助于区分 AHC 和 CAH,肾上腺 B 超检查可以判断有无出血或者肥大。失盐型 CAH/ 发育不全的醛固酮水平通常偏低。当怀疑孤立的醛固酮缺乏症时,其他激素水平高提示可能存在假性低醛固酮血症。在机体存在潜在失盐或因醛固酮缺乏或抵抗所致时,血浆肾素活性或肾素水平升高。对于醛固酮类固醇合成缺乏,即使盐皮质激素水平正常,血浆肾素活性 / 醛固酮比例也会升高。

尽管以上指示对于诊断方向很有用,越来越多非经典表现的 AI,给诊断带来困难。比如,FGD/ 类FGD 可表现为提示肾上腺发育不全的失盐表型,STAR 和 CYP11A1 突变引起部分蛋白质功能丧失引起 FGD 样表型(Guran et al. 2016)。应用二代测序技术进行分子诊断有助于疾病诊断(Guran et al. 2016)。

112.3.6 治疗

有关糖皮质激素 / 盐皮质激素缺乏症的标准治疗方法,请查阅第 113 章。继发性肾上腺皮质功能不全或家族性糖皮质激素缺乏,不需要盐皮质激素替代疗法。孤立性醛固酮缺乏症患者不需要糖皮质激素治疗,轻症患者可以通过饮食中添加盐来治疗,而无需盐皮质激素替代治疗。在假性醛固酮增多症患者中,如果盐皮质激素治疗无效,饮食中补充 NaCl 可能是唯一的治疗方法。目前对 X-ALD 患者,尚无有效的治疗方法可以防止发作或延缓病情发展。摄入三油酸甘油酯和三芥酸甘油混合物,也称为 Lorenzo's 油,可预防无症状脑型 X-ALD 患者疾病的进展。同种异体造血干细胞移植是治疗早期脑型的方法之一。当没有合适的 HLA 配型供体时,可以选择慢病毒转染的自体造血干细胞基因疗法。具有肾上腺功能不足的表现时,激素替代疗法与 Addison 病治疗方法一样。

发生急性肾上腺危象时,氢化可的松初始剂量为 60~70mg/m^2 静脉推注,随后每天 60~70mg/m^2,分 4 次静脉注射。同时采用 5% 葡萄糖和生理盐水(120~150ml/kg/d)补充血容量。早期使用盐水和大剂量氢化可的松治疗,可以维持盐皮质激素的功能。氟氢可的松(0.05~0.2mg/d,分 2 次)口服。肌内注射醋酸皮质酮 1~2mg/ 次,每天 2 次,这种盐皮质激素的替代疗法不够方便。当发生低血糖时需要肠外额外补充葡萄糖(Webb and Krone 2015)。

112.4 低钠血症、高钠血症和高钾血症

体内水和渗透压平衡受肾脏 ADH、肾素 - 血管紧张素 - 醛固酮系统、去甲肾上腺素和渴感机制共同调节。水代谢平衡紊乱主要表现为血钠改变。轻度到重度低钠血症(血浆钠 125~134mmol/L)和重度低钠血症(<125mmol/L)分别占 15%~30% 和 1%~4% 的患者。区分水潴留(摄入过多或排泄不足)和钠耗竭(盐丢失过多)很重要。低钠血症的常见原因见表 112.3。高钠血症(血浆钠 >145mmol/L)是由原发性缺水(有或无钠丢失)和水摄入不足或渴感机制受损引起(见表 112.3)。

血浆钾 >6.5mmoL/L 时定义为高钾血症,可能只是在偶然的生化检查中发现,在肾损伤后的少尿期也可发生。高钾血症会导致心脏毒性,心电图表现

为 QRS 波增宽增高,T 波消失,心律失常如室性心动过速、室颤。

表 112.3　新生儿低钠血症、高钠血症和高钾血症的病因

低钠血症

水超负荷

医源性:孕妇(产前)或新生儿静脉补液过多

肾衰

抗利尿激素异常分泌综合征(SIADH)

盐丢失

不成熟

CAH,AHC

肾脏损害:急性肾损害多尿期,先天性肾病综合征,Bartter 综合征,先天性肾脏畸形(既往有羊水过多)

肠道丢失:分泌性腹泻,肠道切除术后的气孔丢失,先天性氯化物腹泻

医源性:脑室外引流脑脊液过多

醛固酮生成缺乏或抵抗

高钠血症

水丢失过多

摄入不足:

　奶量不足:常见于初产妇母乳喂养者

　静脉输液:早产儿经皮不显性失水或者气道丢失

液量丢失过多:

　尿液:尿崩症,肾脏浓缩功能障碍,糖尿继发的渗透性利尿

　肠道:呕吐或者鼻胃管,继发性腹泻

　皮肤:囊性纤维化

盐过量

输注碳酸氢钠

恶意盐中毒

高钾血症

假性(溶血)

肾损害(包括结构缺陷,如尿道瓣膜、肾发育不良、肾血管意外等)

极低出生体重儿的肾小管发育不良

酸中毒,导致细胞内钾转移到细胞外

口服或静脉钾摄入过多

醛固酮缺乏或抵抗

续表

输血溶血

尿路感染

肾小管酸中毒

112.4.1　肾素 - 血管紧张素 - 醛固酮系统

醛固酮的分泌主要受肾素 - 血管紧张素系统、钾影响(图 112.3),其次是 ACTH。低钠血症、低血容量、低血压,以及肾脏灌注减少可刺激球旁器(环绕入球小动脉,靠近致密斑)分泌蛋白水解酶肾素。肾素分别通过血管紧张素原(肝)和血管紧张素转化酶(肺)激活血管紧张素 Ⅰ 和 Ⅱ。血管紧张素 Ⅱ 具有类似钾的强大的血管升压活性,直接作用于肾上腺皮质的球状带细胞,分泌醛固酮。醛固酮升高导致肾脏远曲小管和集合管,钠的重吸收增加,泌钾泌氢增加。醛固酮通过盐皮质激素受体及相应激活的特异性阿米洛利敏感性钠通道和 Na-K-ATP 酶泵。盐皮质激素受体对皮质醇和盐皮质激素均敏感,但是 11β-HSD 在肾脏水平阻止皮质醇向皮质酮的转变,后者对盐皮质激素受体的亲和力极低。醛固酮通过提高血容量和增加动脉肌对血管收缩剂的反应而升高血压(Arai and Chrousos 2013)。

112.4.2　抗利尿激素

ADH 或 AVP 是一种九肽,由下丘脑室旁核和视上核合成的一种大的激素前体。对 ADH 最有效的刺激是严重的低血容量和血管渗透压升高。ADH 通过血管 V1 受体和肾小管 V2 受体发挥作用。V1 受体刺激后引起动脉血管收缩,V2 受体刺激后增加肾脏对水的重吸收(由于高间隙渗透压)。ADH 相对或绝对不足引起尿崩症。中枢性尿崩可能是原发性,多和下丘脑 / 垂体发育不全有关,合并多种激素缺乏。

尿崩症很罕见,发病率约 1/25 000,只有不到 10% 是遗传性的。中枢性尿崩症约占尿崩症的 90%,根据具体原因不同在不同年龄发病。目前中枢性尿崩症的遗传原因尚不明确。很少一部分尿崩症由于肾脏对 ADH 抵抗引起(肾源性尿崩症(Nephrogenic diabetes insipidus,NDI),是由于 *AVPR2* 基因突变引起的一种 X 染色体连锁疾病(Xq2.8)。

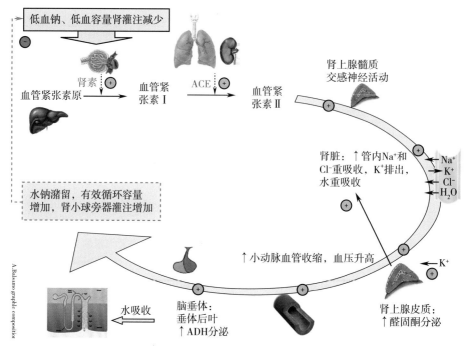

图 112.3 肾素 - 血管紧张素 - 醛固酮系统

肾源性尿崩比中枢性尿崩症少。X 连锁的 NDI 占男性 NDI 病例的 90%，常染色体隐性遗传的 NDI 占 10%（Dabrowski et al. 2016；Spanakis et al. 2008）。ACTH 缺乏时，皮质醇水平降低可能掩盖 ADH 缺乏的事实，所以垂体激素缺乏开始氢化可的松治疗时就应监测出入液量。在新生儿 ADH 过量比 ADH 缺乏更为常见，通常是因为潜在的颅内（缺血缺氧性脑病）或肺（心房钠尿肽）的机制引起。ADH 分泌不当通常是暂时的。通过观察在低血浆渗透压下不适当浓缩的尿液来诊断。可以通过限制液量来治疗（Marcialis et al. 2009）。

112.4.3 检查

注意液体平衡至关重要。每日或 12 小时连续监测酸碱状态、血钠、钾、葡萄糖、尿素、肌酐、乳酸和渗透压、尿电解质和渗透压。多尿定义为尿量 >2L/m²/d，新生儿 >150ml/kg/d。当有呕吐、黄疸病史，怀疑半乳糖血症时，可进行尿液和血液还原物质分析。

在低钠 / 高钾血症患者中，检测血浆 17 羟孕酮（有条件可进行血浆或尿液类固醇谱的串联质谱检测）、染色体核型，存在两性畸形的患者通过 FISH/PCR 检测有无 Y 片段，以诊断 CAH。血浆肾素和醛固酮检测可排除缺乏（低醛固酮水平）或抵抗（高醛固酮水平）。超声检查可以确定有无肾脏异常（发育不良，多囊肾，肾静脉血栓），肾上腺增生或出血。具有水 - 盐平衡异常表现的颅内异常（中线缺陷）应进一步完善相应的激素检测。

112.4.4 治疗

治疗低钠血症的目标是通过识别和治疗潜在疾病，达到正常的血钠浓度。轻度低钠血症患者通常没有明显症状。急性、重度低钠血症需要谨慎补充钠，避免矫枉过正，造成神经损伤。长期治疗取决于病因诊断。如果存在潜在的肾脏疾病，需要儿童肾脏专科医生共同参与治疗。

高钠血症的治疗包括液体置换，避免血钠水平降低过快引起的神经并发症（Marcialis et al. 2009）。需密切监测液体平衡。当怀疑尿崩症时，可完善加压素试验区分中枢性和肾性尿崩（Ogilvy-Stuart and Midgley 2006）。持续性静脉输注水溶性加压素，开始剂量 1mU/kg/h（0.5~2.0mU/kg/h）或者去氨加压素（静推或者皮下给药，起始剂量 0.02mg/ 次，每 12 小时一次，逐渐加量直至达到合适剂量）或者鼻腔溶液（起始剂量 0.25μg/ 次，每 12 小时一次，逐渐加量直至达到合适剂量，通常最大剂量每 12 小时 5~20μg）。

钠紊乱和高钾血症的治疗目标是通过找到病因，处理原发病，以达到正常水平。如果因为醛固酮缺乏/抵抗引起，补充钠，并同时给予氟氢可的松治疗（可查阅13章新生儿性发育障碍）。心电图可帮助判断是否需要紧急降钾：严重高钾血症（K>8mmol/L）危及生命，需要紧急处理。钙剂可以帮助降低血钾（125~250mg/kg，每6~8小时一次）。碳酸氢钠可以纠正酸碱平衡紊乱，将钾转移到细胞内。沙丁胺醇输液（4μg/kg，10min以上）也有助于细胞内摄取钾。如果存在心肌兴奋性的依据，10%葡萄糖酸钙（0.5ml/kg，最大量2ml/kg）有助于预防心律失常。必要时可以在肾脏专科医生的建议下，立即行腹膜透析治疗。

112.5 低血糖和高胰岛素血症

112.5.1 低血糖

血糖正常下限的定义存在争议，不能用单一数值来定义。正常范围应考虑许多变量，如出生体重、胎龄、临床条件、采样类型和其他可用的能量来源。长期以来，血糖水平 <47mg/dl（2.6mmol/L）被认为是确定新生儿低血糖的可靠指标，但这可能导致过度治疗。需要注意的是，在生后1~2小时，血糖通常下降至35mg/dl（1.9mmol/L），然后逐渐上升。15%的适于胎龄的健康足月新生儿，在出生后72小时血糖水平 <50mg/dl（2.8mmol/L）（Committee on Fetus and Newborn and Adamkin 2011；Metzger et al. 2010；Canadian Paediatric Society 2004）。此外，母乳喂养的足月儿血糖浓度较低，但可防止脑损伤的替代能量来源如酮体、乳酸偏高。

2000年引入了"操作门槛"的概念，确定了哪些情况下临床医生应考虑干预。对于无症状的"高危"新生儿，血糖 <36mg/dl（2mmol/L）被认为是低血糖，在治疗的情况下，应以47mg/dl为血糖维持的目标。最近的一项研究表明，新生儿低血糖纠正至47mg/dl以上的血糖时，与2岁时的不良神经功能结局无关，不论低血糖发生的次数及其严重程度（McKinlay et al. 2015）。2011年，美国儿科学会胎儿和新生儿委员会制定了新的血糖干预下限：无症状晚期早产儿或高危足月儿，生后4小时25mg/dl（1.4mmol/L），生后4~24小时35mg/dl。然而，早产儿产生替代营养素的能力不足，神经低血糖症的风险升高。因此，特别是

对于极低出生体重儿，血糖 >55mg/dl（3.1mmol/L）才能被认为安全。

112.5.1.1 分类及病因

低血糖的发病率约为1/1 000~5/1 000活产儿，早产儿和宫内生长迟缓（intrauterine growth restriction，IUGR）低血糖发生率高达15%，糖尿病母亲的婴儿可达37%。

低血糖可能继发于不同的机制（表112.4）。

表 112.4　低血糖发病机制

储备减少
胎盘异常
IUGR
早产
高胰岛素血症
产时葡萄糖
药物（如普萘洛尔）治疗
糖尿病母亲的婴儿
严重胎儿红细胞增多症
其他疾病（见表112.5）
其他内分泌异常
全垂体功能低下症
肾上腺功能不全
甲状腺功能减退
糖利用增多
早产
严重疾病（RDS，脓毒症，出生窒息）
低体温
先天性心脏病
红细胞增多症
糖生成减少
喂养延迟或不恰当喂养
先天代谢缺陷
糖原贮积症

绝大多数低血糖是暂时性的，生后72小时内缓解，当持续多日时，称为持续性或反复性低血糖。

暂时性低血糖主要是由于脐带结扎后代谢适应受损或延迟，或继发于葡萄糖需求增加：

- IUGR 或过度生长（大于胎龄儿）
- 早产或过期产
- 母亲糖尿病
- 产时给予葡萄糖
- 围产期应激（脓毒症，出生窒息，体温过低）
- 红细胞增多症，高黏度综合征
- 母亲用药（特布他林，普萘洛尔，口服降糖药）（Ghirri et al. 2007）

持续性低血糖可能的原因：
- 高胰岛素血症：已知 11 个基因（*ABCC8*，*KCNJ11*，*GLUD1*，*GCK*，*HADH1*，*UCP2*，*MCT1*，*HNF4A*，*HNF1A*，*HK1*，*PGM1*）与单基因高胰岛素血症相关，其他形式的高胰岛素血症与其他综合征有关［如威德曼综合征（Beckwith-Wiedemann syndrome，BWS）、Sotos 综合征］(Stanley 2016)，见表 112.5
- 内分泌异常：缺乏 GH、胰高血糖素、皮质醇、甲状腺激素和肾上腺素
- 先天性碳水化合物代谢障碍：糖原贮积症，糖原合成酶缺乏，半乳糖血症，果糖不耐受
- 先天性氨基酸代谢障碍：枫糖尿病，甲基丙二酸血症，遗传性酪氨酸血症，3-羟基-3-甲基戊二酸血症，戊二酸血症Ⅱ型
- 先天性脂肪酸代谢障碍：肉碱代谢障碍，酰基辅酶脱氢酶缺陷

表 112.5　高胰岛素血症的病因

类型	遗传方式	特点
基因类型		
隐性 K$_{ATP}$ 高胰岛素血症	AR	出生时大于胎龄儿，二氮嗪治疗无效
局灶性 K$_{ATP}$ 高胰岛素血症		组织学上表现为腺瘤病，出生时大于胎龄儿，二氮嗪治疗无效
显性 K$_{ATP}$ 高胰岛素血症	AD	大于胎龄儿，二氮嗪治疗有效，出生时或婴儿期低血糖
GCK 高胰岛素血症	AD	二氮嗪治疗有效，出生时或婴儿期低血糖
GDH 高胰岛素血症	AD	持续性低血糖，无症状性高氨血症，二氮嗪治疗有效
SCHAD 高胰岛素血症	AD	二氮嗪治疗有效，重度低血糖

续表

类型	遗传方式	特点
其他		
威德曼综合征	不定	出生时大于胎龄儿，巨舌症，腹壁缺损，低血糖
Sotos 综合征		头大，大手大脚，眼距宽，有时有低血糖
胰腺腺瘤		
口服磺脲类药物		

112.5.1.2　临床表现

低血糖通常没有症状，甚至血糖水平极低时。这就提示低血糖脑损伤不能通过一次血糖检测来判断。

症状性低血糖可出现非特异性症状：
- 易激惹，嗜睡，哭闹不安，昏迷
- 吸吮困难
- 震颤，惊厥
- 苍白，发绀，出汗
- 体温过低
- 肌张力减退
- 呼吸暂停，呼吸不规则
- 心动过速

任何具有以上不明原因的非特异性症状的新生儿，都应该检测血糖水平。

112.5.1.3　筛查

健康足月新生儿无须监测血糖水平。所有患病婴儿和有不明原因的非特异症状的新生儿，均应该进行血糖检查测。

应对具有如下高危因素的新生儿进行筛查：
- 小于胎龄儿（small for gestational age，SGA）(<P10)，大于胎龄儿(>P90)，宫内发育迟缓
- 糖尿病母亲的婴儿
- 早产儿
- 败血症新生儿
- 出生体重 <2 000g 或 >4 000g
- 出生窒息、呼吸窘迫、低 Apgar 评分、休克、红细胞增多症
- 母亲使用导致低血糖的药物（特布他林，普萘洛

尔,拉贝洛尔,口服降糖药）
- 疑似遗传代谢病
- 巨舌症或单侧肢体肥大（BWS）

大多数新生儿指南建议生后 1~2 小时进行第一次血糖监测。尽管如此,由于生后数小时内血糖可能处于低水平,因此对无症状的高危新生儿应进行仔细评估。

不同类型新生儿的血糖监测持续时间不同。大于胎龄儿和糖尿病母亲的婴儿,通常生后 12 小时内有低血糖发生,因此如果在这个时间段内血糖监测正常,可停止监测。SGA 和早产儿低血糖发生时间可能较晚,因此应监测血糖至生后 24~36 小时。

112.5.1.4 诊断

血糖的半定量测定只能作为筛查。为了确诊,应依据实验室血浆或血清葡萄糖化学分析法的测定结果。低血糖一旦出现症状,应立即静脉用药,而无须等待实验室检查结果。

血浆葡萄糖水平比全血高 10%~18%。

如果出现持续或反复发作的低血糖,需要完善其他检查,标本应该在低血糖时采集。

首要检查项目:
- 胰岛素和 C 肽
- 尿酮体
- 胰岛素 / 血糖比值
- 胰腺超声显像

胰岛素 / 血糖比值 >0.30 提示高胰岛素血症性低血糖。高胰岛素血症的诊断,建立在针对血糖水平不恰当升高的胰岛素基础上,而不是单一的胰岛素检测值。

进一步检查项目:
- 皮质醇,ACTH
- GH
- FT_3,FT_4,TSH
- 胰高血糖素
- 游离脂肪酸
- 氨基酸（血清和尿液）
- 有机酸（尿液）
- 乳酸,丙酮酸,尿酸,乙酰乙酸
- 血氨
- 胰岛素样生长因子 1（insulin-like growth factor 1, IGF-1）,胰岛素样生长因子结合蛋白
- 胰腺 CT

112.5.1.5 预防

应积极预防低血糖的发生,尤其是具有高危因素的新生儿。

皮肤接触有助于防止低体温的发生,稳定血糖水平。鼓励所有健康婴儿与母亲皮肤接触。早产儿或高危儿,则应置于保温箱中。

此外,应在出生后 30~60 分钟内用（亲）母乳、捐赠性母乳或婴儿配方奶粉开始早期喂养,每天喂哺 8~10 次。如果不能进食,可以考虑鼻饲喂养。极低出生体重儿应尽早开始静脉输注 10% 葡萄糖。

112.5.1.6 处理

一旦出现症状性低血糖（血糖水平）<45mg/dl 时,应立即静脉输注 10% 葡萄糖 2ml/kg,然后以 5~7mg/kg/min（80~100ml/kg/d）的糖速持续输注 10% 葡萄糖。如果不能及时开放静脉通路,可以肌内注射 200mg/kg 的胰高血糖素。

如果静脉维持输液后仍有低血糖,可以逐渐提高葡萄糖浓度至 20%~25%。糖浓度超过 12.5% 时,应选择中心静脉输液。静脉输液的目标是使血糖 >47mg/dl,如果发生难治性低血糖,可以添加其他治疗药物。

严重低血糖是指血糖 <20~25mg/dl 或糖速 >10~12mg/kg/min 时血糖仍 <47mg/dl。

无症状的健康新生儿应尽可能保守治疗。如果发现低血糖,应立即复查患儿情况,30~60 分钟后复查血糖水平;如果低血糖持续存在,应考虑静脉注射治疗。

最近的一项试验表明,40% 的葡萄糖口服凝胶,可能比单独喂养能更有效预防静脉注射治疗（Harris et al. 2013）。

静脉输液开始后,应在 30 分钟后复查血糖水平,并调整输液速度或浓度以维持血糖正常。当调整静脉输注速度或减少静脉输液量时,应在调整后的 30 分钟重新评估血糖水平。血糖水平稳定 12 小时以上,静脉输注可逐渐减少。

持续性或反复低血糖

当发生持续性或反复性低血糖时,可以结合其他治疗方法:

皮质激素:氢化可的松（2.5mg/kg,3~5 分钟,每日 2~3 次）

二氮嗪:2~5mg/kg,每日 3 次,口服。起始剂量 5mg/kg,每日 3 次,然后逐渐减少至最小有效剂量。

二氮嗪对高胰岛素血症性低血糖有效。同时推荐合并服用利尿剂(如氢氯噻嗪3.5mg/kg,每日2次),减少二氮嗪引起的液体潴留,增强二氮嗪的疗效。控制血压和血糖水平。如果二氮嗪加量至15mg/kg/d时低血糖仍控制不佳,开始奥曲肽输注。

奥曲肽:起始剂量1μg/kg,每日4次,静脉或皮下注射。根据疗效可加量至最大10μg/kg,每日4次。对一些胰岛素瘤和新生儿持续性低血糖有效(胰岛细胞增生症)。最近有研究报道,奥曲肽和胰高血糖素联合治疗(0.01~0.02mg/kg/h,最大量1mg/24h)高胰岛素血症性低血糖。治疗过程中应监测心电图和血糖水平。

GH:0.1~0.2U/d皮下注射,只有在确认GH缺乏时使用。

胰腺切除术:对于新生儿持续性高胰岛素血症性低血糖,当药物治疗无效时,可考虑部分或全部胰腺切除术(Fourtner and Stanley 2004)。

112.5.2 威德曼综合征

BWS是最常见的过度生长障碍,活产儿发病率约1/13 000~1/17 000。典型临床表现及出现频率见表112.6。

表112.6 BWS的主要临床表现

临床表现	频率
巨大儿(身长和体重)	90%
巨舌,内脏肿大(肝,肾,脾)	80%
前腹壁缺损(脐膨出,脐疝,腹直肌分离)	80%
耳部缺陷(皱褶或凹陷)	75%
颅面异常(中线发育不良,枕骨突出,鲜红痣)	60%~70%
低血糖	50%
心脏畸形	25%
单侧肥大(肿瘤风险升高)	10%~15%
肿瘤(Wilms肿瘤,肝母细胞瘤,肾上腺肿瘤,肾母细胞瘤)	7%~20%

112.5.2.1 病因

只有15%的病例具有家族遗传性。染色体11p15.5高度印记区域的异常,在散发和家族遗传性病例中均有报道(见表112.7)(Elliott et al. 1994)。

染色体11p区域内的部分基因,如*CDKN1C*、*IGF-2*和*H19*,与该病有关。

诊断要根据临床表现和11p15区域的分析结果。

表112.7 BWS的基因改变(Ibrahim et al. 2014)

11p15.5区域发现的改变	频率
甲基化异常(*IC2/IC1*过甲基化)	55%~65%
父源二倍体	10%~20%
*CDKN1C*突变	5%~10%
重复,转位,插入	1%~2%

112.5.2.2 治疗和预后

最近的一项研究建议严格的随访(Mussa et al. 2016):

出生时:

- 全血细胞计数评估红细胞增多症
- 血糖和胰岛素
- TSH和FT_4(先天性甲状腺功能减退)
- 肾功能:肌酐、血清电解质和尿钙肌酐排泄率,检测和监测高钙尿(三分之一的患者)
- 腹部超声:评估有无器官肿大,评估肾母细胞瘤的风险、尿路畸形和腹部肿块
- 心电图以排除心律失常(如长QT综合征)
- 超声心动图(心脏增大或心脏畸形)
- 四肢/脊柱X线片(如果有骨科指征)
- 二级成像技术(如磁共振或CT扫描)
- 根据需要进行个体化咨询:骨科,肾脏内科,口腔科,颌面外科,普外科

随访:

- 每3个月查AFP至4岁(排除肝母细胞瘤)
- 每3~4个月腹部超声检测至8岁(排除肾母细胞瘤),后续每年一次
- 临床及体格发育评估:第一年每3个月,第二年每4个月,后每6个月一次直至8岁,然后每年随访一次
- 每年检测:全血细胞计数,转氨酶,肌酐,血糖,尿液分析,尿钙/肌酐

112.6 高血糖

新生儿血糖正常上限仍未统一界定。血糖>125mg/dl(6.9mmol/L)或血浆葡萄糖>150mg/dl通

常被视为异常,不考虑胎龄或产后年龄(Rozance and Hay 2010)。然而,大多数新生儿医生认为早产儿的血糖水平允许达180~200mg/dl(10~11.1mmol/L)。高血糖在极低出生体重儿和SGA中相对常见,这是由于血糖稳态受损所致。发病率与出生体重、胎龄呈负相关。约80%的</50g的新生儿,在出生后的头几天出现高血糖。在足月适于胎龄儿中,高血糖发生率不高,主要影响重症新生儿。新生儿糖尿病(neonatal diabetes mellitus,NDM)极为罕见,活产儿中的发病率约1/400 000(Aguilar-Bryan and Bryan 2008)。

112.6.1 病因

高血糖的发生机制可能由如下因素:
- 血糖稳态受损:早产儿和SGA婴儿
- 医源性高血糖:静脉葡萄糖输注过量
- 药物:糖皮质激素、咖啡因、茶碱和苯妥英钠或母亲使用二氮嗪
- 应激性:脓毒症,脑室内出血,出生窒息,疼痛
- NDM:暂时性或永久性
- 缺乏肠内喂养:"肠促胰岛素"分泌减少

有时,引起高血糖的更多见的因素为:在极低出生体重儿中,由于高葡萄糖静脉输注与肠外营养相结合,而其胰岛素依赖组织(脂肪和肌肉)含量低,导致其抑制葡萄糖异生的能力下降,同时又存在高水平的应激激素(儿茶酚胺、糖皮质激素)。

112.6.2 筛查

应对高危新生儿进行性高血糖筛查,包括:
- 早产儿
- 静脉输液或肠外营养的婴儿
- 患病婴儿
- 出现糖尿的婴儿

112.6.3 临床表现和并发症

高血糖通常无症状。最常见的症状是多尿、脱水和电解质紊乱、生长迟滞以及偶发性酮症酸中毒。在严重和持续高血糖情况下,很少出现惊厥、颅内出血和高渗性昏迷(血糖每升高18mg/dl可引起血清渗透压上升1mOsm/L)。高血糖和高脓毒症和高死亡率有关。

112.6.4 诊断

血糖试纸半定量法的血糖检测仅用于筛查选。为确诊,在开始治疗前,应通过定量化学分析测定血浆或血清葡萄糖浓度。由于红细胞能代谢葡萄糖,因此血浆葡萄糖水平比全血高15%左右。

112.6.5 其他检查

发生不明原因的高血糖时,应立即排除脓毒症。其他检查项目包括:
- 酸碱状态(糖尿病酮症酸中毒)
- 血清渗透压
- 尿糖(渗透性利尿)

如果持续出现不明原因的高血糖,可进行其他检查:
- 血胰岛素水平
- 血C肽水平
- NDM的基因研究

112.6.6 治疗

需要注意的是,高血糖可能是继发于其他严重疾病,治疗潜在问题比仅仅纠正血糖水平更为重要。血糖超过什么范围需要干预,这个问题尚无统一标准。一些作者认为只有在出现明显的糖尿(1 000mg/dl)可能导致脱水和电解质紊乱时才需要干预。但是,在极度早产和患病婴儿中,糖尿可能不是一个可靠的标志。由于肾小管重吸收能力下降,导致正常血糖情况下也可以产生糖尿。

高血糖的治疗包括限制葡萄糖的摄入和使用外源性胰岛素治疗。胰岛素治疗允许维持较高的葡萄糖供能和能量摄入,改善生长。尽管如此,在高血糖的治疗中,没有研究显示限制葡萄糖摄入或使用外源性胰岛素治疗,能改善高血糖的死亡率或发生率。一种可行的办法是先降低葡萄糖输注以达到控制血糖的目的,如果该方法控制血糖不佳,可开始静脉胰岛素治疗(图112.4)。如果因热量限制而不能导致生长迟滞,也可以考虑使用胰岛素。静脉使用胰岛素时,血糖控制的目标为150~200mg/dl,较低的血糖水平与较高的低血糖风险相关。

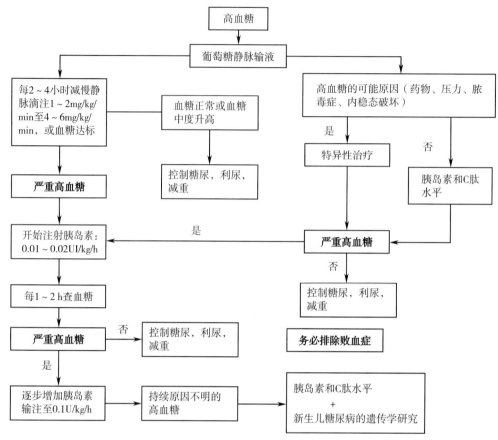

图 112.4 高血糖的处理

112.7 新生儿糖尿病

NDM 是一种罕见的单基因代谢紊乱,主要表现在生后 6 个月内发生不可控的高血糖。发病率约为 1/500 000~1/300 000 活产儿。目前公认的有两种不同的临床表型——暂时性(transient neonatal diabetes mellitus,TNDM) 和 永 久 性(permanent diabetes mellitus,PNDM),它们在胰岛素依赖的持续时间上存在差异。TDNM 患儿,尽管约 50% 在儿童期或成年期复发,胰岛素治疗可在诊断后 18 个月内停止。PNDM 需要终身治疗。几乎所有受 NDM 影响的新生儿都是 SGA,尽管有些 PNDM 患者不是 SGA(Aguilar-Bryan and Bryan 2008)。

112.7.1 病因

60%~70% 的 TNDM 染色体 6q24 区域存在异常。TDNM 通常为散发性,尽管约 1/3 病例存在父系遗传(父源重复,父源二倍体,甲基化异常)。大多数 PDNM 患儿 K_{ATP} 通道突变(50%~70%)。与 PNDM 相关的其他遗传缺陷不太常见(表 112.8)。

112.7.2 临床表现

NDM 表现为在生后几个月内出现高血糖、生长迟滞、脱水和酮症酸中毒。TNDM 起病早,多在出生后第 1 周,PNDM 起病较晚,一般在生后 3 个月内。

PNDM 可以是孤立性异常或作为综合征的表现之一(见表 112.8)。患儿 ATP 敏感性钾(K_{ATP})通道相关基因突变(KCNJ11 和 ABCC8)可出现 DEND(developmental delay,epilepsy,neonatal diabetes,DEND)综合征(发育迟缓,癫痫,NDM)或 iDEND 表型(不伴癫痫的 DEND)。

112.7.3 诊断

生后 6 个月内持续的不明原因的高血糖应考虑 NDM 可能。TNDM 患儿通常年龄小,胰岛素需求低。

表 112.8　新生儿糖尿病的相关基因及临床表现

类型	染色体	遗传模式	临床表现
β 细胞功能障碍			
ABCC8	11p15.1	AD	NDM+/-DEND
KCNJ11	11p15.1	AD	NDM+/-DEND 或 iDEND
葡萄糖激酶	7p15-13	AR	PNDM
β 细胞减少			
FOXP3	Xp11.23-Xq13.3	X 连锁	剥脱性皮炎,腹泻,溶血性贫血,甲状腺炎,PNDM(IPEX 综合征)
INS	11p15	AD	PNDM
EIF2AK3	2p12	AR	PNDM,脊椎骨骺发育不良,肝肿大,肾功能衰竭,精神发育迟缓(Wolcott-Rallison 综合征)
胰岛发育异常			
HNF1b	17cen-q21.3	AD	TNDM,肾畸形,生殖器畸形
PTF1a	10p12.3	AR	PNDM,小脑发育不全
IPF1	13q21.1	AR	胰腺发育不良(PNDM 和外分泌衰竭)
GLIS3	9p	AR	PNDM,甲状腺功能减退

AD,常染色体显性遗传;AR,常染色体隐性遗传。

PNDM 和 TNDM 不能仅靠临床表现区分。遗传研究(6 号染色体,KCNJ11,ABCC8)可以诊断大多数的 NDM(Colombo et al. 2008)。一线检查包括胰岛素和 C 肽水平,二线检查包括基因检测。

112.7.4　预后

预后与疾病的严重程度、诊断和治疗的及时性有关。与其他综合征相关的 PNDM 预后不一。TNDM 患者由于存在复发的风险,应该长期随访。

112.7.5　治疗

胰岛素治疗和高热量摄入对良好的代谢控制至关重要。推荐首先静脉注射胰岛素 0.01~0.02U/kg/h,根据血糖水平进行调整,然后皮下长效胰岛素 0.4~0.6U/kg/24h。当代谢控制平稳后,KCNJ11 和 ABCC8 突变患者可以改为口服磺胺脲治疗。格列本脲的剂量可高达 0.8mg/kg/d(Colombo et al. 2008)。

112.8　低钙血症

文献中新生儿低钙血症定义并不一致:血清总钙(total calcium,tCa)下限 7~8mg/dl(1.75~2mmol/L)。更重要的是,有建议将足月儿下限定为 8mg/dl,早产儿下限定为 7mg/dl。最后,将离子钙(ionized calcium,iCa)(<1.1mmol/L)定义为低钙血症,因为 iCa 在早产等某些情况下,其可靠性更高(另见第 41 章)。这种变异性主要是由于大量新生儿即使在低钙情况下也经常缺乏临床表现。生理性低钙血症发生在出生后,其原因是经胎盘钙转运结束,喂养供给不足,甲状旁腺发育不成熟,导致甲状旁腺激素(parathyroid hormone,PTH)分泌减少。钙水平的最低点出现在生后的 36~48 小时。低钙血症在新生儿中较为常见,约占 30% 的极低出生体重儿和 80%~90% 的胎龄 <32 周(Bringhurst et al. 2008;Ogilvy-Stuart and Midgerly 2006)。

112.8.1　临床表现

低钙血症通常无症状。临床表现包括非特异性症状和体征,如神经肌肉易激惹(颤抖、肌阵挛、惊吓反应过度、惊厥)、嗜睡、呼吸暂停、发绀、呼吸急促、喂养困难、腹胀、呕吐、喉痉挛、心动过速、心电图 QT 间期延长、心肌收缩力下降和心力衰竭。

112.8.2　病因及鉴别诊断

新生儿低钙血症根据发病时间分为早发型和晚发型（表 112.9）。为了得到正确的诊断，需要收集详细的病史，并进行详细的体格检查。病史应包括母亲、围产期及产后相关事件，如有无母亲史、宫内生长受限、先兆子痫、早产、围产期窒息、母亲疾病或者吸毒史。临床检查应积极寻找低钙血症的症状和体征，以及由于染色体 22q 缺失（DiGeorge 综合征：心脏缺陷，面部畸形，胸腺发育不良，腭裂）或其他综合征相关的畸形特征。早发型低钙血症通常为自限性，由于母亲甲状旁腺功能亢进引起的低钙血症，持续时间可能会延长。晚发型低钙血症通常是医源性的，但需排除维生素 D 缺乏，肾功能衰竭和甲状旁腺相关疾病（表 112.9 和表 112.10）。

表 112.9　低钙血症的病因

起病时间和病因	机制
早发（72~96 小时内）	
早产	摄入不足，降钙素升高，对维生素 D 反应性下降，低蛋白血症（离子钙正常，总钙下降）
围产期窒息	降钙素升高，内源性磷负荷增加，碱治疗
母亲糖尿病	低镁血症妈妈和胎儿导致婴儿甲状旁腺功能减退
先兆子痫	
母亲甲状旁腺功能亢进	高钙血症引起甲状旁腺活性被抑制（低钙血症可能延长）
母亲使用药物	抗惊厥药物
晚发（96 小时后）	
医源性	过量摄入磷酸盐（磷酸盐治疗，喂养富含磷酸盐配方的奶粉），柠檬酸血制品，脂质治疗，碳酸氢盐治疗，利尿剂，糖皮质激素，庆大霉素
早产儿骨量少	钙、磷酸盐减少，ALP 和 PTH 升高
甲状旁腺相关疾病	见表 112.10
维生素 D 缺乏和抵抗	母体维生素 D 缺乏通常与抗惊厥药物、遗传性维生素 D 代谢障碍（1α 去羟维生素 D 依赖性佝偻病 I 型，偶见 25α 去羟），维生素 D 抵抗（维生素 D 依赖性佝偻病 II 型）有关
钙或维生素 D 吸收不良	
肾衰	

表 112.10　甲状旁腺相关疾病

分类和机制	疾病
先天性或遗传性甲状旁腺疾病	
不发育或发育不全	DiGeorge 综合征，Velocardiofacial 综合征，HDR 综合征，Kenny-Caffey 综合征，Kearns-Sayre 综合征，X 连锁或常染色体遗传的甲状旁腺功能减退，Vater 相关，Charge 相关，胎儿暴露于视黄酸
PTH 分泌受损	PTH 基因突变，激活钙敏感受体突变
靶器官抵抗	假性甲状旁腺功能减退 I 型（I A，I B，I C）和 II 型，假假性甲状旁腺功能减退
非先天性甲状旁腺疾病	低镁血症，妊娠糖尿病，呼吸性碱中毒，继发于甲状旁腺亢进母亲的新生儿甲状旁腺功能减退

112.8.3 检查

如果持续或反复出现不明原因的低钙血症,应进一步检查:

- tCa 和离子钙、磷、镁、碱性磷酸酶
- pH、血总蛋白、肌酐和电解质浓度
- 血 PTH,25-OH 维生素 D,1,25-OH 维生素 D 浓度
- 分子遗传学研究(如有相关提示)
- 尿钙、磷、肌酐,cAMP 浓度
- 钙/肌酐比值,磷酸盐的小管重吸收
- 母体血清钙和磷浓度

母体甲状旁腺亢进症的特征是高钙、磷和 PTH 水平,而钙和维生素 D 水平在母体维生素 D 缺乏症时较低。与甲状旁腺功能不全相关的低钙血症,可通过低血清钙、高血清磷酸盐和低或检测不出的 PTH 水平来区分。如果保留一定程度的 PTH 生成,可能会出现不适当的正常 PTH 水平。血清 1,25(OH)$_2$D 水平较低,因为 PTH 和低磷血症是肾脏 25(OH)D 1α- 羟化酶产生的主要刺激因素。PTH 水平升高见于与靶器官 PTH 抵抗相关的综合征。低镁血症和呼吸性碱中毒可引起暂时性 PTH 异常分泌以及靶器官对 PTH 的抵抗。维生素 D 缺乏引起的低钙血症、遗传性维生素 D 代谢障碍或对维生素 D 作用的外周抵抗,可依据存在低磷血症和 PTH 水平升高加以区分。严重的维生素 D 缺乏症或遗传性维生素 D 代谢障碍的患儿,1,25(OH)$_2$D$_3$ 水平很低。中度维生素 D 缺乏,1,25(OH)$_2$D$_3$ 水平可正常或升高,因为 PTH 和低磷血症可刺激肾脏 1α 羟化酶活性。外周组织对维生素 D 抵抗时,1,25(OH)$_2$D$_3$ 水平可能很高(见表 112.9)。

112.8.4 先天性甲状旁腺疾病

在一些罕见的综合征中,甲状旁腺功能减退症与多种遗传模式的多发畸形有关(见表 112.10)。家族性孤立性甲状旁腺功能减退症由转录因子 *GCMB* 基因突变引起,后者在发育中的甲状旁腺分泌细胞中表达(Ding et al. 2001)。*SOX3* 基因附近 Xq27.1 处的缺失/插入突变,是 X 连锁甲状旁腺功能减退的原因(Bowl et al. 2005)。已在先天性甲状旁腺功能减退症家系中发现一些 PTH 基因的特异性突变(Sunthornthepvarakul et al. 1999)。

钙敏感受体的激活突变,可导致 PTH 分泌受损和伴随不适当的正常 PTH 水平的低钙血症。临床表现高度变异,同一家系中即可有低钙血症伴癫痫的患者,也可有无症状低钙血症的患者(Pearce et al. 1996)。假性甲状旁腺功能减退(pseudohypoparathyroidism,PHP)指先天性 PTH 抵抗,低钙血症伴 PTH 水平升高,且应用 PTH 不能增加血清钙水平并导致磷酸盐性利尿。Albright 描述了首例 PTH 抵抗病例。这类患者具有低钙血症和高磷酸血症的表现(圆脸,第四掌骨短,皮下钙化,身材矮小,肥胖),被归入 Albright 遗传性骨营养不良综合征(Albright's hereditary osteodystrophy,AHO)。PHP 的分类,是根据有无 AHO 和对 PTH 是否存在肾性抵抗(Farfel et al. 1999)。

112.8.5 治疗

对于轻度至中度无症状低钙血症(<1mmol/L)或轻度神经肌肉易激惹的患儿,可口服 10% 葡萄糖酸钙(3~4ml/kg/d,分次服用)。口服补充钙剂应避免用于有坏死性小肠结肠炎危险的新生儿。对于有症状性低钙血症,特别是心律不齐或惊厥发作,可以静脉使用 1~2ml/kg 稀释的 10% 葡萄糖酸钙溶液,缓慢注射 >10min(减少心动过缓或心脏停搏的风险),最好使用中心静脉通路。维持静脉输液治疗剂量是 2~6mg/kg/d。低镁血症可导致难治性低钙血症:首次可静脉(30 分钟以上)或肌内注射 100mg/kg 硫酸镁溶液(50% 硫酸镁 0.2ml/kg),然后继续给予 20~50mg/kg/h 的硫酸镁稀释溶液。甲状旁腺功能减退应给予 α- 骨化醇 0.02~0.05μg/kg/d。如果存在维生素 D 缺乏,可先口服维生素 D 5~50μg/d(200~2 000U/d)。有文献报道了一例使用重组 PTH 治疗的患儿,但是安全性和长期有效性尚不清楚(Mannstadt et al. 2013)。

112.9 高钙血症

高钙血症定义为 iCa>1.36mmol/L(5.44mg/dl)或 tCa>2.75mmol/L(11mg/dl)。tCa 和 iCa 通常同时升高,但是 tCa 不能预测 iCa。因此,应始终评估 iCa 以获得正确的诊断。新生儿期高钙血症比低钙血症少见。

112.9.1 临床表现

轻度高钙血症通常无症状。中重度高钙血症可有通常具有非特异性症状和体征：厌食、呕吐、便秘、嗜睡或易激惹、低血压、惊厥、昏迷、高血压、多尿和脱水、心动过缓和心电图 QT 间期缩短。在慢性低钙血症中，最常见的表现是生长迟滞。体格检查通常正常，除了引起严重甲状旁腺功能亢进症的综合征，患者可出现皮下脂肪坏死（subcutaneous fat necrosis，SFN）、骨骼矿化异常。

112.9.2 病因

高钙血症可能是由于医源性原因、骨转换增加、或肠道或肾脏吸收过多。医源性高钙血症是最常见的形式，在完善检查之前应首先排除（表 112.11）。新生儿甲状旁腺功能亢进是一种引起高钙血症的罕见疾病。它可能是原发性或继发于母体的病理状况，在生后 6 个月出现临床症状。继发性甲状旁腺功能亢进是由母体疾病引起的。妊娠期低钙血症、甲状旁腺功能减退或 PHP，都可能导致短暂的新生儿甲状旁腺功能亢进。预后良好，骨病通常在数月内痊愈。

表 112.11 高钙血症的病因

病因	表现
医源性	过量摄入钙或维生素 A（骨吸收增加）或维生素 D（肠吸收增加），噻嗪类利尿剂（肾清除减少），磷酸盐缺乏（特别是使用低磷肠外营养的极低出生体重儿）
甲状旁腺相关性	继发性甲状旁腺功能亢进：母亲低血钙、甲减或假性甲旁减。原发性甲状旁腺功能亢进：家族性低钙尿症，新生儿重度甲状旁腺功能亢进
综合征	Williams 综合征，Jansen 干骺端软骨发育不良，蓝尿布综合征，特发性婴儿高钙血症，IMAGe 综合征（IUGR，干骺端发育不良，先天性肾上腺功能不全，生殖器异常）
其他形式皮下脂肪坏死	浸润病灶的巨噬细胞产生的 1,25(OH)$_2$D$_3$ 生成增加，肠道钙摄取过量
远端肾小管酸中毒	酸中毒增加骨对钙的吸收，肾小球滤过率降低引起肾脏排泄减少

续表

病因	表现
婴儿重度低碱性磷酸酶血症	严重高钙血症，骨骼畸形，ALP 下降
先天性内分泌疾病（甲状腺功能减退，肾上腺功能不全）	机制不明
代谢性疾病	先天性碳水化合物吸收不良（双糖酶缺乏，先天性乳糖酶、葡萄糖半乳糖或蔗糖酶 - 异麦芽糖酶缺乏），糖原贮积症 I a 型
肿瘤相关性高钙血症	PTH 相关蛋白增加（肝肉瘤，肾腺瘤，横纹肌肉瘤）

原发性甲状旁腺功能亢进：

- 家族性低尿钙性高钙血症是由于 *CaSR* 基因激活突变引起（常染色体显性遗传）。通常表现为无症状性高钙血症，低磷血症，轻度高镁血症，中度低钙尿和不适当的正常水平的 PTH。甲状旁腺功能亢进通常在生后数月内消失。
- 新生儿重度甲状旁腺功能亢进是由于 *CaSR* 基因的纯合或复合杂合突变所致。表现为严重高钙血症、骨脱矿和甲状旁腺功能亢进。通常生后数天就发生低血压、便秘和呼吸窘迫，并可能在生后儿周内死亡。甲状旁腺全切除和部分自体移植，以及最近的帕米磷酸盐治疗，可以改善预后。

Williams 综合征：与 7 号染色体（q11.23）微缺失有关。其特点是不稳定的高钙血症、精灵面容，心血管疾病（80% 有主动脉瓣上狭窄）和智力低下。

Jansen 干骺端软骨发育不良：由于肾、骨和生长板中的甲状旁腺激素受体（PTHR）杂合突变所致。出生时表型可正常或有小颌畸形、突眼、眼距过宽和进行性短肢侏儒症。

蓝尿布综合征：是一种家族性疾病，由于肠内色氨酸转运缺陷所致。高钙血症和肾钙质沉着通常在生后数月出现。蓝色尿液是由色氨酸代谢物引起。临床表现有生长迟滞，胃肠道紊乱，反复发热和易激惹。

特发性婴儿高钙血症：通常被认为是 Williams 综合征的一部分，临床表型可变，但症状性高钙血症一般在儿童期即缓解。高钙血症继发于肠道钙吸收增加，虽然发病机制和遗传性质尚不清楚。

SFN：可引起高钙血症，可能是由于病变区 $1,25(OH)_2D_3$ 生成增加，导致肠道钙摄取过多所致。SFN 通常影响胎龄较大的有出生创伤的足月新生儿。有报道称 SFN 在体温过低和出生窒息后发生。临床表现为硬化斑块或结节。SFN 引起的高钙血症并不多见，一旦发生，容易合并严重并发症，如果治疗不及时可能引起死亡（Ghirri et al. 1999）。

严重婴儿低碱性磷酸酶血症：是一种常染色体隐性遗传病（1 号染色体），血清和组织碱性磷酸酶水平极低，这些患者骨骼严重脱钙。临床表现可以从出生后不久就出现的致命型到晚发的轻型。实验室检查包括高血钙、低血清碱性磷酸酶、高尿焦磷酸盐和磷乙醇胺浓度。

肿瘤相关性高钙血症（副肿瘤综合征）：继发于甲状旁腺激素相关蛋白水平升高，引起破骨细胞再吸收骨、肾脏重吸收钙、肾磷丢失。

112.9.3　诊断

当血清 iCa>1.36mmol/L（5.44mg/dl）和 / 或血清 tCa>2.75mmol/L（11mg/dl）时，应评估是否为高钙血症。如果伴有酸中毒或低蛋白血症，血清 tCa 浓度可能正常，而 iCa 水平升高。应评估母亲和婴儿钙、磷、维生素 A 和维生素 D 摄入量。应排除出生创伤（SFN）、孕期使用的药物和遗传代谢性疾病。

首要检查项目：
- 电解质：tCa、iCa、磷、镁浓度
- 血液：pH、总蛋白和白蛋白、肌酐、碱性磷酸酶
- 尿液：钙、磷、肌酐
- 其他：心电图、胸部和四肢 X 线片、肾脏超声
  次要检查项目：
- 甲状旁腺激素、25-OH 维生素 D、1,25（OH）D、甲状旁腺激素相关蛋白
- 分子遗传学研究

112.9.4　治疗

无症状的轻度高钙血症应保守治疗。适当摄入钙 / 磷，可减轻低钙血症母亲婴儿的高钙血症。中重度高钙血症应及时干预：
- 限制钙、维生素 D 的摄入（暂停口服 / 肠外补充）
- 生理盐水过度水化（约 2 倍维持量）
- 利尿（速尿 2mg/kg）增加钙排出，避免脱水和电解质失衡（图 112.5）

112.9.4.1　其他干预方式

强的松（2mg/kg），短期服用可减少肠道钙吸收和骨吸收，增加肾脏排泄钙，对维生素 D 过量尤其有效（避免长期使用引起的副作用）。

降钙素（4~8IU/kg 静注或肌内注射，每 12 小时一次），降低血清钙浓度，但效果持续时间短。

双磷酸盐，如帕米磷酸盐（0.5~2mg/kg）用于治疗 SFN，可推迟因新生儿重度甲状旁腺功能亢进引起的严重低钙血症风险患儿的甲状旁腺切除术（Samedi et al. 2014）。

严重新生儿重度甲状旁腺功能亢进患者可能需要进行甲状旁腺全切术和部分自体移植（Peters and Hindmarsh 2007）。

112.10　甲状腺功能异常

112.10.1　甲状腺的起源

甲状腺是一种位于颈部的双叶腺，由两种类型的细胞组成：产生甲状腺素的滤泡细胞和产生降钙素的滤泡旁细胞。滤泡细胞占大多数，起源于内胚层，滤泡旁细胞由神经外胚层发育而来（Hoyes and Kershaw 1985）。这些不同类型的细胞从各自的起源部位迁移而来，最终融合并形成甲状腺。滤泡细胞形成甲状腺滤泡，而其他类型的细胞分散到滤泡间（De Felice and Di Lauro 2004）。

112.10.1.1　器官形成

甲状腺胚胎形成始于胚胎发育的第 20~22 天，甲状腺芽在咽底逐渐增厚。它是第一个可以识别的内分泌结构。在胚胎发育的第 26 天，甲状腺憩室开始向确切的气管前方向迁移，并在胚胎发育的第 48~50 天间到达。在胚胎发育的第 28 天，甲状腺通过一个成为甲状舌管的小椎弓根与咽部相连（O'Rahilly 1983；De Felice and Di Lauro 2015）。甲状舌管在第 33 天与咽部分离，至第 40 天时完全消失。有的人甲状舌管持续存在，并在婴儿期引起甲状舌管囊肿（Ellis and van Nostrand 1977）。在胎儿发育的第 28~30 天时，甲状腺已经形成了双叶状。第 44 天左右，两种细胞群结合在一起，滤泡旁细胞进入腺体。甲状腺滤泡的形成和与激素生成有关的基因表

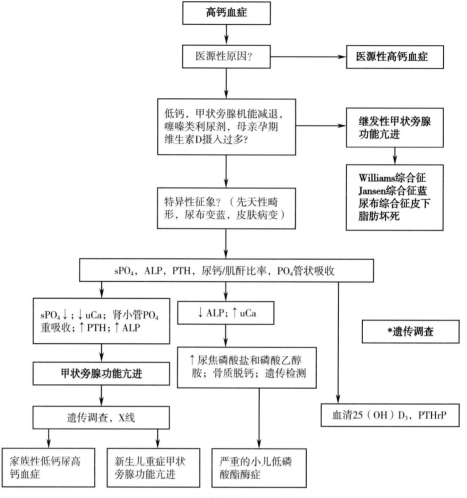

图 112.5 高钙血症的鉴别诊断

达在迁移结束时开始。激素合成开始于胚胎发育的第 10~12 周，碘与甲状腺激素结合（O'Rahilly 1983；De Felice and Di Lauro 2015；Fisher et al. 1977）。

112.10.1.2 基因调控

来自动物模型（敲除小鼠）的数据和来自甲状腺发育不良（即甲状腺发育受损）患者的研究，使我们能够了解一些控制甲状腺发育的遗传机制（De Felice and Di Lauro 2015；De Felice and Di Lauro 2007；De Felice and Di Lauro 2011；Polak et al. 2004）。

一些甲状腺特异性转录因子在甲状腺原基、NKX2-1［以前称为甲状腺转录因子（thyroid transcription factor，TTF）-1］、Foxe1（以前称为 TTF-2）、Pax8 和 Hhex 中共同表达。这些基因在甲状腺滤泡前体细胞和分化细胞中都有表达，但在其他组织中也有表达。

在胚胎期，NKX2-1 表达于发育中的脑、肺和甲状腺。Pax8 在肾、脑和甲状腺原基中表达。它们是甲状腺滤泡细胞存活和分化所必需的（De Felice and Di Lauro 2011；Kusakabe et al. 2006）。

Fox1 在甲状腺、舌、会厌、上颚、后鼻孔和食管中表达，这些组织都是从咽和咽弓发育而来。Fox1 控制甲状腺滤泡细胞前体细胞的迁移。

Hhex 在胚胎期表达于前肠内胚层的几个器官，包括甲状腺（Fagman et al. 2011）。如果缺乏该基因，许多发育过程都会受损。Hhex 基因敲除的胚胎在妊娠中期死亡，其肝脏、前脑、心脏和甲状腺发育严重缺陷。

这些转录因子在甲状腺发育中以一个调节网络连接（De Felice and Di Lauro 2011）。Foxe1 的表达需要同时存在 NKX2-1、Hhex 和 Pax8。因此，在人类甲状腺发育过程中，NKX2-1 和 PAX8 的表达都早于 FOXE1（De Felice and Di Lauro 2011；Opitz et al. 2013）。

112.10.1.3 甲状腺功能

生成胎儿甲状腺素

甲状腺的主要功能是生成甲状腺激素。在妊娠早期，胎儿完全依靠母体提供的甲状腺素，因此，妊娠早期血清总 T_3 和 T_4 水平较低，这完全取决于胎盘的功能和母体甲状腺状况。

妊娠早期，胎儿甲状腺开始合成微量的 T_4 和 T_3。妊娠 20 周左右，胎儿下丘脑 - 垂体 - 甲状腺轴开始发挥作用，产前 1 个月左右，胎儿 TSH 和 T_4 分泌水平达到高峰（Vulsma et al. 1989）。妊娠 26~30 周前，总 T_3 都保持在较低水平，因为脱碘酶 I 型活性不足，不能将 T_4 转化为 T_3。脱碘酶 III 型和 II 型在孕期具有活性。前者来源于胎儿和胎盘，可将 T_4 转化为无活性的反 T_3，将 T_3 转化为 T_2。后者介导特殊组织中 T_4 转化为 T_3，如大脑。在大脑中，T_3 被 MCT8 主动转运。成熟的脱碘酶 I 型在妊娠最后几周逐渐出现在胎儿肝脏，但 T_3 水平在胎儿足月时仅适度升高，因为胎盘脱碘酶 III 型在整个妊娠期始终保持在高水平（Richard et al. 1998；Santini et al. 1999；Kester et al. 2004）。此外，血浆甲状腺激素水平与胎龄有关，早产儿的 T_3、T_4 和 FT_4 值低于足月儿（Fisher 1998；LaFranchi 1999；van Wassenaer et al. 1997；John and Bamforth 1987）。

最后，众所周知，妊娠期间甲状腺激素通过胎盘传给胎儿的有限途径，足以保护胎儿大脑发育和功能，以防甲状腺个体发育出现异常（Vulsma et al. 1989；Haddow et al. 1999；de Escobar et al. 2004）。相反，当母体和胎儿都存在甲状腺功能减退时，即使在出生后很快就进行了适当的治疗，但神经 - 智力损伤发育仍有明显的损害（Haddow et al. 1999）。母体甲状腺功能减退可导致后代轻度但显著的认知障碍（Glinoer 2001；Morreale de Escobar et al. 2000）。

围产期甲状腺素改变

出生时，环境温度的迅速下降导致新生儿 TSH 水平在分娩后 30 分钟内达到峰值，FT_4 水平随之升高。足月儿的 FT_4 水平在出生后 4~6 周内下降，而早产儿 FT_4 上升缓慢，并且与胎龄有关。在妊娠 30~32 周后出生的婴儿中，FT_4 缓慢达到峰值。相反，30 周前出生的早产儿或低出生体重儿或极低出生体重儿，FT_4 水平低，峰值出现在出生后 1~2 周，

而 TSH 不升高（van Wassenaer et al. 1997；Rapaport et al. 2001）。

112.10.2 先天性甲状腺功能减退

112.10.2.1 流行病学

随着全国新生儿筛查项目的实施，原发性甲状腺功能减退的发病率约 1/4 000~1/3 000，但在过去的几十年里，美国和欧洲报道的发病率呈上升趋势（1/2 828~1/1 660）（Olivieri 2015；Olivieri et al. 2015）。一些因素（如筛查策略的改变、TSH 筛查切割值的调整、早产存活率的增加、人口变化和环境因素）可以解释这种上升趋势。值得指出的是，降低 TSH 切割值增加了轻度甲状腺功能减退症的检出率（Olivieri et al. 2015）。不同种族人群有不同的患病风险，因为不同人群生育率不同，父母之间的血缘关系不一样。

几乎所有的筛查项目都报道甲状腺发育不全婴儿中女性比例高，女：男约为 2：1（Devos et al. 1999）。甲状腺功能减退症也经常合并其他畸形（特别是心脏、神经系统和眼睛），提示在胚胎发育的第一阶段即有早期损害（Olivieri et al. 2002）。

112.10.2.2 病因

先天性甲状腺功能减退症（congenital hypothyroidism，CH）有多种不同的分类方法。根据甲状腺激素缺乏的持续时间，可分为暂时性和永久性 CH。根据甲状腺激素缺乏的解剖位置，可进一步分为原发性、继发性（中枢性）和周围性。某些类型的 CH 和其他器官、系统的缺陷有关，被归类为综合征性 CH（Cassio et al. 2013a，2014；Persani 2012）（表 112.12）。

表 112.12 先天性甲状腺功能减退的病因

中枢性甲状腺功能减退
孤立性 TSH 缺陷（TSH 基因 β 亚单位突变）
TRH 缺陷（孤立的，垂体柄阻断综合征，下丘脑病变）
TRH 抵抗（TRH 受体基因突变）
垂体发育相关转录因子突变（*HESX1*，*LHX3*，*LHX4*，*PROP1*，*PIT1*）
原发性甲状腺功能减退
（A）永久性
甲状腺发育不全

续表

异位
缺如
发育不全,部分发育不全
原位甲状腺(正常体积或甲状腺肿)
碘转运障碍(Na/I 转运体缺陷)
碘组织缺陷(TPO,TG,DUOX2-DUOXA-2,DHEAL1 缺陷)
TSH 结合 / 信号转导抵抗(TSH 受体基因失活,Gα 蛋白缺陷)
(B)暂时性
母体因素(经胎盘传输阻断抗体或抗甲状腺药物)
新生儿因素(早产、IUGR、NICU)
碘(缺乏、超载)
遗传因素(DUOX2 杂合突变)
综合征性甲状腺功能减退
突变:
Pendrin(Pendred 综合征:甲状腺肿和耳聋)
NKX2-1(脑 - 肺 - 甲状腺综合征)
FOXE-1(Bamforth-Lazarus 综合征:腭裂,后鼻孔闭锁,甲状腺功能减退)
PAX8(肾脏畸形,异位 / 发育不良的甲状腺)
NKX2-5(先天性心脏病)
外周性甲状腺功能减退
甲状腺激素抵抗
甲状腺激素转运缺陷(MCT8 突变)

中枢性甲状腺功能减退

每 50 000 名新生儿中就有 1 名出现中枢性甲状腺功能减退。它通常与下丘脑或垂体发育异常有关,常合并多种垂体激素缺乏。极少部分中枢性 CH 与 TRH 缺乏、TRH 抵抗、与 TSH-β 链突变相关的孤立性 TSH 缺乏、参与垂体发育和激素表达相关的转录因子突变等因素有关(Persani 2012)。

在妊娠期甲亢母亲所生的婴儿中也发现了中枢性 CH,可能的原因是母亲在孕期治疗不足,因此,孕期甲亢环境影响了胎儿下丘脑 - 垂体 - 甲状腺轴的成熟(Kempers et al. 2003)。

甲状腺发育不全

甲状腺发育不全是 CH 最常见的病因,包括甲状腺组织完全缺如、胚胎甲状腺异常迁移导致的异位甲状腺,以及完全迁移后甲状腺生长缺陷导致的发育不良。最常见的甲状腺发育不全位于外胚叶,这些患者中的大多数在舌背出现甲状腺,偶可见于舌下(Cassio et al. 2013a,2014)。

多种转录因子突变(PAX8,FOXE1,NKX2-1,NKX2-5)与甲状腺发育相关,尽管在少数情况下,与人类甲状腺发育不全和 / 或综合征性 CH 的某些形式有关(De Felice and Di Lauro 2011;Krude et al. 2002;Monti et al. 2015;Bamforth et al. 1989;Meeus et al. 2004)(表 112.13 和表 112.14)。

表 112.13 先天性甲状腺功能减退的症状

黄疸延迟不退
皮肤斑点
大的前囟和 / 或后囟门
腹胀
脐疝
肌张力低下
便秘
喂养不良
生长迟滞
声嘶
听力障碍
神经发育迟缓
不可逆的精神发育迟缓(在没有早熟诊断的情况下)
甲状腺肿(出生时罕见)

表 112.14 先天性甲状腺功能减退的症状和体征

胎儿表现
生长限制
胎儿心动过速
甲状腺肿
积水
早产儿
胎动增加
新生儿表现
心动过速
兴奋过度

续表

食欲增加,体重增加不良
呕吐
腹泻
发热伴出汗或红斑
呼吸急促
甲状腺肿（50%）
甲状腺毒症表现
心衰
黄疸
胆汁淤积
血小板减少
肝肿大
脾肿大
肝功能异常（即使不伴心衰）
凝视和眼睑收缩
突眼
囟门小
颅骨骨化
骨成熟提前

此外,CH 的体内研究显示,家族性甲状腺发育不全（2%）和轻度甲状腺形态异常（7%）的发生率明显高于对照组（0.9%）,仅凭偶然性很难解释（Castanet et al. 2001;Castanet et al. 2010）。上述 CH 患者中先天性甲状腺外畸形的风险增加（Olivieri et al. 2002）。总之,从最近的文献资料中可以明显看出,甲状腺发育不全的遗传机制很复杂,与多基因和多因素有关,而不是一味遵循孟德尔遗传模式（De Felice and Di Lauro 2004;De Filippis et al. 2017）。

甲状腺激素异常

参与甲状腺激素合成的相关基因缺陷符合常染色体隐性遗传模式,临床表现包括不同程度的先天性甲状腺功能减退,TSH 水平升高和甲状腺肿。偶尔,这些异常能够在产前被发现,如甲状腺功能正常母亲的胎儿诊断出患有甲状腺肿非免疫性甲状腺功能减退症。已有报道指出,羊膜腔内注射 L-甲状腺素能够缩小胎儿甲状腺的大小。但是,由于经验有限,且容易引起早产或感染风险,应由多学科团队小心评估（Cassio et al. 2015）。当甲状腺处于

原位时,甲状腺激素异常可能与先天性代谢过程中甲状腺激素合成的某一个步骤出现障碍有关。已发现多种编码甲状腺球蛋白、钠碘转运体和甲状腺过氧化物酶（thyroid peroxidase,TPO）的基因突变,以及双氧化酶 2（dual oxidases 2,DUOX2）及其成熟因子 2（Szinnai et al. 2006;Palos et al. 2008;Bakker et al. 2000;Moreno et al. 2002;Moreno and Visser 2007;Zamproni et al. 2008）。

暂时性甲状腺功能减退

甲状腺功能减退有时是暂时性的,与环境、医源性有关。暂时性甲状腺功能减退与碘缺乏或碘暴露过量有关,比如皮肤上使用碘化消毒剂（Weber et al. 1998;Chanoine et al. 1988;Matsuura et al. 1980;Rovelli et al. 2010）。其他原因如使用抗甲状腺药物,或更为罕见的如经胎盘传输的阻断 TSH 的抗体（Matsuura et al. 1980;Rovelli et al. 2010）。最近,在暂时性甲状腺功能减退患者中,发现了 *DUOX2* 基因的杂合突变（Zamproni et al. 2008;Muzza et al. 2014）。

TSH 抵抗

在这种罕见的情况下,对生物活性 TSH 的反应,可能在甲状腺滤泡细胞水平受损,其原因可能是突变引起甲状腺素受体（thyroid stimulating hormone receptor,TSHR 失活（Rovelli et al. 2010）。对 TSH 完全不敏感导致一个小的原位腺体,其表现范围从 CH 到甲状腺功能亢进症（Nicoletti et al. 2009;Cassio et al. 2013b;Abramowicz et al. 1997）。

外周性甲状腺功能减退

这种罕见的甲状腺功能减退是由于三碘甲状腺原氨酸 β 受体失活突变或甲状腺激素跨细胞膜转运异常,引起组织抵抗甲状腺激素所致（Refetoff et al. 1993）。在第一种情况下,游离甲状腺激素升高,TSH 表现为不适当地正常或升高。第二种情况下,FT$_3$ 升高,而 FT$_4$ 降低,TSH 正常或升高。临床上,受第一种情况影响的儿童表现出从孤立的生化指标异常到甲状腺功能减退的各种特征。而受第二种情况影响的儿童表现出严重的神经症状、肌张力减退（Friesema et al. 2004）。

112.10.2.3　临床表现

母体甲状腺激素经胎盘传输给 CH 胎儿的保护作用约持续 2 周（LaFranchi and Austin 2007）。因此出生时,只有 1%~4% 的 CH 新生儿能够通过临床检查发现（Carranza et al. 2006）。CH 婴儿出生体

重多超过正常同龄儿（Van Vliet et al. 2003）。其他 CH 的表现可见表112.13。中枢性 CH 患儿通常有其他垂体激素缺乏的表现，如低血糖、小阴茎和隐睾（Persani 2012；Carranza et al. 2006）。

新生儿筛查项目能够早期发现甲状腺功能减退症，早期进行治疗，减少因延迟诊断引起的严重智力低下。最敏感的筛选方式是在生后48~72小时，检测干血滴滤纸片中的 TSH 水平。只测定 T_4 可能会遗漏一些轻症 CH，但是可以发现一些中枢性 CH（Cassio et al. 2013a；Leger et al. 2014；Van Vliet and Czernichow 2004；American Academy of Pediatrics et al. 2006；Grüters and Krude 2007）。一些处于危险之中的新生儿（早产儿、低出生体重儿、双胞胎、危重新生儿），甲状腺功能减退可能被正常的 TSH 水平掩盖。这与下丘脑垂体不成熟、多胎胎血混合、严重新生儿疾病，以及一些药物如多巴胺、糖皮质激素有关。对于这些特殊类型的新生儿，筛查应在生后2周和/或4周重复进行（Olivieri et al. 2007；Goldsmit et al. 2011；Filippi et al. 2007）。

112.10.2.4 确诊流程

所有筛查结果异常的新生儿必须检测血清 FT_4 和 TSH 水平来明确诊断。甲状腺功能减退症的新生儿通常表现为低 FT_4 和高 TSH（Olivieri et al. 2007；Goldsmit et al. 2011；Filippi et al. 2007）。此外，所有临床怀疑甲状腺功能减退的新生儿，应尽快进行 FT_4 和 TSH 测定，而不用考虑筛查结果（Cassio et al. 2013a；Leger et al. 2014）。

甲状腺功能减退症的病因诊断需要建立在甲状腺显像，B 超检查、血清甲状腺球蛋白水平上。高甲状腺球蛋白水平可能提示激素分泌障碍、甲状腺功能缺乏（Leger et al. 2014；Olivieri et al. 2007；Daneman and Daneman 2005）。此外，尿碘、甲状腺自身免疫指标（抗过氧化物酶、抗 TSH 受体和抗甲状腺球蛋白抗体）有助于作出完整的病因诊断（Cassio et al. 2013a；Leger et al. 2014；Olivieri et al. 2007；Delange et al. 2002；Etling et al. 1984）。

甲状腺显像

甲状腺碘-123 显像有助于获知甲状腺的功能。还可以使用锝进行甲状腺显像，更容易获得（Leger et al. 2014；Schoen et al. 2004）。甲状腺显像通过确定造影剂的确切区域，可诊断异位甲状腺或甲状腺缺如，或在存在高剂量甲状腺球蛋白的情况下，诊

断 TSHR 的失活突变、NIS 突变或抗 TSH 的母体抗体（Djemli et al. 2004）。当甲状腺显像显示甲状腺位置正常时，高氯酸盐放电试验阳性将有助于碘组织缺陷的诊断（甲状腺功能缺失，在血检提示高水平甲状腺球蛋白，存在 TSHR、NIS 基因突变或母体抗 TSH 抗体（Djemli et al. 2004）。

甲状腺超声检查

甲状腺超声检查有助于确定正常位置甲状腺的结构。由于不能提供异位甲状腺的诊断，诊断意义有限（Bubuteishvili et al. 2003）。另一方面，胎儿超声可以产前诊断甲状腺发育不全或甲状腺肿（Ranzini et al. 2001）。目前，生后诊断甲状腺功能减退症最好的办法是同时进行甲状腺 B 超检查，明确甲状腺的大小和形态，以及甲状腺显像检测功能性的甲状腺组织（Leger et al. 2014；Perry et al. 2006；Karakoc-Aydiner et al. 2012）。

进一步诊断方法

在诊断甲状腺功能减退症时，X 线片上单膝关节骨骺缺失是该病胎儿起源的标志，因此表面婴儿有较高的发育迟缓风险。尿碘测定有助于确定碘缺乏或过量。甲状腺自身免疫相关检查，有助于医生判断甲状腺功能减退与母体抗体经胎盘传输有无关系（Mengreli et al. 2003；Chiovato et al. 1994；Wasniewska 2003）。

112.10.2.5 治疗

一旦确诊，应立即给予补充 L-甲状腺素治疗（Cassio et al. 2013a；Leger et al. 2014；Bongers-Schokking and de Muinck Keizer-Schrama 2005）。治疗的目标是使 T_4 水平在2周内恢复正常，TSH 在1个月内恢复正常。这样，就有可能保证婴儿的正常生长发育，神经认知与遗传潜能相似。初始剂量推荐 10~15μg/kg/d（Cassio et al. 2013a；Leger et al. 2014；Olivieri et al. 2007）。一般来说，甲状腺缺如患儿比甲状腺异位所需要的药物剂量要高（Hanukoglu et al. 2001）。心功能不全的患儿，左旋甲状腺素剂量要减半，根据 FT_4 水平逐渐增加（Leger et al. 2014）。

左旋甲状腺素应在早餐前至少 30min 服用，可以压碎后用液体混合后服用。一些物质能干扰甲状腺激素，如大豆蛋白、铁剂和钙剂。目前没有证据显示左旋甲状腺素和三碘甲状腺原氨酸联合治疗有更大优势（Cassio et al. 2003）。如果尚未确定是否为永久性甲状腺功能减退，建议用药3年后停药4周，再

复查甲状腺功能（Eugster et al. 2004）。如果正常，可能是暂时性甲状腺功能减退，可以停止用药。但是，停止治疗仅限于甲状腺发育正常或肿大的患儿，在替代治疗期间，TSH 水平显示在正常范围。此外，在新生儿期，应对早产或患病的患儿进行重新评估。

112.10.2.6　随访

患有甲状腺功能减退症的新生儿，在治疗开始后每 1~2 周复查，然后每 2 周评估一次直到 TSH 水平完全正常化，然后每 1~3 个月随访一次直到一周岁（Cassio et al. 2013a；Leger et al. 2014）。一周岁以后，每 2~4 个月复查一次直到 3 周岁，然后每 6~12 个月复查一次（Leger et al. 2014；Olivieri et al. 2007）。随访过程中，药物剂量要根据 TSH 和 FT_4 水平进行调整，特别是在 3 岁以前。药物剂量调整后，血清 FT_4 和 TSH 应在 4~6 周后进行复查。FT_3 检测对治疗监测没有帮助，因为即使在低 FT_4、高 TSH 水平下，FT_3 仍然可以在正常水平（Van Vliet et al. 2003）。

在出生后最初几个月，要警惕可能与颅缝早闭相关的长时间的甲状腺功能亢进。6 个月之后，TSH 抑制不足与学校表现不佳相关。定期随访必须注意身高和体重。骨龄延迟通常与 3 岁内的实际年龄相符（Leger et al. 2014）。在生后 1 个月内接受甲状腺素治疗的 CH 患儿，神经发育迟缓并不常见（Bongers-Schokking and de Muinck Keizer-Schrama 2005；Simoneau-Roy et al. 2004）。然而，一些运动技能上的轻度困难、视觉空间过程受损、选择性记忆障碍可能是胎儿甲状腺功能减退代偿不足的表现（Rovet 2002；Van Vliet 2001）。但是，与健康儿童相比，接受适当治疗的 CH 患儿在学校表现上没有差异（Léger et al. 2001；Rochiccioli et al. 1992）。

112.10.3　早产儿甲状腺功能异常

112.10.3.1　早产儿甲状腺功能

早产儿甲状腺功能的改变通常是暂时的，大多数情况下都不需要治疗。下丘脑 - 垂体 - 甲状腺轴在早产儿中的作用，在出生后一段未知的时间内减退。早产儿下丘脑 TRH 分泌减少，甲状腺对 TSH 反应不成熟，甲状腺滤泡细胞对碘的有机化能力低下，T_4 转化为活性 T_3 的能力低下。TSH 和 T_4 对 TRH 的反应是正常的，因此不成熟的部位似乎是下丘脑（Ogilvy-Stuart 2002）。此外，与早产相关的新生

儿问题，如呼吸窘迫，会影响血清甲状腺激素水平（Murphy et al. 2004）。

112.10.3.2　早产儿低甲状腺素血症

约 12% 的早产儿 T_4 和 FT_4 低，TSH 正常。这种情况称为早产儿暂时性低甲状腺素血症（Williams et al. 2006）。准确的定义应该是正常或偏低的 TSH 水平，以及总 T_4 水平（对应胎龄脐带总 T_4 的 10%）（Williams and Hume 2011）。具体原因尚不明确，可能是下丘脑轴尚不成熟，经母体胎盘转运来的 T_4 的突然撤退效应，合成过程发育受限，外周碘代谢不成熟，碘缺乏和非甲状腺疾病。暂时性低甲状腺血症与长时间吸氧，机械通气，脑室内出血和脑白质损害有关（Williams and Hume 2011；Ares et al. 1997；Paul et al. 1998）。菌血症、动脉导管未闭、坏死性小肠结肠炎和使用氨茶碱、咖啡因、糖皮质激素和多巴胺，也被发现与暂时性低甲状腺血症显著相关（Williams et al. 2005）。大多数胎龄 30 周及其以下的早产儿都有这种情况，可能与后期神经发育缺陷有关（Lucas et al. 1988）。不过，目前仍不明确发病率和发育障碍是否由早产儿低甲状腺素血症引起，或与之相关（Rapaport et al. 2001；Osborn and Hunt 2007）。使用左旋甲状腺素治疗没有被证明是有益的，相反，可能是有害的。目前，在 TSH 不升高的情况下，没有证据显示左旋甲状腺素治疗早产儿可使其获益（Rapaport et al. 2001；Biswas et al. 2003）。

112.10.3.3　甲状腺功能减退伴 TSH 升高延迟

部分低出生体重儿或极低出生体重儿或危重病新生儿常出现甲状腺功能减退，表现为低 FT_4 和 TSH 升高延迟。最近一项意大利的研究显示，极低出生体重儿出现这种情况的概率是 1/400，低出生体重儿是 1/1 384（Cavarzere et al. 2016）。这些婴儿的血清 TSH 在最初几周逐渐升高直至达到原发性甲状腺功能减退的典型水平。目前尚不明确这种类型是暂时性还是永久性的，或者是否取决于垂体 - 甲状腺反馈调节的异常。如果生后 6 周，TSH 水平仍然很高，需要开始治疗（American Academy of Pediatrics et al. 2006）。

112.10.3.4　暂时性先天性甲状腺功能减退

约 5% 的入新生儿重症监护病房的早产儿出现暂时性甲状腺功能减退，FT_4 低，TSH 水平高。原因

有很多种,从母亲接触抗甲状腺药物到母体促甲状腺激素受体阻断抗体状态。有证据提示这种情况与新生儿病房使用含碘的消毒剂有关。治疗应该像永久性一样立即开始,后期可以尝试暂停治疗。相反,接受抗甲状腺药物治疗的母亲所生婴儿的激素水平,通常在未接受治疗的1~3周内恢复到正常范围(Cassio et al. 2013a;American Academy of Pediatrics et al. 2006)。

112.10.4 新生儿无症状性高促甲状腺素血症

无症状性高促甲状腺素血症是指TSH水平高,T_4、FT_4 和 T_3 水 平 正 常(American Academy of Pediatrics et al. 2006;Salerno et al. 2016)。这种亚临床症状,暂时性或永久性,在欧洲相对常见,欧洲新生儿中的发病率为1/8 000,在唐氏综合征婴儿中更为常见(Calaciura et al. 2002)。

112.10.4.1 诊断

通过新生儿筛查发现这类患儿,约60%~70%的婴儿在新生儿筛查时 TSH 水平升高,血清 TSH 接近正常,FT_4 水平正常,需要在儿童期进行随访(Calaciura et al. 2002;Leonardi et al. 2008)。

112.10.4.2 病因

其原因尚不清楚,可能与先天性甲状腺功能减退的原因类似,但是不是很严重。一些研究已经确定了高促甲状腺血症儿童的遗传异常、甲状腺畸形和自身抗体(Leonardi et al. 2008)。这些缺陷往往表现出不同的严重程度,因此可以适度、间歇地增加 TSH 浓度(Leonardi et al. 2008)。这些临床发现在出生时更为明显,因为甲状发育不成熟,新生儿对甲状腺激素的需求量更大。其他原因引起的无症状性高促甲状腺血症有 TSH 或其受体活性异常,轻微的发育缺陷,如半甲状腺和 TSH 反馈控制系统的紊乱(Filippi et al. 2007)。

112.10.4.3 评估

重复评估甲状腺功能是必要的,因为同一个人的 TSH 值能自发地在正常范围内上下波动。随着年龄的增长,这种情况可能随着病情的发展而变得更为明显,如明显的甲状腺功能减退。在其他

情况下,小年龄儿童的高 TSH 水平会慢慢恢复正常,可能是随年龄增长,对甲状腺激素的需求减少(Calaciura et al. 2002;Leonardi et al. 2008)。不管怎样,高促甲状腺素血症需要定期随访以评估甲状腺功能和监测可能的代谢并发症(Cerbone et al. 2014,2016)。

112.10.4.4 治疗

亚临床甲状腺功能减退是否需要治疗仍存在争议,因为只有很少的研究调查过左旋甲状腺素治疗亚临床甲减的疗效。尽管如此,TSH 超过20mU/L的正常 FT_4 患儿,人们普遍认为应该进行治疗(Leger et al. 2014)。要避免过度治疗,3 岁后可停用并重新评估甲状腺功能(Olivieri et al. 2007;Gharib et al. 2005)。

112.10.5 新生儿甲状腺功能亢进

新生儿甲亢是一种相对罕见的疾病(发病率在1/40 000~1/4 000),可能是由于母体自身免疫性甲状腺疾病激活 TSH 受体或引起 McCune-Albright 综合征所致。

112.10.5.1 Graves 病

母亲患有 Graves 病是新生儿甲亢最常见的病因,发生在 0.1%~0.4% 的孕妇中。但是,这些患病母亲所生的新生儿中,只有 1%~2% 的新生儿出现甲亢,而且所有患儿的甲亢都是暂时的(Léger 2016)。

病因

母体免疫球蛋白经胎盘转运,通过激活 TSH 受体刺激胎儿甲状腺。因此,宫内甲状腺激素的分泌已经增加,甲状腺毒症在出生后一直持续到来自母体的抗体消失。这种胎儿状况始于妊娠中期,此时胎儿 TSH 受体开始对 TSH 刺激产生反应,这与母亲的疾病严重程度有关,并在出生后 4 个月内消失(Léger 2016)。

临床表现

甲亢胎儿可能存在生长受限、胎儿心动过速、胎动增加、甲状腺肿和水肿(Ogilvy-Stuart 2002;Léger 2016;Besancon et al. 2014;Polak et al. 2006;Spiegel 2000)。这些通常在早产儿中更为常见(Davis et al. 1989)。在其他情况下,只有在出生时或几天后母体

药物的作用消失时才注意到这些症状,并且母体免疫球蛋白具有较长的半衰期,增加了甲状腺激素的产生,从而使疾病的临床症状变得明显(Zakarija et al. 1983)。新生儿症状可以有心动过速、食欲增加、体重增长缓慢、呕吐或腹泻、发热出汗、红斑、呼吸急促等,50%的新生儿有甲状腺肿(Ogilvy-Stuart 2002;Léger 2016;Polak et al. 2006)。甲状腺肿通常是甲状腺功能不全的第一个征象,在胎儿期就已经出现(Luton et al. 2005)。据报道,死亡率在12%~20%左右(Krude et al. 1997)。心力衰竭是主要的危险因素之一。因此,早期诊断和治疗对于良好的预后是必要的(Polak et al. 2006)。在甲亢新生儿中,黄疸、胆汁淤积和血小板减少也被认为是疾病的征兆。肝肿大和脾肿大,甚至在没有心力衰竭的情况下也可能出现肝功能异常(Ogilvy-Stuart 2002;Polak et al. 2006)。此外,还可以有凝视和眼睑退缩等表现,而突眼和自身免疫有关。由于甲亢,还可以有囟门过小,部分婴儿表现为颅骨骨化。由于胎儿甲状腺功能亢进,骨成熟通常提前(Ogilvy-Stuart 2002;Polak et al. 2006)(见表112.14)。

胎儿甲状腺功能亢进的诊断

产前甲状腺功能亢进的诊断是基于孕晚期母体TSH受体结合抗体滴度高,胎儿骨成熟加速,胎心率超过160次/min(Besancon et al. 2014)。在妊娠后半期和分娩时,将母体第二代甲状腺结合抑制性免疫球蛋白检测的阈值定为5IU/L,最近已被确定作为胎儿和新生儿甲状腺功能亢进的风险情况(Abeillon-du Payrat et al. 2014)。从妊娠20周起,每月应进行一次扫描(Léger 2016)。如有出现胎儿甲状腺肿,必须确定是与母亲Graves病相关的甲状腺功能亢进,还是与母亲抗甲状腺药物相关的甲状腺功能减退。胎儿甲状腺的多普勒超声检查有助于做出正确的诊断,它可以根据甲状腺周围的光信号,判断甲状腺功能减退(Luton et al. 1997)。诊断胎儿甲状腺功能减退和甲亢要结合母体指标(促甲状腺激素受体抗体滴度,抗甲状腺药物使用和剂量)和胎儿指标(甲状腺多普勒信号、胎心率和骨成熟度)(Luton et al. 2005)。最后,胎儿血液检查是鉴别胎儿甲状腺功能亢进和减退的金标准,但是血标本不易得到,容易增加流产和感染的风险(Polak et al. 2006;van der Kaay et al. 2016)。妊娠期胎儿甲状腺激素水平的检测,只有在胎儿状况存在疑问、母亲TSH受体结合抗体阳性、服用抗甲状腺药物,羊膜腔注射左旋甲状腺素

能够解决胎儿的临床问题时才进行(Spiegel 2000)。胎儿FT_4水平与母体FT_4水平有关:胎儿甲状腺功能正常可通过在抗甲状腺药物治疗期间维持母体FT_4在正常上限-轻度甲状腺毒性范围(Polak et al. 2006)。

新生儿甲状腺功能亢进的诊断

新生儿甲状腺功能亢进确诊依靠高FT_4和FT_3、低TSH水平。由于可能延迟发生甲状腺功能亢进,这些检查应该在生后3~5天内进行,10~14天时复查,随访至生后2~3个月(Ogilvy-Stuart 2002;Polak et al. 2006;van der Kaay et al. 2016)。抗体的测定有助于明确病因(Abeillon-du Payrat et al. 2014)。

治疗

新生儿甲状腺功能亢进一旦确诊,应立即给予治疗,减少短期和长期发病率(Léger2016)。甲巯咪唑是首选药物,剂量为0.5~1mg/kg/d,取决于疾病的初始严重程度,分3次服用。它能阻断甲状腺激素的分泌。或者,使用有助于迅速恢复正常心率的丙基硫氧嘧啶,口服剂量是5~10mg/kg/d,分3次服用(Ogilvy-Stuart 2002;Léger 2016;Polak et al. 2006)。目前,丙基硫氧嘧啶不推荐在儿童中使用,因为会引起严重的肝脏毒性(Rivkees and Szarfarm 2010)。这些药物的剂量要根据甲状腺激素的水平进行调整。在一些情况下,使用固定剂量的抗甲状腺药物治疗的新生儿,当血浆FT_4达到甲状腺功能减退的范围时,加用左旋甲状腺素可能会有所帮助。这种联合治疗通常需要1个月(Léger 2016)。但是,剂量滴定应优先于"阻断和替代"方法(Léger 2016)。

普萘洛尔,可以抑制T_4脱碘为T_3并控制肾上腺素刺激引起的症状,剂量为2mg/kg/d,出现心动过速时服用1~2周(Léger 2016;Pearce 2006)。在发生甲状腺危象时,可以使用碘化物溶液(每天1滴)或Lugol液(每天1~3滴)可以减少甲状腺球蛋白水解和甲状腺激素的产生。碘番酸钠(碘番酸,每3天口服500mg)和糖皮质激素(强的松2mg/kg/d)很少用于减少甲状腺激素的产生和抑制T_4向T_3的转化(Transue et al. 1992)。其他措施,如高液体和高热量摄入、镇静剂,也有助于这些新生儿的治疗(Ogilvy-Stuart 2002;Polak et al. 2006)。治疗应持续直至母体抗体消失。在治疗过程中,每周复查直至病情稳定,然后每1~2周复查,尽可能快地减少药物剂量。

用丙基硫氧嘧啶或甲基咪唑分别以低于150mg/d和30mg/d的剂量治疗的母亲,仍然可以母乳喂养,

因为新生儿将摄入的药物数量极少。但是，有必要定期评估新生儿的甲状腺功能。尽管丙基硫氧嘧啶的乳汁浓度比甲基咪唑低，但是考虑到第一种药物的潜在危害，在哺乳期应首选第二种药物（Karras et al. 2010；Karras and Krassas 2012）。

112.10.6 TSH 受体突变

TSH 受体的激活突变引起受体的结构性激活，这种激活与自身免疫机制无关，且显性遗传（DuPrez et al. 1994）。表现为新生儿甲状腺功能亢进。由于 cAMP 对甲状腺滤泡细胞的有丝分裂作用、可能的发育延迟、缺乏 Graves 病的甲状腺外征象和治疗后复发，这种永久性疾病常伴有严重的中度或弥漫性甲状腺肿。散发性先天性非自身免疫性甲状腺功能亢进也可能由 TSH 受体基因新突变引起。大年龄患者科接受甲状腺切除术和放射性碘治疗（Krude et al. 1997）。

112.10.6.1 McCune-Albright 综合征

McCune-Albright 综合征是由激活刺激性 G 蛋白的 α 亚单位的基因激活突变引起的。一些患者的临床症状与新生儿甲状腺功能亢进类似。临床上除了有甲状腺功能亢进的症状外，还有边界不规则的牛奶咖啡斑，多发性骨纤维发育不良以及其他内分泌改变。治疗方法与 Graves 病相同，但是必须在产后延长治疗时间。一旦甲状腺功能恢复正常，采用消融的方法是可行的（Shenker et al. 1993）。

112.10.6.2 桥本甲状腺炎

母亲桥本甲状腺炎可能导致新生儿甲状腺功能亢进，但即使有 TPO 或甲状腺球蛋白抗体穿过胎盘并在胎儿中发现，通常不会对胎儿产生影响。然而，也有发现桥本甲状腺炎母亲的胎儿和新生儿患有甲状腺功能亢进（Kohn et al. 1997）。

112.10.6.3 甲状腺激素抵抗

甲状腺激素抵抗是一种罕见的情况，其特征是对甲状腺激素的反应性降低。FT_3 和 FT_4 升高，TSH 正常或升高（Sunthornthepvarakui et al. 1995）。受影响的患者表型可以是单纯的生化指标异常，或甲减/甲亢的临床表型（Refetoff et al. 2001）。无症状的患者不需要治疗，但是有甲亢/甲减症状的必须立即

开始治疗。

要点

垂体功能减退

- 有低血糖、中线缺陷畸形、黄疸延迟消退、体重增加不良、体温过低、隐睾和/或小阴茎的患儿，要考虑有无先天性垂体功能减退。
- 对这种情况的早期诊断可避免认知障碍、生长不良和代谢异常。
- 应指导家长学会使用血糖试纸监测血糖和低血糖发作时的处理（1μg 胰高血糖素皮下注射）。

肾上腺功能不全

- CAH 是类固醇生成簇损害和儿童原发性肾上腺功能不全最常见的原因。
- 梗阻性尿路疾病，当手术解除梗阻时，容易流失很多的盐。
- 通过串联质谱进行新生儿筛查，能够早期诊断 X-ALD，降低发病率。
- 呕吐或严重腹泻时，需要肌内注射琥珀酸氢化可的松。在并发疾病的情况下，儿童内分泌科医生应该指导加倍（非发热）或 3 倍（发热）口服氢化可的松剂量。类固醇卡片应该提供给 ADI 和 ACTH 缺乏的全垂体激素不足患者。

低钠血症、高钠血症和醛固酮异常

- 要关注液体平衡。多尿定义为新生儿尿量大于 $2L/m^2/d$，150ml/kg/d。
- 在低钠血症/高钾血症患者中，测定血浆 17-羟孕酮（或者质谱检测血/尿类固醇浓度），生殖器模棱两可时，完善染色体核型或 FISH/PCR 找 Y 片段。
- 血浆肾素和醛固酮排除不足（低醛固酮水平）或抵抗（高醛固酮水平）。

低血糖

- 新生儿低血糖不能用单一的数值来定义。
- 低血糖多为暂时性，生后 72 小时内消失。
- 持续性低血糖需要密切关注。
- 只要可能，低血糖应该通过喂食来治疗。

高血糖

- 新生儿高血糖的定义仍不确定。
- 继发于其他严重疾病的频发高血糖，可通过治疗潜在的问题来解决。
- 高血糖该处理的截断值仍存在争议。
- 高血糖的治疗基于限制葡萄糖或外源性胰岛素输注或两者相结合。

低钙血症

- 新生儿低钙血症没有明确的定义。
- 临床表现包括非特异性症状和体征。
- 治疗可以口服或静脉注射。

高钙血症

- 高钙血症定义为 ιCa>1.36mmol/L 或 ιCa>2.75mmol/L。
- 无症状的轻度高钙血症应保守治疗。
- 中重度高钙血症需要及时干预。

甲状腺疾病

- 新生儿筛查项目改变了先天性甲状腺功能减退的

诊断和治疗。先天性甲状腺功能减退是新生儿期最常见的内分泌紊乱。

- 早产儿暂时性低甲状腺素血症和迟发的 TSH 升高性甲状腺功能减退，是早产儿甲状腺功能异常的罕见类型。
- 新生儿无症状性高促甲状腺素血症要明确需要治疗的情况。
- 新生儿甲状腺功能亢进相对罕见，多数情况下是由于母亲 Graves 病引起。

附录

附录 A1　激素异常相关的罕见病

疾病 /OMIM	基因 /OMIM/ 基因定位	临床表现	治疗
Aarskog-Scott 综合征 /305400 and 100050	*FGD1*/300546 Xp11.21	Aarskog 综合征主要影响男性，女性临床表现较轻。主要表现为身材矮小、眼距宽、圆脸、发际线高、眼睑下垂、眼裂下斜、鼻子小鼻孔前倾、宽人中、耳朵异常	—
		其他：手掌横纹，第 5 小指内弯，短指，青春发育延迟，隐睾，漏斗胸，轻中度智力问题	
Antley-Bixler 综合征 /207410	*FGFR2*/176943 10q26	ABS 由 FGFR2 基因（成纤维细胞生长因子受体）突变引起，特征是颅骨前突（梯形头，面中部发育不全，突眼，后鼻孔狭窄或发育不全），肱桡骨骨性融合，股骨和尺骨弯曲，长骨骨折，手指细长，心脏和肾脏畸形。ABS 样表型伴有生殖器畸形和类固醇生成障碍，是由细胞色素 P450 氧化还原酶基因（POR）突变引起的（请参阅第 113 章）	—
	POR/124015 7q11.2		氢化可的松
Beckwith-Wiedemann 综合征 /130650	*CDKN1C*/600856 H19/103280IGF2/147470 11p15.5, 11p15.5, 11p15.5, 5q35	请参阅"112.5.2 威德曼综合征"	请参阅"112.5.2 威德曼综合征"
CHARGE 综合征 /214800	*SEMA3E*/608166 CHD7/608892 8q12.1 7q21.11	可以有眼缺损、心脏病、后鼻孔闭锁、肾脏和生殖器异常、耳朵异常。经常报道的症状有面神经麻痹、腭裂、吞咽困难和生长迟缓，可能合并低钙血症	支持治疗，矫正后鼻孔闭锁和心脏畸形
Denis Drash 综合征 /194080	*WT1*/607102 11p13	生殖器模糊不清，先天性肾病和 Wilms 瘤，蛋白尿，肾功能不全。Frasier 综合征和 Meacham 综合征是具有相似临床特征的等位基因疾病	手术治疗 Wilms 瘤
Frasier 综合征 / 136680 11p13	*WT1*/607102	*生殖器不明确，条索状性腺，XY 核型，易发生性腺母细胞瘤，进行性肾小球疾病，Wilms 瘤不常见。通常在青春期或成年期诊断*	预防性双侧性腺切除术，透析，肾移植
		Frasier 综合征中 WT1 基因突变不会产生突变蛋白。相反，突变导致两个剪接异构体所占比例发生变化，伴或不伴额外的 3 个氨基酸（KTS）	

续表

疾病 /OMIM	基因 /OMIM/ 基因定位	临床表现	治疗
Meacham 综合征 /608978 11p13	WT1/607102	*46,XY 核型,具有复杂的性反转或生殖器模糊不清（残留的苗勒管结构，双阴道），先天性膈疝。其他症状如心脏、肺、生殖器异常。患者多早期死亡。没有肾小球系膜硬化或 Wilms 瘤。部分患者有 WT1 基因杂合突变*	手术治疗畸形
DiGeorge 综合征（DGS）/ 188400	TBX1/602054 22q11.2	Cr22 缺失改变了神经嵴来源组织的迁移，影响咽囊和咽弓的发育。Digeorge 综合征的主要表现是心脏异常（法洛四联症、主动脉骑跨、室间隔缺损和永存动脉干）、特殊面容（眼距宽）、继发于胸腺发育不良的 T 细胞缺陷、腭裂、甲旁减引起的低钙血症。可用 "CATCH" 来概括。反复感染是由于 T 细胞缺乏，低钙血症继发的癫痫常见，肾脏异常，听力损害，骨骼异常，自身免疫病，喂养困难和发育迟缓经常有报道。DGS 常与其他两个综合征重叠：圆锥动脉干异常面容（CTAF）和腭 - 心 - 面综合征（VCFS）	心脏手术、抗生素和维生素 D 和钙
Dubowitz 综合征 /223370	? /-AR inheritance	发育异常，包括 IUGR，身材矮小，小头畸形，轻度智力低下，行为问题，湿疹，特殊面容，各种轻度畸形，如毛状笑靥、黏膜下裂、尿道下裂，隐睾，上睑下垂，嗓音高亢，毛发稀疏	—
		持续的低血脂和蛛网膜囊肿也与之有关	
EEC1 综合征 / 129900	? /-7q11.2-q21.3	短指畸形，外胚层发育不良伴严重角膜炎，唇腭裂（EEC1 型）。EEC1 和生长激素缺乏、下丘脑缺陷引起的性发育异常有关	GH 治疗
		另一种形式的异常称为 EEC3，由 *TP63* 基因突变引起，没有明显的内分泌紊乱	
Fanconi 贫血 / 227650	FANCA/607139 16q24.3	FA-A 是最常见的互补群，占大约 65% 的受影响个体。骨髓造血会受到影响，导致贫血、白细胞减少和血小板减少（新生儿期表现可不明显）。皮肤色素改变（牛奶咖啡斑）和心脏、肾脏和四肢畸形（桡骨、拇指畸形）是相关的先天性特征。性发育异常（尤其男性）表现出高促性腺激素性性腺功能减退	干细胞移植
		FA 筛选试验的金标准是根据 FA 细胞对交联剂的特征性超敏反应，如丝裂霉素 C 或二聚氧丁烷。可以鉴定 FA 纯合子，但是无法识别个别杂合子	
Fanconi-Bickel 综合征 /227810	SLC2A2，GLUT2/138160 3q26.1-q26.3	继发于葡萄糖和半乳糖利用受损的代谢综合征。糖原在肝脏和肾脏中积聚。近端肾小管功能障碍导致多尿、脱水。葡萄糖和半乳糖利用受损引起空腹低血糖和餐后高血糖、半乳糖升高	饮食（低半乳糖摄入量，补充维生素 D、磷酸盐、水和电解质）
		生长受限，后期出现佝偻病和骨质疏松	
IMAGe 综合征 / 614732	CDKN1C/600856 11p15.4	参阅 "112.9 高钙血症"	—
Kallmann 综合征：*KS1* 308700/ *KS2* 147950/ *KS3* 244200/*KS4* 610628/*KS5* 612370/*KS6* 600483	KAL1/308700 Xp22.3 FGFR1/136350 8p11.2-p11.1 PROKR2/607123 20p13 PROK2/607002 3p21. CHD7/608892 8q12.1 FGF8/600483 10q24	KS1：低促性腺激素性性腺功能减退和嗅觉丧失（持续性），还可有中线颅骨异常（后鼻孔闭锁和唇腭裂）、视神经萎缩、耳聋、隐睾、肾发育不全	替代疗法呈年龄依赖性，早期诊断很重要
		KAL1 和 FGFR1 功能缺失突变在卡曼综合征中占 20%，PROKR2 和 PROK2 突变占 10%。生后 LH 和睾酮无明显升高，GnRH 和 hCG 激发试验反应迟钝	

续表

疾病 /OMIM	基因 /OMIM/ 基因定位	临床表现	治疗
Kearns-Sayre 综合征 /530000	各种线粒体缺失	KSS 的主要特征是:眼肌麻痹,视网膜色素变性和心肌病。其他有:肌无力,上睑下垂,中枢神经系统功能障碍(小脑共济失调和精神发育迟缓),白内障,心脏受累(心动过缓和充血性心力衰竭),内分泌功能障碍(性腺功能减退、糖尿病、GHD,甲状旁腺功能减退)。通过肌肉活检确诊。血乳酸和丙酮酸通常会升高。脑脊液检查显示蛋白高(>100mg/dl)和乳酸升高	补充辅酶 Q10 和维生素
Kenny-Caffey 综合征 1 型 / 244460 *Kenny-Caffey 综合征 2 隔 - 视发育不良* /127000	*TBCE*/604934 1q42-q43	KCS 是一种以生长迟缓为特征的骨骼疾病,颅面畸形,手脚小。X 线显示长骨皮质增厚伴髓质狭窄,头骨中板障间隙消失。甲状旁腺功能减退引起的低钙血症可导致惊厥。血检显示低钙、磷和 PTH。2 型的低钙血症可能是暂时的	避免严重低钙血症
Laron 综合征 / 262500 5p13-p12	*GHR*/600946	生长激素受体突变引起生长激素不敏感。新生儿出生体重和身长通常是正常的。产后生长严重受损。发育里程碑被推迟,可能存在精神发育迟缓。面部畸形在出生时显现(前额隆起,鼻桥发育不全,眼眶浅,蓝巩膜,面部垂直径缩短)。肌肉骨骼系统受累包括髋关节发育不良、营养不良性肌病和骨质减少。通常还伴有肥胖和小阴茎。青春期发育延迟,生殖功能正常。血液检查可提示低血糖和高胆固醇血症。IGF-1 水平低,GH 水平正常或升高。骨龄落后	合成 IGF-1 治疗
Laurence-Moon 综合征 /245800 & *Bardet-Biedl 综合征* /209900	*BBS1-14*/209901-606151-608845-600374-603650-604896-607590-608132-607968-610148-602290-610683-609883-61014211q13/;16q21;3p12-q13;15q22.3;2q31;20p12;4q27;14q32.11;7p14;12q;9q33.1;4q27;17q23;12q21.3	BBS 是一种遗传异质性疾病。多指畸形,肥胖,视网膜色素变性,肾脏异常,精神发育迟缓,进行性共济失调和痉挛性瘫痪。这些患者还伴有性腺功能减退 Laurence-Moon 综合征和 Bardet-Biedl 综合征之间的关系存在不确定性	支持治疗(物理治疗、康复等)
Majewski 综合征 /263520	*NEK1*/604588 4q33	畸形包括中唇裂,前、后轴多指,短肋骨和四肢(典型的不成比例的胫骨短缩),生殖器模糊不清和会厌、肾脏、CNS、肺异常	—
线粒体三功能蛋白缺陷 / 609015	*HADHA*/600890 *HADHB*/143450 2p23, 2p23	三功能蛋白缺乏引起三种酶活性减低。临床上可表现为 SIDS,类似 Reye 综合征、心肌病和 / 或骨骼肌病。早发症状是肌张力减退,进食困难,嗜睡和低酮性低血糖。可影响肝、心和呼吸系统,甚至引起猝死。迟发性通常不严重	饮食治疗
苗勒管发育不全,单侧肾缺如,颈胸段体节发育不良(MURCS)/ 601076	—	MURCS 可能是仅次于 Turner 综合征的原发性闭经的第二大病因。它包括:苗勒管发育不全,单侧肾发育不全,颈胸段体节发育不良。其他报道的特征有:阴道缺如,颈椎畸形,身材矮小,传导性耳聋	—

续表

疾病 /OMIM	基因 /OMIM/ 基因定位	临床表现	治疗
Noonan 综合征：NS1 163950/ NS2 605275/ NFNS 601321/ NS3 609942/ NS4 610733/NS5 611553/	*PTPN11*/176876 *NF1*/162200 *KRAS*/190070 *SOS1*/182530 *RAF1*/164760 12q24.1, 17q11.2, 12p12.1, 2p22-p21, 3p25	发病率约 1：1 000~1：2 500。PTPN11 突变约占报道病例的一半。NF1 突变（引起经典神经纤维腺瘤病 I 型）已在神经纤维瘤病中发现努南综合征（NFNS）。KRAS 基因新突变在 NS3 病例中所占比例不到 5%。其他形式的努南综合征，如 NS2、NS4 和 NS5 有报道。特征表现是高血压、眼睛向下倾斜，招风耳，双耳位置低。其他特征包括身材矮小、脖子短，有蹼或多余皮肤，心脏异常，内眦赘皮，耳聋，运动落后，出血体质	一些病例可以采用生长激素治疗
Pallister-Hall 综合征 /146510	*GLI3*/165240 7p13	下丘脑错构瘤（新生儿可能致死），多指，无肛。有时有喉裂，肺叶异常，肾发育不全，第 4 掌骨短，指甲发育不良，多发性颊系带，肾上腺功能减退，生殖器异常（小阴茎，尿道下裂），先天性心脏病和 IUGR	—
Pendred 综合征 / 274600	*SLC26A4*/605646 7q21	PDS 是耳聋最常见的综合征，典型特征是：双侧感音神经性耳聋，甲状腺肿（通常与代偿性甲状腺功能减退有关），偶尔有明显的甲状腺功能减退，也有精神发育迟缓。	人工耳蜗，语言支持，替代性甲状腺素治疗
永久性和暂时性新生儿糖尿病 /606176/6014 10/610374/6105 82/610199/6090 69/304790/2269 80/137920/2603 70	*ABCC8*/600509 KCNJ11/600937 GCK/138079 ZFP57/612192 PLAGL1/603044 ABCC8/600509 GLIS3/610192 PTF1A/607194 FOXP3/300292 EIF2AK3/604032 HNF1B/189907 IPF1/600733	详见"112.6 高血糖"	详见"112.6 高血糖"
Prader-Willi 综合征 /176270	*NDN*/602117 D15S227E/600161 D15S226E/600161 SNRPN/182279 15q11-q13	肌张力减退，呼吸窘迫，进食困难，出生时即可出现。后期出现：肥胖和暴饮暴食，精神发育迟缓，身材矮小，性腺功能减退，小手小脚。75% 的患者与 15q11-13 父源片段缺失有关，24% 的患者与 15 号染色体母源二倍体有关	生长激素治疗可改善生长情况
Robinow 综合征 /AD 180700; AR268310	*WNT5A*/164975 3p14.3 （AD）*ROR2*/602337 9q22 （AR）	短肢侏儒症，特殊面容（胎儿脸短，朝天鼻，前额突出，扁鼻梁），外生殖器异常（小阴茎，尿道下裂，小阴蒂，小阴唇发育不良）。女性成年生育能力正常，这也能解释男性不能通过常染色体显性遗传方式传递给男性。常染色体隐性遗传方式更为严重	—
Sanjad-Sakati 综合征或 HRD 综合征 /241410	*TBCE*/604934 1q42-q43	HRD 是一种罕见的先天性甲状旁腺功能减退症伴精神发育迟缓和惊厥。典型面容：眼窝深陷，外耳异常，鼻梁凹陷，长人中，薄上唇，小下颌。低钙血症、高磷血症和极低浓度的 PTH 水平	—
隔 - 视发育不良 / 182230	*HESX1*/601802 3p21.2-p21.1	视神经发育不良，垂体发育不全，大脑中线结构异常，包括缺少胼胝体部和透明隔。详见"112.2 垂体功能减退"	激素替代治疗

续表

疾病 /OMIM	基因 /OMIM/ 基因定位	临床表现	治疗
Silver-Russel 综合征 /180860	*H19*/103280 and IGF2/147470 11p15.5，*RSS*/180860 7p11.2	SRS 是由于端粒印记控制区（ICR1）DNA 低甲基化引起的表观遗传变化所致。也可以由 7 号染色体母源单亲二倍体引起。表现为严重 IUGR，生后生长落后，倒三角脸，身体不对称和各种小畸形	生长激素治疗，GnRH 类似物
Smith-Lemli-Opitz 综合征 / 270400	*DHCR7*/602858	参阅第 113 章	—
Sotos 综合征 / 117550	NSD1/606681 5q35	巨脑畸形，生后前 2~3 年生长加速，精神发育迟缓，发育里程碑落后，肌张力减退。出生身长（90-97 百分位数）。面部异常包括：前额突出，眼距宽，眼睛向下，高腭弓，下颌前突，尖下巴，耳朵大。脊柱侧凸、惊厥、心脏和肾脏缺陷、听力和视力异常不太常见。Sotos 综合征肿瘤风险增加。X 线提示骨龄增大	
Urioste 综合征 / 235255	? /-AR or X-linked	生殖器模糊不清（46，XY 伴永存苗勒管），IUGR，肺畸形，颈蹼，轴后多指畸形，淋巴管扩张，肝衰，低蛋白血症	通常早期死亡
VATER 综合征 / 192350	*PTEN*/601728 10q23.31	椎体缺损，肛门闭锁，食管气道瘘伴食管闭锁，肾脏畸形。VACTERL 相关症状包括心脏畸形，肢体异常，可能合并低钙血症	手术纠正畸形
极长链乙酰辅酶脱氢酶缺乏 （*VLCAD*）/ 201475	*ACADVL*/609575 17p13	VLCAD：常表现为非酮症性低血糖，嗜睡，肌无力。肝功能不全和危重症（心脏疾病）常见。诊断依靠骨骼肌活检中 VLCAD 蛋白的检测来明确	
长链乙酰辅酶A 脱氢酶缺乏症 （*LCAD*）/201460	*ACADL*/609576 2q34-q35	LCAD：主要症状：非酮症性低血糖，肝大，心脏增大，肌张力下降。血浆水平下降。与 ACADM 一样，尿二羧酸水平相对较低	
中链乙酰辅酶A 脱氢酶缺乏 （*ACADM*）/ 201450	*ACADM*/607008 1p31	ACADM：长时间禁食不能耐受，反复低血糖昏迷。实验室检查提示中链二羧酸尿，酮体生成受损，血浆、组织肉碱水平低	
维生素 D 依赖性佝偻病 I 型 （*VDDR I*）/ 264700	*CYP27B1*/609506 12q13.1-q13.3	VDDR I 是一种遗传性的选择性酶缺乏症，引起活性维生素 D（1,25 二羟维生素 D_3）缺乏。表现为骨矿化异常和佝偻病的临床特征（肌张力低，手足搐搦，低钙血症，惊厥，易激惹，运动迟缓，畸形和生长落后）。实验室检查包括低钙血症，尿磷酸盐升高，1,25 二羟维生素 D_3 正常，氨基酸尿，甲状旁腺功能亢进，缺乏 1-α 羟化酶活性	大剂量维生素 D_2，生理剂量的 1-α 羟基维生 D_3
维生素 D 依赖性佝偻病 II 型 （*VDDR II*）/ 277440	*VDR*/601769 12q12-q14	VDDR II 是由维生素 D 受体突变引起，常染色体隐性遗传，除佝偻病之外，多有秃发。患者表现出快速进展的佝偻病骨质改变，低钙血症，继发性甲状旁腺功能亢进。血清 1,25 二羟维生素 D_3 非常高	高剂量口服钙剂和超生理剂量的 1,25 二羟维生素 D_3
X 连锁显性遗传的低磷性佝偻病（*XLH*）/ 307800	*PHEX*/300550 Xp22.2-p22.1 1(OH)D_3 或 1,25(OH)$_2D_3$	XLH 是婴儿最常见的低磷相关疾病。临床表现包括生长落后，佝偻病、骨软骨病。肾脏磷酸盐再吸收和维生素 D 代谢缺陷。维生素 D 治疗不能阻止生长落后。女性患者病情较轻	口服磷酸盐和生理剂量的 1,25 二羟维生素 D_3

续表

疾病 /OMIM	基因 /OMIM/ 基因定位	临床表现	治疗
常染色体显性遗传的低磷性佝偻病（ADHR） /193100	*FGF23*/605380 12p13	ADHR：常出现骨痛、佝偻病和牙脓肿。不完全外显，发病年龄可变（从儿童到成人）	治疗能改善但是不能治愈骨病，60% 患者出现肾脏钙质沉着症，可能导致肾衰或甲状旁腺功能亢进
常染色体隐性遗传的低磷性佝偻病（ARHR） /241520	*DMP1*/600980 4q21	与 ADHR 症状相仿，常染色体隐性遗传	噻嗪类利尿剂减少尿钙排泄，阻止肾钙质沉着
X 连锁隐性遗传的低磷性佝偻病 /300554	*CLCN5*/300008 Xp11.22	表现为佝偻病、骨软化症，早期就开始出现下肢畸形。成年可能发生肾功能不全。	磷酸盐和大剂量维生素 D
低磷性佝偻病伴高钙尿症 /241530	*SLC34A3*/609826 9q34	表现为佝偻病、骨痛、肌无力和发育不良。XLH：低磷血症和碱性磷酸酶升高，1,25 二羟维生 D₃ 正常或偏低。ADHR：低磷血症，1,25 二羟维生 D₃ 正常。X 隐性：高尿钙，低磷血症，肾脏钙质沉着和蛋白尿。低磷性佝偻病伴高钙尿症：低磷血症伴高尿磷，正常血钙伴高尿钙，高血浆 1,25 二羟维生 D₃，低 PTH，血碱性磷酸酶活性升高	高钙尿症：补充磷酸盐
假性甲状旁腺功能减退 I A 型（PHP IA）/103580	*GNAS*/139320 20q13.2	**PHP** 特征是对甲状旁腺激素抵抗，发病机制是 G 蛋白（Gsα 亚单位 GNAS）功能失调所致。PHP IA 型：骨骼异常，统称为 Albright 遗传性骨营养不良（AHO）。临床表现：身材矮小，圆脸，第四掌骨短，肥胖，牙齿发育不良，软组织钙化，可有精神发育迟缓。**PHP IA** 也可与 TSH、胰高血糖素、促性腺激素抵抗相关。基因突变可以影响 ADH、ACTH 和生长激素释放激素。GNAS1 突变来自母亲	有症状的低钙血症需要静脉注射钙剂。口服钙剂和骨化三醇应在确诊后就开始给予
假假性甲状旁腺功能减退（PPHP）/612463	*STX*/603666 20q13.32, 20q13.2, 20q13.2	**PPHP**：AHO 表现，不伴内分泌异常，GNAS1 突变来自父亲	治疗目的是维持总钙和游离钙在正常范围内，避免高尿钙，维持 PTH 正常
假性甲状旁腺功能减退 I B 型（PHP IB）/603233		**PHP IB**：不伴 AHO 的肾脏 PTH 抵抗，Gs 活性正常，但是 GNAS 印记 / 甲基化异常导致肾脏组织上母源的等位基因缺失。患者没有 AHO 的表现，存在 TSH 抵抗	
假性甲状旁腺功能减退 I C 型（PHP1C）/612462		**PHP IC**：与 PHP IA 相似，GNAS 活性正常	
假性甲状旁腺功能减退 II 型（PHP II）/203330		**PHP II**：孤立性肾脏 PTH 抵抗，无 AHO 表型。抵抗可能是暂时的。Gs 活性正常。实验室检查：低钙血症，高磷酸盐血症，PTH 升高。**PHP IA，PHP IB，PHP IC**：肾源性 cAMP 对 PTH 反应下降，PO4 对 PTH 反应下降。	

续表

疾病 /OMIM	基因 /OMIM/ 基因定位	临床表现	治疗
假性甲状旁腺功能减退 Ⅱ 型（PHP Ⅱ）/ 203330		**PPHP**：肾源性 cAMP 对 PTH 正常，PO4 对 PTH 正常。 **PPH Ⅱ**：肾源性 cAMP 对 PTH 正常正常，PO4 对 PTH 反应降低	
WAGR 综合征 / 194072	WT1/607102 PAX6/607108 BDNF/113505 11p13 WBSCR26/612545 WBSCR27/612546 WBSCR28/612547 7q11.23	Wilms 瘤，虹膜缺失，泌尿生殖系统异常（生殖器模糊不清，性腺母细胞瘤），精神发育迟缓。肥胖存在于 WAGRO 亚型（BDNF 基因突变）	—
Williams 综合征 / 194050	WBS/194050	请查阅 "112.9 高钙血症"	请查阅 "112.9 高钙血症"

参考文献

Abeillon-du Payrat J, Chikh K, Bossard N et al (2014) Predictive value of maternal second-generation thyroid-binfing inhibitory immunoglobulin assay for neonatal autoimmune hyperthyroidism. Eur J Endocrinol 171:451–460

Abramowicz MJ, Duprez L, Parma J et al (1997) Familial congenital hypothyroidism due to inactivating mutation of the thyrotropin receptor causing profound hypoplasia of the thyroid gland. J Clin Invest 99:3018–3024

Aguilar-Bryan L, Bryan J (2008) Neonatal diabetes mellitus. Endocr Rev 29:265–291

Alatzoglou KS, Dattani MT (2009) Genetic forms of hypopituitarism and their manifestation in the neonatal period. Early Hum Dev 85:705–712

American Academy of Pediatrics, Rose SR, Section on Endocrinology and Committee on Genetics et al (2006) Update of newborn screening and therapy for congenital hypothyroidism. Pediatrics 117:2290–2303

Arai K, Chrousos G (2013) Aldosterone deficiency and resistance. In: De Groot LJ, Beck-Peccoz P, Chrousos G, Dungan K, Grossman A, Hershman JM, Koch C, McLachlan R, New M, Rebar R, Singer F, Vinik A, Weickert MO (eds) Endotext [Internet], South Dartmouth. http://www.ncbi.nlm.nih.gov/pubmed/25905305

Ares S, Escobar-Morreale HF, Quero J et al (1997) Neonatal hypothyroxinemia: effects of iodine intake and premature birth. J Clin Endocrinol Metab 82:1704–1712

Bakker B, Bikker H, Vulsma T et al (2000) Two decades of screening for congenital hypothyroidism in the Netherlands: TPO gene mutations in total iodide organification defects (an update). J Clin Endocrinol Metab 85:3708–3712

Balsamo A, Antelli A, Baldazzi L et al (2005) A new DAX1 gene mutation associated with congenital adrenal hypoplasia and hypogonadotropic hypogonadism. Am J Med Genet A 135:292–296

Balsamo A, Cicognani A, Gennari M et al (2007) Functional characterization of naturally occurring NR3C2 gene mutations in Italian patients suffering from pseudohypoaldosteronism type 1. Eur J Endocrinol 156:249–256

Bamforth JS, Hughes IA, Lazarus JH et al (1989) Congenital hypothyroidism, spiky hair, and cleft palate. J Med Genet 26:49–51

Besancon A, Beltrand J, Le Gac I et al (2014) Management of neonates born to women with Graves' disease: a color study. Eur J Endocrinol 170:855–862

Biswas S, Buffery J, Enoch H et al (2003) Pulmonary effects of triiodothyronine (T3) and hydrocortisone (HC) supplementation in preterm infants less than 30 weeks gestation: results of the THORN trial–thyroid hormone replacement in neonates. Pediatr Res 53:48–56

Boehm U, Bouloux PM, Dattani MT, de Roux N, Dodé C, Dunkel L, Dwyer AA, Giacobini P, Hardelin JP, Juul A, Maghnie M, Pitteloud N, Prevot V, Raivio T, Tena-Sempere M, Quinton R, Young J (2015) Expert consensus document: European consensus statement on congenital hypogonadotropic hypogonadism – pathogenesis, diagnosis and treatment. Nat Rev Endocrinol 11(9):547–564. http://www.ncbi.nlm.nih.gov/pubmed/26194704

Bongers-Schokking JJ, de Muinck Keizer-Schrama S (2005) Influence of timing and dose of thyroid hormone replacement on mental, psychomotor, and behavioral development in children with congenital hypothyroidism. J Pediatr 147:768–774

Bottino M, Cowett RM, Sinclair JC (2009) Interventions for treatment of neonatal hyperglycemia in very low birth weight infants. Cochrane Database Syst Rev 1: CD007453

Bowl MR, Nesbit MA, Harding B et al (2005) An interstitial deletion- insertion involving chromosomes 2p25.3 and Xq27.1, near SOX3, causes X-linked recessive hypoparathyroidism. J Clin Invest 115:2822–2831

Bringhurst ER, Demay MB, Kronenberg HM (2008) Hormones and disorders of mineral metabolism. In: Kronenberg HM, Melmed S, Polonsky KS et al (eds) Williams textbook of endocrinology, 11th edn. Saunders, Philadelphia, pp 1241–1249

Bubuteishvili L, Garel C, Czernichow P, Léger J (2003) Thyroid abnormalities by ultrasonography in neonates with congenital hypothyroidism. J Pediatr 143:759–764

Calaciura F, Motta RM, Miscio G et al (2002) Subclinical hypothyroidism in early childhood: a frequent outcome of transient neonatal hyperthyrotropinemia. J Clin Endocrinol Metab 87:3209–3214

Canadian Paediatric Society (2004) Screening guidelines for newborns at risk for low blood glucose. Paediatr Child Health 9:723–740

Carranza D, Van Vliet G, Polak M (2006) Congenital hypothyroidism. Ann Endocrinol (Paris) 67:295–302

Cassio A, Cacciari E, Cicognani A et al (2003) Treatment for congenital hypothyroidism: thyroxine alone or thyroxine plus triiodothyronine? Pediatrics 111:1055–1060

Cassio A, Corbetta C, Antonozzi I et al (2013a) The Italian screening program for primary congenital hypothyroidism: actions to improve screening, diagnosis, follow-up, and surveillance. J Endocrinol Investig 36:195–203

Cassio A, Nicoletti A, Rizzello A et al (2013b) Current loss-of-function mutations in the thyrotropin receptor gene: when to investigate, clinical effects, and treatment. J Clin Res Pediatr Endocrinol 5(Suppl 1):XX

Cassio A, Cantasano A, Bal MO (2014) Ipotiroidismo congenito. Prospect Pediatr 44:2–7

Cassio A, Bal MO, Bettocchi I et al (2015) Thyroid enlargement from newborn to adolescent. In: Bona G et al (eds) Thyroid diseases in childhood: recent advances from basic science to clinical practice. Springer International Publishing, Swithzerland

Castanet M, Polak M, Bonaiti-Pellié C et al (2001) Nineteen years of national screening for congenital hypothyroidism: familial cases with thyroid dysgenesis suggest the involvement of genetic factors. J Clin Endocrinol Metab 86:2009–2014

Castanet M, Marinovic D, Polak M, Léger J (2010) Epidemiology of thyroid dysgenesis: the familial component. Horm Res Paediatr 73(4):231–237

Cavarzere P, Camilot M, Popa FI et al (2016) Congenital hypothyroidism with delayed TSH elevation in low-birth-weight infants. Incidence, diagnosis and mangement. Eur J Endocrinol 175:395–402

Cerbone M, Capalbo D, Wasniewska M et al (2014) Cardiovascular risk factors in children with long-standing untreated idiopathic subclinical hypothyroidism. J Clin Endocrinol Metab 99:2697–2703

Cerbone M, Capalbo D, Wasniewska M et al (2016) Effect of L-thyroxine treatment on early markers of atherosclerotic disease in childrenwith subclinical hypothyroidism. Eur J Endocrinol 175:11–19

Chanoine JP, Pardou A, Bourdoux P, Delange F (1988) Withdrawal of iodinated disinfectants at delivery decreases the recall rate at neonatal screening for congenital hypothyroidism. Arch Dis Child 63:1297–1298

Chiovato L, Lapi P, Santini F et al (1994) Thyroid autoimmunity and congenital hypothyroidism. Ann Ist Super Sanita 30:317–323

Chung TT, Monson JP (2015) Hypopituitarism. In: De Groot LJ, Beck-Peccoz P, Chrousos G, Dungan K, Grossman A, Hershman JM, Koch C, McLachlan R, New M, Rebar R, Singer F, Vinik A, Weickert MO (eds) Endotext [Internet], South Dartmouth. http://www.ncbi.nlm.nih.gov/pubmed/25905222

Chung TT, Chan LF, Metherell LA, Clark AJ (2010) Phenotypic characteristics of familial glucocorticoid deficiency (FGD) type 1 and 2. Clin Endocrinol 72(5):589–594. http://www.ncbi.nlm.nih.gov/pubmed/19558534

Colombo C, Porzio O, Liu M et al (2008) Early Onset Diabetes Study Group of the Italian Society of Pediatric Endocrinology and Diabetes (SIEDP). Seven mutations in the human insulin gene linked to permanent neonatal/infancy-onset diabetes mellitus. J Clin Invest 118:2148–2156

Committee on Fetus and Newborn, Adamkin DH (2011) Postnatal glucose homeostasis in late-preterm and term infants. Pediatrics 127:575–579

Corzo D, Gibson W, Johnson K et al (2002) Contiguous deletion of the X-linked adrenoleukodystrophy gene (ABCD1) and DXS1357E: a novel neonatal phenotype similar to peroxisomal biogenesis disorders. Am J Hum Genet 70:1520–1531

Coulter CL (2004) Functional biology of the primate fetal adrenal gland: advances in technology provide new insight. Clin Exp Pharmacol Physiol 31:475–484

Dabrowski E, Kadakia R, Zimmerman D (2016) Diabetes insipidus in infants and children. Best Pract Res Clin Endocrinol Metab 30(2):317–328. http://www.ncbi.nlm.nih.gov/pubmed/27156767

Daneman D, Daneman A (2005) Diagnostic imaging of the thyroid and adrenal glands in childhood. Endocrinol Metab Clin N Am 34:745–768

Davis LE, Lucas MJ, Hankins GD et al (1989) Thyrotoxicosis complicating pregnancy. Am J Obstet Gynecol 160:63–70

De Felice M, Di Lauro R (2004) Thyroid development and its disorders: genetics and molecular mechanisms. Endocr Rev 25:722–746

De Felice M, Di Lauro R (2007) Murine models for the study of thyroid gland development. Endocr Dev 10:1–14

De Felice M, Di Lauro R (2011) Intrinsic and extrinsic factors in thyroid gland development: an update. Endocrinology 152:163

De Felice M, Di Lauro R (2015) Thyroid embryogenesis. In: Bona G et al (eds) Thyroid diseases in childhood: recent advances from basic science to clinical practice. Springer International Publishing, Switzerland

De Filippis T, Gelmini G, Paraboschi E, Vigone MC, Di Frenna M, Marelli F, Bonomi M, Cassio A, Larizza D, Moro M, Radetti G, Salerno M, Ardissino D, Weber G, Gentilini D, Guizzardi F, Duga S, Persani L (2017) A frequent oligogenic involvement in congenital hypothyroidism. Hum Mol Genet 26(13):2507–2514. https://doi.org/10.1093/hmg/ddx145. https://www.ncbi.nlm.nih.gov/pubmed/28444304

Delange F, Bürgi H, Chen ZP, Dunn JT (2002) World status of monitoring iodine deficiency disorders control programs. Thyroid 12:915–924

Devos H, Rodd C, Gagne N et al (1999) A search for the

possible molecular mechanisms of thyroid dysgenesis: sex ratios and associated malformations. J Clin Endocrinol Metab 84:2502–2506

Ding C, Buckingham B, Levine MA (2001) Familial isolated hypoparathyroidism caused by a mutation in the gene for the transcription factor GCMB. J Clin Invest 108:1215–1220

Djemli A, Fillion M, Belgoudi J et al (2004) Twenty years later: a reevaluation of the contribution of plasma thyroglobulin to the diagnosis of thyroid dysgenesis in infants with congenital hypothyroidism. Clin Biochem 37:818–822

DuPrez L, Parma J, Van Sande J et al (1994) Germline mutations in the thyrotropin receptor gene cause non-autoimmune autosomal dominant hyprthyroidism. Nat Genet 7:396–401

Elliott M, Bayly R, Cole T et al (1994) Clinical features and natural history of Beckwith-Wiedemann syndrome: presentation of 74 new cases. Clin Genet 46:168–174

Ellis PD, van Nostrand AW (1977) The applied anatomy of thyroglossal tract remnants. Laryngoscope 87:765–770

de Escobar GM, Obregón MJ, del Rey FE (2004) Maternal thyroid hormones early in pregnancy and fetal brain development. Best Pract Res Clin Endocrinol Metab 18:225–248

Etling N, Padovani E, Gehin-Fouque F, Tato L (1984) Serum and urine thyroid hormone levels in healthy preterm and small for date infants on the first and fifth day of life. Hely Paediatr Acta 39:223–230

Eugster EA, LeMay D, Zerin JM, Pescovitz OH (2004) Definitive diagnosis in children with congenital hypothyroidism. J Pediatr 144:643–647

Fagman H, Amendola E, Parrillo L et al (2011) Gene expression profi ling at early organogenesis reveals both common and diverse mechanisms in foregut patterning. Dev Biol 359:163

Farfel Z, Bourne H, Iiri T (1999) The expanding spectrum of G protein disease. N Engl J Med 340:1012–1020

Filippi L, Pezzati M, Poggi C et al (2007) Dopamine versus dobutamine in very low birthweight infants: endocrine effects. Arch Dis Child Fetal Neonatal Ed 92:F367–F371

Fisher DA (1998) Thyroid function in premature infants. The hypothyroxinemia of prematurity. Clin Perinatol 25:999–1014

Fisher DA, Dussault JH, Sack J, Chopra J (1977) Ontogenesis of hypothalamic-pituitary-thyroid function and metabolism in man, sheep and rat. Recent Prog Horm Res 33:59–116

Fourtner SH, Stanley CA (2004) Genetic and nongenetic forms of hyperinsulinism in neonates. NeoReviews 5: e370–e376

Friesema EC, Grueters A, Biebermann H et al (2004) Association between mutations in a thyroid hormone transporter and severe Xlinked psychomotor retardation. Lancet 364:1435–1437

Gharib H, Tuttle RM, Baskin HJ et al (2005) Subclinical thyroid dysfunction: a joint statement on management from the American Association of Clinical Endocrinologists, the American Thyroid Association, and the Endocrine Society. J Clin Endocrinol Metab 90:581–587

Ghirri P, Bottone U, Coccoli L et al (1999) Symptomatic hypercalcemia in the first months of life: calcium-regulating hormones and treatment. J Endocrinol Investig 22:349–353

Ghirri P, Ladaki C, Bartoli A et al (2007) Low birth weight for gestational age associates with reduced glucose concentrations at birth, infancy and childhood. Horm Res 67:123–131

Glinoer D (2001) Potential consequences of maternal hypothyroidism on the offspring: evidence and implications. Horm Res 55:109–114

Goldsmit GS, Valdes M, Herzovich V et al (2011) Evaluation and clinical application of changes in thyroid hormone and TSH levels in critically ill full-term newborns. J Perinat Med 39:59–64

Goto M, Piper Hanley K et al (2006) In humans, early cortisol biosynthesis provides a mechanism to safeguard female sexual development. J Clin Invest 116:953–960

Grüters A, Krude H (2007) Update on the management of congenital hypothyroidism. Horm Res 68(Suppl 5):107–111

Guran T, Buonocore F, Saka N et al (2016) Rare causes of primary adrenal insufficiency: genetic and clinical characterization of a large nationwide cohort. J Clin Endocrinol Metab 101(1):284–292. http://www.ncbi.nlm.nih.gov/pmc/articles/PMC4701852/

Haddow JE, Palomaki GE, Allan WC et al (1999) Maternal thyroid deficiency during pregnancy and subsequent neuropsychological development of the child. N Engl J Med 341:549–555

Hanley NA, Arlt W (2006) The human fetal adrenal cortex and the window of sexual differentiation. Trends Endocrinol Metab 17:391–397

Hanukoglu A, Perlman K, Shamis I et al (2001) Relationship of etiology to treatment in congenital hypothyroidism. J Clin Endocrinol Metab 86:186–191

Harris D, Weston P, Battin M, Harding JE (2013) Dextrose gel for treating neonatal hypoglycemia: a randomized placebo-controlled trial (The sugar babies study). Lancet 382:2077–2083

Hoyes AD, Kershaw DR (1985) Anatomy and development of the thyroid gland. Ear Nose Throat J 64:318–333

Ibrahim A, Kirby G et al (2014) Methylation analysis and diagnostics of Beckwith-Wiedemann syndrome in 1,000 subjects. Clin Epigenetics 6(1):11

John R, Bamforth FJ (1987) Serum free thyroxine and free triiodothyronine concentrations in healthy fulltern, preterm and sick preterm neonates. Ann Clin Biochem 24:461–465

van der Kaay DC, Wasserman JD, Palmert MR (2016) Management of neonates born to mothers with Graves' diease. Pediatrics 137:e20151878

Karakoc-Aydiner E, Turan S, Akpinar I et al (2012) Pitfalls in the diagnosis of thyroid dysgenesis by thyroid ultrasography and scintigraphy. Eur J Endocrinol 166:43–48

Karras S, Krassas GE (2012) Breastfeeding and antithyroid drugs: a view from within. Eur Thyroid J 1:30–33

Karras S, Tzotzas T, Kaltsas T et al (2010) Pharmacological treatment of hyperthyroidism during lactation: review of the literature and novel data. Pediatr Endocrinol Rev 8:25–33

Kempers MJ, van Tijn DA, van Trotsenburg AS et al

(2003) Central congenital hypothyroidism due to gestational hyperthyroidism: detection where prevention failed. J Clin Endocrinol Metab 88:5851–5857

Kempná P, Flück CE (2008) Adrenal gland development and defects. Best Pract Res Clin Endocrinol Metab 22:77–93

Kester MH, Martinez de Mena R, Obregon MJ et al (2004) Iodothyronine levels in the human developing brain: major regulatory roles of iodothyronine deiodinases in different areas. J Clin Endocrinol Metab 89:3117–3128

Kohn LD, Suzuki K, Hoffman WH et al (1997) Characterization of monoclonal thyroid-stimulating and thyrotropin bindinginhibiting autoantibodies from a Hashimoto's patient whose children had intrauterine and neonatal thyroid disease. J Clin Endocrinol Metab 82:3998–4009

Krude H, Biebermann H, Kroh HP et al (1997) Congenital hyperthyroidism. Exp Clin Endocrinol Diabetes 1o5 (Suppl 4):6–11

Krude H, Schütz B, Biebermann H et al (2002) Choreoathetosis, hypothyroidism and pulmonary alterations due to human NKX2-1 haploinsufficiency. J Clin Invest 109:475–480

Kusakabe T, Kawaguchi A, Hoshi N et al (2006) Thyroid-specific enhancer-binding protein/NKX2.1 is required for the maintenance of ordered architecture and function of the differentiated thyroid. Mol Endocrinol 20:1796–1809

LaFranchi S (1999) Thyroid function in the preterm infant. Thyroid 9:71–78

LaFranchi SH, Austin J (2007) How should we be treating children with congenital hypothyroidism? J Pediatr Endocrinol Metab 20:559–578

Langer M, Modi BP, Agus M (2006) Adrenal insufficiency in the critically ill neonate and child. Curr Opin Pediatr 18:448–453

Léger J (2016) Management of fetal and neonatal Graves disease. Horm Res Paediatr 87:1–6

Léger J, Larroque B, Norton J, Association Française pour le Dépistage et la Prévetion des Handicaps de l'Enfant (2001) Influence of severity of congenital hypothyroidism and adequacy of treatment on school achievement in young adolescents: a population-based cohort study. Acta Paediatr 90:1249–1256

Leger J, Olivieri A, Donaldson M et al (2014) European society for paediatric endocrinology consensus guidelines on screening, diagnosis, and management of congenital hypothyroidism. J Clin Endocrinol Metab 99:363–384

Leonardi D, Polizzotti N, Carta A et al (2008) Longitudinal study of thyroid function in children with mild hyperthyrotropinemia at neonatal screening for congenital hypothyroidism. J Clin Endocrinol Metab 93:2679–2685

Lucas A, Rennie J, Baker BA, Morley R (1988) Low plasma triiodo- thyronine concentrations and outcome in preterm infants. Arch Dis Child 63:1201–1206

Luton D, Fried D, Sibony O et al (1997) Assessment of fetal thyroid function by colored Doppler echography. Fetal Diagn Ther 12:24–27

Luton D, Le Gac I, Vuillard E et al (2005) Management of Graves' disease during pregnancy: the key role of fetal thyroid gland monitoring. J Clin Endocrinol Metab 90:6093–6098

Mannstadt M, Clarke BL et al (2013) Efficacy and safety of recombinant human parathyroid hormone (1–84) in hypoparathyroidism (REPLACE): a double-blind, placebo-controlled, randomised, phase 3 study. Lancet Diabetes Endocrinol 1(4):275–283

Marcialis MA, Dessì A, Contu S, Vassilios F (2009) Nephrogenic syndrome of inappropriate antidiuresis: a novel cause of euvolemic hypotonic hyponatremia in newborns. Diagnosis and practical management. J Matern Fetal Neonatal Med 22(sup 3):67–71. https://doi.org/10.1080/14767050903196037

Matsuura N, Yamada Y, Nohara Y et al (1980) Familial neonatal transient hypothyroidism due to maternal TSH-binding inhibitor immunoglobulins. N Engl J Med 303:738–741

McKinlay CJ, Alsweiler JM, Ansell JM, Anstice NS, Chase JG, Gamble GD, Harris DL, Jacobs RJ, Jiang Y, Paudel N, Signal M, Thompson B, Wouldes TA, Yu TY, Harding JE, CHYLD Study Group (2015) Neonatal glycemia and neurodevelopmental outcomes at 2 years. N Engl J Med 373(16):1507–1518

Meeus L, Gilbert B, Rydlewski C et al (2004) Characterization of a novel loss of function mutation of PAX8 in a familial case of congenital hypothyroidism with in place, normalsized thyroid. J Clin Endocrinol Metab 89:4285–4291

Mehta A, Hindmarsh PC, Mehta H, Turton JP, Russell-Eggitt I, Taylor D, Chong WK, Dattani MT (2009) Congenital hypopituitarism: clinical, molecular and neuroradiological correlates. Clin Endocrinol 71 (3):376–382. http://www.ncbi.nlm.nih.gov/pubmed/19320653

Meller J, Zappel H, Conrad M et al (1997) Diagnostic value of 123- iodine scintigraphy and perchlorate discharge test in the diagnosis of congenital hypothyroidism. Exp Clin Endocrinol Diabetes 105(Suppl 4):24–27

Mengreli C, Maniati-Christidi M, Kanaka-Gantenbein C et al (2003) Transient congenital hypothyroidism due to maternal autoimmune thyroid disease. Hormones 2:113–119

Metzger BE, Persson B, HAPO Study Cooperative Research Group et al (2010) Hyperglycemia and adverse pregnancy outcome study: neonatal glycemia. Pediatrics 126:e1545–e1552

Monti S, Nicoletti A, Cantasano A et al (2015) NKX2.1-related disorders: a novel mutation with mild clinical presentation. Ital J Pediatr 41:45–49

Moreno JC, Visser TJ (2007) New phenotypes in thyroid dyshormonogenesis: hypothyroidism due to DUOX2 mutations. Endocr Dev 10:99–117

Moreno JC, Bikker H, Kempers MI et al (2002) Inactivating mutations in the gene for thyroid oxidaxe 2 (DUOX2) and congenital hypothyroidism. N Engl J Med 347:95–102

Morreale de Escobar G, Obregón MJ, Escobar del Rey F (2000) Is neuropsychological development related to maternal hypothyroidism or to maternal hypothyroxinemia? J Clin Endocrinol Metab 85:3975–3987

Murphy N, Hume R, van Toor H et al (2004) The hypothalamic-pituitary-thyroid axis in preterm infants; changes in the first 24 hours of postnatal life. J Clin

Endocrinol Metab 89:2824–2831

Mussa A et al (2016) Recommendations of the Scientific Committee of the Italian Beckwith-Wiedemann Syndrome Association on the diagnosis, management and follow-up of the syndrome. Eur J Med Genet 59 (1):52–64

Muzza M, Rabbiosi S, Vigone MC et al (2014) The clinical and molecular characterization of patients with dyshormonogenic congenital hypothyroidism reveals specific diagnostic clues for DUOX2 defects. J Clin Endocrinol Metab 99(3):E544–E553

Nicoletti A, Bal M, De Marco G et al (2009) Thyrotropin-stimulating hormone receptor gene analysis in pediatric patients with non-autoimmune subclinical hypothyroidism. J Clin Endocrinol Metab 94:4187–4194

O'Rahilly R (1983) The timing and sequence of events in the development of the human endocrine system during the embryonic period proper. Anat Embryol 166:439–451

Ogilvy-Stuart AL (2002) Neonatal thyroid disorders. Arch Dis Child Fetal Neonatal Ed 87:165–171

Ogilvy-Stuart A, Midgerly P (2006) Hypocalcemia. In: Practical neonatal endocrinology. Cambridge University Press, New York, pp 133–142

Ogilvy-Stuart A, Midgley P (2006) Hypernatraemia. In: Practical neonatal endocrinology. Cambridge University Press, New York, p 115

Olivieri A (2015) Epidemiology of congenital hypothyroidism. In: Bona G et al (eds) Thyroid diseases in childhood: recent advances from basic science to clinical practice. Springer International Publishing, Swithzerland

Olivieri A, Stazi MA, Mastroiacovo P et al (2002) A population-based study on the frequency of additional congenital malformations in infants with congenital hypothyroidism: data from the Italian registry for congenital hypothyroidism (1991–1998). J Clin Endocrinol Metab 87:557–562

Olivieri A, Medda E, De Angelis S et al (2007) High risk of congenital hypothyroidism in multiple pregnancies. J Clin Endocrinol Metab 92:3141–3147

Olivieri A, Fazzini C, Medda E et al (2015) Multiple factors influencing the incidence of congenital hypothyroidism detected by neonatal screening. Horm Res Paediatr 83:86–93

Opitz R, Antonica F, Costagliola S (2013) New model systems to illuminate thyroid organogenesis. Part I: an update on the zebrafish toolbox. Eur Thyroid J 2:229

Osborn DA, Hunt RW (2007) Postnatal thyroid hormones for preterm infants with transient hypothyroxinaemia. Cochrane Database Syst Rev 1:CD005945

Palos F, García-Rendueles ME, Araujo-Vilar D et al (2008) Pendred syndrome in two Galiacian families: insights into clinical phenotypes through cellular, genetic, and molecular studies. J Clin Endocrinol Metab 93:267–277

Paul DA, Leef KH, Stefano JL, Bartoshesky L (1998) Low serum thyroxine on initial newborn screening is associated with intraventricular hemorrhage and death in very low birth weight infants. Pediatrics 101:903–907

Pearce EN (2006) Diagnosis and management of thyrotoxicosis. BMJ 332:1369–1373

Pearce SH, Williamson C, Kifor O et al (1996) A familial syndrome of hypocalcemia with hypercalciuria due to mutations in the calcium- sensing receptor. N Engl J Med 335:1115–1122

Perry RJ, Maroo S, Maclennan AC et al (2006) Combined ultrasound and isotope scanning is more informative in the diagnosis of congenital hypothyroidism than single scanning. Arch Dis Child 91:972–976

Persani L (2012) Central hypothyroidism: pathogenetic, diagnostic, and therapeuticchallanges. J Clin Endocrinol Metab 97:3068–3078

Peters CJ, Hindmarsh PC (2007) Management of neonatal endocrinopathies – best practice guidelines. Early Hum Dev 83:553–561

Polak M, Sura-Trueba S, Chauty A et al (2004) Molecular mechanisms of thyroid dysgenesis. Horm Res 62(Supp 13):14–21

Polak M, Legac I, Vuillard E et al (2006) Congenital hyperthyroidism: the fetus as a patient. Horm Res 65:235–242

Rabbiosi S, Vigone MC, Cortinovis F et al (2013) Congenital hypothyroidism with eutopic thyroid gland. Analysis of clinical and biochemical features at diagnosis and after re-evaluation. J Clin Endocrinol Metab 98:1395–1402

Ranzini AC, Ananth CV, Smulian JC et al (2001) Ultrasonography of the fetal thyroid: nomograms based on biparietal diameter and gestational age. J Ultrasound Med 20:613–617

Rapaport R, Rose SR, Freemark M (2001) Hypothyroxinemia in the preterm infants: the benefits and risks of thyroxine treatment. J Pediatr 139:182–188

Refetoff S, Weiss RE, Usala SJ (1993) The syndromes of resistance to thyroid hormone. Endocr Rev 14:348–399

Refetoff S, Dumont J, Vassart G (2001) Thyroid disorders. In: Scriver CR, Beaudet AL, Sly WS, Valle D (eds) The metabolic and molecular basis of inherited disease. McGraw-Hill, New York

Richard K, Hume R, Kaptein E et al (1998) Ontogeny of iodothyronine deiodinases in human liver. J Clin Endocrinol Metab 83:2868–2874

Rochiccioli P, Rogé B, Alexandre F, Tauber MT (1992) School achievement in children with hypothyroidism detected at birth and search for predictive factors. Horm Res 38:236–240

Rovelli R, Vigone MC, Giovanettoni C et al (2010) Newborn of mothers affected by autoimmune thyroiditis: the importance of thyroid function monitoring in the first months of life. Ital J Pediatr 36:24

Rovet JF (2002) Congenital hypothyroidism: an analysis of persisting deficits and associated factors. Child Neuropsychol 8:150–162

Rozance PJ, Hay WW Jr (2010) Neonatal hyperglycemia. NeoReviews 11:632–639

Rivkees SA, Szarfarm A (2010) Dissimilar hepatotoxicity profiles of propylthiouracil and methimazole in children. J Clin Endocrinol Metab 95(7):3260–7. https://doi.org/10.1210/jc.2009-2546. Epub 2010 Apr 28

Salerno M, Capalbo D, Cerbone M et al (2016) Subclinical hypothyroidism in childhood-current knowledge and open issues. Nat Rev Endocrinol 12:734–746

Samedi VM, Yusuf K, Yee W, Obaid H, Al Awad EH

(2014) Neonatal hypercalcemia secondary to subcutaneous fat necrosis successfully treated with pamidronate: a case series and literature review. AJP Rep 4(2):e93–e96

Santini F, Chiovato L, Ghirri P et al (1999) Serum iodothyronines in the human fetus and the newborn: evidence for an important role of placenta in fetal thyroid hormone homeostasis. J Clin Endocrinol Metab 84:493–498

Schoen EJ, Clapp W, To TT, Fireman BH (2004) The key role of newborn thyroid scintigraphy with isotopic iodide (123I) in defining and managing congenital hypothyroidism. Pediatrics 114:e683–e688

Shenker A, Weinstein LS, Moran A et al (1993) Severe endocrine and non-endocrine manifestations of the McCune-Albright syndrome associated with activating mutations of stimulatory G protein GS. J Pediatr 123:509–518

Simoneau-Roy J, Marti S, Deal C et al (2004) Cognition and behavior at school entry in children with congenital hypothyroidism treated early with high-dose levothyroxine. J Pediatr 144:747–752

Spanakis E, Milord E, Gragnoli C (2008) AVPR2 variants and mutations in nephrogenic diabetes insipidus: review and missense mutation significance. J Cell Physiol 217:605–617

Spiegel AM (2000) G protein defects in signal transduction. Horm Res 53(Supp 13):17–22

Stanley CA (2016) Perspective on the genetics and diagnosis of congenital hyperinsulinism disorders. J Clin Endocrinol Metab 101(3):815–826

Suntharalingham JP, Buonocore F, Duncan AJ, Achermann JC (2015) DAX-1 (NR0B1) and steroidogenic factor-1 (SF-1, NR5A1) in human disease. Best Pract Res Clin Endocrinol Metab 29(4):607–619. http://www.ncbi.nlm.nih.gov/pubmed/26303087

Sunthornthepvarakui T, Gottschalk ME, Hayashi Y, Refetoff S (1995) Brief report: resistance to thyrotropin caused by mutations in the thyrotropin-receptor gene. N Engl J Med 332:155–160

Sunthornthepvarakul T, Churesigaew S, Ngowngarmratana S (1999) A novel mutation of the signal peptide of the preproparathyroid hormone gene associated with autosomal recessive familial isolated hypoparathyroidism. J Clin Endocrinol Metab 84:3792–3796

Szinnai G, Kosugi S, Derrien C et al (2006) Extending the clinical heterogeneity of iodide transport defect (ITD): a novel mutation R124H of the sodium/iodide symporter gene and review of genotype-phenotype correlations in ITD. J Clin Endocrinol Metab 91:1199–1204

Tomova A, Deepinder F, Robeva R, Lalabonova H, Kumanov P, Agarwal A et al (2010) Growth and development of male external genitalia: a cross-sectional study of 6200 males aged 0 to 19 years. Arch Pediatr Adolesc Med 164:1152–1157. http://www.ncbi.nlm.nih.gov/pubmed/21135345

Transue D, Chan J, Kaplan M (1992) Management of neonatal Graves disease with iopanoic acid. J Pediatr 121:472–474

Turcu AF, Auchus RJ (2015) The next 150 years of congenital adrenal hyperplasia. J Steroid Biochem Mol Biol 153:63–71. http://www.ncbi.nlm.nih.gov/pubmed/26047556

Van Vliet G (2001) Treatment of congenital hypothyroidism. Lancet 358:86–87

Van Vliet G, Czernichow P (2004) Screening for neonatal endocrinopathies: rationale, methods and results. Semin Neonatol 9:75–85

Van Vliet G, Larroque B, Bubuteishvili L et al (2003) Sex-specific impact of congenital hypothyroidism due to thyroid dysgenesis on skeletal maturation in term newborns. J Clin Endocrinol Metab 88:2009–2013

van Wassenaer AG, Kok JH, Dekker FW, de Vijlder JJ (1997) Thyroid function in very preterm infants: influences of gestational age and disease. Pediatr Res 42:604–609

Vogel BH, Bradley SE, Adams DJ, D'Aco K, Erbe RW, Fong C, Iglesias A, Kronn D, Levy P, Morrissey M, Orsini J, Parton P, Pellegrino J, Saavedra-Matiz CA, Shur N, Wasserstein M, Raymond GV, Caggana M (2015) Newborn screening for X-linked adrenoleukodystrophy in New York State: diagnostic protocol, surveillance protocol and treatment guidelines. Mol Genet Metab 114(4):599–603. http://www.ncbi.nlm.nih.gov/pubmed/25724074

Vulsma T, Gons MH, de Vijlder JJ (1989) Maternal-fetal transfer of thyroxine in congenital hypothyroidism due to a total organification defect or thyroid agenesis. N Engl J Med 321:13–16

Wasniewska M, De Luca F, Cassio A et al (2003) In congenital hypothyroidism bone maturation at birth may be a predictive factor of psychomotor development during the first year of life irrespective of other variables related to treatment. Eur J Endocrinol 149:1–6

Webb EA, Krone N (2015) Current and novel approaches to children and young people with congenital adrenal hyperplasia and adrenal insufficiency. Best Pract Res Clin Endocrinol Metab 29(3):449–468. http://www.ncbi.nlm.nih.gov/pubmed/?term=current+and+novel+approaches+to+children+and+young+people+with+CAH+and+adrenal#

Weber G, Vigone MC, Rapa A et al (1998) Neonatal transient hypothyroidism: aetiological study. Arch Dis Child Fetal Neonatal Ed 79:F70–FF7

Weksberg R, Shuman C, Beckwith JB (2009) Beckwith–Wiedemann syndrome. Eur J Hum Genet 18:8–14

Wiesinger C, Eichler FS, Berger J (2015) The genetic landscape of X-linked adrenoleukodystrophy: inheritance, mutations, modifier genes, and diagnosis. Appl Clin Genet 8:109–121

Williams F, Hume R (2011) The measuremenet, definition, etiology and clinical consequences of neonatal transient hypothyroxinemia. Ann Clin Biochem 48:7–22

Williams FL, Ogston SA, van Toor H et al (2005) Serum thyroid hormones in preterm infants: associations with postnatal illnesses and drug usage. J Clin Endocrinol Metab 90:5954–5963

Williams FL, Visser TJ, Hume R (2006) Transient hypothyroxinaemia in preterm infants. Early Hum Dev 82:797–802

Zakarija M, McKenzie JM, Munro DS (1983) Immunoglobulin G inhibitor of thyroid-stimulating antibody is a cause of delay in the onset of neonatal Graves' disease. J Clin Invest 72:1352–1356

Zamproni I, Grasberger H, Cortinovis F et al (2008) Biallelic inactivation of the dual oxidase maturation factor 2 (DUOXA2) gene as a novel cause of congenital hypothyroidism. J Clin Endocrinol Metab 93:605–610

113 新生儿性发育异常

Antonio Balsamo,Paolo Ghirri,Silvano Bertelloni,Rosa T. Scaramuzzo,
Franco D'Alberton,Alessandro Cicognani,and Antonio Boldrini
孙成君　陆炜　翻译

目录

摘要

新生儿期性发育异常的临床诊治水平及其致病机制在近几十年进展迅速。非典型性生殖器的生物学评估是基于内分泌和遗传学实验室检查等一系列内容的结构化流程,从合适的病史和完整的外生殖器解剖检查开始。目前仍存在的问题是 46,XY 性发育差异的明确诊断率较 46,XX 核型要低得多,因此 46,XY 性发育差异也是进一步研究的重点。随着二代测序广泛用于包括性发育差异在内的各种病因不明疾病的研究,目前我们面临的挑战反而是如何将大量的遗传数据与表型正确对应的问题,以及如何在正确解读遗传信息的基础上为患者家庭提供合理的医疗咨询和正确的建议。此外,对于需要进行性别选择的性发育差异患者,正确的处理方法都应由所处的社会环境、患者心理、疾病病因及医疗科技水平综合决定。我们在临床上需要考虑当代社会正在出现对性别认知不断变化的现象,尤其是对于传统二元性别以外的人群的观点上的变化。在临床诊疗中应将这些社会环境因素与遗传学病因、功能重建手术以及心理支持等领域的进展一起,为性发育差异患者创造更好的诊疗结局和生活质量。

113.1　要点

- 新生儿性发育差异的发生率约为 1/4 000。
- 表型性别是在一系列协调有序的机制调控下进行的。
- 近期证据显示,从遗传性别、生物性别到社会性别(性别认同、性别角色和性伴侣的选择)之间一系列形成的过程是多种生理/病理因素以及个人经验相互交织作用的结果,最终在人类群体中形成以传统意义上的男性女性两种性别为最主要性别类型,以及介于两者之间一系列中间性别类型为次要性别类型的谱系样性别分布。
- 与卵巢发育障碍有关的疾病通常要到青春期才会表现出雌激素缺乏的症状。
- 由 21-羟化酶缺乏引起的先天性肾上腺皮质增生是新生儿生殖器模糊不清最常见的病因。先天性肾上腺皮质增生是常染色体隐性遗传性疾病。
- 可以对有男性化风险的高危胎儿进行产前诊断,同时对孕母早期进行地塞米松治疗,以降低新生儿的男性化程度。
- 具有雄激素、抗雄激素作用的内分泌干扰物或雌激素样作用的化学物质,可能干扰正常性分化。
- 应组建经验丰富的多学科团队对新生儿性发育差异进行评估、诊疗和管理。
- 对发育不良性腺的肿瘤风险评估,需要综合考虑遗传和环境因素。
- 隐睾是指睾丸未能从腹部下降到阴囊内;早产儿更常见。

113.2　性别决定与分化

113.2.1　性发育

新生儿出现外生殖器无法分辨男女总体上说较为罕见,其发生率约为 1/4 000(Sax 2002)。产前超声检查有助于我们对患儿性别的判断。性发育以受精卵形成时的染色体性别(XX 或 XY)为起点,其过程由基因和激素严密调控。根据性发育经典的男女"二元"论,受精卵染色体性别决定了性发育的方向以及性腺的种类(睾丸或卵巢)。性别的决定是由胚胎的性染色体介导、由多种遗传和分子因素在胚胎早期综合参与的过程,其主要内容包括生殖细胞的发育、生殖细胞向泌尿生殖嵴的迁移、在 Y 染色体(46,XY)存在时形成睾丸、在没有 Y 染色体和两条 X 染色体(46,XX)存在时形成卵巢。然而,近期有研究提示性腺的种类是两个相互对立的基因网络相互竞争的的产物。其中的某些分子(如 WNT4 或 SOX9)的活性或数量的变化可能会使实际形成的性别背离染色体性别(Ainsworth 2015)。

性发育的第二步是性别分化,指表型性别(外生殖器和内部性器官)的形成,以及青春期下丘脑垂体性腺轴的激活和第二性征的发育。这一过程取决于胎儿期性腺分泌的激素的性别特异性及其靶组织的反应。出生时,表型性别是一系列协调有序的发育事件的结果,这些事件由时间特异性表达的基因、转录因子和关键发育时期的最佳激素分泌组成。任何影响这一复杂途径的情况均可能导致不同程度的性发育异常(difference in sex development,DSD),形成异常的表型性别。

113.2.2　性腺

人类胚胎在妊娠 4~5 周左右形成具有双向分化能力的原始性腺,与肾上腺原基分离。原始性腺为背主动脉旁中肾管中部腹侧一对密集的细胞团块。原始性腺中含有体细胞和由卵黄囊迁移来的原始生殖细胞。原始生殖细胞进一步分化为生殖细胞并最终形成配子(精子或卵子)。原始性腺具有向睾丸或卵巢进行双向分化的能力,可以延续到妊娠 40 天。睾丸决定基因的存在与否取决于胎儿染色体性别,并决定性腺是否分化为睾丸或卵巢。

性腺主要由 4 种细胞构成:支持细胞、类固醇激素合成细胞、生殖细胞和结缔组织细胞。在睾丸中它们分化为支持细胞[塞托利细胞(Sertoli cell)、间质细胞[莱迪细胞(Leydig cell)、精原细胞和管周肌样细胞。支持细胞是性发育过程中第一种产生抗米勒管激素(antimüllerian hormone,AMH)的细胞,同时支持细胞也是生殖细胞的重要营养细胞;间质细胞是产生睾酮的类固醇激素合成细胞。AMH和睾酮是胎儿发育为男性表型的关键激素。在卵巢中上述4种细胞分别为颗粒细胞/滤泡细胞、类固醇激素合成细胞(卵泡膜细胞产生雄激素,在颗粒细胞中转化为雌激素,颗粒细胞也产生孕酮)、卵母细胞和基质细胞。卵巢的分化比睾丸要晚1周,青春期前卵巢的类固醇激素合成功能不明确,临床相关性不大。

113.2.3 生殖管道

在胚胎6周龄时,体内同时存在男性精囊、输精管和附睾的前体——沃夫管(Wolffian duct),以及女性输卵管、上阴道和子宫的前体——米勒管(Müllerian duct)。在正常的男性分化过程中,米勒管结构的退化及卵泡刺激素的抑制,依赖于支持细胞产生的AMH和抑制素B。新生儿垂体产生的黄体生成素(luteinizing hormone,LH)和胎盘产生的人绒毛膜促性腺激素(human chorionic gonadotropin,hCG)刺激睾丸间质细胞产生睾酮,以维持沃夫管的正常分化。睾酮经5α-还原酶进一步转化为双氢睾酮(dihydrotestosterone,DHT),参与外生殖器的男性化以及睾丸向阴囊移动。胎儿间质细胞产生的另一种蛋白激素INSL3也参与了睾丸向阴囊的下降。

在正常的女性分化过程中,睾酮和AMH的缺乏导致沃夫管结构的退化,同时米勒管发育。最近的基因表达研究显示,卵巢的发育过程也存在多种基因参与,提示女性的性别发育过程也是一个主动的过程,而非既往所熟知的被动发育过程。事实上,WNT4是卵巢决定途径中的少数几个具有功能的因子之一,它通过抑制男性性分化、促进米勒管分化和维持卵母细胞健康而参与了性别分化。近期研究还发现WNT4在卵巢中的表达受R-反应蛋白1(R-spondin 1,RSPO1)调节,RSPO1是一种血小板反素蛋白家族成员。WNT4、RSPO1和其他相关因素(如FOXL2)之间的相互作用,以及染色质调节剂(CBX2)在卵巢发育和功能中的可能作用,为这些

过程提供了新的线索(Biason-Lauber 2010;Biason-Lauber and Chaboisier 2015)。

113.2.4 外生殖器

在胚胎形成初期,男性和女性的外生殖器结构相同,均由生殖结节、尿生殖嵴和生殖突构成。当足量的睾酮和DHT在妊娠7~8周时产生,当胎儿对雄激素产生敏感性时,就会向男性分化,在这种情况下,生殖结节发育为阴茎,尿生殖嵴折叠融合形成管状的阴茎和尿道,以及阴茎顶端的尿道口,同时生殖突合并形成阴囊。如果此时没有雄激素的作用,则生殖结节形成阴蒂,尿生殖嵴和生殖突分别发展成小阴唇和大阴唇。最后,在无AMH产生的情况下,形成正常的阴道(Yamada et al. 2003)。

113.2.5 性心理发育

性心理发育指的是个体对自身性别的认识(性别认同),社会对个体性别的认识(性别角色),以及个体对性伴侣的选择和性取向(如异性恋、双性恋、同性恋)的形成过程。学界长期以来将性别认同、性别角色和性取向局限于较严格的、仅由男性女性构成的二元化模式。近期逐渐有学者(Ainsworth 2015)将生物学性别定义为以女性和男性生理心理特征为两端、夹杂一系列不同程度的中间体的谱系样形式。在性心理领域也同样有新的证据表明,生物性别、性别认同、性别角色和性取向是一种以男性和女性为主要类型的"谱系"式表现,而非单纯的男女二元分类系统(Meyer Bahlburg et al. 2016)。但是,当社会认知仍广泛处于二元性别层面时,对于DSD的婴儿,应该尽快明确病因,早期进行合理的性别选择。目前有趋势倾向于对性别不明的婴儿进行开放式养育,以提供更多的时间、遵循个体的自然倾向,并在此基础上辅助最终性别的形成。多数DSD患者对自己的性别分配较为满意(D'Alberton et al. 2015),但也有少数患者表示不确定自己是否应该是所选的性别(Schweizer et al. 2014)。

113.2.6 正常性发育的遗传学进展

性发育需要多种因素的相互作用、激素的产生及其信号作用。目前已有多个基因在性别的分化过

程中的作用得以明确,对这些基因功能的进一步了解也势必会促进相关疾病的诊治。在性腺的形成和分化过程中,转录因子和信号分子起主要作用。相反,在性腺形成之后出现的 46,XY 或 46,XX DSD 通常和类固醇激素合成途径上所需酶或因子的基因缺陷有关。

113.3 性发育异常的命名和分类

既往常用的"中性人""双性人""假两性"或"性畸形"等术语都具有歧视性,因此有专家提出需要采用新的命名法(Hughes and Deeb 2006;Hughes et al. 2007)对先天性 DSD 进行分类。表 113.1 列举了临床上常见的先天性 DSD 的病因和分类。DSD 首先可根据染色体核型正常与否进行分类。其次,染色体核型正常的 DSD 又可分为性腺发育障碍或性腺形成后障碍(激素或受体缺陷、综合征等)。2008 年欧洲成立了 DSD 研究协作组(EuroDSD,2012 年升级为国际 DSD 协助组 I-DSD:www.I-DSD.org)。这一国际化组织旨在为世界各地的 DSD 临床和研究中心提供交流平台,通过进行标准化的信息汇总生成相关指南,促进 DSD 领域临床实践、科学研究和伦理决策的进一步发展(Ahmed et al. 2014)。

113.4 核型异常 DSD

临床上碰到考虑 DSD 的患者应首先评估其是否存在核型异常,包括性染色体数目异常(表 113.2)。性染色体数目异常中的 47,XXY(Klinefelter 综合征)和 45,X0(Turner 综合征)在新生儿期较难发现,多数在儿童后期出现青春发育障碍或成年期出现不育才得以诊断(Simm et al. 2008)。当然也有报道(Lee et al. 2007)在新生儿期就发现的 Klinefelter 综合征[47,XXY 及其变异型;发生率约 1/1 000~1/500(Nielsen and Wohlert 1991)],这些患者的外生殖器外形可从轻度异常(阴茎下弯)到中度男性化不全表现(阴囊 / 会阴型尿道下裂)。该报道也回顾了既往报道的类似病例,提示 Klinefelter 综合征也是新生儿外生殖器异常的重要原因之一。由于 Klinefelter 综合征患者出生时仍有大量精原细胞,并且在青春期会进一步丢失生殖细胞,因此早期的诊断和合理的治疗会显著提高 Klinefelter 综合征患者的生活质量。

典型的 Turner 综合征[发生率约 1/2 500 活产儿(Elsheikh et al. 2002)]的特征为 45,X0 核型。约有 50% 的 Turner 综合征是 45,X0 核型;有 25% 的 Turner 综合征是嵌合型(45,X/46,XX),另有 25% 的

表 113.1　DSD 的主要分类(Chicago Consensus Conference 2006)

性染色体 DSD	46,XY DSD		46,XX DSD	
A:47,XXY(Klineflter 综合征及其变异型)	A:性腺(睾丸)发育障碍	1. 完全或部分性腺发育不全(SRY、SOX9、SF1、WT1、DHH 等)(Swyer 综合征)	A:性腺(卵巢)发育障碍	1. 睾丸发育不全(SRY+、SOX9 重复)
		2. 睾丸退行		2. 性腺发育不全
		3. 卵睾型 DSD		3. 卵睾型 DSD
B:45,X0(Turner 综合征及其变异型)	B:雄激素合成或雄激素作用缺陷	1. 雄激素合成代谢缺陷(17-羟-类固醇-脱氢酶缺乏,5α-还原酶缺乏、StAR 基因突变等)	B:雄激素过多	1. 胎儿(21α-羟化酶缺乏,11a-羟化酶缺乏,糖皮质激素受体基因突变)
		2. 雄激素作用缺陷(CAIS、PAIS、药物和环境因素影响)		2. 胎儿及胎盘(芳香化酶缺乏)
		3. LH 受体缺陷(间质细胞发育障碍)		3. 母体(黄体瘤、雄激素药物等)
		4. AMH 或 AMH 受体缺陷(米勒管永存综合征)		
C:45,X0/46,XY(混合性性腺发育不全,卵睾 DSD)	C:其他	综合征相关、尿道下裂、泄殖腔外翻、隐睾、睾丸退化综合征等	C:其他	综合相关征、MURCS(米勒管肾颈胸索发育不良)、泄殖腔外翻、阴道闭锁等

表 113.2 性染色体 DSD（修改自 Achermann and Hughes 2007）

类型	核型	性腺	米勒管结构	外生殖器	新生儿期可能出现的特征
Klinefelter 综合征	47,XXY 等	睾丸透明变 a	–	男	小阴茎、尿道下裂、隐睾
Turner 综合征	46,X 等	条索样性腺或未成熟卵巢	子宫	女	淋巴水肿、颈蹼、心脏结构异常，主动脉，肾和泌尿系统畸形
混合性性腺发育不全	45,X/46,XY 等	睾丸或性腺发育不全	+/-	女性、中间型、男性	可能出现 Turner 综合征的特征；性腺肿瘤的风险增加
卵睾型 DSD	46,XX/46,XY 嵌合 46,XX；罕见的 46,XY	睾丸发育不良	+/-	中间型	性腺肿瘤风险增加

a 主要从青春期开始。

Turner 综合征病是由于 X 染色体的结构异常。这些患者在出生时一般很难出现显著的外生殖器异常。新生儿期诊断 Turner 综合征多数都是因为羊膜穿刺术或绒毛取样分析核型时、或产前检查时（如高龄产妇胎儿超声中发现枕骨透明度增加）偶然发现的。女性新生儿可见淋巴水肿、枕部皮褶、低发际线或左心结构异常。Turner 综合征均出现不同程度的卵巢发育不全，提示正常的卵巢发育需要两个 X 染色体同时存在。在 Turner 综合征患者染色体核型中出现带有 TSPY 位点的 Y 片段时，由于发生性腺母细胞瘤的风险增加，需要进行性腺切除术。

经典的混合型性腺发育不全（mixed gonadal dysgenesis，MGD）的病因为 45,X/46,XY 嵌合，其真实患病率尚不清楚。这种情况的临床表型是高度可变的，从正常的男性表型到正常的女性表型。文献中报道的多数是出现不同程度的中间型外生殖器的严重病例。生殖器表型从正常女性外生殖器或轻度阴蒂肥大，到尿道下裂或正常阴茎等不同程度的外生殖器类型（Telvi et al. 1999）。性腺表型从条索状性腺到发育不良的睾丸，再到组织结构正常的睾丸。患者性腺的位置在一定程度上也提示了性腺分化的水平，发育良好的睾丸多出现在阴囊内或腹股沟区域，条索状性腺更可能出现在腹腔内。其中因支持细胞 AMH 合成障碍所致的病例表现最为严重，会出现永存米勒管的现象。此外，由于 AMH 存在旁泌作用，同一患者体内的左右两侧性腺、甚至是单一性腺内的分化程度都可出现差异；受影响大的性腺一侧往往米勒管的退化程度也相对不足。这些患者的体态外观也表现多样，从 Turner 综合征样外观（枕部皮褶、心脏和肾脏异常）到正常的男性新生儿外观。近期也有羊膜穿刺术的数据显示高达 90%

的 45,X/46,XY 嵌合型胎儿在出生后拥有正常的男性表型和睾丸（Hsu and Benn 1999），同时，外周血的嵌合水平和性腺以及性别表型之间无相关性。在 MGD 中还可发现 45,X/47,XYY、45,X/46,XY/47,XYY 等多种变异核型。

卵睾型 DSD 即 46,XX/46,XY 嵌合型及其变异型；既往也称为真两性畸形。卵睾型 DSD 患者的病理表现为卵巢和睾丸组织同时出现在一个性腺中，或双侧性腺的性别不同，此类患者较为罕见，全世界共报道约 500 人。核型为 46,XX 的卵睾型 DSD 在非洲和中东较为普遍（MacLaughlin and Danahoe 2004）。卵睾型 DSD 产生的分子机制目前仍不明确，有报道发现有的家族性卵睾型 DSD 可呈常染色体隐性或性染色体显性遗传。46,XY 核型的卵睾型 DSD 也属于罕见疾病，它和 Y 染色体缺失所致的性腺嵌合体或性发育早期性别决定基因的突变有关（Biason-Lauber 2010）。

卵睾型 DSD 患者的性腺、生殖器官不对称的现象较为常见。患者的性腺可为睾丸、卵巢、卵睾等。在单侧卵睾病例中，约有 50% 患者的另一侧性腺是正常的。在双侧卵睾患者中有 30% 的为双侧卵睾型性腺，20% 的患者为一侧睾丸对侧卵巢。卵巢通常都在正常的解剖位置出现；而睾丸则可在睾丸下降路径上的任何地方出现，最常见的是右侧腹股沟区。一般来说，MGD 较性腺发育不全患者病情更重（Nihoul Fekete et al. 1984）。其中 46,XX 卵睾型 DSD 患者的睾丸组织中约有 3%~4% 会发生性腺母细胞瘤和 / 或生殖细胞瘤；由于卵睾组织通常都无正常功能，因此对于明确的卵睾组织，均应手术切除（Cools et al. 2006）。

113.5　46,XX DSD

本节将主要介绍 3 类疾病:(a) 卵巢发育障碍;(b) 雄激素过多;(c) 其他影响性发育的疾病。

第一类卵巢发育不全或卵巢抵抗疾病的症状(雌激素分泌障碍)通常要到青春期才会发现。近期研究发现大量和卵巢功能早衰相关的基因异常(*FMR1*-Xq26-q28、*dephar2*-Xq22、*POF1B*-Xq21、*FOXL2*-3q22、*BMP15*-Xp11.2、*NOBOX*-7q35、*FIGLA*-2p12、*SF1/NR5A1*),以及某些线粒体疾病(线粒体 DNA 聚合酶 γ 突变)(Biason-Lauber 2010)。理论上这些基因突变也可形成导致早期干扰卵巢发育,形成产前或新生儿超声中的解剖学异常等严重的疾病类型。此类疾病也包括 46,XX 卵睾型 DSD 或 46,XX 睾丸型 DSD(XX 男性)。46,XX 睾丸型 DSD 通常为男性表型、体内无米勒管结构,常在成年期因不孕不育检查核型时发现(Ahmed et al. 2016)。而 46,XX 卵睾型 DSD 通常较早发现,常出现新生儿外生殖器模糊不清或青春期男性化。上述两类患者的性腺可有足以产生男性化表型、抑制米勒管的睾丸组织(表 113.3)。在 46,XX 睾丸型 DSD 中,约 80%~90% 的患者携带包含易位的 *SRY* 基因的 Y 染色体片段,而 46,XX 卵睾型 DSD 中则多无 Y 染色体片段。46,XX 睾丸型 DSD 中部分患者携带 *SOX9* 基因重复拷贝或 *RSPO1* 基因突变。46,XX 患者卵巢发育不全还可由编码卵泡刺激素受体的基因(2p21-p26)突变引起,临床上表现为合并高促性腺激素的卵巢发育不全(Biason-Lauber 2010)。

第二类 46,XX DSD 的原因为胎儿期雄激素过多。其中由 21- 羟化酶缺乏引起的先天性肾上腺皮质增生(congenital adrenal hyperplasia,CAH)是新生儿生殖器模糊不清的最常见原因(Speiser and White 2003)。此外 11 羟化酶(11-hydroxylase,11-OHD)、3β- 羟基类固醇脱氢酶(3β-hydroxysteroid dehydrogenase,3β-HSD2)和 P450 氧化还原酶(P450 oxidoreductase,POR)缺陷也可引起类似表现(图 113.1,表 113.3)。此类疾病的临床表现为不同程度的外生殖器男性化[参见普拉德分级(Prader Scale)]和外生殖器色素沉着(促肾上腺皮质激素(adrenocorticotropic hormone,ACTH)过量)。未治疗的 21 羟化酶缺陷可出现显著的男性化表型。而 3β-HSD2 多仅表现为轻度阴蒂肥大,此类 CAH 新生儿也可在发现外生殖器异常前就以失盐危象为主要临床表现。11-OHD 缺陷也常出现雄激素过量和显著男性化(Menabò et al. 2014)。CAH 患者在糖皮质激素治疗后可能会出现去氧皮质酮(deoxycortone,DOC)的一过性增加,但较少在新生儿期引起高血压。

类固醇急性调节蛋白(StAR 蛋白)和 POR 缺陷也可导致 CAH(类脂质 CAH)。POR 缺陷常表现为多种类固醇激素合成酶缺陷(CYP17A1、CYP21A2、CYP19A1 等)。P450 氧化还原酶缺乏症(POR deficiency,PORD)最早见于类 Antley-Bixler 综合征(外生殖器模糊不清合并骨骼畸形)患者中。PORD 是一种较罕见的 CAH,可引起 DSD。自 2004 年首次描述 PORD 以来,已经发现大量 *POR* 突变和多态性。后来也发现 POR 也对细胞色素 P450 蛋白相关的药物代谢有关。各个人群中常见的 *POR* 突变也各不相同:日本人为 R457H、白种人为 A287P、土耳其人为 399-401 突变。其他的突变多数为散发的罕见突变(Burkhard et al. 2016)。

表 113.4 总结了有助于鉴别肾上腺类固醇激素合成缺陷和类脂质 CAH 的临床和生化特点。由于 CAH 均表现为类固醇激素前体激素在缺陷酶上游的积聚,因此其诊断中对基础状态和 / 或 ACTH 激发后类固醇激素前体水平增加的评估十分重要,其

表 113.3　46,XX 性腺 DSD 与睾丸发育相关的基因(Achermann Hughes 2007)

基因 / 蛋白分类	染色体位置	遗传	性腺	米勒管结构	外生殖器	其他相关特征
SRY/TF	Yp11.3	易位	睾丸或卵睾	—	男性或模糊不清	不育
SOX9/TF	17q24	17q24 重复	不详	—	男性或模糊不清	
RSPO1/ 信号分子	1p34.3	常染色体隐性	睾丸或卵睾	—	男性	+ 掌跖角化过度,易患皮肤鳞状细胞癌,+/- 先天性双侧角膜混浊,甲状腺炎,听力障碍

TF,转录因子;AR,常染色体隐性;+/-,存在或不存在。

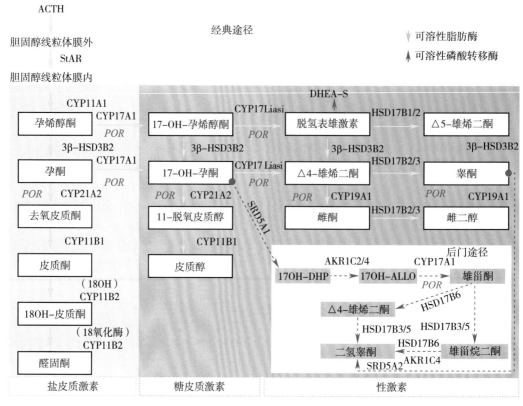

图 113.1 肾上腺和性腺类固醇生成（经典和后门途径）

中，StAR 和 POR 缺陷较为特殊，由于它们的作用位于类固醇激素合成的开始阶段，其缺陷导致体内几乎没有类固醇激素产生（表 113.4）。

所有 CAH 均为常染色体隐性遗传，所有 CAH 相关的基因缺陷均已被分离和鉴定，并确定了特定突变（表 113.5）（Turcu and Auchus 2015）。对相关基因突变进行分析可为病情评估和优生优育提供信息（Balsamo et al. 2010）。图 113.2 为意大利博洛尼亚罕见内分泌疾病中心随访的明确的 21-羟化酶缺陷患者最常发生的 *CYP21A2* 基因突变的频率。在 CAH 的筛查中，由于早产儿的 17 羟孕酮水平要高于足月儿，因此需要根据胎龄设置相应的筛查切割值（Speiser 2007）。使用类固醇谱分析作为对原始足跟血样本的进一步检测，可降低新生儿 CAH 筛查的假阳性率（Seo et al. 2014）。

在 21-羟化酶缺陷或 11-OHD 缺陷患者的家庭中，下一个女孩的男性化风险显著升高，因此有必要在这些家庭中对胎儿进行产前诊断和相应的治疗。妊娠早期（8 周前）给母亲注射地塞米松（20μg/kg）可预防女性受累胎儿外生殖器的男性化。多数情况下该治疗应在羊膜腔穿刺前进行，在怀孕 10~11 周

进行遗传分析，只有明确为女性受累胎儿后，才需要在整个孕期均接受治疗。为了减少不必要的地塞米松暴露胎儿的数量，近期发展出了可在妊娠 5~6 周时对孕母外周血中胎儿游离 DNA 进行 Y 染色体聚合酶链式反应检测的产前性别测定技术（Shearer et al. 2007；Zimmermann et al. 2007）。由于地塞米松的使用可导致孕母库欣综合征表现，且目前尚无长期的安全性研究，产前地塞米松治疗应采已批准的方案在专业中心进行（Lajic et al. 2008）。

芳香化酶缺乏症是一种近期发现的类固醇激素合成障碍，它的成因是孕母和女性胎儿暴露于胎盘芳香化酶缺乏所致的胎儿雄激素异常堆积。芳香化酶缺乏会造成孕母和女性胎儿的男性化（Jones et al. 2007）。孕母存在过量的雄激素也可导致女性胎儿男性化。孕母的雄激素来源可为内源性和外源性：内源性雄激素来源多见于肾上腺和卵巢肿瘤，外源性雄激素多为孕母所摄入的雄激素化合物（如达那唑）。

第三类为除上述两类疾病之外的其他疾病，目前主要为 46, XX 女孩合并生殖器官发育异常的综合征性疾病。如子宫发育异常所致的双角子宫、子

表 113.4 肾上腺类固醇酶缺陷和类脂性 CAH 的临床和激素方面的鉴别诊断要点

酶缺乏	性别模糊不清		症状		激素检测结果（血浆水平）								
经典型	46,XX	46,XY	失盐	高血压	17-Preg	17OHP	Δ4-A	DHEA	T	Aldo	Renin	11-D	DOC
StAR	否	是	是	否	↓↓↓	↓↓↓	↓↓↓	↓↓↓	↓↓↓	↓↓↓	↑↑↑	↓↓↓	↓↓↓
P450 scc a	否	是	是	否	↓↓↓	↓↓↓	—	↓↓↓	↓↓↓	↓↓↓	↓↓↓	—	—
3β-HSD2	±	是	是	否	↑↑↑	↑	±	↑↑↑	↑↑ b	↓↓	↑↑↑	↓↓	↓↓
P450c21 SW	是	否	是	否	↑	↑↑↑↑	↑↑↑	正常或↑	↑	↓	↑↑	正常	正常
P450c21 SV	是	否	否	否	↑	↑↑↑	↑↑	正常或↑	↑	正常	正常（±↑）	正常	正常
P450c11	是	否	否	是 c	正常	正常或↑	↑↑↑	↑	↑	↓↓	↓↓	↑↑↑	↑↑↑
P450c17	否	是	否	是 c	↓↓	↓↓	↓↓	↓↓	↓	↓↓	↓↓	↓	↑↑↑
P450c17 裂解酶	否	是	否	否	正常	正常	↑↑	↓↓	↓	正常	正常	±	正常
P4500R	±	是	否	±	↑	↑↑	↑↑	↓↓	↑	↓↓	正常（±↑）	↓↓	↑↑

a 由于胎盘不能产生孕酮，重症患者通常无法存活。最近几例病例的报告显示重症的 P450scc 的缺陷在罕见的情况下也可存活。此外，杂合子携带者是健康的，可以生育的。在目前人类已知的黄体 - 胎盘孕酮合成途径外，胎盘还存在不依赖 P450scc 的类固醇合成途径，仍有待于进一步研究。

b 正常或正常升高，胎盘女孩升高，或男孩降低。

c 新生儿期几乎没有。

宫发育不全等。

上述生殖器官发育异常伴随肾、心、颈椎异常为 Mayer-Rokitansky-Kuster-Hauser 综合征谱系。子宫异常还常见于青少年起病的成人型糖尿病 5 型（MODY 5，*HNF1β* 突变），以及阴道异常伴手足生殖器综合征（*HOXA13* 突变）和 McKusick-Kaufman 综合征（*BBS6* 突变）有关，单纯的阴蒂肥大可与 Frasier 综合征或神经纤维瘤病等疾病有关。在此类患者中有必要进行详细评估，尽可能诊断出雄激素过多的病因。此外，早产儿的阴唇脂肪组织很少，显得阴蒂相对肥大，需要临床医生对阴蒂正常大小进行认识以免出现过度诊断。

113.6　46,XY DSD

46,XY DSD 主要分为:(a) 性腺发育障碍；(b) 睾酮合成、代谢或作用障碍；(c) 其他情况（见表 113.1）。

113.6.1　性腺发育障碍

46,XY 核型患者的完全型性腺发育不全或双侧条索状性腺（Swyer 综合征）较罕见。此病的成因为睾丸决定基因缺陷、AMH 合成不足或作用异常导致米勒管结构持续存在，最终形成内外生殖器均为女性表型。这种疾病中仍有部分患者的病因不明确，可能是由于目前尚未发现的双向性腺中某些分化关键基因的缺陷所致（Mendonca et al. 2009）。

部分型性腺发育不全的临床表现为睾丸发育障碍伴外生殖器不明确、伴或不伴米勒管结构（类似

于 45,X0/46,XY）。*SRY* 基因突变约占此类疾病病因中的 20%（大多为新发突变）。最近也发现在肾上腺功能正常的 46,XY DSD 的患者中，*SF1* 基因的杂合突变也是其病因之一（Ferraz de Souza et al. 2011）。其他作用于睾丸的基因（如 *DHH* 基因）也是此类疾病较少见的病因。

睾丸退行综合征是一种睾丸发育早期出现的萎缩消失。若睾丸退行过程发生在男性外生殖器发育完成前，则新生儿会出现雄性化不足的表现，形成临床上的 DSD，而发生在妊娠晚期的睾丸退行将仅表现为男性新生儿隐睾或无睾。部分此类患者中可出现 *SF1* 或 *WT1* 突变。由于这些基因突变可逐渐导致肾上腺功能不全或肾功能不全，因此对携带这些突变的患者应进行定期随访。46,XY DSD 的基因和染色体异常还可出现其他临床特征（表 113.6 和表 113.7）。

113.6.2　睾酮合成障碍

在男性胎儿宫内发育的过程中，母体 hCG 和胎儿 LH 作用于间质细胞表面的 hCG/LH 共同 G 蛋白偶联受体而产生睾酮。编码该受体的基因突变可导致间质细胞发育障碍，激素分泌受损，表现为出生时的男性化不全（Latronico and Arnhold 2006）。睾酮的合成过程和其他类固醇激素类似，起始于胆固醇的侧链裂解。7- 脱氢胆固醇还原酶缺陷为胆固醇合成障碍疾病，可导致 Smith-Lemli-Opitz 综合征（包括小头畸形、智力低下、面部畸形、多指生殖器畸形；肾发育不全和单叶肺也常见）。

StAR 蛋白是促进胆固醇从线粒体膜外到膜内

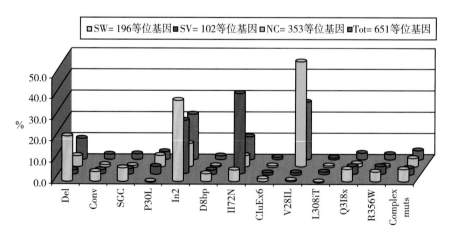

图 113.2　*CYP21A2* 缺失、转化和突变的频率（意大利博洛尼亚病例 2015）

表 113.5　雄激素过量引起 46,XX DSD 的相关基因（Achermann and Hughes 2007）

基因 / 蛋白分类	染色体位置	遗传方式	性腺	米勒管结构	外生殖器	其他相关特征
HSD3B2/ 酶	1p13.1	AR	卵巢	+	女性或模糊不清	CAH,原发性肾上腺功能不全,部分男性化
CYP21A2/ 酶	6p21.23	AR	卵巢	+	女性,模糊不清或男性	CAH,+/– 肾上腺功能不全
CYP11B1/ 酶	8q21.22	AR	卵巢	+	女性,模糊不清或男性	CAH,+/– 高血压
POR/CYP 电子链供体	7q11.2	AR	卵巢	+	女性或模糊不清	21 羟化酶缺陷,17 羟化酶缺陷 /17,20- 裂解酶缺陷,芳香化酶缺陷的混合特征;+/–Antley-Bixler
CYP19/ 酶	15q21	AR	卵巢	+	模糊不清	妊娠期母体男性化,青春期乳房不发育,部分病例除外

AR,常染色体隐性;+/–,存在或不存在。

表 113.6　–46,XY 性腺 DSD 相关基因（改编自 Achermann and Hughes 2007）

基因 / 蛋白分类	染色体位置	遗传模式	性腺	米勒管结构	外生殖器	其他相关特征
SRY/TF	Yp11.3	Y	睾丸发育不良或卵睾	+/–	女性或模糊不清	–
SOX9/TF	17Q24-25	AD	睾丸发育不良或卵睾	+/–	女性或模糊不清	不典型增生
SF1（*NR5A1*）/ TF（NR）	9q33	AD/AR	睾丸发育不良	+/–	女性或模糊不清	+/– 原发性肾上腺功能不全
DHH/ 信号分子	12q13.1	AD/AR		+	女性	+/– 微束神经病变（1 例）
ATRX/ 解旋酶	Xq13.3	X	睾丸发育不良	–	女性或模糊不清或男性	α- 地中海贫血,精神发育迟缓
ARX/TF	Xp22.13	X	睾丸发育不良	–	模糊不清	+ 无脑畸形、癫痫、体温不稳定

TF,转录因子;NR,核受体;+/–,存在或不存在;AD,常染色体显性（或从头突变）;AR,常染色体隐性;Y,Y 连锁;X,X 连锁。

表 113.7　–46,XY 性腺 DSD 的染色体改变（改编自 Achermann and Hughes 2007）

候选基因 / 蛋白分类	染色体位置	遗传结构	性腺	米勒管	外生殖器	其他相关特征
DAX1（*NROB1*）/ TF（NR）	Xp21	Dupl Xp21	发育不良的睾丸或卵巢	+/–	女性或模糊不清	
DMRTs/TF	9p24.3	Del 9p24.3 不全外显性遗传	异常睾丸或正常睾丸	+/–	女性或模糊不清	精神发育迟缓、躯体歧化
WNT4/ 信号分子	1p35	Dupl 1p35	睾丸发育不良	+	模糊不清	精神发育迟缓

TF,转录因子;NR,核受体;+/,存在或不存在。

转运的关键因子。StAR 蛋白缺陷所致的类脂质肾上腺皮质增生在欧美较罕见而在日本较常见。患者通常表现为有睾丸的女性表型伴肾上腺皮质胆固醇酯堆积性增大。由于此病患者几乎不能产生类固醇激素，该病常出现致死性的肾上腺危象（Manna and Stocco 2005）。

正常睾酮合成途径中酶的缺陷，如胆固醇侧链裂解酶、3β-HSD2、17α- 羟化酶 /17, 20- 裂解酶和 POR 的缺陷都是常染色体隐性遗传病。此类 DSD 的临床表现均为不同程度的外生殖器男性化不足伴 ACTH 过量所致的外生殖器色素沉着。患者也常以失盐危象和 / 或低血糖为首发临床表现。严重男性化不足的婴儿常被误认为女婴。P450scc（胆固醇侧链裂解酶）是将胆固醇转化为孕烯醇酮的线粒体酶，为类固醇激素合成途径的首个限速酶。它是胎盘产生孕烯醇酮以及肾上腺和性腺产生类固醇激素和雄激素所必需的关键酶。

P450c17 或 17α- 羟化酶 /17, 20- 裂解酶（基因位于 10q24.3）为具有羟化和裂解双重酶活性的类固醇激素合成酶，它在肾上腺皮质的束状带、网状带和性腺中均有表达。它催化孕烯醇酮和孕酮 C17 位的羟化反应，生成 17α- 羟基孕烯醇酮和 17α- 羟基孕酮。同时，它也负责催化 17α- 羟基孕烯醇酮和 17α- 羟基孕酮 C17-C20 键的裂解反应，形成脱氢表雄酮和雄烯二酮。

由于外周组织存在 3β-HSD1，可将脱氢表雄酮转化为 T，3β-HSD2 缺陷的患者通常会保留一定程度的男性化，临床上可仅表现为尿道下裂。相比而言在 17-OHD 中外生殖器表型的异常较为严重，可出现从女性型到严重尿道下裂不等的临床表型；同时，过量生成的皮质酮和 DOC 的糖皮质激素和盐皮质激素样功能可引起水钠潴留高血压（新生儿期罕见）。17, 20- 裂合酶缺乏患者和 17-OHD 患者的生殖器表型类似，但通常不伴有皮质醇缺乏和盐皮质激素过多表现。

在男性婴儿中，P450 氧化还原酶缺乏可出现 21-OHD 和 17-OHD 相似的生化特征，以及轻度男性化表现（Burkhard et al. 2016）。最近发现具有此类临床表现的患者也可携带醛固酮还原酶 AKR1C2、AKR1C4 突变，提示胎儿肾上腺的雄激素合成可能有两种途径（经典途径和后门途径）（Biason-Lauber et al. 2013）（图 113.1）。表 113.4 总结了肾上腺皮质类固醇激素合成酶缺陷和类脂质 CAH 的临床和激素特点。

HSD17B3 基因（编码 17β-HSD3 同工酶）突变引起的 46, XY DSD，常出现女性表型或不同程度的外生殖器模糊不清，可伴随出现阴道闭锁和腹内或腹股沟睾丸。有一部分此类患者男性化不足的原因是雄烯二酮向睾酮的转化能力受损。出现青春期男性化的患者，可能是 LH 刺激下突变酶的活性也相应增加或由其他 17B-HSD 同工酶转化雄烯二酮所致。未行性腺切除术的这些患者大约有 50% 会在青春期出现向男性性心理角色的改变（Bertelloni et al. 2009）。

113.6.3 睾酮代谢紊乱：5α- 还原酶缺乏

SRD5A2 基因（2p23）编码类固醇 5α- 还原酶 2 同工酶，其主要作用为在靶组织将睾酮转化为 DHT。5α- 还原酶缺乏的 46, XY 患者可出现血浆睾酮水平的升高，基础或 HCG 刺激后的 DHT 水平显著偏低，伴 T/DHT 的比值显著升高。此类患者在新生儿期常出现显著男性化不足、接近女性的外生殖器外观。然而，这些患者沃夫管的分化通常正常，并且睾丸通常位于腹部或腹股沟区。与 17BHSD3 缺乏症一样，男性化发生在青春期，多数儿童期保留睾丸的女性在青少年期会出现向男性的社会性别转变（表 113.8）。这些患者在明确了男性诊断、进行合理的睾丸固定术后，部分可有自发或辅助的生育能力。同时，成年后的女性患者常出现性别焦虑，因此，临床上对此类患者应尽早进行正确的诊断并积极向男性方向进行纠正。

表 113.1 描述了主要的鉴别诊断，在进行女性性别分配和性腺切除术前的新生儿均需要进行 SRD5A2 基因分析（Imperato McGinley and Zhu 2002；Bertelloni et al. 2007）。研究显示 SRD5A2 基因突变有种族和地域聚集性（Samtani et al. 2010）在加勒比海地区（特别是多米尼加共和国）发病率很高，而在其他地区常难以得到正确诊断（Bertelloni 2016）。

113.6.4 睾酮作用紊乱

雄激素受体（androgen receptor, AR）介导睾酮的多种作用。雄激素不敏感综合征是一种 X 连锁隐性遗传病，其表型与 AR 基因的破坏程度有关。完全雄激素不敏感综合征（complete androgen insensitivity

表 113.8　间质细胞发育不全 / 再生障碍、17β-HSD₃ 缺乏、5α- 还原酶缺乏和完全雄激素
不敏感综合征（CAIS）的主要临床和实验室检查结果比较（Bertelloni et al. 2009）

	间质细胞发育不全	17β-HSD3 缺乏	5α- 还原酶缺乏	完全性 AIS
其他名称	—	17- 酮类固醇还原酶缺乏症	假性阴道会阴发育不全	Morris 综合征
核型	46,XY	46,XY	46,XY	46,XY
遗传	常染色体隐性	常染色体隐性	常染色体隐性	X 连锁隐性
外部表型	女性或模糊不清	女性或模糊不清	女性或模糊不清	女性
存在盲端阴道	（70%~80%）存在	（80%）存在	（50%）存在	（100%）存在
内表型				
沃夫管	男性（发育不全）	男性	男性	无或男性（发育不全）
前列腺	—	缺失 / 高度发育不全	缺失或发育不全	缺失
米勒管	无	无	无	无或不发育（~30%）
睾丸	腹内或腹外	腹外	腹外	腹内
（患者百分比）	—	（约90%）	（约100%）	（70%）
激素谱	↓↓所有雄激素 T/DHT N,雌激素 N 或↓	Δ4-A↑T↓/Δ4-A↓ T/DHT↑/Δ4-AN, 雌激素 N	Δ4-AN;TN 或↑,DHT↓, T/DHT N 或↓,雌激素↑	Δ4-AN;TN 或↑,T/Δ4-AN
出生性别分配	女性或模糊不清	多数女性	女性或男性	女性
青春期	性幼稚 / 男性化	男性化	男性化	女性化
乳房发育	无	各种	无	正常
雄激素相关毛发	多样	正常男性	正常男性	无或稀疏
性别角色变化	不存在	存在	存在	不存在
患者百分比		（30%~50%）[a]	（~75%）[b]	
大脑雄激素化	依赖于雄激素产生受损程度	依赖于产前和产后 T 水平	多数是男性	无
基因突变	*LHGCR*	*17β-HSD3*	*SRD5A2*	*AR*
染色体	2p21	9q22	2p23	Xq11-12

[a] 主要在以色列和东部国家。
[b] 主要在发病率高的地区,也在西方国家。
N,正常;↑,增加;↓,减少;Δ4-A,Δ4- 雄烯二酮;T,睾酮;DHT,双氢睾酮。

syndrome,CAIS）的临床表现为外表为正常女性表型、细胞核型为 46,XY、具有发育成熟的睾丸且可分泌正常男性水平的睾酮。此病的患病率数据较少,约占男性核型中的 1/99 000~1/20 400。CAIS 的临床症状可从围产期到成年期不等。在妊娠期多因胎儿的染色体性别和胎儿超声性别不符而疑诊。在围产期和儿童期,CAIS 的主要表现为女孩的双侧腹股沟或阴唇疝。因此,临床上应对所有此类女孩进行核型分析。

部分雄激素不敏感综合征（partial androgen insensitivity syndrome,PAIS）常以出生时的外生殖器模糊不清为表现。根据雄激素抵抗程度的不同,其外生殖器可从会阴阴道下裂、小阴茎、阴囊裂伴隐睾到单纯阴蒂肥大（类似 CAIS）等。PAIS 谱中症状最轻的为新生儿尿道下裂和成年期不孕（被称为雄激素微不敏感综合征）。

PAIS 需要进行鉴别诊断的疾病首先有性染色体 DSD,如 45,X0/46,XY 或 46,XX/46,XY 嵌合型,其次有性腺发育缺陷、雄激素合成缺陷等。在这些患者中应进行激发试验（hCG 刺激试验和 / 或评估

雄激素敏感性的试验)以进一步筛选出需要进行基因检测的患者。近期在无 *AR* 突变的 PAIS 患者中发现携带 *SF1*(*NR5A1*)基因杂合突变。但目前仍有大量疑似 PAIS 的患者中未发现任何 *AR* 基因突变,对这些患者应进一步行拷贝数变异或全基因组测序。

113.6.5 米勒管永存综合征

AMH 由支持细胞产生,属于转化生长因子 β 家族成员,在男性性别分化过程中,主要通过两种丝氨酸/苏氨酸激酶受体的信号传导,负责米勒管的退化。AMH 生成或其作用的缺陷会导致米勒管在正常男性中持续存在。此疾病为常染色体隐性遗传,84% 患者的病因为 AMH 或 AMH 受体 II 型基因突变。*AMH* 基因突变的男性患者,血清 AMH 水平通常十分低下,而在 AMH 受体 II 型基因突变的男性中,血清 AMH 水平常正常(Menabo et al. 2008)。此类疾病中仍有约 14% 的患者病因不明(Clemente and Belville 2006)。

113.6.6 妊娠期内分泌干扰物

胎儿在宫内激素分泌时机的正确与否对其生殖器官的正常发育至关重要,任何外来的干扰都可能导致男性生殖器官发育的异常。在影响性发育的因素中,负责妊娠早期(从第 7~8 周)生殖器的男性化的雄激素作用最为关键。在此期间女性胎儿的雄激素暴露将导致男性化,而男性胎儿雄激素作用受损将出现男性化不足(Hughes et al. 2001)。因此,具有雄激素或抗雄激素作用的内分泌干扰物或雌激素类化合物(即己烯雌酚)可干扰正常的性分化。广泛用作增塑剂的邻苯二甲酸酯可干扰间质细胞功能,抑制雄激素合成,暴露在此类化学物质中会形成抗雄激素作用,引起尿道下裂和隐睾(Toppari 2008)。邻苯二甲酸盐可通过皮肤、呼吸道、静脉输液、食物和饮料(Wittassek and Angerer 2008)等吸收,其中通过皮肤的吸收非常迅速(Janjua et al. 2008)。性发育障碍的环境因素的预防重点是正确识别有害化合物及其在胎儿和儿童性发育过程中的干扰性。目前尚未建立成熟的环境内分泌干扰物的有效检测方法,临床上难以预防。

113.7 伦理问题和性别分配

正确处理 DSD 的前提是早期正确的诊断。根据目前的科技水平,仍有一半以上的 46,XY DSD 难以明确病因。实际生活中对外生殖器模糊不清的新生儿进行性别鉴定有时候也有法律上的掣肘,必要时仍需要相关专家评估以决定是否需要进行性别鉴定。在诊治的早期关键阶段须要公开和家长讨论,使家长参与临床决策。

应建立新生儿性发育障碍多学科合作组,以便能进行进一步处理利弊的综合评估。多学科小组的主要工作目的应为解决家庭的疑虑、避免过早进行不可逆的决定(Austin et al. 2011;D'Alberton 2010;Brain et al. 2010)。根据第五届世界家庭法和儿童权利大会(Halifax,2009 年 8 月),管理患有 DSD 的婴儿的伦理原则应为:(a)尽量减少对儿童的身体风险;(b)尽量减少对儿童的心理社会风险;(c)尽可能保持生育潜力;(d)保持或促进正常的性关系;(e)为未来选择留余地;(f)尊重父母的意愿和信仰(Gillam et al. 2010)。

目前普遍认为完全性睾丸发育不全、严重睾酮合成缺陷或睾丸间质细胞再生障碍的 46,XY DSD 应归属为女性。CAIS 患者性别应分配为女性,出现腹股沟疝者需要进行修补。对于此类患者性腺切除的时机目前尚无共识。在进行性腺切除前均需要和患者父母进行充分的沟通,使其参与医疗过程并最终共同进行决定。充分沟通内容中需要讨论的最重要的两个内容、也是互相矛盾的问题是:(a)保留天然性腺的自发性青春期与激素替代疗法诱导青春期相比的优点;(b)推迟腺切除术面临的早发性性腺肿瘤(通常是精原细胞瘤)的可能风险。

对于在出生时外生殖器已完全男性化的 46,XX CAH 患者,其性别仍应分配为女性。同时必须进行皮质激素替代治疗,在伴随失盐的患者中尤其需要尽快开始治疗,以防止电解质失衡危象或低血容量性休克。5α 还原酶缺乏症应首选为男性。对于 17αOH 类固醇脱氢酶缺乏症、PAIS 或部分睾丸发育不全的 46,XY DSD 中,应认真讨论性别归属问题。许多作者建议采用产前脑的雄激素暴露程度来指导性别分配(McCarty 2008;Jurgensen et al. 2010),但目前其长期有效性尚不明确。在接下来的几年里,对大脑的功能成像研究可能会提供更多关于男性/女性大脑印记的信息。

社会和文化因素会影响性别角色,DSD 患者几乎都会受到歧视。在某些社会中,女性不育还可影响婚姻和就业,导致经济来源匮乏和贫困的产生,形成贫病交加的恶性循环(Warne 2008)。宗教和信仰也会影响父母对 DSD 婴儿的态度,形成和先天畸形或传宗接代有关的负面情绪。可以根据实际情况建立有一定医疗水平的同类型患者的交流群,使患者可以交流相关的问题,获得社会支持。还需要注意当前主流女同性恋、男同性恋、双性恋和变性人运动过度代表了其他 DSD 患者意见的现象(Cools et al. 2016)。

对 DSD 患者应进行长期的随访观察(Jurgensen et al. 2010;Kleinemeier et al. 2010)。目前研究显示虽然许多患者的健康状况良好,多数患者仍对自身性别存在难言之隐和不安感,因此应对 DSD 患者建立性别和性咨询的多学科服务。同时需要重点防治生殖细胞癌(即 CAIS 中的精原细胞瘤和性腺发育不全 DSD 中的生殖细胞瘤)、泌尿系统疾病、避免进

行过度性腺切除术(Warne and Raza 2008)、对高危家庭需要进行遗传咨询(复发风险)等。

113.8 新生儿 DSD 的内科治疗

应建立多学科小组进行生殖器异常新生儿的评估和处理。其诊疗过程应包括详细家族史、妊娠史和新生儿史的采集,对不明原因的新生儿死亡、男性化或性早熟的兄弟姐妹、孕期服用药物或雄激素变化进行询问;全面的体格检查(外生殖器的外观,包括性腺触诊、阴茎长度测量、尿道开口识别、是否存在阴道)、实验室检查和影像学检查等(Ghirri et al. 2015)。

图 113.3 列举了诊断的时间表。在生后的 24~96 小时内应采集血样并保存血清样本,以便在核型分析结果后决定最合适的诊断试验。

由于出生后人体内的激素水平会发生剧烈的生理性变化,选择正确的时间对激素水平进行检查非

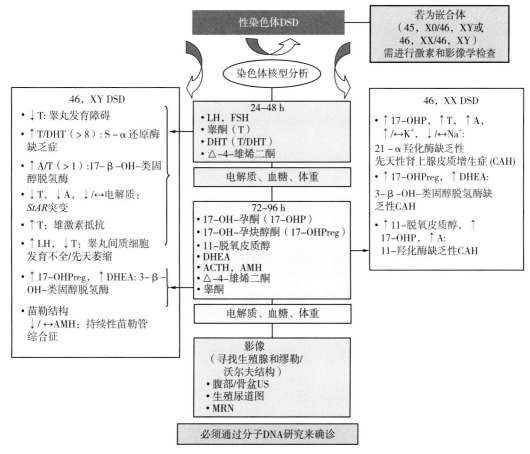

图 113.3 新生儿 DSD 早期诊断的诊断时间表

常重要（Migeon et al. 1994）。如果激发试验（即 hCG 刺激试验）和影像学检查仍不能明确诊断，必要时可进行腹腔镜探查。有采用皮肤活检检测 AR 功能的方法。近期出现的串联质谱类固醇激素分析和新一代测序等新技术可能有助于更好地诊断。

CAH 的常用治疗方法是氢化可的松（每天 10~20mg/m², 每天约 3~5mg）, 通常分 3 次服用（可将 10mg 片剂溶于 2.5ml 水中）。对于严重的患者, 可静脉注射 2mg/kg 氢化可的松琥珀酸钠, 然后持续每天静脉输注 20~30mg/m²。由于生后 6~21 天间可出现严重失盐, 新生儿 CAH 患者自生后第 3 天开始应每天监测血电解质, 如果 K⁺ 升高或 Na⁺ 降低, 则应补充 9α 氟氢可的松, 每天 0.05mg, 分两次服用。对氟氢可的松不敏感的患者可增加至每天 0.2mg。在 6 月龄前还应补充食盐（5mmol/kg/d；10ml 的 10%NaCl 溶液 =1g=17mol）。在约 3 月龄时, 肾上腺皮质对皮质激素的敏感性增加, 此时氟氢可的松剂量可减至每天 0.05~0.1mg。儿童期氢化可的松的剂量应维持 17- 羟孕酮水平低于 70nmol/L, 同时应监测血清雄烯二酮以确保雄激素的抑制。将 17 羟孕酮维持在偏高水平有助于在抑制雄激素的同时避免糖皮质激素过量。氟氢可的松替代治疗应调整至保持血浆肾素活性在正常范围内。在患者身高停止生长后, 可通过使用长效制剂（如泼尼松龙或地塞米松）进行糖皮质激素替代, 可改善女性月经过少和生育能力下降。患儿的父母应掌握在应激期将糖皮质激素剂量增加 2~3 倍这一常识。4 岁以下儿童出现肾上腺危象的风险较大, 可能在应激期需要肌内或静脉注射糖皮质激素, 如氢化可的松 2~3mg/kg。在手术、麻醉诱导时也应给予急性应激剂量（Hewitt and Zacharin 2015）。对急性肾上腺功能不全的治疗见 "13.5 46，XX DSD"。

113.9 DSD 的外科治疗

是否进行生殖器手术应与父母或者患者本人进行充分医疗沟通后决定（Nabhan and Lee 2007）。当然, 患者本人的参与意味着干预措施会延迟到成人期, 而不是主要针对功能性修复或移除恶性组织时。外科干预的目标是建立与指定性别相符的生殖器功能、预防尿路感染或尿失禁、促进成人性功能和生殖功能的形成（Joint LWPES/ESPE CAH Working Group 2002）。需要由具有 DSD 专业知识的外科医生向家

长解释手术的顺序以及从婴儿期到成年期转变相关的问题。

对男性化的 CAH 女孩, 何时进行女性生殖器整形术（Feminizing genitoplasty, FG）目前仍有争议。许多儿童泌尿科医生和内分泌学家坚持执行美国儿科学会指南推荐的早期整形手术（推荐年龄在 2~6 个月）。也有倡导间性或性别自由的学派建议推迟生殖器手术。如进行整形手术, 则应尽可能一次成型修复。阴蒂成形术只应在严重男性化（Prader Ⅲ-Ⅴ）的情况下考虑, 修复术应侧重功能重建而非外观美观。一般不建议在儿童期进行阴道扩张术, 该术应在青春期或成年早期进行, 有助于避免 CAH 或 CAIS 的妇女直肠阴道成形术的需要。但当泌尿生殖道窦引起并发症时, 应在婴儿期就进行阴道成形术。

男性患者应积极进行尿道下裂修补术、建立正确尿道结构和隐睾固定术。由于阴茎再造术目前存在诸多困难, 应尽早向家长明确告知。性腺是否切除应综合考虑性腺恶性肿瘤的风险, 性腺切除的具体时机目前仍有争议。受部分性腺发育不全或 PAIS 影响的新生儿, 很可能发生生殖细胞肿瘤（15%~35% 的风险）；因此, 目前广泛推荐对此类 46，XY DSD 的新生儿进行预防性的早期双侧性腺切除术。近期有研究显示, 详细的分子生物学分析可以更合理地评估癌变的风险, 可在方法学成熟后参考。目前的病理生理学提示异常性腺的癌变风险应综合考虑遗传因素和环境因素（即调节激素平衡的分子因素、内源性雄激素和雌激素及外源性雌激素等）。手术时机应考量临床情况和癌症家族史等。在儿童期没有切除发育不良的性腺者, 需要进行密切的随访, 必要时可进行活检和组织病理学分析（Abaci et al. 2015；Cools et al. 2011；Slowikowska Hilczer et al. 2015）。在 5α- 还原酶缺陷患者中, 虽然推荐按男性养育, 但其生殖细胞恶性肿瘤的风险尚不清楚, 目前文献并不支持性腺切除术。对于患有卵睾型 DSD 和具有正常功能卵巢组织的女性患者, 建议早期分离和移除睾丸成分, 以保持生育能力。

113.10 隐睾和尿道下裂

隐睾即睾丸不能从腹腔内下降到阴囊中, 新生儿期的患病率约 3%, 早产儿中更高, 约 30%。如果在出生后的前 6~9 个月出现晚发性自然下降, 足月

出生的婴儿隐球菌病的患病率下降到 1%，但在早产或低出生体重的婴儿中仍然高出 3 倍（Ghirri et al. 2002）。所谓睾丸消失综合征是一种临床症状，其特征是 46,XY 核型患者睾丸缺失或发育不全。目前认为其病因为胎儿期正常睾丸组织的萎缩和消失，其病理特征是精索正常存在但无睾丸大体组织。约 5% 的隐睾实际是睾丸消失综合征，但在临床上有约 35%~60% 的睾丸无法触诊患者都被临时诊断为睾丸消失综合征。

睾丸消失综合征主要由物理因素引起，如在胎儿或围产期的睾丸扭转、局部缺血；少数由遗传或内分泌紊乱所致。在多数单侧无睾患者中，通常没有对侧睾丸的异常。睾丸消失综合征的高危因素有宫内胎儿的睾丸下降不全和睾丸扭转，影响阴囊睾丸的局部创伤和缺血。由于左睾丸比右睾丸先下降，睾丸消失综合征因而主要累及左睾。也有与遗传异常有关的睾丸消失综合征，如 Y 染色体微缺失和米勒管永存综合征。虽然无睾是 46,XY 部分性腺发育不全临床谱中的表现之一，但是多数睾丸消失综合征是偶发性疾病，患者的其他方面正常，也没有家族史（Ghirri et al. 2002）。新生儿性发育相关查体时应使用双手触诊技术，注意双侧睾丸是否在腹股沟区或阴囊内，无法触及者应行影像学检查明确睾丸是否在腹腔内。单侧隐睾应注意双侧睾丸大小是否一致。如隐睾患者考虑 DSD 诊断，则应详细了解家族史。在正常男孩出现双侧隐睾，外生殖器模糊不清伴隐睾的患者中均应进行核型分析（见"113.8 新生儿 DSD 的内科治疗"）。

hCG 激发试验睾酮反应正常提示间质细胞的功能正常，促性腺激素水平升高提示原发性性腺功能衰竭。支持细胞分泌的 AMH 和抑制素 B 水平的测定是睾丸组织功能存在的敏感标志。影像学检查（超声、磁共振成像）有助于鉴别腹股沟或腹部睾丸，但假阴性率较高。如果一个或两个睾丸都是可触及的，并且胎儿是正常的男性，应由儿外科参与评估处理。过去曾广泛使用激素（肌肉内 hCG 或鼻内促性腺激素释放激素）治疗隐睾。但是由于激素治疗的疗效不明确（Saggese et al. 1989；Bertelloni et al. 2001），因此目前多数指南推荐手术固定睾丸。睾丸固定术应在 6~12 个月至 24 个月龄间进行，在保持生育能力的同时也可便于睾丸癌病变监测（隐睾的癌变风险增加 20~48 倍）。和睾丸发育不全综合征相关的睾丸恶变风险在对侧正常睾丸中也会

上升（Wohlfahrt-Veje et al. 2009；Massart and Saggese 2009）。超声发现睾丸微钙化可能会增加癌症风险，需要加强随访。

尿道下裂指男性新生儿先天性尿道口移位。根据尿道口的位置可将尿道下裂分为冠状沟型（轻度）、阴茎型（中度）、阴囊或会阴型（重度）。大多数轻型尿道下裂是孤立性缺陷，重度尿道下裂常提示存在 DSD。尿道下裂的患病率约为每 1 000 名活产婴儿中有 3~4 人。孤立性尿道下裂的发病由多因素介导（遗传、内分泌和环境因素）（Kalfa et al. 2011）。小于胎龄儿的尿道下裂患病率要高于出生体重正常的新生儿。尿道下裂的患者常有泌尿系统疾病和生育能力下降，需要手术修复（Ghirri et al. 2009）。隐睾和尿道下裂可能是遗传综合征临床谱的表型之一，如 Opitz GBB 综合征、Robinow 综合征和 CHARGE 综合征。Opitz 综合征（22q11.2del）的临床表现是：眼距宽、咽喉气管食管裂、唇腭裂和悬雍垂裂、吞咽困难和哭声嘶哑、泌尿生殖系统缺陷（男性尿道下裂，女性大阴唇张开）、精神发育迟缓、生长发育迟缓、先天性心脏病。Robinow 综合征（9q22 中 *ROR2* 基因突变导致的常染色体显性或隐性遗传病）可表现为肢体缩短和颜面生殖器异常。由 7q21.11（信号素 3E 基因，*SEMA3E*）或 8q12.1（色域螺旋酶 DNA 结合蛋白 -7）突变引起的 CHARGE 综合征的特征是眼、心脏异常、后鼻孔闭锁、精神发育迟缓、生长发育迟缓、小眼、耳畸形和 / 或耳聋、面瘫、腭裂和吞咽困难。

参考文献

Abacı A, Çatlı G, Berberoğlu M (2015) Gonadal malignancy risk and prophylactic gonadectomy in disorders of sexual development. J Pediatr Endocrinol Metab 28(9–10):1019–1027. https://doi.org/10.1515/jpem-2014-0522

Achermann JC, Hughes IA (2007) Disorders of sex development. In: Kronenberg H, Melmed S, Polonsky K, Larsen PR (eds) Williams textbook of endocrinology, 11th edn. Saunders Elsevier, Philadelphia

Ahmed SF, Bryce J, Hiort O (2014) International networks for supporting research and clinical care in the field of disorders of sex development. In: Understanding differences and disorders of sex development (DSD). Endocrine development, vol 27. pp 284–292. Karger, Basel. https://www.karger.com/Article/Abstract/363676

Ahmed SF, Achermann JC, Arlt W et al (2016) Society for endocrinology UK guidance on the initial evaluation of an infant or an adolescent with a suspected disorder of sex development (revised 2015). Clin Endocrinol

84:771–788

Ainsworth C (2015) Sex redefined. Nature 518(7539): 288–291. http://www.ncbi.nlm.nih.gov/pubmed/256 93544

Austin J, Tamar-Mattis A, Mazur T et al (2011) DSD: when and how to tell the patient. Pediatr Endocrinol Rev 8:213–217

Balsamo A, Cacciari E, Piazzi S et al (1996) Congenital adrenal hyperplasia: neonatal mass screening compared to clinical diagnosis only in the Emilia-Romagna region of Italy (1980–1995). Pediatrics 98:362–367

Balsamo A, Baldazzi L, Menabò S, Cicognani A (2010) Impact of molecular genetics on congenital adrenal hyperplasia management. Sex Dev 4:233–248

Bertelloni S, Baroncelli GI, Ghirri P et al (2001) Hormonal treatment for unilateral inguinal testis: comparison of four different treatments. Horm Res 55:236–239

Bertelloni S, Scaramuzzo RT, Parrini D et al (2007) Early diagnosis of 5-alpha-reductase deficiency in newborns. Sex Dev 1:147–151

Bertelloni S, Balsamo A, Giordani L et al (2009) 17beta-Hydroxysteroid dehydrogenase-3 deficiency: from pregnancy to adolescence. J Endocrinol Investig 32:666–670

Bertelloni S, Baldinotti F, Russo G, Ghirri P, Dati E, Michelucci A, Moscuzza F, Meroni S, Colombo I, Sessa MR, Baroncelli GI (2016) 5α-reductase-2 deficiency: clinical findings, endocrine pitfalls, and genetic features in a large Italian cohort. Sex Dev 10:28–36

Biason-Lauber A (2010) Control of sex development. Best Pract Res Clin Endocrinol Metab 24:163–186

Biason-Lauber A, Chaboissier MC (2015) Ovarian development and disease: the known and the unexpected. Semin Cell Dev Biol 45:59–67

Biason-Lauber A, Miller WL, Pandey AV, Flück CE (2013) Of marsupials and men: backdoor dihydrotestosterone synthesis in male sexual differentiation. Mol Cell Endocrinol 371:124–132. http://www.ncbi.nlm.nih.gov/pubmed/3376007

Brain CE, Creighton SM, Mushtaq I et al (2010) Holistic management of DSD. Best Pract Res Clin Endocrinol Metab 24:335–354

Burkhard FZ, Parween S, Udhane SS, Fluck CE, Pandey AV (2016) P450 oxidoreductase deficiency: analysis of mutations and polymorphisms. J Steroid Biochem Mol Biol. https://doi.org/10.1016/j.jsbmb.2016.04.003

Cools M, Drop SL, Wolffenbuttel KP et al (2006) Germ cell tumors in the intersex gonad: old paths, new directions, moving frontiers. Endocr Rev 27:468–484

Cools M, Wolffenbuttel KP, Drop SLS, Oosterhuis JW, Looijenga LH (2011) Gonadal development and tumor formation at the crossroads of male and female sex determination. Sex Dev 5:167–180

Cools M, Simmonds M, Elford S, Gorter J, Ahmed SF, D'Alberton F, Springer A, Hiort O, Management Committee of the European Cooperation in Science and Technology Action BM1303 (2016) Response to the council of Europe human rights commissioner's issue paper on human rights and intersex people. Eur Urol. https://doi.org/10.1016/j.eururo.2016.05.015. pii: S0302–2838(16): 30179-8 [Epub ahead of print].

http://www.ncbi.nlm.nih.gov/pubmed/27210458

D'Alberton F (2010) Disclosing DSD and opening the doors. Sex Dev 4:304–309

D'Alberton F et al (2015) Quality of life and psychological adjustment of women living with 46, XY differences of sex development. J Sex Med 12(6):1440–1449

di Clemente N, Belville C (2006) Anti-Müllerian hormone receptor defect. Best Pract Res Clin Endocrinol Metab 20:599–610

Elsheikh M, Dunger DB, Conway GS, Wass JA (2002) Turner's syndrome in adulthood. Endocr Rev 23:120–140

Ferraz-de Souza B, Lin L, Acherman JC (2011) Steroidogenic factor 1 (SF1, NR5A1) and human diseases. Mol Cell Endocrinol 336:198–205

Ghirri P, Ciulli C, Vuerich M et al (2002) Incidence at birth and natural history of cryptorchidism: a study of 10,730 consecutive male infants. J Endocrinol Investig 25:709–715

Ghirri P, Scaramuzzo RT, Bertelloni S et al (2009) Prevalence of hypospadias in Italy according to severity, gestational age and birthweight: an epidemiological study. Riv Ital Pediatr 35:18

Ghirri P, Scaramuzzo MR, Greggio N, Salerno MC (2015) (Italian) Protocollo diagnostico e management in età neonatale. In: http://www.gruppodistudio-it-dsd.org/diffsvilup/32_protoc_neonatale_dsd.pdf

Gillam LH, Hewitt JK, Warne GL (2010) Ethical principles for the management of infants with DSD. Horm Res Paediatr 74:412–418

Hewitt J, Zacharin M (2015) Hormone replacement in disorders of sex development: current thinking. Best Pract Res Clin Endocrinol Metab 29:437e447

Hsu LY, Benn PA (1999) Revised guidelines for the diagnosis of mosaicism in amniocytes. Prenat Diagn 19:1081–1082

Hughes IA, Deeb A (2006) Androgen resistance. Best Pract Res Clin Endocrinol Metab 20:577–598

Hughes IA, Lim HN, Martin H et al (2001) Developmental aspects of androgen action. Mol Cell Endocrinol 185:33–41

Hughes IA, Nihoul-Fékété C, Thomas B, Cohen-Kettenis PT (2007) Consequences of the ESPE/LWPES guidelines for diagnosis and treatment of disorders of sex development. Best Pract Res Clin Endocrinol Metab 21:351–365

Imperato-McGinley J, Zhu YS (2002) Androgens and male physiology the syndrome of 5-alpha-reductase-2 deficiency. Mol Cell Endocrinol 198:51–59

Janjua NR, Frederiksen H, Skakkebaek NE et al (2008) Urinary excretion of phthalates and paraben after repeated whole-body topical application in humans. Int J Androl 31:118–130

Joint LWPES/ESPE CAH Working Group (2002) Consensus statement on 21-hydroxylase deficiency from the Lawson Wilkins pediatric endocrine society and the European society for paediatric endocrinology. J Clin Endocrinol Metab 87:4048–4053

Jones ME, Boon WC, McInnes K et al (2007) Recognizing rare disorders: aromatase deficiency. Nat Clin Pract Endocrinol Metab 3:414–421

Jurgensen M, Kleinemeier E, Lux A et al (2010) Psychosexual development in children with DSD: results from the German clinical evaluation study.

J Pediatr Endocrinol Metab 23:565–578

Kalfa N, Philibert P, Baskin LS, Sultan C (2011) Hypospadias: interactions between environment and genetics. Mol Cell Endocrinol 335:89–95

Kleinemeier E, Jurgensen M, Lux A et al (2010) Psychological adjustment and sexual development of adolescents with DSD. J Adolesc Health 47:463–471

Kolesinska Z, Ahmed SF, Niedziela M, Bryce J, Molinska-Glura M, Rodie M, Jiang J, Sinnott RO, Hughes IA, Darendeliler F, Hiort O, van der Zwan Y, Cools M, Guran T, Holterhus PM, Bertelloni S, Lisa L, Arlt W, Krone N, Ellaithi M, Balsamo A, Mazen I, Nordenstrom A, Lachlan K, Alkhawari M, Chatelain P, Weintrob N (2014) Changes over time in sex assignment for disorders of sex development. Pediatrics 134(3):e710–e715. https://doi.org/10.1542/peds.2014-1088. Epub 4 Aug 2014. http://www.ncbi.nlm.nih.gov/pubmed/25092939

Lajic S, Nordenström A, Hirvikoski T (2008) Long-term outcome of prenatal treatment of congenital adrenal hyperplasia. Endocr Dev 13:82–98

Latronico AC, Arnhold IJ (2006) Inactivating mutations of LH and FSH receptors–from genotype to phenotype. Pediatr Endocrinol Rev 4:28–31

Lee YS, Cheng AW, Ahmed SF (2007) Genital anomalies in Klinefelter's syndrome. Horm Res 68:150–155

Mac Laughlin DT, Danahoe PK (2004) Sex determination and differentiation. N Engl J Med 350:367–378

Manna PR, Stocco DM (2005) Regulation of the steroidogenic acute regulatory protein expression: functional and physiological consequences. Curr Drug Targets Immune Endocr Metab Disord 5:93–108

Massart F, Saggese G (2009) Sex steroidal targets & genetic susceptibility to idiopathic cryptorchidism. Pediatr Endocrinol Rev 6:481–490

McCarty MM (2008) Estradiol and the developing brain. Physiol Rev 88:91–124

Menabò S, Balsamo A, Nicoletti A et al (2008) Three novel AMH gene mutations in a patient with persistent müllerian duct syndrome and normal AMH serum dosage. Horm Res 70:124–128

Menabò S, Polat S, Baldazzi L, Kulle AE, Holterhus PM, Grötzinger J, Fanelli F, Balsamo A, Riepe FG (2014) Congenital adrenal hyperplasia due to 11-beta-hydroxylase deficiency: functional consequences of four CYP11B1 mutations. Eur J Hum Genet 22(5):610–616. https://doi.org/10.1038/ejhg.2013.197. Epub 11 Sep 2013. PubMed PMID: 24022297; PubMed Central PMCID: PMC3992560. http://www.ncbi.nlm.nih.gov/pubmed/24022297

Mendonca BB, Domenice S, Arnhold IJP, Costa EMF (2009) 46, XY disorders of sex development (DSD). Clin Endocrinol 70:173–187

Meyer-Bahlburg HFL et al (2016) Gender assignment, reassignment and outcome in disorders of sex development: update of the 2005 consensus conference. Horm Res Paediatr 85(2):112–118

Migeon CJ, Berkovitz DG, Brown TR (1994) Sexual differentiation and ambiguity. In: Kappy MS, Blizzard RM, Migeon CJ (eds) The diagnosis and treatment of endocrine disorders in childhood and adolescence, 4th edn. Thomas, Springfield

Nabhan ZM, Lee PA (2007) Disorder of sex development. Curr Opin Obstet Gynecol 19:440–445

Nielsen J, Wohlert M (1991) Chromosome abnormalities found among 34,910 newborn children: results from a 13-year incidence study in Arhus, Denmark. Hum Genet 87:81–83

Nihoul-Fekete C, Lortat-Jacob S, Cachin O, Josso N (1984) Preservation of gonadal function in true hermaphroditism. J Pediatr Surg 19:50–55

Polizzi A, Balsamo A, Bal MO, Taruscio D (2014) Rare diseases research and practice. Endocr Dev 27:234–256. http://www.ncbi.nlm.nih.gov/pubmed/25247660

Saggese G, Ghirri P, Gabrielli S, Cosenza GC (1989) Hormonal therapy for cryptorchidism with a combination of human chorionic gonadotropin and follicle-stimulating hormone. Success and relapse rate. Am J Dis Child 143:980–982

Samtani R, Bajpai M, Ghosh PK, Saraswathy KN (2010) SRD5A2 gene mutations – a population-based review. Pediatr Endocrinol Rev 8(1):34–40

Sax L (2002) How common is intersex? A response to Anne Fausto- Sterling. J Sex Res 39:174–178

Schweizer K et al (2014) Gender experience and satisfaction with gender allocation in adults with diverse intersex conditions (divergences of sex development, DSD). Psychol Sex 5(1):56–82

Seo JY, Park HD, Kim JW, Oh HJ, Yang JS, Chang YS, Park WS, Lee SY (2014) Steroid profiling for congenital adrenal hyperplasia by tandem mass spectrometry as a second-tier test reduces follow-up burdens in a tertiary care hospital: a retrospective and prospective evaluation. J Perinat Med 42(1):121–127. http://www.ncbi.nlm.nih.gov/pubmed/23989111

Shearer BM, Thorland EC, Gonzales PR, Ketterling RP (2007) Evaluation of a commercially available focused aCGH platform for the detection of constitutional chromosome anomalies. Am J Med Genet A 143:2357–2370

Simm D, Degenhardt K, Gerdemann C et al (2008) Chronological age of patients with Turner syndrome at diagnosis. Klin Padiatr 220:16–20

Slowikowska-Hilczer J, Szarras-Czapnik M, Wolski JK, Oszukowska E, Hilczer M, Jakubowski L, Walczak-Jedrzejowska R, Marchlewska K, Filipiak E, Kaluzewski B, Baka-Ostrowska M, Niedzielski J, Kula K (2015) The risk of neoplasm associated with dysgenetic testes in prepubertal and pubertal/adult patients. Folia Histochem Cytobiol 53(3):218–226

Speiser PW (2007) Prenatal and neonatal diagnosis and treatment of congenital adrenal hyperplasia. Horm Res 68(Suppl 5):90–92

Speiser PW, White PC (2003) Congenital adrenal hyperplasia. N Engl J Med 349:776–788

Telvi L, Lebbar A, Del Pino O (1999) 45,X/46,XY mosaicism: report of 27 cases. Pediatrics 104(2 Part 1):304–308

Toppari J (2008) Environmental endocrine disrupters. Sex Dev 2:260–267

Turcu AF, Auchus RJ (2015) The next 150 years of congenital adrenal hyperplasia. J Steroid Biochem Mol Biol 153:63–71

Warne GL (2008) Long-term outcome of disorders of sex

development. Sex Dev 2:268–277

Warne G, Raza J (2008) Disorders of sex development (DSDs), their presentation and management in different cultures. Rev Endocr Metab Disord 9:227–236

Wittassek M, Angerer J (2008) Phthalates: metabolism and exposure. Int J Androl 31:131–138

Wohlfahrt-Veje C, Main KM, Skakkebæk NE (2009) Testicular dysgenesis syndrome; fetal origin of adult reproductive problems. Clin Endocrinol 71:459–465

Yamada G, Satoh Y, Baskin LS, Cunha GR (2003) Cellular and molecular mechanisms of development of external genitalia. Differentiation 71:445–470

Zimmermann B, Zhong XY, Holzgreve W et al (2007) Real-time quantitative polymerse chain reaction measurement of male fetal DNA in maternal plasma. Methods Mol Med 132:43–49

胎儿及新生儿肾脏的病理生理 114

Farid Boubred, Isabelle Grandvuillemin and Umberto Simeoni

沈茜　翻译

目录

摘要

胎儿肾脏的发育是一个复杂的现象。对于肾脏的形成来说,输尿管芽和后肾间叶细胞的交互是非常关键的,这一过程来源于特定基因的表达、胎儿环境或是这两者的交互。宫内生长受限、母亲糖尿病、母亲营养不良、微量营养素的缺乏以及胎儿或新生儿对不同药物(非甾体抗炎药、血管紧张素转换酶抑制剂、糖皮质激素、氨基糖苷类)或毒物(酒精)暴露程度,这些都会影响肾脏发育。在对胎儿和新生儿肾脏生理的简单回顾后,会出现病理情况如早产、肾脏先天异常、输尿管肾脏疾病以及肾脏药理学相互作用。肾发育不良和疾病因素的暴露可以改变胎儿和新生儿的肾功能和结构,这增加了成人阶段患高血压和慢性肾脏疾病的风险。因此需要长期随访,以及开展肾单位定量和肾损伤的早期标志物研究,以实施预防策略。

114.1　要点

- 胎儿肾脏发育始于输尿管芽和后肾间叶细胞的交互。
- 宫内阶段,胎盘负责维持胎儿稳态。随着肾脏发育和肾脏形成,肾小球滤过率、肾脏血流和肾小管功能都在增强。
- 血清肌酐用于评估新生儿的肾小球滤过率。
- 宫内生长受限、母亲糖尿病、母亲营养不良、微量营养素缺乏、胎儿或新生儿暴露在药物或毒物都会影响肾脏形成。

- 早产儿的肾脏形成是不完整的,可能在出生时改变。
- 肾、输尿管先天异常是一类包括输尿管肾盂、膀胱输尿管连接处或是膀胱尿道区域的畸形,发育不良的肾诸如此类的异常。
- 肾发育不良和疾病因素的暴露可以改变胎儿和新生儿的肾功能和结构,这增加了成人阶段患高血压和慢性肾脏疾病的风险。
- 因此需要长期随访,以及开展肾单位定量和肾损伤的早期标志物研究,以实施预防策略。

114.2　肾脏的发育

最终形成的肾脏 - 后肾,由两部分构成,即肾发育(肾小管和肾小球的形成)和分支化形态发生(集合管、肾盂肾盏和输尿管的形成)。后肾在胚胎期肾脏 - 前肾(无功能的器官)和中肾(基本功能的肾脏)的形成和退化后发生,继而发展成为输尿管芽。后肾在胚胎期第 5 周开始形成,并且由上皮输尿管芽和未分化的后肾间质两者间特殊的相互作用发展而来。它们之间的相互作用对肾间质的分化以及诱导输尿管芽的分支化起到至关重要的作用(图 114.1)。输尿管芽的发生是对后肾间质产生的信号的反应,

后肾间充质分泌的信号诱导输尿管芽的发出并侵入间充质形成分支。这种过程产生了 15 级分支。在妊娠 20~22 周,分支形态发育完成并引起集水系统的形成。与侵入的输尿管芽紧密关联的间充质细胞经历了向上皮细胞的转化。通过连续不断的压缩聚合形成的肾囊泡、血管裂隙和 S 型小体。最终形成诱导的后肾间充质组成肾单位。肾小球毛细血管丛通过内皮细胞和系膜细胞前体的补充和增殖而构成。肾单位从肾的内部到外部经过连续不断的发育阶段,并且与血管系统共同发育形成胎儿的肾脏。原始的肾小球在妊娠 9~10 周出现。在 34~36 周形成胎儿肾脏。大约有 60% 的肾单位在妊娠晚期发育(Saxen 1987;Merlet-Benichou et al. 1999)。一旦肾脏形成,基质细胞分化成为成纤维细胞、周细胞和类淋巴细胞。出生时最后的单侧肾的肾单位数量 50 万到 100 万不等。这种肾单位数量变化是由于遗传因素和胎儿环境或是两者共同造成的(Chevalier 1996)。多种基因和分子途径控制肾脏集水系统和肾脏的形成,如转录因子(PAX-2,WT1)生长因子(胰岛素样生长因子、上表皮生长因子、转化生长因子、神经胶质细胞源性的神经营养因子、成纤维细胞生长因子)、肿瘤基因、细胞外基质,以及血管因素(表 114.1)(Burrow 2000)。这些因素作用于肾脏发

表 114.1　先天性肾脏和尿路畸形(CAKUT)相关的综合征和基因缺陷

综合征	基因缺陷	肾脏畸形
肾 - 视神经盘缺损综合征	PAX 2	肾发育不全,VUR
肾囊肿和糖尿病综合征	HNF1b	肾发育不良,肾发育不全
眼脑肾综合征	EYA1,SIX1	单侧或双侧肾不发育 / 发育不良
肾小管发育不全	RAS 组分	肾小管发育不良 / 生殖障碍
弯曲肢体	SOX9	肾发育不良,肾盂积水
Townes-Brock 综合征	SALL1	肾发育不良,肾发育不全,VUR
Simpson-Golabi-Behmel 综合征	GPC3	髓质囊性肾脏病
Kallman 综合征	KAL1,FGFR1,PROK	肾不发育
Fraser 综合征	FRAS1	肾发育不良,肾不发育
Alpert 综合征	FGRG2	肾盂积水
Alagille 综合征	JAGGED1	囊性发育不良
Meckel-Gruber 综合征	MKS1,MKS3	囊性肾发育不良
甲状旁腺功能减退 - 感音神经性聋 - 肾发育不良综合征	GATA3	肾发育不良,VUR

续表

综合征	基因缺陷	肾脏畸形
Di George 综合征	22q11	肾发育不全,VUR
Beckwith-Widemann 综合征	P57	肾发育不良
Pallister-Hall 综合征	GLI3	肾发育不良
Nail-patella 综合征	LMX1B	肾不发育,小球畸形
Smith-Lemli-Opitz 综合征	7- 羟基胆固醇还原酶基因	肾不发育,肾发育不良
Zellweger 综合征	PEX1	囊性发育不良,VUR
戊二酸尿症 Ⅱ 型	戊二酰辅酶 A 脱氢酶基因	囊性发育不良

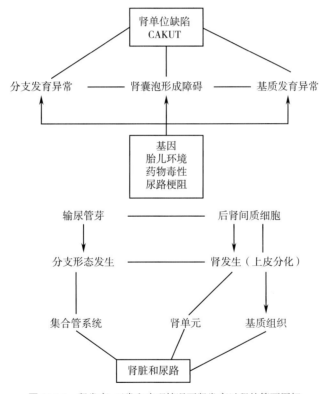

图 114.1 肾发育:正常和病理情况下肾发育过程的简要图解

育的特定时期,特别是当输尿管芽与毗邻的后肾间质细胞。例如,血管内皮细胞生长因子受体的阻断,抑制肾素血管紧张素系统(renin-angiotensin system, RAS)的抑制以及敲除环氧合酶(cyclooxygenase, COX)-2 表达基因与肾脏形成受损包括肾小球囊肿、肾小管发育不良和肾小管生成障碍有关(Dinchuk et al. 1995;McGrath-Morrow et al. 2006;Pryde et al. 1993)。

114.3 肾脏生理

114.3.1 胎儿

在子宫内的胎儿由胎盘维持体内稳态。随着肾脏的发育,肾小球滤过率(glomerular filtration rate, GFR)、肾的血流以及肾小管功能逐步完善。肾脏参与尿的产生,尿的产生对于胎儿的健康和激素的产物(1,25 羟基维生素 D_3 和促红细胞生成素)起到至关重要的作用。尿的生成开始于妊娠 12 周,这也正是妊娠晚期羊水的主要成分。从妊娠 12 周的 6ml/h 起到妊娠 40 周的 60ml/h,胎儿尿流率呈十倍增长,这是肾脏最理想的结构和功能发育情况。临近分娩阶段,胎儿肾脏的小球和小管发育变得足够旺盛,以适应宫外生活(Brophy and Robillard 2004)。

114.3.2　肾小球功能

在胎儿期,GFR 随着血管阻力的升高而上升。在胎儿期,各系统的动脉血压在 40~60mmHg 左右,相比新生儿或成人,胎儿肾血流量较低。胎儿肾脏接受心输出量的 3%,相比于新生儿期可达 15%。如此低的肾血流量与肾血管阻力的升高相关。这主要是归因于血管收缩因素间的一种微妙的平衡状态,包括 RAS 系统和肾交感神经系统,以及血管舒张因素,如前列腺素、一氧化氮等其他因素(图 114.2)。随着肾血管阻力的升高,GFR 也显著提升。胎儿 GFR 的升高主要受肾脏形成的驱使。

在胎儿肾脏,这些作用于血管的因素在活跃的肾脏发育过程中高度表达,它们参与了肾脏形成和肾内血管的血流调节(对发育也至关重要)。胎儿本身能够释放肾素进入血液循环。由于肾素不能穿过胎盘,所以胎儿的血浆肾素水平高于孕产妇的水平。血管紧张素 Ⅱ 增加主要是因为肾小球输出端对血管紧张素高度敏感。肾交感神经系统增加肾血管入球

和出球小动脉的流量。胎儿肾血管系统接受 α_2 肾上腺素能受体刺激比新生儿更敏感。α_2 受体的上调与 β_2 肾上腺素能受体下降相关。在生理状态下,腺苷能使肾小球小动脉血管舒张,但在应激条件下能够降低 GFR(增加肾小球入球小动脉输入量)。

血管收缩力与舒张血管因素相平衡,舒张血管因素作用于肾小球入球小动脉进而保持足够的肾血流量。这些舒张血管的因素主要包括前列腺素、一氧化氮和胰血管舒缓素 - 激肽系统。前列腺素,尤其是前列腺素 E_2 和 I_2 是十分重要的。这些前列腺素是由胎盘,胎膜和胎儿产生的,通过两个酶亚型,即 COX-1 和 COX-2 作用的。RAS 系统是血管收缩的主要因素,肾脏形成活跃时上调,肾脏形成活动结束时则下降。RAS 系统维持肾血流量和肾灌注压。同时血管紧张素也能够刺激前列腺素的合成。COX-2 由胎儿肾脏产生,是肾脏发育和行使功能所必需的(Khan et al. 2001)。在孕期使用 COX 抑制剂能够降低肾血流量,进而损害肾脏功能和导致羊水过少。一氧化氮是由内皮细胞产生并且舒张入球小动脉。在羊中,一氧化氮抑制剂能够增加肾血管阻力,损害肾功能,减少钠排泄。其他因素包括内皮素和心房钠尿肽可以调节肾血流动力。

114.3.3　肾小管功能

肾小管系统的各种各样的分泌和重吸收取决于

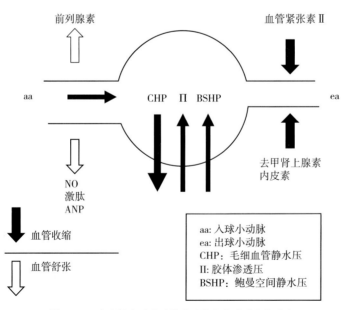

图 114.2　决定肾小球滤过的小球前和小球后血管动力

小管节段的位置。例如，近端肾小管主要参与体液、电解质、氨基酸、葡萄糖的调节，而远端肾小管和集合系统主要参与体液和渗透压的调节。肾单位发育过程中，Tubular transporters 肾小管转运体成熟情况不同。远端小管的磷和钾通道成熟较早以确保细胞功能完善。这些特质决定了胎儿浆细胞钾、磷水平比母体更高。肾小管是激素物质如 RAS、醛固酮、前列腺素、心房钠尿肽和皮质醇的作用靶点（突变效应）。随着妊娠继续，肾小管对这些激素的敏感程度显著上升。最终的未成熟肾小管相关性低渗尿（100~250mOsm/kg H_2O）使得胎儿产生足够的羊水，这对其健康是至关重要的。（Brophy and Robillard 2004）。

胎儿期排钠高于新生儿和成人。如此高的钠排泄率可能与多种因素有关，包括过高的循环中的浓度和高敏感度的促尿钠排泄因素，细胞外液容量大；激素相对不敏感；小管中钠重吸收的成熟障碍。与成人肾脏生理相比，胎儿体内的钠主要是在不成熟的小管的远端部分被重吸收。钠/氢交换泵（交换蛋白，四种不同的亚型）发挥重要作用。这些交换泵能够使一个氢离子和一个钠离子进行交换，并且酸化尿液。钠氢交换泵第 3 通道，位于肾小管上皮细胞的顶端或管腔膜，主要负责大部分肾小管中钠的重吸收。胎儿期在未成熟的近端小管明显负向调节时，这种通道就能起明显正向调节作用。它的表达和活动程度依赖于小管内 Na^+/K^+ ATP 酶的水平，在未成熟的肾脏中，它们通常是被下调的（Hoster 2000）。

由于胎盘转运很活跃和肾脏还未成熟，于胎儿而言，保持钾的平衡很重要，使得细胞维持生长和功能。肾排钾水平很低，在分娩期间有增加的趋势。钾排泄是随着肾小球和肾小管体表面积的增加、随着 Na^+/K^+ ATP 酶活性的增强、肾小管对醛固酮敏感性的增加而增加的。

相对于钾，胎儿磷的平衡更为活跃，是胎盘的运输引起的，肾小管对磷的重吸收是通过钠磷共同转运的，与甲状旁腺功能不成熟相关。钙是对于适当的钙化和胎儿骨骼的生长是十分重要的。维生素 D 依赖的钙结合蛋白，参与上皮细胞钙的转运，这种蛋白存在于肾脏。存在于胎儿肾脏。胎儿肾脏维持钙的稳态主要是通过其产物——1,25$(OH)_2D_3$，而不是肾脏钙排泄的调节。

在胎儿发育过程中，胎盘负责维持胎儿酸碱平衡。随着胎龄的增加，近端小管碳酸氢盐和氯的重吸收能力增强，在短期内等够使肾脏参与维持体内酸碱平衡。主要是碳酸酐酶的活动能力增强相关。

胎儿每天能够1.5L低渗尿。在未成熟的肾脏中，尿液浓缩能力不足。这一缺陷与各种因素相关，包括集合管对精氨酸加压素低敏感度，不成熟的髓袢结构，只能优先分配肾皮质的血流量，由于限制蛋白摄入而无法产生大量的尿素以及水通道蛋白2的低表达而导致肾髓质低浓缩梯度。水通道蛋白2位于集合管细胞的顶膜，参与水的重吸收过程。有患者因缺乏水通道蛋白而导致尿液浓缩的缺陷。水通道的表达是由通过作用于 V2- 受体的精氨酸加压素调节的。精氨酸加压素在妊娠晚期合成较多（Nielsen and Frokaier 2002）。肾小管功能的从不成熟到成熟的过程能够解释为什么妊娠晚期氨基酸的产生会大比例减少。

114.3.4 新生儿

114.3.4.1 肾小球功能

出生后血流动力学（血压升高、肾血流增多）和结构的变化促进产后 GFR 的成熟。出生时肾脏形成停止，产后胎儿肾结构改变依托于先前存在的肾结构。这个过程包括肾小球膜的渗透性、红细胞肾小球直径（尤其是肾皮质外部区域里的肾小球）、过滤面积以及肾内血流重新分布的增多。在 3 岁时达到成人肾小球的大小。这些肾脏结构的改变使得滤过表面积增多。

离开了子宫的胎儿循环的系统血压会有明显升高和肾血流量的增多。肾血流的快速变化和产后肾血管的阻力下降有关（肾小球血管阻力下降）。肾小球毛细血管静水压也会升高但和成人比起来还是保持在稍低的水平（Solbaug and Jose 2004）。

GFR 在出生后的第一个月迅速增长（2.5~3 倍增加）（Guignard 1975）。早产儿 GFR 与孕周相关，在出生时低于 15ml/min/1.73m^2。产后 GFR 功能完善取决于孕周。低出生体重儿 GFR 功能完善延迟（Gubhaju et al. 2014）。足月儿生后血浆肌酐浓度升高（60~70μmol/L）并且在第一周后稳定（30~40μmol/L）。在早产儿中出生时血浆肌酐水平升高的（90~110μmol/L）升高，仅维持 3~5 天（达到 130~150μmol/L），然后逐步降低（Gallini et al. 2000）。新生儿尤其是早产儿从病理生理角度来看肾都是功能不全的。用以维持 GFR 和未成熟肾结构的是血管舒张和收缩因素的平衡，脆弱的它使得早产儿在特定情况下（高血压、低血容量、围产期窒息、肾毒性药物）有发生肾功能不全的高风险。

血清肌酐被广泛用于评估新生儿 GFR。内生肌酐清除率被用于临床实践，需要严格收集 12~24 小时尿液，但对早产儿来说有些困难。肌酐是骨骼肌中肌酸的代谢产物。血清中肌酐水平与肌肉重量相关。一部分肌酐是通过肾小管细胞过滤和分泌的。其他评估 GFR 的指标包括菊粉清除率、胱抑素 C、β 微量蛋白并不经常用于新生儿中。菊粉化学性质不活泼，不被代谢掉，在肾小管既不被吸收也不被分泌。菊粉清除率是评估 GFR 金标准，但是在临床实践中受到限制。胱抑素 C 有核细胞都可以产生并且与肌肉质量无关。它能够自由被过滤、重吸收但会在肾脏代谢分解，这阻碍了清除率的测量。在新生儿期血清肌酐水平更高并且在 12 月龄时稳定。新生儿和早产儿渐渐开始评估胱抑素 C 和 β 微量蛋白。目前的数据认为胱抑素 C 是新生儿和早产儿评估 GFR 的有力工具（Filler et al. 2016）。

114.3.4.2 肾小管功能

肾小管随着生后成 GFR 的完善而发育成熟。在断奶阶段成熟的特征是近端小管长度和直径近 10 倍增加以及直径。

出生后，体内稳态的调节任务从胎盘移交给肾脏。出生后 1 周内，液体量和电解质的平衡是通过短暂尿量增多维持的，是由于细胞外液体积的收缩引起的。通常，新生儿减少出生体重的 5%~10% 左右。极低出生体重婴儿甚至可能损失更高的容量，高达出生体重的 15%。部分新生儿尿钠约 1%。出生后，随着近端小管的迅速发育成熟，尿钠会下降。胎儿暴露在产妇妊娠末期产生的内源性的糖皮质激素能够促进肾小管转运体的发育成熟（Brophy and Robillard 2004）。

新生儿是能够最大程度稀释尿液，使其尿渗透性低至 40~60mOsm/L。在新生儿和第 36 孕周的早产儿中，其稀释能力迅速完善，可达到成年人水平。在 GFR 所能承受的范围内，新生儿甚至是早产儿也能耐受大量的液体摄入量（150ml/kg/d），而在水和电解质的无重大改变。新生儿稀释能力大于浓缩能力，渗透压最高能达 400~600mOsm/L。2 岁儿童可以达到成人尿液最大浓度能力（1 300~1 400mOsm/kg）。

这一特点可以解释髓间质张力的降低，低表达的水通道（水通道蛋白）和肾小管对抗利尿激素相对不敏感。新生儿产生更高水平的前列腺素 E2 可以抑制抗利尿激素对肾小管的作用。对于健康新生儿来说，刚出生时肾脏低浓缩能力影响不大。然而新生儿特别是早产儿更易受水摄入不足和肾外水丢失（皮肤蒸发、腹泻等）的影响，伴有渗透性利尿和血钠过多性脱水的风险，往往拥有更低的尿糖阈值。

新生儿肾的碳酸氢盐排泄的阈值是降低的。细胞外液的容积的扩大可能会导致近端小管重碳酸盐再吸收的减少。当细胞外液减少时，肾脏重吸收增加和尿 pH 下降。在早产儿中，不成熟的碳酸酐酶可能能够延长抑制肾小管重吸收碳酸盐时间。相比于足月儿（21~24mmol/L）正常的血浆碳酸氢盐的浓度，早产儿仅为（16~20mmol/L）。

114.4 病理生理学

114.4.1 未成熟的肾脏

早产儿肾发育是不完善的，而且会在不健康的环境中继续发展。肾脏形成的过程在早产儿中会发生变化（Rodriguez et al. 2004；Sutherland et al. 2011）。各种实验研究结果关于这一点无法达成一致（Stelloh et al. 2012；Gubhaju et al. 2009）。关于啮齿动物的只有一项研究表明，在早产的狗仔中，出生时有功能的肾单位确实减少了（Stelloh et al. 2012）。但类似的结果没有在狒狒中发现（Gubhaju et al. 2009）。肾成熟程度的差异也许能解释这些不一致的结论。和狒狒模型相对照，在啮齿动物的模型中早产是发生在肾脏形成早期的。这些结果提示极早期早产儿出生时有功能的肾单位减少的概率将大大提高。数据局限在早产儿，验尸结果也表明，出生时有功能的肾单位数量可能减少，并伴有肾小球结构和肾脏成熟的加速过程（Rodriguez et al. 2004；Sutherland et al. 2011）。受损的间叶细胞分化可能存在。进一步讨论，早产儿面对的环境因素如感染/炎症、氧化应激、肾毒性药物的使用、营养不良不能被排除，这些因素会影响肾脏形成甚至是出生时有功能的肾单位数目。例如，新生儿营养不良已被证实和早产儿肾容量（肾重量的替代描述）下降有关（Bacchetta et al. 2009）。最新收集的研究表明极早期早产儿和早产儿患新生儿不良并发症者肾单位缺乏的概率很高。

相比于新生儿,早产儿 GFR 是降低的,随着年龄的增长逐渐升高(Gubhaju et al. 2014;Bueva and Guignard 1994)(图 114.3~ 图 114.5)。肾脏结构成熟也许可以解释随着出生后肾持续发育,早产儿 GFR 逐步成熟。早产儿肾的血压和血流量较低。肾血管阻力高,RAS 也被激活了。不成熟的肾脏尤其依赖于肾血管扩张力来保持足够的 GFR,伴随肾素血管紧张素上调导致的肾血管阻力的升高。使用前列腺素合成抑制剂(吲哚美辛)关闭的动脉导管可以损害肾功能,伴随尿量、肾血流量和 GFR 的减少。这种药物的副作用在停药后就会消失。布洛芬,另一

种非甾体的抑制剂,对肾小球的影响不大。但是,肾脏损害能持续一月,同时还能限制肾脏药物的排出(Giniger et al. 2007;Vieux et al. 2011)。动物实验中,出生时吲哚美辛的使用会导致大鼠成年后肾单位数量的减少,而布洛芬不会引起这样的情况(Kent et al. 2014)。

出生后 10 天新生儿的液体量大,钠丢失较多。早产儿易于丢失水盐成分同时有高风险患早期高钠血症和晚期低钠血症。部分早产儿钠排泄增多(5%,对比足月婴儿 <1%),在生后 15~21 天达到正常出生的峰值。新生儿在产后第 1 天细胞外液容积发生浓缩,每天丢失 2%~3% 体重。最佳最大丢失体重仍

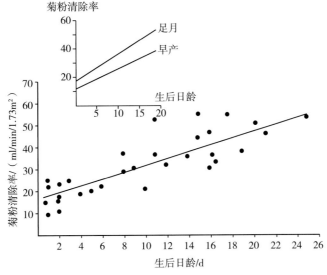

图 114.3 新生儿生后肾小球滤过率

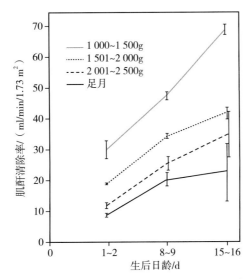

图 114.4 足月儿和早产儿生后成熟的肾小球滤过率

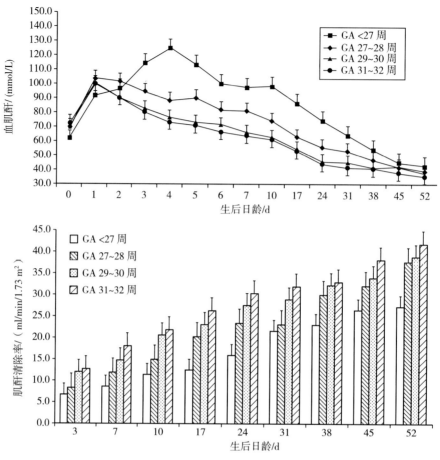

图 114.5 极低出生体重儿生后成熟的肾小球滤过率。GA,胎龄

未知。到达 10%~15% 总重量损失在早产儿中特别常见。此外早产儿的肾脏不能有效排出过多的水和钠负荷,从而增加支气管肺发育不良、脑出血和坏死性小肠结肠炎的风险。因此建议在产后 2 或 3 天后补充钠、钾和磷来适应个体化电解质的摄入(特别是钠的摄入量)。但是,营养实践开始建议早期摄入高蛋白和高卡路里,这能够刺激合成代谢和防止分解代谢。这个新的营养策略促进细胞更好地利用钾和磷,同时宫内生长受限的早产儿患早期低钾血症和低磷血症的概率大大提升(Boubred et al. 2015)。对于一些婴儿来说,出生时开始持续摄入钾和磷是有益的。婴儿的快速成长诱导细胞钠的利用,细胞对钠的消耗也造成了晚期低钠血症的出现。体液、矿物质、电解质的平衡紧紧适应生长需要,进行个体化调整以促进最佳生长(Boubred et al. 2015;Sweet D and the working group on prematurity 2007)和补充不足。未发育成熟的肾小球和肾小管如表 114.2 所示。

在新生儿重症监护的早产儿更容易接受该类药物。即使在早产儿的肾脏中,大多数药物经过肾小球滤过或肾小管代谢后在肾脏都能够清除。血液循环中的万古霉素或氨基糖苷类药物需要监控优化剂量和降低毒性。

随着孕产妇服用合成糖皮质激素(倍他米松和地塞米松),这种肾小球和肾小管发育不成熟已被改善。产前使用合成的糖皮质激素能够改善全身血压、肾血流量和 GFR,加速肾小管功能的成熟——增加近端钠的重吸收和钾的排泄。这种效应是由于钠交换 Na^+/K^+-ATP 酶,肾交感神经活动增加等表达和活动的增加形成的(Catarelli et al. 2002)。

114.4.2 先天性肾小管疾病

先天性肾小管疾病是罕见,根据肾小管上皮细胞通道的缺陷可包括不同种类的疾病(Rodriguez-Soriano 2000)。巴特综合征是一种肾小管疾病,涉及多方面位于 Henle 升支小管上的各种转运体(钠钾

表 114.2　肾小球和肾小管不成熟的后果

早产儿水电解质的治疗	肾小球不成熟的后果	肾小管不成熟的后果
第 1~2 天： 补液量：80~100ml/kg/d Na：0 K：0（<3.5mmol/L 除外） 第 3~4 天： 补液量：120~140ml/kg/d Na：2~4mmol/kg/d K：1~2mmol/kg/d > 第 52 天： 补液量：140~170ml/kg/d Na：4~6mmol/kg/d K：1~3mmol/kg/d	– 水盐负荷能力下降 – 高钾血症 – 对血管活性药物敏感性增加 　肾衰竭的风险增加 – 药物清除率下降	– 钠丢失 – 代谢性酸中毒 – 尿浓缩能力下降、稀释能力保留 – 糖尿 – 尿钙排泄增加 – 利尿剂敏感性增加

氯共同转运蛋白和钾离子通道蛋白的上调，Barttin 和氯离子通道蛋白下调）的表达和调控。巴特综合征的特点是钠丢失，血容量减少，动脉血压低而肾素高，代谢性碱中毒。在胎儿和新生儿中经常可以观察到羊水过多和高钙尿。治疗包括适当补充钠、水和钾摄入量，服用阿米洛利和 / 或吲哚美辛。

原发性假性醛固酮减少症是一种常染色体隐性疾病，由于上皮细胞钠通道缺陷（在集合管中）。这种综合征的特征是伴随威胁生命的钠丢失、脱水和动脉低血压风险、严重高钾血症、远端肾小管酸中毒和醛固酮增多症。这种疾病主要进行钠补充治疗。当钠通道活动性增加，钠过度重吸收引起高血压和代谢性低钾血症。肾素活性和醛固酮水平下降。Liddle 综合征，一种常染色体显性遗传疾病，表现为上述症状。治疗包括限盐和阿米洛利。

肾性尿崩症、X 染色体隐性遗传和常染色体遗传疾病的特点是多尿、烦渴、脱水、易怒和生长发育迟缓。这些症状是由于精氨酸加压素 -V2 受体或 AQ2 的缺陷引起。

114.4.3　肾实质或者尿路畸形

先天性肾脏和泌尿道畸形（congenital abnormalities of the kidney and urinary tract，CAKUT）是一种宽泛泌尿系畸形的概念，包括肾盂输尿管连接处、膀胱输尿管连接处膀胱 - 尿道处畸形和肾发育不良。

114.4.3.1　肾脏结构的改变

CAKUT 的病理生理学机制尚未知晓。尿路梗阻和肾发育异常之间是否有联系仍存在争议。肾发育不良可能与尿路梗阻引起后肾胚芽的诱导失败有关。集合管系统的梗阻使泌尿道压力增加以及在早期顺应性阶段引起肌肉肥厚。胎儿期羔羊的早期及完全性输尿管梗阻能够引起肾脏构造损害，如异常肾小管分化，炎症和肾单位减少。肾相关转录因子的表达变化参与早期肾脏阶段形成已被胎儿输尿管梗阻（Pax2，Wnt）模型证实。在人类，先天性肾盂输尿管交界处梗阻与肾组织改变（肾小球密度降低、间质纤维化和小管的扩张）相关（Peters et al. 1992）。

CAKUT 的遗传和发育机制已被提出。多种涉及肾脏发育的特定基因缺陷引起肾实质和输尿管的发育（表 114.1）。但是，这个综合征的病理形成原因有很多，其中涉及单个核苷酸变异和表观遗传学的机制，从而使得环境能够损害肾脏和输尿管的发育（Nicolaou et al. 2015）。输尿管芽间质相互作用的质量，起源于前肾输尿管芽的位置，分支形态的类型对于肾脏的发育至关重要。未能诱导输尿管芽长出将导致肾缺如。超过 1 个输尿管芽的萌出将导致两个集合系统以及重复输尿管。异位输尿管芽与肾畸形，输尿管膀胱连接处异常，分支数量的缺如被认为能够导致生后肾单位的减少（图 114.1）。

114.4.3.2　肾功能的改变

CAKUT 的结局取决于其他器官的缺陷、尿路梗阻程度及肾脏结构和胎儿功能。早期发生的尿路梗阻、双侧肾发育不良、羊水过少（胎儿伴随严重肾功能不全）、孕期肾脏的体积的减少与预后不良相关。胎儿尿液中判断肾功能的生物标志物产前的诊断价值不确切。伴有严重病变的婴儿通常在围产期出现羊水过少序列综合征（Potter's sequence，肺发育不全是羊水过少和胎儿肾脏功能损害引起的）而死亡。幸存者可能在儿童时期进展为肾功能衰竭。新生儿期透析应该与父母和多学科肾脏学团队进行探讨。

严重的阻塞性肾病患儿容易并发酸碱和水电解质平衡紊乱，以及肾小球功能损害。胎儿完全性和持续输尿管阻塞与肾血流量和 GFR 下降有关，与肾实质的损失比例相关。在这种情况下 RAS 上调。婴儿容易出现Ⅳ型肾小管酸中毒（高氯血代谢性酸中毒），表现为高血钾，钠丢失以及浓缩功能的缺陷导致排尿增多甚至肾性尿崩症的发生。这种小管功能障碍与肾小管通道交换器改变相关，表现为 Na^+/K^+-ATP 酶活性下降，远端肾单位损害导致对醛固酮无反应，继发醛固酮增高，造成 H^+-ATP 酶表面闰细胞丢失和水通道蛋白的卜调。需治疗泌尿系感染，适应蛋白质摄入，以及限制性使用或密切监测肾毒性的药物旨在保护肾功能。

114.4.4 药物相互作用

孕妇和育龄妇女服用药物的数目不断增加。这些药物可以穿过胎盘并可能损害胎儿肾脏的功能和结构。刚出生的婴儿可能会出现肾功能衰竭导致严重的肾功能不全甚至死亡。选择性 COX-2 抑制剂、非选择性非甾体抗炎药、血管紧张素转换酶抑制剂和血管紧张素 1 型受体拮抗剂（angiotensin type 1 receptor, AT1R）是影响围产期肾脏的发育和功能的主要药物（Boubred F et al. 2006）。

孕妇过去常常使用非甾体抗炎药作为镇痛剂或保胎药（吲哚美辛）。孕妇子宫内受到非甾体抗炎药造成肾脏副作用有一过性的羊水过少，以及严重致命的婴儿肾功能衰竭，甚至死亡。服用吲哚美辛初治后能够迅速减少胎儿尿量。这种效果，在许多情况下频繁而短暂出现，是使用非甾体抗炎药治疗羊水过多的依据。该效果来源于回顾性研究，提示有效率为 1.5%~20%。实验性的以及人体研究表明，非甾体抗炎药减少胎儿 GFR（肾血流量减少），增加尿液的渗透压（增强精氨酸加压素的活性）。随着药物使用时间的延长和累积剂量的增加，新生儿肾功能衰竭的风险似乎也随着增加，在服用药物治疗和分娩的短暂间期，胎儿窘迫和低出生体重已发生。除了肾功能的变化，产前使用非甾体抗炎药造成单侧肾毒性导致肾发育不良：肾重量下降，组织学检查

显示肾小球和小管改变，包括不同程度的缺血性损伤以及肾髓质纤维化，肾皮质坏死，肾发育过程中出现局灶性肾小管和肾小球囊性变，以及近端和远端小管之间的分化的缺失。这种病变与肾小球旁器肾素的表达增加有关。非甾体抗炎药引起的肾灌注不足的严重程度可能会导致肾小球和肾小管节段不可逆转的肾功能损伤，并可能影响胎儿肾脏的发育。产前接触选择性 COX-2 抑制剂造成的影响最近已被发现，新一代非甾体抗炎药提出替代非特定的非甾体抗炎药，目的是防止副作用发生。

妊娠期使用血管紧张素转换酶抑制剂和 AT1R 拮抗剂等 RAS 抑制剂能诱发各种严重的胎儿并发症，死亡率很高。这些并发症命名为血管紧张素转换酶抑制剂综合征，该综合征包括宫内生长受限、胎儿和新生儿难治性低血压，肾功能衰竭，羊水过少伴随肢体畸形和肺发育不全，小颅，增加胎儿流产率。肾组织学显示典型的近端肾小管发育不良。许多病例报告了胎儿和新生儿肾脏的不良反应，从短暂的羊水过少（当治疗迅速停止）到严重（要求腹膜透析）和致命的肾功能衰竭。这些对肾脏的不良反应的严重程度虽然不能精确到量化，随着长期服用该类药物时间延长，其风险也随着增加，特别是在孕中晚期。相比之下，在早期妊娠时选择性使用该类药物并不能提升致畸率。当在妊娠中期迅速停用药物，很少或者没有肾脏副作用发生。

实验研究表明，产妇产前服用各种药物可以在无临床肾功能损害的情况下影响胎儿和新生儿肾发育。在啮齿动物和羊中，产前妊娠的特定时间服用糖皮质激素能够减少肾单位数量以及诱发成年子女高血压。糖皮质激素改变胎儿的肾脏结构的机制尚不清楚。子宫受到糖皮质激素影响猜测如下：①在减少细胞增殖的情况下扰乱细胞分化 / 增殖率；②减少输尿管的芽分支；③改变参与肾脏发育特定的基因表达；④减少肾脏 AT1R 和肾素基因的表达。

产前孕妇妊娠期间（E14-18 和 E20-24）服用环孢霉素（cyclosporine A, CsA）能够影响胎儿生长和肾脏发育导致小鼠后代永久性肾单位不足（25%~30%）。CsA 可能妨碍后肾间质转化为上皮细胞。在人类中，子宫内暴露于 CsA 后的儿童期并没有显示任何肾脏功能和形态变化。但是数据太匮乏，长期随访（后续的最大年龄是 7 年）不足以清楚地得出在成年后副作用的发生率。

产前孕妇服用氨苄西林和氨基糖苷类减少肾单位数量(20%~30%)以及诱发成年鼠的后代出现高血压。肾单位数量减少是由于输尿管芽分支化形态发生影响第一次分支分裂。实际这种有毒副作用对应肾发育的第一阶段:孕晚期用药并不能诱导肾单位的缺少。其他氨基糖苷类、阿米卡星和奈替米星等很少对肾功能造成影响。产前孕产妇服用氨苄西林引起成年小鼠后代20%肾单位数目的减少。间质细胞凋亡率增加被认为是肾单位数目减少的主要原因。这样的实验研究在人类中未被发现。其他药物,如苯丁酸氮芥和抗肿瘤药物引起肾脏损害、泌尿道畸形及肾发育不全。

在大多数情况下,新生儿临床并不表现为生后肾功能衰竭。然而,实验研究表明,产前服用某些药物可能会导致成年时肾单位数量减少,继发性高血压和肾功能下降。然而,从动物的数据推算到人类要更加小心,由于肾脏对药物敏感性种群差异的存在,所以婴儿在子宫内暴露于药物后的长期随访是必要的。

114.4.5　肾单位数量减少的长期后果

该观点已经被提出很长时间,早在80年代Brenner等的文章就已提出,即肾单位数量减少与成年后高血压(Brenner et al. 1988)和肾脏功能不全的风险强相关。肾单位数量减少通常与单侧肾脏的肾小球滤过超滤以及肾小球和肾小管过度增大相关。这种血流动力学的变化通过增加肾小球毛细血管血压来引起肾小球损害。在很长一段时间后发生恶性循环坏导致肾小球硬化、慢性肾功能不全和高血压(图114.6)。但是,这种关联是很复杂的,掺杂了各种因素如肾单位饱和和生后因素。最近的数据认为人肾单位数量减少和原发性高血压之间成反比关系(Keller et al. 2003)。先天肾脏发育不全与成人后系统性高血压和早期慢性肾功能不全密切相关。我们做出假设:出生时肾单位数量略减低不足以促使长期心血管和慢性肾脏疾病,当其他产后因素包括早期追赶生长和过度喂养加速了疾病的发生发展,出生时肾单位数量略减低却能成为疾病易感性的因素(Boubred et al. 2013)。

出生时最终的单侧肾单位数量在50万到100万之间。这种肾单位数量的变化是由于遗传因素以及主要是胎儿生长环境造成的或者是两者相互作用。各种围产期因素包括宫内生长受限孕产妇营养缺乏(维生素A、铁损耗、锌缺乏)、孕产妇蛋白质或总体营养缺乏、药物(见上文)、孕产妇和胎儿的压力及孕产妇妊娠糖尿病等都能诱发减少肾单位的数目(Merlet-Benichou et al. 1999)。在另一方面,早产与

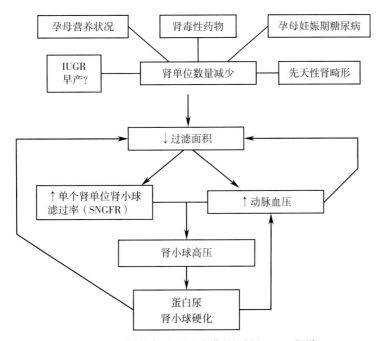

图 114.6　系统性高血压和肾损伤的机制(Brenner 假说)

产后不良环境（产后营养不良、应激、肾毒性药物）、肾和泌尿道畸形等与肾发育受损相关，最终可能导致肾单位减少。

在新生儿期这样的围产期事件不太可能影响肾脏功能，但易在成年期患高血压和肾脏疾病。需要长期随访，应密切评估血压、肾功能（肌酐、蛋白尿）参数来防止心血管和肾脏疾病的不良进展。为了实行预防性措施，进一步研究可能关注先天有功能肾单位的标志物和肾小球滤过超滤的早期生物标志物的发展以及肾损伤。

参考文献

Bacchetta J, Harambat J, Dubourg L et al (2009) Both extrauterine and intrauterine growth restriction impair renal function in children born very preterm. Kidney Int 76(4):445–452

Boubred F, Vendemia M, Garcia-Meric P et al (2006) Effects of maternally administered drugs on the fetal and neonatal kidney. Drug Saf 29:397–419

Boubred F, Saint-Faust M, Buffat C et al (2013) Developmental origins of chronic renal disease: an integrative hypothesis. Int J Nephrol 2013:346067. https://doi.org/10.1155/2013/346067

Boubred F, Herlenius E, Bartocci M et al (2015) Extremely preterm infants who are small for gestational age have a high risk of early hypophosphatemia and hypokalemia. Acta Paediatr 104:1077–1083

Brenner BM, Garcia DL, Anderson S (1988) Glomeruli and blood pressure. Less of one, more the other. Am J Hypertens 1:335–347

Brophy PD, Robillard JE (2004) Functional development of the kidney in utero. In: Polin A, Fox W (eds) Fetal and neonatal physiology, 3rd edn. W.B. Saunders Company, Philadelphia, pp 1229–1239

Bueva A, Guignard JP (1994) Renal function in preterm neonates. Pediatr Res 36:572–577

Burrow CR (2000) Regulatory molecules in kidney development. Pediatr Nephrol 14:240–253

Catarelli D, Chirico G, Simoni U (2002) Renal effects of antenally and postnatally administered steroids. Pediatr Med Chir 24:157–162

Chevalier RL (1996) Developmental renal physiology of the low birth weight preterm newborn. J Urol 156:714–719

Dinchuk JE, Car BD, Focht RJ et al (1995) Renal abnormalities and an altered inflammatory response in mice lacking cyclooxygenase 2. Nature 378:406–409

Filler G, Guerrero-Kanan R, Alvarez-Elías AC (2016) Assessment of glomerular filtration rate in the neonate: is creatinine the best tool? Curr Opin Pediatr 28 (2):173–179

Gallini F, Maggio L, Romagnoli C et al (2000) Progression of renal function in preterm neonates with gestational age ≤32 weeks. Pediatr Nephrol 15:119–112

Giniger RP, Buffat C, Millet V et al (2007) Renal effects of ibuprofen for the treatment of patent ductus arteriosus in premature infants. J Matern Fetal Neonatal Med 20:275–283

Gubhaju L, Sutherland MR, Yoder BA et al (2009) Is nephrogenesis affected by preterm birth? Studies in a non-human primate model. Am J Physiol Renal Physiol 297:F1668–F1677

Gubhaju L, Sutherland MR, Horne RS, Medhurst A, Kent AL, Ramsden A, Moore L, Singh G, Hoy WE, Black MJ (2014) Assessment of renal functional maturation and injury in preterm neonates during the first month of life. Am J Physiol Renal Physiol 307(2):F149–F158

Guignard JP (1975) Glomerular filtration rate in the first three weeks of life. J Pediatr 87:268–272

Guignard JP, Gruskin AB, Norman ME (eds) (1981) Pediatric nephrology. Martinus Nijhoff, The Hague

Hoster M (2000) Embryonic epithelial membranes transporters. Am J Phys 279:F74–F52

Keller G, Zimmer G, Gerhard M et al (2003) Nephron number in patients with primary hypertension. N Engl J Med 348:101–108

Kent AL, Koina ME, Gubhaju L et al (2014) Indomethacin administered early in the postnatal period results in reduced glomerular number in the adult rat. Am J Physiol Renal Physiol 307:F1105–F1110

Khan KNM, Stanfield KM, Dannenberg A et al (2001) Cyclooxygenase-2 expression in the developing human kidney. Pediatr Dev Pathol 4:461–466

McGrath-Morrow S, Choc C, Molls R et al (2006) VEGF receptor 2 blockade leads to renal cyst formation in mice. Kidney Int 69:1741–1748

Merlet-Benichou C, Gilbert T, Vilar J et al (1999) Nephron number: variability is the rule. Causes and consequences. Lab Investig 79:515–526

Nicolaou N, Renkema KY, Bongers EM et al (2015) Genetic, environmental, and epigenetic factors involved in CAKUT. Nat Rev Nephrol 11:720–731

Nielsen S, Frokaier J, Marples D et al (2002) Aquaporins in the kidney: from molecule to medicine. Physiol Rev 82:205–244

Peters CA, Carr MC, Lais A et al (1992) The response of the fetal kidney to obstruction. J Urol 148:503–509

Pryde PG, Sedman AB, Nugent CE et al (1993) Angiotensin-converting enzyme inhibitor fetopathy. J Am Soc Nephrol 3:1575–1582

Rodriguez MM, Gomez AH, Abitbol CL (2004) Histomorphometric analysis of postnatal glomerulogenesis on extremely preterm infants. Pediatr Dev Pathol 7:17–25

Rodriguez-Soriano J (2000) New insight into the pathogenesis of renal tubular acidosis-from functional to molecular studies. Pediatr Nephrol 14:1121–1136

Saxen L (1987) Organogenesis of the kidney. Cambridge University Press, Cambridge

Solbaug MJ, Jose PA (2004) Postnatal maturation of renal blood flow. In: Polin A, Fox W (eds) Fetal and neonatal physiology, 3rd edn. W.B. Saunders Company, Philadelphia, pp 1243–1249

Stelloh C, Allen KP, Mattson DL et al (2012) Prematurity in mice leads to reduction in nephron number, hypertension, and proteinuria. Transl Res 159:80–89

Sutherland MR, Gubhaju L, Moore L, Kent AL, Dahlstrom JE, Horne RS, Hoy WE, Bertram JF, Black MJ (2011) Accelerated maturation and abnormal morphology in the preterm neonatal kidney. J Am Soc Nephrol 22 (7):1365–1374

Sweet D, the working group on prematurity (2007) European consensus guidelines on the management of neonatal respiratory distress syndrome. J Perinat Med 35:175–186

Vieux R, Fresson J, Guillemin F et al (2011) Perinatal drug exposure and renal function in very preterm infants. Arch Dis Child Fetal Neonatal Ed 96: F290–F295

115 新生儿急性和慢性肾衰竭

Jean-Pierre Guignard and Uma S. Ali

沈茜　翻译

目录

缩略词

ARF	Acute renal failure	急性肾衰竭
CRF	Chronic renal failure	慢性肾衰竭
GRF	Glomerular filtration rate	肾小球滤过率
RRT	Glomerular filtration rate	肾脏替代治疗
NSAIDs	Nonsteroidal anti-inflammatory drugs	非甾体抗炎药
COX	Cyclooxygenase	环氧化酶
ACEIs	Angiotensin inhibitors converting enzyme inhibitors	血管紧张素转换酶抑制剂
ARBs	Angiotensin Ⅱ Receptor Blockers	血管紧张素Ⅱ受体阻滞剂
ATP	Adenosine triphosphate	三磷酸腺苷
UTI	Urinary tract infection	尿路感染
FENa	Fractional excretion of sodium	尿钠排泄分数

摘要

急性肾衰竭（ARF）是新生儿最常见的肾脏紊乱中的一种。根据诊断和治疗需求，ARF 被分成 3 类：肾前性（功能性）、肾性（内因性）和肾后性（梗阻性）。ARF 可以是少尿型或者非少尿型，非少尿型预后更好。ARF 的危险因素包括早产、呼吸和循环紊乱、心力衰竭、先天性病变以及肾毒性药物的使用。尿液的化学分析和泌尿系超声有助于鉴别 ARF 的不同类型。肾前性 ARF 的保守治疗主要在于注意维持体液和电解质平衡。肾后性 ARF 必需早期解除梗阻。当 ARF 继发于肾脏本身病变需要肾脏替代治疗（RRT）：可以选择腹膜透析治疗。对于患慢性肾衰竭（CRF）的初生儿，应有电解质紊乱和贫血的严格控制以及足够的营养摄入。ARF 的总体预后和 CRF 的结局值得关注。

115.1　要点

- ARF 是由于肾小球滤过率（GRF）的急剧降低以及随之发生的氮代谢废物的潴留和水、电解质、酸碱平衡的紊乱。

- 早产增加了肾脏患病的易感性。健康早产新生儿中，肾脏发育仅持续到生后 40 天。

- ARF 发展的危险因素包括：围产期窒息、产前出血、脓毒血症、肺透明膜疾病、产前产后使用非甾体抗炎药（NSAIDs）和高钠血症性脱水。

- 肾素 - 血管紧张素系统在胎儿和新生儿中高度活跃，生理性低动脉血压情况下正常 GFR 的维持依赖于血管紧张素Ⅱ调控的肾出球小动脉的收缩。

- 羊水过少可能表明胎儿少尿和宫内肾脏严重损害。

- Potter 面容、副耳、多指（趾）、单脐动脉或骶骨异常等肾外症状常提示可能存在肾脏发育畸形。

- 实验室评估有尿液分析、血细胞计数、血浆尿素、肌酐浓度、血浆胱抑素 C 测定。

- 泌尿生殖道超声检查可用于评估肾脏大小、形态及是否存在回声反射，用于诊断肾盂肾盏扩张以及检查输尿管和膀胱。

- 肾前性 ARF 患儿应在 1~2 小时内给予等渗盐溶液 20ml/kg 补充液体,常可增加其尿量。
- 如患儿在液体冲击治疗后尿量未增加则可尝试应用利尿剂,静脉注射 1~3mg/kg 呋塞米可增加尿量。
- 急性 RRT 的指征是肾脏损伤导致严重的精神错乱;新生儿及婴儿期应选择腹膜透析。
- 先天性肾脏与泌尿道畸形是 CRF 最常见病因。
- CRF 的病因主要有血管异常如肾静脉或动脉血栓、迁延性肾缺血继发不可逆性肾小管和皮质坏死、弥散性血管内凝血和伴有大量肌红蛋白尿的溶血性疾病。
- 先天性肾病综合征(芬兰型)也可表现为早发型 CRF。

115.2 引言

急性肾功能衰竭(acute renal failure,ARF)是由于 GRF 急剧下降继而导致含氮代谢产物在体内蓄积以及水、电解质和酸碱平衡紊乱。鉴于早产儿特殊的生理学特点,其更易受产前、产时及产后内源性或外源性应激所影响。临床研究显示新生儿重症监护病房住院新生儿中 ARF 的发生率约为 8%~24%(Andreoli 2012;Gouyon and Guignard 2000;Guignard and John 1986;Toth-Heyn et al. 2000)。ARF 的病因(表 115.1)可分为肾前性(功能性)、肾性(实质性)和肾后性(梗阻性)疾病,在新生儿中因肾前性疾病所致者最为常见,经早期积极处理常呈可逆性过程。

表 115.1 新生儿急性肾衰竭病因

肾前性
－ 低血容量或肾低灌注
－ 窒息
－ 呼吸窘迫综合征(RDS)
－ 脱水
－ 失血(产前出血、双胎输血、脑室内出血、溶血性疾病)
－ 脓毒血症
－ 心脏疾病(动脉导管未闭,主动脉缩窄)
－ 红细胞增多症(高黏血症)
肾性
－ 急性肾小管坏死(ATN)

续表

－ 肾前性疾病持续存在
－ 肾毒性物质(肾毒性抗生素,如氨基糖苷类、造影剂、ACEI、ARB)
－ 肌红蛋白尿、血红蛋白尿、高尿酸血症
－ 血管异常(肾动静脉血栓、主动脉血栓、弥散性血管内凝血)
－ 先天性肾脏畸形(肾发育不全、肾发育不良、多囊肾、肾不发育)
－ 肾盂肾炎
－ 新生儿暂时性急性肾衰竭
－ 母源性因素(庆大霉素、吲哚美辛、ACEI、副球蛋白血症)
肾后性
－ 先天性畸形(输尿管或尿道梗阻、神经源性膀胱、巨膀胱-巨输尿管)
－ 继发于包皮环切术后梗阻
－ 肾念珠菌病
－ 结石
－ 神经源性膀胱

115.2.1 胎儿期肾脏

胎儿肾脏在宫内环境中并不发挥维持内环境稳定的功能。胎儿期肾脏仅接受心输出量 3%~4%,由于血流灌注有限,其 GRF 也非常低。肾脏在孕 35 周左右基本形成。出生时,发育未完全的肾脏突然暴露于宫外环境,此时必须通过实时精细调节以维持新生儿内环境稳定及正常生长发育(Drukker and Guignard 2002)。

115.2.2 新生儿期肾脏

足月儿出生时的 GFR 接近 20ml/min/1.73m^2,在随后 2 周内增加 1 倍,至生后 4 周时可达到 50ml/min/1.73m^2(图 115.1)(Guignard and John 1986;Drukker and Guignard 2002)。因此,新生儿肾功能在生后 1 个月内处于相对功能不全状态,因此调节内环境的能力较差。全身动脉压是 GRF 形成的源动力,但新生儿期动脉压水平偏低(图 115.1)。调控 GRF 的血管活性因子主要有两类：一类为前列腺素类物质，可舒张入球动脉；另一类为血管紧张素Ⅱ，其可收缩出球动脉，以此使有效肾小球滤过梯度压力增加（图 115.2）。小管内压力及胶体渗透压对这一梯度压力形成反作用，最终形成仅几个毫米汞柱的净滤过压（Toth-Heyn et al. 2000）。GFR 与胎龄及生后日龄直接相关（Guignard and John 1986；Vieux et al. 2010）。

早产增加了肾脏患病的易感性。健康早产新生儿中，肾脏发育仅持续到生后 40 天（Rodriguez et al. 2004）。生长阻滞的新生儿在出生时肾脏发育已结束。低出生体重儿和足月儿相比，随之而来的是肾单位数量的减少。GFR 在低出生体重儿中数值更低，和足月新生儿相比其数值增长也更缓慢。

115.2.3 定义

ARF 患儿尿量可正常或无尿，因此不能仅依据尿量诊断 ARF，应基于血肌酐值的变化趋势综合判断。当婴儿血肌酐值持续高于 130mmol/L（15mg/L）至少 24~48 小时而母亲肾功能正常时应警惕 ARF

的发生。早期早产儿出生时血肌酐值较高且在生后 3~4 天因异常肾小管重吸收而逐渐升高（Guignard and Drukker 1999）。临床上应重复测定增高的血肌酐值以确定是否存在 ARF。早产儿尿量少于 1ml/kg/h 或足月儿尿量少于 0.5ml/kg/h 被定义为少尿。

115.3 病因及发病机制

115.3.1 病因

ARF 的危险因素包括围产期窒息、产前出血、脓毒血症、肺透明膜病、产前或产后应用 NSAID 类药物以及高渗性脱水（表 115.1）（Choker and Gouyon 2004）。临床上新生儿如发生呼吸困难常提示肺透明膜病，而嗜睡、呼吸暂停、喂养不耐受、毛细血管充盈时间延长和低血压则提示存在脓毒血症（表 115.2）。超过 75% 的新生儿肾衰竭病例存在肾前性疾病，而仅 10% 病例由肾实质疾病所致，此外应用肾毒性药物及严重或持续缺血缺氧损伤亦可导致 ARF（Guignard and John 1986）。

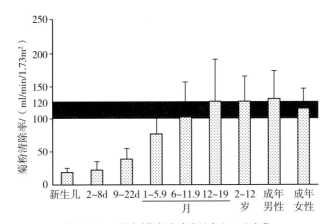

图 115.1 不同时期肾小球滤过率（GFR）变化

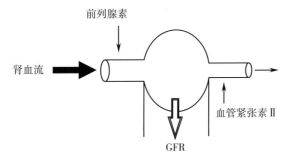

图 115.2 GFR 肾小球内调节机制

表 115.2　新生儿正常平均动脉压 *

年龄	<1.0kg	1.0~1.5kg	>2.5kg
出生时	33 ± 15	39 ± 18	49 ± 19
1 周龄	41 ± 15	47 ± 18	60 ± 19
2 周龄	45 ± 15	50 ± 18	64 ± 19
4 周龄	48 ± 15	53 ± 18	68 ± 19

* 每项血压值均为平均值 ±95% 可信区间；血压值通过脐动脉置管或 Dynamap 测得（改编自 Ong et al. 1998）。

115.3.1.1　肾前性病因

所有使心输出量减少的疾病均可导致 ARF。某些肾损害因素在产前即已存在。双胎输血、胎儿母体输血和产前出血均可导致胎儿血容量低值或不伴低血压，继而发生肾灌注不足，表现为少尿、羊水少及生后肾衰竭。低血压、缺氧、代谢性酸中毒及代谢性碱中毒、体温小幅波动以及血管收缩药物的应用均可增加肾血管阻力（Toth-Heyn et al. 2000）。心脏疾病、动脉导管持续开放和高粘血症亦可减少心输出量（Guignard and John 1986）。

115.3.1.2　肾脏病因

肾前性疾病如持续存在则会导致急性肾坏死和严重肾功能损害（Toth-Heyn et al. 2000；Andreoli 2012）。血管性疾病、肾血栓形成、肾毒性物质、急性肾盂肾炎、肌红蛋白尿和血红蛋白尿均可损伤肾实质。严重缺血和微血栓形成可造成肾皮质坏死。先天性肾发育畸形患儿可并发 ARF 和 CRF，包括肾发育不良和肾囊性疾病。

115.3.1.3　肾后性病因

任何因素导致的泌尿道梗阻均可发生 ARF。梗阻可发生于输尿管、膀胱及尿道水平。如梗阻未及时解除则会导致永久性肾损害（Chevalier 2012）。

115.3.1.4　肾毒性药物

肾毒性药物在肾损伤形成因素中占重要地位（Guignard and Gouyon 1988）。母亲无论产前或产后应用肾毒性药物均可影响胎儿或新生儿肾功能。由于肾组织局部药物浓度高，氨基糖苷类药物即使监测血药浓度在正常范围亦可造成肾损伤。虽然临床上第三代头孢菌素的安全性有所提高，但所有头孢菌素类抗生素均存在肾毒性潜在风险。应用万古霉素时应掌握合适的剂量及密切监测血药浓度。临床上应尽量避免同时应用两种肾毒性药物。血管活性药物通过影响前列腺素合成及肾素 - 血管紧张素系统而对不成熟的肾造成损伤（Andreoli 2012；Guignard and John 1986；Toth-Heyn et al. 2000）。

非甾体抗炎药（NSAIDs）

胎儿及新生儿 GRF 的维持主要依赖于前列腺素介导的入球小动脉扩张（TothHeyn et al. 2000）。前列腺素抑制剂可减少肾灌注及 GRF（Allegaert et al. 2005；Pacifici 2014），甚至可导致可逆性胎儿及新生儿器官衰竭（Pacifici 2014）。在宫内暴露于非选择性 NSAIDs 抑制剂，如阿司匹林、吲哚美辛和布洛芬，与胎儿少尿及新生儿期肾衰竭等不良预后相关。孕早期应用 NSAIDs 药物是胎儿肾小管发育不全的高危因素，表现为少尿及羊水过少。环氧化酶（COX）-2 被证实表达于近端肾小管细胞并在肾小管分化中发挥重要作用。

NSAIDs 是 COX 抑制剂，其中一部分可非选择性地抑制 COX-1 和 COX-2，而另一部分则可选择性地抑制 COX-2。COX-1 结构性表达于胃肠道、肝脏、血小板和肾脏，如被抑制则毒性反应常见。而 COX-2 为一诱导型酶，并不表达于胃肠道及肝脏，因此 COX-2 抑制剂被认为安全性较好。但实验室及临床研究提示围产期应用尼美舒利，一种 COX-2 选择性抑制剂，亦可导致肾小管发育不全和肾衰竭（Ali et al. 2006）。临床上如围产期必须应用 NSAIDs 类药物时应特别谨慎（Toth-Heyn et al. 2000；Andreoli 2012）。

血管紧张素转换酶抑制剂（ACEIs）**和血管紧张素 II 受体阻滞剂**（ARBs）

肾素 - 血管紧张素系统在胎儿及新生儿期高度活化，由血管紧张素 II 介导的出球小动脉收缩是生命早期在生理性低收缩压时维持正常 GRF 的关键（Toth-Heyn et al. 2000）。母亲应用 ACEIs 或 ARBs 药物时则会导致 GFR 显著下降，继而胎儿出现可逆性少尿、羊水过少及生后不可逆少尿型肾衰竭。血管紧张素 2 型受体主要表达在胎儿近端小管而在肾小管分化中起重要作用。孕期暴露于 ACEIs 或 ARBs 药物可致胎儿典型肾小管发育不全（Mason 1994）。新生儿应用影响血管紧张素的药物亦可减少 GFR，进而导致肾衰竭。因此，可影响血管紧张素的药物在孕期应禁忌使用，在生后亦应谨慎应用。

其他药物和医源性干预

妥拉苏林,一种过去用作肺血管舒张剂的 α- 肾上腺素能阻滞剂,以及泮库溴铵或筒箭毒可增加肾血管阻力(Toth-Heyn et al. 2000)。

持续气道正压机械通气通过影响静脉回流和心输出量,增强肾交感神经活性,增高血浆抗利尿激素水平而损害肾功能(Toth-Heyn et al. 2000)。

115.3.2　发病机制

血流动力学影响下的应激如早产、窒息、呼吸窘迫和脓毒血症均可使系统性动脉压降低,继而肾血流量减少及显著肾血管阻力增高(图 115.3)。这些病理改变使原本偏低的肾小球有效滤过压进一步降低,进而导致 GFR 减少(Toth-Heyn et al. 2000)。

115.3.2.1　缺血缺氧损伤

缺氧是新生儿所面临的最常见打击,其可刺激多种肾组织局部有效血管收缩剂分泌,如儿茶酚胺类物质、血管紧张素 II、腺苷、内皮素,而参与 ARF 的发病机制。缺血缺氧损伤亦可使细胞内三磷酸腺苷(ATP)降解并产生腺苷。以新生兔为研究对象的动物实验提示腺苷可使入球小动脉收缩而舒张出球小动脉,导致 GFR 显著下降。通过提前给予茶碱,一种非特异性腺苷拮抗剂,可预防缺氧动物及窒息新生儿发生 ARF(Gouyon and Guignard 1988)。内皮素是一种有效血管收缩剂,但其在血管运动性肾病发病机制中的作用尚无结论(Pacifici 2014)。在严重窒息新生儿中肾衰竭的发生率相当高,达 2/3 以上(Andreoli 2012;Drukker and Guignard 2002;Gouyon and Guignard 2000;Guignard and John 1986;Toth-Heyn et al. 2000)。

115.3.2.2　脓毒症

ARF 是脓毒症所致多器官功能障碍的一部分,可由血流动力学和非血流动力学因素介导。脓毒症介导的心肺功能抑制可致肾灌注不足及 GFR 下降,后者在血管紧张素 II、儿茶酚胺类物质、腺苷、内皮素和血栓素 A_2 等血管活性因子作用下持续存在(Thijs and Thijs 1998)。脓毒症亦可在肾小球血流动力学正常情况下导致肾衰竭。菌源性脂多糖以及宿主肾内外组织分泌的促炎因子、氧自由基、促凝因子、免疫因子等促进 ARF 的发生。

动物实验证实,由脂多糖诱导肾固有细胞及多形核中性粒细胞产生的血小板活化因子可使肾血流量和 GFR 降低,在 ARF 的发病机制中发挥重要作用。肾组织局部由肿瘤坏死因子诱导分泌的内皮素 -1 同样可使肾血流量和 GFR 显著降低,且 GFR 可被内皮素 -1 抗体和受体阻滞药缓解。内毒素血症也可增加肾脏一氧化氮合酶 mRNA 表达,导致血压及 GFR 降低(Camussi et al. 1998;Hunley and Kon 2001)。中间宿主产生的促炎性细胞因子和化学介质可促进炎症级联反应,继而导致多器官功能障碍和肾衰竭。

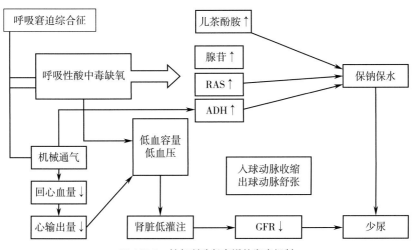

图 115.3　缺氧所致肾衰竭的发病机制

115.4 临床表现

羊水过少常是胎儿肾功能障碍的临床线索。胎儿尿液是羊水的主要来源,因此羊水过少可提示胎儿少尿和严重肾脏异常。双侧肾不发育、多囊性肾发育不良、常染色体隐性多囊肾和梗阻性尿路疾病均可造成羊水过少。迟发性羊水过少是肾小管发育不全的特征表现,需要警惕是否应用 NSAIDs、ACEIs 和 ARBs。常用于改善患病新生儿预后的技术及药物自身常有诱发 ARF 发生的风险。

机械通气通过增加气道内压力降低前负荷,但导致心输出量降低和肾灌注不足。机械通气本身可产生细胞因子和化学介质,而造成多器官功能障碍(Kruper et al. 2005)。用于维持血压稳定的血管活性药物常致脏器血管过度收缩、肾缺血及 ARF 形成。脐动静脉置管可并发肾动静脉血栓形成。留置导尿管的新生儿较易发生尿路感染(UTI),以及应用广谱抗生素使真菌性 UTI 和真菌性泌尿道结石发生率增加(Gouyon and Guignard 2000)。

115.4.1 体格特征

Potter 面容、副耳、多指(趾)、单脐动脉或骶骨异常等肾外症状常提示可能存在肾脏发育畸形。增大的肾脏常指示常染色体多囊性肾病或梗阻性尿路疾病。男童如伴随可触性膀胱和尿流率异常常提示存在后尿道瓣膜。虽然这些先天性尿路疾病可表现为 ARF,但其自然病程常倾向于慢性持续或进展(Sanna-Cherchi et al. 2009)。

ARF 新生儿病程中常并发由容量超负荷、低蛋白血症或毛细管渗漏所致水肿。低血容量、脓毒症或心功能障碍所致低血压亦常见。在肾衰竭晚期可出现高血压,可能由容量超负荷或高肾素血症所致。由于不同胎龄、出生体重和日龄的新生儿正常血压范围不同,因此临床上应根据合适的参考表识别高血压(Flynn 2012)。

115.4.2 少尿型 ARF

30% 正常新生儿出生即刻开始排尿;92% 新生儿在生后 24 小时内而 99% 在生后 48 小时内排尿。大部分 ARF 新生儿表现为少尿。少尿亦可在液体摄入不足或抗利尿激素异常分泌新生儿中观察到。

115.4.3 非少尿性 ARF

1/4~1/3 ARF 新生儿尿量可不减少,而仅通过血肌酐和尿素氮浓度增高识别肾衰竭。出生时窒息、应用氨基糖苷类抗生素和甲氧氟烷麻醉等可导致非少尿型 ARF(Karlowicz and Adelman 1995)。

115.5 实验室检查

115.5.1 尿液分析

血管运动性肾病患儿尿液分析可为正常尿液、上皮细胞和粗颗粒管型,或轻度蛋白尿、镜下血尿。肾静脉血栓患儿常伴肉眼或镜下血尿,有时也可见于 UTI。尿白细胞增多或白细胞管型常反映严重 UTI。

115.5.2 血液计数

ARF 新生儿可表现为贫血,提示出血或液体潴留所致血液稀释。嗜酸细胞增多提示存在药物过敏反应。

115.5.3 血尿素氮

氮质血症为含氮代谢废物在体内潴留,可通过检测血肌酐和尿素氮水平升高反映。血尿素氮水平受蛋白摄入量、尿量、胃肠道出血和高分解代谢状态等多种因素影响而不能较好反映肾功能状态。患儿可因蛋白摄入量少而血尿素氮假性偏低。

115.5.4 血肌酐

虽然足月新生儿血肌酐不仅在肾小球滤出,亦可被肾小管所分泌,但它是应用最为广泛用于反映 GFR 水平的标志物。足月新生儿出生头几天的血肌酐值反映母体水平,并在生后 1 周内逐渐降至自身正常水平,约 4mg/L(35μmol/L)。而早产儿血肌酐在生后 2~3 周逐渐降至正常水平前常有先行增高现象(图 115.4 和表 115.3)(Gallini et al. 2000;Miall et al. 1999)。这主要与肾小球滤出肌酐经未成熟肾小管反渗入血液循环有关(Guignard and Drukker 1999)。当新生儿生后几天内血肌酐未降低至母体水平以下或每天血肌酐增加超过 25~30μmol/L（3mg/L）时应警惕 ARF 发生（Choker and Gouyon 2004）。

血肌酐值可在合并其他病理状态或检测方法不同时出现假性增高。普遍应用的 Jaffe's 法亦可检测非肌酐源色原，如同时存在高胆红素血症和应用头孢类抗生素时血肌酐值可异常增高。然而改进的动力性和酶学检测技术不会受其他色原干扰而反映实际血肌酐水平。随着新近高压液相色谱法和同位素稀释 - 气相色谱 - 串联质谱技术的应用，血肌酐的检测方法有了进一步提高（Guignard 2012a）。

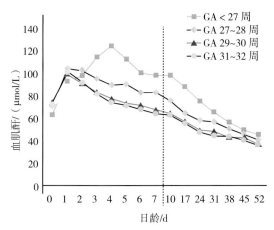

图 115.4 早产儿生后 1 周内血肌酐值变化。GA，胎龄

表 115.3 早产儿血肌酐的峰值

组别 出生胎龄	出生肌酐 [a]/ （μmol/L）	血肌酐峰值 [a]/ （μmol/L）	血肌酐达到峰 值的时间 [a]/h
23~26	67~92	195~247	40~78
27~29	65~89	158~200	28~51
30~32	60~69	120~158	25~40
33~45	67~79	99~140	8~23

[a] 均值 ±95% 置信区间（改编自 Miall 1999）。

115.5.5 血胱抑素 C

胱抑素 C，一种由有核细胞分泌的 13kDa 非糖基化蛋白，被认为是反映肾功能的标志物，且优于肌酐。胱抑素 C 可自由滤过肾小球，进而几乎全部在近端肾小管细胞被完整重吸收和分解。然而，临床上在应用这一标志物时应注意以下几点：

a. 发育未成熟肾小管细胞，特别是在病理状态下，对胱抑素 C 的处理尚不清楚。

b. 胱抑素 C 的分泌及其血浓度可受多种与 GFR 无关的因素影响，如血清 C 反应蛋白水平上升、甲状腺功能不全以及应用糖皮质激素。

c. 胱抑素 C 检测成本高于肌酐至少 12 倍（Guignard 2012a）。

115.5.6 尿液指标

尿化学分析可帮助鉴别肾前性和肾性 ARF。在急性低灌注时，早期正常肾脏会最大限度地重吸收水和电解质，继而排出含钠量低的浓缩尿。相对而言，肾实质损伤时不能浓缩尿和重吸收钠。因此，如尿渗透压高于 400mosm/kg、尿钠低于 40mmol/L 和尿钠排泄分数（FENa）低于 2% 提示可能存在肾的灌注不足。测定 FENa 较单纯尿钠浓度可靠。需要强调的是这些尿液指标仅在未扩容及应用利尿剂前用于分析病情，且不适用于耗盐性早产儿，其尿 FENa 可高于 5%，临床表现亦可正常（Andreoli 2012；Gouyon and Guignard 2000；Guignard and John 1986；Toth-Heyn et al. 2000）。

115.5.7 影像学

泌尿生殖道超声检查可用于评估肾脏大小、形态及是否存在回声反射，用于诊断肾盂肾盏扩张以及检查输尿管和膀胱。影像学检查多是临床体格检查的延伸，可获得高质量的诊断信息。彩色多普勒检查用于评估肾血管情况以发现肾动静脉血栓。核素扫描有助于 ARF 的诊断。

115.6 保守治疗

115.6.1 怀疑肾前性少尿型 ARF 的管理

急性少尿型肾衰竭的保守治疗的概要详见图 115.5。在新生儿重症监护室应通过监测尿量和血肌酐变化早期发现 ARF。导致 ARF 的病因是多方面的，因此应重复评估所有原发疾病和治疗措施以利于发现潜在病因。必要时应将肾毒性药物更换为不经肾排泄药物。某些药物剂量也应根据估算的 GFR 水平进行调整（Daschner 2005）。

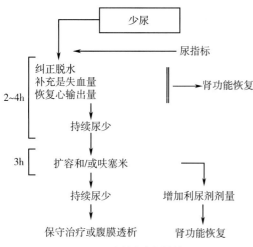

图 115.5　急性肾衰竭的管理

115.6.1.1　液体冲击和纠正脱水

　　除了伴有容量超负荷临床征象和疑似心功能不全的婴儿,其余肾前性 ARF 患儿应在 1~2 小时内给予等渗盐溶液 20ml/kg 补充液体,常可增加其尿量。对于容量依赖性顽固性低血压新生儿应开始多巴胺治疗以提高血压和肾灌注。此种情况下,小剂量氢化可的松可能有用(Seri 2006)。

115.6.1.2　小剂量多巴胺

　　有人认为呼吸窘迫综合征早产儿应用小剂量多巴胺可提高肾血流量、尿钠排泄及尿量,且有时会增加肾功能。肾血管舒张剂和利尿剂的预期作用可能有赖于低剂量多巴胺状态下多巴胺受体的活化。较高剂量多巴胺则可引起全身血管收缩以及肾血管阻力增加。使血管舒张的多巴胺剂量存在个体化差异,通常波动于 2.5~6μg/kg/min。极早产介导的多巴胺受体数量差异、多巴胺半衰期增加、肾上腺素受体敏感性降低、全身低灌注以及其他病理状态可能与肾血管舒张剂量的个体差异有关。某一血管舒张剂量在另一患儿可能有血管收缩作用。多巴胺的不良反应包括心动过速、心律失常和肺血管阻力增加(Subhedar 2000)。因此,应权衡多巴胺的利弊以实现利益最大化。需要指出的是所有倾向应用小剂量多巴胺的研究均未设对照组,而一项来自成人的随机对照研究却显示小剂量多巴胺对损伤肾脏无保护作用(Australian and New Zealand Intensive Care Society Clinical Trials Group 2000)。

115.6.1.3　呋塞米

　　如患儿在液体冲击治疗后尿量未增加则可尝试应用利尿剂。静脉注射 1~3mg/kg 呋塞米可增加尿量,其促进尿钠排泄及提高尿量的效应个体差异较大且取决于 GFR 水平(Dubourg et al. 2000)。应用利尿剂增加尿量时存在低钠血症而继发肾血管收缩的风险。此外,也可选择类似的袢利尿剂托拉塞米作为呋塞米的替代。托拉塞米可使缺血性血管运动性肾病幼兔尿钠排泄和尿量增加而未改善肾灌注和 GFR(Guignard 2012b)。因此,袢利尿剂仅适用于合并水肿征象和充血性心力衰竭的少尿新生儿,而不能作为常规治疗手段。

　　多巴胺和呋塞米同时应用时对增加尿量可有协同效应,而能否有助于改善肾功能尚未明确。

115.6.1.4　甘露醇

　　甘露醇可增加血管内容量且在无利尿剂时可造成液体超负荷,因此新生儿应尽量避免应用。早产儿处于高渗状态时不当应用甘露醇可导致颅内出血。甘露醇本身可诱发或加剧 ARF。

115.6.2　新生儿肾性 ARF 的液体管理

　　少尿型 ARF 新生儿通过以上治疗措施后如尿量仍未增加时应考虑肾性肾衰竭(图 115.5),此时应采取其他干预以防止进一步内环境紊乱(Rees 2008)。经多巴胺及利尿剂治疗后患儿尿量增加,则血肌酐应有明显下降趋势,如持续升高或有升高趋势时应警惕非少尿型肾衰竭。

　　肾功能正常新生儿的尿量约为总摄入液体量的 50%~80%,且随电解质排出量而波动。少尿型 ARF 新生儿的液体摄入量应严格限制为不显性失水量与肾内外继续丢失量的总和。足月儿的不显性失水量约为每天 35ml/kg,而早产儿为每天 60~70ml/kg。此期给予的液体应不含电解质且合适的葡萄糖浓度以利及时分解。白天所称体重是判断液体摄入量是否充足的最佳指标。少尿型新生儿每天体重降低 0.5% 时可认为基本平衡。

115.6.3　电解质紊乱

115.6.3.1　低钠血

　　ARF 新生儿病程中可出现稀释性低钠血症,此时应严格限制水摄入而无需额外补充氯化钠以增加血钠浓度。然而，当血钠低于120mmol/L时可发生脑水肿而出现嗜睡、惊厥和呼吸暂停等，此时应5~6ml/kg缓慢给予3% NaCl静脉注射，维持2~4小时以上。纠正低钠血症所需钠量可通过以下公式推算：

$$Na(mmol) = [目标 Na - 实际 Na(mmol/L)] \times (0.8 \times BW)$$

BW代表体重（以kg为单位），0.8×BW为体液总量。

115.6.3.2 高钾血症

ARF新生儿中高钾血症常见。首先应确认输入液中不含钾以及未服用含钾药物。血钾为6~6.5mmol/L的轻中度高钾血症而心电图正常时除纠正并发的代谢性酸中毒以外可继续观察。重度高血钾或心电图异常时应采取积极心脏保护措施，包括输注10%葡萄糖酸钙（0.5~1.0ml/kg，心电监护下输注5分子）、吸入或肠外给予沙丁胺醇（4mg/kg持续20分钟以上）和胰岛素。胰岛素联合沙丁胺醇吸入治疗的益处尚未肯定。如患儿仍未排尿，可尝试应用利尿剂（如呋塞米1mg/kg）。新生儿口服钾离子结合树脂有发生胃黏膜糜烂的风险，而经直肠给药可能并发结肠溃疡或嵌塞（Ohlsson and Hosking 1987），因此新生儿中应避免使用（Warady and Bunchman 2000）。发生重度高钾血症（>7.5mmol/L）和/或心电图异常时可行透析治疗。

115.6.3.3 低钙血症

ARF新生儿中低钙血症常见，但因同时合并低蛋白血症和代谢性酸中毒而使钙离子分数不会特别低。当低钙血症出现临床症状时应静脉给予含葡萄糖酸钙（10%葡萄糖酸钙0.5~1.0ml/kg，心电监护下

5分钟内输入），必要时6~8小时重复。当存在高磷血症时，静脉输注钙剂时应警惕软组织钙化和肾钙盐沉积。

115.6.3.4 高磷血症

新生儿ARF常并发高磷血症。虽然透析是治疗严重高磷血症的最佳治疗手段，但含钙磷结合剂亦可应用，如碳酸钙。不建议应用可结合磷的铝制剂。

115.6.3.5 酸中毒

肾衰竭亦常发生轻度酸中毒。当血浆二氧化碳浓度低于12mmol/L和/或血pH低于7.20时应给予碳酸氢钠以纠正酸中毒。

115.6.4 惊厥

电解质紊乱或高血压可引起惊厥，给予地西泮（0.5mg/kg，静脉推注或灌肠）、劳拉西泮（0.1mg/kg，静脉推注）或苯巴比妥（15~20mg/kg，静脉推注）常可控制症状。

115.6.5 高血压

高血压可由容量过载或高肾素血症引起。重度或伴有症状的高血压应静脉滴注尼卡地平，艾司洛尔、依那普利或硝普钠在严密监测下亦可选择应用（表115.4）（Gouyon and Guignard 2000；Guignard and John 1986；Flynn 2012）。目前尚未肯定适合新生儿的有效口服治疗药物。ACEI卡托普利被用于治疗新生儿期高血压，但肾衰竭时应用存在风险，必要时小剂量谨慎应用。钙离子通道阻断剂可作为一线用药。β受体阻滞剂亦应谨慎应用，当合并呼吸道疾

表115.4 新生儿期降压药

药物	起始剂量	用药频次	推荐最大剂量	途径
呋塞米	1mg/kg	q4~6h	5mg/kg/d	O/IV
氢氯噻嗪	1mg/kg	q8h	3mg/kg/d	O
普萘洛尔	每次0.25mg/kg	q6~8h	5mg/kg/d	O/IV
阿替洛尔	每次0.5mg/kg	q12~24h	4mg/kg/d	O
拉贝洛尔	每次0.5mg/kg	q1~4h	2mg/kg/d	IV
硝普钠	0.5μg/kg/min	—	6μg/kg/min	IV

续表

药物	起始剂量	用药频次	推荐最大剂量	途径
卡托普利	0.1mg/kg/dose	q8~12h	0.5mg/kg/d	O
依那普利	5μg/kg/dose	q8~24h	20μg/kg/d	IV
硝苯地平	0.5mg/kg/dose	q4~6h	2mg/kg/d	O

O,口服;IV,静脉注射。

病时应禁用。给予这些患儿利尿剂有助于降压。

115.6.6 脓毒血症

严重感染是 ARF 新生儿死亡的常见病因。足量静脉抗生素治疗是必需的,经肾脏代谢抗生素(氨基糖苷类、万古霉素)应根据肾功能损害程度调整剂量。有条件时建议监测其血药浓度(表 115.5)。

表 115.5 GFR 降低时需调整剂量的药物

抗生素

　– 氨基糖苷类抗生素(阿米卡星、庆大霉素、土霉素)

　– 羟氨苄青霉素,阿莫西林 - 克拉维酸

　– 头孢菌素(头孢克肟、头孢噻肟、头孢他啶)

　– 复方新诺明

　– 替卡西林

　– 万古霉素

抗真菌药物

　– 氟康唑

强心剂

　– 地高辛

115.6.7 营养

新生儿 ARF 几乎全部继发营养不良。营养元素摄入不足是新生儿死亡率增高的重要危险因素。肠内营养的营养要素配比应合理,高热量而电解质浓度低。新生儿每日需摄入约 120kcal/kg 能量并保证足量蛋白质摄入。如患儿无法进行肠内营养时应进行静脉营养。在无中心静脉通路时应尽量提高葡萄糖浓度以增加非蛋白质能量。

115.7 临时性肾替代治疗

ARF 如并发液体超负荷、重度高钾血症、难以纠正的代谢性酸中毒、高磷血症以及液体限制不能改善的低钠血症时应积极进行 RRT(Andreoli 2012;Gouyon and Guignard 2000;Guignard and John 1986;Toth-Heyn et al. 2000)。必要时应放宽 RRT 治疗指征而为重要治疗提供条件,如输注血制品及充足营养供给。

115.7.1 腹膜透析

腹膜透析是 ARF 在婴儿这个年龄组最常用、应用最广泛的 RRT(Andreoli 2012)。婴儿腹膜透析通路的建立较简便,不管是床旁经皮置入硬的导管还是手术置入软的 Tenchkoff 管。但机械通气危重症患儿尚不能耐受较大腹腔内液量,此时可通过减少剂量和增加交换频率解决这一矛盾。当患儿存在肝功能障碍或严重脓毒症时,乳酸盐透析液应改为碳酸氢盐透析液以防止酸中毒加重。患儿腹腔内存在病理改变时应禁忌进行腹膜透析。

115.7.2 血液透析

血液透析较少应用于小婴儿而仅在血流动力学稳定时考虑应用。新生儿进行血液透析时应选择合适大小的透析仪和管路,透析前需应用血浆或白蛋白预处理。所有的操作应有专业技术人员的指导。

115.7.3 连续性静脉 - 静脉血液滤过

连续性静脉 - 静脉血液滤过是危重症新生儿需肾替代治疗的合适透析模式。该模式具有透析更充分、血流动力学更稳定和营养更优化的优点。该透析模式在重症儿童中的使用率逐渐增加,且在北美

不考虑年龄因素有 30% 受调查的中心优先选择该模式（Warady and Bunchman 2000）。

115.8 结局

尽管在新生儿学和肾脏病学领域有了许多重要进展，但新生儿 ARF 的死亡率仍较高，约为 45%~60%（Warady and Bunchman 2000）。其中肾前性肾衰竭新生儿预后明显优于肾性肾衰竭。多器官功能障碍并发的肾性肾衰竭新生儿预后最差。肾衰竭常反映疾病的严重程度，部分解释了这部分患儿高死亡率的原因。少尿型肾衰竭患儿的预后较非少尿型差（Otukesh et al. 2006）。ARF 恢复期后，有半数以上不伴先天潜在尿路畸形患儿发生残余肾功能不全（Sanna-Cherchi et al. 2009）。并发肾皮质坏死新生儿肾功能不能完全恢复。虽然目前尚无大样本数据证实，但宫内暴露于 NSAIDs、ACEIs 或 ARB 的新生儿肾功能恶化可呈不可逆进展而预后较差。对肾衰竭极低出生体重儿的长期随访发现约 45% 患儿存在长期 GFR 降低。患儿 1 岁龄时尿蛋白 / 肌酐比值 >70g/mol（0.6mg/mg）或血肌酐 >55μmol/L（6mg/L）提示肾功能长期预后不良（Abitbol et al. 2003）。

115.9 现况和挑战

我们面临的挑战主要有以下几方面：

a）探索早期肾损伤标志物。

b）开发预防危重症患儿发生肾衰竭药物。

c）识别并实施可改善肾衰竭和促进肾功能恢复的措施。

115.9.1 早期诊断

肌酐对 GFR 的敏感性较低而不能反映其降低的早期变化，尤其是新生儿期。因此，需要开发更为敏感的标志物以便尽早识别肾损伤。备受关注的胱抑素 C 是否能成为标志物也尚未肯定（Guignard 2012a）。

尿中肾小管损伤标志物的出现可先于 GFR 降低，而且能早期诊断 ARF 即使衰竭已有征兆。如果肾小管标志物能被发现，筛查高风险新生儿的肾小管损伤程度比 GFR 的降低程度更具有参考价值。

115.9.2 肾衰竭的防治

115.9.2.1 动物研究

动物实验显示某些药物可不同程度预防和改善肾衰竭。研究热点主要集中于可调节肾血流动力学和阻断细胞损伤的药物。

研究人员尝试应用选择性内源性血管收缩因子拮抗剂或肾血管书张剂以稳定肾血流动力学状态，其中茶碱、内皮素拮抗剂分别在缺氧和脓毒症诱导的肾衰竭动物模型中获得成功尝试。心房利钠肽，一种肾血管舒张剂，也有了令人期待的结果。肾实质缺氧缺血可通过减少细胞 ATP 或胞内钙离子蓄积使肾小管上皮细胞损伤。动物实验也提示通过给予 ATP-MgCl2 以恢复细胞内 ATP 水平可改善缺氧诱导的 ARF。甲状腺素也显示出可促进细胞修复、肾功能恢复以及预防再氧合损伤（Guignard and John 1986；Toth-Heyn et al. 2000）。钙离子通道阻滞剂预处理可预防细胞内钙离子蓄积和强烈血管收缩，后者可由缺血、环孢素暴露等肾损害所致。

115.9.2.2 临床研究

临床研究发现很多血管活性药物除常规临床用途以外尚具有明显全身效应或潜在影响肾外器官系统的作用。研究显示小剂量茶碱可预防围生期窒息或呼吸窘迫综合征新生儿肾衰竭发生（Al-Wassia et al. 2013；Bhat et al. 2006；Cattarelli et al. 2006；Guignard and John 1986；Guignard 2012a；Jenik et al. 2000）。两项小样本临床研究在缺氧缺血性肾衰竭恢复期新生儿中应用甲状腺素。这些干预药物在临床广泛应用前应进行更多大规模研究证实。在血流动力学意义上易患病的新生儿期。

目前防治肾衰竭的最重要措施包括恢复体液容量、维持电解质和酸碱平衡，以及避免应用肾毒性药物（包括 NSAIDs）等。

115.10 慢性肾衰竭

115.10.1 新生儿慢性肾衰竭的病因

由于特殊原因，某些 ARF 新生儿肾功能未完全恢复而呈 CRF。另一部分患儿起病时即呈慢性进展性肾衰竭。导致新生儿 CRF 的主要病因见表 115.6。如肾缺血迁延不缓解则致不可逆性肾小管和皮质坏死。

先天性肾脏与泌尿道畸形是 CRF 最常见病因，包括肾发育不全、囊性肾发育不良、多囊性肾病、重度梗阻性尿路或反流性肾病、后尿道瓣膜（Chevalier 2012；Sanna-Cherchi et al. 2009）。继发性 CRF 的病因主要有血管异常如肾静脉或动脉血栓、迁延性肾缺血继发不可逆性肾小管和皮质坏死、弥散性血管内凝血和伴有大量肌红蛋白尿的溶血性疾病。先天性肾病综合征（芬兰型）也可表现为早发型 CRF。

表 115.6 婴儿期慢性肾衰竭病因[*]

病因	病例数
肾发育不良	18（37%）
梗阻性尿路疾病	16（33%）
多囊肾	5（10%）
先天性肾病综合征	5（10%）
VACTERL 综合征	3（6%）
Denys-Drash 综合征	1（2%）
病因不明	1（2%）
抗真菌药（伏立康唑）	—
强心剂（地高辛）	—

[*] 数据来自 49 例新生儿病例（经许可修改自 Wedekin et al. 2008）。

115.10.2 临床表现

115.10.2.1 尿路畸形

胎儿超声可发现肾、膀胱和输尿管畸形，生后对肾功能产生持久损害。具有后尿道瓣膜的患儿尿流容易梗阻，继而导致双侧肾积水、输尿管积水、膀胱壁增厚、尿道扩张和肾发育不良（Kousidis et al. 2008）。少尿并发羊水过少可导致显著肺发育不良。胎儿期后尿道瓣膜的最佳处理需要产科、新生儿科、小儿肾脏科和泌尿科等多学科合作。

出生后，CRF 患儿可能由于腹部可触及的肿块或膀胱就诊被发现。超声检查可进一步明确诊断。临床上先天性泌尿道畸形常以尿路感染起病（Chevalier 2012）。

115.10.2.2 生长障碍和贫血

CRF 新生儿几乎全部伴有生长障碍，常合并喂养困难（Cano et al. 2007）。继发于尿毒症状态的正细胞正色素性贫血常由促红细胞生成素在肾脏中合成减少所致。

115.10.2.3 高血压和充血性心力衰竭

高血压常由肾血管异常或水盐超负荷所致，伴或不伴有充血性心力衰竭，可选择袢利尿剂降压。

115.10.2.4 肾病综合征

患儿出生时有水肿、大量蛋白尿和低蛋白血症提示肾病综合征，常为芬兰型。该类患儿以后极差，常于生后几周内死于脓毒症或 CRF。

115.10.3 慢性肾衰竭管理

115.10.3.1 营养

充足的营养物质摄入对 CRF 新生儿正常生长至关重要（Hanna et al. 1996）。推荐 3 月龄内婴儿摄入能量 115kcal/kg 及适量的钙、磷和钠。对于许多吞咽困难新生儿需要经鼻饲管或胃造瘘口额外补充能量（以葡萄糖聚合体或脂肪乳剂形式）。儿科医生应与经验丰富的儿童营养师一同制订最佳的营养供给方案。当营养干预仍不能纠正生长障碍时应考虑使用生长激素（Haffner and Fischer 2009）。

115.10.3.2 水、电解质和酸碱平衡

CRF 新生儿常并发代谢性酸中毒、低钙血症和高磷血症，这些均可抑制患儿生长。因此，应给予碳酸氢盐（每日 2~3mmol/kg）纠正酸中毒，尽管有促发高血压的风险；给予碳酸钙（起始剂量 100mg/kg/d）纠正低钙血症和高磷血症。当低钙血症、高磷血症继发甲状旁腺素增高时，仅通过补充钙剂尚不能有效预防甲状旁腺功能亢进和肾性骨营养不良的发生，此时应同时口服或经腹腔给予骨化三醇（1,25-二羟胆钙化醇）（Cano et al. 2007）。

115.10.3.3 贫血

CRF 继发的贫血主要由于肾脏促红细胞生成素生成不足所致。因此，给予重组 α 或 β 促红细胞生成素（每周 1 次或每月 2 次，皮下或静脉注射）可纠正此类贫血。

115.10.3.4 高血压

当存在容量负荷过高时，可选择袢利尿剂（呋

塞米、托拉塞米）或 metozalone 降压。ACEI 和 ARB 类降压药对肾素依赖型高血压患儿降压作用明显。对于血容量不足患儿，需警惕这些药物可造成 GFR 快速下降，可能由于肾小球内压急速降低所致。钙离子通道阻滞剂的耐受性较好。因有引起症状性心动过缓的风险，β 受体阻滞剂的应用受到限制（Flynn 2012）。

115.10.4　肾脏替代治疗

115.10.4.1　透析

　　持续生长障碍和难以纠正的电解质紊乱均是开始透析的指征。新生儿及婴儿期应选择腹膜透析（Hijazi et al. 2009），因其操作简便且有效。腹膜透析可持续进行直至患儿进行肾移植。腹膜透析可每日手动交换 4~5 次透析液，如有条件应尽可能利用机器经 8~10 小时进行 8~10 次交换。

　　尽管腹膜透析为新生儿提供有效的 RRT（Rheault et al. 2009），但同时并存感染和因反复腹膜炎死亡的风险。长期腹膜透析为患儿父母带来沉重负担（Guignard 2012b；Wedekin et al. 2008）。

115.10.4.2　肾移植

　　通常仅具有肾移植条件的 CRF 新生儿才推荐进行 RRT 治疗。在考虑肾移植前患儿应完成全部免疫接种，通常在 2~3 岁后且体重达 8~10kg。

115.11　总结

　　新生儿 ARF 的发病率逐渐增加。对于救治成功率相对较高的 CRF 患儿可考虑进行 RRT 治疗。儿科医生应与患儿家属、伦理学专家共同商量决定是否进行 RRT 治疗，应时应考虑小年龄 CRF 患儿的长期预后。在发达国家，这部分患儿的总体预后为：在生后 1 年内约 1/3 新生儿死亡，半数行肾移植且成功，而其余均重新开始透析（Rees 2008）。

参考文献

Abitbol CL, Bauer CR, Montane B, Chandar J (2003) Long term followup of ELBW infants with neonatal renal failure. Pediatr Nephrol 18:887–895

Ali U, Khubchandani S, Andankar P, Parekhji S et al (2006) Renal tubular dysgenesis associated with in utero exposure to nimuselide. Pediatr Nephrol 26:274–276

Allegaert K, Vanbole C, DeHoon J, Guignard JP et al (2005) Non-selective cyclooxygenase inhibitors and glomerular filtration rate in preterm neonates. Pediatr Nephrol 20:1557–1561

Al-Wassia H, Alshaikh B, Sauve R (2013) Prophylactic theophylline for the prevention of severe renal dysfunction in term and post-term neonates with perinatal asphyxia: a systematic review and meta analysis of randomized controlled trials. J Perinatol 33:271–277

Andreoli SP (2012) Kidney injury in the neonate. In: Oh W, Guignard JP, Baumgart S (eds) Nephrology and fluid/electrolyte physiology: neonatology questions and controversies. Saunders Elsevier, Philadelphia, pp 285–303

Australian and New Zealand Intensive Care Society Clinical Trials Group (2000) Low dose dopamine in patients with early renal dysfunction: a placebo controlled trial. Lancet 356:2139–2143

Bhat MA, Shah ZA, Makhdoomi MS, Mufti MH (2006) Theophylline for renal function in term neonates with perinatal asphyxia: a randomized placebo controlled trial. J Pediatr 149:180–184

Camussi G, Ronco C, Montrucchio G, Picolli G (1998) Role of soluble mediators in sepsis and renal failure. Kidney Int 3:S38–S42

Cano FJ, Azocar MA, Guerrero JL, Delucchi MA et al (2007) Intraperitoneal calcitriol in infants on peritoneal dialysis. Perit Dial Int 27:651–653

Cattarelli D, Spandrio M, Gasparoni A, Bottini R, Offer C, Chirico G et al (2006) A randomized double blind placebo trial of the effect of theophylline in prevention of vasomotor nephropathy in very preterm neonates with respiratory distress syndrome. Arch Dis Child Fetal Neonatal Ed 91(F):80–84

Chevalier RL (2012) Obstructive uropathy: assessment of renal function in the fetus. In: Oh W, Guignard JP, Baumgart S (eds) Nephrology and fluid/electrolyte physiology: neonatology questions and controversies. Saunders Elsevier, Philadelphia, pp 335–359

Choker G, Gouyon JB (2004) Diagnosis of acute renal failure in very preterm infants. Biol Neonate 86:212–216

Daschner M (2005) Drug dosage in children with reduced renal function. Pediatr Nephrol 20:1675–1686

Drukker A, Guignard JP (2002) Renal aspects of the term and preterm infant: a selective update. Curr Opin Pediatr 14:175–182

Dubourg L, Drukker A, Guignard JP (2000) Failure of the loop diuretic torasemide to improve renal function of hypoxemic vasomotor nephropathy in the newborn rabbit. Pediatr Res 47:504–508

Flynn JT (2012) Neonatal hypertension: diagnosis and management. In: Oh W, Guignard JP, Baumgart S (eds) Nephrology and fluid/electrolyte physiology: neonatology questions and controversies. Saunders Elsevier, Philadelphia, pp 251–265

Gallini F, Maggio L, Romagnoli C, Marroco G et al (2000) Progression of renal function in preterm neonates with gestational aged <32 weeks. Pediatr Nephrol 15:119–124

Gouyon JB, Guignard JP (1988) Theophylline prevents the

hypoxemia induced renal hemodynamic changes in rabbits. Kidney Int 33:1078–1083

Gouyon JB, Guignard JP (2000) Management of acute renal failure in the newborn. Pediatr Nephrol 14:1037–1044

Guignard JP (2012a) Glomerular filtration rate in neonates. In: Oh W, Guignard JP, Baumgart S (eds) Nephrology and fluid/electrolyte physiology: neonatology questions and controversies. Saunders Elsevier, Philadelphia, pp 117–135

Guignard JP (2012b) Use of diuretics in the newborn. In: Oh W, Guignard JP, Baumgart S (eds) Nephrology and fluid/electrolyte physiology: neonatology questions and controversies. Saunders Elsevier, Philadelphia, pp 233–250

Guignard JP, Drukker A (1999) Why do newborns have elevated plasma creatinine levels? Pediatrics 103 (4/e):49

Guignard JP, Gouyon JB (1988) Adverse effects of drugs on the immature kidney. Biol Neonate 53:243–252

Guignard JP, John G (1986) Renal function in tiny premature infant. Clin Perinatol 13:377–401

Haffner D, Fischer DC (2009) Growth hormone treatment of infants with chronic kidney disease: requirement, efficacy, and safety. Pediatr Nephrol 24:1097–1100

Hanna JD, Krieg RJ Jr, Scheinman JI, Chan JC (1996) Effects of uremia on growth in children. Semin Nephrol 16:230–241

Hijazi R, Abitbol CL, Chandar J, Seeherunvong W et al (2009) Twenty-five years of infant dialysis: a single center experience. J Pediatr 155:111–117

Hunley TE, Kon V (2001) Updates on endothelins-biology and clinical implications. Pediatr Nephrol 16:752–762

Jenik AG, Cernadas JMC, Gorenstein A, Ramirez JA et al (2000) A randomized, double blind, placebo controlled trial of the effects of prophylactic theophylline on renal function in term neonates with perinatal asphyxia. Pediatrics 105(4):e-45

Karlowicz MG, Adelman RD (1995) Non-oliguric and oliguric acute renal failure in asphyxiated newborns. Pediatr Nephrol 9:718–722

Kousidis G, Thomas DF, Morgan H, Haider N et al (2008) The long-term outcome of prenatally detected posterior urethral valves: a 10 to 23-year follow-up study. BJU Int 102:1020–1024

Kruper JN, Groenweld AB, Slutsky AS, Plotz FB (2005) Mechanical ventilation and acute renal failure. Crit Care Med 33:1408–1415

Mason B (1994) Teratogen update. Angiotensin converting enzyme inhibitors. Teratology 50:399–409

Miall LS, Henderson MJ, Turner AJ, Brownlee KJ et al (1999) Plasma creatinine rises dramatically in the first 48 hours of life in preterm infants. Pediatrics 104: e76

Ohlsson A, Hosking M (1987) Complications following oral administration of exchange resins in extremely low birth weight infants. Eur J Pediatr 146:571–574

Ong WH, Guignard JP, Sharma A, Aranda JV (1998) Pharmacological approach to the management of neonatal hypertension. Semin Neonatol 3:149–163

Otukesh H, Hoseini R, Hooman N, Chalian M et al (2006) Prognosis of acute renal failure in children. Pediatr Nephrol 21:1873–1878

Pacifici GM (2014) Differential renal adverse effects of ibuprofen and indomethacin in preterm infants: a review. Clin Pharmacol Adv Appl 6:111–116

Rees L (2008) Management of the neonate with chronic renal failure. Semin Fetal Neonatal Med 13:181–188

Rheault MN, Rajpal J, Chavers B, Nevins TE (2009) Outcomes of infants <28 days old treated with peritoneal dialysis for end-stage renal disease. Pediatr Nephrol 24:2035–2039

Rodriguez MM, Gomez A, Abitbol C, Chandar J (2004) Comparative renal histomorphometry: a case study of oligonephropathy of prematurity. Pediatr Nephrol 20:945–949

Sanna-Cherchi S, Ravani P, Corbani V, Parodi S et al (2009) Renal outcome in patients with congenital anomalies of the kidney and urinary tract. Kidney Int 76:528–533

Seri I (2006) Hydrocortisone is effective in treatment of vasopressin-resistant hypotension in very low birth weight neonates. J Pediatr 149:422–423

Subhedar NV, Shaw NJ (2000) Dopamine versus dobutamide for hypotensive preterm infants. Cochrane Database Syst Rev. (2):CD001242

Thijs A, Thijs LG (1998) Pathogenesis of renal failure in sepsis. Kidney Int 53(Suppl 66):534–537

Toth-Heyn P, Drukker A, Guignard JP (2000) The stressed neonatal kidney: from pathophysiology to clinical management of neonatal vasomotor nephropathy. Pediatr Nephrol 14:227–239

Vieux R, Hascoet JM, Mendariu D, Guillemin F (2010) Glomerular filtration rate reference values in very preterm infants. Pediatrics 125(5):e1186–e1192

Warady BA, Bunchman T (2000) Dialysis therapy for children with acute renal failure: survey results. Pediatr Nephrol 15:11–13

Wedekin M, Ehrich JH, Offner G, Pape L (2008) Aetiology and outcome of acute and chronic renal failure in infants. Nephrol Dial Transplant 23: 1575–1580

肾脏和尿路畸形的诊断与治疗 116

Vassilios Fanos，Marco Zaffanello and Michele Mussap
沈茜　翻译

目录

摘要

新生儿的肾脏和尿路畸形大部分是有遗传性致病因素的先天异常，可以根据位置分类。肾不发育可被超声发现，它可以是独立的也可以是综合征的一部分。肾在胚胎形成期异常的迁移和位置将会导致肾的旋转不良和位置畸形。多囊性肾病是代表了遗传特征模式的先天紊乱：常染色体隐性遗传多囊性肾病、常染色体显性遗传多囊性肾病和肾结核/肾髓质囊性肾病。常染色体隐性遗传多囊性肾病和导致门静脉高压的先天性肝纤维化有关。梗阻性尿路疾病在新生儿中也很常见，可分为上尿路梗阻和下尿路梗阻。其中，肾盂输尿管连接处梗阻和后尿道瓣膜分别是最常见的病因。梗阻性输尿管肾盂积水包括原发性和先天性膀胱输尿管连接处梗阻和膀胱输尿管连接处梗阻的继发形式（输尿管囊肿、腹膜后纤维化、结石）。膀胱输尿管反流是尿液逆流到上尿路，通常是原发的或者和肾发育不良有关。另外，膀胱输尿管反流也可以是重复输尿管、输尿管异位和输尿管囊肿造成的。尿道下裂是最常发生的生殖器畸形之一，由阴茎和尿道的异常发育造成。超声是筛查胎儿畸形最主要的工具。影像学研究如超声、电子计算机断层摄影技术、磁共振成像可以发现生后致病因素。通常建议肾显像应被推迟到 4 周龄的时候再做，因为新生儿的肾单位尚未成熟。

116.1 要点

· 肾脏系统的畸形可以根据累患的肾脏和输尿管的区域来分类。

· 肾脏畸形包括肾发育不全、肾发育不良、肾组织缺损（不发育）和异位。

· 近端输尿管可发生梗阻或扩张（巨输尿管）。输尿管可在远端被阻断，远端的输尿管可能在插入膀胱的位置出现梗阻（膀胱输尿管连接部梗阻）。不然的话，输尿管会不完整或插在膀胱外。

· 产前诊断能够识别特定病变（即多囊性发育不良肾、肾不发育）或非特定病变（肾积水、输尿管扩张、膀胱扩大和羊水过少）。超声检查是胎儿畸形主要的影像学检测手段。

· 和正常人群比较，伴不同程度产前肾积水的生后发生病变的风险更高。良好的预后和单侧肾脏病理、后期梗阻、肾盂扩张相关。

116.2 引言

新生儿肾脏尿路畸形大部分是有遗传基础的先天性畸形。常规的产前超声检查（ultrasound，US）筛查可以早期发现这些畸形、在部分病例中可以实施产前管理，包括胎儿干预和/或组织诊断流程、生后手术干预和/或临床随访。在少数患者中，不能在产前诊断畸形，可能需在生后常规随访或之后出现临床并发症，一般是尿路感染（urinary tract infection，UTI）时才被诊断。

116.3　病因学和发病机制

肾脏发育由中胚层来源的输尿管芽和中胚叶肾之间相互作用。在胚胎发育的第5周，输尿管芽萌出和中胚层组织紧密联系。输尿管芽经历了一系列分化，从而形成肾盂肾盏。同时，中胚层分化成肾单位，这个过程完全形成是在胚胎发育的第36周。在宫内发育时，胎盘进行了主要的水电解质调节。因此，胎儿肾来源的尿液分泌形成了主要的羊水（Joseph 2006）。

数个基因可能参与了肾脏和下尿路形态发生的多个阶段。涉及肾脏发育的特定基因突变已经在患病家庭成员中发现。基因 *FRAS1*、*FREM2*、*GRIP1*、*FREM1*、*ITGA8*、*GREM1* 的隐性突变可能有参与，它们负责输尿管芽和后肾间充质的交互（Kohl et al. 2014）。Pax2 和 Pax8 作为肾脏和输尿管发展的核心角色，已经被发现（Sharma et al. 2015）。

116.3.1　遗传因素

很多肾尿路畸形是符合孟德尔遗传规律的遗传性综合征，肾尿路畸形可以被分为综合征性和非综合征的尿路畸形。

116.3.1.1　综合征性肾尿路畸形

Edith Potter 细分囊性发育不良肾是由于输尿管芽和后肾间充质之间的相互作用和诱导下产生的原发性缺陷，有一部分仍伴有正常组织，此时肾脏发育已经开始，但之后会被打断。许多相关基因在人类肾脏和尿路畸形发育的过程中有表达，其中在孤立性（非综合征性）肾脏发育畸形或肾尿路畸形伴其他系统发育异常（综合征性）的患者中发现了部分基因（Woolf 2008）。所以多系统综合征伴有肾尿路畸形可能是常染色体显性遗传、常染色体隐性遗传或 X 连锁隐性遗传（Kerecuk et al. 2008）。每个综合征可能有不同肾尿路畸形、涉及不同的脏器（表116.1）。

116.3.1.2　非综合征性肾尿路畸形

在胎儿期常见的肾脏畸形是伴有原发性膀胱输尿管反流（vesico-ureteric reflux，VUR）和重复肾相关的肾盂积水。这些畸形可能有其遗传基础，因为它们有时会影响家庭中的不同成员，家庭成员的任

表 116.1　与泌尿道畸形相关的综合征

常染色体显性遗传综合征
1. 腮耳肾综合征（Kochhar et al. 2007）
2. 甲状旁腺功能减退、神经性耳聋、肾发育不良（Muroya et al. 2001）
3. Mayer-Rokitansky-Küster-Hauser综合征（Biason-Lauber et al. 2004）
4. 肾视觉缺损综合征（Salomon et al. 2001）
5. 肾囊肿和糖尿病综合征（Edghill et al. 2006）
6. Townes-Brocks 综合征（Reardon et al. 2007）
常染色体隐性遗传
1. Bardet-Biedl 综合征（Tobin and Beales 2007；Sharifian et al. 2007）
2. Fraser 综合征（McGregor et al. 2003；Jadeja et al. 2005）
3. Jeune 综合征（Beales et al. 2007）
4. Meckel-Gruber 综合征（Consugar et al. 2007）
5. 梅干腹综合征（Ramasamy et al. 2005）
X 连锁综合征
1. Kallmann 综合征（Duke et al. 1998）
2. Simpson-Golabi-Behmel综合征（Grisaru and Rosenblum 2001）

何一个人可能有 2 个或更多必要的异常基因才会导致解剖学异常（Lu et al. 2007），来源于人类和小鼠的数据提示一些伴有 VUR 的肾损伤是先天性的、肾脏发育异常导致的，并非由于 VUR/UTI 继发损害引起（Murawski and Gupta 2006）。人类非综合征性肾尿路畸形可能有散发和遗传 2 种形式及显性和隐性 2 种模式。

5 年前，通过鉴别多囊肾病的常染色体显性（autosomal dominant polycystic kidney disease，ADPKD）和隐性遗传（autosomal recessive polycystic kidney disease，ARPKD，ARPKD）基因，首次明确了肾囊性发育不良和先天性多囊肾病（polycystic kidney disease，PKD）的主要解剖学差异。然而，原发性 VUR（Feather et al. 2000）、肾发育不良或肾发育不全（SannaCherchi et al. 2007）以及肾盂输尿管连接部梗阻（pyeloureteral junction obstruction，PUJO）（Sanna-Cherchi et al. 2007）被描述为显性遗传。发现很少原发性 VUR 和肾病患者在伴有 *UPK III*（Jenkins et al. 2005）和 *ROBO2* 基因突变（Lu et al. 2007）。

显性遗传的配对基因 2（paired box 2，PAX2）表达在发育中的胎儿肾小管上，当患者出现肾发育不良或发育不全伴有视觉缺陷，相关的视觉神经缺损和/或一级亲属有相似表现需要考虑 PAX2 突变（Salomon et al. 2001；Weber et al. 2006）。转录因子 PAX2 的非多态性与新生儿肾脏大小减小相关（Stahl et al. 2006；Quinlan et al. 2007）。另外，PAX2 基因表达在胎儿肾小管上，当患者伴有肾发育不全或发育不良、也有视觉缺陷（来源于相关的视觉神经损伤）和/或常染色体显性遗传 Renal-coloboma 综合征受累的一级亲属需要考虑该突变（Woolf 2008）。

胎儿肾脏双侧强回声的主要与肝细胞核因子 1（hepatocyte nuclear factor 1-β，HNF1B）基因突变（Decramer et al. 2007）。编码转录因子的 HNF1B 基因突变与肾囊肿和糖尿病综合征有关。另外，HNF1B 突变导致不同类型的肾尿路畸形，包括多囊性肾发育不良（multicystic dysplastic kidney，MDK），先天性孤立功能肾（congenital solitary functioning kidneys，CSFK），囊性肾发育不良、肾发育不全和肾小球囊性变（Edghill et al. 2006；Weber et al. 2006；Decramer et al. 2007；Ulinski et al. 2006）。可能在 8% 肾发育不全/肾发育不良和肾衰竭的患儿中以及 22% 肾囊肿的患儿中发现 HNF1B 突变或变异（Weber et al. 2006；Ulinski et al. 2006；Zaffanello et al. 2008a）。另外，HNF1B 内含子表达序列已被发现（Pouilhe et al. 2007），包括维甲酸调控元件和 T-MARE（MafB 反应元件），连接了 HNF1B 基因调节与维甲酸（retinoic acid，RA）、MafB 信号通路。转录因子 Maf 家族成员中之一 MafB 和 RA 信号通路参与了肾脏发育。尤其是 MafB 特定地表达在肾小球上皮细胞即足细胞、对于足细胞的分化和肾小管存活具有重要作用（Moriguchi et al. 2006）。然而，RA 信号通路修饰了肾转录因子的表达和指示哺乳动物肾发育命运的信号通路组成的表达。

其他多个基因也涉及了肾脏和尿路的畸变。C-ret 基因编码了上皮细胞跨膜酪氨酸激酶受体蛋白。在 c-ret 突变中观察到了肾不发育、严重的发育不良不全和输尿管盲端（Stahl et al. 2006）。在肾脏和泌尿道器官发生的过程中，两个 X 连锁基因突变，血管紧张素受体基因 II 型（Nishimura et al. 1999；Hohenfellner et al. 2001），L1 细胞黏附因子涉及了 PUJO 或 MDK（Stahl et al. 2006）。骨形成蛋白 4 之前被发现与肾尿路系统外的蛋白相互作用，也被发现是肾尿路形成的调节因子。WNT11 是胶质细胞来源的神经因子的目标分子，被骨形成蛋白 4 下调阻止中肾管处异位输尿管芽的萌出。Foxc1/Foxc2 复合杂合突变导致肾发育不良和单个输尿管。然而，Uroplankin 基因可能对人类上下尿路的发育都很重要。新发的 Uroplakin IIIA 杂合突变与儿童期严重的伴肾功能衰竭的肾发育不良、不全有关（Winyard and Chitty 2008）。另外，编码肾素血管紧张素系统基因突变与围产期肾病变有关。肾脏表型在胎儿 US 中常常表现为轻度增大、偏亮以及显著降低的羊水体积（Lacoste et al. 2006）。最终，证据表明后尿道瓣膜（posterior urethral valve，PUV）可能有遗传基础，可能限于男性常染色体隐性遗传。最近，拷贝数变异的潜在作用在多达 57% 的检测病例中被发现（Boghossian et al. 2016）。

最近在一类相当复杂的遗传疾病如 Bardete-Bledl、Meckele-Gruber 和 Joubet 综合征取得了大量进展。这些综合征提示了大量表型重叠，具有围产期伴肾发育不良和肾囊肿等肾脏疾病的所有特征（Woolf 2008）。

116.3.2　环境因素

一些观察性研究发现环境因素与胎儿和新生儿肾脏和尿路发育异常有关。肾脏和尿路畸形在孕母大量饮酒或伴有糖尿病的胎儿中更为常见（Kerecuk et al. 2008）。然而，总的妊娠异常如胎胎输血综合征以及重症早产儿可能会扰乱人类肾脏分化（Mahieu-Caputo et al. 2000；Rodríguez et al. 2004）。另外，在伴有肾小管发育不全的患者中发现了编码肾素血管紧张素系统（Lacoste et al. 2006）的基因突变，考虑暴露在拮抗血管紧张素 II 信号的药物下增加了胎儿肾脏发育异常的风险（Quan 2006）。暴露在血管紧张素转换酶抑制剂和血管紧张素受体拮抗剂的胎儿常常会出现肾小管不发育，在妊娠中期和/或妊娠晚期（Plazanet et al. 2014）。

116.4　临床方面

116.4.1　患病率和诊断

产前 US 筛查项目通过 12 个欧洲国家的 20 个注册处评估了肾发育异常的诊断性患病率：胎儿单

侧 MDK 为 1/7 100、单侧肾发育不全为 1/12 500,双侧肾发育不全或发育不良为 1/7 700 以及 PUV 为 1/33 300。相比只有 4% 的单侧 MDK,有 67% 检测出双侧肾发育不全、发育不良的胎儿母亲选择终止妊娠(Wiesel et al. 2005)。在晚期妊娠的胎儿 US 筛查中发现有 7.7% 有一过性的上尿路扩张(Gunn et al. 1995;Mendelsohn 2004)。从一项多中心研究发现产前肾积水总的患病率为每 10 000 出生儿中有 11.5 例。大部分的病例是活产儿(96%),只有一小部分进行了终止妊娠或为死胎。男孩占总病例的 72%。孤立性肾脏和尿路畸形占了大部分(86%)(Garne et al. 2009)。在 37%~57% 的病例中可能为双侧肾积水(Boubaker et al. 2006)。在肾积水中,PUJO 是最常见的产前肾盂扩张的原因,可以用以说明 33% 的婴儿病例,之后就是原发性 VUR(28%)、巨输尿管(18%)以及复杂的重复肾(12%)。产前肾盂扩张比较少见的情况是 MDK、PUV、积水型马蹄肾以及遗传性肾发育不良、发育不全(Ismaili et al. 2004a)。MDK,尽管没有被归为肾积水,可能会被误诊为肾积水(Piepsz 2007)。在产前检测出输尿管异常的病例中的产后肾积水,常常是输尿管连接处梗阻(44.8%)、VUR(30%)和先天性巨输尿管(9.5%)。另外,MDK(43.5%)、肾不发育(19.4%)和 VUR(19.4)在不伴有肾积水的患者中最常见(Gokce et al. 2012)。

有时通过产前 US 发现肾脏高回声,可能会引起鉴别诊断的问题。一项多中心回顾性研究评估了肾脏病理的患病率和孕 17 周后 US 检测出的肾脏高回声的相关性。肾脏高回声更多见于 ADPKD 和 ARPKD。较少出现在 Bardet-Bledl 综合征、Meckel-Gruber 综合征以及 Ivemark II 综合征。Jarcho-Levin 综合征、Beemer 综合征和 Meckel 样综合征是很少见的。伴有肾脏高回声的胎儿中有 1/3 伴有肾脏囊肿(Chaumoitre et al. 2006)。

妊娠晚期的胎儿轻微孤立肾积水(5~15mm)在 73% 的肾脏科中能在生后 1 年间辨别出来(Alconcher and Tombesi 2012)。新生儿的原发性先天性巨输尿管 52.8% 能被治愈,25% 持续存在以及在随访期需要外科干预;外科手术的预测性指征有 ^{99m}Tc-DTPA 核素肾动态显像上的肾排泄不良、IV 和 V 级的肾积水和输尿管直径超过 15mm(Arena et al. 2012)。

116.4.2 肾畸形的分类

人类肾脏尿路畸形可能是在后肾发育开始到肾单位形成这个过程里发生的,发生在孕期中的 34 周左右(Alam-Faruque et al. 2014)。先天性肾脏和泌尿道畸形(congenital abnormalities of the kidney and urinary tract,CAKUT)代表了先天性肾脏和尿路畸形,一类包括多种影响肾脏和膀胱形成的综合征。CAKUT 是一系列的肾发育不全和先天性尿路畸形的人体紊乱。肾脏的畸形就包括发育不全,发育不良或肾脏完全缺失(不发育)。近端的输尿管可能出现梗阻(PUJO)或全程扩张(巨输尿管)。远端的输尿管可能在插入膀胱的位置出现梗阻[膀胱输尿管连接处梗阻(vesicoureteric junction obstruction,VUJO)]。或者输尿管可能是没有功能的(VUR)或插在膀胱的外面(异位)。膀胱和尿道的畸形包括异常 hemitrigone 形成、PUV 以及尿道闭锁(Stahl et al. 2006)。在发育中,微小 RNA 的表达失调是 CAKUT 的病因(Bartram et al. 2013)。另外,大量 CAKUT 患者有亚显微染色体的不平衡,以及 10.1% 的患者中可以检测到拷贝数变异(Caruana et al. 2015)。

影响肾脏系统的畸形可根据肾脏和尿路涉及的区域进行分类(表 116.2)(Joseph 2006)。

表 116.2　肾脏系统主要畸形的分类

• 肾脏畸形
– 单侧
– 双侧(Potter 综合征)
• 位置异常(异位)
• 肾脏融合
– 马蹄肾
– 交叉融合异位
• 发育不良、囊性肾脏病
– 不发育或仅有少量残存肾组织
– 肾发育不全
– 单纯性肾囊肿
– 囊性肾发育不良
– 多囊肾(ADPKD 和 ARPKD)
• 梗阻性肾病
– 后尿道瓣膜(PUV)
– 肾盂输尿管连接部梗阻(PUJO)
– 膀胱输尿管连接部梗阻(VUJO)
• 膀胱输尿管反流(VUR)

续表

- 输尿管改变、重复和异位

    - 输尿管异位
    - 输尿管囊肿
    - 重复输尿管

- 膀胱畸形

    - 尿道裂
    - 经典膀胱外翻
    - 复杂性膀胱外翻

- 阴茎畸形

改编自 Joseph 2006。

116.4.3 肾不发育

从胚胎发育来说,肾不发育是由于输尿管芽没有与后肾间充质相互作用而导致的。出芽失败将不能形成输尿管、肾盂、集合管。后肾间充质将不能形成肾单位。有时单侧肾不发育同时伴有同侧的生殖道畸形(Mishra 2007)。最严重的肾脏尿路畸形是双侧肾脏完全缺失,称为肾不发育。羊水过少序列征或 Potter 综合征常伴有输尿管不发育。在孕中期,产前诊断羊水过少序列征依赖于 US 筛查及完全的尸检对于发现任何潜在胎儿致死的原因是很有必要的(Stahl et al. 2006)。双侧肾不发育或发育不全与母体危险因素有关,如孕前肥胖、围孕期吸烟、在妊娠第 2 个月酗酒。根据欧洲先天异常疾病管制出生缺陷登记网络的数据表明,Fraser 综合征 50% 有双侧肾不发育,17% 有单侧肾不发育(Barisic et al. 2013)。

116.4.3.1 诊断

当 US 不能识别肾实质、产后肾动态显像检测不出身体一侧的任何肾功能,需怀疑肾不发育。当 US 识别残存的肾实质时、经肾动态显像扫描,无有价值的肾功能,则可诊断肾脏没有功能(图 116.1)。

116.4.3.2 双侧肾不发育的管理

孕期通过 US 筛查发现肾脏不发育和膀胱不可见,则诊断为双侧肾不发育。由于 Potter 综合征常常与胎儿的预期寿命减少有关,所以终止妊娠是最常见的结果。存活新生儿中患双侧肾不发育的病例常常用连续羊水输注治疗,在活过新生儿期且能

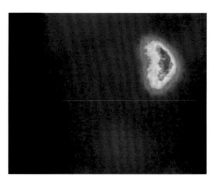

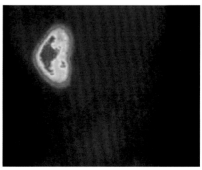

图 116.1 男孩肾脏 DMSA 核素扫描结果示左侧孤立肥厚性有功能肾脏、右髂侧异位无功能的肾脏(经允许转载自 Zaffanello et al. 2009a)

够耐受腹膜透析的情况下,以便未来可能的肾移植(Bienstock et al. 2014)。

116.4.3.3 单侧肾不发育的管理

诊断单侧肾不发育主要是通过产前 US 诊断。代偿性肾脏肥大可以在孕晚期检测得到,有时可以在中孕后期发现(Hill et al. 2000)。

生后核素扫描(DMSA)可确诊、建立 CSFK 的功能状态。诊断单侧肾不发育之后,产后筛查必须执行以排除其他相关肾发育异常。对 CSFK 相关泌尿畸形的早期诊断和治疗对降低长期肾损伤的风险是必要的(Cascio et al. 1999)。由于 CSFK 可能进一步出现生长受限,即使最初是正常的,所以早期识别肾损伤的危险因素是很有必要的(Zaffanello et al. 2009a)。CSFK 中 VUR 遵循与单侧 VUR 伴有双肾功能正常患儿一致的管理方式(Palmer et al. 1997)。另一方面,CSFK 中伴有 PUJO 的婴儿是有严重的肾盂扩张和肾功能下降,所以需要早期手术治疗或选择性输尿管内支架(Choo and Borzi 2001)。严重的肾发育不全被误诊为肾不发育,可能演变成肾恶性肿瘤、引发高血压。

116.4.3.4 预后

CSFK 可能进一步会导致持续性的高滤过、微量白蛋白尿、蛋白尿增加。伴有肾小球局灶和节段玻璃样变的患者需要长期定期随访。随访的时候大部分孤立肾患者在成年期表现出肾脏损害（Basturk et al. 2015）。

116.4.4 位置异常

在胚胎发育期间，肾脏经历了旋转、向头端迁移、通过骶中间动脉、髂动脉和主动脉提供血液供应。旋转不良如旋转不完全、旋转过度或反向旋转等可能出现。在这些情况下，肾门方位异常进而引起梗阻。上升异常可能导致肾脏位置异常，最常见的就是盆腔肾。位置异常常常使患者对 UTI 和 VUR 易感（Joseph 2006）。

116.4.4.1 管理

无症状伴有正常肾功能的患者需要纳入随访协议。US 和核素扫描（DMSA）图像用以识别肾脏位置和相关异常。总的来说，当 US 识别盆腔肾有困难的时候，放射性核素筛查是推荐的。当患者肾功能较差的时候，推荐使用电子计算机断层摄影技术（computerized tomography，CT）/磁共振成像（magnetic resonance imaging，MRI）。排泄性尿路造影（voiding cystoureterogram，VCUG）或肾功能动态显像排除伴发的 VUR。

肾功能正常伴有梗阻或 VUR 的临床和影像学证据可能需要考虑手术治疗。没有功能、功能很差、MDK 相关的梗阻或反复感染通常需要肾切除术治疗。

116.4.5 肾融合

交叉融合异位是指一侧肾脏的上极与对侧肾脏的下极融合。交叉融合异位常与 VUR 和 UTI 相关。肾组织融合可能从中间发生融合即马蹄肾（图 116.2），是常见的泌尿生殖畸形之一，总的发生率为 1/666（Weizer et al. 2003）。肾脏融合畸形可能没有任何症状，不过往往伴有梗阻和感染。在马蹄肾中，最常见的临床问题是肾盂输尿管连接部的梗阻。马蹄肾可能是一些涉及多器官的已知综合征中相关畸形的一部分，如 Turner 综合征、Frasler 综合征、肾

视觉缺损综合征综合征及 Mayer-Rokltanskl 综合征（肾 - 视神经盘缺损综合征）等。

最近的一项观察性报告表明伴尿路畸形和非尿路畸形有同等患马蹄肾和交叉融合异位的可能性。有 23% 的患者伴有严重异常或畸形，低于之前文献报道的数据（Glodny et al. 2009）。半数患马蹄肾的儿童有肾脏并发症（肾盂肾盏扩张、VUR）或肾外病变（胃肠道或脊椎病变）或综合征（Turner 综合征）（Je et al. 2015）。

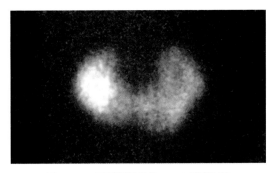

图 116.2 马蹄肾婴儿的 DSMA 核素扫描

116.4.5.1 管理

融合性疾病可以通过常规的影像学检查做出诊断，如 US 和闪烁肾动态显像扫描。在放射性核素检查（MAG3）确诊梗阻的病例后通常需要肾盂成形术治疗。通过 VCUG 诊断的 VUR 患者，如果频发 UTI 需要手术治疗。伴有复杂解剖异常的个别病例需要特定检查策略，CT 检查应该是最可信的影像学检查（Glodny et al. 2009）。最后，肾功能差伴实质病变或发育不全相关的反复感染可能需要局部肾输尿管切除术。

116.4.6 肾发育不良

肾发育不良是双肾都存在、但是发育异常或不完全。这些器官包括起源于输尿管芽和集合管线的不完全分流管，周围包以未分化的和转化基质。经典的产前肾发育不良的表现是在常规 20 周筛查的时候在皮质内发现伴或不伴囊性空隙的大白肾（Winyard and Chitty 2008）。

116.4.6.1 肾再生障碍或发育不良

发育不良的肾脏可能是再生障碍（几毫米长）或多个大囊肿组成。MDK 的输尿管很难形成以及

会有堵塞部分。这些严重的肾发育不良类型一般没有排泄的功能。

116.4.6.2 肾发育不全

肾发育不全指的是肾单位形成完全但是肾单位数目不足。肾发育不全定义为肾脏质量低于同年龄正常个体 2 个标准差或肾脏质量小于按照患者年龄综合评估肾脏大小的一半。先天性肾单位减少症伴代偿肥大代表了一类严重的肾发育不全的变异,双侧肾脏重量都介于正常肾脏的 1/8 至 1/2 之间。肾单位减少了 80%、肾单位明显肥大,同时肾小球直径长于正常的 2 倍。早产儿和 / 或小于胎龄儿由于宫内营养不足进而生后出现相对肾脏小、肾单位一定量的不足,这种情况下称为先天性肾单位减少病(Puddu et al. 2009)。

116.4.6.3 囊性肾发育不良

在发育不良的肾脏中,肾发育异常的肾囊肿增多了。囊性肾发育不良包括正常肾单位旁的原始肾小管和囊肿,可能有排泄功能。肾小管发育不良与近端小管肾单位节段不完全分化有关,通常与胎儿无尿和羊水过少有关。肾脏畸形相关的梗阻变异中,第一批滤过肾单位发育正常,不过肾发育最终暂停、形成从肾单位前体来源的包膜下囊肿(Vujic et al. 2007;Daïkha-Dahmane et al. 1997)。另外,发育不良有时仅在髓质部分,当表现为重复输尿管时通常只有肾脏上半部分为发育不良。

116.4.6.4 多囊性肾发育不良

胎儿 MDK 的组织学显示肾单位很少,这些肾脏包括相对正常的肾小球和近端小管(Matsell et al. 1996)。在胚胎发育早期的完全梗阻可以导致 MDK。异常的结构似乎是在孕后期或产后出现的(Hiraoka et al. 2002)。在单侧 MDK 中,出现最小功能是很少的(3%~7%),发生在 4% 的患者中(Damen-Elias et al. 2005)。流行病结果显示每 10 000 个出生儿中就有 4.12 个患 MDK。单侧肾 MDK 患儿大部分能存活,其中只有 16% 有畸形或患综合征(Winding et al. 2014)。

管理与预后

在没有症状的患儿中,通过连续 US 筛查随访是必须的。在健康的婴儿中,一般用 US 诊断单侧 MDK 和常规膀胱 US,核素检查对明确诊断没那么

必要(Whittam et al. 2014)。US 筛查可能检测出最严重受累肾脏的自发性复旧。所有保守性治疗的 MDK 患者需要最少常规筛查到 5 岁。

有症状的患者伴有腹胀和喂养困难可能需要手术切除肾(Narchi 2005)。外科医生提倡预防性去除这些没有症状的病灶以防可能的高血压和恶性肿瘤的风险。高血压风险小于 1%。如果发现了严重的高血压,就有必要施行治疗性肾切除术(Thomas 2008)。然而,恶性肿瘤还没有被发现(Narchi 2005)。右侧肾的分辨率有 53.6%,而左侧肾只有 16.7%(Tiryaki et al. 2013)。如果肿瘤发生,通常表现为肾母细胞瘤。如果大小有任何增加或异常的特征表现应提示进行肾切除术。

双侧受累导致致死性的肺脏发育不全、发育不良。

116.4.6.5 多囊性肾脏病

多囊性肾脏病(PKD)是遗传性疾病,可呈现多种形式:

- 常染色体隐性遗传(ARPKD)
- 常染色体显性遗传(ADPKD)
- 肾痨 / 髓质囊性肾脏病

PKD 肾单位存在多个肾小管囊肿,最终导致终末期肾衰(end stage renal failure,ESRF)(Wilson 2004)。据估计现在约有 650 万人患有遗传性 PKD。遗传性 PKD 可以是显性遗传或是隐性遗传模式。常染色体显性遗传多囊性肾病(ADPKD)是由两个基因突变导致的,分别是 *PKD1* 和 *PKD2*。*PKD* 基因的蛋白产物,多囊蛋白 1 和多囊蛋白 2 调节肾小管上皮细胞分裂和分化。ARPKD 和肾痨 / 髓质囊性肾脏病与 *PKHD1* 和 *NPH1* 基因相关的蛋白产物分别是 Fibrocystin 和 Nephrocystin。

肾痨或髓质囊性肾脏病与 1/4 的 Joubet 综合征病例相关,此综合征是常染色体隐性疾病,可表现为小脑共济失调、智力障碍、肌张力低下和新生儿呼吸紊乱(Valente et al. 2006)。

ARPKD 是隐性遗传性疾病,双侧肾脏均被扩张性集合管形成的囊肿受累,与先天性肝纤维化导致的门静脉高压相关。宫内可出现肾囊性变化,与肾功能差相关,进而导致羊水过少。严重的肾脏病倾向于与轻度肝脏受累相关,而当肝脏为主要受累脏器的时候肾脏病变往往较轻。通过病史、临床检查、产前和生后 US 影像学检查进行鉴别诊断。在

一些病例中,肾活检和肝脏活检对于确诊疾病是很有必要的。很多家庭的孩子因严重的 ARPKD 过世,所以这些家庭渴望早期可信的产前诊断。由于产前 US 的局限性,以及 1994 年发现 PKHD1 后,目前只有分子诊断是可行的(Bergmann et al. 2004)。PKHD1 基因(ARPKD)中超过 300 个不同突变已经被描述。超过 60% 肺发育不良的新生儿可以存活,大约 25% 需要产后透析。10 年后,其中 60% 需要肾脏替代治疗(Hoyer 2015)。

管理

如果患者已经进入肾衰竭,需通过评估肾功能以获得合适的支持治疗。评估肾功能以治疗高血压和代谢紊乱。如果肾脏显著增大导致呼吸困难,可能需要单侧或双侧的肾切除术和透析。

116.4.7 梗阻性肾病

通过 US 怀疑产前梗阻性肾病的可能是出现了明显的尿路扩张。妊娠中出现产前肾盂肾盏扩张的比例为 0.6%。每 10 000 出生儿中有 2.2 个胎儿下尿路梗阻(Lissauer et al. 2007)。

肾盂肾盏扩张涉及了很多不同的原因,包括一过性肾积水、病理性肾积水、PUJO 和 PUV(Woodward and Frank 2002)。梗阻性尿路病可分为上尿路梗阻或下尿路梗阻。无论产前或生后评估,当肾积水或肾盂肾盏扩张时且没有可见尿道和膀胱病变,考虑上尿路梗阻。最常见的下尿路畸形就是 PUV,差不多一半的病例是 PUV、伴有尿道梗阻/闭锁(Lissauer et al. 2007)。先天性巨输尿管很难定义其本质,因为输尿管扩张不伴有反流、膀胱也正常(Pates and Dashe 2006)。伴有肾盂肾盏扩张的新生儿可以通过非手术方法安全地进行治疗,梗阻仅发生在很少一部分患者中。在很多病例中,54% 的肾积水可以在生后的 3 年内改善或自愈(Onen 2007)。

116.4.7.1 后尿道瓣膜

PUV 是具有高死亡率和发病率的先天性疾病,在宫内开始演变进展为肾功能不全。PUV 是最常见的导致膀胱外口梗阻的原因,在男孩中的发病率为每 2 000~4 000 名活产男婴儿中就有 1 人(Joseph 2006)。通常,PUV 是在精阜水平由尿道来源的褶皱组织组成,在中线处融合。从横膈膜延伸到精阜之上的尿道腔是更少见的形式。梗阻的程度可以是轻度的

伴排泄功能不全或是严重的伴后尿道扩张、小梁样膀胱和严重的肾积水。

产前诊断

产前诊断旨在发现上尿路扩张伴厚壁膀胱和羊水过少。膀胱壁厚,紧张往往出现在梗阻的情况下,如梅干腹综合征中膀胱看起来是下垂的(Agarwal and Fisk 2001)。详细的膀胱 US 以排除肾外畸形。当羊水过少影响了 US 的分辨率,则推荐 MRI(Poutamo et al. 2000)。

产前管理

不管是通过宫内使梗阻性膀胱减压或是生后及时干预减缓梗阻,产前诊断都提供了改善功能的机会、降低毒血症的风险以及优化瓣膜的管理(Thomas 2008)。胎儿干预有并发症的危险因此不应该用在肾功能很差的时候,不然存活的可能性反而变小。然而,胎儿干预并不推荐在孕 24 周前检测出的患者中实施,因为干预引起的肾脏改变不可逆。当在孕 24 周后诊断,则干预结果对肾功能结局来说总体还是有利的(Crombleholme et al. 1990)。所以,如果 US 提示肾发育不良,不应执行胎儿干预,只有羊水容积稳定伴肾功能良好时才能进行干预。胎儿干预一般仅用于伴可疑 PUV、肾脏预后良好以及羊水过少的男胎中。最常见的方法是经皮膀胱羊水分流术(Agarwal and Fisk 2001)。相比于非分流组,宫内经皮膀胱羊水分流可能改善了胎儿总体的围产期生存率(Clark et al. 2003)。另一方面,开放性胎儿膀胱造口术会导致并发症风险增加,引起早产、孕母死亡、胎膜早破和胎儿死亡。治疗 PUV 的胎儿镜激光消融术能够使膀胱减压,在个别羊水过多病例中也能使羊水回归正常(Martínez et al. 2015)。

生后管理

开腹或内镜操作将提供梗阻明确的治疗方法,但治疗局限性在于肾功能是否有明确改善还不确定(Quintero et al. 2000)。无论如何,尽管产前诊断对生后 10 年死亡率和 ESRF 的影响甚微,但一些 PUV 病例可能从及时识别和手术干预中获益,反映出肾发育不良作为早期肾损伤决定因素的重要作用(Thomas 2008)。

手术治疗

首要的管理措施是经尿道插入导管至膀胱、建立起排泄通道。因为导尿管周围的膀胱肌肉可能收缩导致不能插入导尿管,则只能在耻骨上造口。另外,如果膀胱和尿道造影可以看见足够的尿道,那么

PUV 就可以被确诊,如果伴有 VUR 的话也同时可以被确诊。

原发性瓣膜消融术是通过微型内窥镜经尿道进行直视操作;凝固电极电灼瓣膜叶。已有证据表明早期瓣膜消融术可使膀胱功能恢复、改善上尿路(Mitchell and Close 1996)。膀胱造口术总的来说对于伴严重尿路改变和肾功能差的新生儿,尤其是伴 VUR 的新生儿是推荐的。暂时性的膀胱减压可能有助于改善上尿路功能。在瓣膜消融术、上尿路手术干预完成后,造口可以关闭(Jaureguizar et al. 2000;Bajpai et al. 2001)。为使下尿路减压,给患 PUV 的新生儿用双 J 管是一个安全有效的方法(Penna et al. 2015)。

在一项长期的研究中,初次瓣膜消融术效果最好,术后膀胱容量、顺应性良好,这类似于输尿管造口术后的效果,而膀胱造口术后膀胱容量小、反射亢进(Puri et al. 2002)。从另外一项研究中发现,产前检测出 PUV 的长期结局证实了早期瓣膜消融术在多数患儿中可以作为首选治疗,并不需要术前排泄或分流(Sarhan et al. 2008)。

预后

PUV 的 US 特征出现早(妊娠前 20 周),且中度或重度的上尿路扩张预后较差(Hutton et al. 1997)。肾脏常常使发育不良、功能较差。这些胎儿往往会被终止妊娠或胎死腹中。在一些合适的胎儿中,干预可能改善围产期存活率,不过在幸存者中,长远来看肾脏发病率还是存在问题。US 中影响预后的重要特征是出现明显的羊水过少,如果出现在孕期 24 周前就与肺发育不良的高患病率有关(Crombleholme et al. 1990)。另外,诊断时的孕周和羊水过少是预测肾脏预后的重要因素(Sarhan et al. 2008)。最终即使缓解了梗阻,与肾发育不良相关的肾功能低下仍不能改善。所以,无论是否进行产前诊断,PUV 进展为肾衰竭的比例还是高的(Thomas 2008)。在这些患者中,生物标志物如泌尿系 TGF-β1、TNF-α 可用于早期识别肾脏进行性损害(Mandelia et al. 2013)。

116.4.7.2　肾盂输尿管连接部梗阻

继发于 PUJO 的肾积水是最常见的影响肾脏集合系统的畸形。所有产前诊断出的肾盂扩张中,PUJO 占 13%(Ismaili et al. 2004a)。总的胎儿肾积水中,PUJO 占 0.2%~0.4%,其中 20%~25% 为双侧

(Woodward and Frank 2002)。

发病机制

输尿管与肾盂连接处出现了内源性狭窄。PUJO 是以异常的肾盂输尿管平滑肌形成为特征,典型表现为平滑肌肥大、束周的纤维化以及异常神经支配(Zhang et al. 2000)。异常的输尿管段降低了蠕动活性、导致尿液从肾盂至输尿管转运失败。

临床特征

肾盂扩张常通过产前 US 发现。胎儿肾盂肾盏扩张必须谨慎说明,因为很多病例生后可以自愈。基于肾盂前后径(anteroposterior diameter,APD)进行分级,以评估肾积水的严重性。妊娠的任何时期 APD 测量值小于等于 3mm 则视为正常。妊娠超过 30 周,诊断轻度、中度、重度肾积水的 APD 指标分别为 5~8mm、9~15mm 以及大于 15mm。如果肾盂 APD 在妊娠任何时候达到了 10mm,或发现肾盏扩张,需要谨慎做出产后评估。最近的前瞻性研究发现轻度的肾积水即使状态稳定或在妊娠后自愈也有可能复发、进展,生后需进行必要的手术治疗(Pates and Dashe 2006)。

管理

继发于 PUJO 的肾积水管理在于保护长期肾功能。在婴儿中,没有症状的单侧肾积水且分侧肾功能稳定可以进行保守治疗,而梗阻性扩张则需要一系列的评估和早期手术矫正(Riccabona 2004)。尤其在生后的 3 年中,确保足够的随访时间对于阻止永久性肾功能丢失是很有必要的,尤其对有梗阻征象的肾(Onen 2007)。

所有产前检测出肾积水的患儿应该施行 US 检查、MAG-3 肾图检查和 VCUG(排除 VUR)。在 US 检查中,肾盂 APD(前后径)、肾盏扩张程度、肾脏长度、肾皮质厚度、回声以及皮髓质分化都要进行评估。

US 测量肾盂扩张的理念使儿童分为保守管理组(APD 小于 12mm)、早期手术干预组(APDN 为 40mm)。如果 APD 小于 12mm,这些患儿没有风险、在生后 3 月和 1 岁这两个时间进行 US 随访。当 APD 介于 12~20mm 之间,这些患儿需要在生后 3 月和 1 岁这两个时间进行 US 随访、3 月时进行 MAG-3 检查(Dhillon 1998)。APD 在 20mm 到 40mm 之间的患儿需要在 1 月龄接受 MAG-3 肾图检查。MAG-3 肾图检查提供了梗阻更精确的评估。在利尿剂 MAG-3 闪烁扫描下,婴儿表现为肾盂扩张伴延迟排泄及肾功能相对降低(Dudley et al. 1997)。

胎儿干预

伴正常肾实质的肾积水与肾功能良好相关,所以不需要胎儿干预。胎儿干预应该在有严重双侧肾积水伴羊水过少,双侧肾积水伴肾实质发育不良及孤立肾伴严重肾积水的患者中实施。因此,除非在影响了孤立肾这种极少的情况下,上尿路梗阻导致的慢性肾病或 ESRF 的风险是极低的(Thomas 2008)。

产后管理和预后

在生后 2 年内,紧密随访以识别需要及时手术的梗阻患儿组(35%)是很有必要的。在生后 2 年内,对于原发性双侧 PUJO 型肾积水的新生儿而言,非手术治疗进行紧密随访是安全、值得推荐的方法(Onen 2007)。很多患儿患没有症状的 PUJO 而进行非必要的肾盂成形术,其实这种情况是能自愈的(Thomas 2008)。然而,40% APD 在 20~40mm 之间伴有肾功能的患儿需要紧密随访,在 3 个月、半年和 1 年的时候进行 US 和 MAG-3 随访。如果 APD 接近 40mm 时,需要手术干预。UPJO 肾积水的治疗和随访管理是由 Onen 等(2007)提议的(表 116.3)。

表 116.3　肾盂输尿管连接部积水的治疗和随访流程

1 级
– 1 月开始连续超声随访
– 无预防性使用抗生素
– 无肾显像
– 尿路症状进展随访

2 级
– 1 月开始超声和肾显像随访
– 预防性使用抗生素可能有益
– 控制其他肾显像

3 级
– 紧密随访超声和肾显像
– 预防性使用抗生素是必要的
– 只要肾功能 >35% 控制其他肾显像
– 如果肾盂积水显著增加、肾功能下降需手术治疗(肾盂成形术)[a]

4 级
短期随访之后早期干预对预防肾功能是安全的,延迟治疗可能会导致肾功能不可逆的受损

[a] 超声检查是可比的(如膀胱或充盈)控制。

对伴有 PUJO 和肾功能降低的肾单位实行肾盂成形术被广泛推荐,因其有助于改善肾脏预后或延迟长期发病率(Sheu et al. 2006)。这种方法可以阻止永久性的肾功能丧失。事实上,单侧 PUJO 很少提示需要手术的,尤其是肾功能未受影响的情况下。在随访中,需要手术的主要适应证是肾功能恶化 5% 或更多、肾小球滤过率(glomerular filtration rate,GFR)下降至 40% 或更少,双侧肾积水或孤立肾(Chertin et al. 2002)。总的来说,病情改善与肾脏成熟相关并非手术效果(Capolicchio et al. 1999)。如果肾功能已经下降了,即使没有证据表明手术改善最终肾脏预后,即便通常分肾功能也没有变化,但是手术仍需要实施。尽管行肾盂成形术,但若肾功能一开始就已变差,术后肾脏功能不能或很少改善(Ylinen et al. 2004a)。解除梗阻,肾盂成形术成功率超过 95%。只有一小部分患者需要重复行肾盂成形术,首次手术失败通常在术后一年或两年内明显出现(Thomas 2008)。

重复肾的 PUJO 非常少见,但是一个非常有挑战的病变,需要认真评估。21 个患者中 14 人实施了手术,包括肾盂-肾盂造瘘术或输尿管-肾盂造瘘术、被遗忘的肾盂成形术以及肾部分切除术(Rubenwolf et al. 2015)。

产前诊断和手术干预有助于降低 PUJO 患儿长期死亡率。因此,很多患儿几乎接受了没有必要的早期肾盂成形术,因为这种梗阻可以自愈(Thomas 2008)。由 UPJO 引起的先天性肾积水长期随访发现,外科手术效果令人满意(Baek et al. 2010)。

鉴别诊断

不太常见引起产前肾积水的是中段输尿管狭窄,占病例的 4%(Ismaili et al. 2004b)。

116.4.7.3　膀胱输尿管连接部梗阻

儿童梗阻性输尿管积水型肾病的原因可能是原发性或先天性 VUJO 以及继发型 VUJO(如输尿管囊肿、腹膜后纤维化及结石)。

诊断

孕期 US 筛查使医生得以早期诊断原发性 VUJO,占总的胎儿肾积水病例的 4%(Lim et al. 2003)。产前诊断 VUJO 需要生后 US 确诊以及随访。多数报道手术率在 10%~20%,主要是由于肾功能降低进行了手术治疗。产前发现的 VUJO,相较于 PUJO 具有更高的自愈可能、更多的良性病例(Shukla et al. 2005)。MRI 技术使在妊娠晚期和生后期观察梗阻的解剖细节成为可能(Cassart et al. 2004)。原发性梗阻可能在婴儿后期出现症状，尤其是在产前 US 筛查正常的患者中（Zaffanello et al. 2009b）。

管理

手术治疗包括切除远端输尿管段、窄化输尿管、再植或插入 JJ 支架（Shenoy and Rance 1999）。

116.4.8 膀胱输尿管反流

VUR 是指尿液反流入上尿路。VUR 预估的患病率约占总婴儿人群的 1%（Marra et al. 1994）。轻度肾扩张（胎儿肾盂 4~10mm）伴 VUR 的比例为 13%~30%（Marra et al. 1994），患儿双亲有 VUR 将会增加后代的发病风险。在妊娠 30 周后持续性胎儿肾扩张同时伴有家族史的婴儿需要深入观察（Anderson et al. 2003）。

一般来说，新生儿的反流是原发性的。原发性反流可能与肾发育不良相关，尤其对于男孩而言（Risdon et al. 1993）。现在有更多的证据表明先天性肾发育不良，而不是感染后获得性肾瘢痕，是伴有高级别反流男孩的最重要的决定因素，这些患者通常在产前 US 中可以被检测出（Thomas 2008）。相对于没有反流的肾脏，肾损伤平均总相对风险在伴有 VUR 肾单位中是较高的，尤其是高级别 VUR 的患者（Zaffanello et al. 2009b）。

一些 VUR 病例与重复尿路相关：由于偏下方的输尿管插入膀胱的位置偏横向，所以可能会出现反流。上半部分可能与输尿管梗阻有关，因为插入膀胱的位置比正常时候更远一些，或异位插入，如插入尿道。还有一些 VUR 病例继发于其他因素，如 PUV 导致的胎儿膀胱口梗阻（Krishnan et al. 2006）。

116.4.8.1 生后管理

目前有 3 种方法来可以识别儿童 VUR：X 线排泄性膀胱尿路造影（VCUG）、放射性核素排泄性膀胱造影、排泄性尿道 US（Novljan et al. 2003）。VUR 传统的诊断是通过一系列 VCUG 扫描实施的。在相对年轻的患者中，US 比放射性核素检查对诊断高级别 VUR 有准确性更高（Ascenti et al. 2003）。常规 US 检查很少能检测出 IV 和 V 级反流，而中重度肾积水很少有反流程度低于 IV 级的（Kovanlikaya et al. 2014）。

治疗目标包括预防肾盂肾炎、反流性肾病及其他反流并发症。治疗方法包括预防性使用抗生素、新生儿期之后的手术矫正治疗（开腹、注射治疗或腹腔治疗）（Fanos and Cataldi 2004），尽管手术治疗比单用抗生素存在的其他好处充其量只有一点（Hodson et al. 2007）。选择预防性使用抗生素和 / 或手术治疗，需要因人而异。

116.4.8.2 预后

手术流程（输尿管再植术或内镜下矫正）与药物或支持性治疗有相似的肾脏预后。一般先天性肾损伤在每个治疗过后都不会有所改善。然而，产前发现的 VUR 看起来并没有明显影响肾脏预后（Zaffanello et al. 2008a）。尽管在过去 40 年治疗了受累患儿，但继发于 VUR 的终末期肾病的发病率并没有下降（Craig et al. 2000）。所以，VUR 与肾衰竭的相关性可能是由于肾脏和尿路形成的基因缺陷造成的（Murawski and Gupta 2006）。UTI 后高级别（IV 或 V 级）VUR 的出现和女性是造成突破性 UTI 重要的风险因素（Hidas et al. 2015）。

116.4.9 输尿管重复和异位

输尿管重复来源于 2 种胚胎期畸形中的一种：在到达后肾间充质之前单个输尿管芽形成 2 个分支，或在中肾管有两个输尿管芽出芽、每个芽分别到达后肾以诱导肾脏两部分的形成。

异位发生是由于输尿管芽在中肾管的异常位置萌出。输尿管芽萌出的位点决定了异位输尿管芽是否开口于膀胱还是在膀胱外。后者发生在女性中，异位开口常常与生殖道相连。

输尿管疝代表了输尿管黏膜下部分的囊性扩张。输尿管疝可能与单个系统相关，不过往往常见于重复系统中（Joseph 2006）。

116.4.9.1 临床表现

产前 US 检查可以识别出多数尿路畸形，包括输尿管重复、异位、输尿管疝。生后很多婴儿可能完全没有症状、如果常规 US 检查无法实施的话，围产期可能就错过了诊断。它们可能与引起肾积水的上尿路梗阻相关。

常见的生后表现包括 UTI、膀胱口梗阻和尿失禁。输尿管疝可能脱垂入尿道、表现类似肿物引起的梗阻。这些病例可能会表现出腹胀，以及由于输尿管扩张、肾盂肾盏扩张导致腹部可触及的包块。

男性异位输尿管常常插入近端括约肌。

116.4.9.2 诊断

US 检查常常位于观察病情的第一线,可以提示肾积水、肾发育不良、输尿管扩张、输尿管疝和重复系统。VCUG 可以用来观察输尿管疝。另外,VCUG 还可以发现反流、输尿管扩张或部分重复系统。核素扫描(DMSA)对于检测重复系统和评估肾功能是最有效的。内镜可以直视输尿管疝和一些异位的输尿管。逆行造影模式的对比也优化了对解剖学的描述。

116.4.9.3 管理

输尿管异位

如果肾功能正常,单系统输尿管则选择输尿管再植术。在重复系统中,不管是双输尿管再植术还是下半部分输尿管吻合术作为输尿管输尿管吻合术都可能需要。在重复系统中伴肾功能差或没有肾功能的话,建议行肾输尿管切除术。当异位输尿管存在反流,必须切除输尿管残余(Plaire et al. 1997)。

输尿管疝

在新生儿中,首要的管理就是膀胱镜下切口以排尿。随后,肾脏形态和功能通过 US 和 DMSA 进行随访评估。如果这些结果示让人满意的,也没有 UTI,患者不需要进一步的手术干预(Merlini and Lelli 2004)。不完全切除可以留一个输尿管疝在膀胱出口处的袖口,患者排尿时可作为瓣膜进行阻止。最终并发症包括感染、梗阻、部分肾脏没有功能,这些需要完全切除输尿管疝和肾切除术进行治疗。

重复输尿管

最常见的先天性尿路畸形就是重复输尿管。很多尿路重复畸形的儿童没有症状,并不需要手术干预。因此,输尿管重复常常与其他尿路畸形相关。由于 VUR 或梗阻,重复系统易感 UTI。完全重复系统的肾积水常常影响输尿管上极,常继发于下极输尿管疝导致的梗阻或由于异位输尿管插入。下段肾积水常常是 VUR 导致的。重复系统的低级别 VUR 的结局和单个输尿管系统低级别 VUR 结局相似。有中等或高级别 VUR 和重复系统的女性有更多并发症,应特殊处理(Afshar et al. 2005)。

重复肾中的 PUJ 梗阻是极其少见的(Horst and Smith 2008)。

重复系统引起了临床症状,则需要手术治疗

(Whitten and Wilcox 2001)。重复系统伴部分肾脏功能较差、并发 UTI 应该进行肾输尿管部分切除术。重复系统有肾功能但并发感染或梗阻应该进行单输尿管/输尿管再植术。所有的手术流程在腹腔镜下完成的效果与开腹手术一致。最终手术干预的目标是降低围产期尿路畸形并发症、保留肾功能。

116.4.10 膀胱畸形

膀胱外翻是涉及泌尿生殖道、肠道、骨骼肌肉系统的复杂畸形。严重程度从简单的尿道上裂至泄殖腔完全外翻暴露出整个后肠和膀胱都会发生。往往是通过新生儿检查或有经验的医生实行的胎儿 US 来诊断(Mourtzinos and Borer 2004)。膀胱外翻在每 30 000~50 000 出生儿就有一例,且多见于男孩(Ben-Chaim et al. 1996)。

116.4.10.1 临床表现

膀胱畸形可能是由于中胚层不能侵入泄殖腔膜的头端部,而侵入多少的程度决定了畸形的程度。典型的膀胱外翻,膀胱从腹壁层突出,使它的黏膜层暴露在外。脐部向下,耻骨支从中线分离,腹直肌肌肉分离。男性背侧阴茎有完全尿道上裂,总的阴茎长度是未受累男孩的一半左右(Ludwig et al. 2009)。隐睾和腹股沟疝是常见的。伴尿道上裂的女性、阴蒂两半分开、阴唇广泛分离。在男性女性中直肠前置,可能伴有直肠脱垂。耻骨支广泛分离。

泄殖腔外翻和脐膨出、泄殖腔和肛门闭锁等复杂性病例患病率为 200 000 活产儿中有 1 例。因为产前误诊或提前终止妊娠,所以实际发病率并不知晓(Martínez-Frías et al. 2001)。然而,如短肠综合征等其他结直肠的严重畸形也会出现(Nepple et al. 2009),还有上尿路畸形和脊柱裂。目前重建技术在多数患者中效果较为满意。

尿道上裂是外翻畸形中的一类,在 117 000 名男孩中约有 1 例、在 480 000 名女孩中约有 1 例。尿道上裂、典型的膀胱外翻以及泄殖腔外翻是病因相关的,代表了一类相同的发育缺陷,在家族内有较小的复发风险(Gambhir et al. 2008)。因为包皮主要分布在阴茎轴的腹侧、尿道位于阴茎的背侧,所以在男孩中诊断是明确的,而女孩有阴蒂裂、尿道在背侧分裂。

116.4.10.2　治疗和预后

首先,膀胱应该被塑料包裹膜覆盖以保持膀胱黏膜的潮湿。这些人很容易乳胶过敏,所以乳胶的预防措施应该落实。早期外科重建手术关闭膀胱适用于几乎所有经典膀胱外翻的新生儿。传统疗法包括一系列的重建过程,但是一个单阶段完全重建在新生儿及婴儿中已经得到普及(Gargollo et al. 2008)。在特定的情况下,治疗应该被推迟,当手术治疗会冒很大风险或手术复杂,如早产儿或必须被没有经验的外科医生实行手术。术后密切监测婴儿的上尿路因为可能发展为肾盂积水和感染。大多数膀胱外翻的婴儿有 VUR 并且应该接受抗生素预防治疗。

孩子在新生儿时期接受重建手术有更大机会获得正常功能的膀胱。

116.4.11　尿道下裂

尿道下裂是男的新生儿中最常见的生殖器畸形,并且产生于阴茎和尿道的异常发育,大约 1 000 个男婴中有 3~8 个患病(Carmichael et al. 2003)。尿道下裂是阴茎包皮的不完全发育,被称为背侧罩帽,其中包皮在两侧和阴茎背侧,阴茎腹侧的包皮有缺损。尿道下裂具有在家族内遗传的特征,也是基因形成异常或者与雄性激素通路缺陷有关的综合征形式表现(Kalfa et al. 2009)。

116.4.11.1　临床表现

在考虑到阴茎下弯是否存在后将尿道下裂根据尿道口的位置分类。这个畸形被描述成阴茎头(在龟头上)、冠状、冠状下、阴茎中间、阴囊、阴茎阴囊处发生。在最严重的情况中,患儿的阴囊缠绕在一起,并且有时延伸至阴茎根部的背面。大约 10% 有尿道下裂的男孩有隐睾。腹股沟疝也是常见的(Leung and Robson 2004)。在新生儿中,与隐睾相关的尿道下裂近端的鉴别诊断应该包括性器官不明,尤其是女性男性化(先天性肾上腺皮质增生)和混合型性腺发育不良,伴有阴茎中段和近端尿道下裂、隐睾患者应做核型分析。

116.4.11.2　治疗

在新生儿时期开始管理,6~24 个月的婴幼儿的畸形可以通过手术矫正,然而伴随近端尿道下裂的男孩推荐行尿道下裂修复,一些远端尿道下裂的孩子不会有功能障碍并且不需要行任何手术矫正。

116.5　鉴别诊断

尽管组织学提供了区分肾脏系统畸形的最纯粹的方法。在肾脏发育不良或发育不全的疑似病例很少采用肾穿。总之,在临床实践中,大多数肾脏系统畸形的诊断是基于放射学研究(Zagar et al. 2002)。

116.5.1　胎儿放射学

产前诊断可以辨别是特定的病理(MDK、双重集合系统、肾不发育、PKD)还是非特定的病理(肾盂积水、输尿管扩张、膀胱扩张、羊水过少、产超声波过多性、肾脏肿大、肾脏发育不全)为检出异常胎儿以及从妊娠中途贯穿整个妊娠期的异常塑性的膀胱,US 筛查正变成惯例(Wiesel et al. 2005)。在产前筛查中,一个肾脏系统畸形的发现会引起对胎儿其他部分的仔细的评估。在一些病例中,其他器官系统发现有畸形,这些畸形可以暗示特定综合征的存在(Ickowicz et al. 2006)。

MRI 对于分析泌尿系统畸形的作用没有很好地利用,尽管这个方法在一些小案例中被证明有用(Poutamo et al. 2000;Cassart et al. 2004;Hawkins et al. 2008)。关于肾病,MRI 的潜在的作用没有被很好地定义,US 检查仍然是主要的影像学工具,尽管它在一些不确定的 US 表现中是无用的(孕妇肥胖和或羊水过少)。

116.5.1.1　胎儿肾盂扩张

胎儿肾盂扩张是一个常见的异常孕期有 4.5% 被发现(Ismaili et al. 2003),胎儿肾脏在 12 周 US 扫描可以很容易看见,在 16 周之后,尿液产生成为羊水的主要来源(Pates and Dashe 2006)。通过 US 测量肾盂 APD(前后径)可以诊断上尿路梗阻,在任何胎龄测量值小于等于 3mm 都被认为正常。普遍认为 26 周胎龄的胎儿肾盂直径超过 10mm 提示显著扩张,尤其是胎儿 23 周之后的肾脏扩张可以暗示梗阻性肾病,特别是在整个孕期肾盂直径持续增加的情况下(Anderson et al. 1997)。小儿泌尿科医师比肾脏科对胎儿肾盂扩张的诊断阈值高。

小儿泌尿科医师认为肾盂的前后径为 11 ±

1.9mm 是异常的,而肾脏科医师认为肾盂的前后径为 9 ± 2.9mm 才为异常(Ismaili et al. 2004b)。妊娠晚期肾盂的前后径阈值为 7mm 对于任何尿路扩张的筛查和需要生后随访的患者的筛选毫无疑问是最好的产前标准。病例中仅中期妊娠胎儿检查提示 APD 的阈值为 4mm 应该把它当作一个警告,因为,在 12% 的病例中,这个发现可能提示一个有意义的泌尿道异常(Ismaili et al. 2004a)。肾积水与非整倍体有关,是已有详细描述的综合征的组成部分,如果其他器官系统联系的话(与 VACTERL 有关)。21- 三体的患病风险大约是基础疾病风险的 1.5 倍(Wickstrom et al. 1996)。

诊断为 VUR 的 9%~15% 的婴幼儿是产前发现肾盂积水,以及生后第 1 周膀胱泌尿造影提示持续肾盂积水。产前发现 VUR 在小男孩中更常见,并且与 15%~30% 没有早期泌尿道感染史的婴幼儿较差的肾功能有关(Penido Silva et al. 2006)。

116.5.1.2　肾不发育

当肾上腺占据了空白的肾床,由于肾上腺在肾脏 US 扫描时会被看成肾,所以诊断肾不发育是复杂的。

116.5.1.3　肾发育不良

MDK(多囊肾发育不良)和一些严重肾积水的肾脏表现为低回声区的聚集。这些囊腔与肾盂是不相通的在 PKD,在肾积水中是相通的。此外,回声强度增加在异常增大的胎儿或者新生儿的肾脏没有特异性的发现,其与 MDK 和囊性肾发育不良相关(Tsatsaris et al. 2002)。

116.5.1.4　后尿道瓣膜

PUV 的特点是多样的扩大,厚壁膀胱和扩张型前尿道,这两种发现均是高变异并且没有特定的条件(Abbott et al. 1998)。其他,如尿道闭锁和梨状腹综合征,可以模拟 PUV 的影像学表现。梨状腹综合征包含严重的低位的肾输尿管扩张缺乏明显的解剖学梗阻,与腹壁肌肉组织和隐睾症相关(Bogart et al. 2006)。

116.5.1.5　多囊肾

PKD 中,在 US 产前筛查报告非特异性强回声肾。因此,胎儿 MRI 在缺乏羊水时不是不利条件,并且除了肾脏的分析,还可以被用来寻找肺发育不全,或者与脑畸形相关,在 ARPKD 的病例中,

胎儿 MRI 图像对发现囊肿具有高分辨率(Cassart et al. 2004;Liu et al. 2006)。尤其,隐性遗传的胎儿 MR 表现为在 T_2 加权像肾脏的信号强度增强(Nishi 1995),反之,低的肾脏信号强度在 T_1 加权像,因为肾脏实质的高含水量,与小的肾脏囊肿是一致的,维甲酸调控元件的 MRI 的尿路造影可以被用来直观地表现收集管的囊性扩张(Kern et al. 2000)。

116.5.2　生后放射学

通常,生后新生儿的放射学包括 US、CT 和 MRI。考虑到新生儿肾单位的不成熟,通常建议肾动态显像推迟至 4 周(Boubaker et al. 2006)。

闪烁扫描术帮助建立正确的和精确的分析,在大多数先天性肾脏异常,指示单个肾脏的正常的功能状态,有助于确定介入的方案(Sfakianakis and Sfakianaki 2001)。

116.5.2.1　肾盂积水

生后评估的目标是确定肾盂积水,然后确定他的病因,并且评估肾功能。新生儿尿液的产生需要几天完全建立。如果 US 扫描做得太早,尿流梗阻的肾盂扩张可能会被遗漏。很显然,第一次生后 US 在生后的第一周内是否完善,取决于产前检查发现的严重程度,但是不要在生后最初的 72 小时做,因为会减少分娩后尿量。肾盂扩张在新生儿一般不表现为外科急症。大多数婴幼儿可能不需要手术。这个决定应该被采取,基于至少两次的评估表明既没有进行性增加的扩张,也没有进行性降低的 GFR。连续两次新生儿 US 检查正常的泌尿道,在膀胱尿路造影很少共存不正常的表现(Ismaili et al. 2005)。单侧的肾盂积水通常被认为是一个良性表现,很少导致肾衰竭。随访对所有患者来说应该都是必需的,即使是超长的间隔周期。产前肾盂扩张与梗阻相关,15mm 最大扩张似乎是生后梗阻的最准确的预测(Coplen et al. 2006)。APD 15mm 为严重肾盂扩张,ADP 6~10mm 为轻度,<15mm 为中度(Kumar et al. 2012)。为了不遗漏 PUV,双侧肾盂扩张要求迅速的 US 和膀胱尿路造影的评估,尤其是男孩(Woodward and Frank 2002;de Bruyn and Marks 2008)。

116.5.2.2　肾发育不良

多囊肾发育不良在生后的最初几年经常会倒

退（Belk et al. 2002）。因此，那是罕见的使肾脏残余低于放射线探查的限制。此外，退化的非囊性化发育异常肾脏也可能存在（Hiraoka et al. 2002；Winyard et al. 1996）。先天性孤立肾的孩子，如产前的数据难以获得，很难辨别是单侧的肾发育不全，还是发育不全来自发育不全的肾脏的倒退。肾实质的大的囊性的占位，缺少中间的肾盂，或者小的残余肾为特征的 PKD。囊性肾发育不全有高回声肾脏，高回声肾脏伴囊性，皮髓质分界差（González Celedón et al. 2007）。肾脏发育不全和多囊肾发育不良，通常只影响一侧的肾泌尿道，尽管对侧的 PUJO 泌尿道发生肾盂输尿管交界处狭窄和原发性 VUR 的概率升高（Woolf and Hillman 2007；Woolf 2006）。ARPKD 具有多个高回声的小囊。ADPKD 有大的明亮的肾脏，有时随着年龄增加伴有囊肿大小和数量的增加。

116.5.2.3　肾发育不全

肾发育不全的特点是胎儿 US 提示缺少肾脏（肾上腺可能被误认为肾脏），先天性孤立肾可能比正常的肾脏大，但 US 提示小肾脏可能伴发育不全（Heymans et al. 1998）。一些生后双肾发育不全或不良的人会发生排泄功能代偿。通过临床表现区分发育异常的残余肾和再生障碍性肾，因为发育异常的残余肾有时会导致高血压（Webb et al. 1997）。并不是所有的小肾脏都可以通过 US 和同位素静态肾图检测到，他们可能是由于发育畸形引起的。此外，新生儿肾静脉血栓（Winyard et al. 2006）或严重的肾动脉狭窄都可以损伤正常的肾脏，导致肾脏变小（Gandy et al. 2007）。

116.5.2.4　膀胱输尿管反流

VUR 是肾病的主要危险因素（Lambert et al. 2011）。发育不全的组织学表现被报道在一些功能很差的肾脏依附于原发性 VUR 的输尿管（Risdon et al. 1993）。一些伴有 VUR 的孩子，尤其是男孩，显示肾实质的损害，并且没有泌尿道感染的病史（Yeung et al. 1997），在这些病例中，肾瘢痕作为先天性肾脏畸形，与原发性 VUR 相关，另一方面在女孩中，原发性 VUR 相关的肾实质的改变与泌尿道感染史相关的情况更普遍（Chen et al. 2004）。

肾静态显像现在被用来监测来源于 VUR 的肾病，因为浓缩尿液仅在有功能的小管。肾静态显像也可以探测到局灶的肾实质的损害，在大多数病例

中是在急性肾盂肾炎后暂时性的损害，但也要 3~12 个月恢复（Hoberman et al. 2003）。对患发热性 UTI 的小儿往往首先用 US 和放射性核素肾扫描（DMSA）筛查高级别 VUR。只有当 US 或 DMSA 明显存在异常时 VCUG 才能指示病变（Tsai et al. 2012）。

116.5.2.5　后尿道瓣膜

PUV 是通过膀胱尿路造影或者膀胱镜揭示男性尿道水平的梗阻被诊断的（图 116.3）。膀胱尿路造影可以提示 VUR 的存在、级别和位置。除此之外，动态的放射性核素肾脏造影 MAG3 可以提供关于尿流的信息。从一个非常扩张的上尿路引流可能比正常情况慢一些，即使没有解剖性梗阻。

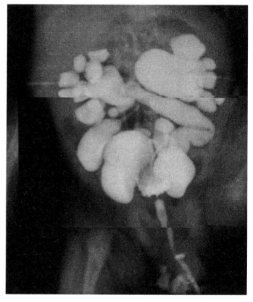

图 116.3　后尿道瓣膜婴儿的尿膀胱尿路造影

116.6　预后

116.6.1　产前肾盂积水

有任何级别的产前肾盂积水的孩子与正常人群相比生后异常都是高风险。产前肾盂积水的良好的预后与单侧的病理改变相关，例如肾脏发育不全或者多囊肾发育不良，晚期的梗阻和肾盂扩张。这些表现形式与小儿正常羊水和正常的肺发育有关，小儿肾衰竭的风险很小（Woolf and Hillman 2007；Woolf and Jenkins 2006）。尽管胎儿肾积水具有良好的预后，它会增加婴儿期因肾盂肾炎住院的风险（Walsh et al. 2007）。但随肾积水程度的增加，肾盂肾炎病变风险也有显著的增加。胎儿肾积水的程度不同，发生生后病理改变的风险也不同，轻度为11.9%，中度为45.1%，重度为88.3%（Lee et al. 2006）。APD小于12mm时的大多数先天性胎儿肾盂积水可以自愈，但当扩张超过12毫米时很少发生自愈（Sidhu et al. 2006）。在97.4%的肾脏科，生后第一年诊断出的低级别肾积水保持病情稳定或有所改善（Madden-Fuentes et al. 2014）。轻度或中度肾盂扩张的病例中5%进展为重度。重度肾积水的病例中梗阻常常是病因之一，如果伴发PUJO可能更需要接受外科手术（Kumar et al. 2012）。

116.6.2　肾脏发育不全和发育不良

不良的肾的预后与双侧的病变有关，如双肾发育不全\双侧多囊肾发育不良和早期尿道梗阻（PUV）。通常，这些疾病与羊水过少和肺发育异常有关。儿童肾功能的结果显示双侧肾病变比那些单纯单侧病变的患儿要严重（Feldenberg and Siegel 2000），并且在儿童时期GFR的降低可预测肾衰竭的进展（González Celedón et al. 2007）。在随访的非梗阻型和梗阻型的肾脏发育不良或者发育不全的儿童，40%行肾脏替代治疗，在肾替代治疗的儿童中肾发育不良或发育不全的患儿比PKD高10倍（Kerecuk et al. 2008）。

116.6.3　膀胱输尿管反流

VUR与所有级别的胎儿肾积水的风险相当（Lee et al. 2006）。在大多数VUR的婴幼儿中，低级别的反流可迅速缓解。通过12个月和24个月的随访发现，反流自发解决率分别为56%和72%，那些患有高级别VUR的儿童在2岁自发治愈非常少。12个月患有高级别VUR的儿童反流完全治愈的仅占9%，24个月的儿童仅占18%（Ismaili et al. 2006）。药物治疗和手术矫正后严重反流肾单位的结局是相似的。最终，在随访中，来源于VUR的产前和产后的诊断看起来似乎没有改变肾脏结局（Zaffanello et al. 2008a）。

116.6.4　肾盂输尿管连接部梗阻

对单侧先天性PUJO的前瞻性研究显示，在功能正常的肾脏中，适当随访发现1/4的患儿行肾盂成形术是由于肾功能的减低（Ransley et al. 1990）。梗阻的肾比不受影响的对侧的肾表现为稳定的和相对减少的核素肾功能（Zaffanello et al. 2008b）。在后一种情况中，肾盂成形术失败可能是由于潜在地伴随先天性肾发育不良。

116.6.5　尿道后瓣膜

几十年来在新生儿PUV已经可以在技术上通过使用膀胱羊膜腔分流术对胎儿解除由于流出道梗阻引起的膀胱压力。不幸的是，没有结果明显显示这些干预措施能明显改善肾结局，而无有力证据显示这能增加围产期生存率（Clark et al. 2003）。虽然胎儿干预有能力降低新生儿因肺发育不全导致的死亡率，增加患严重肾发育不良注定迅速发展到ESRF的患儿的生存率。

116.7　治疗方案概述

最严重的畸形的类型，比如双肾不发育或发育不良，虽然罕见，但会导致肾功能衰竭。随着幼儿透析和移植的研究进展，现在可能阻止至少是一些有严重畸形的人的早期死亡。现在对于一些疾病的干预，要么是产前，要么是产后。特定疾病的治疗方案在相关章节中讨论。

116.7.1　产前干预

如果胎儿有严重的泌尿系畸形通常采取的治疗措施是治疗性终止妊娠（Wiesel et al. 2005）。导致终止妊娠这一决定的主要因素是肾功能不良和或严重的膀胱流出道梗阻，表现为羊水减少，有时导致肺部发育受损（羊水过少序列或波特综合征）。然而，一些胎儿被发现有其他器官系统的异常，如脑部、心脏或内脏，有时伴有严重的染色体畸变，如三体（Ariel et al. 1991）。随着婴儿透析和肾移植治疗的进展（Kari et al. 2000），并不总是考虑终止妊娠（Klaassen et al. 2007）。在一个病例中，连续性羊膜腔注射似乎能减少肺脏损害，在以前却会造成双侧肾不发育的新生儿的死亡（Bienstock et al. 2014）。

生来伴有PUV且由于肺发育不良和呼吸衰竭垂死的围产期的孩子长期结局不佳，而且相当多幸存者们在接下来的二十几年内（Clark et al. 2003；Ylinen et al. 2004b）逐渐进入危重肾功能衰竭。尽管伴随 PUV 的婴幼儿行膀胱减压术，随着年龄的增加发展为终末期肾病的风险增加（Neild et al. 2004）。为了延缓肾功能衰竭行产前外科减压，术后的 PUV 的肾功能的长期保护机制也需要被建立（Woolf 2008）。

因此，产前诊断虽然数量小，但是对降低由于孤立功能肾的严重梗阻或高级别反流导致肾衰竭风险做出了重要贡献。

116.7.2　产后治疗

对于一个出生带有原发的膀胱输尿管反流个体，儿童时期的慢性肾盂肾炎和膀胱输尿管反流的联系提示积极治疗可以减小肾损伤。对于特殊疾病治疗的选择在每一节中论述。产后治疗的选择包括对梗阻肾和出生第一个月基本无表现的重度反流肾的手术治疗以及抗菌药物预防性应用和预防感染并发症。

116.7.3　非梗阻性肾积水

由于大多数的 VUR 能自行缓解，并不执行新生儿期的 VUR 的早期校正。为了保护肾脏，很少的数据支持把长期抗生素治疗或抗反流外科治疗作为治疗首选（Fanos and Cataldi 2004；Wheeler et al. 2004）。积极治疗没有减少由于反流性肾病引起的终末期肾脏病的发病率，这符合如下概念：反流性肾病是由于发育不良或发育不全导致的，而不是肾盂肾炎损伤导致的（Hodson et al. 2007）。最终，出生之后用预防性抗生素来预防 UTI（Montini et al. 2008）或血管紧张素拮抗反流性肾病（Zaffanello et al. 2008c）开始治疗，提示了在一些病例中可能可以改善肾功能的长期结局。

116.7.4　尿路梗阻

快速下降的肾功能和重度梗阻有关，如新生儿的孤立肾，就需要与一个小儿泌尿外科专家探讨早期外科干预，以及探讨关于新生儿尿道瓣膜出生后的早期消融术，因为早期消融术和膀胱管理能使孤立肾得到一个更好的结果（Sudarsanan et al. 2009）。

产前检测 PUV 的长期结果显示：早期瓣膜消融术对大多数患者可以看作主要治疗方法，不需术前引流或尿流改道。妊娠期诊断和羊水量是产后肾脏结局的重要预测因素（Sarhan et al. 2008）。此外，低体重新生儿的主要的瓣膜切除是通过一个可视操作的 Fogarty 导管来有效地阻断瓣膜梗阻机制（Soliman 2009）。

116.8　肾脏病的实验室管理

肾功能的实验室管理通常是通过尿液分析以及测定用于 GFR 估计的血尿素氮和血肌酐。这种存在超过 100 年的传统策略，看起来不再能满足在早期和可治疗状态的肾脏疾病的检测和排除，尤其是在新生儿期（Hofmann et al. 1994）。最重要的因素似乎是肾储备功能掩盖了通过 GFR、血尿素氮和肌酐评估的肾退化，直到失去超过 75% 有功能的肾单位，肾脏退化才会表现出来。它应该强调的是这些因素估测早期肾衰竭并且在大多数情况下这个正常结果的发现并不意味着没有肾功能不全。此外，反映肾小管毒性和肾间质疾病的肾小管性尿蛋白也同样不能被蛋白试纸检测。因此，需要更多临床上方便和可靠的肾功能标志物。

116.8.1　在儿科和新生儿肾脏的生物标志物

可行技术如功能基因组学和蛋白质组学技术的广泛普及加快了新型生物标志物的发现和对肾脏疾病的靶向治疗的速度（Hortin and Sviridov 2007）。微阵列芯片或 cDNA 芯片的问世，使调查人员能够同时搜索数以千计的基因，使这一过程十分高效。这种基因表达谱的研究已经确定了几种基因，其蛋白产物已经作为慢性肾脏疾病和急性肾损伤（acute kidney injury，AKI）的生物标志物出现。然而，以微阵列为基础的方法不能用于生物流体的直接分析，通常需要下游蛋白质组学技术在临床应用前来确认。蛋白质组学是通过多种方法的蛋白质的结构和功能的研究，如凝胶电泳、免疫印迹、质量光谱以及酶或代谢试验。每种方法是用来确定不同类型的信息，并有自己的一组优势和局限性。先进的技术已经从根本上改善了生物流体的蛋白识别和测量的速度和精确度，蛋白质组学的方法也开始产生新的和非侵入性的生物标志物以评估肾损害。尿蛋白包括可溶性蛋白和尿固相元素中的蛋白质组分(表116.4)。固相元素由可以在低速离心法中沉淀出的沉淀物和密度极低且只能在超速离心法中沉淀出的外泌体组成。这些组分的初级分馏作为一种丰富特定疾病类型标志物的方法是有用的。一项收集来自正常成人受试者的尿液的研究表明,总尿蛋白排泄中,48% 是沉淀物,49% 是可溶性的,剩下 3% 是外泌体(Zhou et al. 2006)。

表 116.4 尿蛋白的来源

尿蛋白的来源	注解
1. 可溶性蛋白质	
a. 肾小球滤过血浆蛋白质	正常表现(<150mg/d)
	肾小球过滤缺陷增加高分子量蛋白质(如蛋白)排泄
	缺陷在近端小管重吸收或异常产生的低分子量血浆蛋白增加低分子量蛋白质排泄
b. 上皮细胞分泌的可溶性蛋白质	通过胞外分泌(如表皮生长因子)或磷脂酰肌醇-固定蛋白质分离(如Tamm-Horsfall 蛋白质)
2. 固相成分	
a. 上皮细胞	
完整的细胞脱落	与一些疾病相适应的细胞数量的增加包括急性肾小管坏死(如肾小管细胞脱落)和肾小球疾病(如足突细胞脱落)
质膜和胞内组件脱落	可能是由于非特异性、肾毒性或凋亡过程
外来体分泌	正常的过程
b. 其他细胞	某些特定疾病、红细胞、白细胞,或肿瘤细胞(如膀胱癌和淋巴瘤)可能在尿中出现

修改自 Pisitkun et al. 2006。

在尿的来源中一些可溶性蛋白作为膜结合蛋白是来自膜附属物裂解的产物。其中一个是塔-霍黏蛋白(尿调节素),是一种被近端肾小管肾段下游的亨利袢升支粗段分泌的大量的可溶性尿蛋白(Serafini-Cessi et al. 2003)。它起源于一个出现在顶端质膜上的联糖基化糖基磷脂酰肌醇连接蛋白,它能够从来自细胞的附着蛋白裂解。

116.8.2 评价肾小球滤过率的指标

血清肌酐浓度和内生肌酐清除率已被使用了很长的时间来评估 GFR;然而,血清肌酐的诊断价值有限,因为这个指标直到 GFR 降低到大约 40% 时才会反映出异常(Rule et al. 2004)。肌酐清除率受定量收集尿液的不准确性和由肾小管分泌肌酐的影响,这些都将导致错误地评估使 GFR 看起来升高了(National Kidney Foundation 2002)。此外,蛋白质和带有一组酮基的物质对于血清和尿中肌酐测量的Jaffe(碱性苦味酸)反应的干扰是众所周知的;这阻碍了肌酐真实浓度的测量(Miller et al. 2005)。最终,儿童肌酐血清标准缺乏可用性,借鉴一种同位素稀释质谱法(Panteghini and Division 2008)。

因为血清肌酐浓度受产生率和排泄率的影响,肾脏病学术界得出这样一个结论,结果应该按照肌酐产生的预期比例做出解释。因此,对估测 GFR来说基于血清肌酐的方程式比血清肌酐单独估算GFR 更准确和精确,这也被儿童慢性肾脏病的临床实践指南所推荐(Hogg et al. 2003)。估计方程式作为肌肉质量的替代包括的变量除了血清肌酐之外还包括性别、年龄、体形和种族。方程式在提供GFR 估测上有优势,这种估测经验性地结合所有的平均效应同时考虑了个体间肌酐产生的显著差异(Stevens et al. 2006)。临床实验室用预测方程式提供 GFR 估计值,除了报告血清肌酐测定值(Levey et al. 2006)。两个常用的成人公式,Cockcroft-Gault和肾脏疾病的饮食改变公式,并不适合用在儿童和婴儿(Levey et al. 1999)。在新生儿和婴儿早期,GFR 估测最广泛使用的是基本的施瓦兹方程式(Schwartz et al. 1976);基于血清肌酐、身长和实证与年龄有关的常数 k,这个方程式是在 20 世纪 70 年代中期首次被设计出来。它的合理性在于把 GFR和患者的身高/血肌酐联系起来,而不是 1/血肌酐。虽然使用简单,施瓦兹公式可能带来偏倚和不精确的估测 GFR,需要将常数 k 的值根据当地研究对象的平均身高、GFR 和血清肌酐的估计值来确定。当使用本地推算出的 k 的估计值,偏差可能大幅度减少,但 eGFR 的精度仍然不佳。此外,Schwartz 方程式假设 GFR 与身高/血肌酐的关系没有斜率,因此如果这个假设实际上不正确,则可能会导致更多的 GFR 和不正确的作为斜率的 k 值,由此,会不清楚偏倚的程度和无法准确地评估 GFR。应尝试使其能够实现通过使用回归方法确定当地人群身高 / 血肌酐与 GFR 之间的关系，而不是简单使用变量替代和计算均值 k（Zappitelli et al. 2007）。最后，儿科医生需要认识到，具体分析检测血清肌酐的方法时需要更新公式方可在其机构中使用，如酶检测（Panteghini et al. 2006）。

eGFR 的准确性是很重要，对于早期检测成人、儿童、新生儿的慢性肾病，已经在欧洲联盟和美国最近的推广教育中得到认可。早期发现 GFR 的变化可以早期采取合适的治疗方案，如减肥、锻炼、或者血压控制，特别是血管紧张素转换酶抑制剂应用，能够减缓甚至阻止肾损伤的进展和或功能障碍。由于血清肌酐浓度和 eGFR 是相互关联的，肌酐分析的结果影响 GFR 的评估（Levey et al. 2007）。美国国家肾脏病教育计划（National Kidney Disease Education Program，NKDEP）实验室工作组，在与国际专业组织合作，制定了一个计划，能够校正和提高世界范围临床实验室血清肌酐的准确度。工作组在美国拟订了一份报告，修订了非特异性的常规肌酐检测方法和建议体外诊断的制造商，处理和减少患者样品中的干扰物质的影响（Myers et al. 2006）。在儿科参考区间内两种肌酐浓度的血清池被掺入白蛋白、免疫球蛋白 IgG，游离胆红素，成人血红蛋白，胎儿血红蛋白（fetal hemoglobin，HbF），使产生的每一个样池中有 1 个未加入其他物质和 5 个加入其他物质。白蛋白、免疫球蛋白 IgG 和 HbF 干扰了 Jaffe 肌酐测定，导致 GFR 测定不准确，GFR 对临床是重要的，特别是在儿童和新生儿。尤其是白蛋白的干扰导致 GFR 被低估了 17% 到 27% 不等，但由于 HbF 的干扰，导致 GFR 被高估，从 24% 到 60% 不等。由于任何酶方法的测试都没有蛋白的误差和 HbF 的干扰，作者总结酶学肌酐的方法是评价小儿肾功能的首选。最近酶学肌酐方法与旧的 Jaffe 方法相比，会导致较低的对结果的干扰，即使后者尝试通过强化样品透析步骤来改善对样品测试的干扰（Ceriotti et al. 2008）。

2009 年，Schwartz 提出了一种新的在慢性肾脏病儿童计算 eGFR 的公式（Schwartz et al. 2009）。新公式包括高度精确测量的血清肌酐（酶分析法测定）、半胱氨酸蛋白酶抑制剂 C，和尿素氮。基于对有功能损害的各种肾脏疾病患儿的前瞻性队列研究结果似乎提供了一个更准确的、非侵害性的估计小儿和新生儿 GFR 的方法。这个公式得到 87.7% eGFR 中 30%GFR 的评估采用碘海醇，这一新的方

程式允许增加药物剂量的调整，并可以作为一个研究工具。对于儿童受损的肾功能而言，它也可以被用于临床验证筛选工具，并且可以判定儿童慢性肾脏病是稳定或进展。缺点是它不能作为一个普遍筛查的工具，因它不能在一个有正常肾功能的儿童队列中被验证。

以肌酐为基础的公式用于估计 GFR 时考虑到血清肌酐测量的准确度是十分重要的（Harmon 2009），NKDEP 已经为改善和发展肌酐试验制定了一些建议（Myers et al. 2006）。这些建议包括优化肌酐检测以提供准确的（起源于 MSIDMS）和精确的测量（影响 eGFR 的非精确度约 8%~10%）特别是在浓度 1.00mg/dl，以更准确的方法为基础校正 GFR 估算方程式，并引入熟练测试程序，使用伴有可溯源至 MSIDMS 程序的目标值的可替代的血清材料（Dodder et al. 2007）。国家标准与技术研究所开发了浓度大约在 0.80~4.00mg/dl 的参考材料，帮助制造商肌酐测定的标准化（Bunk 2007）。

116.8.3　低分子量蛋白质

在过去的 20 年里，研究人员对用于评估肾功能的血清和尿中的低分子量蛋白（低分子量蛋白）的诊断很有兴趣。这些蛋白质自由透过毛细血管壁，然后在近端肾小管细胞吸收和代谢。因此，如果肾脏的 GFR 减少，低分子量蛋白血清浓度增加并可能作为检测 GFR 合适的标记（Tomlinson et al. 1997）。另一方面，如果肾小管的重吸收能力降低，或肾小管上皮细胞被有肾毒性的药物损伤，这些蛋白质的排泄增加，可作为肾小管损伤和功能障碍的良好指标（Guder and Hofmann 1992）。在正常肾脏，低分子量蛋白质在近端肾小管上皮细胞几乎是完全重吸收的，所以只有微量的这些蛋白从尿中排泄（约 0.1mg/24h）。作为一个推论，尿中的低分子量蛋白质是近端肾小管功能受损的非常敏感的标志物。在 GFR 正常或仅轻度异常时，低分子蛋白尿排泄反映近端小管的重吸收能力。在人类非少尿型急性肾衰竭的早期阶段，Herget-Rosenthal 已经对一些候选人测量过低分子量蛋白如 α_1- 微球蛋白（HC 蛋白）、β_2- 微球蛋白、胱抑素 C、视黄醛结合蛋白、α- 谷胱甘肽 S- 转移酶、乳酸脱氢酶及 N- 乙酰基 -b-（D）- 葡萄糖甘酶的尿排泄（HergetRosenthal et al. 2004）。在这组由多种原因所造成的急性肾衰竭的患者中，α_1- 微

球蛋白以及胱抑素 C 的尿排泄率，被认为是需要肾替代治疗的重度急性肾衰竭的预测指标，其特性曲线的面积（area under the curve，AUC）分别为 0.86 和 0.92。α_1- 微球蛋白是一种属于载脂蛋白超级家族的管状蛋白，而胱抑素 C 是一种半胱氨酸蛋白酶抑制剂，其通过所有有核细胞以相对恒定的速率合成并释放入血。α_1- 微球蛋白和胱抑素 C 在尿中的含量均很稳定（Donaldson et al. 1989），并且可以很容易地在大多数标准的临床化学试验室通过免疫比浊法测量。这些尿蛋白在早期 AKI 中的预测性作用仍有待商榷。

116.8.4　胱抑素 C

胱抑素（cystatin）C 是一种质量为 13Da 的非糖基化的碱性蛋白质，以一种相对恒定的速率产生，并扮演着半胱氨酸蛋白酶抑制剂的角色。这种稳定性显然不受炎症、肌肉质量、性别、身体成分组成及 12 月龄后岁数的影响（Bökenkamp et al. 1998）。大于 1 岁的健康人血中胱抑素 C 的含量接近 1mg/L，而在新生儿期和婴儿早期其血中胱抑素 C 含量明显高一些（Harmoinen et al. 2000）。胱抑素 C 通过近端小管细胞代谢并且几乎全部重吸收，因此只有少量在尿液中排泄（Tenstad et al. 1996），因此其清除率不能用于计算 GFR。血胱抑素 C 含量的个体差异（25%）明显比血肌酐（93%）要低（Keevil et al. 1998）。从任意健康个体的平均值（与肌酐的 13 个标准偏差相比）来看，胱抑素 C 的人口参考区间的上限很少超过 3~4 个标准偏差。这些研究结果表明，胱抑素 C 是一种潜在的、比肌酐更好的用于检测肾功能损伤的一种标记。在一些有关胱抑素 C 的临床研究中，有两个很关键的发现。首先，血清胱抑素 C 的浓度与直接测定 GFR 结合的相关性要优于血肌酐。其次，通过测定血清胱抑素 C 水平要比测定血肌酐浓度更容易检测到 GFR 的轻度下降（Mussap and Plebani 2004）。因此，尽管胱抑素 C 不是 GFR 的常规指标，但在成人（Christensson et al. 2003）和儿童（Filler and Lepage 2003）中，血清胱抑素 C 的倒数值却与 GFR 有着良好的相关性。一些研究表明，检测血清胱抑素 C 浓度可能在鉴别 GFR 是否正常方面要优于血肌酐（Laterza et al. 2002）。然而，因为胱抑素 C 在机体内代谢降解并且不会被排泄，所以不能通过标准的尿液清除技术来测量 GFR（Schwartz and Furth

2007）。不过，根据以下公式，血清胱抑素 C 水平可用于估算每 1.73 平方米每分钟的 GFR 的毫升数：$\log 10(GFR)=1.962+\left[1.123 \times \log 10(1/cysC)\right]$，其中 cysC 表示胱抑素 C（Filler et al. 1999）。最近也有报道同时使用胱抑素 C 和肌酐值来估算 GFR 的其他公式。此研究证明，在诊断肾功能不全上，血胱抑素 C 水平要比血肌酐略占优势，但其敏感性要比肌酐清除率或 eGFR（$k * L/Pcr$）略差（Martini et al. 2003）。

116.8.5　蛋白尿与肾脏疾病

尿中出现白蛋白一直被认为是肾脏疾病的一个重要特征，最近也被证明是与胰岛素抵抗相关的一个独立的心血管危险因素。正常的人尿中只含有微量的白蛋白——小于 30mg/d。在 2003 年发表的一篇专家意见书中，国家肾脏基金会和国家糖尿病、消化疾病和肾脏疾病研究所推出一种观点：随机尿液标本可用于尿白蛋白的测定（Eknoyan et al. 2003）。根据尿白蛋白与尿肌酐比值，可将微量蛋白尿定义为 30~300mg 白蛋白 /g 肌酐的水平（Assadi 2002）。

尿微量白蛋白一直通过利用各种半定量试纸条在设备中筛查。这些测试包括用尿液浸湿化学液体浸渍的试纸。一些商业用途的试纸条通过将白蛋白结合到磺酞类染料上来检测微量白蛋白尿，其产生显色反应可以在一个便携式尿液化学分析仪上读取。与实验室试验比较表明，该试纸条的灵敏度范围在 79% 到 95.4% 之间，特异度范围在 73% 到 81% 之间（Meinhardt et al. 2003）。其他商业用途的试纸通过不同的化学方法通过结合检测垫上特定的金标抗体来检测白蛋白（Parsons et al. 1999）。通过化学反应显色与已有的色块对照读取含量。与参考实验室结果比较显示，这种测试的敏感性范围为 93%~97.1%，特异性范围为 33.3%~81%（Mogensen et al. 1997）。

传统上尿白蛋白的定量测量基于 3 种实验方法：免疫比浊法、免疫投射比浊法及放射免疫法。这些方法的性能特性在表 116.5 中列出。传统的免疫分析表明，普通人每天只会排出少于 30mg 的白蛋白，而白蛋白所衍生的物质的排泄量范围可能为 1~3g/d（Greive et al. 2001）。这些研究表明，有相当大数量的低分子量肽衍生片段从一般健康人尿液中排出。降解过程发生在肾小管上皮细胞，在这里白蛋白被胞吞和运送到溶酶体。一旦降解，白蛋白被

表 116.5 测量微量白蛋白尿最常见的分析方法

分析方法再现（CV%）	分析	监测极限
放射免疫分析（RIA）	12.2mg/L 时，9.2%	16μg/L
	33.0mg/L 时，4.8%	（0.016mg/L）
免疫浊度测定法（Beckman Array Analyser）	12.1mg/L 时，4.2%	2mg/L
	45.0mg/L 时，5.3%	
免疫比浊法（Siemens Turbitimer）	10.6mg/L 时，4.1%	6mg/L
	43.2mg/L 时，2.2%	
	77.9mg/L 时，4.2%	
免疫比浊法（Siemens Dimension RxL）	8.0mg/L 时，8.5%	6mg/L
	35.0mg/L 时，3.4%	
高效液相色谱	95.8mg/L 时，2.4%	2mg/L

改编自 Comper and Osicka 2005。

胞吐入肾小管管腔然后经尿液排出体外。降解产物仅能够在尿液中找到，不再回到血液中。这一技术有可能提供作为诊断工具的新信息，因为肽谱或指纹的变化可反映肾疾病和其他疾病如癌症。

116.8.6 肾缺血、缺氧和药物毒性的新标志物

最近，蛋白质组学方法产生了额外的 AKI 的生物标志物。AKI 是一个用来反映整个急性肾功能衰竭的术语，它是一种复杂的疾病，临床表现为从血清肌酐微微升高到无尿肾功能衰竭等各种状态（Mehta et al. 2007）。在当前的临床实践中，AKI 是通过测定血清肌酐来诊断。不幸的是，在肾小球滤过的急性变化过程中，血清肌酐不能准确地描述肾功能直到达到稳态平衡，而且这可能需要几天的时间。

传统的泌尿系生物标志物，如管型和滤过钠排泄分数，对早期识别 AKI 不够敏感和特异。其他传统的尿生物学标志物像滤过的高分子量蛋白和管状蛋白或酶也缺乏特异性和标准化的方法。

新的 AKI 生物标记的识别已经被美国肾脏学会指定为首先需要考虑的事情（2005）。为疾病状态的早期诊断发展一个新的工具箱的概念也成为国家卫生研究院生物医学研究路线图的特色（Zerhouni 2003）。创新技术的应用如对患有肾脏疾病的人类和动物模型的功能基因组学和蛋白质组学的研究，已经发现了一些可以成为生物标记和治疗靶点的新

的候选（O'Riordan et al. 2006）。一些 AKI 的人类模型一致证实小管细胞中凋亡改变的存在（Schwarz et al. 2002）。重要的是，蛋白质组学研究已经发现大量的凋亡通路，包括内源性的（Bcl-2 家庭，细胞色素 c，半胱天冬酶 9）、外源性的（Fas，FADD、半胱天冬酶 8）和调节因子（p53），他们随着人类 AKI 的发生在小管细胞里被激活（Hauser et al. 2004）。作为这些研究的一个结果，抑制细胞凋亡已成为治疗人类 AKI 一个很有前景的方法（Fleischer et al. 2006）。细胞穿膜 caspase 抑制剂是一个特别有吸引力的研究靶点。在这一点上，口服活性小分子不可逆的泛caspase（pan-caspase）抑制剂（IDN-6556，辉瑞）在动物肺和肝移植术后的预防损伤方面已被证实是有效的（Quadri et al. 2005）。

116.8.7 中性粒细胞明胶酶相关脂质运载蛋白（NGAL）

Supavekin 还确定了中性粒细胞明胶酶相关脂质运载蛋白（neutrophil gelatinase associated lipocalin，NGAL）（也称为 lcn2）作为早期小鼠肾脏缺血后转录最上调的物质之一，这一发现在其他几个转录组分析研究中已被证实。下游蛋白质组学研究也显示，在动物模型中 NGAL 是在肾缺血和肾毒性 AKI 中最早和最强劲诱导蛋白，在 AKI 之后不久，在血液和尿液中很容易检测到 NGAL 蛋白（Mori et al. 2005）。这些发现催生了若干平移蛋白质组学研究，

这些研究是用来评估在人类 AKI 中作为一种新型生物标志物的 NGAL。

在一个横断面的研究中，通过免疫印迹法，在已确定诊断为急性肾功能衰竭期的重症监护室中的受试者与正常对照组相比，结果显示血浆中 NGAL 增加超过 10 倍，尿液中 NGAL 增加在 100 倍以上（Mori et al. 2005）。血浆和尿中 NGAL 与血清肌酐水平高度相关。在这些患者的肾活检显示了强烈的免疫反应性 NGAL 积累在 50% 的皮质肾小管。这些结果证实了 NGAL 是人类已确诊 AKI 最为普遍、最敏感的反应产物。在与小儿腹泻相关的溶血性尿毒综合征（Trachtman et al. 2006）的多中心研究中，尿 NGAL 已被证明能预测 AKI 的严重性和是否需要透析。初步结果还表明，在遵循对比管理和重症监护条件下（Hirsch et al. 2007），血浆和尿液中 NGAL 测量值可以代表 AKI 的预测指标（Wheeler et al. 2008）。总之，NGAL 是作为在 AKI 领域的一个新兴的重要角色，也是一种新型的预测标志物。然而，必须承认，迄今发表的研究是很少的，其中 NGAL 似乎是在相对简单的 AKI 患者中最敏感、最特异的。NGAL 的测量结果可能会受到多个共存的变量如已患的肾脏疾病（Hinze et al. 2009）、全身或泌尿系统感染的影响（Lavery et al. 2008）。为了进一步确定公认的 AKI 小组的成员之一血浆和尿中的 NGAL 的预测性作用，大型的多中心研究已启动；同时，在临床实践尤其是在紧急情况中为了测量尿液中 NGAL，一种新的化学发光微粒子的方法，优化的完全自动化的分析平台（ARCHITECT，Abbott Diagnostics Inc，Abbott Park，IL，USA）已成熟（Grenier et al. 2010）。在与肌酐测量非常近的时间内，在所有的临床实验室中，这种新的简单的方法是可以用来测量尿液中 NGAL 水平。因此，NGAL 和胱抑素 C 均有可能是在 AKI 时血液指标中具有预测作用的生物标记（Haase-Fielitz et al. 2009）。

116.8.8　肾损伤分子 1（KIM-1）

肾损伤分子 1（kidney injury molecule 1，KIM-1）是一种 1 型横跨膜蛋白，其具有糖化蛋白、蛋白外功能区 IgG 样结构域和一个相对较短的酪氨酸磷酸化的细胞内域。下游的蛋白质组学研究也表明，在动物模型中的 AKI 后，KIM-1 是最易被诱导的蛋白质，并且很容易在 AKI 不久后的尿液中检测到 KIM-1 蛋白水解加工后的片段。一项小型的人体横断面研究表明，在 AKI 患者（主要是缺血性）做肾活检，发现近端小管中 KIM-1 受到明显的诱导，并且通过 ELISA 检测尿中 KIM-1 水平可以鉴别缺血性肾损伤与肾前性氮质血症和慢性肾脏病（Ichimura et al. 2004）。相比之下，受 AKI 诱导的患者其尿中 KIM-1 水平并没有增加。

最近的初步研究已经扩展 KIM-1 作为一个预测 AKI 的生物标志物潜在的临床效用（Bonventre 2009）。在尿的 AKI 组的内含物中，KIM-1 是一个很重要的指标。与 NGAL 相比 KIM-1 的一个优点是，对于缺血性或肾毒性 AKI 来说它似乎更明确，并且不会受肾前性氮质血症、UTI 或者慢性肾脏病的明显影响。NGAL 在早期阶段是最敏感的而 KIM-1 在稍后期阶段其特异性显著增加，因此 NGAL 和 KIM-1 将作为 AKI 的联合生物标志物出现是极有可能的。

116.8.9　其他的蛋白标志物：CYR61，SSAT，Zf9，TSP-1，IL-18

基因表达的研究提供了一些关于 AKI 蛋白质组学的其他的线索，但迄今为止缺乏人类的数据。例如，Muramatsu 等曾用一种削减杂交的方法来确定 Cyr6（也曾被称为 CCN1），是鼠肾脏缺血性损伤的早期阶段中明显上调的基因（Muramatsu et al. 2002）。Cyr61 蛋白在肾缺血性损伤后一小时内在肾脏中诱导产生并且 3-6 小时后可在尿液中检测到，大量血容量丢失后却检测不到。然而，这种检测需要一个复杂的带有肝素 - 琼脂糖珠的生物亲和纯化步骤，即使经过这样的净化，一些交叉反应肽还是明显存在。一个将 Cyr61 评估用于人类尿生物标志物的更方便的平台至今还未更新。Zahedi 等将精脒 / 精胺 N1- 乙酰基转移酶（spermine N1-acetyltransferase，SSAT）——多胺代谢的限速酶——描述为大鼠肾缺血性损伤后肾小管损伤的一种新型的早期生物标志物（Zahedi et al. 2003）。SSAT 蛋白似乎在氧化剂介导的肾小管损伤的起始反应起着某种作用，提高了将抑制多胺代谢作为未来治疗方法的可能性（Wang et al. 2004）。

Tarabishi 等发现，在动物模型缺血性损伤后，早期检测到的另外一个最大程度诱导的基因是 ZF9——一个参与调控多个下游目标的 Kruppel 样转录因子（Tarabishi et al. 2005）。在缺血的肾小管细胞中，ZF9 蛋白和其主要的反式激活因子——TGF-β1 会明显上调。沉默基因 ZF9 能取消 TGF-β1 蛋白的表达，并且能减轻体外实验缺血性损伤的凋亡反应（Tarabishi et al. 2005）。因此，这些研究已经确定了一种新的通路，这种通路可能在伴发缺血性肾损伤的早期肾小管细胞死亡中发挥着至关重要的作用。Thakar 等通过对大鼠模型的转录谱分析来识别血小板反应蛋白 1（thrombospondin 1，TSP-1）——一种已知的 p53 依赖的促凋亡和抗血管生成的分子，也是缺血性 AKI 早期的另一最大诱导基因（Thakar et al. 2005）。TSP-1 的蛋白产物在缺血后的近端小管细胞中表达上调，其与半胱天冬酶 -3 共定位于此。患 TSP-1 缺陷的老鼠，部分可免于缺血性损伤，因其对肾脏组织显著的结构性保护（Thakar et al. 2005）。这些结果从而确定了另一个先前未知的凋亡蛋白，动物缺血性肾损伤早期它在近端小管被激活。急性缺血性肾损伤的动物模型中被上调或下调的转录产物分别在表 4 和表 5 列出。尽管很多结论现在已经被下游的蛋白质组学分析证实，但这些研究大部分停留在临床前期研究领域阶段，并且当前也缺乏其对人类 AKI 效用的令人信服的数据。

IL-18 是一种被认为在近端小管诱导、裂解的促炎症细胞因子，在急性缺血性肾损伤后的动物模型尿液中很容易被检测到（Molitoris et al. 2008）。在一项横断面研究中，采用 ELISA 法测定已确诊的 AKI 患者中的尿 IL-18 水平，结果明显升高，但在患 UTI、慢性肾脏疾病、肾病综合征或肾前性肾衰竭患者中未升高（Parikh et al. 2004）。在患有呼吸窘迫综合征并且向 AKI 发展的患者中，其尿中 IL-18 显著上调要比血肌酐开始上升早 48 小时，它的 AUC 为 0.73，并且 IL-18 可以作为代表这一人群死亡率的独立预测因子（Parikh et al. 2005）。最近的研究表明，在行心脏手术的患儿尿中 IL-18 和 NGAL 水平均能作为 AKI 的早期可预测的序列生物学标记（Parikh et al. 2006a）。术后 2~3 天发生 AKI 的患者，其尿中 NGAL 于 2 小时内产生并于 6 小时后达到高峰，而尿中 IL-18 水平于 6 小时左右开始增加，在术后 12 小时达到超过基础值 25 倍的峰值（AUC 为 0.75）。在这些案例中 IL-18 和 NGAL 与 AKI 的持续时间独立相关。

尿 NGAL、IL-18 水平也成为肾移植术后移植肾功能延迟恢复的预测性指标（Parikh et al. 2006b）。

在一项儿童和成人前瞻性多中心研究中，在移植当天收集的尿样本中 NGAL、IL-18 的 AUC 为 0.9 时，均预测了移植肾功能延迟恢复以及透析需求。因此，从 "AKI 组" 尿液内容物来看，IL-18 也可能是一种很有前途的预测指标。对于缺血性 AKI 来讲，IL-18 更特殊，它不受肾毒性、慢性肾脏病或 UTI 的影响。NGAL、IL-18 和 KIM-1 很有可能将作为 AKI 连续尿的生物标记出现（Pisitkun et al. 2006；Comper and Osicka 2005；Vaidya et al. 2008）。

116.8.10 代谢组学

在不久的将来，新生儿学的特定研究会运用可信可预测的生物标志物，尤其是尿液相关的代谢组学，这将会更好地帮助理解生后肾脏发育的关键阶段（Fanos et al. 2012）。

通过研究实验动物和新生儿的尿液代谢组学，强烈的急性刺激下的反应和经受能力为受试对象的固有属性，且独立于合适协议：一些患者易受刺激影响，而另一部分患者可以克服主要困难迅速恢复，其中有些伴一个或多个脏器的功能不足，如肾脏，一些却无功能不足。从代谢和能量看，这是由于个体基础差异性太大造成的。这常常伴随着强烈刺激发生，如严重窒息、脓毒症。对刺激的反应也取决于个体的代谢，不同有机体的基础代谢组学也大相径庭（Fanos 2016）。

已经开展了一些小儿肾脏病学的实验和临床研究。主要的研究结果显示在表 116.6 和表 116.7，关于肾脏疾病的代谢产物和肾脏损害的位置（Fanos 2016）。

硫酸吲哚酚、犬尿氨酸和黄尿酸的参与提示肠道微生物群之间有相互作用。目前需要提高参与研究的患者数量以及提高研究方法的标准化。羊水中若出现谷氨酰胺的高水平、谷氨酰胺 / 谷氨酸盐的比值、糖蛋白 P1 的增多、尿素的低水平，可以反映出肾脏功能紊乱 / 不发达。

代谢组学能够用于辨别新生儿是否患急性肾衰竭（Atzori et al. 2011a）和 AKI（Mercier et al. 2017）。

如今，我们对所有患者实施相同的治疗方法，但这些方法很少考察患者个体化情况。代谢组学能用更精确、个体化的方式去评估患者情况，甚至考虑到了胎儿环境对疾病发生发展的重要影响（Atzori et al. 2011b）。代谢组学的最终目标是找到寻常或罕见肾脏疾病的特定代谢产物，由此创造简易、便捷、可信的检测工具，如"尿液试纸"就能够把患者和对照、营养和药物干预前后的患者区分出来（Mussap et al. 2014；Fanos et al. 2014）。

表 116.6　肾脏疾病在人体产生的主要尿液代谢物
（经 Fanos et al. 2016 允许引用）

代谢组学生物标志物	人体肾脏疾病
对氨基马尿酸鲨肌醇	尿路感染
苯酰乙酰谷氨酰胺	间质性膀胱炎
甲醇	常染色体显性遗传性多囊肾（ADPKD）
3-羟基吲哚硫酸钾盐	肾功能不良（急、慢性肾损伤、糖尿病）
对甲酚硫酸盐	肾功能不良（急、慢性肾损伤）
犬尿喹啉酸制剂、犬尿氨酸、3-吲哚-乳酸	急性肾损伤

表 116.7　损伤的位置和代谢组学标志物
（经 Fanos et al. 2016 允许引用）

损伤的位置	代谢组学标志物
肾髓质损伤	↑TMAO（氧化三甲基铵）
肾乳头损伤	↑二甲胺、山梨糖醇、肌醇
肾近端小管线粒体细胞功能不良	↓柠檬酸盐、α-酮戊二酸、琥珀酸盐 a

参考文献

Abbott JF, Levine D, Wapner R (1998) Posterior urethral valves: inaccuracy of prenatal diagnosis. Fetal Diagn Ther 13:179–183

Afshar K, Papanikolaou F, Malek R, Bagli D, Pippi-Salle JL, Khoury A (2005) Vesicoureteral reflux and complete ureteral duplication. Conservative or surgical management? J Urol 173:1725–1727

Agarwal SK, Fisk NM (2001) In utero therapy for lower urinary tract obstruction. Prenat Diagn 21:970–976

Alam-Faruque Y, Hill DP, Dimmer EC, Harris MA, Foulger RE, Tweedie S et al (2014) Representing kidney development using the gene ontology. PLoS One 9:e99864

Alconcher LF, Tombesi MM (2012) Natural history of bilateral mild isolated antenatal hydronephrosis conservatively managed. Pediatr Nephrol 27:1119–1123

American Society of Nephrology (2005) American Society of Nephrology Renal Research Report. J Am Soc Nephrol 16:1886–1903

Anderson NG, Abbott GD, Mogridge N, Allan RB, Maling TM, Wells JE (1997) Vesicoureteric reflux in the newborn: relationship to fetal renal pelvic diameter. Pediatr Nephrol 11:610–616

Anderson NG, Wright S, Abbott GD, Wells JE, Mogridge N (2003) Fetal renal pelvic dilatation – poor predictor of familial vesicoureteral reflux. Pediatr Nephrol 18:902–905

Arena S, Magno C, Montalto AS, Russo T, Mami C, Baldari S et al (2012) Long-term follow-up of neonatally diagnosed primary megaureter: rate and predictors of spontaneous resolution. Scand J Urol Nephrol 46:201–207

Ariel I, Wells TR, Landing BH, Singer DB (1991) The urinary system in down syndrome: a study of 124 autopsy cases. Pediatr Pathol 11:879–888

Ascenti G, Zimbaro G, Mazziotti S, Chimenz R, Baldari S, Fede C (2003) Vesicoureteral reflux: comparison between urosonography and radionuclide cystography. Pediatr Nephrol 18:768–771

Assadi FK (2002) Quantitation of microalbuminuria using random urine samples. Pediatr Nephrol 17:107–110

Atzori L, Antonucci R, Barberini L, Locci E, Marincola FC, Scano P et al (2011a) 1H NMR-based metabolomic analysis of urine from preterm and term neonates. Front Biosci (Elite Ed) 3:1005–1012

Atzori L, Mussap M, Noto A, Barberini L, Puddu M, Coni E et al (2011b) Clinical metabolomics and urinary NGAL for the early prediction of chronic kidney disease in healthy adults born ELBW. J Matern Fetal Neonatal Med 24(Suppl 2):40–43

Baek M, Park K, Choi H (2010) Long-term outcomes of dismembered pyeloplasty for midline-crossing giant hydronephrosis caused by ureteropelvic junction obstruction in children. Urology 76:1463–1467

Bajpai M, Dave S, Gupta DK (2001) Factors affecting outcome in the management of posterior urethral valves. Pediatr Surg Int 17:11–15

Barisic I, Odak L, Loane M, Garne E, Wellesley D, Calzolari E et al (2013) Fraser syndrome: epidemiological study in a European population. Am J Med Genet A 161A:1012–1018

Bartram MP, Höhne M, Dafinger C, Völker LA, Albersmeyer M, Heiss J et al (2013) Conditional loss of kidney microRNAs results in congenital anomalies of the kidney and urinary tract (CAKUT). J Mol Med (Berl) 91:739–748

Basturk T, Koc Y, Ucar Z, Sakaci T, Ahbap E, Kara E et al (2015) Renal damage frequency in patients with solitary kidney and factors that affect progression. Int J Nephrol 2015:876907

Beales PL, Bland E, Tobin JL, Bacchelli C, Tuysuz B, Hill J et al (2007) IFT80, which encodes a conserved intraflagellar transport protein, is mutated in Jeune asphyxiating thoracic dystrophy. Nat Genet 39:727–729

Belk RA, Thomas DF, Mueller RF, Godbole P, Markham AF, Weston MJ (2002) A family study and the natural history of prenatally detected unilateral multicystic dysplastic kidney. J Urol 167:666–669

Ben-Chaim J, Docimo SG, Jeffs RD, Gearhart JP (1996) Bladder exstrophy from childhood into adult life. J R Soc Med 89:39P–46P

Bergmann C, Senderek J, Schneider F, Dornia C, Küpper F, Eggermann T et al (2004) PKHD1 mutations in families requesting prenatal diagnosis for autosomal recessive polycystic kidney disease (ARPKD). Hum Mutat

23:487–495

Biason-Lauber A, Konrad D, Navratil F, Schoenle EJ (2004) A WNT4 mutation associated with Müllerian-duct regression and virilization in a 46,XX woman. N Engl J Med 351:792–798

Bienstock JL, Birsner ML, Coleman F, Hueppchen NA (2014) Successful in utero intervention for bilateral renal agenesis. Obstet Gynecol 124:413–415

Bissler JJ, Dixon BP (2005) A mechanistic approach to inherited polycystic kidney disease. Pediatr Nephrol 20:558–566

Bogart MM, Arnold HE, Greer KE (2006) Prune-belly syndrome in two children and review of the literature. Pediatr Dermatol 23:342–345

Boghossian NS, Sicko RJ, Kay DM, Rigler SL, Caggana M, Tsai MY et al (2016) Rare copy number variants implicated in posterior urethral valves. Am J Med Genet A 170:622–633

Bökenkamp A, Domanetzki M, Zinck R, Schumann G, Brodehl J (1998) Reference values for cystatin C serum concentrations in children. Pediatr Nephrol 12:125–129

Bonventre JV (2009) Kidney injury molecule-1 (KIM-1): a urinary biomarker and much more. Nephrol Dial Transplant 24:3265–3268

Boubaker A, Prior JO, Meuwly JY, Bischof-Delaloye A (2006) Radionuclide investigations of the urinary tract in the era of multimodality imaging. J Nucl Med 47:1819–1836

de Bruyn R, Marks SD (2008) Postnatal investigation of fetal renal disease. Semin Fetal Neonatal Med 13:133–141

Bunk DM (2007) Reference materials and reference measurement procedures: an overview from a national metrology institute. Clin Biochem Rev 28:131–137

Capolicchio G, Leonard MP, Wong C, Jednak R, Brzezinski A, Salle JL (1999) Prenatal diagnosis of hydronephrosis: impact on renal function and its recovery after pyeloplasty. J Urol 162:1029–1032

Carmichael SL, Shaw GM, Nelson V, Selvin S, Torfs CP, Curry CJ (2003) Hypospadias in California: trends and descriptive epidemiology. Epidemiology 14:701–706

Caruana G, Wong MN, Walker A, Heloury Y, Webb N, Johnstone L et al (2015) Copy-number variation associated with congenital anomalies of the kidney and urinary tract. Pediatr Nephrol 30:487–495

Cascio S, Paran S, Puri P (1999) Associated urological anomalies in children with unilateral renal agenesis. J Urol 162:1081–1083

Cassart M, Massez A, Metens T, Rypens F, Lambot MA, Hall M et al (2004) Complementary role of MRI after sonography in assessing bilateral urinary tract anomalies in the fetus. AJR Am J Roentgenol 182:689–695

Ceriotti F, Boyd JC, Klein G, Henny J, Queraltó J, Kairisto V et al (2008) Reference intervals for serum creatinine concentrations: assessment of available data for global application. Clin Chem 54:559–566

Chaumoitre K, Brun M, Cassart M, Maugey-Laulom B, Eurin D, Didier F et al (2006) Differential diagnosis of fetal hyperechogenic cystic kidneys unrelated to renal tract anomalies: a multicenter study. Ultrasound Obstet Gynecol 28:911–917

Chen JJ, Mao W, Homayoon K, Steinhardt GF (2004) A multivariate analysis of dysfunctional elimination syndrome, and its relationships with gender, urinary tract infection and vesicoureteral reflux in children. J Urol 171:1907–1910

Chertin B, Rolle U, Farkas A, Puri P (2002) Does delaying pyeloplasty affect renal function in children with a prenatal diagnosis of pelvi-ureteric junction obstruction? BJU Int 90:72–75

Choo KL, Borzi PA (2001) Surgical correction of pelviureteric junction obstruction in childhood – dorsal lumbotomy approach and selective internal ureteric stenting. Pediatr Surg Int 17:152–156

Christensson A, Ekberg J, Grubb A, Ekberg H, Lindström V, Lilja H (2003) Serum cystatin C is a more sensitive and more accurate marker of glomerular filtration rate than enzymatic measurements of creatinine in renal transplantation. Nephron Physiol 94:p19–p27

Clark TJ, Martin WL, Divakaran TG, Whittle MJ, Kilby MD, Khan KS (2003) Prenatal bladder drainage in the management of fetal lower urinary tract obstruction: a systematic review and meta-analysis. Obstet Gynecol 102:367–382

Comper WD, Osicka TM (2005) Detection of urinary albumin. Adv Chronic Kidney Dis 12:170–176

Consugar MB, Kubly VJ, Lager DJ, Hommerding CJ, Wong WC, Bakker E et al (2007) Molecular diagnostics of Meckel-Gruber syndrome highlights phenotypic differences between MKS1 and MKS3. Hum Genet 121:591–599

Coplen DE, Austin PF, Yan Y, Blanco VM, Dicke JM (2006) The magnitude of fetal renal pelvic dilatation can identify obstructive postnatal hydronephrosis, and direct postnatal evaluation and management. J Urol 176:724–727. discussion 727

Craig JC, Irwig LM, Knight JF, Roy LP (2000) Does treatment of vesicoureteric reflux in childhood prevent end-stage renal disease attributable to reflux nephropathy? Pediatrics 105:1236–1241

Crombleholme TM, Harrison MR, Golbus MS, Longaker MT, Langer JC, Callen PW et al (1990) Fetal intervention in obstructive uropathy: prognostic indicators and efficacy of intervention. Am J Obstet Gynecol 162:1239–1244

Daïkha-Dahmane F, Dommergues M, Muller F, Narcy F, Lacoste M, Beziau A et al (1997) Development of human fetal kidney in obstructive uropathy: correlations with ultrasonography and urine biochemistry. Kidney Int 52:21–32

Damen-Elias HA, Stoutenbeek PH, Visser GH, Nikkels PG, de Jong TP (2005) Concomitant anomalies in 100 children with unilateral multicystic kidney. Ultrasound Obstet Gynecol 25:384–388

Decramer S, Parant O, Beaufils S, Clauin S, Guillou C, Kessler S et al (2007) Anomalies of the TCF2 gene are the main cause of fetal bilateral hyperechogenic kidneys. J Am Soc Nephrol 18:923–933

Dhillon HK (1998) Prenatally diagnosed hydronephrosis: the Great Ormond Street experience. Br J Urol 81(Suppl 2):39–44

Dodder NG, Tai SS, Sniegoski LT, Zhang NF, Welch MJ (2007) Certification of creatinine in a human serum reference material by GC-MS and LC-MS. Clin Chem 53:1694–1699

Donaldson MD, Chambers RE, Woolridge MW, Whicher JT (1989) Stability of alpha 1-microglobulin, beta 2-microglobulin and retinol binding protein in urine. Clin Chim Acta 179.73–77

Dudley JA, Haworth JM, McGraw ME, Frank JD, Tizard EJ (1997) Clinical relevance and implications of antenatal hydronephrosis. Arch Dis Child Fetal Neonatal Ed 76:F31–F34

Duke V, Quinton R, Gordon I, Bouloux PM, Woolf AS (1998) Proteinuria, hypertension and chronic renal failure in X-linked Kallmann's syndrome, a defined genetic cause of solitary functioning kidney. Nephrol Dial Transplant 13:1998–2003

Edghill EL, Bingham C, Ellard S, Hattersley AT (2006) Mutations in hepatocyte nuclear factor-1beta and their related phenotypes. J Med Genet 43:84–90

Eknoyan G, Hostetter T, Bakris GL, Hebert L, Levey AS, Parving HH et al (2003) Proteinuria and other markers of chronic kidney disease: a position statement of the national kidney foundation (NKF) and the national institute of diabetes and digestive and kidney diseases (NIDDK). Am J Kidney Dis 42:617–622

Fanos V (2016) Metabolomics and microbiomics: personalized medicine from the fetus to the adult. Academic Press/Elsevier, London

Fanos V, Cataldi L (2004) Antibiotics or surgery for vesicoureteric reflux in children. Lancet 364:1720–1722

Fanos V, Chevalier R, Faa G, Cataldi L (2012) Developmental nephrology: from embryology to metabolomics. Hygeia Press, Quartu S. Elena

Fanos V, Noto A, Caboni P, Pintus MC, Liori B, Dessì A et al (2014) Urine metabolomic profiling in neonatal nephrology. Clin Biochem 47:708–710

Fanos V, Puddu M, Ottonello G (2016) Metabolomics in nephrology: from the fetus to the adult. Selected Lectures of the 12th International Workshop on Neonatology. J Pediatr Neonatal Individual Med 5:e050246

Feather SA, Malcolm S, Woolf AS, Wright V, Blaydon D, Reid CJ et al (2000) Primary, nonsyndromic vesicoureteric reflux and its nephropathy is genetically heterogeneous, with a locus on chromosome 1. Am J Hum Genet 66:1420–1425

Feldenberg LR, Siegel NJ (2000) Clinical course and outcome for children with multicystic dysplastic kidneys. Pediatr Nephrol 14:1098–1101

Filler G, Lepage N (2003) Should the Schwartz formula for estimation of GFR be replaced by cystatin C formula? Pediatr Nephrol 18:981–985

Filler G, Priem F, Vollmer I, Gellermann J, Jung K (1999) Diagnostic sensitivity of serum cystatin for impaired glomerular filtration rate. Pediatr Nephrol 13:501–505

Fleischer A, Ghadiri A, Dessauge F, Duhamel M, Rebollo MP, Alvarez-Franco F et al (2006) Modulating apoptosis as a target for effective therapy. Mol Immunol 43:1065–1079

Gambhir L, Höller T, Müller M, Schott G, Vogt H,

Detlefsen B et al (2008) Epidemiological survey of 214 families with bladder exstrophy-epispadias complex. J Urol 179:1539–1543

Gandy SJ, Armoogum K, Nicholas RS, McLeay TB, Houston JG (2007) A clinical MRI investigation of the relationship between kidney volume measurements and renal function in patients with renovascular disease. Br J Radiol 80:12–20

Gargollo PC, Borer JG, Diamond DA, Hendren WH, Rosoklija I, Grant R et al (2008) Prospective followup in patients after complete primary repair of bladder exstrophy. J Urol 180:1665–1670. discussion 1670

Garne E, Loane M, Wellesley D, Barisic I, EUROCAT Working Group (2009) Congenital hydronephrosis: prenatal diagnosis and epidemiology in Europe. J Pediatr Urol 5:47–52

Glodny B, Petersen J, Hofmann KJ, Schenk C, Herwig R, Trieb T et al (2009) Kidney fusion anomalies revisited: clinical and radiological analysis of 209 cases of crossed fused ectopia and horseshoe kidney. BJU Int 103:224–235

Gokce I, Biyikli N, Tugtepe H, Tarcan T, Alpay H (2012) Clinical spectrum of antenatally detected urinary tract abnormalities with respect to hydronephrosis at postnatal ultrasound scan. Pediatr Surg Int 28:543–552

González Celedón C, Bitsori M, Tullus K (2007) Progression of chronic renal failure in children with dysplastic kidneys. Pediatr Nephrol 22:1014–1020

Greive KA, Balazs ND, Comper WD (2001) Protein fragments in urine have been considerably underestimated by various protein assays. Clin Chem 47:1717–1719

Grenier FC, Ali S, Syed H, Workman R, Martens F, Liao M et al (2010) Evaluation of the ARCHITECT urine NGAL assay: assay performance, specimen handling requirements and biological variability. Clin Biochem 43:615–620

Grisaru S, Rosenblum ND (2001) Glypicans and the biology of renal malformations. Pediatr Nephrol 16:302–306

Guder WG, Hofmann W (1992) Markers for the diagnosis and monitoring of renal tubular lesions. Clin Nephrol 38(Suppl 1):S3–S7

Gunn TR, Mora JD, Pease P (1995) Antenatal diagnosis of urinary tract abnormalities by ultrasonography after 28 weeks' gestation: incidence and outcome. Am J Obstet Gynecol 172:479–486

Haase-Fielitz A, Bellomo R, Devarajan P, Story D, Matalanis G, Dragun D et al (2009) Novel and conventional serum biomarkers predicting acute kidney injury in adult cardiac surgery – a prospective cohort study. Crit Care Med 37:553–560

Harmoinen A, Ylinen E, Ala-Houhala M, Janas M, Kaila M, Kouri T (2000) Reference intervals for cystatin C in pre- and full-term infants and children. Pediatr Nephrol 15:105–108

Harmon WE (2009) Glomerular filtration rate in children with chronic kidney disease. Clin Chem 55:400–401

Hauser P, Schwarz C, Mitterbauer C, Regele HM, Mühlbacher F, Mayer G et al (2004) Genome-wide gene-expression patterns of donor kidney biopsies distinguish primary allograft function. Lab Invest 84:353–361

Hawkins JS, Dashe JS, Twickler DM (2008) Magnetic

resonance imaging diagnosis of severe fetal renal anomalies. Am J Obstet Gynecol 198:328.e321–328.e325

Herget-Rosenthal S, Poppen D, Hüsing J, Marggraf G, Pietruck F, Jakob HG et al (2004) Prognostic value of tubular proteinuria and enzymuria in nonoliguric acute tubular necrosis. Clin Chem 50:552–558

Heymans C, Breysem L, Proesmans W (1998) Multicystic kidney dysplasia: a prospective study on the natural history of the affected and the contralateral kidney. Eur J Pediatr 157:673–675

Hidas G, Billimek J, Nam A, Soltani T, Kelly MS, Selby B et al (2015) Predicting the risk of breakthrough urinary tract infections: primary vesicoureteral reflux. J Urol 194:1396–1401

Hill LM, Nowak A, Hartle R, Tush B (2000) Fetal compensatory renal hypertrophy with a unilateral functioning kidney. Ultrasound Obstet Gynecol 15:191–193

Hinze CH, Suzuki M, Klein-Gitelman M, Passo MH, Olson J, Singer NG et al (2009) Neutrophil gelatinase-associated lipocalin is a predictor of the course of global and renal childhood-onset systemic lupus erythematosus disease activity. Arthritis Rheum 60:2772–2781

Hiraoka M, Tsukahara H, Ohshima Y, Kasuga K, Ishihara Y, Mayumi M (2002) Renal aplasia is the predominant cause of congenital solitary kidneys. Kidney Int 61:1840–1844

Hirsch R, Dent C, Pfriem H, Allen J, Beekman RH, Ma Q et al (2007) NGAL is an early predictive biomarker of contrast-induced nephropathy in children. Pediatr Nephrol 22:2089–2095

Hoberman A, Charron M, Hickey RW, Baskin M, Kearney DH, Wald ER (2003) Imaging studies after a first febrile urinary tract infection in young children. N Engl J Med 348:195–202

Hodson EM, Wheeler DM, Vimalchandra D, Smith GH, Craig JC (2007) Interventions for primary vesicoureteric reflux. Cochrane Database Syst Rev 18:CD001532

Hofmann W, Regenbogen C, Edel H, Guder WG (1994) Diagnostic strategies in urinalysis. Kidney Int Suppl 47:S111–S114

Hogg RJ, Furth S, Lemley KV, Portman R, Schwartz GJ, Coresh J et al (2003) National Kidney Foundation's Kidney Disease Outcomes Quality Initiative clinical practice guidelines for chronic kidney disease in children and adolescents: evaluation, classification, and stratification. Pediatrics 111:1416–1421

Hohenfellner K, Wingen AM, Nauroth O, Wühl E, Mehls O, Schaefer F (2001) Impact of ACE I/D gene polymorphism on congenital renal malformations. Pediatr Nephrol 16:356–361

Horst M, Smith GH (2008) Pelvi-ureteric junction obstruction in duplex kidneys. BJU Int 101:1580–1584

Hortin GL, Sviridov D (2007) Diagnostic potential for urinary proteomics. Pharmacogenomics 8:237–255

Hoyer PF (2015) Clinical manifestations of autosomal recessive polycystic kidney disease. Curr Opin Pediatr 27:186–192

Hutton KA, Thomas DF, Davies BW (1997) Prenatally detected posterior urethral valves: qualitative assessment of second trimester scans and prediction of outcome. J Urol 158:1022–1025

Ichimura T, Hung CC, Yang SA, Stevens JL, Bonventre JV (2004) Kidney injury molecule-1: a tissue and urinary biomarker for nephrotoxicant-induced renal injury. Am J Physiol Renal Physiol 286:F552–F563

Ickowicz V, Eurin D, Maugey-Laulom B, Didier F, Garel C, Gubler MC et al (2006) Meckel-Grüber syndrome: sonography and pathology. Ultrasound Obstet Gynecol 27:296–300

Ismaili K, Hall M, Donner C, Thomas D, Vermeylen D, Avni FE et al (2003) Results of systematic screening for minor degrees of fetal renal pelvis dilatation in an unselected population. Am J Obstet Gynecol 188:242–246

Ismaili K, Avni FE, Wissing KM, Hall M, Brussels Free University Perinatal Nephrology Study Group (2004a) Long-term clinical outcome of infants with mild and moderate fetal pyelectasis: validation of neonatal ultrasound as a screening tool to detect significant nephrouropathies. J Pediatr 144:759–765

Ismaili K, Avni FE, Piepsz A, Wissing KM, Cochat P, Aubert D et al (2004b) Current management of infants with fetal renal pelvis dilation: a survey by French-speaking pediatric nephrologists and urologists. Pediatr Nephrol 19:966–971

Ismaili K, Hall M, Piepsz A, Alexander M, Schulman C, Avni FE (2005) Insights into the pathogenesis and natural history of fetuses with renal pelvis dilatation. Eur Urol 48:207–214

Ismaili K, Hall M, Piepsz A, Wissing KM, Collier F, Schulman C et al (2006) Primary vesicoureteral reflux detected in neonates with a history of fetal renal pelvis dilatation: a prospective clinical and imaging study. J Pediatr 148:222–227

Jadeja S, Smyth I, Pitera JE, Taylor MS, van Haelst M, Bentley E et al (2005) Identification of a new gene mutated in Fraser syndrome and mouse myelencephalic blebs. Nat Genet 37:520–525

Jaureguizar E, Lopez Pereira P, Martinez Urrutia MJ, Espinosa L, Lobato R (2000) Does neonatal pyeloureterostomy worsen bladder function in children with posterior urethral valves? J Urol 164:1031–1033. discussion 1033–1034

Je BK, Kim HK, Horn PS (2015) Incidence and spectrum of renal complications and extrarenal diseases and syndromes in 380 children and young adults with horseshoe kidney. AJR Am J Roentgenol 205:1306–1314

Jenkins D, Bitner-Glindzicz M, Malcolm S, Hu CC, Allison J, Winyard PJ et al (2005) De novo Uroplakin IIIa heterozygous mutations cause human renal adysplasia leading to severe kidney failure. J Am Soc Nephrol 16:2141–2149

Joseph VT (2006) The management of renal conditions in the perinatal period. Early Hum Dev 82:313–324

Kalfa N, Philibert P, Sultan C (2009) Is hypospadias a genetic, endocrine or environmental disease, or still an unexplained malformation? Int J Androl 32:187–197

Kari JA, Gonzalez C, Ledermann SE, Shaw V, Rees L (2000) Outcome and growth of infants with severe chronic renal failure. Kidney Int 57:1681–1687

Keevil BG, Kilpatrick ES, Nichols SP, Maylor PW (1998)

Biological variation of cystatin C: implications for the assessment of glomerular filtration rate. Clin Chem 44:1535–1539

Kerecuk L, Schreuder MF, Woolf AS (2008) Renal tract malformations: perspectives for nephrologists. Nat Clin Pract Nephrol 4:312–325

Kern S, Zimmerhackl LB, Hildebrandt F, Ermisch-Omran B, Uhl M (2000) Appearance of autosomal recessive polycystic kidney disease in magnetic resonance imaging and RARE-MR-urography. Pediatr Radiol 30:156–160

Klaassen I, Neuhaus TJ, Mueller-Wiefel DE, Kemper MJ (2007) Antenatal oligohydramnios of renal origin: long-term outcome. Nephrol Dial Transplant 22:432–439

Kochhar A, Fischer SM, Kimberling WJ, Smith RJ (2007) Branchio-oto-renal syndrome. Am J Med Genet A 143A:1671–1678

Kohl S, Hwang DY, Dworschak GC, Hilger AC, Saisawat P, Vivante A et al (2014) Mild recessive mutations in six Fraser syndrome-related genes cause isolated congenital anomalies of the kidney and urinary tract. J Am Soc Nephrol 25:1917–1922

Kovanlikaya A, Kazam J, Dunning A, Poppas D, Johnson V, Medina C et al (2014) The role of ultrasonography in predicting vesicoureteral reflux. Urology 84:1205–1210

Krishnan A, de Souza A, Konijeti R, Baskin LS (2006) The anatomy and embryology of posterior urethral valves. J Urol 175:1214–1220

Kumar S, Walia S, Ikpeme O, Zhang E, Paramasivam G, Agarwal S et al (2012) Postnatal outcome of prenatally diagnosed severe fetal renal pelvic dilatation. Prenat Diagn 32:519–522

Lacoste M, Cai Y, Guicharnaud L, Mounier F, Dumez Y, Bouvier R et al (2006) Renal tubular dysgenesis, a not uncommon autosomal recessive disorder leading to oligohydramnios: role of the Renin-Angiotensin system. J Am Soc Nephrol 17:2253–2263

Lambert HJ, Stewart A, Gullett AM, Cordell HJ, Malcolm S, Feather SA et al (2011) Primary, nonsyndromic vesicoureteric reflux and nephropathy in sibling pairs: a United Kingdom cohort for a DNA bank. Clin J Am Soc Nephrol 6:760–766

Laterza OF, Price CP, Scott MG (2002) Cystatin C: an improved estimator of glomerular filtration rate? Clin Chem 48:699–707

Lavery AP, Meinzen-Derr JK, Anderson E, Ma Q, Bennett MR, Devarajan P et al (2008) Urinary NGAL in premature infants. Pediatr Res 64:423–428

Lee RS, Cendron M, Kinnamon DD, Nguyen HT (2006) Antenatal hydronephrosis as a predictor of postnatal outcome: a meta-analysis. Pediatrics 118:586–593

Leung AK, Robson WL (2004) Current status of cryptorchidism. Adv Pediatr 51:351–377

Levey AS, Bosch JP, Lewis JB, Greene T, Rogers N, Roth D (1999) A more accurate method to estimate glomerular filtration rate from serum creatinine: a new prediction equation. Modification of Diet in Renal Disease Study Group. Ann Intern Med 130:461–470

Levey AS, Stevens LA, Hostetter T (2006) Automatic reporting of estimated glomerular filtration rate – just what the doctor ordered. Clin Chem 52:2188–2193

Levey AS, Coresh J, Greene T, Marsh J, Stevens LA, Kusek JW et al (2007) Expressing the Modification of Diet in Renal Disease Study equation for estimating glomerular filtration rate with standardized serum creatinine values. Clin Chem 53:766–772

Lim DJ, Park JY, Kim JH, Paick SH, Oh SJ, Choi H (2003) Clinical characteristics and outcome of hydronephrosis detected by prenatal ultrasonography. J Korean Med Sci 18:859–862

Lissauer D, Morris RK, Kilby MD (2007) Fetal lower urinary tract obstruction. Semin Fetal Neonatal Med 12:464–470

Liu YP, Cheng SJ, Shih SL, Huang JK (2006) Autosomal recessive polycystic kidney disease: appearance on fetal MRI. Pediatr Radiol 36:169

Lu W, van Eerde AM, Fan X, Quintero-Rivera F, Kulkarni S, Ferguson H et al (2007) Disruption of ROBO2 is associated with urinary tract anomalies and confers risk of vesicoureteral reflux. Am J Hum Genet 80:616–632

Ludwig M, Ching B, Reutter H, Boyadjiev SA (2009) Bladder exstrophy-epispadias complex. Birth Defects Res A Clin Mol Teratol 85:509–522

Madden-Fuentes RJ, McNamara ER, Nseyo U, Wiener JS, Routh JC, Ross SS (2014) Resolution rate of isolated low-grade hydronephrosis diagnosed within the first year of life. J Pediatr Urol 10:639–644

Mahieu-Caputo D, Dommergues M, Delezoide AL, Lacoste M, Cai Y, Narcy F et al (2000) Twin-to-twin transfusion syndrome. Role of the fetal renin-angiotensin system. Am J Pathol 156:629–636

Mandelia A, Bajpai M, Agarwala S, Gupta AK, Kumar R, Ali A (2013) The role of urinary TGF-β_1, TNF-α, IL-6 and microalbuminuria for monitoring therapy in posterior urethral valves. Pediatr Nephrol 28:1991–2001

Marra G, Barbieri G, Moioli C, Assael BM, Grumieri G, Caccamo ML (1994) Mild fetal hydronephrosis indicating vesicoureteric reflux. Arch Dis Child Fetal Neonatal Ed 70:F147–F149. discussion 149–150

Martínez JM, Masoller N, Devlieger R, Passchyn E, Gómez O, Rodo J et al (2015) Laser ablation of posterior urethral valves by fetal cystoscopy. Fetal Diagn Ther 37:267–273

Martínez-Frías ML, Bermejo E, Rodríguez-Pinilla E, Frías JL (2001) Exstrophy of the cloaca and exstrophy of the bladder: two different expressions of a primary developmental field defect. Am J Med Genet 99:261–269

Martini S, Prévot A, Mosig D, Werner D, van Melle G, Guignard JP (2003) Glomerular filtration rate: measure creatinine and height rather than cystatin C! Acta Paediatr 92:1052–1057

Matsell DG, Bennett T, Goodyer P, Goodyer C, Han VK (1996) The pathogenesis of multicystic dysplastic kidney disease: insights from the study of fetal kidneys. Lab Invest 74:883–893

McGregor L, Makela V, Darling SM, Vrontou S, Chalepakis G, Roberts C et al (2003) Fraser syndrome and mouse blebbed phenotype caused by mutations in FRAS1/Fras1 encoding a putative extracellular matrix protein. Nat Genet 34:203–208

Mehta RL, Kellum JA, Shah SV, Molitoris BA, Ronco C, Warnock DG et al (2007) Acute kidney injury network: report of an initiative to improve outcomes in acute kidney injury. Crit Care 11:R31

Meinhardt U, Ammann RA, Flück C, Diem P, Mullis PE (2003) Microalbuminuria in diabetes mellitus: efficacy of a new screening method in comparison with timed overnight urine collection. J Diabetes Complications 17:254–257

Mendelsohn C (2004) Functional obstruction: the renal pelvis rules. J Clin Invest 113:957–959

Mercier K, McRitchie S, Pathmasiri W, Novokhatny A, Koralkar R, Askenazi D et al (2017) Preterm neonatal urinary renal developmental and acute kidney injury metabolomic profiling: an exploratory study. Pediatr Nephrol 32:151–161

Merlini E, Lelli CP (2004) Obstructive ureterocele-an ongoing challenge. World J Urol 22:107–114

Miller WG, Myers GL, Ashwood ER, Killeen AA, Wang E, Thienpont LM et al (2005) Creatinine measurement: state of the art in accuracy and interlaboratory harmonization. Arch Pathol Lab Med 129:297–304

Mishra A (2007) Renal agenesis: report of an interesting case. Br J Radiol 80:e167–e169

Mitchell ME, Close CE (1996) Early primary valve ablation for posterior urethral valves. Semin Pediatr Surg 5:66–71

Mogensen CE, Viberti GC, Peheim E, Kutter D, Hasslacher C, Hofmann W et al (1997) Multicenter evaluation of the Micral-test II test strip, an immunologic rapid test for the detection of microalbuminuria. Diabetes Care 20:1642–1646

Molitoris BA, Melnikov VY, Okusa MD, Himmelfarb J (2008) Technology insight: biomarker development in acute kidney injury – what can we anticipate? Nat Clin Pract Nephrol 4:154–165

Montini G, Rigon L, Zucchetta P, Fregonese F, Toffolo A, Gobber D et al (2008) Prophylaxis after first febrile urinary tract infection in children? A multicenter, randomized, controlled, noninferiority trial. Pediatrics 122:1064–1071

Mori K, Lee HT, Rapoport D, Drexler IR, Foster K, Yang J et al (2005) Endocytic delivery of lipocalin-siderophore-iron complex rescues the kidney from ischemia-reperfusion injury. J Clin Invest 115:610–621

Moriguchi T, Hamada M, Morito N, Terunuma T, Hasegawa K, Zhang C et al (2006) MafB is essential for renal development and F4/80 expression in macrophages. Mol Cell Biol 26:5715–5727

Mourtzinos A, Borer JG (2004) Current management of bladder exstrophy. Curr Urol Rep 5:137–141

Muramatsu Y, Tsujie M, Kohda Y, Pham B, Perantoni AO, Zhao H et al (2002) Early detection of cysteine rich protein 61 (CYR61, CCN1) in urine following renal ischemic reperfusion injury. Kidney Int 62:1601–1610

Murawski IJ, Gupta IR (2006) Vesicoureteric reflux and renal malformations: a developmental problem. Clin Genet 69:105–117

Muroya K, Hasegawa T, Ito Y, Nagai T, Isotani H, Iwata Y et al (2001) GATA3 abnormalities and the phenotypic spectrum of HDR syndrome. J Med Genet 38:374–380

Mussap M, Plebani M (2004) Biochemistry and clinical role of human cystatin C. Crit Rev Clin Lab Sci 41:467–550

Mussap M, Noto A, Fanos V, Van Den Anker JN (2014) Emerging biomarkers and metabolomics for assessing toxic nephropathy and acute kidney injury (AKI) in neonatology. Biomed Res Int 2014:602526

Myers GL, Miller WG, Coresh J, Fleming J, Greenberg N, Greene T et al (2006) Recommendations for improving serum creatinine measurement: a report from the Laboratory Working Group of the National Kidney Disease Education Program. Clin Chem 52:5–18

Narchi H (2005) Risk of hypertension with multicystic kidney disease: a systematic review. Arch Dis Child 90:921–924

National Kidney Foundation (2002) K/DOQI clinical practice guidelines for chronic kidney disease: evaluation, classification, and stratification. Am J Kidney Dis 39:S1–266

Neild GH, Dakmish A, Wood S, Nauth-Misir R, Woodhouse CR (2004) Renal transplantation in adults with abnormal bladders. Transplantation 77:1123–1127

Nepple KG, Cooper CS, Austin JC (2009) Rare variant of bladder exstrophy associated with urethral, bladder, and colonic duplication. Urology 73:928.e921–928.e923

Nishi T (1995) Magnetic resonance imaging of autosomal recessive polycystic kidney disease in utero. J Obstet Gynaecol (Tokyo 1995) 21:471–474

Nishimura H, Yerkes E, Hohenfellner K, Miyazaki Y, Ma J, Hunley TE et al (1999) Role of the angiotensin type 2 receptor gene in congenital anomalies of the kidney and urinary tract, CAKUT, of mice and men. Mol Cell 3:1–10

Novljan G, Kenig A, Rus R, Kenda RB (2003) Cyclic voiding urosonography in detecting vesicoureteral reflux in children. Pediatr Nephrol 18:992–995

Onen A (2007) Treatment and outcome of prenatally detected newborn hydronephrosis. J Pediatr Urol 3:469–476

O'Riordan E, Gross SS, Goligorsky MS (2006) Technology insight: renal proteomics – at the crossroads between promise and problems. Nat Clin Pract Nephrol 2:445–458

Palmer LS, Andros GJ, Maizels M, Kaplan WE, Firlit CF (1997) Management considerations for treating vesicoureteral reflux in children with solitary kidneys. Urology 49:604–608

Panteghini M, Division IS (2008) Enzymatic assays for creatinine: time for action. Clin Chem Lab Med 46:567–572

Panteghini M, Myers GL, Miller WG, Greenberg N, International Federation of Clinical Chemistry and Laboratory Medicine, Working Group on Standardization of Glomerular Filtration Rate Assessment (WG-GFRA) (2006) The importance of metrological traceability on the validity of creatinine measurement as an index of renal function. Clin Chem Lab Med 44:1287–1292

Parikh CR, Jani A, Melnikov VY, Faubel S, Edelstein CL (2004) Urinary interleukin-18 is a marker of human acute tubular necrosis. Am J Kidney Dis 43:405–414

Parikh CR, Abraham E, Ancukiewicz M, Edelstein CL

(2005) Urine IL-18 is an early diagnostic marker for acute kidney injury and predicts mortality in the intensive care unit. J Am Soc Nephrol 16:3046–3052

Parikh CR, Mishra J, Thiessen-Philbrook H, Dursun B, Ma Q, Kelly C et al (2006a) Urinary IL-18 is an early predictive biomarker of acute kidney injury after cardiac surgery. Kidney Int 70:199–203

Parikh CR, Jani A, Mishra J, Ma Q, Kelly C, Barasch J et al (2006b) Urine NGAL and IL-18 are predictive biomarkers for delayed graft function following kidney transplantation. Am J Transplant 6:1639–1645

Parsons M, Newman DJ, Pugia M, Newall RG, Price CP (1999) Performance of a reagent strip device for quantitation of the urine albumin: creatinine ratio in a point of care setting. Clin Nephrol 51:220–227

Pates JA, Dashe JS (2006) Prenatal diagnosis and management of hydronephrosis. Early Hum Dev 82:3–8

Penido Silva JM, Oliveira EA, Diniz JS, Bouzada MC, Vergara RM, Souza BC (2006) Clinical course of prenatally detected primary vesicoureteral reflux. Pediatr Nephrol 21:86–91

Penna FJ, Bowlin P, Alyami F, Bägli DJ, Koyle MA, Lorenzo AJ (2015) Novel strategy for temporary decompression of the lower urinary tract in neonates using a ureteral stent. J Urol 194:1086–1090

Piepsz A (2007) Antenatally detected hydronephrosis. Semin Nucl Med 37:249–260

Pisitkun T, Johnstone R, Knepper MA (2006) Discovery of urinary biomarkers. Mol Cell Proteomics 5:1760–1771

Plaire JC, Pope JC, Kropp BP, Adams MC, Keating MA, Rink RC et al (1997) Management of ectopic ureters: experience with the upper tract approach. J Urol 158:1245–1247

Plazanet C, Arrondel C, Chavant F, Gubler MC (2014) Fetal renin-angiotensin-system blockade syndrome: renal lesions. Pediatr Nephrol 29:1221–1230

Pouilhe M, Gilardi-Hebenstreit P, Desmarquet-Trin Dinh C, Charnay P (2007) Direct regulation of vHnf1 by retinoic acid signaling and MAF-related factors in the neural tube. Dev Biol 309:344–357

Poutamo J, Vanninen R, Partanen K, Kirkinen P (2000) Diagnosing fetal urinary tract abnormalities: benefits of MRI compared to ultrasonography. Acta Obstet Gynecol Scand 79:65–71

Puddu M, Fanos V, Podda F, Zaffanello M (2009) The kidney from prenatal to adult life: perinatal programming and reduction of number of nephrons during development. Am J Nephrol 30:162–170

Puri A, Grover VP, Agarwala S, Mitra DK, Bhatnagar V (2002) Initial surgical treatment as a determinant of bladder dysfunction in posterior urethral valves. Pediatr Surg Int 18:438–443

Quadri SM, Segall L, de Perrot M, Han B, Edwards V, Jones N et al (2005) Caspase inhibition improves ischemia-reperfusion injury after lung transplantation. Am J Transplant 5:292–299

Quan A (2006) Fetopathy associated with exposure to angiotensin converting enzyme inhibitors and angiotensin receptor antagonists. Early Hum Dev 82:23–28

Quinlan J, Lemire M, Hudson T, Qu H, Benjamin A, Roy A et al (2007) A common variant of the PAX2 gene is associated with reduced newborn kidney size. J Am Soc Nephrol 18:1915–1921

Quintero RA, Shukla AR, Homsy YL, Bukkapatnam R (2000) Successful in utero endoscopic ablation of posterior urethral valves: a new dimension in fetal urology. Urology 55:774

Ramasamy R, Haviland M, Woodard JR, Barone JG (2005) Patterns of inheritance in familial prune belly syndrome. Urology 65:1227

Ransley PG, Dhillon HK, Gordon I, Duffy PG, Dillon MJ, Barratt TM (1990) The postnatal management of hydronephrosis diagnosed by prenatal ultrasound. J Urol 144:584–587. discussion 593–584

Reardon W, Casserly LF, Birkenhäger R, Kohlhase J (2007) Kidney failure in Townes-Brocks syndrome: an under recognized phenomenon? Am J Med Genet A 143A:2588–2591

Riccabona M (2004) Assessment and management of newborn hydronephrosis. World J Urol 22:73–78

Risdon RA, Yeung CK, Ransley PG (1993) Reflux nephropathy in children submitted to unilateral nephrectomy: a clinicopathological study. Clin Nephrol 40:308–314

Rodríguez MM, Gómez AH, Abitbol CL, Chandar JJ, Duara S, Zilleruelo GE (2004) Histomorphometric analysis of postnatal glomerulogenesis in extremely preterm infants. Pediatr Dev Pathol 7:17–25

Rubenwolf P, Ziesel C, Beetz R, Kamal MM, Thüroff JW, Stein R (2015) Presentation, management and long-term outcome of ureteropelvic junction obstruction in duplex kidneys. J Urol 194:427–432

Rule AD, Larson TS, Bergstralh EJ, Slezak JM, Jacobsen SJ, Cosio FG (2004) Using serum creatinine to estimate glomerular filtration rate: accuracy in good health and in chronic kidney disease. Ann Intern Med 141:929–937

Salomon R, Tellier AL, Attie-Bitach T, Amiel J, Vekemans M, Lyonnet S et al (2001) PAX2 mutations in oligomeganephronia. Kidney Int 59:457–462

Sanna-Cherchi S, Caridi G, Weng PL, Dagnino M, Seri M, Konka A et al (2007) Localization of a gene for non-syndromic renal hypodysplasia to chromosome 1p32-33. Am J Hum Genet 80:539–549

Sarhan O, Zaccaria I, Macher MA, Muller F, Vuillard E, Delezoide AL et al (2008) Long-term outcome of prenatally detected posterior urethral valves: single center study of 65 cases managed by primary valve ablation. J Urol 179:307–312. discussion 312–303

Schwartz GJ, Furth SL (2007) Glomerular filtration rate measurement and estimation in chronic kidney disease. Pediatr Nephrol 22:1839–1848

Schwartz GJ, Haycock GB, Edelmann CM, Spitzer A (1976) A simple estimate of glomerular filtration rate in children derived from body length and plasma creatinine. Pediatrics 58:259–263

Schwartz GJ, Muñoz A, Schneider MF, Mak RH, Kaskel F, Warady BA et al (2009) New equations to estimate GFR in children with CKD. J Am Soc Nephrol 20:629–637

Schwarz C, Hauser P, Steininger R, Regele H, Heinze G, Mayer G et al (2002) Failure of BCL-2 up-regulation in proximal tubular epithelial cells of donor kidney biopsy specimens is associated with apoptosis and delayed graft function. Lab Invest 82:941–948

Serafini-Cessi F, Malagolini N, Cavallone D (2003) Tamm-Horsfall glycoprotein: biology and clinical relevance. Am J Kidney Dis 42:658–676

Sfakianakis GN, Sfakianaki E (2001) Renal scintigraphy in infants and children. Urology 57:1167–1177

Sharifian M, Dadkhah-Chimeh M, Einollahi B, Nafar M, Simforoush N, Basiri A et al (2007) Renal transplantation in patients with Bardet-Biedl syndrome. Arch Iran Med 10:339–342

Sharma R, Sanchez-Ferras O, Bouchard M (2015) Pax genes in renal development, disease and regeneration. Semin Cell Dev Biol 44:97–106

Shenoy MU, Rance CH (1999) Is there a place for the insertion of a JJ stent as a temporizing procedure for symptomatic partial congenital vesico-ureteric junction obstruction in infancy? BJU Int 84:524–525

Sheu JC, Koh CC, Chang PY, Wang NL, Tsai JD, Tsai TC (2006) Ureteropelvic junction obstruction in children: 10 years' experience in one institution. Pediatr Surg Int 22:519 523

Shukla AR, Cooper J, Patel RP, Carr MC, Canning DA, Zderic SA et al (2005) Prenatally detected primary megaureter: a role for extended followup. J Urol 173:1353–1356

Sidhu G, Beyene J, Rosenblum ND (2006) Outcome of isolated antenatal hydronephrosis: a systematic review and meta-analysis. Pediatr Nephrol 21:218–224

Slickers JE, Olshan AF, Siega-Riz AM, Honein MA, Aylsworth AS, National Birth Defects Prevention Study (2008) Maternal body mass index and lifestyle exposures and the risk of bilateral renal agenesis or hypoplasia: the National Birth Defects Prevention Study. Am J Epidemiol 168:1259–1267

Soliman SM (2009) Primary ablation of posterior urethral valves in low birth weight neonates by a visually guided fogarty embolectomy catheter. J Urol 181:2284–2289. discussion 2289–2290

Soomro NA, Neal DE (1998) Treatment of hypospadias: an update of current practice. Hosp Med 59:553–556

Stahl DA, Koul HK, Chacko JK, Mingin GC (2006) Congenital anomalies of the kidney and urinary tract (CAKUT): a current review of cell signaling processes in ureteral development. J Pediatr Urol 2:2–9

Stevens LA, Coresh J, Greene T, Levey AS (2006) Assessing kidney function – measured and estimated glomerular filtration rate. N Engl J Med 354:2473–2483

Sudarsanan B, Nasir AA, Puzhankara R, Kedari PM, Unnithan GR, Damisetti KR (2009) Posterior urethral valves: a single center experience over 7 years. Pediatr Surg Int 25:283–287

Tarabishi R, Zahedi K, Mishra J, Ma Q, Kelly C, Tehrani K et al (2005) Induction of Zf9 in the kidney following early ischemia/reperfusion. Kidney Int 68:1511–1519

Tenstad O, Roald AB, Grubb A, Aukland K (1996) Renal handling of radiolabelled human cystatin C in the rat. Scand J Clin Lab Invest 56:409–414

Thakar CV, Zahedi K, Revelo MP, Wang Z, Burnham CE, Barone S et al (2005) Identification of thrombospondin 1 (TSP-1) as a novel mediator of cell injury in kidney ischemia. J Clin Invest 115:3451–3459

Thomas DF (2008) Prenatally diagnosed urinary tract abnormalities: long-term outcome. Semin Fetal Neonatal Med 13:189–195

Tiryaki S, Alkac AY, Serdaroglu E, Bak M, Avanoglu A, Ulman I (2013) Involution of multicystic dysplastic kidney: is it predictable? J Pediatr Urol 9:344–347

Tobin JL, Beales PL (2007) Bardet-Biedl syndrome: beyond the cilium. Pediatr Nephrol 22:926–936

Tomlinson PA, Dalton RN, Hartley B, Haycock GB, Chantler C (1997) Low molecular weight protein excretion in glomerular disease: a comparative analysis. Pediatr Nephrol 11:285–290

Trachtman H, Christen E, Cnaan A, Patrick J, Mai V, Mishra J et al (2006) Urinary neutrophil gelatinase-associated lipocalin in D+HUS: a novel marker of renal injury. Pediatr Nephrol 21:989–994

Tsai JD, Huang CT, Lin PY, Chang JH, Lee MD, Huang FY et al (2012) Screening high-grade vesicoureteral reflux in young infants with a febrile urinary tract infection. Pediatr Nephrol 27:955–963

Tsatsaris V, Gagnadoux MF, Aubry MC, Gubler MC, Dumez Y, Dommergues M (2002) Prenatal diagnosis of bilateral isolated fetal hyperechogenic kidneys. Is it possible to predict long term outcome? BJOG 109:1388–1393

Ulinski T, Lescure S, Beaufils S, Guigonis V, Decramer S, Morin D et al (2006) Renal phenotypes related to hepatocyte nuclear factor-1beta (TCF2) mutations in a pediatric cohort. J Am Soc Nephrol 17:497–503

Vaidya VS, Waikar SS, Ferguson MA, Collings FB, Sunderland K, Gioules C et al (2008) Urinary biomarkers for sensitive and specific detection of acute kidney injury in humans. Clin Transl Sci 1:200–208

Valente EM, Brancati F, Silhavy JL, Castori M, Marsh SE, Barrano G et al (2006) AHI1 gene mutations cause specific forms of Joubert syndrome-related disorders. Ann Neurol 59:527–534

Vujic A, Kosutic J, Bogdanovic R, Prijic S, Milicic B, Igrutinovic Z (2007) Sonographic assessment of normal kidney dimensions in the first year of life – a study of 992 healthy infants. Pediatr Nephrol 22:1143–1150

Walsh TJ, Hsieh S, Grady R, Mueller BA (2007) Antenatal hydronephrosis and the risk of pyelonephritis hospitalization during the first year of life. Urology 69:970–974

Wang Z, Zahedi K, Barone S, Tehrani K, Rabb H, Matlin K et al (2004) Overexpression of SSAT in kidney cells recapitulates various phenotypic aspects of kidney ischemia-reperfusion injury. J Am Soc Nephrol 15:1844–1852

Webb NJ, Lewis MA, Bruce J, Gough DC, Ladusans EJ, Thomson AP et al (1997) Unilateral multicystic dysplastic kidney: the case for nephrectomy. Arch Dis Child 76:31–34

Weber S, Moriniere V, Knüppel T, Charbit M, Dusek J, Ghiggeri GM et al (2006) Prevalence of mutations in renal developmental genes in children with renal hypodysplasia: results of the ESCAPE study. J Am Soc Nephrol 17:2864–2870

Weizer AZ, Silverstein AD, Auge BK, Delvecchio FC, Raj G, Albala DM et al (2003) Determining the incidence of horseshoe kidney from radiographic data at a single institution. J Urol 170:1722–1726

Wheeler DM, Vimalachandra D, Hodson EM, Roy LP, Smith GH, Craig JC (2004) Interventions for primary vesicoureteric reflux. Cochrane Database Syst Rev 15: CD001532

Wheeler DS, Devarajan P, Ma Q, Harmon K, Monaco M, Cvijanovich N et al (2008) Serum neutrophil gelatinase-associated lipocalin (NGAL) as a marker of acute kidney injury in critically ill children with septic shock. Crit Care Med 36:1297–1303

Whittam BM, Calaway A, Szymanski KM, Carroll AE, Misseri R, Kaefer M et al (2014) Ultrasound diagnosis of multicystic dysplastic kidney: is a confirmatory nuclear medicine scan necessary? J Pediatr Urol 10:1059–1062

Whitten SM, Wilcox DT (2001) Duplex systems. Prenat Diagn 21:952–957

Wickstrom EA, Thangavelu M, Parilla BV, Tamura RK, Sabbagha RE (1996) A prospective study of the association between isolated fetal pyelectasis and chromosomal abnormality. Obstet Gynecol 88:379–382

Wiesel A, Queisser-Luft A, Clementi M, Bianca S, Stoll C, EUROSCAN Study Group (2005) Prenatal detection of congenital renal malformations by fetal ultrasonographic examination: an analysis of 709,030 births in 12 European countries. Eur J Med Genet 48:131–144

Wilson PD (2004) Polycystic kidney disease: new understanding in the pathogenesis. Int J Biochem Cell Biol 36:1868–1873

Winding L, Loane M, Wellesley D, Addor MC, Arriola L, Bakker MK et al (2014) Prenatal diagnosis and epidemiology of multicystic kidney dysplasia in Europe. Prenat Diagn 34:1093–1098

Winyard P, Chitty LS (2008) Dysplastic kidneys. Semin Fetal Neonatal Med 13:142–151

Winyard PJ, Nauta J, Lirenman DS, Hardman P, Sams VR, Risdon RA et al (1996) Deregulation of cell survival in cystic and dysplastic renal development. Kidney Int 49:135–146

Winyard PJ, Bharucha T, De Bruyn R, Dillon MJ, van't Hoff W, Trompeter RS et al (2006) Perinatal renal venous thrombosis: presenting renal length predicts outcome. Arch Dis Child Fetal Neonatal Ed 91: F273–F278

Woodward M, Frank D (2002) Postnatal management of antenatal hydronephrosis. BJU Int 89:149–156

Woolf AS (2006) Unilateral multicystic dysplastic kidney. Kidney Int 69:190–193

Woolf AS (2008) Perspectives on human perinatal renal tract disease. Semin Fetal Neonatal Med 13:196–201

Woolf AS, Hillman KA (2007) Unilateral renal agenesis and the congenital solitary functioning kidney: developmental, genetic and clinical perspectives. BJU Int 99:17–21

Woolf A, Jenkins D (2006) Development of the kidney. In: Jennette JCOJ, Schwartz MM, Silva FG (eds) Heptinstall's pathology of the kidney. Lippincott Wil-

liams & Wilkins, Philadelphia, pp 71–95

Yeung CK, Godley ML, Dhillon HK, Gordon I, Duffy PG, Ransley PG (1997) The characteristics of primary vesico-ureteric reflux in male and female infants with pre-natal hydronephrosis. Br J Urol 80:319–327

Ylinen E, Ala-Houhala M, Wikström S (2004a) Outcome of patients with antenatally detected pelviureteric junction obstruction. Pediatr Nephrol 19:880–887

Ylinen E, Ala-Houhala M, Wikström S (2004b) Prognostic factors of posterior urethral valves and the role of antenatal detection. Pediatr Nephrol 19:874–879

Zaffanello M, Brugnara M, Cecchetto M, Fedrizzi M, Fanos V (2008a) Renal involvement in children with vesicoureteral reflux: are prenatal detection and surgical approaches preventive? Scand J Urol Nephrol 42:330–336

Zaffanello M, Cecchetto M, Brugnara M, Martone E, Zuffante M, Fedrizzi M et al (2008b) Pelvi-ureteric junction obstruction and renal function after pyeloplasty: a retrospective study in 29 children. Minerva Urol Nefrol 60:1–6

Zaffanello M, Franchini M, Fanos V (2008c) New therapeutic strategies with combined renin-angiotensin system inhibitors for pediatric nephropathy. Pharmacotherapy 28:125–130

Zaffanello M, Brugnara M, Zuffante M, Franchini M, Fanos V (2009a) Are children with congenital solitary kidney at risk for lifelong complications? A lack of prediction demands caution. Int Urol Nephrol 41:127–135

Zaffanello M, Brugnara M, Cecchetto M, Manfredi R, Zuffante M, Fanos V (2009b) Paediatric unilateral giant hydroureteronephrosis from idiopathic ureterovesical stricture: a case report. BMJ Case Rep 2009

Zagar I, Anderson PJ, Gordon I (2002) The value of radionuclide studies in children with autosomal recessive polycystic kidney disease. Clin Nucl Med 27:339–344

Zahedi K, Wang Z, Barone S, Prada AE, Kelly CN, Casero RA et al (2003) Expression of SSAT, a novel biomarker of tubular cell damage, increases in kidney ischemia-reperfusion injury. Am J Physiol Renal Physiol 284: F1046–F1055

Zappitelli M, Joseph L, Gupta IR, Bell L, Paradis G (2007) Validation of child serum creatinine-based prediction equations for glomerular filtration rate. Pediatr Nephrol 22:272–281

Zerhouni E (2003) Medicine. The NIH roadmap. Science 302:63–72

Zhang PL, Peters CA, Rosen S (2000) Ureteropelvic junction obstruction: morphological and clinical studies. Pediatr Nephrol 14:820–826

Zhou H, Yuen PS, Pisitkun T, Gonzales PA, Yasuda H, Dear JW et al (2006) Collection, storage, preservation, and normalization of human urinary exosomes for biomarker discovery. Kidney Int 69:1471–1476

第十二篇

神经病学

脑发育与围产期脑损伤易感性

117

Luca A. Ramenghi, Monica Fumagalli, and Veena Supramaniam
王英杰　翻译，毛健　审校

目录

摘要

越来越多的磁共振研究已证实，胎龄在新生儿脑损伤区域易感性中发挥了重要作用。脑损伤的部位和性质是由损伤的特点、组织和细胞的易感性特征及胎龄共同决定的。既往人们认为的足月儿缺氧缺血性脑病的特征性急性围产期缺氧缺血性事件，目前证实也可能在早产儿中发生；而早产儿脑损伤标志性的白质损伤，同样也可能发生在一小部分足月新生儿中。不同胎龄的损伤区域易感性是由局部代谢需求结合特定的细胞特性来决定，如谷氨酸受体亚型的表达和内源性抗氧化机制的不同。此外，新生神经元通过程序性细胞死亡实现必要的修剪和连接，从而增加了其对损伤的易感性。在判断病变部位时，损伤的性质也很重要。在这一章节中，我们将讨论与胎龄相关的组织和细胞类型的易感性，并明确其与头磁共振成像上看到的损伤类型以及新生儿临床病史和表现之间的关系。

117.1　主要观点

- 胎龄是决定脑损伤部位的要素。早产儿易发生脑白质损伤，而足月儿更倾向于灰质损伤。同时，损伤的性质也是重要的影响因素。

- 妊娠期前半阶段以神经元增殖和迁移为特征。胶质细胞增殖和程序性细胞死亡在后半时期占主导地位。

- 早产儿是一个神经元迁移仍在继续，并可能暴露于各种潜在损伤因素的重要时期。未成熟大脑的获得性损伤可导致神经母细胞的复制，并扰乱神经元的迁移。

- 皮层板下区是大脑宫内发育过程中的重要结构，于妊娠 25~29 周时达到最大宽度，该时期也是脑白质损伤高峰时期，此后逐渐缩小。

- 影响早产儿脑白质损伤的因素很多，包括脑血管解剖结构、较低的基线血流量和前少突胶质细胞对损伤的固有易感性。

- 小胶质细胞是脑白质损伤的主要细胞类型。

- 处于迁移早期的神经元和少突胶质前体细胞，以及生发基质区是早产儿脑损伤的易感区域。

- 皮层、中央灰质和脑干是围产期急性缺氧缺血性脑损伤最易受累的区域。

- 损伤后可能诱发程序性细胞死亡，导致损伤区域凋亡细胞数量增加，继而干扰和中断连接。

117.2　概述

越来越多的磁共振研究已证实，胎龄在新生儿脑损伤区域易感性中发挥了重要作用。脑损伤的部位和性质是由损伤的特点、组织和细胞的易感性特征及胎龄共同决定的。损伤类型可能部分取决于胎龄。足月儿缺氧缺血性脑病特征性的急性围产期缺氧缺血性损伤同样可能发生在妊娠早期（Barkovich and Sargent 1995；Logitharajah et al. 2009）。尽管如此，此类情况的相同区域损伤却很少见于早产儿，而其他区域在更不成熟的早产儿中，特征性表现出易损性（图 117.1）。同样，脑白质（white matter，WM）损伤是早产儿脑损伤的标志，因其特点与足月儿围产期炎症、感染或低血糖损伤相似，在新生儿脑病中，少部分患儿也会出现上述损伤（图 117.2）（Rutherford et al. 2010）。

脑损伤区域的易感性是由局部代谢需求和特定的细胞特征例如谷氨酸受体密度（Patel et al. 2005）所共同决定。许多活体脑成像研究以及常规尸检都证明了不同胎龄损伤区域的易感性。然而，动物研

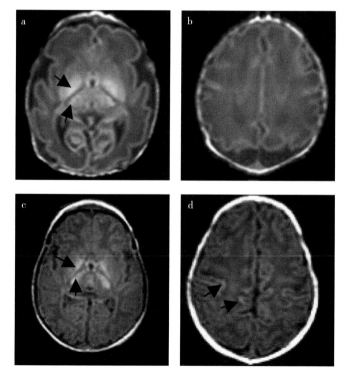

图 117.1　基底节和丘脑（Basal ganglia and thalamic，BGT）损伤。BGT 损伤是急性缺氧缺血损伤的经典改变，且不受胎龄影响。（a，b）出生胎龄 32 周的早产儿，因胎心异常急诊剖宫产（emergency cesarean section，EMCS）娩出，低信号的内囊后肢（posterior limb of the internal capsule，PLIC）（该胎龄尚未出现髓鞘化）两侧可见异常的高信号改变（箭头所示）。（b）发育中的中央沟或纵裂及其附近无明显异常。（c，d）因胎儿窘迫EMCS 出生的足月新生儿，（c）双侧苍白球和丘脑（箭头所示）异常高信号。PLIC 未见该胎龄应有的髓鞘化，为异常改变。（d）沿着大脑半球间裂，中央沟和皮层（箭头所示）可见 SI 增加。邻近这些区域的皮层下白质的 SI 异常减低

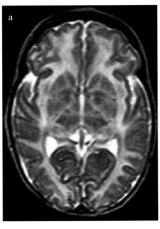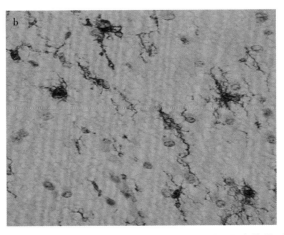

图 117.2 （a）出生9天新生儿，T$_2$加权扫描发现严重的围产期基底节区和丘脑损伤，脑白质弥漫性高信号。（b）10周后死亡，尸检示脑白质内明显的小胶质细胞活化

究强调了某些细胞类型的特定易感性概念,例如板下神经元(McQuillen et al. 2003)和少突胶质前体细胞(Volpe 2009)在早产儿脑中最易受损。而在足月儿中,兴奋性锥体投射神经元,特别是深灰核团,在缺血性损伤时风险最大(见图117.1)。特定细胞类型在既定胎龄的易感性与下列特征相关,包括不同谷氨酸受体亚型的表达有利于钙离子的内流和兴奋性,以及内源性抗氧化机制(Kjellmer 1991)。此外,新生神经元通过程序性细胞死亡进行必要的修剪和最佳连接,这一特征增加了此类细胞对损伤的易感性。虽然多数研究均证实早产儿存在白质损伤易感性,而足月儿更易发生灰质损伤,但损伤的性质对决定病变部位同样重要。

在本章中,我们将讨论与胎龄相关的组织和细胞类型的易感性,并明确这些与头部磁共振成像上看到的损伤类型以及婴儿临床病史和表现之间的关系。

117.3 脑发育

为了了解未成熟大脑对损伤的易感性,我们需要考虑到从胎儿早期到纠正胎龄(postmenstrual age,PMA;直译为月经期后龄,为末次月经第一天起算的胎龄,或者为纠正胎龄,即出生时胎龄加出生后日龄——译者注)40周左右足月儿的大脑发育过程。由于对大脑发育的完整描述超出了本章的范围,所以我们将集中在早产儿大脑中已知特别易感的区域:未成熟的白质和生发基质。在更成熟的大脑中,我们将重点放在深部灰质和涉及不同细胞类型的髓鞘化发育中的白质上,上述因素可能会导致易感性

不断发生变化。

妊娠前半阶段以神经元增殖和迁移为特征,后半时期胶质细胞增殖和程序性细胞死亡占主导地位(Rakic 1978;Skoff 1980;Rakic and Zecevic 2000)。妊娠最后三个月的特点是连续性的发育,包括轴突、树突发芽和突触形成。上述过程涉及程序性细胞死亡的参与,且从儿童期一直持续到青春期。虽然大脑中央结构(如脑干和丘脑)的早期髓鞘形成在胎龄26周时就出现了,但内囊后肢的进一步髓鞘化形成要到妊娠结束时才能检测到(Counsell et al. 2002)。大部分脑组织髓鞘化形成发生在出生后的头两年(图117.3)。然而,在妊娠晚期,大脑半球白质中发生了广泛的前髓鞘化改变,丰富的少突胶质前体细胞使其特别容易受到损伤(Volpe 2009)。这种前髓鞘化改变是早产儿在大脑髓鞘化形成前,于弥散张量图像中记录到白质束各向异性存在的部分原因。因此,各向异性的测量可以用来间接评价未成熟脑在髓鞘化形成之前是否发生了少突胶质细胞损伤(Counsell et al. 2002;Hüppi and Dubois 2006)。

明确事件发生如髓鞘化形成的时间,使我们能够了解不同组织的易感性。对上述损伤过程进行在体评估,将为预测特定妊娠时期脑损伤所致的神经发育后遗症提供帮助。

117.4 区域易感性

117.4.1 神经元迁移

从PMA第5周开始,神经管开始发育和分化。

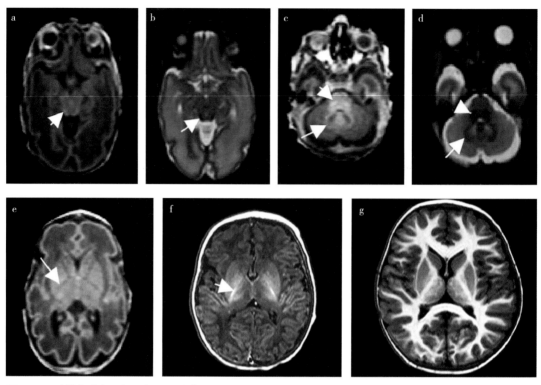

图 117.3 髓鞘化形成。出生胎龄 26 周 [+5] 的早产儿，在 PMA 29 周时进行磁共振成像（a~e）。足月新生儿（f）。两岁儿童（g）。髓鞘化形成在 T_1 加权像（a,c,e,f,g）上呈高信号，在 T_2 加权像（b,d）上呈低信号。PMA 29 周时，在许多中央脑区，如脑干区域，外侧丘系（箭头所示）（a,b）、内侧丘疼（短箭头）（c,d）和齿状核（长箭头）（c,d）均可检测到髓鞘化形成。早产儿大脑在 T_2 加权像上更容易检测到髓鞘化形成。经后龄 37 周左右可见 PLIC 髓鞘化形成（箭头所示）（f）。在髓鞘化形成之前，PLIC 在 T_1 加权图像上可能看起来信号较低（箭头所示）（e）。大多数脑组织髓鞘化形成发生在出生后的头两年（g）

兴奋性锥体神经元从脑室和脑室下区沿着特殊的放射状胶质纤维迁移到它们的最终目的地。这种径向迁移过程受由糖蛋白、脂膜和神经递质共同介导的神经元与胶质细胞之间复杂的分子相互作用调控（Métin et al. 2008）。

最近人们认识到，除了这种径向迁移之外，还有另外两种迁移方式，即切向迁移和多极迁移（Nadarajah and Parnavelas 2002；Tabata and Nakajima 2003）。后者可独立于放射状胶质细胞发生。最初认为在 PMA 20 周时所有神经元的迁移都停止了，但这指的是放射状迁移的锥体神经元。神经节隆起中产生的 GABA 能抑制性中间神经元最初以切线方式迁移，然后沿着放射状胶质细胞以由内向外的方式迁移至皮层。上述过程一直持续到足月儿后期（Rakic 1978；Zhang et al. 2009）。后来，内侧和外侧神经节隆起出现，并产生不同的中间神经元群体；那些来自外侧或尾侧的隆起迁移并占据皮层的浅表层（Miyoshi et al. 2010）。早产儿因出生时仍处于神经

元迁移阶段，因此可能暴露于各种潜在的破坏性损伤因素。许多公认的神经元迁移障碍是由遗传缺陷造成的（Marcorelles et al. 2010），可引起严重的皮层发育异常，如既往认为多与先天性巨细胞病毒感染相关的多小脑回畸形。未成熟大脑的获得性损伤，如缺血、病毒感染（Barkovich and Lindan 1994；Luo et al. 2010）或母亲滥用药物（Lee et al. 2010）可能导致神经母细胞复制，并扰乱神经元的迁移。妊娠早期的损伤（图 117.4）会导致更严重的皮层发育中断，而较晚的损伤可能会导致皮层发育的细微异常，这些异常可能在视觉上不明显，但可以使用更先进的成像技术（如扩散张量成像）进行研究。

117.4.2 皮层板下区

皮层板下区是一种存在于宫内大脑发育时期，即从妊娠早期到近足月各个阶段的重要解剖和功能结构。大约妊娠后 7~8 周，第一批迁移中的神经元

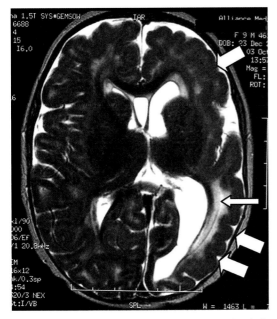

图 117.4 先天性巨细胞病毒感染。妊娠 12 周左右获得性巨细胞病毒感染的足月婴儿,轴位 T$_2$ 扫描像。早期胎儿感染导致了皮层发育异常,如多小脑回畸形(白色箭头),右半球更为明显,可见弥漫性和严重的白质异常(细箭头)

占据了短暂的皮层板下区。板下区对于正常的皮层发育是必不可少的,而板下神经元可发育为皮层内和皮层下的投射纤维(Allenderfer 和 Shatz,1994)。人类大脑大约在受妊后 14~15 周(post-conceptional weeks,PCW,孕周或孕龄周,一般比月经期后周 PMA 起始时间晚 2 周——译者注)可见到皮层板下区,也就是从人类妊娠中期开始。丘脑皮层和基底前脑也在该时期传入至皮层板下区域,导致板下区迅速扩张,到 PCW16 周时占据了 35% 的脑壁。从 PCW 14~25 周,大量神经元不断增加聚集到板下区,其宽度随着皮层板的生长而增加。皮层板与板下区交界处的细胞密度最高。在妊娠中、晚期交界,即 PCW 25~29 周时,皮层板下区发育达到高峰,其宽度可达皮层板的四倍(Kostovic and Rakic 1990),同样也是 WM 损伤的高危时期。此后,它的大小逐渐减小,到出生后 6 个月时变得无法辨认(Kostovic and Rakic 1990)。

早期的丘脑 - 皮层传入神经元保留在板下区域内,直到大约 PCW 28 周,它们进入皮层区,形成新皮层最早的功能神经回路。板下区包含一种亲水性细胞外基质,可以使用胎儿或早产儿头部磁共振成像在活体中对板下区进行可视化观察,体积扫描

或扩散张量成像对其进行量化(Dudink et al. 2010;Widjaja et al. 2010)。在磁共振成像上,板下层在 PCW24 周前都比皮层厚,至 28 周时两者厚度达到一致,然后板下层开始回缩,至整个妊娠晚期只在顶部脑回可见(图 117.5 和图 117.6)。正常足月儿通常在影像学上只显示少量残留的板卜层,而在有明显病变的患儿中,板下层可能过早消失。相反,与足月出生的对照组相比,早产儿发育至纠正胎龄足月时,其板下层可能会持续异常。这种与早产相关的板下层演变过程可能由微小的脑损伤所致。然而这些演变过程对皮层发育的影响目前尚不清楚。但是,与足月出生的对照组相比,早产儿发育至足月时大脑皮质皱褶确实减少。而 MR 显示轻度损伤与无脑损伤的早产儿相比,在纠正胎龄足月时存在皮层成熟延迟(图 117.7)(Ajayi-Obe et al. 2000;Kapellou et al. 2006;Ramenghi et al. 2007)。

在围产期缺氧缺血脑损伤的啮齿类动物模型中,板下神经元似乎是选择易感性的,其丢失与损伤的严重程度相平行(McQuillen et al. 2003)。尽管近期研究发现板下神经元损伤易感性的机制复杂,但已有学者推测谷氨酸受体在其中发挥了重要作用,可能是损伤易感性的一种新机制。

众所周知,在发育的关键时期选择性地损伤板下神经元可能会引起皮层的改变(McQuillen et al. 2003;Ghosh and Shatz1992)。因此,板下神经元的孤立性损伤在轴突进出发育中皮层的过程中起着重要作用,可能会导致异常的丘脑皮层连接。这可能是早产儿的视觉和躯体感觉受损的原因(Kostovic and Judas 2006)。研究显示,71% 的中度脑室周围白质软化(periventricular leukomalacia,PVL)早产儿,在 1 岁时至少有一项视觉测试异常,而这些儿童中,66% 的视放射和所有人的视皮层看起来都是正常(Cioni et al. 1997)。尽管板下层的提前消失可能是损伤的迹象,但 PVL 患儿的影像学研究仍未发现其视皮层区域的皮层下白质存在原发性异常。既往研究发现,PVL 患儿存在皮层体积的丢失(Inder et al. 1999),但到目前为止,还没有专门针对视觉皮层的研究。因此,PVL 患儿视觉损害的神经生物学基础尚不清楚,视皮层功能异常可能是由于其他区域的损伤所引起的继发性现象。Ricci 等人(Ricci et al. 2006)近期报道了视觉功能低下和丘脑萎缩之间的关系。而另有研究者(Bassiet al. 2008)对新生儿期间视觉测试失败给出了一个看似合理的解释,即非特异性的大脑

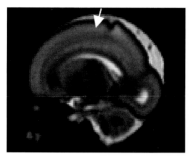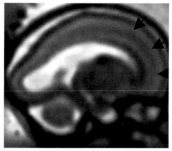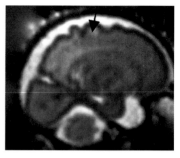

图 117.5 可视化的板下区。出生胎龄 26^{+2} 周的早产儿，于纠正胎龄 28^{+1} 周进行头磁共振成像，T_2 加权图像显示，板下区所在区域即为邻近皮层（箭头所示）的一条高信号条带

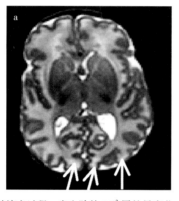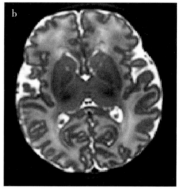

图 117.6 板下区的演变过程。出生胎龄 26^{+3} 周的早产儿，在纠正胎龄足月时头磁共振成像（a）。对照组足月出生的新生儿图像（b）。早产儿发育至足月时，成像中有更多的板下区残留，即靠近脑回皮层的高 SI 区域（箭头所示），提示皮层板下区异常或延迟消退

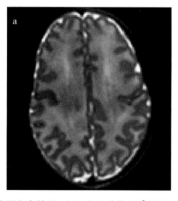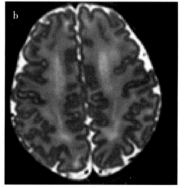

图 117.7 早产儿皮层发育情况。（a）出生胎龄 26^{+3} 周的早产儿，在 PMA 足月时头核磁成像。（b）在半卵圆中心水平的横断面上采集足月出生的对照组新生儿 T_2 加权图像。与对照组相比，在早产儿组皮层皱褶较少。（Ajayi-Obe et al. 2000；Kapellou et al. 2006）

实质损伤可能会破坏复杂的神经连接网络（Ricci et al. 2006；Bassi et al. 2008；Ramenghi et al. 2010）。

即使在妊娠晚期，皮层板下区仍然与大脑发育有关。在足月缺氧缺血性脑病的新生儿中，潜在的 WM 受累可能是由于皮层板下区的皮层下板层状坏死所致，且在靠近皮层的区域及脑沟深处尤为明显。

脑沟底部的皮质具有坏死倾向的原因尚不清楚，尽管随着皮层的折叠，板下区首先在脑沟深处消失，这一事实可能表明该区域局部驻留神经元的损伤易感性增加，因为它们比脑回顶部的神经元更成熟。

板下神经元损伤是否可以作为脑损伤的神经学基础仍需进一步探讨。需要大量更复杂的活体成像

方法,如系列弥散张量成像研究的支持(Dudink et al. 2010;Widjaja et al. 2010)

117.4.3 发育中的脑白质

早在 20 世纪 60 年代,人们就已经认识到早产与脑白质损伤即脑室周围白质软化(PVL)相关(Banker and Larroche 1962)。影像学研究证实,发育中的白质损伤与涉及整个丘脑 - 皮层环路的继发性异常有关,从而导致丘脑萎缩和皮层体积减小(Inder et al. 1999)。近期的 MR 研究也在早产儿大脑中发现了一系列的 WM 异常,其中 PVL 是最严重的。最近又报道了另外两种点状 WM 损伤和弥漫性受累的 DEHSI 损伤(Rutherford et al. 2010)。

117.4.4 少突胶质细胞

早产儿白质的损伤易感性是由多因素决定的,包括动脉末端和血管边缘区域相对较差的灌注、低基线血流量的血管解剖学结构、患儿的血流调节能力受损以及少突胶质细胞的前体细胞(pre-oligodendrocytes,preOLs)对损伤的固有易感性(Volpe 2009;Khwaja and Volpe 2008)。既有的理论认为,缺氧缺血和感染都会导致小胶质细胞的激活,进而诱导细胞因子的释放,产生自由基如活性氧和活性氮,以及谷氨酸的释放,所有这些都会导致未成熟的少突胶质细胞死亡,继而表明少突胶质细胞对氧化应激存在损伤易感性(Haynes et al. 2003)及谷氨酸受体的不成熟性(Deng et al. 2004)。

上述损伤事件的最终结果都会是成熟少突胶质细胞的减少,以及随之而来的髓鞘化损伤,这也是 PVL 的标志性改变。早期白质损伤可能导致 preOLs 延迟退化和成熟障碍。而损伤易感性 preOLs 的持续存在使慢性白质损伤区域更容易受到反复缺氧缺血的影响。在遭受反复缺氧缺血损伤后幸存的早产儿中,PreOL 成熟障碍将会导致更严重的脑白质损伤(Segovia et al. 2008)。

117.4.5 轴突

轴突损伤多年来一直被认为是 PVL 局灶性坏死的特征。近期研究发现,通过凋亡标志物碎片检测到的轴突变性是人类弥漫性 PVL 的一个具有定量化作用的特征性改变。弥漫性 PVL 中观察到的轴突变性是原发性损伤还是继发性影响尚不清楚。然而,如果原发性轴突损伤确实存在,预期的结果将是由于轴突 - 少突胶质细胞相互作用失败、皮层(Inder et al. 1999)和丘脑 / 基底神经节(Boardman et al. 2006;Srinivasan et al. 2006)减少而导致的髓鞘化延迟。

117.4.6 丘脑

由于丘脑与白质有直接联系,我们将丘脑包括在这一部分。近期的人类神经病理学研究数据显示,PVL 患儿特异性丘脑背内侧核和网状核损伤的发生率很高。四种损伤类型分别为:弥漫性胶质细胞增生、大理石样病变、微小梗死和大梗死改变。无论损伤模式和 / 或机制如何,已经有人提出,神经影像学成像显示的丘脑体积减小是由神经元丢失引起的(Ligam et al. 2009)。丘脑神经元的丢失可能与原发性损伤和 / 或继发性顺行及逆行效应相关。如果存在原发性神经元损伤,继发性影响将涉及白质轴突,继而出现髓鞘化减少和大脑皮质发育障碍,上述变化过程也是 PVL 最初 WM 损伤的特征性改变。

目前人们对大脑皮质在幸存早产儿认知缺陷中的作用还知之甚少。脑室周围白质软化(PVL)是早产儿脑病的特征性改变,以脑室周围坏死灶和脑白质弥漫性胶质细胞增生为特征。近期一项研究验证了这一假说,即第 I 层神经元和 / 或第 III 层、第 V 层锥体神经元密度的降低与 PVL 有关,表明皮层的病理改变可能与存活者长期的认知障碍有关。在 15 名对照组(出生胎龄 23 周至生后 18 个月)中,早期 Brodmann 区锥体密度无差异,提示胎儿和婴儿期各功能区的细胞构筑差异尚未完全成熟。与具有 6 层清晰可见皮层结构的对照组相比,PVL 患儿各脑区第 V 层神经元密度均显著降低(38%,$P<0.024$)。这种情况反映了皮层下白质坏死致第 V 层轴突投射纤维横断后的胞体逆神经变性死亡。该研究强调了继发性皮层损伤在早产儿脑病中的潜在作用(Andiman et al. 2010)。

117.4.7 小胶质细胞在白质损伤中的作用

小胶质细胞是参与发育中白质损伤的主要细胞类型。小胶质细胞初始阶段具有造血功能,大约在妊娠 6 周时迁移到大脑。通过番茄凝集素和 Iba 等染色标记,可将小胶质细胞分为 3 种形态即变异型、活化型和分支型。在正常成人大脑中,大多数小胶质细胞是分支型或静止状态,而活化型小胶质细胞被认为是病理性的。尽管不同形态小胶质细胞的确切位置和数量随着妊娠时期的进展而发生改变,正常未成熟的大脑仍包含了所有的小胶质细胞形态(变异型、活化型和分支型)。其中正常发育和常驻的小胶质细胞发挥了很多重要作用,包括在突触形成和神经元分化区域,小胶质细胞和凋亡细胞通过程序性细胞死亡吞噬多余的组织(Rezaie and Male 1999)。常驻的激活型小胶质细胞还通过分泌生长因子,如神经生长因子(nerve growth factor, NGF)、碱性成纤维细胞生长因子(basic fibroblast growth factor,BFGF)和神经营养因子 -3(Elkabes et al. 1998),为神经元和胶质细胞提供营养支持。

在人类妊娠晚期,正常的大脑白质中有一种小胶质细胞,其浓度具有成熟依赖性(Billiard et al. 2006)。一些小胶质细胞是 MHC Ⅱ 免疫阳性细胞,进一步证明它们是发育激活的常驻细胞,而不是免疫诱导的。已有研究表明,未成熟脑中大量常驻的小胶质细胞增加了其对 WM 损伤的易感性。在发育过程中,小胶质细胞与少突胶质前体细胞共存,正如上述讨论的,小胶质细胞也特别容易受到缺血和炎性的损害。因此小胶质细胞在未成熟脑弥漫性白质损伤(如 PVL)中发挥了关键作用。

小胶质细胞是炎性细胞因子和自由基的重要来源。活性氧和活性氮(ROS/RNS)的释放是通过小胶质细胞上存在的 Toll 样受体介导的。干扰素 γ 在弥漫性 PVL 的星形胶质细胞中有表达。与成熟细胞相比,干扰素 g 对 preOLs 的毒性更大,并且由

小胶质细胞产生的肿瘤坏死因子 α(tumor necrosis factor alpha,TNFα) 会增强干扰素 g 的毒性。妊娠和新生动物模型研究指出,早产儿白质损伤中炎性细胞因子显著上调和小胶质细胞活化,提示炎症发挥了重要作用,尤其涉及对外源性脂多糖(内毒素)(lipopolysaccharide(endotoxin),LPS)的反应。LPS 通过与免疫细胞(包括小胶质细胞)上的 Toll 样受体(TLR4)相互作用激活天然免疫系统。越来越多的 WM 损伤动物模型提示,小胶质细胞在 WM 损伤发挥重要作用。使用小胶质细胞激活的抑制剂如氯喹、米诺环素和褪黑素可以减轻损伤。理想的干预措施应该满足下列条件,即在损伤过程中降低免疫激活的小胶质细胞活性,但不影响正常发育所需的活化型常驻小胶质细胞的功能。

对未成熟大脑的体内和体外成像研究表明,发育中白质信号强度改变的区域归因于小胶质细胞密集簇的存在(Judas et al. 2005)。通过对妊娠 23 周的人类大脑研究发现,脑室周围白质区域(通常称为白质十字路口区)的活化型小胶质细胞数量与深部白质和板下区相比较明显增加(图 117.8)。研究同时发现,脑室周围小胶质细胞数量的增加与生发基质 / 脑室内出血相关(Supramaniam et al. 2010)。虽然根据 Iba 阳性细胞的形态学特征不能区分发育活化型小胶质细胞和异常免疫激活的小胶质细胞,但可以根据它们的位置、数量和是否存在明显的组织损伤来区分。然而,进一步功能分化可能需要更特异的免疫标志物检查。例如,小鼠模型已经表明,鹅膏蕈氨酸反应性细胞中,早期活化的小胶质细胞是 CD45 阴性的,这些细胞很可能是正常的常驻活化型小胶质细胞(Dommergues et al. 2003)。体外动物模型研究表明,由小胶质细胞启动、LPS 诱导的炎

图 117.8　极早产正常大脑额叶、枕叶和顶叶 Iba1 免疫阳性小胶质细胞的分布。脑室周围白质区域(蓝色)小胶质细胞数量明显高于深部白质(P=0.025 1;红色)、板下区(P<0.000 1;绿色)和皮层(P<0.000 1;紫色)区域。上述差异在 PVL 最常见的胎龄范围内最为明显

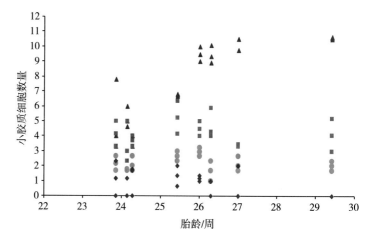

症反应是通过 TLR4 MyD88 依赖途径介导（Dean et al. 2009；Wang et al. 2009）。这种小胶质细胞的激活会导致神经元死亡，而 MyD88 缺陷的小胶质细胞则不会。该激活方式可能为神经保护干预提供机会。一项啮齿类动物模型研究发现，LPS 预处理通过 TRIF-IRF3-IFNβTLR4 级联反应对随后的缺血损伤具有保护作用（Marsh et al. 2009），继而可能对小胶质细胞产生有益影响。通过对这些 TLR4 激活途径的研究，甚至结合磁共振成像检测损伤灶，将有助于对未成熟人脑中不同的小胶质细胞表型进行功能特征的分析。此外，凋亡和轴突损伤的联合标记将有助于确定免疫激活的小胶质细胞是否有任何有害影响。

117.4.8 生发基质

新生儿科医生最初使用"生发基质"一词来描述头颅超声上主要见于丘脑尾状核切迹内的致密组织区域。在小婴儿的磁共振成像扫描中，颞角顶部和额角外部邻近的额区也可以看到类似的区域。该区域与神经生物学家所指的神经节隆起相对应。整个脑室的生发基质可以在胎儿或早产儿的头部磁共振成像上被识别出来，但在超声波上却看不到。在胎儿的大脑中，该层结构非常突出，但在早产儿中，退化已经很明显了。在尸检标本的磁共振成像中，生发基质呈指数增加；它在胎龄（PMA）约 23 周时达到最大值，然后急剧减少（Kinoshita et al. 2001）。

生发基质和脑室下层是神经细胞和胶质细胞增殖和迁移的场所。早期迁移的神经元和少突胶质前体细胞对损伤的易感性前面已经讨论过了，但它们的起源部位，即生发基质本身，也是早产儿脑中常见的损伤部位。它既容易受到由于密集的血管网络造成的出血性损伤，也容易受到感染（如巨细胞病毒）造成的损伤，后者会导致坏死和囊腔形成。

随着重症监护技术的发展，特别是先兆早产儿产前类固醇和出生后人工肺表面活性物质的使用，呼吸系统疾病的发病率降低，生发基质 - 脑室内出血（germinal matrix intraventricular hemorrhage，GMH-IVH）的发生率也有所下降。然而因为极早产儿的存活，这些早产儿仍然非常脆弱，生发基质出血仍然是其发病和死亡的主要原因。在出生胎龄 24~26 周或出生体重低于 750g 的早产儿中，GMH/IVH 发病率约为 20%~30%。生发基质的大小与胎龄成反比，而越大越容易出血。相反，足月出生的新生儿中，脑室内出血多起源于脉络丛，并被认为是静脉窦血栓形成的并发症，特别是当与丘脑出血有关时（Wu et al. 2003）。生发基质出血也可能源于晚期早产儿的静脉窦血栓形成（Ramenghi et al. 2002）。早产儿的出血部位通常来自丘脑尾状核切迹的神经节隆起，较少发生在颞角（Hambleton and Wigglesworth 1976）。这些区域有丰富的毛细血管网，由于未成熟血管完整性差，结缔组织支持不足，间充质和胶质成分缺乏，因此容易破裂和出血。此外，压力被动循环、颅骨顺应性和早产儿凝血功能障碍加剧了生发基质的脆弱性。出血性损伤的周围静脉间隙中存在血液，因此被认为继发于静脉充血，并伴有局部小静脉支流的扭曲和撕裂（Ghazi-Birry et al. 1997；Towbin 1968；Leech and Kohnen 1974）。出血源于生发基质并导致其周围组织损伤，破坏了 GABA 能中间神经元的增殖和晚期向皮层、丘脑的移行，进而引起皮层与丘脑发育障碍。尽管很难确定祖细胞的丢失对随后大脑发育的独立影响，因为死亡的婴儿可能有额外的脑损伤，但仍有一些神经病理学数据支持上述结论（Marin Padilla 1999）。GMH/IVH 的并发症包括静脉梗死和脑室扩张，这两种并发症都会额外损伤发育中的白质和丘脑，从而扰乱丘脑 - 皮层连接和皮层的发育。因此，静脉梗死除了干扰晚期 GABA 能神经元的增殖和迁移，包括从脑室下区（SVZ）及神经节隆起（GE）到大脑皮质上层和从 GE 到丘脑的迁移，还会导致轴突和 preOLs 额外破坏，导致脑穿通性囊肿的形成。丘脑皮层连接会中断，导致丘脑萎缩，上行皮层发育可能受损。在离梗死部位较远的地方可能会出现丘脑 - 皮层分离。

上述过程对神经发育的影响在后续研究中是显而易见的，例如 DRIFT 试验，该试验招募了合并 GMH/IVH 并伴有脑室扩张的新生儿，大多数人也有静脉梗死的证据。虽然结果显示，经过特定干预后神经发育结果有所改善，但作为实验组，这些有并发症的婴儿在校正年龄 2 岁时表现出严重的神经发育障碍（Whitelaw et al. 2010）。另有一项对总脑组织体积和小脑体积的二次成像研究强调，保存幕上组织和避免第四脑室扩张对小脑的压迫十分必要（Carli et al. 2010）。GMH/IVH 后小脑体积缩小可能是多因素的，并与原发性小脑出血或幕上病变引起的继发性萎缩有关（Boardman et al. 2006；Srinivasan et al. 2006）。

117.4.9 极早产儿的小脑

原发性小脑出血起源于外颗粒层和相关组织的梗死,在早产儿中相对常见。脑室内出血和小脑出血之间有很好的联系。在一项涉及 1 242 名患有脑室出血的早产儿的超声研究中,77% 的患儿也有小脑出血(Limperopoulos et al. 2005)。磁共振成像研究似乎也证实,大多数早产儿对小脑出血的高度易感(Fumagalli et al. 2009)。

一项使用乳突窗以便更好地显示颅后窝的研究显示,3% 的体重小于 1 500g 的早产儿发生小脑出血,其中近 60% 发生在小于 750g 的新生儿中(Limperopoulos et al. 2005)。早产儿中,出血多起源于一侧半球,最初分别累及生发基质和脑室下区的硬膜下及室管膜下区。病变范围越广,越累及小脑皮层和白质。相反,足月新生儿出血起源部位更多的是小脑蚓部。早产儿的发病机制与脑室出血有许多相似之处。足月儿中,创伤是一个更重要的因素。发育中小脑的损伤会导致神经元迁移的中断,且这种影响可能会持续到婴儿期,从而导致小脑连接的中断。

目前人们已经越来越多地认识到小脑在认知功能中的重要作用。因此,40% 的早产儿小脑出血幸存者表现出认知缺陷,37% 患有自闭症也就不足为奇了(Limperopoulos et al. 2007)。足月儿新生儿,特别在遭受较大范围小脑损伤的情况下,更为常见的是损伤后的运动障碍(Limperopoulos et al. 2009;Takashima 1982)。

117.4.10 生发基质脑室内出血

有证据表明,轻、中度 GMH/IVH 与脑室周围 WM 损伤有关,可以导致轻度的脑室扩张,并与认知功能预后有关(Ment et al. 2005;Miller et al. 2005)。两项关于幸存早产儿的预后研究发现,GMH/IVH 继发的脑室扩张与预后不良相关(Vollmer et al. 2006;Dyet et al. 2006)。兔动物实验模型中,IVH 与脑室周围白质(periventricular white matter,PVWM)小胶质细胞激活、轴突损伤和凋亡有关(Dommergues et al. 2003)。在人单纯型 IVH 中,同样也发现了 PVWM 小胶质细胞激活的存在(图 117.9)。脑损伤可能继发于自由基的释放、血液中游离铁的存在,或常驻小胶质细胞的激活。

目前仍不明确随着生发基质的退化,是否会变得不那么容易受到感染的影响。但生后丘脑尾状沟生发基质区室管膜下囊肿的形成表明,即使在更成熟的婴儿中,该组织仍然容易受到病毒感染,而随着婴儿的成熟,祖细胞破坏的后果可能变得不那么严重。

117.5 晚期早产儿

近年来,人们逐渐意识到妊娠 34~37 周的晚期早产儿存在损伤易感性。与足月出生的对照组相比,低危晚期早产脑损伤的发病率增加(Mateus et al. 2010;Melamed et al. 2009),死亡率达 0.8%,增加了 12 倍(Kitsommart et al. 2009)。但关于晚期早

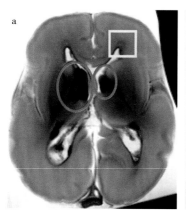
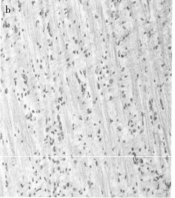
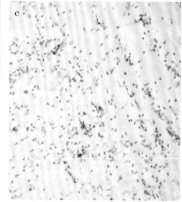

图 117.9 出生胎龄 26 周的早产儿,纠正胎龄(PMA)28 周时尸检图像。磁共振 T_2WI 图像(a),双侧生发基质 / 脑室内出血为低信号灶(红色圆圈)。脑室周围前部白质区(黄色矩形区域)PAS(b)和 Iba(c)染色显示交叉的轴突,即所谓的 WM 十字路口(b)。该区域的许多细胞是小胶质细胞(c),它们具有轴突引导和 WM 建模作用,继而增加该区域对损伤的易感性

产儿的预后研究目前仍存在争议。有研究显示，晚期早产儿至儿童期结局没有显著差异（Gurka et al. 2010）。但另一项研究发现，晚期早产儿学龄期发育迟缓或残疾的风险与足月儿相比高出 36%（Morse et al. 2009）。更有数据表明，纠正胎龄对晚期早产儿的 12~18 个月预后分析具有重要意义（Romeo et al. 2010）。

晚期早产儿神经病变影响因素众多。PVL 的细胞病理状态、少突胶质细胞和神经元的发育特点使晚期早产儿脑处于损伤的危险之中。极早产儿在纠正胎龄 28 周时的皮层体积是足月儿的 13%（Counsell et al. 2002）。晚期早产儿的皮层体积占足月儿的 53%，其中大约一半的体积是在足月前 6 周内达到的。此外，早产儿（妊娠约 29 周）的髓鞘化白质成分很少，但随着胎龄的增加，髓鞘化白质体积急剧增加，在 35~41 周之间增加了 5 倍（Hüppi et al. 1996）。

对早产儿 HIE 的研究通常只包括成熟早产儿，并表明虽然成熟早产儿可发生中央灰质损伤，但部位可能与更成熟的足月儿大脑不同。成熟早产儿容易出现丘脑和苍白球病变。此外，脑干损伤更为常见（Logitharajah et al. 2009）。原因可能与损伤较严重相关，也表明脑干在这些小胎龄的早产儿中具有特殊的损伤易感性（Jiang et al. 2009）。

有趣的是，晚期早产儿没有出现中央沟周围的皮层损伤，这在足月儿中是一种常见的病变。该区域可能由于髓鞘化形成的存在而易受损伤，而髓鞘化形成大约要到妊娠晚期才会发生（Logitharajah et al. 2009）。

117.6 足月儿脑

对成熟足月儿脑损伤的研究主要集中在神经元群体的易感性上。围产期损伤合并急性缺氧缺血事件的新生儿，其影像学研究可见皮层、中央灰质和脑干受累。足月脑对特定神经元群体的易感性是由多种因素决定的，就像早产儿脑白质的易感性一样，兴奋性毒性和氧化应激在足月脑损伤中起着重要作用。损伤易感性可能与神经元的成熟状态有关。某些谷氨酸受体在基底节等选择性区域过度表达。

N- 甲基 -D- 天冬氨酸（NMDA）谷氨酸受体亚型是足月儿脑损伤的主要介质，它可与含有神经元一氧化氮合酶（NOS）的突触后密度复合体偶联。

NMDA 受体可以改变亚型组成，早期以 NR2B 亚型为主，随后 NR2A 表达增加。NMDA 的 NR2B 亚型受体失活较慢，电导较高。低氧对 NMDA 受体亚型产生的影响随年龄的不同而发生变化。这种相互作用可能导致氮和氧自由基的产生，继而造成附近细胞的损伤（McQuillen and Ferriero 2004）。基底节神经元的易感性可能与局部环境相关，因为含有神经元一氧化氮合酶的神经元对严重缺氧缺血具有相对的抵抗力（Ferriero et al. 1988）。足月儿该区域的 NMDA 受体过多，而长时程增强和神经连接需谷氨酸能突触的存在，继而使神经元更容易受到谷氨酸的攻击。已有研究指出，通过药物或基因敲除的方法，可以使该区域神经元易感性降低，继而防止神经元丢失，达到神经保护作用（Ferriero et al. 1995, 1996）。

足月儿急性缺氧缺血的易感区域被认为是代谢活跃、能量需求高的区域，如基底节和丘脑（Chugani et al. 1993）。髓鞘化形成活跃的区域也容易受损。足月儿中，从中央沟皮层发出的髓鞘化皮质脊髓束，其周围区域经常受累。然而，在不成熟的婴儿中，上述区域通常没有髓鞘化形成的代谢需求，而足月期 Ca^{2+} 渗透性谷氨酸受体数量在皮层神经元的表达数量明显增加，可能会加剧皮层神经元的损伤易感性。与之不同的是，该受体在少突胶质细胞和板下神经元中表达的高峰期为妊娠中晚期。

117.7 局灶性脑梗死

成熟足月儿常见的脑白质损伤，可能与血管栓塞或痉挛相关。受累区域为大脑中动脉梗死或更广泛的低灌注区，如矢状旁或分水岭损伤。双侧损伤通常与慢性缺氧病史有关，例如胎动减少、感染或低血糖。损伤通常同时累及 WM 和皮层。丘脑受累很常见，但也可能是继发损伤。后头部 WM 可能比前头部更常受累，特别是与低血糖相关时。原因可以用分水岭损伤来解释，即后头部区域代表了所有 3 条大脑动脉供应的分水岭区域。然而，低血糖损伤造成的后头部受累并不总是选择性地累及分水岭区。

慢性或重复事件可诱发 WM 损伤的假说表明，WM 逐渐变得更易感，因此轻度的缺氧缺血事件即可造成损伤。感染对这类足月儿的额外作用可能与胎儿炎症反应引起的系列损伤事件有关。这种获得性易感性增加的潜在机制尚不清楚,可能涉及线粒体功能的改变。成熟的少突胶质细胞在暴露于红藻氨酸后会发生死亡,其中 AMPA 受体是最重要的介质,红藻氨酸受体发挥了很小作用,死亡形式以坏死为主,而不是凋亡(Leuchtmann et al. 2003)。

117.8　程序性细胞死亡

细胞凋亡是正常大脑发育的关键组成部分,但随着人类的出生,大脑准备启动程序性细胞死亡,因而变得更容易受到细胞死亡途径启动的影响。虽然坏死在未成熟和成熟大脑损伤后的早期神经元死亡中发挥主要作用,但在围产期缺氧缺血后的第一个 24 小时内,涉及系列的细胞死亡形式,其中包括凋亡在内(Northington et al. 2005)。细胞程序性死亡是控制神经元和胶质细胞最终数量的重要机制。从妊娠早期就可以观察到,不同的脑区出现细胞死亡的高峰时间不同,而这一过程称为细胞凋亡(Graaf-Peters and Hadders-Algra 2006)。除了促进正常的大脑发育和神经连接,细胞凋亡的可塑性在损伤后的修复机制同样重要。然而,程序性细胞死亡也可能被损伤利用,并导致损伤区域细胞凋亡增加,神经连接中断。

原始损伤这一概念是非常重要的,尽管一些区域如白质并非传统意义上的易损区,但是有动物实验证实,损伤前攻击(如产时相关事件)如低血糖、宫内生长受限(IUGR)与感染可导致此类原始性损害。虽然,此类事件导致白质损伤易感性的生物学机制目前知之甚少,但是对预调机制的研究会有助于阐明产时事件加速损伤的原因。

参考文献

Ajayi-Obe M, Saeed N, Cowan FM et al (2000) Reduced development of cerebral cortex in extremely preterm infants. Lancet 356:1162–1163

Allendoerfer KL, Shatz CJ (1994) The subplate, a transient neocortical structure: its role in the development of connections between thalamus and cortex. Annu Rev Neurosci 17:185–218

Andiman SE, Haynes RL, Trachtenberg FL et al (2010) The cerebral cortex overlying periventricular leukomalacia: analysis of pyramidal neurons. Brain Pathol 20:803–814

Banker BQ, Larroche JC (1962) Periventricular leukomalacia of infancy. A form of neonatal anoxic encephalopathy. Arch Neurol 7:386–410

Barkovich AJ, Lindan CE (1994) Congenital cytomegalovirus infection of the brain: imaging analysis and embryologic consideration. AJNR Am J Neuroradiol 15:703–715

Barkovich AJ, Sargent SK (1995) Profound asphyxia in the premature infant: imaging findings. AJNR Am J Neuroradiol 16:1837–1846

Bassi L, Ricci D, Volzone A et al (2008) Probabilistic diffusion tractography of the optic radiations and visual function in preterm infants at term equivalent age. Brain 131:573–582

Billiard SS, Haynes RL, Folkerth RD et al (2006) Development of microglia in the cerebral white matter of the human fetus and infant. J Comp Neurol 497:199–208

Boardman JP, Counsell SJ, Rueckert D et al (2006) Abnormal deep grey matter development following preterm birth detected using deformation-based morphometry. NeuroImage 32:70–78

Chugani HT, Shewmon DA, Shields WD et al (1993) Surgery for intractable infantile spasms: neuroimaging perspectives. Epilepsia 34:764–771

Cioni G, Fazzi B, Coluccini M et al (1997) Cerebral visual impairment in preterm infants with periventricular leukomalacia. Pediatr Neurol 17:331–338

Counsell SJ, Maalouf EF, Fletcher AM et al (2002) MR imaging assessment of myelination in the very preterm brain. AJNR Am J Neuroradiol 23:872–881

De Carli A, Jary S, Ramenghi LA et al (2010) Magnetic resonance imaging (MRI) at term equivalent age correlates with neurodevelopment at 2 years in preterm infants with post-hemorrhagic ventricular dilatation. PAS Meeting Abstract 3746

de Graaf-Peters V, Hadders-Algra M (2006) Ontogeny of the human central nervous system: what is happening when? Early Hum Dev 82:257–266

Dean JM, Wang X, Kaindl AM et al (2009) Microglial MyD88 signaling regulates acute neuronal toxicity of LPS-stimulated microglia in vitro. Brain, Behaviour and Immunity. J Neurosci 16:2508–2521

Deng W, Wang H, Rosenberg PA et al (2004) Role of metabotropic glutamate receptors in oligodendrocytes excitotoxicity and oxidative stress. Proc Natl Acad Sci U S A 101:7751–7756

Dommergues MA, Plaisant F, Verney C, Gressens P (2003) Early microglial activation following neonatal excitotoxic brain damage in mice: a potential target for neuroprotection. Neuroscience 121:619–628

Dudink J, Buijs J, Govaert P et al (2010) Diffusion tensor imaging of the cortical plate and subplate in very-low-birth-weight infants. Pediatr Radiol 40:1397–1404

Dyet LE, Kennea N, Counsell SJ et al (2006) Natural history of brain lesions in extremely preterm infants studied with serial magnetic resonance imaging from birth and neurodevelopmental assessment. Pediatrics 118:536–548

Elkabes S, Peng L, Black IB (1998) Lipopolysaccharide differentially regulates microglial trk receptor and neurotrophin expression. J Neurosci Res 54:117–122

Ferriero DM, Arcavi LJ, Sagar SM et al (1988) Selective sparing of NADPH-diaphorase neurons in neonatal hypoxia-ischemia. Ann Neurol 24:670–676

Ferriero DM, Sheldon RA, Black SM, Chuai J (1995) Selective destruction of nitric oxide synthase neurons with quisqualate reduces damage after hypoxia-ischemia in the neonatal rat. Pediatr Res 38:912–918

Ferriero DM, Holtzman DM, Black SM, Sheldon RA (1996) Neonatal mice lacking neuronal nitric oxide synthase are less vulnerable to hypoxic-ischemic injury. Neurobiol Dis 3:64–71

Fumagalli M, Ramenghi LA, Righini A et al (2009) Cerebellar haemorrhages and pons development in extremely low birth weight infants. Front Biosci 1:537–541

Ghazi-Birry HS, Brown WR, Moody DM et al (1997) Human germinal matrix: venous origin of hemorrhage and vascular characteristics. AJNR Am J Neuroradiol 18:219–239

Ghosh A, Shatz CJ (1992) Involvement of subplate neurons in the formation of ocular dominance columns. Science 255:1441–1443

Gurka MJ, LoCasale-Crouch J, Blackman JA (2010) Long-term cognition, achievement, socioemotional, and behavioral development of healthy late-preterm infants. Arch Pediatr Adolesc Med 164:525–532

Hambleton G, Wigglesworth JS (1976) Origin of intraventricular haemorrhage in the preterm infant. Arch Dis Child 51:651–659

Haynes RL, Folkerth RD, Keefe RJ et al (2003) Nitrosative and oxidative injury to premyelinating oligodendrocytes in periventricular leukomalacia. J Neuropathol Exp Neurol 62:441–450

Hüppi PS, Dubois J (2006) Diffusion tensor imaging of brain development. Semin Fetal Neonatal Med 11:489–497

Hüppi PS, Schuknecht B, Boesch C et al (1996) Structural and neurobehavioral delay in postnatal brain development of preterm infants. Pediatr Res 39:895–901

Inder TE, Huppi PS, Warfield S et al (1999) Periventricular white matter injury in the premature infant is followed by reduced cerebral cortical gray matter volume at term. Ann Neurol 46:755–760

Jiang ZD, Brosi DM, Wu YY, Wilkinson AR (2009) Relative maturation of peripheral and central regions of the human brainstem from preterm to term and the influence of preterm birth. Pediatr Res 65:657–662

Judas M, Rados M, Jovanov-Milosevic N et al (2005) Structural, immunocytochemical, and MR imaging properties of periventricular crossroads of growing cortical pathways in preterm infants. AJNR Am J Neuroradiol 26:2671–2684

Kapellou O, Counsell SJ, Kennea N et al (2006) Abnormal cortical development after premature birth shown by altered allometric scaling of brain growth. PLoS Med 3: e265

Khwaja O, Volpe JJ (2008) Pathogenesis of cerebral white matter injury of prematurity. Arch Dis Child Fetal Neonatal Ed 93:F153–F161

Kinoshita Y, Okudera T, Tsuru E, Yokota A (2001) Volumetric analysis of the germinal matrix and lateral ventricles performed using MR images of postmortem fetuses. AJNR Am J Neuroradiol 22:382–388

Kitsommart R, Janes M, Mahajan V et al (2009) Outcomes of latepreterm infants: a retrospective, single-center, Canadian study. Clin Pediatr (Phila) 48:844–850

Kjellmer I (1991) Mechanism of perinatal brain damage. Ann Med 23:675–679

Kostovic I, Judas M (2006) Prolonged coexistence of transient and permanent circuitry elements in the developing cerebral cortex of fetuses and preterm infants. Dev Med Child Neurol 48:388–393

Kostovic I, Rakic P (1990) Developmental history of the transient subplate zone in the visual and somatosensory cortex of the macaque monkey and human brain. J Comp Neurol 297:441 470

Lee CT, Chen J, Worden LT, Freed WJ (2010) Cocaine causes deficits in radial migration and alters the distribution of glutamate and GABA neurons in the developing rat cerebral cortex. Synapse 65:21–34

Leech RW, Kohnen P (1974) Subependymal and intraventricular hemorrhage in the newborn. Am J Pathol 77:465–475

Leuchtmann EA, Ratner AE, Vijitruth R et al (2003) AMPA receptors are the major mediators of excitotoxic death in mature oligodendrocytes. Neurobiol Dis 14:336–348

Ligam P, Haynes RL, Folkerth RD et al (2009) Thalamic damage in periventricular leukomalacia: novel pathologic observations relevant to cognitive deficits in survivors of prematurity. Pediatr Res 65:524–529

Limperopoulos C, Benson CB, Bassan H et al (2005) Cerebellar hemorrhage in the preterm infant: ultrasonographic findings and risk factors. Pediatrics 116:717–724

Limperopoulos C, Bassan H, Gauvreau K et al (2007) Does cerebellar injury in premature infants contribute to the high prevalence of long-term cognitive, learning, and behavioral disability in survivors? Pediatrics 120:584–593

Limperopoulos C, Robertson RL, Sullivan NR et al (2009) Cerebellar injury in term infants: clinical characteristics, magnetic resonance imaging findings, and outcome. Pediatr Neurol 41:1–8

Logitharajah P, Rutherford MA, Cowan FM (2009) Hypoxic-ischemic encephalopathy in preterm infants: antecedent factors, brain imaging and outcome. Pediatr Res 66:222–229

Luo MH, Hannemann H, Kulkarni AS et al (2010) Human cytomegalovirus infection causes premature and abnormal differentiation of human neural progenitor cells. J Virol 84:3528–3541

Marcorelles P, Laquerrière A, Adde-Michel C et al (2010) Evidence for tangential migration disturbances in human lissencephaly resulting from a defect in LIS1, DCX and ARX genes. Acta Neuropathol 120:503–515

Marin Padilla M (1999) Developmental neuropathology and impact of perinatal brain damage. III: gray matter lesions of the neocortex. J Neuropathol Exp Neurol 58:407–429

Marsh B, Stevens SL, Packard AE et al (2009) Systemic lipopolysaccharide protects the brain from Ischemic Injury by reprogramming the response of the brain to stroke: a critical role for IRF3. J Neurosci 29:9839–9849

Mateus J, Fox K, Jain S et al (2010) Preterm premature rupture of membranes: clinical outcomes of late-preterm infants. Clin Pediatr (Phila) 49:60–65

McQuillen PS, Ferriero DM (2004) Selective vulnerability in the developing central nervous system. Pediatr Neurol 30:227–235

McQuillen PS, Sheldon RA, Shatz CJ, Ferriero DM (2003) Selective vulnerability of subplate neurons after early neonatal hypoxiaischemia. J Neurosci 23:3308–3315

Melamed N, Klinger G, Tenenbaum-Gavish K et al (2009) Shortterm neonatal outcome in low-risk, spontaneous, singleton, late preterm deliveries. Obstet Gynecol 114 (2 Part 1):253–260

Ment LR, Allan WC, Makuch RW et al (2005) Grade 3 to 4 intraventricular hemorrhage and Bayley scores predict outcome. Pediatrics 116:1597–1598

Métin C, Vallee RB, Rakic P, Bhide PG (2008) Modes and mishaps of neuronal migration in the mammalian brain. J Neurosci 28:11746–11752

Miller SP, Ferriero DM, Leonard C et al (2005) Early brain injury in premature newborns detected with magnetic resonance imaging is associated with adverse early neurodevelopmental outcome. J Pediatr 147: 609–616

Miyoshi G, Hjerling-Leffler J, Karayannis T et al (2010) Genetic fate mapping reveals that the caudal ganglionic eminence produces a large and diverse population of superficial cortical interneurons. J Neurosci 30:1582–1594

Morse SB, Zheng H, Tang Y, Roth J (2009) Early school-age outcomes of late preterm infants. Pediatrics 123: e622–e629

Nadarajah B, Parnavelas JG (2002) Modes of neuronal migration in the developing cerebral cortex. Nat Rev Neurosci 3:423–432

Northington FJ, Graham EM, Martin LJ (2005) Apoptosis in perinatal hypoxic-ischemic brain injury: how important is it and should it be inhibited? Brain Res Brain Res Rev 50:244–257

Patel AB, de Graaf RA, Mason GF et al (2005) The contribution of GABA to glutamate/glutamine cycling and energy metabolism in the rat cortex in vivo. Proc Natl Acad Sci U S A 15:5588–1593

Rakic P (1978) Neuronal migration and contact guidance in the primate telencephalon. Postgrad Med J 54:25–40

Rakic S, Zecevic N (2000) Programmed cell death in the developing human telencephalon. Eur J Neurosci 12:2721–2734

Ramenghi LA, Gill BJ, Tanner SF et al (2002) Cerebral venous thrombosis, intraventricular haemorrhage and white matter lesions in a preterm newborn with factor V (Leiden) mutation. Neuropediatrics 33:97–99

Ramenghi LA, Fumagalli M, Righini A et al (2007) Magnetic resonance imaging assessment of brain maturation in preterm neonates with punctate white matter lesions. Neuroradiology 49:161–167

Ramenghi LA, Ricci D, Mercuri E et al (2010) Visual performance and brain structure in the developing brain of preterm infants. Early Hum Dev 86(Suppl 1):73–75

Rezaie P, Male D (1999) Colonisation of the developing human brain and spinal cord by microglia: a review. Microsc Res Tech 45:359–382

Ricci D, Anker S, Cowan F et al (2006) Thalamic atrophy in infants with PVL and cerebral visual impairment. Early Hum Dev 82:591–595

Romeo DM, Di Stefano A, Conversano M et al (2010) Neurodevelopmental outcome at 12 and 18 months in late preterm infants. Eur J Paediatr Neurol 14:503–507

Rutherford MA, Supramaniam V, Ederise A et al (2010) Magnetic resonance imaging of white matter diseases of prematurity. Neuroradiology 52:505–521

Segovia KN, McClure M, Moravec M et al (2008) Arrested oligodendrocyte lineage maturation in chronic perinatal white matter injury. Ann Neurol 63:520–530

Skoff RP (1980) Neuroglia: a reevaluation of their origin and development. Pathol Res Pract 168:279–300

Srinivasan L, Allsop J, Counsell SJ et al (2006) Smaller cerebellar volumes in very preterm infants at term equivalent age are associated with the presence of supratentorial lesions. AJNR Am J Neuroradiol 117:376–386

Supramaniam V, Srinivasan L, Doherty K et al (2010) The distribution and morphology of microglial (MG) cells in the periventricular white matter (PVWM) of immature human brain. PAS Meeting Abstract 3105

Tabata H, Nakajima K (2003) Multipolar migration: the third mode of radial neuronal migration in the developing cerebral cortex. J Neurosci 23:9996–10001

Takashima S (1982) Olivocerebellar lesions in infants born prematurely. Brain and Development 4:361–366

Towbin A (1968) Cerebral intraventricular hemorrhage and subependymal matrix infarction in the fetus and premature newborn. Am J Pathol 52:121–140

Vollmer B, Roth S, Riley K et al (2006) Neurodevelopmental outcome of preterm infants with ventricular dilatation with and without associated haemorrhage. Dev Med Child Neurol 48:348–352

Volpe JJ (2009) Brain injury in premature infants: a complex amalgam of destructive and developmental disturbances. Lancet Neurol 8:110–124

Wang X, Stridh L, Li W et al (2009) Lipopolysaccharide sensitizes neonatal hypoxic-ischemic brain injury in a MyD88-dependent manner. J Immunol 183:7471–7477

Whitelaw A, Jary S, Kmita G et al (2010) Randomized trial of drainage, irrigation and fibrinolytic therapy for premature infants with posthemorrhagic ventricular dilatation: developmental outcome at 2 years. Pediatrics 125:e852–e858

Widjaja E, Geibprasert S, Mahmoodabadi SZ et al (2010) Alteration of human fetal subplate layer and intermediate zone during normal development on MR and diffusion tensor imaging. AJNR Am J Neuroradiol 31:1091–1099

Wu YW, Hamrick SE, Miller SP et al (2003) Intraventricular hemorrhage in term neonates caused by sinovenous thrombosis. Ann Neurol 54:123–126

Zhang Y, Allodi S, Sandeman DC, Beltz BS (2009) Adult neurogenesis in the crayfish brain: proliferation, migration, and possible origin of precursor cells. Dev Neurobiol 69:415–436

炎症与围产期脑损伤 118

Henrik Hagberg, Carina Mallard, and Karin Savman
张静　翻译,毛健　审校

目录

摘要

　　炎症对于未成熟大脑正常发育抑或发生脑损伤均是关键的因素。在脑损伤过程中发生免疫激活的不同结局将完全取决于中枢神经系统发育成熟不同背景和阶段。未成熟的大脑可能会在妊娠期间受到无菌性中枢神经系统损伤(例如缺氧缺血和新生儿卒中)或与病毒或细菌感染有关的炎症。通过有效的抗炎和修复过程,炎症可以消退,而对大脑没有任何有害影响。炎症会选择性导致损伤或增强中枢神经系统的易损性。急性炎症也可以转变为慢性炎症状态和/或对大脑发育产生不利影响,从而导致儿童或成人的神经系统疾病。

118.1　要点

- 炎症是未成熟大脑发生不同结局的关键因素。
- 未成熟的大脑可能会在妊娠期间暴露于与病毒或细菌感染有关的炎症。脑损伤可能也是中枢神经系统无菌性损伤(例如缺氧缺血和新生儿休克)的结果。
- 有可能开发出神经保护性免疫调节疗法,但我们仍需要详细了解有关基本机制的知识。

118.2　引言

　　炎症是机体对感染因素或其他损害作用(如肿瘤、缺氧缺血 hypoxic-ischemic, HI)产生的一种防御反应,表现为全身或局部的免疫反应(图 118.1)。在感染的条件下,这种反应有助于识别外源性感染因素并消灭致病原和感染细胞(Hagberg et al. 2015)。而无论原发性激发因素是什么,炎症都会在急性期引起脑损伤,并且在大多数情况下随之而出现的阶段会促进组织的修复和再生(Fleiss and Gressens 2012)。

　　从历史的角度看,曾有一些观点支持脑损伤和产前/产后炎症之间存在关系(Dammann and O'Shea

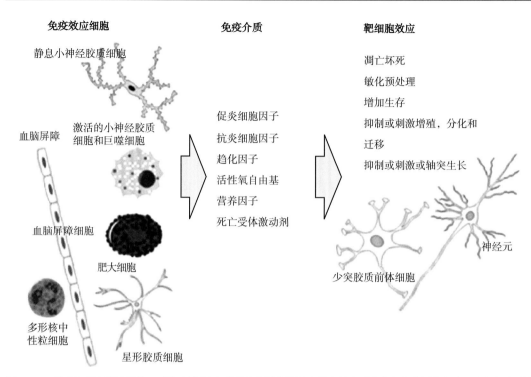

图 118.1 炎症和围产期脑损伤。感染、缺氧缺血或者其他损伤激活血管和脑实质中有免疫作用的细胞。这些细胞可产生大量的介质,在尚未发育成熟的中枢神经系统中发挥保护作用和毒性作用

2008)。在 20 世纪 70 年代,尽管缺乏病原菌侵袭脑实质的客观证据,但是仍发现产后败血症和脑损伤之间有一定的密切联系(Leviton et al. 1976)。在无菌条件下利用脂多糖(内毒素)(Lipopolysaccharide(endotoxin),LPS)(革兰氏阴性菌细胞壁的成分)对新生猫进行全身炎症诱导可导致脑白质损伤(Gilles et al. 1977)。这些研究证明在某些条件下感染可通过触发全身的炎症反应造成脑损伤。在 20 世纪 60 到 70 年代间,人们发现细胞因子,一个广泛存在并有多效性免疫调节作用的家族,可通过促进、协同或拮抗等形成复杂的免疫调节(Vilcek 1998)。细胞因子被证实在诱发胎儿炎症反应和早产(Romero et al. 2014;Gomez et al. 1998)进而继发脑损伤和脑瘫(cerebral palsy,CP)的过程中起了关键性的作用(Gomez et al. 1998;Yoon et al. 2000)。

与此同时,开展的实验工作也证实非感染性损伤如 HI 和兴奋性中毒可使细胞因子表达(Szaflarski et al. 1995),并且激活免疫炎症调节的小胶质细胞和巨噬细胞(McRae et al. 1995;Tahraoui et al. 2001),它们似乎对未成熟脑组织的损伤有一定的作用(Giulian and Vaca 1993;Hagberg et al. 1996;Dommergues et al. 2000)。流行病学研究发现绒毛膜羊膜炎

(chorioamnionitis,CA)和足月儿的 CP 有关系(Grether and Nelson 1997),并且发现生后 2.5 天的细胞因子水平与多数 CP 的足月儿有显著联系(Nelson et al. 1998)。

这些早期研究表明细胞因子介导的炎症反应,无论是由感染、HI 或是兴奋性中毒引起,对于脑损伤的发展来说,都是重要的因素。自那以后,这些具有复杂性、多样性甚至有些时候自相矛盾(Jekyll-Hyde)的炎症反应的研究及观点正在日益清晰起来。此外,细胞因子还被发现在其他生物学过程中有作用,比如在脑发育、中枢神经系统易损性的设置及少突胶质细胞的再生过程中(Hagberg and Mallard 2005)。接下来,我们将总结性回顾一些最近的临床及实验室的相关发现。

118.3 免疫分子和脑发育

和免疫反应相关的经典分子具有多效性,并且普遍地在中枢神经系统发育过程中(如神经元和神经胶质细胞的迁移、细胞分化、轴突路径的发现及突触可塑性)发挥关键的非免疫作用。这些分子包括传统的协同免疫调节的因子、趋化因子、先天及适应

性免疫系统的蛋白等。

细胞因子在所有神经元发育阶段具有重要性。转化生长因子 β，包括骨形成蛋白，对神经元的诱导及正常的中枢神经系统的发育至关重要（Gaulden and Reiter 2008）。在中枢神经系统发育的后期，祖细胞数量的维持需要依赖 gp130 细胞因子家族的一些成员，包括白血病抑制因子和睫状神经因子（Shimazaki et al. 2001）。同样经典协同免疫调节因子，如白介素 -1β（interleukin-1 beta，IL-1β），已经被报道在神经发育过程中可以调节神经元和神经胶质细胞的生存（Giulian et al. 1988）以及祖细胞的增殖（de la Mano et al. 2007）。而且有证据表明 IL-1β 可以促进少突胶质前体细胞的分化以及少突胶质细胞的成熟和存活（Vela et al. 2002）（参见 Hagberg et al. 2015 以获取更全面的更新）。

趋化因子通常被认为是使白细胞趋集的化学引诱物。但是其中有几种趋化因子及其相关受体基本在中枢神经系统表达，并且有确切证据表面某些因子，如 CXCL12，在早期脑发育过程、神经元和少突胶质前体细胞的移行和存活中均起关键调节作用（Dziembowska et al. 2005；Tran et al. 2007；Zou et al. 1998），CXCL12 和其受体 CXCR4 结合激活后，对 Cajal-Retzius 细胞切线方向的迁移有重要作用，进而对脑皮质的发育也有影响（Borrell and Marin 2006）。

先天免疫反应与中枢神经系统的发育有关系。C1q 和 C3 作为补体系统级联反应的构成元件，在发育中的脑神经元表达，并且在视觉系统的发育中对突触的修饰有重要作用（Stephan et al. 2012），而其互补所获的 C3a 调节神经元祖细胞的分化和迁移（Shinjyo et al. 2009）。Toll 样受体（toll-like receptors，TLRs）是近些年被发现的先天免疫受体家族（Mallard et al. 2009），其可在脑发育中表达。激活 TLR3 表达可负向调控感觉神经元的轴突生长（Cameron et al. 2007）以及胚胎神经祖细胞的增殖（Lathia et al. 2008）。此外，TLR8 可在鼠发育中的神经元及轴索表达，在培养皮质神经元中被激活后对神经突的增生有抑制作用，并且诱发凋亡（Ma et al. 2006）。TLRs 也可在成人的神经前体细胞中表达，有可能影响其增殖及分化，比如在受损的海马神经中发现缺失 TLR2，而 TLR4 的缺失会促进神经元的增殖和分化（Rolls et al. 2007）。同样获得性免疫系统包括 I 型主要组织相容性复合物也已经证实

在神经发育及可塑性方面发挥重要作用（Huh et al. 2000）。

118.4　早产儿的炎症和脑损伤

感染 / 炎症与早产儿有密切的关系，并且占早产发生率的 20%~40%（Goldenberg et al. 2008）（包括大部分在妊娠 30 周前的自发性早产及其他），有极高的神经系统损伤发生的风险（Hagberg et al. 2015；Goldenberg et al. 2008；Hagberg et al. 2012）。设想一下，不断增多的病原菌激活 TLRs 后导致多形核白细胞的聚集和促炎症因子（如 IL-6、IL-8、IL-1β、TNF-α 等）在蜕膜及绒毛膜羊膜组织上的表达。炎症反应会诱发子宫肌层的收缩，宫颈成熟度以及胎膜早破，进而导致早产（Patni et al. 2007）。在大部分情况下，CA 临床表现不典型，很少有表现为产妇发热、心动过速、子宫压痛、羊水恶臭及白细胞或 C 反应蛋白升高等典型表现。CA 多会引起胎儿感染及炎症的扩散，和 / 或病原菌从胎膜到羊水 - 脐带 - 胎儿血液的侵袭增加，势必加重胎儿疾病及死亡风险（见下文）（Goldenberg et al. 2008；Yoon et al. 2001）。鉴于对侵袭病原菌的检测似乎不能预测是否加重预后，但胎儿的炎症程度（如将其定义为 IL-6 在羊水或血液中的表达升高）至少能决定新生儿的急性期发病率。

一些数据库资料显示宫内炎症和神经损失有关。在相近可比较的胎龄，并且能提供是否有炎症证据的前提下，严重脑损伤的发病率在自发性分娩（合并高 CA 发生率）的条件下是人工干预分娩（合并低 CA 发生率）的 10 多倍（Verma et al. 1997）。CP 和分娩的类型（Dammann et al. 1998）也有相似但不是较显著的联系，而 Jacobsson 等没有发现其他的相近关联（Jacobsson et al. 2002）。在一项重要的研究中发现，脐炎或羊水中高水平的 IL-6、IL-8 会使胎儿在生后 3 年内的脑瘫风险率增高，且经胎龄修正后亦证实（Yoon et al. 2000）。对 1 078 例出生体重 500~1 500g 的新生儿（其中有 47 个超声示无回音区）研究发现胎儿血管炎和因胎膜早破出生后不久超声发现的无回音区白质损伤的风险率（OR 10.1，CI 1.030~114）有密切联系，而这项研究也证实了胎儿而不是孕母的受累能预示神经系统的结局（Leviton et al. 1999）。进而，胎儿血液中的细胞因子和 CD45 RO（+）T 细胞可预测出生后不久通过磁共

振证实的脑白质损伤（Duggan et al. 2001）。

根据 meta 分析，临床 CA 和脑瘫（RR 1.9，CI 1.40~2.5）及囊性脑室旁白质软化（RR 3.0；CI 2.20~4.0）有关联，然而 CA 是脑室旁白质软化的危险因素（2.1；CI 1.50~2.9），但不是脑瘫的危险因素（RR 1.6；CI 0.90~2.7）（Wu and Colford 2000）。但是人们发现多小脑回（皮质板或大脑皮质神经元迁移紊乱）和 CA 有密切的联系（Toti et al. 1998）。这是由发育 15~26 周胎儿的大脑在 CA 的影响下与其他因素导致的流产相比得出的结论。与无感染的对照组相比，在 32 个感染病例中发现 25 个存在多小脑回（78%）。这个结果显著证实炎症可造成脑发育的不良后果（见下文），和对成鼠的实验研究结果一致（Monje et al. 2003），并且最近发表的一项综述也证实小脑回的激活也许会干扰皮层神经元的迁徙和干细胞的存活（Leviton and Gressens 2007）。

此外，几名研究者指出对胎羊进行血管内（Duncan et al. 2002；Mallard et al. 2003；Yan et al. 2004；Dean et al. 2009a）或羊水（Nitsos et al. 2006；Gavilanes et al. 2009）注射 LPS 会导致白质损伤。早期研究发现，LPS 通过减少脑血管的血液流速引起脑损伤（Young et al. 1982；Ando et al. 1988），但是最新研究证明使用最低量的 LPS 没有发现灌注不足会导致损伤（Dalitz et al. 2003；Duncan et al. 2006）。

值得重点指出，并不是所有的研究都支持炎症的假设。例如，Kaukola 等（2006）发现脑白质损伤／神经系统不良结局和组织学绒毛膜羊膜炎（histological chorioamnionitis，HCA）或脐血的 IL-6 没有联系。Reiman 等（2008）发现胎儿或孕母的 HCA 和超声或核磁共振显示的脑损伤也没有关联，这和 Chau 等（2009）的研究结果一致，他们也发现胎儿或孕母的 HCA 和磁共振显示的胎龄在 24~32 周的早产儿的脑发育畸形没有任何联系。并且 Kumazaki 等（2002）检测到超声诊断的脑室旁白质损伤在是否存在胎儿或孕母的 HCA 病例中没有区别。

由于在许多研究（有关协同或拮抗炎症的假说）中缺乏统计的说服力，有些差异或矛盾不能被简单地解释。例如，有关 CA 定义的矛盾（见下文），纳入研究病例的不同、研究设计或者因时机及其他因素而导致炎症的表型（有害型、有益型、无作用型）不同（图 118.1）。

几项临床和实验性研究表明 CA 如果和另一个暴露的所谓的多击假说（Stanley 1994）结合，或许是

风险极高的危险因素。例如，单纯的 HCA 不是独立的危险因素，但是如果和胎盘灌注不足的症状结合，不良神经系统结局的风险就会大大增高（3/10 合并 HCA vs. 3/43 不合并 HCA）（Kaukola et al. 2006）。在另一项研究中，产后病原菌培养阳性的感染如果合并低血压可增加脑损伤（通过磁共振证实）的风险（Chau et al. 2009）。CA 对于极低出生体重儿来说（合并或不合并脐炎）的确会增加低血压的风险（Lee et al. 2006）。

118.5 足月儿的炎症和脑损伤

对炎症的研究已经扩大到作为对实验性 HI 损伤的继发性反应的一部分，并且炎症反应已经在临床性 HI 损伤中有所表现。然而，仍有研究提议感染／炎症或许发生在脑损伤前或者对随后发生的炎症反应敏感。另外，炎症反应和其对不成熟脑损伤的累及修复需要根据时机和机体内环境，这与成人所发生的脑损伤及修复有本质的不同。

118.5.1 炎症在足月儿脑损伤中的临床表现

几项研究表明足月儿分娩时急性窒息诱发脑脊液中严重的炎症反应。脑脊液中升高的促炎症因子 IL-6 和 IL-8 与脑病的严重程度及神经发育的结局有关（Martin-Ancel et al. 1997；Savman et al. 1998），而在出生 24 小时内的新生儿 IL-1β 和 TNF-α 也显示和前者有类似的关联（Oygur et al. 1998；Aly et al. 2006），并且与血清中的水平相比较发现细胞因子主要存在于脑中（Aly et al. 2006；Silveira and Procianoy 2003）。一项研究显示有明确 IL-6 表型的新生儿其脑瘫的风险会增加，同时也支持细胞因子促进脑瘫而不是仅仅作为炎症的生物学标志的观点（Wu et al. 2009）。

脑损伤与全身性炎症的关系没有系统全面的文献记载，但是至少有一项研究表明有严重不良结局的窒息新生儿发现血清中促炎症因子升高（Bartha et al. 2004）。对那些晚期发生痉挛性脑瘫的足月儿的干血斑进行了一项有趣的研究，发现事实上所有感染的新生儿与相匹配的对照组比较，其多种细胞因子水平会升高，即使 HI 有可能只是该项研究其中一小部分脑瘫病例的原因（Nelson et al. 1998）。

暴露于感染/炎症本身或者与 HI 结合也许会导致足月儿脑损伤的观点由个体研究（Grether and Nelson 1997）和一项大型 meta 分析（表明临床型 CA 是足月/近足月脑瘫发生的独立危险因素（OR 4.1））得到进一步的支持（Wu et al. 2003）。该 meta 分析也表明，母亲 CA（OR 大约 5）同样也和新生儿的衰弱（Apgar 评分 5 分钟 <7 分，临床诊断出生窒息）及新生儿脑病（痉挛）的表现（Wu et al. 2003）有关。由于没有提供有关代谢性酸中毒及影像学数据资料，不能排除这些发现是否继发于单独暴露于 CA 的原因。然而大量的磁共振研究表明绝大多数有新生儿期抑制和脑病均存在的足月儿能严重地演变为由产时窒息导致的损伤（Cowan et al. 2003）。因此至少有一些随后会发展为脑瘫的新生儿有可能是暴露于 CA 和 HI 两者结合的因素，对多击假说也给予了进一步的支持。对足月儿痉挛性脑瘫的研究表明暴露于 CA 或者潜在窒息因素（胎盘、脐带并发症）的相对危险度［又作优势比 OR（odds ratio）］较低，而两者相结合使严重的痉挛性脑瘫的风险率增加了数百倍（Nelson and Grether 1998），这项研究也对胎儿炎症结合 HI 后的不利影响提供了进一步的证据支持。另外，新生儿血清中的细胞因子会因 CA 的影响升高，但是对完全符合缺氧缺血性脑病（包括代谢性酸中毒、中度脑病和多器官衰竭）诊断的新生儿来说，升高得更明显，表明暴露于感染和临床 HI 因素，两者有更紧密的关系（Shalak et al. 2002）。

118.5.2 支持炎症因子在缺氧缺血性损伤中的实验性研究

实验型 HI 性损伤后的炎症反应包括白细胞早期、局限的聚集，主要是在靠近损伤的血管部位（Hudome et al. 1997；Bona et al. 1999）。但是常驻小胶质细胞和/或侵袭性的巨噬细胞是新生儿 HI 后的主要炎症细胞，最早可以在发生损伤后的 2~3 个小时内可以检测出，且随后几周会显著增高（McRae et al. 1995；Bona et al. 1999）。炎症细胞有可能通过释放兴奋性氨基酸、促炎症细胞因子、降解酶和活性氧来促进损伤，但是小胶质细胞也可以通过激活产生神经性或神经元的生存因子（Kim and de Vellis 2005）。对于 HI 的新生儿来说，在受到损伤（如细胞因子、趋化因子、蛋白酶和活性氧形成酶）后的 2~72

小时内会伴有炎症调节相关的基因和近 150 种不同调节机制的基因发生巨大的表达变化（Hedtjarn et al. 2004）。

一些实验性的研究表明炎症细胞和炎症介质有可能会促进损伤，但是限定于特定环境的有冲突的数据或结果可以阐述炎症反应的复杂性。另外，几项研究也表明有关脑损伤发展的炎症机制在未发育成熟大脑和成人大脑相比实质上是不同的，并且炎症细胞也可能有防护性能。

有可能会影响抗炎干预结果的因素包括抑制的时机和方式以及损伤的程度。例如，促炎症细胞因子 IL-1β 在 HI 后其表达在 mRNA 和蛋白水平都会表达上调，可溶性 IL-1 受体拮抗剂保护新生小鼠的 HI 损伤（Hagberg et al. 1996；Martin et al. 1994），并且对 IL-1β 或者 IL-1β/α 进行基因抑制后不能再保护新生小鼠（Hedtjarn et al. 2005）。IL-18 是另外一种在新生小鼠发生 HI 性损伤后可上调的细胞因子，缺乏功能性 IL-18 的转基因小鼠可免除损伤（Hedtjarn et al. 2002）。然而能将 IL-1β 和 IL-18 转化为活性形式的 IL-1 转化酶的基因抑制仅对中度但不是重度的 HI 才有保护作用（Liu et al. 1999）。同样，对基质金属蛋白酶 -9 的抑制也有类似的功效，这是由激活的小胶质细胞表达的有组织降解作用的酶，基因敲除后仅仅是对中度的 HI 损伤作用减弱（Svedin et al. 2007）。

通过发现中性粒细胞的减少和炎症细胞里活性氧形成过程中 NAPDH 氧化酶的抑制，可以阐述成人大脑和未发育成熟大脑的区别。成人大脑（Matsuo et al. 1994）和新生儿 HI 损伤（Hudome et al. 1997）后一样，都会发生白细胞的抑制，但是在新生儿大脑中白细胞的浸润虽然受限制（Bona et al. 1999），但是这种抑制只有发生在对脑血流的微循环有早期作用的损伤之前，才有保护作用（Palmer et al. 2004）。白细胞的减少也会导致成人大脑中自由基的减少（Matsuo et al. 1995），并且缺乏 NAPDH 氧化酶的小鼠可在卒中发生后减少 40% 的梗死体积（Walder et al. 1997）。而对未发育成熟大脑来说，对 NAPDH 氧化酶行基因或药物性抑制后会导致无变化或恶化的脑损伤，这和成人的变化是完全相反的（Doverhag et al. 2008）。这些发现意味着损伤的炎性反应和成熟度有关，活性氧有可能对发育中的大脑有保护作用。

炎症可能存在的保护作用，尤其对小胶质细

胞,最近已经成为关注的焦点。外源性的小胶质细胞在缺血性损伤的成人模型中具有保护性(Kitamura et al. 2004;Imai et al. 2007),在发生新生儿 HI 后,利用米诺环素对小胶质细胞抑制后会加重脑损伤(Arvin et al. 2002),并且在卒中后只有短暂的保护作用(Fox et al. 2005),但是这些研究和一些在新生小鼠发生 HI 损伤后具有强大保护作用的报道相矛盾(Tsuji et al. 2004)。因此建议,针对保护大脑炎症性损伤的干预应该根据小胶质细胞的表型进行调整,而不是仅仅单一地抑制炎症反应或炎症介质。最近的一项研究证实了这一概念,该研究表明免疫调节肽在给予 LPS 之前对新生儿 HI 的保护作用。

在成人大脑中,不同种群的小胶质细胞在发生卒中后已经被确定,并且能表达胰岛素样生长因子 -1 和半乳凝素 -3 的常驻增生的小胶质细胞具有保护性(Lalancette-Hebert et al. 2007)。如此小胶质细胞的亚群在新生儿大脑中尚在鉴定中,但是最近的一项有关发现新炎症标志半乳凝素 -3 的研究阐明了在发生 HI 可以调整炎症反应的可能性(Doverhag et al. 2010)。之前的研究表明半乳凝素 -3 可激活 NAPDH 氧化酶(Almkvist et al. 2001),并且通过增加炎症细胞的趋化性和减少其凋亡来扩大炎症反应(Colnot et al. 1998;Hsu et al. 2000)。对新生儿来讲,半乳凝素 -3 的基因抑制后因其对凋亡或生长因子的表达失去作用而使 HI 损伤程度减弱。相反,缺乏半乳凝素 -3 基因的小鼠会增加小胶质细胞的浸润,但是减弱氧化应激以及基质金属蛋白酶 -9 的表达,提示半乳凝素 -3 的作用是根据其表形不同而表达不同(Doverhag et al. 2010)。

另外,缺乏半乳凝素 -3 基因小鼠的保护性炎症反应及其他变化在雄性幼崽中表现更明显,提示性别也许会影响非成熟大脑的免疫反应(Doverhag et al. 2010)。在早期阶段性别的不同,比起荷尔蒙因素更可能取决于基因的不同(Johnston and Hagberg 2007),因此打开了新的有趣的研究途径。

118.6 炎症和中枢神经系统易损性

正如上面所指出的,有力的实验证据表明感染 / 炎症也许同其他损伤因素协同作用,使脑损伤恶化。对小鼠和大鼠的研究表明暴露于 LPS 会使未成熟大脑对 HI 损伤更为敏感(Eklind et al. 2001;

Coumans et al. 2003;Yang et al. 2004;Wang et al. 2007a),并且导致脑损伤范围扩大、持久记忆和听力的损害(Ikeda et al. 2004)。最近,已证明 TLR3 激动剂多聚 I:C 也以 TLR3 依赖性方式使未成熟的大脑对 HI 敏感(Stridh et al. 2013)。同样的敏感性作用被认为是兴奋性中毒(Dommergues et al. 2000),促炎症细胞因子和 IL-9 会加剧新生鼠大脑皮质的兴奋性中毒损伤(Dommergues et al. 2000)。其潜在的敏感性机制尚不能好好理解,但是至少 LPS 导致的损伤恶化被认为是作用于 TLR-4 和 MyD88 所依赖的方式(Lehnardt et al. 2003;Wang et al. 2009)。小胶质细胞似乎在脑损伤过程中发挥重要作用,因为 LPS 刺激的小胶质细胞可以杀死至少是在培养基中生长的神经元和少突触细胞(Lehnardt et al. 2002;Dean et al. 2009b)。氧化应激也可能参与 LPS 诱导的致敏作用,由于自由基清道夫 N- 乙酰半胱氨酸在 LPS/HI 对新生鼠损伤后能提供显著神经性保护(Wang et al. 2007b)。如上所述,炎症刺激因素在某些情况下也能保护大脑受到进一步的损伤,即所谓的预处理或者耐受性(Mallard and Hagberg 2007)。尽管从保护转换为损伤的机制尚未研究清楚,但是已有观点指出内毒素诱导的耐受性有可能受新生鼠内上调皮质酮的调整(Ikeda et al. 2006),并且有趣的是合成的类固醇抗炎的药物地塞米松能预防结构性的脑损伤,对暴露在由 LPS 诱发的 HI 性损伤的新生小鼠,其随后出现的听力及记忆力缺损也会受到预防(Ikeda et al. 2005)。

118.7 结论

目前有充足的证据表明炎症参与围产期的脑损伤。早期研究支持的观点是炎症不管是在感染还是无菌性损伤如 HI 状态,急性期均可加剧脑损伤。而其后的临床和实验型研究支持的观点是免疫炎症分子是个复杂的网络,在脑发育、中枢神经系统易感性方面及损伤的急性期和修复期均具有重要的多面性的作用。神经保护的免疫调节治疗有潜在的发展能力,但是我们对基本机制仍需要知道更细节的知识。因此,免疫反应的有效性、保护性和有益性,经常很难预测,并且依赖许多因素,如何种细胞和介质被激活、损伤的时机、分子环境、性别和发育年龄等。

参考文献

Almkvist J, Fäldt J, Dahlgren C et al (2001) Lipopolysaccharide induced gelatinase granule mobilization primes neutrophils for activation by galectin-3 and formylmethionyl-Leu-Phe. Infect Immun 69: 832–837

Aly H, Khashaba MT, El-Ayouty M et al (2006) IL-1beta, IL-6 and TNF-alpha and outcomes of neonatal hypoxic ischemic encephalopathy. Brain Dev 28:178–182

Ando M, Takashima S, Mito T (1988) Endotoxin, cerebral blood flow, amino acids and brain damage in young rabbits. Brain Dev 10:365–370

Arvin KL, Han BH, Du Y et al (2002) Minocycline markedly protects the neonatal brain against hypoxic-ischemic injury. Ann Neurol 52:54–61

Bartha AI, Foster-Barber A, Miller SP et al (2004) Neonatal encephalopathy: association of cytokines with MR spectroscopy and outcome. Pediatr Res 56:960–966

Bolouri H, Sävman K, Wang W et al (2014) Innate defense regulator peptide 1018 protects against perinatal brain injury. Ann Neurol 75(3):395–410

Bona E, Andersson AL, Blomgren K et al (1999) Chemokine and inflammatory cell response to hypoxia-ischemia in immature rats. Pediatr Res 45:500–509

Borrell V, Marin O (2006) Meninges control tangential migration of hem-derived Cajal-Retzius cells via CXCL12/CXCR4 signaling. Nat Neurosci 9: 1284–1293

Cameron JS, Alexopoulou L, Sloane JA et al (2007) Toll-like receptor 3 is a potent negative regulator of axonal growth in mammals. J Neurosci 27: 13033–13041

Chau V, Poskitt KJ, McFadden DE et al (2009) Effect of chorioamnionitis on brain development and injury in premature newborns. Ann Neurol 66:155–164

Colnot C, Ripoche MA, Milon G et al (1998) Maintenance of granulocyte numbers during acute peritonitis is defective in galectin-3- null mutant mice. Immunology 94:290–296

Coumans AB, Middelanis JS, Garnier Y et al (2003) Intracisternal application of endotoxin enhances the susceptibility to subsequent hypoxic-ischemic-brain damage in neonatal rats. Pediatr Res 53: 770–775

Cowan F, Rutherford M, Groenendaal F et al (2003) Origin and timing of brain lesions in term infants with neonatal encephalopathy. Lancet 361:736–742

Dalitz P, Harding R, Rees SM et al (2003) Prolonged reductions in placental blood flow and cerebral oxygen delivery in preterm fetal sheep exposed to endotoxin: possible factors in white matter injury after acute infection. J Soc Gynecol Investig 10:283–290

Dammann O, O'Shea TM (2008) Cytokines and perinatal brain damage. Clin Perinatol 35:643–663

Dammann O, Allred EN, Veelken N (1998) Increased risk of spastic diplegia among very low birth weight children after preterm labor or prelabor rupture of membranes. J Pediatr 132:531–535

de la Mano A, Gato A, Alonso MI et al (2007) Role of interleukin- 1beta in the control of neuroepithelial pro-liferation and differentiation of the spinal cord during development. Cytokine 37:128–137

Dean JM, Farrag D, Zahkouk SA et al (2009a) Cerebellar white matter injury following systemic endotoxemia in preterm fetal sheep. Neuroscience 160:606–615

Dean JM, Wang X, Kaindl AM et al (2009b) Microglial MyD88 signaling regulates acute neuronal toxicity of LPS-stimulated microglia in vitro. Brain Behav Immun 24:776–783

Dommergues MA, Patkai J, Renauld JC et al (2000) Proinflammatory cytokines and interleukin-9 exacerbate excitotoxic lesions of the newborn murine neopallium. Ann Neurol 47:54–63

Doverhag C, Keller M, Karlsson A et al (2008) Pharmacological and genetic inhibition of NADPH oxidase does not reduce brain damage in different models of perinatal brain injury in newborn mice. Neurobiol Dis 31:133–144

Doverhag C, Hedtjärn M, Poirier F et al (2010) Galectin-3 contributes to neonatal hypoxic-ischemic brain injury. Neurobiol Dis 38:36–46

Duggan PJ, Maalouf EF, Watts TL et al (2001) Intrauterine T-cell activation and increased proinflammatory cytokine concentrations in preterm infants with cerebral lesions. Lancet 358:1699–1700

Duncan JR, Cock ML, Scheerlinck JP et al (2002) White matter injury after repeated endotoxin exposure in the preterm ovine fetus. Pediatr Res 52:941–949

Duncan JR, Cock ML, Suzuki K et al (2006) Chronic endotoxin exposure causes brain injury in the ovine fetus in the absence of hypoxemia. J Soc Gynecol Investig 13:87–96

Dziembowska M, Tham TN, Lau P et al (2005) A role for CXCR4 signaling in survival and migration of neural and oligodendrocyte precursors. Glia 50: 258–269

Eklind S, Mallard C, Leverin AL et al (2001) Bacterial endotoxin sensitizes the immature brain to hypoxic – ischaemic injury. Eur J Neurosci 13:1101–1106

Fleiss B, Gressens P (2012) Tertiary mechanisms of brain damage: a new hope for treatment of cerebral palsy? Lancet Neurol 11:556–566

Fox C, Dingman A, Derugin N et al (2005) Minocycline confers early but transient protection in the immature brain following focal cerebral ischemia-reperfusion. J Cereb Blood Flow Metab 25:1138–1149

Gaulden J, Reiter JF (2008) Neur-ons and neur-offs: regulators of neural induction in vertebrate embryos and embryonic stem cells. Hum Mol Genet 17:R60–R66

Gavilanes AW, Strackx E, Kramer BW et al (2009) Chorioamnionitis induced by intra-amniotic lipopolysaccharide resulted in an interval- dependent increase in central nervous system injury in the fetal sheep. Am J Obstet Gynecol 200(437):e431–e438

Gilles FH, Averill DR Jr, Kerr CS (1977) Neonatal endotoxin encephalopathy. Ann Neurol 2:49–56

Giulian D, Vaca K (1993) Inflammatory glia mediate delayed neuronal damage after ischemia in the central nervous system. Stroke 24:I84–I90

Giulian D, Young DG, Woodward J et al (1988) Interleukin-1 is an astroglial growth factor in the developing brain. J Neurosci 8:709–714

Goldenberg RL, Culhane JF, Iams JD et al (2008) Epidemiology and causes of preterm birth. Lancet 371:75–84

Gomez R, Romero R, Ghezzi F et al (1998) The fetal inflammatory response syndrome. Am J Obstet Gynecol 179:194–202

Grether JK, Nelson KB (1997) Maternal infection and cerebral palsy in infants of normal birth weight. JAMA 278:207–211

Hagberg H, Mallard C (2005) Effect of inflammation on central nervous system development and vulnerability. Curr Opin Neurol 18:117–123

Hagberg H, Gilland E, Bona E et al (1996) Enhanced expression of interleukin (IL)-1 and IL-6 messenger RNA and bioactive protein after hypoxia-ischemia in neonatal rats. Pediatr Res 40:603–609

Hagberg H, Gressens P, Mallard C (2012) Inflammation during fetal and neonatal life: implications for neurologic and neuropsychiatric disease in children and adults. Ann Neurol 71(4):444–457

Hagberg H, Mallard C, Ferriero DM et al (2015) The role of inflammation in perinatal brain injury. Nat Rev Neurol 11:192–208

Hedtjarn M, Leverin AL, Eriksson K et al (2002) Interleukin-18 involvement in hypoxic-ischemic brain injury. J Neurosci 22:5910–5919

Hedtjarn M, Mallard C, Hagberg H (2004) Inflammatory gene profiling in the developing mouse brain after hypoxia-ischemia. J Cereb Blood Flow Metab 24:1333–1351

Hedtjarn M, Mallard C, Iwakura Y et al (2005) Combined deficiency of IL-1beta18, but not IL-1alphabeta, reduces susceptibility to hypoxia- ischemia in the immature brain. Dev Neurosci 27:143–148

Hsu DK, Yang RY, Pan Z et al (2000) Targeted disruption of the galectin-3 gene results in attenuated peritoneal inflammatory responses. Am J Pathol 156:1073–1083

Hudome S, Palmer C, Roberts RL et al (1997) The role of neutrophils in the production of hypoxic-ischemic brain injury in the neonatal rat. Pediatr Res 41:607–616

Huh GS, Boulanger LM, Du H et al (2000) Functional requirement for class I MHC in CNS development and plasticity. Science 290:2155–2159

Ikeda T, Mishima K, Aoo N et al (2004) Combination treatment of neonatal rats with hypoxia-ischemia and endotoxin induces long-lasting memory and learning impairment that is associated with extended cerebral damage. Am J Obstet Gynecol 191:2132–2141

Ikeda T, Mishima K, Aoo N et al (2005) Dexamethasone prevents long-lasting learning impairment following a combination of lipopolysaccharide and hypoxia-ischemia in neonatal rats. Am J Obstet Gynecol 192:719–726

Ikeda T, Yang L, Ikenoue T et al (2006) Endotoxin-induced hypoxic- ischemic tolerance is mediated by up-regulation of corticosterone in neonatal rat. Pediatr Res 59:56–60

Imai F, Suzuki H, Oda J et al (2007) Neuroprotective effect of exogenous microglia in global brain ischemia. J Cereb Blood Flow Metab 27:488–500

Jacobsson B, Hagberg G, Hagberg B et al (2002) Cerebral palsy in preterm infants: a population-based case–control study of antenatal and intrapartal risk factors. Acta Paediatr 91:946–951

Johnston MV, Hagberg H (2007) Sex and the pathogenesis of cerebral palsy. Dev Med Child Neurol 49:74–78

Kaukola T, Herva R, Perhomaa M et al (2006) Population cohort associating chorioamnionitis, cord inflammatory cytokines and neurologic outcome in very preterm, extremely low birth weight infants. Pediatr Res 59: 478–483

Kim SU, de Vellis J (2005) Microglia in health and disease. J Neurosci Res 81:302–313

Kitamura Y, Takata K, Inden M et al (2004) Intracerebroventricular injection of microglia protects against focal brain ischemia. J Pharmacol Sci 94:203–206

Kumazaki K, Nakayama M, Sumida Y et al (2002) Placental features in preterm infants with periventricular leukomalacia. Pediatrics 109:650–655

Lalancette-Hebert M, Gowing G, Simard A et al (2007) Selective ablation of proliferating microglial cells exacerbates ischemic injury in the brain. J Neurosci 27:2596–2605

Lathia JD, Okun E, Tang SC et al (2008) Toll-like receptor 3 is a negative regulator of embryonic neural progenitor cell proliferation. J Neurosci 28:13978–13984

Lee R, Ng D, Fung G et al (2006) Chorioamnionitis with or without funisitis increases the risk of hypotension in very low birthweight infants on the first postnatal day but not later. Arch Dis Child 91: F346–F348

Lehnardt S, Lachance C, Patrizi S et al (2002) The toll-like receptor TLR4 is necessary for lipopolysaccharide-induced oligodendrocyte injury in the CNS. J Neurosci 22:2478–2486

Lehnardt S, Massillon L, Follett P et al (2003) Activation of innate immunity in the CNS triggers neurodegeneration through a Toll-like receptor 4-dependent pathway. Proc Natl Acad Sci U S A 100:8514–8519

Leviton A, Gressens P (2007) Neuronal damage accompanies perinatal white-matter damage. Trends Neurosci 30:473–478

Leviton A, Gilles F, Neff R et al (1976) Multivariate analysis of risk of perinatal telencephalic leucoencephalopathy. Am J Epidemiol 104:621–626

Leviton A, Paneth N, Reuss ML et al (1999) Maternal infection, fetal inflammatory response, and brain damage in very low birth weight infants. Developmental epidemiology network investigators. Pediatr Res 46:566–575

Liu XH, Kwon D, Schielke GP et al (1999) Mice deficient in interleukin- 1 converting enzyme are resistant to neonatal hypoxic-ischemic brain damage. J Cereb Blood Flow Metab 19:1099–1108

Ma Y, Li J, Chiu I et al (2006) Toll-like receptor 8 functions as a negative regulator of neurite outgrowth and inducer of neuronal apoptosis. J Cell Biol 175:209–215

Mallard C, Hagberg H (2007) Inflammation-induced preconditioning in the immature brain. Semin Fetal Neonatal Med 12:280–286

Mallard C, Welin AK, Peebles D et al (2003) White matter injury following systemic endotoxemia or asphyxia in the fetal sheep. Neurochem Res 28:215–223

Mallard C, Wang X, Hagberg H (2009) The role of toll-like receptors in perinatal brain injury. Clin Perinatol 36:763–772, v–vi

Martin D, Chinookoswong N, Miller G (1994) The interleukin-1 receptor antagonist (rhIL-1ra) protects against cerebral infarction in a rat model of hypoxia-ischemia. Exp Neurol 130:362–367

Martin-Ancel A, Garcia-Alix A, Pascual-Salcedo D et al (1997) Interleukin- 6 in the cerebrospinal fluid after perinatal asphyxia is related to early and late neurological manifestations. Pediatrics 100:789–794

Matsuo Y, Onodera H, Shiga Y et al (1994) Correlation between myeloperoxidase-quantified neutrophil accumulation and ischemic brain injury in the rat. Effects of neutrophil depletion. Stroke 25:1469–1475

Matsuo Y, Kihara T, Ikeda M et al (1995) Role of neutrophils in radical production during ischemia and reperfusion of the rat brain: effect of neutrophil depletion on extracellular ascorbyl radical formation. J Cereb Blood Flow Metab 15:941–947

McRae A, Gilland E, Bona E, Hagberg H (1995) Microglia activation after neonatal hypoxic-ischemia. Brain Res Dev Brain Res 84:245–252

Monje ML, Toda H, Palmer TD (2003) Inflammatory blockade restores adult hippocampal neurogenesis. Science 302:1760–1765

Nelson KB, Grether JK (1998) Potentially asphyxiating conditions and spastic cerebral palsy in infants of normal birth weight. Am J Obstet Gynecol 179:507–513

Nelson KB, Dambrosia JM, Grether JK et al (1998) Neonatal cytokines and coagulation factors in children with cerebral palsy. Ann Neurol 44:665–675

Nitsos I, Rees SM, Duncan J et al (2006) Chronic exposure to intra-amniotic lipopolysaccharide affects the ovine fetal brain. J Soc Gynecol Investig 13:239–247

Oygur N, Sonmez O, Saka O et al (1998) Predictive value of plasma and cerebrospinal fluid tumour necrosis factor-alpha and interleukin-1 beta concentrations on outcome of full term infants with hypoxic-ischaemic encephalopathy. Arch Dis Child Fetal Neonatal Ed 79: F190–F193

Palmer C, Roberts RL, Young PI (2004) Timing of neutrophil depletion influences long-term neuroprotection in neonatal rat hypoxic- ischemic brain injury. Pediatr Res 55:549–556

Patni S, Flynn P, Wynen LP et al (2007) An introduction to Toll-like receptors and their possible role in the initiation of labour. BJOG 114:326–1334

Reiman M, Kujari H, Maunu J et al (2008) Does placental inflammation relate to brain lesions and volume in preterm infants? J Pediatr 152:642–647

Rolls A, Shechter R, London A et al (2007) Toll-like receptors modulate adult hippocampal neurogenesis. Nat Cell Biol 9:1081–1088

Romero R, Dey SK, Fisher SJ (2014) Preterm labor: one syndrome, many causes. Science 345(6198): 760–765

Savman K, Blennow M, Gustafson K et al (1998) Cytokine response in cerebrospinal fluid after birth asphyxia. Pediatr Res 43:746–751

Shalak LF, Laptook AR, Jafri HS et al (2002) Clinical chorioamnionitis, elevated cytokines, and brain injury in term infants. Pediatrics 110:673–680

Shimazaki T, Shingo T, Weiss S (2001) The ciliary neurotrophic factor/leukemia inhibitory factor/ gp130 receptor complex operates in the maintenance of mammalian forebrain neural stem cells. J Neurosci 21:7642–7653

Shinjyo N, Stahlberg A, Dragunow M et al (2009) Complement-derived anaphylatoxin C3a regulates in vitro differentiation and migration of neural progenitor cells. Stem Cells 27:2824–2832

Silveira RC, Procianoy RS (2003) Interleukin 6 and tumor necrosis factor-alpha levels in plasma and cerebrospinal fluid of term newborn infants with hypoxic-ischemic encephalopathy. J Pediatr 143:625–629

Stanley FJ (1994) The aetiology of cerebral palsy. Early Hum Dev 36:81–88

Stephan AH, Barres BA, Stevens B (2012) The complement system: an unexpected role in synaptic pruning during development and disease. Annu Rev Neurosci 35:369–389

Stridh L, Mottahedin A, Johansson ME et al (2013) Toll-like receptor-3 activation increases the vulnerability of the neonatal brain to hypoxia-ischemia. J Neurosci 33 (29):12041–12051

Svedin P, Hagberg H, Savman K et al (2007) Matrix metalloproteinase- 9 gene knock-out protects the immature brain after cerebral hypoxia-ischemia. J Neurosci 27:1511–1518

Szaflarski J, Burtrum D, Silverstein FS (1995) Cerebral hypoxia- ischemia stimulates cytokine gene expression in perinatal rats. Stroke 26:1093–1100

Tahraoui SL, Marret S, Bodenant C et al (2001) Central role of microglia in neonatal excitotoxic lesions of the murine periventricular white matter. Brain Pathol 11:56–71

Toti P, De Felice C, Palmeri ML et al (1998) Inflammatory pathogenesis of cortical polymicrogyria: an autopsy study. Pediatr Res 44:291–296

Tran PB, Banisadr G, Ren D et al (2007) Chemokine receptor expression by neural progenitor cells in neurogenic regions of mouse brain. J Comp Neurol 500:1007–1033

Tsuji M, Wilson MA, Lange MS et al (2004) Minocycline worsens hypoxic-ischemic brain injury in a neonatal mouse model. Exp Neurol 189:58–65

Vela JM, Molina-Holgado E, Arevalo-Martin A et al (2002) Interleukin- 1 regulates proliferation and differentiation of oligodendrocyte progenitor cells. Mol Cell Neurosci 20:489–502

Verma U, Tejani N, Klein S et al (1997) Obstetric antecedents of intraventricular hemorrhage and periventricular leukomalacia in the low-birth-weight neonate. Am J Obstet Gynecol 176:275–281

Vilcek J (1998) The cytokines: an overview. In: Thomson AW (ed) The cytokine handbook, 3rd edn. Academic, San Diego, pp 1–21

Walder CE, Green SP, Darbonne WC et al (1997) Ischemic stroke injury is reduced in mice lacking a functional NADPH oxidase. Stroke 28:2252–2258

Wang X, Hagberg H, Nie C et al (2007a) Dual role of intrauterine immune challenge on neonatal and adult brain vulnerability to hypoxia- ischemia. J Neuropathol Exp Neurol 66:552–561

Wang X, Svedin P, Nie C et al (2007b) N-acetylcysteine reduces lipopolysaccharide-sensitized hypoxic-ischemic brain injury. Ann Neurol 61:263–271

Wang X, Stridh L, Li W et al (2009) Lipopolysaccharide sensitizes neonatal hypoxic-ischemic brain injury in a MyD88-dependent manner. J Immunol 183: 7471–7477

Wu YW, Colford JM Jr (2000) Chorioamnionitis as a risk factor for cerebral palsy: a meta-analysis. JAMA 284:1417–1424

Wu YW, Escobar GJ, Grether JK et al (2003) Chorioamnionitis and cerebral palsy in term and near-term infants. JAMA 290:2677–2684

Wu YW, Croen LA, Torres AR et al (2009) Interleukin-6 genotype and risk for cerebral palsy in term and near-term infants. Ann Neurol 66:663–670

Yan E, Castillo-Melendez M, Nicholls T et al (2004) Cerebrovascular responses in the fetal sheep brain to low-dose endotoxin. Pediatr Res 55:855–863

Yang L, Sameshima H, Ikeda T et al (2004) Lipopolysaccharide administration enhances hypoxic-ischemic brain damage in newborn rats. J Obstet Gynaecol Res 30:142–147

Yoon BH, Romero R, Park JS et al (2000) Fetal exposure to an intra-amniotic inflammation and the development of cerebral palsy at the age of three years. Am J Obstet Gynecol 182:675–681

Yoon BH, Romero R, Moon JB et al (2001) Clinical significance of intra-amniotic inflammation in patients with preterm labor and intact membranes. Am J Obstet Gynecol 185:1130–1136

Young RS, Hernandez MJ, Yagel SK (1982) Selective reduction of blood flow to white matter during hypotension in newborn dogs: a possible mechanism of periventricular leukomalacia. Ann Neurol 12:445–448

Zou YR, Kottmann AH, Kuroda M et al (1998) Function of the chemokine receptor CXCR4 in haematopoiesis and in cerebellar development. Nature 393:595–599

极低出生体重儿的正常和异常神经发育和行为预后

Betty R. Vohr

王来栓　翻译

目录

缩写词

ASD	Autism spectrum disorder	孤独症谱系障碍
Bayley Ⅱ	Bayley Scales of Infant Development Ⅱ	婴儿贝利发育量表Ⅱ
Beery VMI	Beery Developmental Test of Visual Motor Integration 4th Ed	Beery 视觉运动整合发育测试第 4 版
CP	Cerebral palsy	脑瘫

DCD	Developmental coordination disorder	发育协调障碍
ELBW	Extremely low birth weight	超低出生体重
GMFCS	Gross Motor Function Classification System	粗大运动功能分类系统
M-CHAT	Modified Checklist for Autism in Toddlers	幼儿自闭症检查表改良版
PDI	Psychomotor Developmental Index	精神运动发育指数
PVL	Periventricular leukomalacia	脑室周围白质软化
VLBW	Very low birth weight	极低出生体重
NICHD	National Institute of Child Health and Human Development	美国国家儿童健康与人类发育研究所
NICU	Neonatal intensive care unit	新生儿重症监护室
NDI	Neurodevelopmental impairment	神经发育受损
MDI	Mental Developmental Index	智力发育指数

摘要

围产期和新生儿期技术的进步使得脆弱的、"高风险"的极低出生体重儿（<1 500g）存活率提高，包括了超低出生体重儿（<1 000g）。这些高风险的早产儿存活后导致出院后各种并发症明显升高，包括神经学/感统、认知、粗大运动和精细运动、说话和语言发育、运动功能和协调性、每日生存的功能性技巧及行为等方面的后遗症。美国大多数的三级护理项目和所有新生儿康复训练项目都有一个结构化的随访项目，这些项目主要用来监测和科研。在这些随访项目中，采用多种评估工具来识别早产儿的神经发育后遗症。在生后前3年内可靠评估主要的感统并发症及神经发育后遗症。这些主要异常的表现中大多数可以在18~24月龄时被识别出来。这些早期儿童期的评估常常是临床试验的主要预后结果，也有助于推荐准确的干预措施。尽管当前数据表明随着年龄增长，神经发育有恢复，但是当前也有证据表明存在一些不良的预后，如执行功能障碍、异常行为，以及学龄期和青春期存在的心理问题。在学龄期的评估与早期评估相比，可以提供更可靠的远期预后的预测。

119.1　要点

- 负责随访项目主要区域的监测和研究
- 主要的神经发育后遗症可在18~24月龄时被识别
- 多项评估工具可用来评估早产儿的神经发育后遗症
- 在生后3年内评估可可靠的识别出感统发育并发症
- 在学龄期时间内评估的发育结果是最为可靠的远期预后结局，包括执行功能障碍和学习成就

119.2　引言

在过去10~20年内围产期和新生儿期技术的进步使得脆弱的、"高风险"的极低出生体重（VLBW，<1 500g）儿存活率提高，包括了超低出生体重（ELBW，<1 000g）儿（El-Metwally et al. 2000；Fanaroff et al. 2003；Hintz et al. 2005a，b，c；National Institutes of Health（NIH）1995；Costeloe et al. 2012；Stoll et al. 2010，2015；Patel et al. 2015）。治疗方面的进步包括糖皮质激素应用（Crowley et al. 1990；McCormick 1993），对于呼吸窘迫综合征患儿采用肺泡表面活性物质（Schwartz et al. 1994；Ware et al. 1990）。预防性应用吲哚美辛预防脑室内出血（Ment et al. 1994；Schmidt et al. 2001）。营养管理的提高和新的呼吸道技术应用（Barrington and Finer 2007；Ballard et al. 2015；Vaucher et al. 2012；Finer et al. 2010），都有利于 ULBW 或 ELBW 儿的存活，尤其是出生体重<1 000g 的早产儿（El-Metwally et al. 2000；Fanaroff et al. 2003；Hintz et al. 2005a，b，c，2011）。这些高风险的存活早产儿持续增加复杂的新生儿医学方面的并发症，这些并发症影响体内各个脏器系统，包括肺、胃肠道、肾脏、大脑；出院后的并发症主要包括逐渐增长的生长受限，神经系统、行为发育、认知、神经心理功能障碍，以及行为后遗症（Hintz et al. 2011，2015；Blakely et al. 2005；Ehrenkranz et al. 2006；Laptook et al. 2005；Schmidt et al. 2003；Shankaran et al. 2004；Walsh et al. 2005；Vohr et al. 2005a，2012）。

美国大部分的三级护理中心和所有新生儿培训项目都要求护理中心的人员和结构化随访项目中出院患儿评估人员共同参与。由美国国家儿童健康与人类发育研究所（NICHD）、神经障碍和卒中风国家机构及疾病控制和预防中心共同资助举办的工作

小组会议在 2002 年建立了早产儿随访服务的指南（Vohr et al. 2004a）。工作小组总结到随访项目的的主要模块是监测和研究。

监测主要指在高风险早产儿从新生儿重症监护室（NICU）出院后，可以系统性进行操作和汇报护理结果。对于 NICU 数据检测系统的管理可提高审核干预措施的安全性和有效性能力，有效把握个体入 NICU 的指征，总结年新生儿发病率，同时总结年出院患儿的预后，如脑瘫（CP）、精神发育迟缓、运动发育迟缓、视盲、听力损伤、行为异常、孤独症、学习障碍、生发受限和其他医疗发病率。对于特异性疾病状态和由胎龄分类的疾病的主要预后结局的信息告知，可以提供医生对高风险患儿家属预后相关的咨询（American Academy of Pediatrics. Committee on Fetus and Newborn 1995）。一个随访诊所也可为从 NICU 出院的患儿提供一套无缝衔接的综合医疗、心理咨询等干预服务（Broyles et al. 2000）。获得的预后数据可用来与健康和教育部分数据共享，进一步对 NICU 高风险 - 出院患儿提供充足的医疗服务进行帮助。

研究是学术性新生儿项目的其中一部分。进行结构化随访项目的一大优势是可以提供进行观察性研究到随机对照研究科研项目的途径，包括出院后患儿预后。对 NICU 新生儿的随访对照研究发现当前，出院后患儿神经发育损伤是常见的主要预后。

随着新生儿和婴儿发育贝利量表Ⅲ的应用，神经发育受损（NDI）定义被 NICHD NRN 修订。NDI 当前被认为可疑反映中 - 重度神经障碍，并且被定义为以下一种或多种临床表现：中 - 重度 CP，神经体格检查异常，非脑瘫相关的粗大运动功能分类系统（GMFCS）超过 2 级水平，贝利婴幼儿发育量表Ⅲ认知得分 <70，视野双盲 <20/200，或者永久性听力损失，以致于不能理解或交流。除此之外，贝利Ⅲ量表的认知评估切点经过 NICHD 网络修订为中度延迟，重度延迟，即明显的延迟得分 <70。语言发育延迟可单独评估。围产期预后和长期预后中间频繁的断开，评估临床试验的标准预后根据出院后 NDI。例如，持续给氧以维持呼吸窘迫综合征和随后的早产儿视网膜疾病，生后使用糖皮质激素维持机械通气导致的支气管肺发育不良疾病及随后的 CP（Barrington 2001；Kinsey et al. 1977；Msall et al. 2000；Thebaud et al. 2001）。NDI 通常与死亡相互关联，现已被认为是主要预后的选择，目前达成一致的是死

亡是与 NDI 相竞争的结果。应用相同定义作为科研的预后结局更容易对比结果。

119.2.1 方法学和随访技术

已知报道的新生儿并发症事件（如支气管肺发育不良）存在差异，或者出院后预后（如脑瘫）等可能与特异性干预措施无关，而是与 NICU 群体人口学特征（种族、健康保险、贫富差距）以及管理方式有关。医疗管理混乱的表现之一就是产前和剖宫产管理政策；使用机械通气、药物、肠内肠外营养的多样性，以及关于在人力资源限制的情况下新生儿护理的开展（Rysavy et al. 2015）。影响新生儿预后的因素较多，包括多胎或单胎，先天性或后天获得，出生胎龄及男女性别比例（Tyson et al. 2008）。社会和环境的较大异质性也会明显影响新生儿预后，如贫穷水平、居民医保和商业保险，父母教育水平，母语是否说英语，或双语或非英语母语，文化或宗教差异，出院后医疗服务获取，治疗，早期干预或接受教育服务（Watson et al. 1996）。随访项目之一的困难原因是接受教育程度较少或者未接受过教育的家庭更易失访，这个可以导致不同 NDI 率（Aylward et al. 1985）。

119.2.1.1 随访项目评估

可以很好的确定年龄对随访评估结果的影响。生后第 2~3 年，主要的预后包括：中 - 重度 CP，精神发育迟缓，双盲，双侧听力损失。当前研究项目主要采取的生后 3 年预后指标是结合 NDI 的综合指标。然而，在学龄期，关于认知和神经心理隐性缺陷逐渐明显，如语言技术受损、精细运动技能、执行技能、记忆技能、注意力缺陷问题，这些缺陷可以在标准性机构进行明确诊断。

经常被提及的问题是达到多大年龄可以明确新生儿干预的影响。当前较为明确的是出院时神经发育的水平限制了进行对以后的预测价值。目前达成一致看法的是在 18~24 月龄时主要的神经发育和感统损伤是可以识别出来的。然而，当前存在的问题是，18~24 月龄发现的问题是否可以预测学龄期呢？关于早产儿儿童神经心理问题的纵向随访研究结果示这些儿童存在多样的神经和发育过程，包括平稳发展（Hintz et al. 2011；Rickards et al. 1988），或进步（Vohr et al. 2012；Wilson-Costello et al. 2007；Luu et al. 2009a),或加重(McCormick et al. 1990;Taylor et al. 2000a)。早期评估的预测价值研究的局限性之一可能是继发于随访率的差异,对主要神经或感觉统合受损的儿童纳入和排除标准,以及出院后环境(Aylward 1992)。理想情况是将随访率达到90%来减少偏倚。通过性别或年龄匹配的对照组可以加强预后数据的准确性。由于追踪新生儿到学龄期年龄所需要的成本过高,大部分的临床试验或观察性研究报道预后的年龄在18~24月,这个年龄可以识别出来神经后遗症。

119.3 评估

预后研究的其中之一方法是报告全面性的神

通过相关症状、发育水平、功能和健康 - 护理现状等方面可综合全面观察到一个儿童及家庭状况。表119.1列举了随访研究项目中用到的评估工具,及0~36月龄儿童的评估,并分为7大类:神经 / 神经感觉统合、认知,视觉运动和精细运动,演讲和语言,运动功能 / 协调性,日常生活的功能性技巧及行为。

119.3.1 神经 / 神经感觉统合

由于神经发育的状态,尤其是脑瘫,严重影响着一个孩子及其家庭,因此,这个指标被认为是最重要的 NICU 质量指征。脑瘫的诊断标准依靠系统性的神经系统评估操作(Amiel-Tison 1987)。脑瘫被定义为非进展性的中枢神经系统障碍,全少一侧肢体

表 119.1 评估

测试		年龄
1. 神经和感觉		
视力	眼科检查	所有年龄
听力	听力脑干检查	所有年龄
	耳声发射	所有年龄
	鼓室听力检查	>6 月龄
	视觉增强听力检查	>6 月龄
神经系统	标准神经系统检查	所有年龄
	可儿童分类正常 / 可疑 / 异常	
	脑瘫:轻度 / 中度 / 重度	
2. 发育性 / 智力和发育性测验		
贝利婴幼儿发育量表Ⅱ(BSID Ⅱ)(Bayley 1993)		1~42 月龄
贝利婴幼儿发育量表Ⅲ(Bayley 2006)		1~42 月龄
Stanford-Binet 智力测试第 4 版(SB-4)(Thorndike et al. 1986)		2~18 岁
差异能力量表(Elliott 1990)		2.5~18 岁
McCarthy 量表(McCarthy 1972)		2.5~8.5 岁
3. 视觉运动		
Beery 视觉运动整合发育测试(VMI)(Beery 1989)		3~8 岁
4. 发音 / 语言 / 词汇		
学前语言量表 3(Zimmerman et al. 1992)		出生 ~6 岁
Peabody 图形词汇测试修订版(PPVT-R)(Dunn and Dunn 1997)		2.5 岁 ~成人
早期语言里程碑 2(ELM2)(Coplan 1993)		出生 ~36 月龄
交流发育排序量表修订版(SICDR)(Hendrick et al. 1984)		4 月龄 ~4 岁

续表

测试	年龄
5. 运动功能	
Peabody 发育运动量表（Folio and Fewell 1983）	0~7 岁
ACS 早期筛查　运动（Harrison et al. 1990）	2~11 岁
Palisano 粗大运动发育量表（Palisano et al. 1997）	2~18 岁
儿童运动发育评估（M ABC）（Barnett et al. 2007）	3 岁 ~16 岁 11 月龄
6. 功能性状态	
WeeFim（Msall et al. 1994）	6 月龄 ~8 岁
文兰适应行为量表（VABS）（Sparrow et al. 1984）	出生 ~18 岁 11 月龄
巴特勒发育量表（BDI）（Newborg et al. 1984）	出生 ~8 岁
儿童残疾评估量表（PEDI）（Haley et al. 1992）	6 月龄 ~7.5 岁
7. 行为预后	
儿童行为清单（CBCL 1.5-5）（Achenbach 1991b）	1.5~5 岁

具有肌张力异常的特点，以及与年龄相关的不自主的肢体活动及异常姿势（Amiel-Tison 1987）。CP 对于婴幼儿来说 1 岁之内较难诊断，因为在早产儿生后第一年内肌张力增高的发病率较难评估（Drillien 1972）。对于中 - 重度脑瘫的明确诊断在 18 月龄。中度脑瘫被定义为不能独坐或需要支撑才可以坐稳，但需要支撑的物体是用来应急的。重症脑瘫被定义为即使提供支撑仍然不能坐稳。根据 GMFCS 将 2~18 岁儿童脑瘫严重性分为 5 个等级，并且这个标准经常被用来分类运动功能的损害（Russell et al. 2002；Palisano et al. 2006）。早产儿中其他神经系统表现如肌张力增高、肌张力低下、癫痫、运动障碍、手不呈钳状握持状态，或面神经麻痹均是脑瘫的非特异性表现。描述手功能、坐、自我运动能力的明确标准也逐渐在发展（Msall et al. 1997）。中 - 重度的 CP 是 NDI 的复合体。

视力异常在早产儿中较为常见（Msall et al. 2004）。三级护理中心标准性护理包括了对早产儿视网膜病在住院期间进行的眼科检查，可以在恰当的时机进行适合的随访和干预。这样有助于重症和轻症不同程度的患儿视力受损的鉴定。此外，还有助于动态鉴定出斜视和近视。双盲也是 NDI 的表现之一。

鉴于所有 NICU 早产儿均存在听力损失的风险，包括神经性听力损失（听神经病和听力不同步），因此 2007 年婴儿听力联合委员会推荐对于婴儿需要重症监护护理 >5 天的婴儿进行自主听力脑干诱发反应筛查。而对于未能筛查的婴儿在 3 月龄时进行全面的听力评估。对于小于 6 月龄的婴儿，进行听力诊断评估包括诊断性听力脑干诱发反应和耳声发射。对于发育年龄超过 6 月龄儿童也应该进行行为评估，包括视力增加听觉等。双侧听力损失也被纳入为 NDI 综合性表现之一。

119.3.2　认知

婴儿贝利发育量表 II（Bayley II）（Bayley 1993）既往是最常见被用于评估 4~36 月龄儿童发育情况，包括认知[智力发育指数（MDI）]和运动[精神运动发育指数（PDI）]两个域。足月儿出生的正常儿童群体，Bayley 得分在 100 ± 15 分，代表着均值 ±1 个标准差。当得分 <70 分，即 <2SD，表示该儿童存在发育迟缓。Bayley 婴儿发育量表第 3 版（BSID Ⅲ）（Bayley 2006）当前被用来评估 1~42 月龄儿童的发育情况。Bayley Ⅲ 研发的一部分目的是为了将认知从语言区域中区分出来，以消除双语或非英语家庭评估时偏倚。与 Bayley II 相比，BSID Ⅲ 由 3 部分域组成：认知，语言，运动组合得分。除此之外，还有以下亚组得分：接受性语言，表达性语言，精细运动和粗大运动技能等。

Stanford-Binet 智力评估量表第 4 版（Thorndike et al. 1986）、差异能力量表（Elliott 1990）和儿童能力

麦卡锡量表（Mc Carthy 1972）都是用来测试早期认知及发育程度。对研究儿童群体，预后数据可以用来对比两组人群（干预组 vs 对照组）或与正常儿童对比。儿童的总体表现通常通过一系列测试来评估，这些测试包括视觉感知技能（Beery 1989；Colarusso and Hammill 2003）、语音和语言技能（Coplan 1993；Hendrick et al. 1984；Zimmerman et al. 1992；Dunn 1997）、认知（Thorndike et al. 1986；Elliott 1990；Mc Carthy 1972；Wechsler 1989；Woodcock and Johnson 1989）、精细和总体运动功能（Bruininks 1978；Folio and Fewell 1983；Harrison et al. 1990；Palisano 1993），行为（Ireton 1992；Larson and Vitali 1988；Miller 1988；Nehring et al. 1992），以及功能技能和保健状况（Msall et al. 1994；Newborg et al. 1984；Sparrow et al. 1984）。

对于单个儿童，早期测试结果在预测认知状态存在一定局限性。首先，在较低年龄段进行的测试可能无法利用与同一年龄阶段年龄较大的孩子相同的心理能力，并且该孩子居住在变化多端的环境中，对精神心理发育存在影响。学龄期预后是最能体现认知功能的最后状态。

在学龄期，认知功能评估可用各种不同的量表进行测试，包括斯坦福 - 本尼特智力测试量表，第 4 版；韦氏幼儿学前和小学智力量表，第 3 版；韦氏儿童智力量表，伍德考克 - 约翰逊心理教育小组，修订版；差异能力量表；麦卡锡儿童能力量表；英国能力量表；以及考夫曼儿童评估小组。每一项测试都会提供 IQ 得分，并且亚测试得分可以在局限范围内测定特定领域的优点和缺点。这些测试，如贝利量表，会在基本群体中得出一个平均值及 1 个标准差的值：100 ± 15 分。

119.3.3 视觉运动和精细运动

第三类是视觉运动和精细运动技能（Beery 1989；Colarusso and Hammill 2003）。视觉运动技能测试最常应用的是 Beery 视觉运动综合发育测试第 4 版（Beery VMI）（Beery 1989）。VMI 主要是评估视觉印象与运动行为整合的程度。这有助于我们早期鉴别出视觉运动，以避免进展为更严重的问题。VMI 由按一定顺序排列的几何图案组成，难度依次增加。测试儿童需用铅笔和纸依次誊写图案。精细运动技能可采用 Peabody 发育运动量表进行评估（Folio and Fewell 1983）。该测试主要是让孩子完成各种精细运动任务，包括积木设计、形状模仿、切割、折叠和动手任务等。得分基于相应年龄阶段根据测试儿童的表现计算发育运动商，平均发育商值是 100 ± 15 分。

119.3.4 演讲与语言

语言发育延迟在早产儿中常见，并且有多种检测方法可以使用（Vohr et al. 2014）。学龄前语言评估量表第 3 版被认为是评估语言的标准性检测，包括两大类分量表——听觉理解和表达交流——进而来评估注意力、词汇发育、社交沟通、语义、语言组织结构和整合思维能力。Peabody 图形词汇测验（Dunn and Dunn 1997）是一个非言语、多选择测验，可以衡量接受性词汇。早期语言里程碑量表第 2 版（Coplan 1993）评估演讲和语言发育的三大区域：听觉性表达、听觉性接受和视觉。社交沟通发育秩序量表修订版（Sequenced Inventory of Communication Development Revised edition，SICDR）（endrick et al. 1984）主要是用来评估 4 月龄 ~4 岁儿童沟通能力。已经被成功用于感知能力受损和不同程度延迟的儿童（Wagner et al. 1999a，b；Semel et al. 1995；Peterson et al. 2002）。

119.3.5 运动功能 / 协调性

发育运动量表（Folio and Fewell 1983）是一项测试儿童出生后至 83 月龄期间粗大运动和精细运动技能的量表。早期筛查文件（Harrison et al. 1990）测量儿童的运动、认知 / 语言和发育技能。早期筛查文件由三大模块组成：运动模块、认知 / 语言模块和自助 / 社交模块。GMFCS 来源于 Russell 等和 Palisano 等的研究工作，用来在预后研究中评估粗大运动功能（Russell et al. 1989，2000，2002；Palisano et al. 1997）。该得分系统进一步由 Palisano 和他的同事进行研发，按照运动技能分为 0~5 级（Russell et al. 1989，2000，2002；Palisano et al. 1997）。该系统研发了一种通过直接观察儿童粗大运动进行评估运动功能的方法。主要是描述儿童的运动功能，而不是动作的流畅性。Palisano 的系统分类评分以 5 分制进行评估。0 分指 18~24 月龄儿童运动功能正常，包括可独立行走至少 10 步；1 分指可独坐，手膝盖爬行，可独站，能基本行走或扶走；2 分是指用手撑坐,用腹部爬行,可扶站;3 分是指需借助外力坐,翻身,或爬行;4 分是指支撑坐位时抬头稳,或俯卧时抬头;5 分是指不能抵抗重力的运动,不能抬头或移动身体等(Palisano et al. 1997;Vohr et al. 2005b)。GMFCS 并没有评估精细运动。儿童运动评估小组第 2 版(运动 ABC-2)提供各观,定量的运动能力评估(Barnett et al. 2007;Johnson et al. 2005)。该检测分为 3 个年龄阶段,并且评估动手灵敏性、定向和追逐及平衡能力等。

119.3.6　功能性测量

六大领域的评估包括对每日生活技能的功能性评估。功能评估是一个过程,该过程尽可能准确地确定一个人执行日常生活任务能力,以及在相同年龄和文化背景下,理想中身体和情绪健康的人,履行社会角色的能力(Msall 1996,2005;Duffner et al. 2012)。对于儿童来讲,重要任务包括吃饭、穿衣、洗澡、言行一致、活动、交流、玩耍、社交互动等(Granger et al. 1987)。预期的社会角色包括与同龄人互动和上学。四大功能性预后测量标准当前都是可获得的(Msall et al. 1994;Sparrow et al. 1984;Haley et al. 1991,1992)。儿科残疾评估量表(PEDI)评估了 6 个月至 7.5 岁儿童的技能发育:包括自我照顾技能,活动技能,社交技能,协助看护人技能,以及改变环境技能(Haley et al. 1992)。文莱适应行为量表用于测量从出生到 18 岁的儿童的沟通、日常生活、社交和运动技能(Sparrow et al. 1984)。文莱量表已被用于运动、认知和感觉障碍儿童。Rosenbaum 等已经提倡使用它来描述出生 VLBW 的儿童的残疾程度(Rosenbaum et al. 1995)。Battelle 发育量表是针对 0~8 有或未合并发育迟缓的儿童发育教育性评估系列(Newborg et al. 1984)。Battelle 由 5 个部分组成:个人社交,适应性,运动性,沟通性和认知性。它被广泛用于早期干预中。儿童功能性独立能力评估可用于 8 岁以下有或无合并残疾的儿童。8 岁以后,个体发育技能低于 8 岁儿童,仍然可以继续使用儿童功能性独立能力评估直至青春期(Granger et al. 1993)。

119.3.7　行为和心理

行为评估通常在婴幼儿期和儿童期由父母、老师或受试者进行访谈,并采用行为、注意力、适应能力和抑郁的标准化测量方法。儿童行为清单(Achenbach 1991a)是由家长填写的问卷,用来描述儿童社交能力和情绪 / 行为问题,通常用于随访研究。它有两个版本,分别为 1.5~5 岁版和 4~18 岁版。它对内化性行为(即焦虑,抑郁和过度控制)和外化性行为(即激进、多动、不依从和不受控制)进行评分,并针对沉闷、躯体主诉、焦虑 / 沮丧、社会问题、思想问题、注意力问题、违法行为、攻击性行为以及任何行为问题的存在进行评分。Conners 评分量表(Conners 1996;Gianarris et al. 2001)是为父母或老师设计的问卷,用于描述学龄儿童注意力不集中、多动和对立的症状(Scott et al. 2012)。当前,持续增长的病例提示年龄较大儿童也存在各种心理行为问题(arooqi et al. 2007;McLaughlin et al. 2011;Hack 2006;Lindstrom et al. 2009)。该人群中研究较多的是儿童抑郁症。目前,改良版幼儿自闭症检查表(M-CHAT)(Robins et al,2001;Kleinman et al,2008)和广泛性发育障碍筛查测试 II(Siegel 2004)可作为孤独症谱系障碍(ASD)的筛查工具。

119.3.8　正常和异常预后的定义

尽管,对于婴儿预后传统定义通常为异常预后,如 NDI,但是越来越多的研究人员试图定义正常的预后。Gargus 等在研究中定义纠正月龄 18~22 月龄的"未成熟儿"正常预后为 Bayley II 量表 MDI 和 PDI 得分在平均值及 1 个标准差内,正常的神经学结果,正常的视力和听力,由父母提供的正常吞咽功能,正常的行走能力(Gargus et al. 2009)。此外,如果婴幼儿患有以下任何一种情况,则被归为轻度障碍:Bayley MDI 或 PDI 得分在 70~84 分,CP,轻度的其他神经系统结果或轻度的感觉障碍(戴眼镜,短暂性传导性听力减退,单侧听力减退,或单侧失明)。正常预后是在极低出生体重婴儿中 30 月龄大时进行评估(Kumar et al. 2013)。根据 Bayley II 量表,严重 NDI 定义为以下任何一项:Bayley 量表得分 MDI<70 分,Bayley PDI 得分 <70 分,中度至重度 CP,双侧失明或需要戴助听器的双侧听力损失。在引入 Bayley 婴幼儿发育量表 III(Bayley 2006)之后,研究者对 NICHD 认知障碍程度的定义进行了修改。关于该新的定义在认知章节中进行描述。

119.3.9　极低出生体重儿的预后

大部分已发表的婴幼儿关于神经发育预后文献主要集中在中 - 重度残疾发生率（Hack and Fanaroff 2000；Vohr 2013）。我们对这些神经发育结局感兴趣是由于他对发育影响严重且经常合并残疾。不像死亡率这几年明显下降（Fanaroff et al. 2003；Hintz et al. 2005b；Blaymore-Bier et al. 1994；Hack et al. 1996；O'Shea et al. 1997；Piecuch et al. 1997；Wilson-Costello et al. 2005），中 - 重度残疾率这 20 年来变化并不明显（Hintz et al. 2005b；Wilson-Costello et al. 2005，2007；Blaymore-Bier et al. 1994；Hack et al. 1996，2000a；Piecuch et al. 1997；Lorenz et al. 1998；Vohr and Msall 1997）。死亡率及残疾率在 ELBW 中达到最高，通常这些发生率随着胎龄和出生体重的减小而逐渐增加（Hack and Fanaroff 2000；O'Shea et al. 1997；Wilson-Costello et al. 2005；Emsley et al. 1998；Vohr et al. 2000a）。婴儿在 24~25 周胎龄出生早产儿，重度残疾全球发生率有所不同：出生在 24 周胎龄早产儿发生率在 22%~45%，出生在 25 周胎龄早产儿发生率在 12%~35%，出生体重 <800g 的早产儿发生率在 9%~37%（Hack and Fanaroff 2000；Lorenz et al. 1998）。根据 NICHD 新生儿研究网络，出生在 27~32 周的早产儿 NDI 发生率在 20 世纪 90 年代波动在 28%~40%，出生在 22~26 周的早产儿 NDI 发生率在 45%~50%（Vohr et al. 2005a）。研究发现，仅 21% 的 ELBW 儿在 18 月龄时未发现神经损伤（无脑瘫，认知和运动得分正常，无视力或听力损伤）（Hintz et al. 2005b）。20 世纪 90 年代在全球范围不同区域性和当地研究报告了相近的主要 NDI 发生率，从 28% 到 48%（Wilson-Costello et al. 2005，2007；Blaymore-Bier et al. 1994；Hack et al. 1996；O'Shea et al. 1997；Msall et al. 1992）。详见表 119.2。

119.3.10　神经 / 神经感觉

极早产儿出生时期正好为脑发育和成熟的关键时期，因此导致他们出生后脑损伤的风险极大升高，例如缺氧、缺血、营养不良、感染等，这些均与脑室内出血和脑室周围白质软化（PVL）有关。PVL 是脑室周围白质在低灌注和梗死后受损导致的结果。影像学上可通过有回声，回声密度或囊性病变辨别出来。尽管足月儿期间脑室内出血、脑室增宽和囊性

PVL 均跟脑瘫相关，但是囊性 PVL 是最强的预测因子（Vohr et al. 2005b）。

尽管 ELBW 中 CP 发生率在 5%~30% 之间波动（Hintz et al. 2005b；Shankaran et al. 2004；Vohr et al. 2005a，b；Wilson-Costello et al. 2005，2007；Hack and Fanaroff 2000；O'Shea et al. 1997；Lorenz et al. 1998；Vohr and Msall 1997；Emsley et al. 1998；Marlow et al. 2005；Doyle and Ander-son 2005；Wood et al. 2000，2005），但最常被认可的是在 15%~23%（Hintz et al. 2005b. 2011；Vohr et al. 2005b；Marlow et al. 2005；Doyle and Anderson 2005；Wood et al. 2000）。人群中最常见的脑瘫是痉挛性截瘫，占所有病例的 40%~50%，随后是痉挛性四肢瘫和偏瘫（Vohr et al. 2005b；Wood et al. 2000）。这并不奇怪，PVL 病变包括对白质的损伤，因此下肢运动功能受影响。更加广泛的病变也可以引起上肢运动功能受损。

当前，脑瘫是早产儿相关并发症最广为认知的，也可能是运动功能异常最常见的残疾的疾病，早产儿出生的婴幼儿通常在神经系统发育方面显示出较小的严重差异。在生后第一年内，短暂性肌张力障碍是 VLBW 儿运动发育常见差异（Drillien 1972；Bracewell and Marlow 2002；Pedersen et al. 2000）。短暂性肌张力障碍首次被报道是 Drillien 等在 1972 年在对婴儿神经系统体格检查时发现几乎一半低出生体重儿（<2 000g）在生后第一年内存在暂时性肌张力异常。最近，这些暂时性结果在 21%~36% 早产儿婴儿中又被重新观察到，并且在纠正到 7 月龄时达到高峰期（Bracewell and Marlow 2002；Pedersen et al. 2000；De Vries et al. 2004a，b）。其所描述的运动特点包括躯干和下肢的伸肌张力增高，下肢的内收肌张力增高导致肩部收缩和髋关节旋转，持续的原始反射，拉着坐起时头后仰以及支持反应延迟（Drillien 1972）。当前与肌张力障碍相符的发现增加了随后出现的认知和运动问题（包括 CP）的风险，但特异性较低，因为它们在 80% 的婴儿中是短暂的，在 8 至 12 个月大时逐渐消失。剩余的 20% 逐渐被诊断为脑瘫。

ELBW 儿的神经感觉障碍发生率虽然比运动障碍少得多，但仍比普通人群要高。单侧或双侧视盲在 ELBW 儿中发生率在 1%~10%（Hintz et al. 2005b；Shankaran et al. 2004；Wilson-Costello et al. 2005，2007；Hack and Fanaroff 2000；O'Shea et al. 1997；Vohr et al. 2000a，2004b；Wood et al. 2000）。轻

表 119.2　纠正胎龄 12~36 月龄的超低出生体重儿（ELBW 婴幼儿）认知预后

作者	国家	年龄/月	MDI<70	平均MDI	分组	体重（克）/胎龄（周）	样本量	出生年份
Hack et al.（1996）	Local center, USA	20	26% 20%	83 89	1982—1988 1990—1992	<750g	38	1982—1992
Shankaran et al.（2004）	NICHD, USA	18~22	46%	N/A	N/A	<750g	246	1993—1999
Hack et al.（2000）	Worldwide review	12~36	13%~48%	N/A	N/A	<800g	回顾	1987—1995
Lorenz et al.（1998）	Worldwide review	可变	14%	N/A	N/A	<800g <27 周	回顾	1977—1994
O'Shea et al.（1997）	Regional, USA	12	13% 20% 13%	96 96 93	1979—1984 1989—1994 1984—1989	<800g	216	1979—1994
Wilson-Costello et al.（2005）	Local center, USA	20	20% 28% 18% 26% 34% 22%	86 81 88 84 80 85	1982—1989 500~749g 750~999g 1990—1998 500~749g 750~999g	<1 000g	623	1982—1998
Wilson-Costello et al.（2007）	Local center, USA	20	20% 24% 21%	86 84 86	1982—1989 1990—1999 2000—2002	<1 000g	872	1982—2002
Hack et al.（2000）	Local center, USA	20	42%	75	N/A	<1 000g	221	1992—1995
Vohr et al.（2000）	NICHD, USA	18~22	31% 45% 41% 42% 35% 31%	78 73 74 74 77 79	<500g 501~600g 601~700g 701~800g 801~900g 901~1 000g	<1 000g	1 151	1993—1994

作者	国家	年龄/月	MDI<70	平均MDI	分组	体重(克)/胎龄(周)	样本量	出生年份
Vohr et al. (2004)	NICHD, USA	18~22	17%~62%	70~83	12个中心	<1 000g	1 151	1993—1994
Hintz et al. (2005)	NICHD, USA	18~22	40% 38% 40% 47% 52% 44%	75 72	1993—1996 ≤23周 1996—1999 ≤23周	<25周	777	1993—1999
Wood et al. (2000)	UK and Ireland	30	27% 30% 30%	84	≤23周 25周	≤25周	251	1995
Vohr et al. (2005)	NICHD, USA	18~22	1993—1994 42% 30% 1995—1996 39% 26% 1997—1998 27% 23%	N/A	1993—1994 22~26周 27~32周 1995—1996 22~26周 27~32周 1997—1998 22~26周 27~32周	22~32周	3 785	1993—1998
Vohr et al. (2012)	NICHD, USA	18~22	37% 10%	BSID II 77 BSID III 88	400~1 000g	<27周	1012 1616	2006—2007 2008—2011
Anderson et al. (2010)	Victoria, Australia	24	<-1SD 13%	BSID III 97	<1 000	<28周	221	2005

MDI，智力发育指数。

度的视力障碍包括近视,斜视及缺乏立体视觉(深度觉),其发生率在 9%~25%(Wood et al. 2000;Vohr et al. 2004b;Cooke et al. 2004)。

需配戴放大器的听力受损的发生率在 ELBW 为 1%~9%(Hintz et al. 2005b;Shankaran et al. 2004;Wilson-Costello et al. 2005,2007;Hack and Fanaroff 2000;Hack et al. 1996;Emsley et al. 1998;Wood et al. 2000;Vohr et al. 2004b)。现已报道的轻度听力损伤发生率在 11%~13%(Wood et al. 2000;Vohr et al. 2000b)。如果将暂时性传导性或双侧听力损伤包含在内,则轻度听力损伤发生率高达 28%(Vohr et al. 2004b)。这些神经感觉障碍发生率可一直持续到学龄期(Marlow et al. 2005;Doyle and Anderson 2005;Hack et al. 2000b,2005)。

119.3.11　认知

在 VLBW 和 ELBW 婴儿中 18~30 月龄最常见的严重损伤是发育迟缓。在贝利婴儿发育量表 II(Bayley II)(Bayley 1993)时代,认知受损被定义为得分低于标准认知测试平均值 2 个标准差。在 2008 年之前,大多数对 ELBW 婴儿的随访研究都使用了 Bayley II 量表。在 NICHD 研究中,纠正胎龄在 18~22 月龄的 ELBW 出生的儿童 Bayley II 量表平均得分为 76 分,但一个中心到另一个中心结果改变范围较大,从 70 分到 83 分(Vohr et al. 2004b)。Wilson-Costello 和 Hack 等在一项出生体重 <1 000g 婴儿队列中,随访 20 月后发现 MDI 平均得分在 84~86 分(出生体重 <750g 的亚组中,得分为 83~89 分)(Wilson-Costello et al. 2005,2007;Hack et al. 1996)。Wood 等在一项英国 25~25 周出生的婴儿队列中,纠正胎龄在 30 月龄时得到了相似的结果——平均 MDI 得分是 84 分(Wood et al. 2000)。

Bayley II 量表的局限之处是只包括了两大类发育性得分,MDI)由认知,接收,语言表达任务组成;PDI,主要由精细运动和粗大运动技能组成。该局限之处促进了婴幼儿 Bayley 发育量表第 3 版(Bayley III)产生(Bayley 2006)。大部分研究者切换到 Bayley III 量表,并且 NRN 在 2008 年 1 月转换为 Bayley III 量表。

Bayley III 量表包括三大独立发育得分:认知综合得分,语言综合得分(包括接收性和表达性亚得分)及运动综合得分(包括粗大运动和精细运动亚

得分),除此之外,还包括了社交 - 情绪、适应性行为等,这些都加强了对发育特定区域的评估,包括语言。

许多研究者发现 Bayley III 量表认知和运动得分分值比 Bayley II 量表高(Vohr et al. 2012)。导致该差异的原因并不清楚。Bayley III 量表之所以区分认知和语言得分是为了尽可能减少语言发育落后对认知评估的影响。智力测试一直将语言性智力从行为性智力中区分出来。Bayley II 量表测试结果并不能作为学龄期儿童预后恒定的预测因子。现已知早产儿儿童会随着年龄增长而恢复(Luu et al. 2011a)。关于得分更高的一种观点是 Bayley III 消除了语言发育落后的偏倚,因此其认知得分更具有预测性(Anderson et al. 2010)。这个导致了 Bayley III 量表认知综合得分切点的修改。当前 NICHD 使用的分类标准为轻中度发育延迟 70~84 分,重度发育延迟得分 <70 分,明显发育延迟小于或等于 54 分。

像 NDI 和 CP 的发生率一样,认知障碍的发生率(定义为认知评估中的得分 <70 分)在全球范围内变化较大,并且与胎龄和出生体重成反比。认知受损发生率在全球范围内波动较大,24 周胎龄为 14%~39%,25 周胎龄为 10%~30%(Hack and Fanaroff 2000),<26 周胎龄为 4%~24%,<29 周胎龄为 11%~18%。出生体重 <800g 的新生儿,认知受损发生率波动在 13%~50%(Shankaran et al. 2004;Hack and Fanaroff 2000;O'Shea et al. 1997;Lorenz et al. 1998;Vohr and Msall 1997),出生体重 <1250g 的新生儿,为 26%(Vohr and Msall 1997)。认知受损发生率报告为 22~26 周胎龄婴儿发生率为 37%~47%(Hintz et al. 2005b,2011),27~32 周胎龄婴儿发生率为 23%~30%,在 NICHD 中,所有出生体重 <1 000g 的婴儿发生率为 34%~37%(Vohr et al. 2000a)。Wilson-Costello 和 Hack 在他们 ELBW 队列研究中随访至 18 月龄,认知受损发生率为 20%~26%(Wilson-Costello et al. 2005,2007;Hack et al. 1996),在 30 月龄时,Wood 队列研究中发生认识受损发生率为 30%(Wood et al. 2000)。

即使在婴儿期认知功能可以衡量评估,但仍不能预测后来生活中认知功能。婴儿认知功能的评估高度依赖于他们的运动、语言和社交 - 情绪发育。Hack 等研究发现纠正胎龄 20 月龄时 MDI 评分并不能预测 8 年后的认知功能。在他们 ELBW 队列研究中,20 月龄的 MDI 得分为 76 分,而至 8 岁时 MDI

得分为 88 分,同时认知受损率从 20 月龄时 39% 下降至 8 岁时 16%。假设在 20 月龄时认知得分较低(<70 分),8 岁时认知得分仍然较低(<70 分)的阳性预测值仅为 0.37(Hack et al. 2005)。Ment 等报告了 VLBW 队列中认知测试得分的恢复。平均表达性语言得分在 3 岁时为 88 分,到 8 岁时增加到 99 分,并且全智力测试得分从 90 增加到 96。

VLBW 和 ELBW 新生儿在学龄期(5~14 岁)平均 IQ 值范围是 82~105 分(Doyle and Anderson 2005;Hack et al. 2005;Ment et al. 2003;Anderson and Doyle 2003;Bhutta et al. 2002;Botting et al. 1998;Halsey et al. 1996;Rickards et al. 2001;Taylor et al. 2000b;Whitfield et al. 1997)。尽管 ELBW 和 VLBW 出生的儿童平均 IQ 值在平均范围或低于平均值,但与正常体重出生的同龄人相比 IQ 得分明显降低(降低 0.5~1.0SD)(Marlow et al. 2005;Anderson and Doyle 2003;Bhutta et al. 2002;Botting et al. 1998;Rickards et al. 2001;Taylor et al. 2000b;Whitfield et al. 1997;Litt et al. 2005),并且认知受损率明显升高(Marlow et al. 2005;Doyle and Anderson 2005;Horwood et al. 1998)。在学龄期时,认知得分仍然与胎龄和出生体重明显相关(Taylor et al. 2000a,b;Anderson and Doyle 2003;Bhutta et al. 2002)。一些环境因素,如医疗保险、双语家庭、收入水平、单亲家庭、青少年妈妈、母亲教育水平等,是已知的可以影响智力的因素,即使校正以上混杂因素,早产儿和足月儿之间智力差异仍一直存在(Breslau et al. 2001;Luu et al. 2011b)。在消炎痛的临床药物实验中,研究观察到极早产儿在 16 岁时接收性词汇量,与足月儿同龄人相比有明显的追赶。在良好的社会环境里,神经感觉障碍的缺乏和存在与最佳的发育轨迹相关。

除了整体认知功能障碍外,在学龄期还发现更细微的认知障碍。据报道,这些发病率更高,严重程度较低的认知障碍出现在 50%~70% 的 VLBW 出生的儿童中(Msall et al. 1992)。VLBW 和 ELBW 出生的儿童有一定的执行功能障碍(Taylor et al. 2000b,2006;Luu et al. 2011b;Anderson and Doyle 2004;Marlow et al. 2007),视觉运动技能障碍(Marlow et al. 2007),记忆尤其是语言性记忆受损(Taylor et al. 2000c)。与出生体重正常的同龄人相比,他们在学习成绩(Hack et al. 2005;Botting et al. 1998;Taylor et al. 2006)、知觉组织技能(Tay-lor et al. 2000b;Litt et al. 2005)、视觉加工任务(Taylor et al. 2000b;Litt et al. 2005)和适应性功能方面(Taylor et al. 2000c)得分都比较低。即使 ELBW 出生的儿童没有合并认知或神经感觉障碍,但学习障碍发病率仍然较高(Anderson and Doyle 2003),尤其是数学(Rickards et al. 2001;Taylor et al. 2000b;Litt et al. 2005),比例波动在 25%~40%(Anderson and Doyle 2003;Litt et al. 2005)。

鉴于以上,ELBW 儿童学习成绩较差的比例高和需要特殊教育服务也不足为奇(Anderson and Doyle 2003;Halsey et al. 1996;Horwood et al. 1998)。比如他们在学校正常的学习测试中得分还在正常范围(94~105 分),但与出生体重正常的同龄人相比,得分仍然低于他们(Anderson and Doyle 2003;Halsey et al. 1996)。据报道,VLBW 儿童的老师发现这些儿童在所有学习领域表现低于平均值的比例波动在 24%~41%(Anderson and Doyle 2003;Botting et al. 1998;Horwood et al. 1998;O'Callaghan et al. 1996)。将近 25% 的 VLBW 和高达 60% ELBW 儿童接受了特殊教育服务(Hack et al. 2000b;Halsey et al. 1996;Taylor et al. 2000b;Horwood et al. 1998;Lefebvre et al. 2005;Saigal et al. 2003)。他们中 15%~34% 被要求留级(Taylor et al. 2000b;Saigal et al. 2003;Klebanov et al. 1994)。

越来越多的研究报告了寄望 VLBW 和 ELBW 青少年和成人的认知和学习能力(Taylor et al. 2000a,b,c,2006;Doyle and Anderson 2005;Marlow et al. 2007;Saigal et al. 2000,2003)。ELBW 青少年的认知得分虽在平均水平或平均之下,但与出生体重正常的同龄人相比,认知和学习得分仍持续较低(Lefebvre et al. 2005;Grunau et al. 2004;Hack et al. 2002),且认知受损的比例也明显升高(Lefebvre et al. 2005;Hack et al. 2002)。认知方面最大的差异在视觉-知觉任务(Grunau et al. 2004),学术差异体现在阅读和数学成绩上(Grunau et al. 2004)。导致的结果是,仅 56%~74% 早产儿童,从高中毕业,这个比例明显低于出生体重正常的同龄人(Lefebvre et al. 2005;Hack et al. 2002)。Hack 等在一项单中心 VLBW 青少年队列研究中发现,毕业率方面存在明显的性别差异:男性青少年,66%VLBW vs 75% 足月儿;女性青少年,81% VLBW vs 90% 足月儿(Hack et al. 2002)。

119.3.12　视觉运动 / 精细运动

精细运动和视觉运动技能障碍在出生为 VLBW 和 ELBW 的儿童身上较为常见,描述为视觉感知、视觉运动控制、手眼协调及视觉运动整合。这些障碍可影响学校表现和功能性能力。精细运动障碍高达 70%,并且在生后 5 年内其导致的损害高达 23% (Goyen et al. 1998)。在 7~8 岁时,ELBW 出生的儿童与足月儿出生的儿童相比,Beery VMI 平均得分明显降低(91 vs 97,P<0.001)(Foulder-Hughes and Cooke 2003),在 12 岁时,也降低明显(82 vs 92)(Luu et al. 2009a);在学龄期时 16%~24% ELBW 存在视觉运动整合缺陷(Foulder-Hughes and Cooke 2003;Luu et al. 2009b)。

119.3.13　语音和语言

在既往 ELBW 婴儿中,语音和语言在儿童期早期发育并不典型,表现为在语言表达,语言接收和发音方面延迟(Vohr et al. 1988,1989;Ortiz-Mantilla et al. 2008)。出生在 25 周胎龄或更早的儿童学龄前语言评估量表总体得分明显降低(90 vs 104),在 6 岁时语言功能受损率明显更高(16% vs 2%)。关于听觉理解、表达性交流和发音等学龄前语言评估量表亚测试的得分普遍都低(Wolke et al. 2008)。另外,如果将语言评估中标准值定义为 <70 分,则语言受损发生率更高。过去的 ELBW 婴儿图形词汇测试中,明显得分更低(92 vs 105),语言受损率更高(13% vs 4%),同时 12 岁时采用语言基础临床评价(Clinical Evaluation of Language,CELF)测试中,表达,接收和总得分也偏低(85~87 vs. 100~103),语言受损率明显升高(22%~24% vs 3%~4%)(Luu et al. 2009a)。虽然语言发育在婴儿期和儿童早期经常被认为是整体认知发育的早期代言词,特异性语言缺陷现已被描述为短期语音记忆(Briscoe et al. 1998)和韵律加工过程(Herold et al. 2008)。与足月儿相比,在 12 岁年龄,出生体重 <1 250g 的儿童在较低水平的语言技能(语音处理,语音编码和视觉单词阅读)的测试上没有明显的差异,但是在较高的语言技能(语法,语义,口头语言记忆和阅读理解)下表现出明显的困难(Luu et al. 2009a,b)。此外,当进行语义处理任务时,早产儿在功能性核磁共振上大脑活动模式异常,与足月儿对照组语音加工过程大脑活动类似

(Peterson et al. 2002)。

119.3.14　运动功能 / 协调

可能比损伤类型或部位更为重要的是对婴儿功能水平的影响。粗大运动功能水平是目前最常见评估的,并且采用 Palisano 的 GMFCS 量表进行分类(Palisano et al. 1997)。在一项 NICHD 新生儿网络研究中,尽管在 ELBW 队列研究中 27% 儿童在 18~22 月龄时被诊断为脑瘫,合并中至重度粗大运动功能障碍(分类 3~5 级),28% 患儿粗大运动功能评分在 0~1 级,并且可行走(Vohr et al. 2005b)。值得引起重视的是脑瘫的诊断包括了广义的运动表现。

更多隐性的运动功能异常也更常见于出生胎龄更小的早产儿,并且早产儿出生的儿童更有可能出现协调困难。过去,这些儿童经常被贴上"笨拙"的标签,但近些年来,发育协调障碍(DCD)的诊断被使用。DCD 被定义为运动表现足以产生功能性受损的运动表现障碍,而儿童的年龄、认知能力或神经或精神病学诊断难以解释。根据儿童运动评估量表结果,低于第 5~10 百分位得分则考虑诊断为 DCD。在 VLBW 中,DCD 诊断率约为 31%~34%,ELBW 中,DCD 诊断率约为 50%(Foulder-Hughes and Cooke 2003;Hall et al. 1995;Edwards et al. 2011)。

119.3.15　功能预后

对于早产儿,认知、运动、感统、行为障碍等相关的疾病有较高的患病率,但是与足月儿对比,功能受限也有更高的发生率(Hack et al. 2000b)。这些功能延迟在 VLBW 儿上观察到,无论是否合并严重的损伤。ELBW 中 93% 患儿达到独坐稳定,83% 独走,86% 患儿可在 18~22 校正龄时独立进食,更多不明显的功能缺陷逐渐在后期变得明显(Vohr et al. 2000a)。在成长到 10~14 岁时,27% 的 VLBW 和 32% 的 ELBW 儿可有限制性心理活动;24% VLBW 和 29% ELBW 儿不能参加运动(Hack et al. 2000b)。现人们对功能预后尤为关注,特别是父母们。

119.3.16　行为和精神心理

VLBW,通常与各种行为和精神心理诊断和障碍相关。近期,ASD 在 ELBW 儿中较高的发生率比

既往引起了更多关注。尽管低出生体重（<2 500g）可增加患 ASD 风险 2-3 倍，但真实的患 ASD 风险目前并不明确（Kolevzon et al. 2007；Schendel and Bhasin 2008）。两个之前的研究主要调查低出生体重儿（VLBW，<1 500g）儿童有孤独症样症状的发生率。Indredavik 等在 14 岁 VLBW 出生的儿童与足月儿出生儿童相比，利用孤独症筛查量表调查发现前者得分更高（Indredavik et al. 2004）。近期，Limperopoulos 等研究报道在 18 月龄儿童中对 VLBW 婴儿中采用 M-CHAT 量表筛查，阳性率高达 25%。然而，M-CHAT 量表研发原本应用于正常群体，而不是高风险群体，如 VLBW 儿童等，可能存在认知、语言和运动落后等导致假阳性率可能偏高。此外，该研究中并没有进行诊断验证（Limperopoulos et al. 2008）。以后研究需致力于 VLBW 人群中患孤独症的真正风险。在另一项研究中，对纠正 18 月龄的极早产儿采用广发性发育障碍量表进行筛查，对名字反应和联合注意力等方面阳性率达 20%（Stephens et al. 2012）。当前仍需随访更久的时间，并进行诊断性测验。

在学龄期时（8~12 岁），VLBW 和 ELBW 儿童的父母及老师报告该类儿童存在更高比例的注意力不集中和多动（Anderson and Doyle 2003；Bhutta et al. 2002；Taylor et al. 2000b；Horwood et al. 1998；Klebanov et al. 1994；Indredavik et al. 2004；Botting et al. 1997；Breslau and Chilcoat 2000），在 VLBW 儿童中患病率为 23%~27%，在 ELBW 儿童中患病率为 33%~37%（Horwood et al. 1998；Indredavik et al. 2004）。在 12~14 岁年龄，有四分之一到二分之一 VLBW、ELBW 儿童存在焦虑症状和社交障碍（Horwood et al. 1998），8%~15% 儿童满足全面性焦虑障碍的标准（与同龄人相比，比例为 1%~4%）（Indredavik et al. 2004；Botting et al. 1997），与同龄正常儿童相比，25%~28% 满足精神障碍诊断，同龄儿童为 7%~10%（Indredavik et al. 2004；Botting et al. 1997）。在 17 岁和 20 岁年龄，ELBW 得分在注意力不集中，焦虑／抑郁，自残行为，社交问题测量项目里得分更高（Grunau et al. 2004；Hack et al. 2004）。除此之外，VLBW 青少年得分在自尊心方面得分明显降低（Rickards et al. 2001；Grunau et al. 2004）。他们报告了较少的自信在运动方面，学习方面，恋爱方面及工作方面的能力（Grunau et al. 2004）。相反，与出生体重正常的成人相比，VLBW 成人报告了更低的酗酒和药物使用，性活动，和妊娠发生比例（Hack et al. 2002；2004）。

119.3.17　晚期早产儿

当前关于新生儿预后研究主要集中在 ELBW 婴儿，近期更多的研究注意力集中在一个我们长期以来容易忽视的群体——晚期早产儿群体。最新研究证据表明，与早产相关的风险已经扩大到至中期早产儿和晚期早产儿（Ananth et al. 2013；Kuzniewicz et al. 2013；Jain and Cheng 2006）。从 20 世纪末期开始，40 周及以上孕妇的分娩率下降，而 34~36 周的分娩率稳定升高（Davidoff et al. 2006）。从 1990 年到 2005 年，晚期早产儿在所有新生儿中所占比例从 7.3% 增加到 9.1%（Engle et al. 2007）。与足月儿相比，这些晚期早产儿有更高的死亡率（Khashu et al. 2009；McIntire and Leveno 2008；Tomashek et al. 2007）。同时，他们也有较高的新生儿发病率，如呼吸窘迫征，体温不稳定，低血糖，核黄疸，呼吸暂停发作，感染，和喂养困难（Ananth et al. 2008，2013；Engle et al. 2007；Khashu et al. 2009；McIntire and Leveno 2008；Bastek et al. 2008；Raju et al. 2006）。所有这些疾病都可能增加新生儿长期神经预后不良结局的风险。此外，晚期早产儿的脑发育成熟度低于足月早产儿。在 34 周胎龄，脑回和脑沟明显少于足月儿，大脑重量估算是足月儿大脑的 60%（Raju et al. 2006）。现在有大量的文献强调了 VLBW 和 ELBW 婴儿的神经发育预后，但有限的文献发表关注晚期早产儿的神经发育预后。出生在 34~36 周的婴儿发生脑瘫的风险是足月儿的 3.39 倍，可能发生认知损害的风险是足月儿的 1.25 倍（Petrini et al. 2009）。这些儿童很可能在学龄前期需要特殊关注，也很可能存在学校阅读问题（Adams-Chapman 2006）。这些儿童在幼儿园期和一年级，阅读得分更低，老师报告他们数学计算能力比同龄儿童要差，并且更可能需要特殊的教育服务（Chyi et al. 2008）。

119.4　总结

总之，早产儿的神经发育不良预后的风险在增加。纵向评估预后的研究表明识别并诊断感觉统合、发育、行为后遗症等，确保提供正确及时的医疗支持和干预措施。

为了达到临床和研究的目标以及提高评估项目的有效性仍然需要对主要结果的持续监测。除此之外，需要随机对照研究进一步来鉴别关键性的影响预后因素并对良好预后影响明显的干预措施进行识别。

参考文献

Achenbach TM (1991a) Integrative guide for the 1991 CBCL/4-18 YSR and TRF profiles. University of Vermont, Department of Psychiatry, Burlington

Achenbach T (1991b) Child behavior checklist. Department of Psychiatry, Burlington

Adams-Chapman I (2006) Neurodevelopmental outcome of the late preterm infant. Clin Perinatol 33(4): 947–964; abstract xi

American Academy of Pediatrics. Committee on Fetus and Newborn (1995) The initiation or withdrawal of treatment for high-risk newborns. Pediatrics 96:362–363

Amiel-Tison C (1987) Neuromotor status. In: Taeusch HW, Yogman MW (eds) Follow-up management of the high-risk infant. Little, Brown & Company, Boston

Ananth CV, Gyamfi C, Jain L (2008) Characterizing risk profiles of infants who are delivered at late preterm gestations: does it matter? Am J Obstet Gynecol 199 (4):329–331

Ananth CV, Friedman AM, Gyamfi-Bannerman C (2013) Epidemiology of moderate preterm, late preterm and early term delivery. Clin Perinatol 40(4):601–610

Anderson P, Doyle LW (2003) Neurobehavioral outcomes of school-age children born extremely low birth weight or very preterm in the 1990s. JAMA 289(24):3264–3272

Anderson PJ, Doyle LW (2004) Executive functioning in school-aged children who were born very preterm or with extremely low birth weight in the 1990s. Pediatrics 114(1):50–57

Anderson PJ, De Luca CR, Hutchinson E, Roberts G, Doyle LW (2010) Underestimation of developmental delay by the new Bayley-III scale. Arch Pediatr Adolesc Med 164(4):352–356

Aylward GP (1992) The relationship between environmental risk and developmental outcome. J Dev Behav Pediatr 13(3):222–229

Aylward GP (2002) Methodological issues in outcome studies of at-risk infants. J Pediatr Psychol 27(1):37–45

Aylward GP, Hatcher RP, Stripp B, Gustafson NF, Leavitt LA (1985) Who goes and who stays: subject loss in a multicenter, longitudinal follow-up study. J Dev Behav Pediatr 6(1):3–8

Ballard PL, Keller RL, Black DM, Durand DJ, Merrill JD, Eichenwald EC et al (2015) Inhaled nitric oxide increases urinary nitric oxide metabolites and cyclic guanosine monophosphate in premature infants: relationship to pulmonary outcome. Am J Perinatol 32(3): 225–232

Barnett A, Henderson S, Sugden D (2007) The movement assessment battery for children-2. Pearson Assessment, London, United Kingdom

Barrington KJ (2001) The adverse neuro-developmental effects of postnatal steroids in the preterm infant: a systematic review of RCTs. BMC Pediatr 1(1):1

Barrington KJ, Finer NN (2007) Inhaled nitric oxide for respiratory failure in preterm infants. Cochrane Database Syst Rev 3:CD000509

Bastek JA, Sammel MD, Pare E, Srinivas SK, Posencheg MA, Elovitz MA (2008) Adverse neonatal outcomes: examining the risks between preterm, late preterm, and term infants. Am J Obstet Gynecol 199(4):367 e361–368

Bayley N (1993) Bayley scales of infant development-II. Psychological Corporation, San Antonio

Bayley N (2006) Bayley scales of infant and toddler development – third edition. Harcourt Assessment, San Antonio

Beery K (1989) Developmental test of visual-motor integration, 3rd edn. Western Psychological Services, Los Angeles

Bhutta AT, Cleves MA, Casey PH, Cradock MM, Anand KJ (2002) Cognitive and behavioral outcomes of school-aged children who were born preterm: a meta-analysis. JAMA 288(6):728–737

Blakely ML, Lally KP, McDonald S, Brown RL, Barnhart DC, Ricketts RR et al (2005) Postoperative outcomes of extremely low birth-weight infants with necrotizing enterocolitis or isolated intestinal perforation: a prospective cohort study by the NICHD Neonatal Research Network. Ann Surg 241(6):984–989; discussion 989–994

Blaymore-Bier J, Pezzullo J, Kim E, Oh W, Garcia-Coll C, Vohr BR (1994) Outcome of extremely low-birth-weight infants: 1980–1990. Acta Paediatr 83(12): 1244–1248

Botting N, Powls A, Cooke RW, Marlow N (1997) Attention deficit hyperactivity disorders and other psychiatric outcomes in very low birthweight children at 12 years. J Child Psychol Psychiatry 38 (8):931–941

Botting N, Powls A, Cooke RW, Marlow N (1998) Cognitive and educational outcome of very-low-birthweight children in early adolescence. Dev Med Child Neurol 40(10):652–660

Bracewell M, Marlow N (2002) Patterns of motor disability in very preterm children. Ment Retard Dev Disabil Res Rev 8(4):241–248

Breslau N, Chilcoat HD (2000) Psychiatric sequelae of low birth weight at 11 years of age. Biol Psychiatry 47 (11):1005–1011

Breslau N, Johnson EO, Lucia VC (2001) Academic achievement of low birthweight children at age 11: the role of cognitive abilities at school entry. J Abnorm Child Psychol 29(4):273–279

Briscoe J, Gathercole SE, Marlow N (1998) Short-term memory and language outcomes after extreme prematurity at birth. J Speech Lang Hear Res 41(3):654–666

Broyles RS, Tyson JE, Heyne ET, Heyne RJ, Hickman JF, Swint M et al (2000) Comprehensive follow-up care and life-threatening illnesses among high-risk infants: a randomized controlled trial. JAMA 284(16): 2070–2076

Bruininks R (1978) Bruininks-Oseretsky test of motor proficiency. American Guidance Service, Circle Pines

Chyi LJ, Lee HC, Hintz SR, Gould JB, Sutcliffe TL (2008) School outcomes of late preterm infants: special needs and challenges for infants born at 32 to 36 weeks gestation. J Pediatr 153(1):25–31

Colarusso R, Hammill DD (2003) Motor-free visual perception test manual. Western Psychological Services, Los Angeles

Conners CK (1996) Connors parent rating scales revised. Psychological Corporation, San Antonio

Cooke RW, Foulder-Hughes L, Newsham D, Clarke D (2004) Ophthalmic impairment at 7 years of age in children born very preterm. Arch Dis Child Fetal Neonatal Ed 89(3):F249–F253

Coplan J (1993) Early language milestone scale-second edition. Pro-ed, Austin

Costeloe KL, Hennessy EM, Haider S, Stacey F, Marlow N, Draper ES (2012) Short term outcomes after extreme preterm birth in England: comparison of two birth cohorts in 1995 and 2006 (the EPICure studies). BMJ 345:e7976

Crowley P, Chalmers I, Keirse MJ (1990) The effects of corticosteroid administration before preterm delivery: an overview of the evidence from controlled trials. Br J Obstet Gynaecol 97(1):11–25

Davidoff MJ, Dias T, Damus K, Russell R, Bettegowda VR, Dolan S et al (2006) Changes in the gestational age distribution among U.S. singleton births: impact on rates of late preterm birth, 1992 to 2002. Semin Perinatol 30(1):8–15

De Vries LS, Van Haastert IL, Rademaker KJ, Koopman C, Groenendaal F (2004a) Ultrasound abnormalities preceding cerebral palsy in high-risk preterm infants. J Pediatr 144(6):815–820

de Vries LS, Gunardi H, Barth PG, Bok LA, Verboon-Maciolek MA, Groenendaal F (2004b) The spectrum of cranial ultrasound and magnetic resonance imaging abnormalities in congenital cytomegalovirus infection. Neuropediatrics 35(2):113–119

Doyle LW, Anderson PJ (2005) Improved neurosensory outcome at 8 years of age of extremely low birthweight children born in Victoria over three distinct eras. Arch Dis Child Fetal Neonatal Ed 90(6):F484–F488

Drillien CM (1972) Abnormal neurologic signs in the first year of life in low-birthweight infants: possible prognostic significance. Dev Med Child Neurol 14(5): 575–584

Duffner PK, Granger C, Lyon N, Niewczyk P, Barczykowski A, Bauer S et al (2012) Developmental and functional outcomes in children with a positive newborn screen for Krabbe disease: a pilot study of a phone-based interview surveillance technique. J Pediatr 161(2):258–263, e251

Dunn LM, Dunn L (1997) Peabody picture vocabulary test, 3rd edn. American Guidance Service, Circle Pines

Edwards J, Berube M, Erlandson K, Haug S, Johnstone H, Meagher M et al (2011) Developmental coordination disorder in school-aged children born very preterm and/or at very low birth weight: a systematic review. J Dev Behav Pediatr 32(9):678–687

Ehrenkranz RA, Dusick AM, Vohr BR, Wright LL, Wrage LA, Poole WK (2006) Growth in the neonatal intensive care unit influences neurodevelopmental and growth outcomes of extremely low birth weight infants. Pediatrics 117(4):1253–1261

Elliott CD (1990) Differential ability scales. Introductory and technical handbook. The Psychological Corp., New York

El-Metwally D, Vohr B, Tucker R (2000) Survival and neonatal morbidity at the limits of viability in the mid 1990s: 22 to 25 weeks. J Pediatr 137(5):616–622

Emsley HC, Wardle SP, Sims DG, Chiswick ML, D'Souza SW (1998) Increased survival and deteriorating developmental outcome in 23 to 25 week old gestation infants, 1990-4 compared with 1984-9. Arch Dis Child Fetal Neonatal Ed 78(2):F99–F104

Engle WA, Tomashek KM, Wallman C (2007) "Late-preterm" infants: a population at risk. Pediatrics 120(6): 1390–1401

Fanaroff AA, Hack M, Walsh MC (2003) The NICHD neonatal research network: changes in practice and outcomes during the first 15 years. Semin Perinatol 27(4): 281–287

Farooqi A, Hagglof B, Sedin G, Gothefors L, Serenius F (2007) Mental health and social competencies of 10- to 12-year-old children born at 23 to 25 weeks of gestation in the 1990s: a Swedish national prospective follow-up study. Pediatrics 120(1):118–133

Finer NN, Carlo WA, Walsh MC, Rich W, Gantz MG, Laptook AR et al (2010) Early CPAP versus surfactant in extremely preterm infants. N Engl J Med 362(21): 1970–1979

Folio MR, Fewell RR (1983) Peabody developmental motor scales and activity cards. Developmental Learning Materials Resource, Allen

Foulder-Hughes LA, Cooke RW (2003) Motor, cognitive, and behavioural disorders in children born very preterm. Dev Med Child Neurol 45(2):97–103

Gargus RA, Vohr BR, Tyson JE, High P, Higgins RD, Wrage LA et al (2009) Unimpaired outcomes for extremely low birth weight infants at 18 to 22 months. Pediatrics 124(1):112–121

Gianarris WJ, Golden CJ, Greene L (2001) The Conners' parent rating scales: a critical review of the literature. Clin Psychol Rev 21(7):1061–1093

Goyen TA, Lui K, Woods R (1998) Visual-motor, visual-perceptual, and fine motor outcomes in very-low-birthweight children at 5 years. Dev Med Child Neurol 40(2):76–81

Granger CV, Seltzer GB, Fishbein CF (eds) (1987) Primary care of the functionally disabled: assessment and management. Lippincott, Philadelphia

Granger CV, Hamilton BB, Linacre JM, Heinemann AW, Wright BD (1993) Performance profiles of the functional independence measure. Am J Phys Med Rehabil 72(2):84–89

Grunau RE, Whitfield MF, Fay TB (2004) Psychosocial and academic characteristics of extremely low birth weight (< or =800 g) adolescents who are free of major impairment compared with term-born control subjects. Pediatrics 114(6):e725–e732

Hack M (2006) Young adult outcomes of very-low-birthweight children. Semin Fetal Neonatal Med 11(2): 127–137

Hack M, Fanaroff AA (2000) Outcomes of children of extremely low birthweight and gestational age in the 1990s. Semin Neonatol 5(2):89–106

Hack M, Friedman H, Fanaroff AA (1996) Outcomes of extremely low birth weight infants. Pediatrics 98(5): 931–937

Hack M, Wilson-Costello D, Friedman H, Taylor GH, Schluchter M, Fanaroff AA (2000a) Neurodevelopment and predictors of outcomes of children with birth weights of less than 1000 g: 1992–1995. Arch Pediatr Adolesc Med 154(7):725–731

Hack M, Taylor HG, Klein N, Mercuri-Minich N (2000b) Functional limitations and special health care needs of 10- to 14-year-old children weighing less than 750 grams at birth. Pediatrics 106(3):554–560

Hack M, Flannery DJ, Schluchter M, Cartar L, Borawski E, Klein N (2002) Outcomes in young adulthood for very-low-birth-weight infants. N Engl J Med 346(3): 149–157

Hack M, Youngstrom EA, Cartar L, Schluchter M, Taylor HG, Flannery D et al (2004) Behavioral outcomes and evidence of psychopathology among very low birth weight infants at age 20 years. Pediatrics 114 (4):932–940

Hack M, Taylor HG, Drotar D, Schluchter M, Cartar L, Wilson-Costello D et al (2005) Poor predictive validity of the Bayley Scales of Infant Development for cognitive function of extremely low birth weight children at school age. Pediatrics 116(2):333–341

Haley SM, Coster WJ, Ludlow LH (1991) Pediatric functional outcome measures. Phys Med Rehabil Clin N Am 2:689–723

Haley SM, Coster WJ, Ludlow LH et al (1992) Pediatric Evaluation of Disability Inventory (PEDI), version I, development, standardization and administration manual. New England Medical Center-PEDI Research Group, Boston

Hall A, McLeod A, Counsell C, Thomson L, Mutch L (1995) School attainment, cognitive ability and motor function in a total Scottish very-low-birthweight population at eight years: a controlled study. Dev Med Child Neurol 37(12):1037–1050

Halsey CL, Collin MF, Anderson CL (1996) Extremely low-birth-weight children and their peers. A comparison of school-age outcomes. Arch Pediatr Adolesc Med 150(8):790–794

Harrison P, Kaufman AS, Kaufman NL et al (1990) Early Screening Profiles (ESP). American Guidance Service

Hendrick DL, Prather M, Tobin AR (1984) Sequenced Inventory of Communication Development (SICD)-revised edition. Pro-ed, Austin

Herold B, Hohle B, Walch E, Weber T, Obladen M (2008) Impaired word stress pattern discrimination in very-low-birthweight infants during the first 6 months of life. Dev Med Child Neurol 50(9):678–683

Hintz SR, Kendrick DE, Stoll BJ, Vohr BR, Fanaroff AA, Donovan EF et al (2005a) Neurodevelopmental and growth outcomes of extremely low birth weight infants after necrotizing enterocolitis. Pediatrics 115(3):696–703

Hintz SR, Kendrick DE, Vohr BR, Poole WK, Higgins RD (2005b) Changes in neurodevelopmental outcomes at 18 to 22 months' corrected age among infants of less than 25 weeks' gestational age born in 1993–1999. Pediatrics 115(6):1645–1651

Hintz SR, Poole WK, Wright LL, Fanaroff AA, Kendrick DE, Laptook AR et al (2005c) Changes in mortality and morbidities among infants born at less than 25 weeks during the post-surfactant era. Arch Dis Child Fetal Neonatal Ed 90(2):F128–F133

Hintz SR, Kendrick DE, Wilson-Costello DE, Das A, Bell EF, Vohr BR et al (2011) Early-childhood neurodevelopmental outcomes are not improving for infants born at <25 weeks' gestational age. Pediatrics 127(1): 62–70

Hintz SR, Barnes PD, Bulas D, Slovis TL, Finer NN, Wrage LA et al (2015) Neuroimaging and neurodevelopmental outcome in extremely preterm infants. Pediatrics 135(1):e32–e42

Horwood LJ, Mogridge N, Darlow BA (1998) Cognitive, educational, and behavioural outcomes at 7 to 8 years in a national very low birthweight cohort. Arch Dis Child Fetal Neonatal Ed 79(1):F12–F20

Indredavik MS, Vik T, Heyerdahl S, Kulseng S, Fayers P, Brubakk AM (2004) Psychiatric symptoms and disorders in adolescents with low birth weight. Arch Dis Child Fetal Neonatal Ed 89(5):F445–F450

Ireton H (1992) Child development inventory. Behavior Science Systems, Minneapolis

Jain S, Cheng J (2006) Emergency department visits and rehospitalizations in late preterm infants. Clin Perinatol 33(4):935–945; abstract xi

Johnson S, Ring W, Anderson P, Marlow N (2005) Randomised trial of parental support for families with very preterm children: outcome at 5 years. Arch Dis Child 90(9):909–915

Joint Committee on Infant Hearing (2007) Year 2007 position statement: principles and guidelines for early hearing detection and intervention programs. Pediatrics 120:898–921

Khashu M, Narayanan M, Bhargava S, Osiovich H (2009) Perinatal outcomes associated with preterm birth at 33 to 36 weeks' gestation: a population-based cohort study. Pediatrics 123(1):109–113

Kinsey VE, Arnold HJ, Kalina RE, Stern L, Stahlman M, Odell G et al (1977) PaO2 levels and retrolental fibroplasia: a report of the cooperative study. Pediatrics 60(5):655–668

Klebanov PK, Brooks-Gunn J, McCormick MC (1994) Classroom behavior of very low birth weight elementary school children. Pediatrics 94(5):700–708

Kleinman JM, Robins DL, Ventola PE, Pandey J, Boorstein HC, Esser EL et al (2008) The modified checklist for autism in toddlers: a follow-up study investigating the early detection of autism spectrum disorders. J Autism Dev Disord 38(5):827–839

Kolevzon A, Gross R, Reichenberg A (2007) Prenatal and perinatal risk factors for autism: a review and integration of findings. Arch Pediatr Adolesc Med 161(4): 326–333

Kumar P, Shankaran S, Ambalavanan N, Kendrick DE, Pappas A, Vohr BR et al (2013) Characteristics of extremely low-birth-weight infant survivors with unimpaired outcomes at 30 months of age. J Perinatol 33(10):800–805

Kuzniewicz MW, Parker SJ, Schnake-Mahl A, Escobar GJ (2013) Hospital readmissions and emergency department visits in moderate preterm, late preterm, and early term infants. Clin Perinatol 40(4):753–775

Laptook AR, O' Shea TM, Shankaran S, Bhaskar B (2005) Adverse neurodevelopmental outcomes among extremely low birth weight infants with a normal head ultrasound: prevalence and antecedents. Pediatrics 115 (3):673–680

Larson SL, Vitali GJ (1988) Kindergarten Readiness Test (KRT). Slosson Educational Publication, East Aura

Lefebvre F, Mazurier E, Tessier R (2005) Cognitive and educational outcomes in early adulthood for infants weighing 1000 grams or less at birth. Acta Paediatr 94 (6):733–740

Limperopoulos C, Bassan H, Sullivan NR, Soul JS, Robertson RL Jr, Moore M et al (2008) Positive screening for autism in ex-preterm infants: prevalence and risk factors. Pediatrics 121(4):758–765

Lindstrom K, Lindblad F, Hjern A (2009) Psychiatric morbidity in adolescents and young adults born preterm: a Swedish national cohort study. Pediatrics 123(1): e47–e53

Litt J, Taylor HG, Klein N, Hack M (2005) Learning disabilities in children with very low birthweight: prevalence, neuropsychological correlates, and educational interventions. J Learn Disabil 38(2): 130–141

Lorenz JM, Wooliever DE, Jetton JR, Paneth N (1998) A quantitative review of mortality and developmental disability in extremely premature newborns. Arch Pediatr Adolesc Med 152(5):425–435

Luu TM, Vohr BR, Schneider KC, Katz KH, Tucker R, Allan WC et al (2009a) Trajectories of receptive language development from 3 to 12 years of age for very preterm children. Pediatrics 124(1):333–341

Luu TM, Ment LR, Schneider KC, Katz KH, Allan WC, Vohr BR (2009b) Lasting effects of preterm birth and neonatal brain hemorrhage at 12 years of age. Pediatrics 123(3):1037–1044

Luu TM, Vohr BR, Allan W, Schneider KC, Ment LR (2011a) Evidence for catch-up in cognition and receptive vocabulary among adolescents born very preterm. Pediatrics 128(2):313–322

Luu TM, Ment L, Allan W, Schneider K, Vohr BR (2011b) Executive and memory function in adolescents born very preterm. Pediatrics 127(3):e639–e646

Marlow N, Wolke D, Bracewell MA, Samara M (2005) Neurologic and developmental disability at six years of age after extremely preterm birth. N Engl J Med 352(1):9–19

Marlow N, Hennessy EM, Bracewell MA, Wolke D (2007) Motor and executive function at 6 years of age after extremely preterm birth. Pediatrics 120(4):793–804

Mc Carthy DA (1972) Manual for the McCarthy scales of children's abilities. The Psychological Corp., New York

McCormick MC (1993) Has the prevalence of handicapped infants increased with improved survival of the very low birth weight infant? Clin Perinatol 20(1):263–277

McCormick MC, Gortmaker SL, Sobol AM (1990) Very low birth weight children: behavior problems and school difficulty in a national sample. J Pediatr 117(5):687–693

McIntire DD, Leveno KJ (2008) Neonatal mortality and morbidity rates in late preterm births compared with births at term. Obstet Gynecol 111(1):35–41

McLaughlin KA, Breslau J, Green JG, Lakoma MD, Sampson NA, Zaslavsky AM et al (2011) Childhood socio-economic status and the onset, persistence, and severity of DSM-IV mental disorders in a US national sample. Soc Sci Med 73(7):1088–1096

Ment LR, Oh W, Ehrenkranz RA, Philip AG, Vohr B, Allan W et al (1994) Low-dose indomethacin and prevention of intraventricular hemorrhage: a multicenter randomized trial. Pediatrics 93(4):543–550

Ment LR, Vohr B, Allan W, Katz KH, Schneider KC, Westerveld M et al (2003) Change in cognitive function over time in very-low-birth-weight infants. JAMA 289(6):705–711

Miller LJ (1988) Miller Assessment for Preschoolers (MAP). The Psychological Corporation, San Antonio

Msall ME (1996) Functional assessment in neurodevelopmental disabilities. In: Capute AJ, Accardo PJ (eds) Developmental disabilities in infancy and children, 2nd edn. Paul Brookes Publishing, Baltimore, pp 371–392

Msall ME (2005) Measuring functional skills in preschool children at risk for neurodevelopmental disabilities. Ment Retard Dev Disabil Res Rev 11(3):263–273

Msall ME, Buck GM, Rogers BT, Catanzaro NL (1992) Kindergarten readiness after extreme prematurity. Am J Dis Child 146(11):1371–1375

Msall ME, DiGaudio K, Duffy LC, LaForest S, Braun S, Granger CV, Wee FIM (1994) Normative sample of an instrument for tracking functional independence in children. Clin Pediatr (Phila) 33(7):431–438

Msall ME, Rogers B, Ripstein H et al (1997) Measurements of functional outcomes in children with cerebral palsy. Mental Retard Dev Disabil Res Rev 3:431

Msall ME, Phelps DL, DiGaudio KM, Dobson V, Tung B, McClead RE et al (2000) Severity of neonatal retinopathy of prematurity is predictive of neurodevelopmental functional outcome at age 5.5 years. Behalf of the Cryotherapy for Retinopathy of Prematurity Cooperative Group. Pediatrics 106(5):998–1005

Msall ME, Phelps DL, Hardy RJ, Dobson V, Quinn GE, Summers CG et al (2004) Educational and social competencies at 8 years in children with threshold retinopathy of prematurity in the CRYO-ROP multicenter study. Pediatrics 113(4):790–799

National Institutes of Health (NIH) (1995) Consensus development conference: effects of corticosteroids for fetal maturation on perinatal outcomes. Am J Obstet 173:246–248

Nehring AD, Nehring EM, Bruni JR et al (1992) Learning Accomplishment Profile – Diagnostic (LAP-D) standardized assessment – 1992 revision and standardization. Kaplan Press, Examiner's Manual, Lewisville

Newborg J, Jock JR, Wnek L et al (1984) Battelle development inventory and recalibrated technical data and morns: examiner's manual. DLG, LINC Associates. Teaching Resources, Allen

O'Callaghan MJ, Burns YR, Gray PH, Harvey JM, Mohay H, Rogers YM et al (1996) School performance of ELBW children: a controlled study. Dev Med Child Neurol 38(10):917–926

O'Shea TM, Klinepeter KL, Goldstein DJ, Jackson BW, Dillard RG (1997) Survival and developmental disability in infants with birth weights of 501 to 800 grams, born between 1979 and 1994. Pediatrics 100(6): 982–986

Ortiz-Mantilla S, Choudhury N, Leevers H, Benasich AA (2008) Understanding language and cognitive deficits in very low birth weight children. Dev Psychobiol 50 (2):107–126

Palisano RJ (1993) Validity of goal attainment scaling in infants with motor delays. Phys Ther 73(10):651–658; discussion 658–660

Palisano R, Rosenbaum P, Walter S, Russell D, Wood E, Galuppi B (1997) Development and reliability of a system to classify gross motor function in children with cerebral palsy. Dev Med Child Neurol 39(4):214–223

Palisano RJ, Cameron D, Rosenbaum PL, Walter SD, Russell D (2006) Stability of the gross motor function classification system. Dev Med Child Neurol 48 (6):424–428

Patel RM, Kandefer S, Walsh MC, Bell EF, Carlo WA, Laptook AR et al (2015) Causes and timing of death in extremely premature infants from 2000 through 2011. N Engl J Med 372(4):331–340

Pedersen SJ, Sommerfelt K, Markestad T (2000) Early motor development of premature infants with birthweight less than 2000 grams. Acta Paediatr 89(12):1456–1461

Peterson BS, Vohr B, Kane MJ, Whalen DH, Schneider KC, Katz KH et al (2002) A functional magnetic resonance imaging study of language processing and its cognitive correlates in prematurely born children. Pediatrics 110(6):1153–1162

Petrini JR, Dias T, McCormick MC, Massolo ML, Green NS, Escobar GJ (2009) Increased risk of adverse neurological development for late preterm infants. J Pediatr 154(2):169–176

Piecuch RE, Leonard CH, Cooper BA, Sehring SA (1997) Outcome of extremely low birth weight infants (500 to 999 grams) over a 12-year period. Pediatrics 100(4): 633–639

Raju TN, Higgins RD, Stark AR, Leveno KJ (2006) Optimizing care and outcome for late-preterm (near-term) infants: a summary of the workshop sponsored by the National Institute of Child Health and Human Development. Pediatrics 118(3):1207–1214

Rickards AL, Ryan MM, Kitchen WH (1988) Longitudinal study of very low birthweight infants: intelligence and aspects of school progress at 14 years of age. Aust Paediatr J 24(1):19–23

Rickards AL, Kelly EA, Doyle LW, Callanan C (2001) Cognition, academic progress, behavior and self-concept at 14 years of very low birth weight children. J Dev Behav Pediatr 22(1):11–18

Robins DL, Fein D, Barton ML, Green JA (2001) The modified checklist for autism in toddlers: an initial study investigating the early detection of autism and pervasive developmental disorders. J Autism Dev Disord 31(2):131–144

Rosenbaum P, Saigal S, Szatmari P, Hoult L (1995) Vineland adaptive behavior scales as a summary of functional outcome of extremely low-birthweight children. Dev Med Child Neurol 37(7):577–586

Russell DJ, Rosenbaum PL, Cadman DT, Gowland C, Hardy S, Jarvis S (1989) The gross motor function measure: a means to evaluate the effects of physical therapy. Dev Med Child Neurol 31(3):341–352

Russell DJ, Avery LM, Rosenbaum P, Raina PS, Walter SD, Palisano R (2000) Improved scaling of the gross motor function measure for children with cerebral palsy: evidence of reliability and validity. Phys Ther 80:873–885

Russell DJ, Avery LM, Rosenbaum PL, Raina PS, Walter SD, Palisano RJ (2002) Gross motor function measure (GMFM-66 & GMFM-88) user's manual. Mackeith Press, London

Rysavy MA, Li L, Bell EF, Das A, Hintz SR, Stoll BJ et al (2015) Between-hospital variation in treatment and outcomes in extremely preterm infants. N Engl J Med 372(19):1801–1811

Saigal S, Hoult LA, Streiner DL, Stoskopf BL, Rosenbaum PL (2000) School difficulties at adolescence in a regional cohort of children who were extremely low birth weight. Pediatrics 105(2):325–331

Saigal S, den Ouden L, Wolke D, Hoult L, Paneth N, Streiner DL et al (2003) School-age outcomes in children who were extremely low birth weight from four international population-based cohorts. Pediatrics 112 (4):943–950

Schendel D, Bhasin TK (2008) Birth weight and gestational age characteristics of children with autism, including a comparison with other developmental disabilities. Pediatrics 121(6):1155–1164

Schmidt B, Davis P, Moddemann D, Ohlsson A, Roberts RS, Saigal S et al (2001) Long-term effects of indomethacin prophylaxis in extremely-low-birth-weight infants. N Engl J Med 344(26):1966–1972

Schmidt B, Asztalos EV, Roberts RS, Robertson CM, Sauve RS, Whitfield MF (2003) Impact of bronchopulmonary dysplasia, brain injury, and severe retinopathy on the outcome of extremely low-birth-weight infants at 18 months: results from the trial of indomethacin prophylaxis in preterms. JAMA 289 (9):1124–1129

Schwartz RM, Luby AM, Scanlon JW, Kellogg RJ (1994) Effect of surfactant on morbidity, mortality, and resource use in newborn infants weighing 500 to 1500 g. N Engl J Med 330(21):1476–1480

Scott MN, Taylor HG, Fristad MA, Klein N, Espy KA, Minich N et al (2012) Behavior disorders in extremely preterm/extremely low birth weight children in kindergarten. J Dev Behav Pediatr 33(3):202–213

Semel E, Wiig EH, Secord WA (1995) Clinical evaluation of language fundamentals, 3rd edn. The Psychological Corporation Harcourt Base Co., San Antonio

Shankaran S, Johnson Y, Langer JC, Vohr BR, Fanaroff AA, Wright LL et al (2004) Outcome of extremely-low-birth-weight infants at highest risk: gestational age < or =24 weeks, birth weight < or =750 g, and 1-minute Apgar < or =3. Am J Obstet Gynecol 191 (4):1084–1091

Siegel B (2004) Pervasive developmental disorders screening test-II. Psych Corp, San Antonio

Sparrow S, Balla D, Cicchetti D (1984) Vineland adaptive behavior scales: interview edition, survey form manual. A revision of the Vineland Social Maturity Scale by E.A. Doll. American Guidance Service, Circle Pines

Stephens BE, Bann CM, Watson VE, Sheinkopf SJ,

Peralta-Carcelen M, Bodnar A et al (2012) Screening for autism spectrum disorders in extremely preterm infants. J Dev Behav Pediatr 33(7):535–541

Stoll BJ, Hansen NI, Bell EF, Shankaran S, Laptook AR, Walsh MC et al (2010) Neonatal outcomes of extremely preterm infants from the NICHD Neonatal Research Network. Pediatrics 126(3):443–456

Stoll BJ, Hansen NI, Bell EF, Walsh MC, Carlo WA, Shankaran S et al (2015) Trends in care practices, morbidity, and mortality of extremely preterm neonates, 1993–2012. JAMA 314(10):1039–1051

Taylor HG, Klein N, Hack M (2000a) School-age consequences of birth weight less than 750 g: a review and update. Dev Neuropsychol 17(3):289–321

Taylor HG, Klein N, Minich NM, Hack M (2000b) Middle-school-age outcomes in children with very low birthweight. Child Dev 71(6):1495–1511

Taylor GH, Klein NM, Minich NM, Hack M (2000c) Verbal memory deficits in children with less than 750 g birth weight. Child Neuropsychol 6(1):49–63

Taylor HG, Klein N, Drotar D, Schluchter M, Hack M (2006) Consequences and risks of <1000-g birth weight for neuropsychological skills, achievement, and adaptive functioning. J Dev Behav Pediatr 27(6):459–469

Thebaud B, Lacaze-Masmonteil T, Watterberg K (2001) Postnatal glucocorticoids in very preterm infants: "the good, the bad, and the ugly"? Pediatrics 107(2):413–415

Thorndike RI, Hagan EP, Sattler JM (1986) Stanford-Binet intelligence scale, 4th edn. Riverside, Chicago

Tomashek KM, Shapiro-Mendoza CK, Davidoff MJ, Petrini JR (2007) Differences in mortality between late-preterm and term singleton infants in the United States, 1995-2002. J Pediatr 151(5):450–456, 456 e451

Tyson JE, Parikh NA, Langer J, Green C, Higgins RD (2008) Intensive care for extreme prematurity – moving beyond gestational age. N Engl J Med 358(16):1672–1681

Vaucher YE, Peralta-Carcelen M, Finer NN, Carlo WA, Gantz MG, Walsh MC et al (2012) Neurodevelopmental outcomes in the early CPAP and pulse oximetry trial. N Engl J Med 367(26):2495–2504

Vohr B (2013) Long-term outcomes of moderately preterm, late preterm, and early term infants. Clin Perinatol 40(4):739–751

Vohr BR, Msall ME (1997) Neuropsychological and functional outcomes of very low birth weight infants. Semin Perinatol 21(3):202–220

Vohr BR, Garcia Coll C, Oh W (1988) Language development of low-birthweight infants at two years. Dev Med Child Neurol 30(5):608–615

Vohr BR, Garcia-Coll C, Oh W (1989) Language and neurodevelopmental outcome of low-birthweight infants at three years. Dev Med Child Neurol 31(5):582–590

Vohr BR, Wright LL, Dusick AM, Mele L, Verter J, Steichen JJ (2000a) Neurodevelopmental and functional outcomes of extremely low birth weight infants in the National Institute of Child Health and Human Developmental Neonatal Research Network, 1993–1994. Pediatrics 105(6):1216–1226

Vohr BR, Widen JE, Cone-Wesson B, Sininger YS, Gorga MP, Folsom RC et al (2000b) Identification of neonatal hearing impairment: characteristics of infants in the neonatal intensive care unit and well-baby nursery. Ear Hear 21(5):373–382

Vohr B, Wright LL, Hack M, Aylward G, Hirtz D (2004a) Follow-up care of high-risk infants. Pediatr Suppl 114:1377–1397

Vohr BR, Wright LL, Dusick AM, Perritt R, Poole WK, Tyson JE et al (2004b) Center differences and outcomes of extremely low birth weight infants. Pediatrics 113(4):781–789

Vohr BR, Wright LL, Poole WK, Mc Donald SA (2005a) Neurodevelopmental outcomes of extremely low birth weight infants <32 weeks' gestation between 1993 and 1998. Pediatrics 116(3):635–643

Vohr BR, Msall ME, Wilson D, Wright LL, Mc Donald S, Poole WK (2005b) Spectrum of gross motor function in extremely low birth weight children with cerebral palsy at 18 months of age. Pediatrics 116(1):123–129

Vohr BR, Stephens BE, Higgins RD, Bann CM, Hintz SR, Das A et al (2012) Are outcomes of extremely preterm infants improving? Impact of Bayley assessment on outcomes. J Pediatr 161(2):222-228.e3–222-228.e223

Vohr BR, Topol D, Watson V, St Pierre L, Tucker R (2014) The importance of language in the home for school-age children with permanent hearing loss. Acta Paediatr 103(1):62–69

Wagner RK, Torgesen JK, Rashotte CA (1999a) Comprehensive test of phonological processing. PRO-ED, Austin

Wagner RK, Torgesen JK, Rashotte CA (1999b) Test of word reading efficiency. PRO-ED, Austin

Walsh MC, Morris BH, Wrage LA, Vohr BR, Poole WK, Tyson JE et al (2005) Extremely low birthweight neonates with protracted ventilation: mortality and 18-month neurodevelopmental outcomes. J Pediatr 146(6):798–804

Ware J, Taeusch HW, Soll RF, McCormick MC (1990) Health and developmental outcomes of a surfactant controlled trial: follow-up at 2 years. Pediatrics 85(6):1103–1107

Watson JE, Kirby RS, Kelleher KJ, Bradley RH (1996) Effects of poverty on home environment: an analysis of three-year outcome data for low birth weight premature infants. J Pediatr Psychol 21(3):419–431

Wechsler D (1989) Manual for the Wechsler preschool and primary scale of intelligence-revised. Psychological Corporation, San Antonio

Whitfield MF, Eckstein Grunau RV, Holsti L (1997) Extremely premature (<800 g) school children: multiple areas of hidden disability. Arch Dis Child 77:F85–F90

Wilson-Costello D, Friedman H, Minich N, Fanaroff AA, Hack M (2005) Improved survival rates with increased neurodevelopmental disability for extremely low birth weight infants in the 1990s. Pediatrics 115(4):997–1003

Wilson-Costello D, Friedman H, Minich N, Siner B, Taylor G, Schluchter M et al (2007) Improved neurodevelopmental outcomes for extremely low birth weight infants in 2000–2002. Pediatrics 119(1):37–45

Wolke D, Samara M, Bracewell M, Marlow N (2008) Specific language difficulties and school achievement in children born at 25 weeks of gestation or less. J Pediatr 152(2):256–262

Wood NS, Marlow N, Costeloe K, Gibson AT, Wilkinson AR (2000) Neurologic and developmental disability after extremely preterm birth. EPICure Study Group. N Engl J Med 343(6):378–384

Wood NS, Costeloe K, Gibson AT, Hennessy EM, Marlow N, Wilkinson AR (2005) The EPICure study: associations and antecedents of neurological and devel-opmental disability at 30 months of age following extremely preterm birth. Arch Dis Child Fetal Neonatal Ed 90(2):F134–F140

Woodcock RW, Johnson MB (1989) Woodcock Johnson psycho-educational. Battery revised. DLM Teaching Resources, Allen

Zimmerman IL, Steiner VG, Pond RE (1992) Preschool language scale, 3rd edn. The Psychological Corpora-tion, San Antonio

120 新生儿神经检查

Fabrizio Ferrari, Licia Lugli, Luca Ori, Elisa della Casa, Isotta Guidotti, Natascia Bertoncelli, and Laura Lucaccioni
陈丹　翻译,毛健　审校

目录

摘要

神经筛查应该作为常规医疗检查的一部分,应用于所有的足月及早产婴儿。对新生儿进行全面的神经检查应能满足诊断和判定预后的目的。就诊断而言,神经检查需要评估急性(或亚急性)脑功能障碍的严重程度,并选出可能受益于低温治疗的婴儿;低温治疗的新生儿需要在生后的第一天内需要通过连续的 NE 进行评估。就判定预后而言,需要反复的纵向评估,通过描绘发育轨迹对发育结局更好地进行预测。本文就早产和足月新生儿神经检查的特点和优势进行了讨论。

120.1　要点

• 简单的神经筛查应该作为常规医疗检查的一部分,应用于所有的新生儿。

- 评估高危或患病新生儿应进行完整全面的神经检查。
- 在过去的几十年中，发展了数种检查方案来记录临床神经症状，其主要目的有 3 个：评估新生儿神经表现的年龄相符性，测试神经功能障碍的严重程度，以及预测婴儿的结局。

120.2　神经检查的目的及基本要求

简单的神经筛查应该作为常规医疗检查的一部分，应用于所有的新生儿。其中包括意识-反应的评估、自主运动，以及颈、躯干及四肢的肌肉张力和部分原始反射（如吸吮及握持反射）。考虑到人文关怀，不是所有的专家都建议在常规检查中采用 Moro 反射（Volpe 2008）。

评估高危或患病新生儿应进行完整全面的神经检查（neurological examination，NE）。在过去的几十年中，发展了数种检查方案来记录临床神经症状及其演变或消失（Amiel-Tison and Grenier 1980；Brazelton 1973；Dubowitz et al. 1998a；Sarnat and Sarnat 1976）。不同方案中临床神经症状的数量和类型是不同的。一些细致的方案主要用于研究，一些相对简洁的临床手段用于评估中枢神经系统的完整性。

文献中强调 NE 的 3 个主要目的：第一，测试婴儿的神经功能表现是否与年龄相匹配；第二，测试神经功能障碍的严重程度及其与神经影像学检查所见脑异常的类型和严重程度的相关性；第三，预测婴儿的结局。

NE 还需解决其他问题，如急性或慢性脑功能失调的表现，中央性还是外周性等。

一种方法不能解决所有问题，不同的方法具有其自身的特点及优势，同时也具有一定的局限性。因此，为了选择最合适的方案，了解研究的主要目标至关重要。

关于第一个目的，即神经功能表现的年龄相符性，Dubowitz 和 Dubowitz 方案以图形方式显示了预期的姿势和肌肉张力情况。此外，作者就不同胎龄最常见的调查结果提供了一些全面性的指导。

关于第二个目的，评估神经功能障碍，很少有方案能解决这个问题。对于在特定脑病情况下应采用的方案，目前仍然缺乏共识，需要更多的数据来验证一个或其他方案的有效性。具体方案将在本章后面提到。

关于第三个目的，NE 在预后评估中的价值，文献中有许多说明，均建议进行重复的纵向评估，以建立发育轨迹，并提供有关干预效果的信息。

尽管在足月和早产儿的护理方面取得了进展，但预测不良的神经发育结局和随后的缺陷仍十分困难（另见第 15 章）。早期使用磁共振成像（magnetic resonance imaging，MRI）结合神经发育评估，可以早期发现脑损伤，特别是脑室周围白质和小脑的轻微损伤，并对未来运动功能障碍有着良好的预测作用。

120.3　早产儿特定的神经检查方案

NE 中应关注早产儿群体的脆弱性；触摸和操作必须是轻柔的，并且应该避免可能会给婴儿带来不适的操作（如 Moro 反射或拉坐操作）。

有几篇综述描述了不同的评估手段：早产儿行为评估（Assessment of Preterm Infants' Behavior，APIB）、新生儿重症监护室网络神经行为量表（Neonatal Intensive Care Unit Network Neurobehavioral Scale，NNNS）、婴儿运动能力测试（Test of Infant Motor Performance，TIMP）、全身运动 Prechtl 评估（Prechtl's Assessment of General Movements，GMs）、早产儿神经行为评估（Neurobehavioral Assessment of the Preterm Infant，NAPI）、早产儿和足月儿 Dubowitz 神经评估（Dubowitz Neurological Assessment of the Preterm and Full-Term Infant，Dubowitz）和神经运动行为评估。

主要目的包括预测（TIMP、GMs、Dubowitz）、辨别（所有评估）和变化评估（TIMP、NAPI）（见表 120.1）。

Noble 等最近系统地回顾了早产儿纵向神经行为和神经运动评估的特点（Noble and Boyd，2012）。在缺乏标准化的新生儿神经运动评估标准的情况下，NNNS 和 APIB 似乎具有较强的心理测定质量和更好的研究实用性。同样，GMs、TIMP 和 NAPI 有很强的心理测量能力，但临床实用性更好。GMs 对结局预测性最佳，而 TIMP 具有最好的评估有效性（Noble and Boyd 2012）。

足月儿（或近足月儿）急性脑病的识别需要特殊的检查方法。识别情绪、性情的特点以及对压力的反应需要使用行为导向的检查方法（Brazelton 1973；Alsand Brazelton 1981）。

表 120.1　不同新生儿神经发育评估的特征（Noble and Boyd 2012）

评估工具	年龄范围（最小周数 PMA：最大纠正年龄）	主要目的	扩展目的	测试子系统 / 组成部分	测试类型	标准样本
APIB	28 周 ~1 个月	鉴别	记录早产儿和足月儿的神经行为功能 / 能力	自主神经、运动、状态、注意力 / 互动、自我调节	标准	n/a
Dubowitz	30 周 ~4 个月	鉴别 / 预测	提供神经状态的详细信息，识别神经异常的婴儿	姿势和语调、反射、动作、神经行为反应	标准 / 规范	224 名低风险足月儿，妊娠 37~42 周（评分优），来自英国
GMs	早产儿 ~4 个月	鉴别 / 预测	记录自发运动，识别早期中枢神经系统功能障碍	运动模式	标准	n/a
NAPI	32 周 ~ 足月	鉴别 / 预测	测量神经行为表现的进展	运动发育和活力，围巾征、腘角、注意力 / 定向力、睡眠比例、易怒、哭闹	标准 / 规范	521 名婴儿，32~37 周，来自美国
NBAS	36 周 ~ 纠正胎龄生后 6 周	鉴别 / 预测	确定个体神经行为功能的全部范围，明确困难区域	自主神经、运动和反射、状态、社交 / 注意力	标准	n/a
神经运动行为评估	30~36 周	鉴别	识别有发育风险的早产儿	神经（如语调、反射）、行为学、自主神经，运动功能	标准	n/a
NNNS	30 周 ~4 个月（纠正胎龄 46/48 周）	鉴别	评估高危婴儿（特别是暴露于高危因素），记录神经完整性和行为功能的广泛性	神经（语调、反射）、行为、压力 / 节制	标准 / 规范	125 名足月新生儿（38~41 周），来自美国
TIMP	32 周 ~4 个月	鉴别 / 评估 / 预测	评估运动、姿势及功能活动的变化	头部定向，对听觉和视觉刺激的反应，身体姿势，肢体运动	标准 / 规范	全美 11 个地区 990 名有神经功能不良风险的婴儿

120.3.1　神经检查的主要需求

选择何种 NE 方法取决于研究的群体及检查目的。为了保证神经系统评估在临床实践中成功使用，Prechtl 等认为需要一些基本要素（Cioni et al. 1997；Prechtl 1977）。包括与年龄相关的项目，在出生前和出生后早期变化非常迅速。

因为 NE 是临床评估的常规手段，并且需要反复进行以明确神经系统异常的演变及促进诊断的准确性，因此诊断过程必须是非侵袭性的，并且能相对快速地进行。应该注意仅进行一次评估可能会产生误导。

可靠性和预测能力是两个关键要素。观察者之间也要有良好的一致性。多个变量，尤其是临床因素，需要考虑在内，因为它们会反映出婴儿的反应性和健康状态。服用镇痛药、抗癫痫药、血管活性药、咖啡因和皮质类固醇等也可能对婴儿的神经行为产生影响。

本章描述了新生儿 NE 的不同方法及符合上述标准的 NE 最佳策略。

120.4　神经检查方法

每种方法代表都代表了对新生儿神经系统理解的进步，需要根据时间顺序参考。很少有研究比较不同的方法，因此不能说一种方法比另一种更好。法国的学校（Andre Thomas and Saint-Anne Dargassies，Amiel-tIson）强调自主姿势，新生儿反射和肌肉张力的各个方面。主动肌张力认为具有"重组功能"并与自发移动相关。被动肌张力是指关节被动活动时肌肉可以伸展的能力和完全摆动各个关节时可以感受到张力。Saint-Anne Dargassies 描述了早产儿肌肉张力的个体发育:肌张力逐步成熟,尾头方向发育中屈肌占优势(Brazelton 1973;Saint-Anne Dargassies 1955)。

Amiel-Tison 足月神经系统评估最近因临床需求进行了更新。全部过程仅需几分钟。建议使用简单的 0、1、2 评分系统。有一组基于神经成熟度的框架,包含 3 种方式,Amiel-Tison 足月神经系统评估是其中的一部分。通过分享相同的方法和评分系统,这 3 种方式可以用于具有高危因素、纠正胎龄 32 周到 6 岁儿童的发育评估(Brazelton 1973;Gosselin et al. 2005)。

Prechtl 及同事(Gosselin et al. 2005;Cioni et al. 1989)基于对自发和诱发反应的评估,研究出一项综合的检查。他们研究健康足月新生儿的各种神经反应并记录检查中的异常反应,分析并记录躯干和四肢的姿势,身体各个部分及眼球的自发活动,对被动活动的抵抗及力量,无意识的活动,如皮肤颜色和呼吸、皮肤反射(腹壁、提睾、肛门反射)、腱反射、诱发反应(如掌反射和跖反射)、Babinski 征、Moro 反射、非对称性张力性颈反射、觅食反射、吸吮反射、立足反射、Bauer 反射、爬行、自动前进、非正常动作(手足徐动、震颤)及哭泣。每个单独的反应及动作都在最佳状态进行评估,并证实这些模式依赖于婴儿的行为状态。行为状态正确,但对刺激无反应,则认为是神经功能异常的信号(Prechtl 1974,1990;Prechtl and Dijkstra,1960)。

120.4.1 行为状态

行为状态的识别是新生儿神经病学一项重要的进步。行为状态展现神经系统的复杂性;相对稳定(从几分钟到半小时或更长时间)并且以特定连续的方式发生。通过 3~4 个至少可以维持数分钟的基本的生理参数(呼吸,睁闭眼,眼球运动,躯体运动)可以识别行为状态。Prechtl 证实存在 2 种睡眠状态(状态 1 或称安静睡眠,状态 2 或称活动睡眠)和 3 种清醒状态(状态 3 或安静觉醒,状态 4 或活动觉醒,状态 5 或哭闹)(Prechtl 1974)。与自发活动(如躯体及眼球活动和呼吸模式)一样,诱发反射或反应随着行为状态发生改变。

Groningen 学校提示从胎龄 36 周开始就可以识别 2 种睡眠状态,而在 34 周之前,睡眠方式是不确定的。28 周之前,清醒及睡眠状态很难鉴别(Prechtl 1974)。

识别不同的行为状态是诊断新生儿神经完整性的基础。神经功能异常最早及最敏感的一个表现就是行为状态的混乱。这种混乱可以表现为状态周期的丢失,一种单独状态或决定性生理参数质的改变或表现为一种不稳定的睡眠模式(Prechtl 1974;Prechtl and Dijkstra 1960)。

Prechtl 的主要创新在于收集神经信号并应用于症状诊断中。通过计算分析个体偏差,识别出 4 种主要症状:对各种刺激均反应增高的过度兴奋,反应降低,反应不对称,以及昏迷(Prechtl and Dijkstra 1960;Prechtl 1990)。

Prechtl 是最细致和全面的检查:它提供婴儿神经状态可靠的信息,并且可以区分中枢性及外周性。不足之处在于检查时间过长(大约 30 分钟)及复杂性:检查项目较多并且要求在最佳状态下进行。同时 Prechtl 检查的应用受限于生理健康的足月新生儿,其操作强度对患病及高危的婴儿并不适合(Prechtl 1977)。

Prechtl 也有精简版本,主要适用于神经系统筛查,包括头、躯干及四肢姿势的评估、眼球协调性、正常及不正常的四肢活动、牵引试验及 Moro 反射。神经筛查不能代替完整的神经系统检查,筛查会得出更多错误的阳性结果,如果怀疑存在异常,需要进行完整的检查。Prechtl 检查的精简版本见图 120.1。Brazelton(Dubowitz et al. 1998a)发明了新生儿行为评分(Neonatal Behavioral Assessment Scale,NBAS),一种源于 Prechtl 神经功能检查的网格结构格式,应用于足月新生儿,包括 27 种行为项目和 20 种神经反射,分为 7 组(图 120.2)。NBSA 对婴儿的全部行为进行评分并记载婴儿对各种环境事件的有序反应。这项设计最初并未作为神经功能检查,只是用于单个婴儿行为特点的评估,目的是预知性格及情绪控制,允许父母在最开始将婴儿当作成人看待。建议在母亲面前完成这项检查,从而让她发现孩子的聪慧和才华。Brazelton 评分的目的是加强母亲和婴儿的早期互动,同时也能通过新生儿行为评估不同环境中文化和种族的差异。虽然最初设计目的如上,这项检查也经常用于评估神经功能。Brazelton

姓名	出生日期		胎龄
检查日期	检查时胎龄		
行为状态：			
姿势（头在中线位置）			
上肢	半屈曲	屈曲	伸展
下肢	半屈曲	屈曲	伸展
姿势对称	是	否	
角弓反张	是	否	
蛙式体位	是	否	
头偏向一侧	是	否	
眼球			
位于中间	是	否	
固定偏向一侧	是	否	
固定斜视	是	否	
自主活动			
上下肢交替活动	是	否	
活动对称	是	否	
正常的强度和长度	是	否	
活动	是	否	
震颤	是	否	
夸张的快速活动	是	否	
惊跳	是	否	
惊厥	是	否	
被动活动的抵抗性			
颈部	极少	正常	高
躯干	极少	正常	高
上肢	极少	正常	高
上肢	对称	不对称	右/左
下肢	极少	正常	高
下肢	右/左	右/左	右/左
牵拉实验			
上肢抵抗	极少	正常	高
头部控制	小于3秒	3~10秒	大于10秒
吸吮	消失	减弱	存在且较强
Moro反射			
外展并延长	是	否	
屈曲消失，仅外展	是	否	
不对称	是	否	
震颤			
诊断	正常	可疑	异常

图 120.1 Prechtl 神经系统筛查

试验对儿童来说有着重大的意义：尝试摒弃新生儿是无能力、不成熟、无组织的个体的观点，让我们更多的关注新生儿非凡的能力，如预知行为、反应能力及与环境的相互作用，同时也关注婴儿认知能力及视觉和听觉反应，包括对无生命的刺激物（红色球）和人脸的视觉定向，对咯咯声、铃声和人声的听觉定向的完整评估。部分项目也应用到之后的一些神经评估计划中（Dubowitz et al. 1998a）。

在足月儿 Brazelton NBAS 评分基础上，Als 等（1982）发明了 APIB。此项评估记录早产儿系统行为，从婴儿可以在房间温度和空气的条件下进行操作的阶段到关注力已经可以独立配合评估，对健康足月

姓名			出生日期			胎龄			
体重			身长			头围			
日期			检查者						
婴儿行为									
习惯	9	8	7	6	5	4	3	2	1	意见
对灯光的反应										
对吱吱声的反应										
对铃声的反应										
对脚步声的反应										
社交相互作用	9	8	7	6	5	4	3	2	1	意见
动画视觉										
动画视觉+听觉										
非动画视觉										
非动画视觉+听觉										
动画听觉										
非动画听觉										
机敏										
运动系统	9	8	7	6	5	4	3	2	1	意见
基调										
运动成熟度										
拉坐										
防御										
活动级										
状态构成	9	8	7	6	5	4	3	2	1	意见
刺激顶点										
发展速度										
敏感性										
状态的不稳定性										
状态调节	9	8	7	6	5	4	3	2	1	意见
拥抱										
可安慰性										
自发安静										
手指放入口中										
自主系统	9	8	7	6	5	4	3	2	1	意见
震颤										
惊跳										
皮肤颜色的不稳定										
微笑										

图 120.2 NBAS 评分表

的新生儿来说大约是生后 1 个月（Als and Brazelton 1981；Als et al. 2005）。这项评估用于决定个体及家庭干预策略的起始点。新生儿个体性发育照护评估项目是目前提升新生儿监护病房的个体发育和家庭中心护理的最先进和综合的方式（Als et al. 1982，2005）。

DubowitzLM 和 Dubowitz V（Dubowitz et al. 1998a）和Dubowitz 等（Sarnat and Sarnat 1976；Dubowitz and Dubowitz 1981）发明一项检查，包含神经及行为项目的评估，用来解释行为状态（Sarnat and Sarnat 1976；Dubowitz et al. 1998b；Dubowitz and Dubowitz 1981）。作者认为"理想上，一个有意义的神经评估应该是每个新生儿临床检查的一部分"。这项检查的优势在于它同时适用于足月儿和早产

儿,也同时适用在健康和患病的新生儿。它是一项简单的,客观的记录系统,以图画和图表为基础记录,配有说明。图表非常容易记录,没有新生儿神经学经验和训练的人员也能使用。检查15分钟内即可完成,可以作为新生儿常规临床评估的一部分。它也适用于重复检查,因此可以记录早产儿生后神经行为正常或非正常的演变,便于与相应胎龄的新生儿进行比较,发现新生儿脑病(neonatal encephalopathy,NE)的特征。这项检查包括行为状态、语言、原始反射、运动力和某些行为的评估。其优点在于优化评分,减少偏差,同时可以应用于不同的环境。

另一个优点是作者已经对该坚持进行校正并提供了一些指南,给出在不同胎龄最常见的检查结果(图120.3),这项检查已经在足月儿及早产儿中得到验证(Sarnat and Sarnat 1976;Dubowitz and Dubowitz 1981)。

检查时间 出生日期	姓名 年龄	性别 胎龄	民族 出生体重		状态	非对称
姿势与状态						
姿势:婴儿仰卧,主要观察下肢,但也要注意上肢,评价主要姿势	上肢和下肢伸展或轻度屈曲	下肢轻度屈曲	下肢屈曲较好但无内收	下肢屈曲较好并内收贴近腹部	异常姿势:a)角弓反张 b)下肢过分伸展,上肢强烈屈曲	
上肢弹回:抓住双手,迅速牵拉上肢与身体平行,数到3后放手。反复3次	上肢未屈曲	上肢屈曲较慢,不经常或不完全屈曲	上肢屈曲较慢,较完全	上肢迅速且完全屈曲	上肢伸展困难;强有力地缩回	
上肢牵引:抓住手腕,拉住上肢向上。注意肘部屈曲及肩部离开桌面的抵抗力	上肢维持伸直;未感到阻力	上肢轻度屈曲或感觉一些阻力	上肢屈曲较好一直到肩部抬起,然后伸直	上肢屈曲大约100°且在肩部抬起后保持	上肢屈曲小于100°且身体抬起后仍保持	
下肢弹回:一只手抓住双踝,臀部和膝部弯曲,快速拉直后松手,反复3次	没有屈曲	不完全的或易变的屈曲	完全但缓慢的屈曲	完全快速的屈曲	下肢伸展困难;强有力地缩回	
下肢牵引:抓住踝部缓慢拉起下肢,注意膝部弯曲及臀部一半抬起时的抵抗力。两侧分别实验	下肢伸直,未感觉到阻力	下肢轻度屈曲或感觉一些阻力	下肢屈曲较好一直到臀部抬起	膝部屈曲且臀部抬起时仍保持	放回及臀部抬起时始终保持屈曲	
腘角:膝盖固定在腹部,轻轻拉伸下肢,示指放于腘角后。两侧分别实验	180°	−150°	−110°	−90°	<90°	

头 部 控 制(1)：(伸肌) 婴儿坐直，双手环胸抱肩，头向前落下	未试图抬头	婴儿努力抬头，能感觉到但看起来不明显	抬头：但向前或后落下	抬头：保持直立；可能摇晃			
头 部 控 制(2)：(屈肌) 婴儿坐直，双手环胸抱肩，头向后落下	未试图抬头	婴儿努力抬头，能感觉到但看起来不明显	抬头：但向前或后落下	抬头：保持直立；可能摇晃			
头部竖立：牵引双腕向坐的方向拉起婴儿，轻轻撑起头部，注意上肢屈曲	头落下保持向后	试图抬头但仍向后落	能轻微抬起头部	抬起头部与身体保持直线	头抬起在身体前面		
腹部悬浮：婴儿腹部悬空，后背弓起，四肢屈曲，头向躯干靠拢。如果看起来是不对的，进行牵拉	后背弯曲，头和四肢竖直	后背弯曲，头向下，四肢轻度屈曲	后背轻度弯曲，四肢屈曲	后背直，头呈一条直线，四肢屈曲	后背直，头在躯干上面		
状态模式							
屈 曲 状 态(1)：(牵引：上肢 VS 下肢) 比较上肢和下肢牵引的计分		上肢屈曲计分少于下肢屈曲	上肢屈曲计分等于下肢屈曲	上肢屈曲计分多于下肢屈曲但仅差1列或更少	上肢屈曲计分多于下肢屈曲且相差多于1列		
屈 曲 状 态(2)：(上肢 VS 下肢)，仰卧姿势			上肢和下肢屈曲	间歇性的上肢强烈屈曲，下肢强烈伸展	持续性的上肢强烈屈曲，下肢强烈伸展		
下肢伸展状态：比较下肢牵引和腘角的计分		下肢牵引得分多于腘角	下肢牵引得分等于腘角	下肢牵引得分少于腘角但仅差1列或更少	下肢牵引得分多于腘角且相差多于1列		
颈部伸展状态：(坐位) 比较头部控制1和2计分		头部伸展计分少于头部弯曲	头部伸展计分等于头部弯曲	头部伸展计分多于头部弯曲但仅差1列或更少	头部伸展计分多于头部弯曲且相差多于1列		
增加的伸展状态(水平线)：比较头部竖立和腹部弯曲计分		腹部弯曲计分少于头部滞后	腹部弯曲计分等于头部滞后	腹部弯曲计分多于头部滞后但仅差1列或更少	腹部弯曲计分多于头部滞后且相差多于1列		
反射							
腱反射：测试肱二头肌、膝、踝的肌肉收缩	缺失	感觉到但看不到	可见	亢进(非常敏锐)	阵挛		

吸吮/张口:将手指前方沾果肉深入口腔	未张口/无吸吮	仅有微弱不规则的吸吮 没有剥离	微弱的规律吸吮 一些剥离	强力的吸吮 (a)不规则 (b)规则 较好的剥离	无吸吮 但紧紧咬住		
握持:示指放入手指,轻压手掌,不要按压手背。 分别测试两边	无反应 右　左	短暂的微弱的手指屈曲 右　左	手指强力屈曲 右　左	手指强力屈曲,肩上提 右　左	非常有力地握住,婴儿可以从床上被拉起 右　左		
足跖握持:拇指按压脚趾下方的脚底。 分别测试两边	无反应 右　左	脚趾部分反射 右　左	在检查者手指的脚趾弯曲 右　左				
定位:垂直举起婴儿,用平面上突出的一角轻敲足背。 分别测试两边	无反应 右　左	仅踝部背屈 右　左	臀部和膝部全部屈曲 右　左				
Moro 反射:一只手支撑患儿头部在中线位置,另一只在背部抬高患儿45°,婴儿放松后落下10°,观察活动情况。重复3次	没有反应或仅张开手	肩部完全外展,上肢伸展,没有内收	完全外展,仅有延迟或部分内收	肩部部分外展,上肢伸展后内收	微小外展或内收没有外展或内收,仅有上肢向前伸展 仅有内收		
活动							
自发活动:(数量)观察婴儿仰卧	没有活动	散发短促的孤立活动	频繁的孤立活动	频繁的广泛的活动	持续过度的活动		
自发活动:(质量)观察婴儿仰卧	仅有伸展	伸展和随机突然的活动;一些平稳的活动	顺畅但单调的沽动	上下肢顺畅多样的活动,多变性	难辨的同步化的怪象 抽筋的或其他不正常的活动		
抬头趋势:婴儿俯卧,头部位于中线	无反应	婴儿晃动头部,下巴不抬起	抬起下巴,晃头	抬头,抬下巴	抬头并能保持		
异常信号/模式							
异常手或足的姿势		大多数时间手张开,足尖伸直	间歇性握拳或拇指内收	持续握拳或拇指内收;示指弯曲,拇指反向	持续大脚趾伸展或所有脚趾弯曲		
震颤		无震颤,或仅哭或Moro 反射的时候震颤	清醒时有时震颤	清醒时频繁震颤	持续震颤		
惊跳	无惊跳即使突然出现噪声	无自发的惊跳,但有噪声突然出现时会有惊跳	2~3 次自发性惊跳	大于 3 次的自发性惊跳	持续惊跳		
定向和行为							
肉眼形态	不睁眼		完全双眼活动	短暂的: 眼球震颤 斜视 来回的眼球活动 落日征	持续的: 眼球震颤 斜视 来回的眼球活动 异常瞳孔		

听力定向:婴儿清醒,包裹婴儿,在距离耳边10~15cm发出咯咯声	无反应	惊跳;使快乐和静止;没有真实的定向	抬眼,头可能转向声源	头转向刺激较长时间;用眼寻找;移动	每次都向声源方向快速转头和眼睛		
声音定向:包裹婴儿,如果需要用咯咯声或轻柔摇晃保持清醒。观察婴儿是否看见并跟随红球(B)或目标(T)移动	不会跟随或聚焦在刺激物上	静止,集中,短暂的跟随,但很快跟丢刺激物	可以水平或垂直跟随,无转头活动	可以水平或垂直跟随,可转头活动	可成圆跟随		
	B　　　　T	B　　　　T	B　　　　T	B　　　　T	B　　　　T		
灵敏度:当对声音刺激反应时测试(B或T)	对刺激无反应	清醒时可短暂注视	清醒时注视刺激物但会跟丢	对刺激物保持兴趣	不知疲倦(高反应性)		
兴奋性:对刺激的反应	始终安静,任何刺激均不兴奋	刺激时有时清醒或哭闹	刺激时经常哭闹	刺激时总是哭闹	未刺激时也哭闹		
可安慰性:容易使婴儿安静	不哭,不需要安慰	短暂哭闹,不需要安慰	哭闹,对话可使安静	哭闹,需要抱起安慰	哭闹,安慰无效		
哭闹	一点也不哭闹	只是哽咽	刺激时哭闹,不过维持正常程度		高强度哭闹,经常持续		
检查摘要: 头和躯干状态:　　　　　　　　　　四肢状态: 运动性:　　　　　　　　　　　　　反射: 定向和灵敏度:　　　　　　　　　　兴奋性: 可安慰性:　　　　　　　　　　　　列出偏差信号:							

图 120.3　Hammersmith 神经检查。经允许引自 Dubowitz et al. 1998a

120.5　自发运动模式及全身运动

全身运动 Prechtl 评估法是最后一项对神经系统进行评估的方案,需要标准化及验证,由 Prechtl 及合作者在 20 世纪 80 年代末开始构思(Cioni et al. 1989;Ferrari et al. 1990;Roodenburg et al. 1991;Prechtl and Hopkins 1986)。它以对早产儿或足月儿在胎儿及新生儿期自发活动的观察为基础。从 70 年代开始,Prechtl 及合作者开始使用超声关注胎儿的自发运动,他们发现当运动在形式上清晰恒定时自主运动是可以辨别且很容易辨认的。Prechtl 将这些运动序列定义为"运动模式"。通过超声可以辨别胎儿运动模式如惊跳、全身运动、孤立的肢体活动、抽动、伸懒腰、呼吸运动、呃逆、打哈欠、头旋转、头弯曲、吸吮、吞咽及其他等(Roodenburg et al. 1991),这些运动最早出现于妊娠 9~12 周(表 120.1),看起来很复杂,但可以通过最初表现区分出来。生后环境变化很大,但最初几周活动形式基本没有改变,可见

宫内外的环境对它们影响很小。伸懒腰和打哈欠两种模式终身都会存在,而且没有变化。令人惊奇的是肢体局部孤立的运动要早于全身运动 1~2 周,从胎儿早期到生后 5~6 个月持续存在。胎儿神经系统不成熟决定了没有刺激这些运动形式也能发生,即自然发生,反映大脑自发活跃性(表 120.2)。

能够观察、记录和衡量大脑的自发活跃性是神经学家的梦想,Prechtl 认为自发运动是大脑损害和功能障碍的标志(Prechtl 1990)。

全身运动是由复杂的神经网络产生,也可以称作中枢模式发生器,分布在大脑不同的部位及水平,主要位于高级中枢大脑髓质和脑干。呼吸、吸吮、咀嚼、眼球运动、游泳、爬行和走路是其内生的自发运动,无需任何外源性刺激。肌肉运动的组合形式因行为状态而异。在状态 2(不规则的呼吸)期间,中枢模式发生器激活缓慢和快速的眼球运动及肢体活动(足月的"活跃"或"不安"的睡眠)。在状态 1(安静睡眠),呼吸规则而且没有眼球及身体的活动,则

表 120.2 妊娠期不同时间胎儿的运动项目。经同意后引自 Roodenburg et al.（1991）

10 周	12 周	14 周	20 周
惊吓动作	惊吓动作	惊吓动作	惊吓动作
全身运动	全身运动	全身运动	全身运动
孤立的上肢运动	孤立的上肢运动	孤立的上肢运动	孤立的上肢运动
孤立的下肢运动	孤立的下肢运动	孤立的下肢运动	孤立的下肢运动
呃逆	呃逆	呃逆	呃逆
	呼吸运动	呼吸运动	呼吸运动
	手 - 脸接触	手 - 脸接触	手 - 脸接触
	头的翻转	头的翻转	头的翻转
	头的前屈	头的前屈	头的前屈
	头的旋转	头的旋转	头的旋转
	伸懒腰	伸懒腰	伸懒腰
	打哈欠	打哈欠	打哈欠
		吸吮及吞咽	吸吮及吞咽
			眼球运动

反映出不同的神经机制，这些机制源于皮层及皮层下结构对肌肉活动的积极抑制（或是在呼吸状态下调节）作用。全身运动和其他运动模式是状态 2、4 和 5 的典型模式，在状态 1 出现的惊吓动作是一个例外（Ferrari et al. 1990；Prechtl and Hopkins 1986）。

120.6 什么是全身运动

上肢、下肢、颈部和躯干的运动是可变的序列，全身运动包含整个身体的活动，增强和减弱变化剧烈，有力而快速，开始和结束则比较平缓。以四肢为轴线旋转，运动方向的持续变化使动作看起来流畅简洁而又复杂多变。早产阶段表现为运动的振幅较大而且经常在骨盆抬起时发生，足月阶段，全身运动幅度变小，表现出扭动的特点并逐渐消失，在生后 6~9 周，不安运动开始出现（Cioni et al. 1989；Einspieler et al. 2004）。

全身运动在新生儿众多运动模式中是最常见的，也是最复杂的，在大脑功能障碍时是最容易发生异常的，因此也是对大脑损伤最敏感的指标。

脑损伤对全身运动的影响质量大于数量，唯一不符合此规律的是伴有短暂运动功能低下的严重围产期窒息。其他脑损伤与早产和变化的全身运动相关，全身运动失去正常的流畅性、多样性和复杂性，

功能降低，变得单调 - 同步化或混乱化，异常的不安运动可以被触发也可以缺失（Einspieler et al. 2004；De Vries and Cowan 2009）。运动序列消失或缺失时，最常见的异常和变化是全身运动功能低下。当异常全身运动后出现正常的不安运动时，脑损伤可能会恢复，而且可能有正常的预后。但是，如果不安运动缺失则可能预示脑瘫的发生（Ferrari et al. 2002）。单调而同步化的全身运动也提示严重异常，四肢和躯干的肌肉几乎同时收缩和放松（图 120.4）（De Vries and Cowan 2009）。如果异常全身运动持续数周而且伴随和 / 或没有不安运动紧随发生，很有可能发生痉挛性脑瘫（图 120.5）（Einspieler et al. 2004；De Vries and Cowan 2009；Ferrari et al. 2002）。

120.7 患病新生儿的神经检查

患病新生儿应每天进行 NE，如果患儿呼吸循环功能不稳定，操作一定要轻柔。由于检查受到时间长、需要动态监测和镇静的影响，一些病例仅可做快速合理评估神经功能的检查。应该评估患儿的意识水平，常规的颅脑超声及 MRI 可以明确脑损伤的表现，进展和严重程度。

新的脑保护策略如低温疗法要求生后迅速识别是否为严重的 NE。一项评估急性脑功能障碍的严

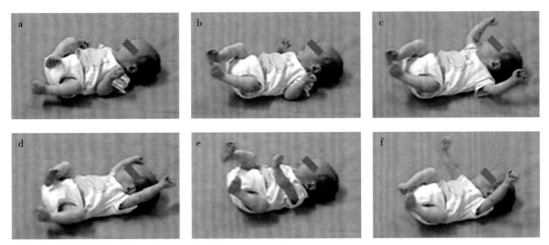

图 120.4　一次单调同步的全身运动:6 幅图显示四肢按顺序同步上抬,随后伸展内收

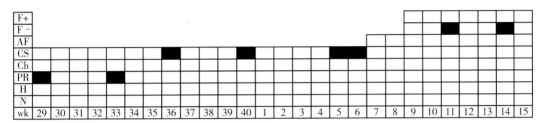

	29	30	31	32	33	34	35	36	37	38	39	40	1	2	3	4	5	6	7	8	9	10	11	12	13	14	15
F+																											
F-																							■			■	
AF																											
CS								■			■						■										
Ch																											
PR	■				■																						
H																											
N																											
wk	29	30	31	32	33	34	35	36	37	38	39	40	1	2	3	4	5	6	7	8	9	10	11	12	13	14	15

图 120.5　个体发育轨迹。1 例早产儿的发育轨迹,胎龄 27 周出生,在早产儿期表现为 PR 全身运动,足月时 CS,足月后短期发展为运动缺失和随后的脑瘫。PR,项目缺失;CS,单调同步;H,运动功能减退;Ch,混乱型运动;AF,异常不安运动;F+,不安运动;F-,不安运动缺乏

重程度及进展的神经功能量表已在图 120.6 中进行描述。此表基于 9 个项目,主要对自发运动进行观察,包括对意识水平(大腿皮肤刺激的运动反应,瞳孔大小,对灯光的反应),呼吸,姿势,自发的全身运动,眼球运动,脑干反射(角膜和眼),躯干、颈及四肢对被动活动的抵抗,异常运动(惊厥和 / 或四肢自动,如脑干释放现象)。

120.8　足月新生儿缺氧缺血事件和新生儿脑病

新生儿脑病(neonatal encephalopathy,NE)是神经功能异常的临床综合征,临床表现为呼吸建立和维持困难,语调及反射降低,意识状态异常,以及频繁惊厥(Levene et al. 1985)。围产期窒息、脑卒中、感染、线粒体疾病、颅脑畸形及代谢异常均可以引起新生儿脑病。

Volpe 依据足月儿围产期窒息[如新生儿缺氧缺血性脑病(hypoxic ischemic encephalopathy,HIE)]提供了关于新生儿脑病发展过程的精准描述(Volpe

2008)。出生到生后 12 小时,严重患儿是意识不清或昏迷的(不能被唤醒,对刺激仅有轻微或没有反应),周期样呼吸或呼吸不规则,瞳孔散大和自发眼球运动。婴儿肌张力低下,自发或诱发的动作很小,运动功能减退也很常见。一小部分患儿表现出脑干功能受损,如瞳孔固定和散大,以及眼球运动固定如洋娃娃眼。

50%~60% 的新生儿脑病患儿生后 6~12 小时发生惊厥,症状较轻。到 12~24 小时出现意识状态改变并发生严重惊厥甚至惊厥持续状态,呼吸暂停,神经敏感及臀肩无力。基底节损伤的患儿可以发生自发或诱发的张力过高。在 24~72 小时之间,新生儿脑病患儿可能出现深昏迷或昏睡,呼吸不规则(甚至呼吸停止),脑干动眼神经干扰(瞳孔收缩反应降低,光反射时瞳孔散大固定)(Volpe 2008)。

Sarnat 在 1976 年(Noble and Boyd 2012)制定了一份等级系统,主要用于评估 HIE 神经系统表现的严重程度及发展。1 级持续时间小于 24 小时,主要表现为高度敏感,Moro 反射及伸展反射异常,交感神经反射及脑电图正常。2 级表现较为肌张力减低,

姓名		出生日期		胎龄		检查者
评估序号		日期		生后小时 / 天数		

序号	项目	0 分	1 分	2 分
1	呼吸	正常	不规则 / 周期样	消失
2	姿势	多样化	姿势单调,反射 / 伸展过度	屈曲中去大脑 / 去皮层僵直
3	全身运动	存在	减退 / 项目减少	消失 / 单调性同步 / 运动混乱
4	眼球运动	存在	很少	缺乏 / 眼球偏转
5	被动活动的抵抗性 颈部 躯干 四肢	正常 正常 正常	减弱 / 过度 减弱 / 过度 减弱 / 过度	严重降低 / 增加 严重降低 / 增加 严重降低 / 增加
6	对疼痛的运动发射	存在	很少	消失
7	瞳孔	正常	散大或缩小,光反射迟钝	光反射消失
8	脑干反射 吸吮 角膜 眼头	存在 存在 存在	减弱 减弱 减弱	消失 消失 消失
9	惊厥(肌阵挛,痉挛,微小)或运动自动(划船,蹬踏)	存在	孤立	频繁
注释:				

图 120.6　患病新生儿神经功能评估

远端强烈屈曲及多病灶的惊厥发作。脑电图表现为周期性节律,有时出现持续的 delta 波活动。3 级的患儿是昏迷松软的,伴有脑干抑制表现及自主神经功能异常。脑电图为等电压或伴随很少的周期性放电。Amiel-Tison(1978),Finer(Finer et al. 1981),Fenichel(1983),Levene(Levene et al. 1985)等制定了其他相似的评分系统。

在过去的三十几年中,通过临床脑病,对神经发育结局的早期预测进行了研究。Sarnat 评估与婴儿期和儿童期的远期神经发育障碍相关,其他 Sarnat 评估的评分系统也用于预测结局(Thompson et al. 1997;Miller et al. 2004)。

目前已经证明,将体温降低至 33~34℃,持续 72 小时可以减少 18 个月的死亡或伤残率,或者提高无伤残幸存者的比例。

表 120.3 报道了年龄小于 6 小时的随机分配研究,将中度 / 重度脑病作为入选标准,其中 3 个试验具有异常振幅脑电图的附加标准,探讨出生后 6 小时 HIE 和儿童早期预后之间的关系(Jacobs et al. 2011;Simbruner et al. 2010;Shankaran et al. 2005;Eicher et al. 2005a;Eicher et al. 2005b;Azzopardi et al.

2009;Gluckman et al. 2005;Zhou et al. 2010)。

美国国家儿童健康与人类发育研究所(National Institute of Child Health and Human Development,NICHD)新生儿研究协作网的随机对照试验中的 NE 数据为研究脑病作为临床生物标志物的演变及其与预后的关系提供了机会。早期的 NE 可以反映缺氧缺血后脑损伤的程度以及对治疗的反应。选取 NICHD- 新生儿研究协作网 - 随机对照试验中 204 名接受全身亚低温治疗的 HIE 患儿,对生后 6 小时内,研究干预期及出院时不同时间的脑病情况进行分期评估。通过回归模型将 HIE 作为预后的预测因子进行研究。在一系列的 NE 中发现,HIE 的好转与亚低温治疗有关。严重 HIE 持续 72 小时和出院时异常提示死亡或残疾的风险更大(Shankaran et al. 2012a)。

近期 MRI 研究证实急性严重完全的缺氧缺血中,基底节和丘脑为主要受累部位。这些部位的损伤通常与内囊后肢的异常信号一致,常伴有中央沟皮层及皮层下白质的损伤。严重病例中,脑干通常也会受累。当主要损伤为白质和皮层而不包括基底节、丘脑及内囊后肢时,通常为较长时间的部分性缺

表120.3　年龄小于6小时新生儿的随机分配研究,将中度/重度脑病作为入选标准

（Jacobs et al. 2011；Simbruner et al. 2010；Shankaran et al. 2005；Eicher et al. 2005a,b；Azzopardi et al. 2009；Gluckma et al. 2005；Zhou et al. 2010）

作者	Jacobs 2011（ICE试验）	Simbruner2010（neo.nEURO试验）	Shankaran2005（NICHD）	Eicher2005	Azzopardi2009（TOBY试验）	Gluckman2005（CoolCap试验）	Zhou2010
胎龄	≥35周	≥36周	≥36周	≥35周,≥2000g	≥36周	≥36周	≥37周,≥2500g
日龄	生后<6h	生后<5.5h	生后≤6h	生后≤6h或缺血性损伤	生后≤6h	生后≤6h	生后≤6h
神经评估	中度或重度脑病(嗜睡,意识不清,昏迷,意识异常和/或惊厥发作)	脑病(嗜睡,意识不清或昏迷),且满足以下至少一条：1. 肌张力降低 2. 反射异常,包括动眼神经或瞳孔异常 3. 吸吮反射消失或减弱 4. 临床惊厥发作	诊断脑病或惊厥。诊断脑病:下面6个类别至少3个中有一项以上表现：1. 意识水平 2. 自发活动 3. 姿势 4. 声调 5. 原始反射(吸吮或Moro) 6. 自主神经系统(瞳孔,心率或呼吸)	≥2个缺氧缺血的神经异常表现：1. 姿势 2. 惊厥 3. 自主神经功能障碍 4. 声调异常 5. 反射异常 6. 意识状态异常	中度-重度脑病:意识状态改变(嗜睡,意识不清或昏迷),且满足以下至少一条：1. 肌张力降低 2. 反射异常,包括动眼神经或瞳孔异常 3. 吸吮反射消失或减弱 4. 临床惊厥发作	急性中度-重度脑病,神经检查异常:嗜睡,意识不清或昏迷,意识不清并满足以下至少一条：1. 肌张力降低 2. 反射异常,包括动眼神经或瞳孔异常 3. 吸吮反射消失或减弱 4. 临床惊厥发作	诊断为脑病(轻度、中度和重度),嗜睡,意识不清或昏迷,意识不清并满足以下至少一条：1. 肌张力降低 2. 反射异常 3. 临床惊厥发作
围产期亚急性缺血的临床指标	至少包含以下两条：1. 10分钟Apgar评分≤5 2. 10分钟持续需要机械通气 3. 代谢性酸中毒:脐血pH<7.00;动脉血或毛细血管pH<7.00;生后60分钟内碱剩余>12mmol/L	满足一条或以上：1. 10分钟Apgar评分<5 2. 生后10分钟需要持续复苏(包括气管插管/面罩通气) 3. 生后60分钟脐血或任何动脉血pH<7.00 4. 生后60分钟内碱剩余>16mmol/L	出生时呼吸差,需要复苏：1. 生后数小时内脐血或生后任何血pH≤7.0或碱剩余≥16mmol/L 2. pH 7.01~7.15 或碱剩余10~15.9mmol/L,或血气无法获取+ 2a. 急性围产期事件(晚期/变异减速,脐带脱垂,脐带破裂,子宫破裂,产妇外伤,出血或心肺骤停)+ 2b. 10分钟Apgar评分≤5或出生时辅助通气10分钟并持续至少10分钟	满足至少一条缺氧缺血临床症状：1. 脐血pH≤7.0或碱剩余≥13mmol/L 2. 早期婴儿血气pH≤7.1 3. 10分钟Apgar评分≤5 4. 5分钟后仍需要持续复苏 5. 胎心动过缓<80次/min,持续时间≥15分钟 6. 生后缺氧缺血事件,氧饱和度<70%或动脉氧分压<35mmHg,持续20分钟有缺血证据(胸片证据),血压降低,出血	满足至少一条氧缺血临床症状：1. 10分钟Apgar评分≤5 2. 生后10分钟需要持续复苏(包括气管插管/面罩通气) 3. 生后60分钟内酸中毒=脐血,动脉血或毛细血管pH<7.00 4. 生后60分钟内脐血或任何血标本(动脉,静脉或毛细血管)碱剩余≥16mmol/L	围生期缺氧缺血的临床证据：1. 生后Apgar评分≤5 2. 生后10分钟需要持续复苏(包括气管插管/面罩通气) 3. 生后60分钟内严重的酸中毒=脐血标本pH<7.0或碱剩余≥16mmol/L或惊厥的临床证据	围生期缺氧缺血的临床证据：1. 1分钟Apgar评分≤3,5分钟≤5 2. 脐血pH<7.0或碱剩余≤16mmol/L 3. 生后5分钟需通气及需要苏及复通气

续表

作者	Jacobs 2011（ICE 试验）	Simbruner2010（neo.nEURO 试验）	Shankaran2005（NICHD）	Eicher2005	Azzopardi2009（TOBY 试验）	Gluckman2005（CoolCap 试验）	Zhou2010
PEEG/AEEG	/	异常 EEG 或者 aEEG：1. 中度异常 aEEG/EEG+轻度/中度脑病 2. aEEG/EEG 抑制表现+重度脑病	/	？	异常的 aEEG：1. 背景活动异常持续至少 30 分钟 2. 惊厥 a) 背景存在惊厥活动 b) 中度异常抑制 c) 活动抑制 d) 持续的惊厥活动	满足 1 条异常的 aEEG（生后≥1h）：1. 背景电压中度异常：上边界 <10mV，下边界 <5mV 2. 背景电压重度异常：上边界 <10mV 3. 惊厥：电压突然增加+窄带+短暂的电压抑制	/
治疗	全身亚低温至 33.5℃	33.5℃（波动 33.0~34.0℃）持续 72 小时	全身亚低温至 33.5℃，持续 72 小时	33±0.5℃，持续 48 小时	全身亚低温至 33.5+0.5℃，持续 72 小时	选择性头部亚低温	
排除标准	a) 生后 >6h b) 出生体重 <2 000g c) 可疑先天发育异常 d) 明显出血 e) 婴儿氧需求 >80% f) 即将死亡（顽固性低血压/无反应型酸中毒） g) 低温治疗开始 <评估	a) 生后 >5.5h b) 接受高剂量的抗惊厥药物（苯巴比妥 >20mg/kg） c) 出生体重 <1 800g 或胎龄 <36 周 d) 出生体重及身长大于 3 个标准差，头围大于 3 个标准差 e) 先天发育异常，预后差 f) 肛门闭锁 g) 大出血 h) 婴儿"处于极端状态"	a) 生后 6 小时内未纳入 b) 明显的先天性发育异常 c) 严重的发育受限（出生体重≤1 800g） d) 父母/新生儿主治医师同意 e) 没有进一步积极治疗计划的濒死婴儿	a) 临床脓血症患儿 b) 母亲绒毛膜羊膜炎 c) 出生体重或头围在同胎龄的 10 百分位以下 d) 先天发育异常	1. 随机试验时年龄≥生后 6h 2. 明显的先天发育异常，需要手术治疗或染色体异常的（膈疝）或涉及脑发育不全的综合征	1. 生后 >5.5h 2. 高剂量抗惊厥药物的预防使用 3. 明显的先天发育异常 4. 头部创伤造成大量的颅内出血 5. 严重发育受限，体重 <1 800g 6. 出生体重和身长大于 2 个标准差，而头围小于 2 个标准差 7. 新生儿医师判定为危重且不大可能从新生儿重症监护中获益的婴儿 8. 重要设备无法获取 9. 计划同时参与其他实验治疗	1. 明显的先天发育异常 2. 感染（胎膜早破 >18h 或母亲羊水臭热 >38℃或超声诊断颅内出血） 3. 其他脑病（新生儿脑卒中、中枢神经系统发育异常、CT 或超声诊断颅内出血） 4. 严重贫血（Hb<120g/L）

续表

作者	Jacobs 2011（ICE 试验）	Simbruner2010（neo.nEURO 试验）	Shankaran2005（NICHD）	Eicher2005	Azzopardi2009（TOBY 试验）	Gluckman2005（CoolCap 试验）	Zhou2010
退出治疗				1. 出生时血液或脑脊液培养呈阳性的败血症 / 脑膜炎 2. 生后 36h 内胸片提示肺炎 3. 无法控制的弥散性血管内凝血 4. 使用肌力药物下持续性心动过缓 <70 次 /min，伴随低血压和酸中毒，复温至 34℃无变化 5. 家长要求	1. 父母要求撤出 2. 主治医师因临床，脑电图和影像学证据显示严重，不可逆的脑损伤或持续无法将直肠温度维持在所需范围内而停止亚低温治疗 3. 婴儿接受 ECMO 治疗，进入试验后在连续 aEEG 上显示明显的改善，考虑可以停止低温治疗		
注册时间	2001 年 2 月 14 日 —2007 年 7 月 27 日	2001 年 1 月—2006 年 4 月	2000 年 7 月 —2003 年 5 月	1998 年 1 月 —2001 年 1 月（+12 月随访时间）	2002 年 12 月 —2006 年 11 月 30 日	1999 年 7 月—2002 年 1 月	
病人	221，随机选取（澳大利亚，新西兰，加拿大，美国）	125，随机选取（澳大利亚，法国，德国 -24 个中心）	208 随机选取（15 个中心）	65	325	218	

氧缺血（Volpe 2008；Ferrari et al. 1990；De Vries and Cowan 2009）。生后最初这些损伤与临床的关系并不明确，未来研究主要建立在弥散加权成像和早期连续 NE 上，这些研究可能能够回答这些问题。一些信号是特定脑结构受累的标志。局灶阵挛发作或多灶性抽搐可能提示皮层和白质的损失。运动不能（没有眼球活动）、眼球位置相异、瞳孔无反应、呼吸单调和脑干释放现象都是脑干和/或基底节、丘脑、内囊后肢损伤的表现。昏迷或严重的昏睡不醒伴有惊厥，脑干释放现象，身体或眼球运动缺乏通常见于围产期窒息后，MRI 提示损伤严重，主要累及基底节、丘脑、内囊后肢、白质及皮层（Volpe 2008；DeVries and Cowan 2009）。

NE 的困难在于神经评估需要在生后 1 个小时完成：窒息新生儿的神经状态在生后数小时内及在接下来的几天内会不断变化。至少有两种因素可以解释：一方面，存在特殊的解剖和病理损伤（多囊性脑软化是主要的神经病理学改变之一，尽管其在早期缺乏明显的临床神经症状）；另一方面，HIE 典型代谢过程的开始阶段与相应神经症状出现之间存在"生理性"延迟。

许多情况下，复苏后的 NE 会有过渡过程，表现为较为明显的正常化，随后才会出现异常表现。这种情况下，早期的神经观察可能会产生误导：这就是为什么在生后最初 6 小时内，第一个小时的 NE 应该至少重复两次，以发现 3~6 小时之间出现的脑病症状。临床症状延迟中一个显著的例子是新生儿惊厥发作，仅少数病例出现在生后 3~5 小时中，通常出现的时间更晚。临床惊厥发作被认为是 HIE 最典型的症状之一，并作为被纳入亚低温治疗的因素。惊厥发作通常发生在窒息后 10~15 小时甚至 20 小时，因此不能作为早期临床征象。

必须记住，从出生后 1 小时或 2 小时进行的 NE，虽然对决定是否进行亚低温治疗至关重要，但可能无法确定神经症状的严重程度；数小时后进行的 NE 可能与神经损伤的严重程度更为相关（Ferrari et al. 2011）。

两个大型多中心随机对照试验（NICHD 和 TOBY 试验）描述了全身性亚低温治疗的脑病新生儿的 MRI 脑损伤表现（Shankaran et al. 2012b；Rutherford et al. 2010）。然而，有关亚低温后新生儿神经行为异常与 MRI 上脑损伤之间的功能解剖关系并没有发表。一个原因可能是亚低温期间镇静药

物的影响使神经系统的评估更加复杂，这些药物可能会影响新生儿的神经行为。

对围生期窒息后存在功能障碍风险的婴儿早期评估是必须的，以计划支持护理和引导早期干预。NNNS 是记录亚低温治疗后神经行为状态的有力工具。

NNNS 是对高危婴儿神经完整性和行为功能的综合标准化评估：该检查由 45 个执行项目和 70 个观察项目组成，根据项目的内容和统计分组进行评分并转化为 13 个总分。

这些分数提供了个体神经行为领域的定量测量，包括习惯化、注意力、处理能力、运动质量、调节、非最佳反射、不对称反射、压力/节制、唤醒、高张力、低张力、兴奋性和嗜睡。NNNS 与其他在妊娠期或早产儿中暴露于有害物质的高危新生儿群体后期发育结局有关。NNNS 发现的新生儿神经行为异常被证实与脑病患儿低温后 MRI 上的脑损伤相关。从这个角度看，NNNS 可以提供新生儿结构性脑损伤的早期功能评估，从而指导康复治疗（Coleman et al. 2013）。

120.9　其他脑损伤

120.9.1　脑室周围白质软化

最初脑室周围白质软化（periventricular Leukomalacia，PVL）与临床的关联并不十分清楚：2~4 周通过超声明确囊性或非囊性 PVL，表现为脑室周围的异常信号，临床没有表现，出血、代谢或感染异常可能与之相关。严重的临床信号包括：早产儿随后发展为脑瘫，表现为兴奋性增高，手指姿势异常，巴氏征自发阳性，腘角减小，伸肌张力增强，以及下肢活动降低和肌张力低下。PVL 的长期预后包括痉挛性瘫痪和认知障碍（Volpe 2008；Dubowitz and Dubowitz 1981）。

120.9.2　早产儿脑室内出血

3 种临床表现与脑室内出血（intraventricular hemorrhage，IVH）相关：

严重的临床恶化，主要出现在严重的 IVH 病例。表现为深昏迷或昏迷，呼吸异常（低通气和呼吸暂停），惊厥，去大脑强直，瞳孔固定，前庭刺激下眼固定，四肢弛缓性瘫痪。

跳跃综合征,临床表现多数较轻,持续时间较长。表现为:意识变化,自主活动的质量及数量下降,视觉位置性及运动性变化。

临床静止综合征,临床症状不明显(Volpe 2008;Prechtl and Dijkstra 1960)。

120.9.3　胆红素脑病

胆红素脑病的临床表现取决于损伤部位及新生儿日龄。急性胆红素脑病有以下 3 个阶段:

第一阶段,昏睡和肌张力低下常见,常伴有吸吮差,一小部分出现惊厥。

第二阶段,主要表现为肌张力增强,特别是伸肌张力增强,颈后仰或角弓反张。主要为椎体外系受累,之后发展为慢性胆红素脑病。

第三阶段,肌张力增高发展为肌张力减低,通常发生在 1 周后(Volpe 2008)。

120.9.4　代谢性疾病

新生儿期代谢异常通常表现为意识状态改变、惊厥、肌张力减弱或增强、喂养困难和神经发育落后。昏睡、昏迷及惊厥,尿有枫糖味提示枫糖尿病。惊厥、昏睡或昏迷伴有肌阵挛和呃逆是非酮症高血糖症的典型表现。高氨血症经常伴随呕吐、喂养困难、昏睡和昏迷。一些代谢病可表现为面部畸形如线粒体病,临床可表现为新生儿期惊厥、肌张力低下、昏睡、昏迷及代谢性酸中毒引起的呼吸急促(Volpe 2008)。

120.9.5　神经敏感

神经敏感在新生儿期表现为频繁的运动。运动为笼统的、对称的,包含粗震颤,刺激后敏感,轻轻束缚肢体后可消失。通常伴随腱反射亢进及 Moro 反射易引出(超兴奋综合征)。神经敏感通常与神经功能的应激性亢进相关,在 HIE、低血糖、低血钙、药物撤退综合征中可见。在某些病例中,可能查不到原因(Volpe 2008;Prechtl and Dijkstra 1960)。

120.9.6　僵婴综合征

僵婴综合征或肌张力过度是家族性异常(常染色体显性)。临床表现为肌张力增强,轻微刺激可加重表现。肌张力增强可以包含呼吸肌,引起呼吸暂停。肌张力增强可伴随放大的惊跳反应,类似惊厥发作(Volpe 2008)。

120.9.7　神经肌肉功能障碍或脊髓疾病:松软儿

足月松软婴儿或新生儿肌张力低下,主要影响四肢、躯干和面部肌肉。肌张力低下可以为先天性或后天获得性,由中枢或周围神经病变引起。低位运动神经元损伤引发肌肉紧张的缺失和消失。高位运动神经元损伤可以减少痉挛抑制的影响,从而导致新生儿期肌肉紧张的减少或高反应性,随之演变成痉挛。肌张力减低伴有正常或增强的反射而不伴有明显的松软提示中枢神经系统受累。在神经肌肉功能障碍中,肌张力低下通常与松弛和 / 或收缩相关。挛缩、皮肤凹陷、皮肤状态不佳提示胎儿活动减少,同时高度怀疑神经肌肉功能障碍。在肌无力及肉毒杆菌中毒中,表现出广泛的肌张力下降及松弛,通常与中枢神经系统相关。在先天性肌病中,末端松弛是常见的,如果在宫内发生,可以出现四肢畸形。

臀位,生产困难可以导致脊髓外伤伴随子宫颈裂伤,从而引起低位末端对称性麻痹,面神经和脑神经及括约肌很少累及。最常累的周围神经为 C5、C6、C7,常由肩难产引起。在 Erb 麻痹中,肩部活动受限,肘部弯曲,手指外展,上肢伸展的时候,腕部弯曲外展。肱二头肌反射消失,肱三头肌反射可能存在(Volpe 2008)。

120.10　结论

先进的神经影像学及其他诊断技术无法降低神经功能检查的重要性,因为其能够发现神经功能的异常从而帮助选择哪些患儿需要进行观察,神经保护及随访。

完整的神经功能检查能够发现婴儿的神经发育是否与其胎龄相符。

患病新生儿需要简单没有侵袭性的检查来评估意识状态及脑损伤的严重程度。如果有昏迷或昏睡,应该考虑到脑干受累,神经功能检查应数小时重复 1 次。

惊厥是急性脑功能异常的标志。如果没有连续脑电图监测，惊厥可能很难被发现。仅有肌阵挛是很容易识别的，提示急性皮层受累。在某些病例中，自发的活动及全身运动在诊断脑功能异常方面是可靠有效的，也可能预示运动结局。

参考文献

Als H, Brazelton TB (1981) A new model of assessing the behavioral organization in preterm and fullterm infants: two case studies. J Am Acad Child Psychiatry 20:239–263

Als H, Lester BM, Tronick Z, Brazelton T (1982) Manual for the assessment of preterm infants' behavior (APIB). In: Fitzgerald HE, Lester BM, Yogman MW (eds) Theory and research in behavioral pediatrics, vol 1. Plenum Press, New York, pp 65–132

Als H, Butler S, Kosta S, McAnulty G (2005) The Assessment of Preterm Infants' Behavior (APIB): furthering the understanding and measurement of neurodevelopmental competence in preterm and full-term infants. Ment Retard Dev Disabil Res Rev 11:94–102

Amiel-Tison C (1978) A method for neurological evaluation within the first year of life: experience with full-term newborn infants with birth injury. Ciba Found Symp 59:107–137

Amiel-Tison C, Grenier A (1980) Évaluation neurologique du nouveau – né et du nourrisson. Masson, Paris

Azzopardi DV, Strohm B, Edwards AD, Dyet L, Halliday HL, Juszczak E et al (2009) Moderate hypothermia to treat perinatal asphyxial encephalopathy. N Engl J Med 361:1349–1358

Brazelton TB (1973) Neonatal behavioural assessment scale. In: Clinics in developmental medicine, no. 50. Spastics International Medical Publication/William Medical Books/JB Lippincott, London/Philadelphia

Cioni G, Ferrari F, Prechtl HF (1989) Posture and spontaneous motility in fullterm infants. Early Hum Dev 18:247–262

Cioni G, Ferrari F, Einspieler C et al (1997) Comparison between observation of spontaneous movements and neurologic examination in preterm infants. J Pediatr 130:704–711

Coleman MB, Glass P, Brown J, Kadom N, Tsuchida T, Scafidi J et al (2013) Neonatal neurobehavioral abnormalities and MRI brain injury in encephalopathic newborns treated with hypothermia. Early Hum Dev 89:733–737

De Vries LS, Cowan FM (2009) Evolving understanding of hypoxic-ischemic encephalopathy in the term infant. Semin Pediatr Neurol 16:216–225

Dubowitz LM, Dubowitz V (1981) The neurological assessment of the preterm and full-term newborn infant. Spastic International Medical Publications/William Heinemann Medical Books, London

Dubowitz LMS, Dubowitz V, Mercuri E (1998a) The neurological assessment of the preterm and full-term newborn infant. Textbook of clinics in developmental medicine. Mc Keith Press, Cambridge

Dubowitz LM, Mercuri E, Dubowitz V (1998b) An optimality score for the neurologic examination of the term newborn. J Pediatr 133:406–416

Eicher DJ, Wagner CL, Katikaneni LP, Hulsey TC, Bass WT, Kaufman DA et al (2005a) Moderate hypothermia in neonatal encephalopathy: safety outcomes. Pediatr Neurol 32:18–24

Eicher DJ, Wagner CL, Katikaneni LP, Hulsey TC, Bass WT, Kaufman DA et al (2005b) Moderate hypothermia in neonatal encephalopathy: efficacy outcomes. Pediatr Neurol 32:11–17

Einspieler C, Prechtl HF, Bos A et al (2004) Prechtl's method on the qualitative assessment of general movements in preterm, term and young infants. Mac Keith Press, London

Fenichel GM (1983) Hypoxic-ischemic encephalopathy in the newborn. Arch Neurol 40:261–266

Ferrari F, Cioni G, Prechtl HF (1990) Qualitative changes of general movements in preterm infants with brain lesions. Early Hum Dev 23:193–231

Ferrari F, Cioni G, Einspieler C et al (2002) Cramped synchronized general movements in preterm infants as an early marker for cerebral palsy. Arch Pediatr Adolesc Med 156:460–467

Ferrari F, Todeschini A, Guidotti I, Martinez-Biarge M, Roversi MF, Berardi A et al (2011) General movements in full-term infants with perinatal asphyxia are related to basal ganglia and thalamic lesions. J Pediatr 158:904–911

Finer NN, Robertson CM, Richards RT et al (1981) Hypoxic-ischemic encephalopathy in term neonates: perinatal factors and outcome. J Pediatr 98:112–117

Gluckman PD, Wyatt JS, Azzopardi D, Ballard R, Edwards AD, Ferriero DM et al (2005) Selective head cooling with mild systemic hypothermia after neonatal encephalopathy: multicentre randomised trial. Lancet 365:663–670

Gosselin J, Gahagan S, Amiel-Tison C (2005) The Amiel-Tison neurological assessment at term: conceptual and methodological continuity in the course of follow-up. Ment Retard Dev Disabil Res Rev 11:34–51

Jacobs SE, Morley CJ, Inder TE, Stewart MJ, Smith KR, McNamara PJ et al (2011) Whole-body hypothermia for term and near-term newborns with hypoxic-ischemic encephalopathy: a randomized controlled trial. Arch Pediatr Adolesc Med 165:692–700

Levene ML, Kornberg J, Williams TH (1985) The incidence and severity of post-asphyxial encephalopathy in full-term infants. Early Hum Dev 11:21–26

Miller SP, Latal B, Clark H, Barnwell A, Glidden D, Barkovich AJ et al (2004) Clinical signs predict 30-month neurodevelopmental outcome after neonatal encephalopathy. Am J Obstet Gynecol 190:93–99

Noble Y, Boyd R (2012) Neonatal assessments for the preterm infant up to 4 months corrected age: a systematic review. Develop Med Child Neur 54:129–139

Prechtl HF (1974) The behavioural states of the newborn infant. Brain Res 76:185–212

Prechtl HFR (1977) The neurological examination of the full-term newborn infant, 2nd revised edn. Heinemann,

London

Prechtl HFR (1990) Qualitative changes of spontaneous movements in fetus and preterm infants are a marker of neurological dysfunction. Early Hum Dev 23: 151–158

Prechtl HFR, Dijkstra J (1960) Neurological diagnosis of cerebral injury in the newborn. In: ten Berge BS (ed) Prenatal care. Noordhof, Groningen

Prechtl HF, Hopkins B (1986) Developmental transformations of spontaneous movements in early infancy. Early Hum Dev 14:233–238

Roodenburg PJ, Wladimiroff JW, van Es A, Prechtl HF (1991) Classification and quantitative aspects of fetal movements during the second half of normal pregnancy. Early Hum Dev 25:19–35

Rutherford M, Ramenghi LA, Edwards AD, Brocklehurst P, Halliday H, Levene M et al (2010) Assessment of brain tissue injury after moderate hypothermia in neonates with hypoxic-ischaemic encephalopathy: a nested substudy of a randomised controlled trial. Lancet Neurol 9:39–45

Saint-Anne Dargassies S (1955) Méthode d'examen neurologique du nouveau-né. Études Néonatales 3:101–123

Sarnat HB, Sarnat MS (1976) Neonatal encephalopathy following fetal distress. A clinical and electroencephalographic study. Arch Neurol 33:696–705

Shankaran S, Laptook AR, Ehrenkranz RA, Tyson JE, McDonald SA, Donovan EF et al (2005) Whole body hypothermia for neonates with hypoxic ischemic encephalopathy. N Engl J Med 353 (1574):1584

Shankaran S, Laptook AR, Tyson JE, Ehrenkranz RA, Bann CM, Das A et al (2012a) Evolution of encephalopathy during whole body hypothermia for neonatal hypoxic-ischemic encephalopathy. J Pediatr 160:567–572

Shankaran S, Barnes PD, Hintz SR, Laptook AR, Zaterka-Baxter KM, McDonald SA et al (2012b) Brain injury following trial of hypothermia for neonatal hypoxic-ischaemic encephalopathy. Arch Dis Child Fetal Neonatal Ed 97:F398–F404

Simbruner G, Mittal RA, Rohlmann F, Muche R, neo.nEURO.network Trial Participants (2010) Systemic hypothermia after neonatal encephalopathy: outcomes of neo.nEURO.Network RCT. Pediatrics 126:e771–e778

Thompson CM, Puterman AS, Linley LL, Hann FM, van der Elst CW, Molteno CD et al (1997) The value of a scoring system for hypoxic ischaemic encephalopathy in predicting neurodevelopmental outcome. Acta Paediatr 86:757–761

Volpe JJ (2008) Neurological evaluation. In: Volpe JJ (ed) Neurology of the newborn, 5th edn. WB Saunders, Philadelphia

Zhou WH, Cheng GQ, Shao XM, Liu XZ, Shan RB, Zhuang DY et al (2010) Selective head cooling with mild systemic hypothermia after neonatal hypoxic-ischemic encephalopathy: a multicenter randomized controlled trial in China. J Pediatr 157: 367–372

121 新生儿脑电图

Lena K,Hellstrom-Westas
陈丹　翻译,毛健　审校

目录

摘要

脑电图记录皮质电活动,是评价脑功能的敏感途径。在需要新生儿重症监护的婴儿中,神经系统症状可能是隐匿或完全不存在的。脑电图是发现足月儿和早产儿异常脑活动的重要工具,同时可以用于诊断癫痫性惊厥并指导抗癫痫治疗;脑电图也可以为神经发育预后提供重要的预测信息。

- 脑电图对评估脑功能和检测脑功能障碍非常敏感。
- 振幅整合脑电图(振幅整合脑电图)可用于监测高危婴儿。
- 振幅整合脑电图提供大脑活动趋势的信息,而脑电图提供详细信息并验证振幅整合脑电图的发现。
- 振幅整合脑电图和脑电图可以用于预测结局,诊断惊厥和评估抗癫痫治疗的效果。

121.1　新生儿脑电图

脑电图(electroencephalogram,EEG)记录大脑

表面的皮质活动。也会被皮质下活动所影响;丘脑皮质连接的分离与不连续的爆发抑制活动有关。因此 EEG 反映了脑功能,可用于早期发现全身和局灶性脑功能障碍。

标准的 EEG 记录电极放置在头皮,按国际10-20 系统,采用鼻根和枕骨隆突作为确定颅骨上电极位置的解剖标志(Jasper 1958),电极之间的距离通常是这些位置之间的总距离的 10% 或 20%。电极位置由首字母及数字定义,例如:F 代表额区,C代表中央区,T 代表颞区,偶数指右侧,奇数指左侧(图 121.1)。此外,呼吸、心电、眼动及肌电等生理信号同时被记录,这些额外信息为诊断提供了睡眠状态、运动、癫痫发作等补充信息。在胎儿及早产儿中,EEG 的变化与发育成熟情况是平行的,在评估 EEG 成熟度时,使用纠正孕龄或纠正胎龄作为对胎龄(孕龄 - 译者注)及生后日龄之和的表示,用于 EEG 对脑成熟度的评估。

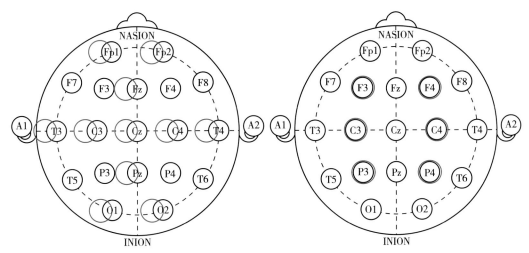

图 121.1 脑电图电极位置符合国际 10-20 系统（Jasper 1958）。红圈标记为新生儿常用的电极位置，左图用于新生儿 EEG，右图用于 aEEG/EEG 的长期监测

121.1.1 正常 EEG

EEG 的波形和背景活动可以用振幅、频率、活动地形分布和时间评估来描述。正常 EEG 背景在极早产儿中是不连续的，被称为"非连续图形"，特征为低电压背景上间断出现高波幅的爆发性波群，存在爆发间隔（interburst interval, IBI）。随着成熟度的增加，这些爆发波群的持续时间延长，振幅减低，IBI 缩短，最终逐渐出现连续的脑电背景。IBI 平均持续时间在 21~24 周时大约是 18~26 秒，25~30 周时下降到 10~12 秒，34~36 周时 6~8 秒（图 121.2）。脑电发育为枕额方向。在成熟过程中，大脑半球间电生理活动的同步性相应改变：在极低胎龄儿中脑电活动通常是同步的，26~30 周不同步性增加，而在 30 周以上半球间的同步性又逐渐增加（André et al.

2010；Mizrahi et al. 2004）。

胎龄约 30 周时，睡眠-觉醒周期可在 EEG 中发现，24~25 周时，尽管尚不能区分特定的睡眠状态，实际上不成熟的睡眠-觉醒周期已经出现。如果没有其他措施，直接观察或评估眼球运动、呼吸和肌肉活动，EEG 中的主动睡眠或称快速眼动（rapid eye movement, REM）睡眠通常是不能与觉醒状态区分的。安静睡眠或非 REM 睡眠的特点是不连续性地增加，足月儿安静睡眠 EEG 是不连续的（交替图形），或含有高波幅慢波活动（图 121.2）。

根据脑电频率分为 δ 波（<4Hz）、θ 波（4~8Hz）、α（8~12Hz）、β（13~20Hz），新生儿 EEG 通常是各种频率波的混合，但随着成熟度也不断发生变化。早产儿中，在一定的程度上以高波幅 δ 波和 θ 波电活动为主，而足月儿中可辨别 θ 波和 α 波活动（André

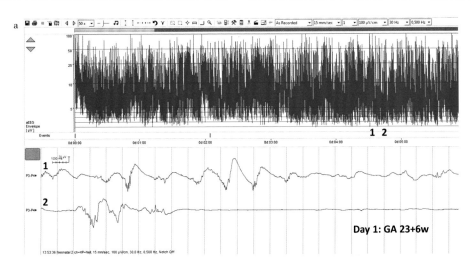

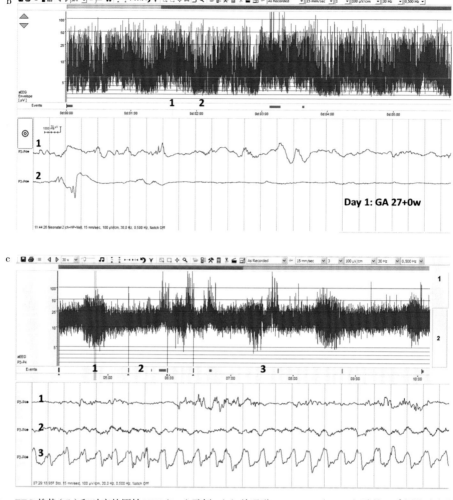

图 121.2 aEEG 趋势 (6h) 和对应的原始 EEG (25s) 示例。(a) 单通道 aEEG/EEG (P3-P4),胎龄 23+6 周的稳定婴儿,生后 1 天起,aEEG/EEG 活动以不连续活动为主,可见较短时间的连续活动 (1)。(b) 单通道 aEEG/EEG (P3-P4),胎龄 27+0 周 的稳定婴儿,生后 1 天起,出现连续 (1) 和更多的不连续 (2) 的交替波形,可能代表原始的睡眠 - 觉醒周期。(c) 2 天足月 新生儿,可疑脑卒中。连续的 aEEG/EEG 背景,可见睡眠 - 觉醒周期,包括交替睡眠 (1)、代表觉醒或快速眼动 (REM) 睡 眠的连续活动 (2) 和短暂的惊厥发作 (3)

et al. 2010;Mizrahi et al. 2004)。最近,极慢脑电活动 (<0.5Hz) 的存在已在早产儿和足月儿 EEG 中证明存在。实验数据表明,这种活动在大脑发育过程的发展中可能是必不可少的 (Vanhatalo and Kaila 2006)。脑电信号很弱 (以微伏计),在新生儿重症监护室 (NICU) 很容易受到运动、电干扰和呼吸的破坏。特别是当 EEG 活动非常弱时,可能会从以毫伏为单位测量的心电图中提取信号,其波幅是 EEG 的 1 000 倍。高频振荡通气的频率通常是 10~15Hz,这些频率通常是正常 EEG 的一部分,所以注意避免此类干扰。当高频振荡通气患儿进行 EEG 监测时,避免电极和床上用品之间的接触是很重要的,同时评

价原始 EEG 信号也是重要的内容。

正常脑电成熟过程中,在特定的胎龄,一些明显的脑电波的形式和模式会出现或消失:这些变化可用于评价成熟程度,尽管他们的功能和解剖的相关性尚未明确 (Vanhatalo and Kaila 2006)。δ 刷的特点是在 δ 波上,复合快波 (α-β) 节律,是极早产儿典型的 EEG 特点。颞区节律性 θ 活动 (颞区锯齿波) 为短阵的、有节奏的 4~6Hz 节律爆发,首先出现在胎龄 26 周,30~32 周达到高峰。31~32 周出生的婴儿中,颞区尖波会在生后第一周出现,如果出现大量或持续的颞区尖波发放,则与脑损伤相关。额区尖波在胎龄 34~35 周短暂出现,10 周后消失 (André et al.

2010；Mizrahi et al. 2004）。

通过各种测量可区分相差 2 周左右的 EEG 变化。有趣的是，在一些文献中，生后第一天极早产儿的脑电活动似乎表现出逐步增加的趋势，这是否与产后适应或恢复有关尚不明确（Victor et al. 2005）。

121.1.2　异常 EEG

当发生缺氧缺血性、出血性或代谢性损害时，如围产期窒息、颅内出血或严重低血糖，脑电活动会立即受到影响。脑电活动短暂抑制在所有年龄段的人类及动物中是非常相似的。EEG 抑制的程度和 EEG 背景活动恢复的时间与损伤的严重程度相关。皮质电活动常在损伤后数分钟到数周内恢复，在恢复过程中可发展成不同程度的惊厥（Watanabe et al. 1999）。醒睡周期在急性期会受到抑制或完全消失。慢性期 EEG 持续异常如异常波形或活动同步性差可能代表发生永久的损伤。损伤后皮质电活动的连续性及 EEG 严重程度与脑损伤之间相关，因此 EEG 在脑损伤的诊断及预后的早期评估方面尤为敏感。

重损伤常导致完全低平的 EEG 改变（无活动，等电压），轻度损伤可能仅仅表现为 EEG 轻度异常或不连续性地增加。严重损伤后也可出现爆发抑制和一致性的极低电压。这些 EEG 变化形式与窒息足月新生儿不良预后相关。

早产儿中，轻度损伤可能导致 IBI 延长，重度损伤可能改变背景活动至爆发抑制模式。与早产儿正常的不连续背景相比，爆发抑制特点是低平（无活动）脑电基础上的爆发性电活动或爆发间期波幅极低。正常早产儿则为很难观察的不连续背景，爆发间期活动增多。所有成熟儿中出现爆发抑制都是不正常的，与脑损伤、镇静药物使用和一些少见的脑病（主要为非酮症高甘氨酸血症和枫糖尿病）相关。足月儿中，IBI 时间超过 30 秒占主导时，提示死亡率及不良神经预后发生率很高（Menache et al. 2002）。

慢性期 EEG 改变主要出现在损伤数周内，常提示持续脑损伤。慢性期背景异常可以表现为成熟不良或混乱。成熟不良 EEG 特点为发育落后（超过 2 周），与认知障碍相关。混乱的 EEG 模式常发生在严重急性损伤后，特点为 δ 波、δ 刷的畸形和出现异常尖波，与白质损伤相关，可发展为脑瘫（Okumura et al. 2002）。一些脑电波形式，特别是 Rolandic 区正性尖波常代表白质损伤。在新生儿 EEG 上出现

每分钟 2 次以上的 PRSW 常提示之后脑瘫的发生（Marret et al. 1992）。

121.1.3　药物影响

使用抗癫痫或镇静药物如苯二氮䓬类（安定、咪达唑仑）、苯巴比妥、阿片类药物（吗啡、芬太尼）和利多卡因，可以引起 EEG 背景波电压短暂下降，持续数分钟到数小时。给予正常脑电背景的足月新生儿负荷剂量的镇静或抗惊厥药物后，EEG 上最常见的反应是出现中等程度的不连续图形。早产儿和脑功能异常的足月儿使用药物后，表现出更加明显的不连续图形，包括爆发抑制。足月儿使用单一镇静药物后，EEG 背景活动通常 2~2.5 小时内恢复，但对于早产儿来说，EEG 上的抑制表现可能持续更长时间（Norman et al. 2013；Shany et al. 2008）（图 121.3）。当然，如果重复或持续使用这类药物，不连续图形会更加明显，持续时间也将会延长。研究证实一些新生儿使用表面活性物质后也可能立即出现长达 10 分钟明显的电压降低，产生这种情况的原因不明（Hellström-Westas et al. 1992）。

121.1.4　惊厥发作

新生儿惊厥的 EEG 在波形形态，频率，定位和时间演变上表现多样。惊厥在 EEG 上常被定义为"突然、重复、进展和刻板的发作模式"，有明确的开始、过程和结束，持续时间最短为 10 秒（Shellhaas and Clancy 2007）。但是如果发作持续时间短于 10 秒，癫痫样活动延长，如周期性一侧癫痫样放电则与不良结局相关（Oliveira et al. 2000）。

惊厥持续状态是指反复惊厥发作，持续时间超过 30 分钟。惊厥发作最常见于颞叶和中央位置，在额叶和枕叶 EEG 导联中则较少发现（Shellhaas and Clancy 2007；Patrizi et al. 2003）。足月儿常表现为局灶性惊厥发作，早产儿为区域性的发作（Patrizi et al. 2003）。临床惊厥发作识别比较困难，新生儿可能有可疑临床发作，但 EEG 无对应的惊厥活动。然而，一些研究证实，大多数新生儿惊厥实际上完全是亚临床发作，只能通过 EEG 诊断。

电临床发作（临床和 EEG 发作）的新生儿中，使用抗癫痫药物后可出现电临床分离现象，临床发作消失，EEG 上的亚临床发作仍然存在，甚至数量

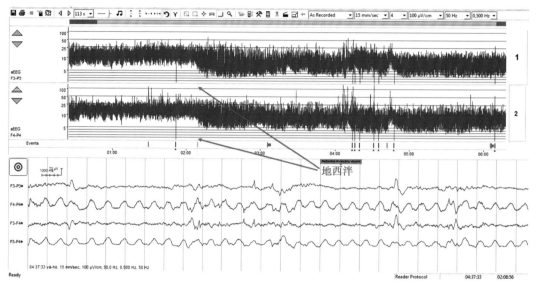

地西泮

图 121.3 足月窒息婴儿,亚低温治疗,双通道 aEEG 记录显示 6 小时的 aEEG 和 25 秒的 EEG。因疑似右侧电临床发作(F4-P4 和 P3-P4 中可见节律性活动)而服用地西泮时,aEEG/EEG 上背景是连续的。使用地西泮后,aEEG 呈中度下降趋势,在恢复前持续 6 小时(未显示)。轨迹自上而下:aEEG:左侧(F3-P3),aEEG:右侧(F4-P4),EEG:左侧(F3-P3),EEG:右侧(F4-P4),EEG:跨大脑额叶(F3-F4),EEG:跨大脑顶叶(P3-P4)

增多(Boylan et al. 2002)。

121.2 EEG 监测

视频脑电图是 EEG 监测的金标准。但并不是所有 NICU 都能实现多通道和视频脑电图监测,而且没有脑电图室的帮助,对于新生儿科医生来说,床边对 EEG 进行 24 小时 /7 天的解读是非常困难的。因此,视频脑电图常限复杂病例或研究中使用。相反,许多 NICU 越来越多地使用有限通道的连续 EEG 监测,通常是 1~3 个通道(跨脑和额中央或额顶叶导联),包括压缩的 EEG 趋势图,如振幅整合脑电图(amplitude-integrated EEG,aEEG)。这种方式对于新生儿科医生来说获取和解读都比较容易,而且可以 24 小时 /7 天使用。20 世纪 60 年代,Prior 和 Maynard 发明了第一种类似的 aEEG 的监测仪,称为脑功能监护仪(Maynard et al. 1969)。现代数字监护仪显示和存储原始脑电信号,这也是评估(至少是间歇性评估)aEEG/EEG 活动的正确性和排除潜在伪差所必需的。

aEEG 源于原始脑电图,首先脑电信号通过对称的过滤器(可以明显减弱低于 2Hz 和高于 15Hz 的脑电波),随后进行信号校正,半对数显示(在极低电压下提供更好的显示率)和时间压缩。aEEG 提供

了数小时和数天的最小和最大皮质电活动的变化趋势回顾(见图 121.2)。因为源于原始脑电图,成熟的 aEEG 变化与 EEG 变化相平行。发育在 aEEG 趋势上的一个主要特征是下边界的逐渐上升(更为不连续的安静睡眠期间明显),反映了随着胎龄的增加,EEG 的连续性也在增加(Zhang et al. 2011a)。

大量研究证实了 aEEG 在足月儿及早产儿中的重要性。数项研究表明出生窒息后最初 3~6 小时的 aEEG 监测能够高度提示神经发育的预后(Spitzmiller et al. 2007)。异常背景模式(爆发抑制,极低电压,低平)提示预后不良,正常连续的或轻微不连续提示预后正常。中度缺氧缺血性脑病(HIE)如果睡醒周期在胎龄 36 周前出现提示预后良好。这些研究对象均为窒息且未进行亚低温治疗的患儿。但是适度的亚低温干预可以改变 aEEG/EEG 的预测值(Thoresen et al. 2010)。这是期望的结果,因为低温治疗的目的就是改善预后。对亚低温治疗的婴儿来说,aEEG/EEG 早期正常化与良好的预后相关,而异常背景在 36~48 小时恢复也可能会有良好的结果。建议在整个亚低温治疗期间进行脑功能监测,因为复温期间也可能发生惊厥。在这些婴儿中应该同时记录完整的 EEG 数据。

晚期早产儿中,aEEG/EEG 也是围生期窒息结局的预测指标(Jiang et al. 2015)。一些研究表明,早

期皮质背景活动可以预测早产儿的预后,包括脑室内出血和白质损伤(West et al. 2011;Wikström et al. 2012;Song et al. 2015;Iyer et al. 2015)。在指定时间内的最高爆发次数和最低的 IBI,即最佳皮质活动,是皮质背景不连续时的敏感指标。惊厥,尤其是亚临床发作,在脑室内出血和脑室周围白质软化中也是十分常见的。更成熟的婴儿中,生后 1 周内出现睡眠觉醒周期提示恢复良好。但是,对于早产儿来说,脑外因素如心输出量、血压、动脉二氧化碳水平似乎也会影响 aEEG/EEG 的背景。

121.2.1　使用 aEEG/EEG 进行惊厥管理

连续 EEG 监测对高危新生儿早期发现惊厥发作是非常有益的。对比完整的 EEG,电极数目减少将降低记录惊厥发作的次数。然而,已经证实在完整 EEG 中发现的惊厥发作,通过中央区的单通道 EEG,或双通道 aEEG/EEG 能记录到 75%~85% 左右(Shellhaas and Clancy 2007;Zhang et al. 2011b),因为至少 60%~70% 的新生儿惊厥发作会出现在中央、颞和顶叶区域(Patrizi et al. 2003)。aEEG/EEG 中惊厥发作的高分辨率需要检查完整的原始 EEG。如果仅检查 aEEG 趋势,EEG 中只有 20%~40% 的惊厥发作被发现(Shellhaas et al. 2007)。在 aEEG 趋势中鉴别惊厥发作,需要将惊厥的 EEG 特征从整体背景

活动中清晰地鉴别出来,表现为 aEEG 图形中短暂的变化(通常是一个上升,极少为短暂的下降)。惊厥反复发作和惊厥持续状态会出现一个类似锯齿形的图案,而持续的癫痫性惊厥活动可能难以辨别,因为在 aEEG 趋势中并没有明显的变化(见图 121.1c 和图 121.4)。短暂的惊厥发作(<30 秒)在压缩的 aEEG 图形中可能很难识别,为此,追查原始脑电图的惊厥发作是非常重要的。一些新的 aEEG/EEG 监护仪具有惊厥发作报警功能,尽管并没有 100% 的敏感性,但对识别短暂发作还是有一定帮助的。

121.3　结论

EEG 和 aEEG/EEG 为脑功能情况提供了重要的临床信息,通过对皮质电活动背景异常的评估来诊断惊厥发作及评价脑功能。损伤后早期的背景活动高度预示神经功能预后。代谢性疾病通常与背景异常和惊厥发作相关(Olischar et al. 2012)。NICU 连续监测中,视频脑电图是黄金标准,但在大多数医院无法每天随时进行。其他 EEG 趋势如 IBI 或基于频率的趋势变换也可能对脑功能预后评估有益。当 aEEG/EEG 记录电极较少时,需要重复 EEG 监测,监测过程需要神经生理专家或神经病学专家协助完成。

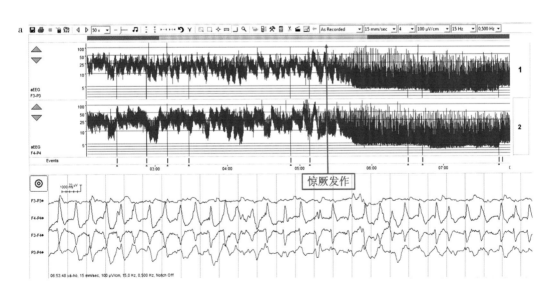

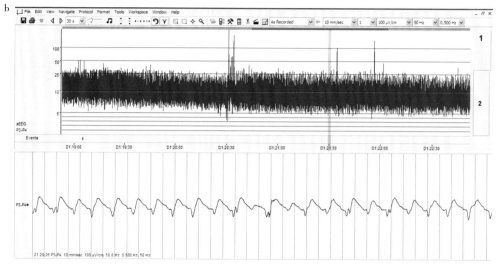

图 121.4　两例进行适度亚低温治疗的围生期窒息足月儿，亚临床癫痫持续状态。（a）图示为 6 小时的 aEEG 和 25 秒的 EEG，可见一个清晰的锯齿状结构，提示反复的惊厥发作。有效的抗癫痫治疗后，惊厥发作模式消失，背景模式转变为不连续性。EEG 显示的惊厥发作提前 2 分钟在左侧（F3-P3）开始，EEG 中没有显示，但在 aEEG 轨迹中可见。EEG 中的惊厥活动是右侧的，也可以在额叶（F3-F4）和顶叶（P3-P4）导联中看到。（b）单通道 aEEG 记录，持续 4 小时，下面是 38 秒 EEG。在整个 aEEG 记录过程中，惊厥持续发作，因此未见锯齿状改变。原始脑电图的检查应能识别惊厥发作，而惊厥检测报警器也可能检测到惊厥发作。aEEG 背景看起来是连续的，没有任何变化，但由于惊厥发作，背景活动无法进行评估

参考文献

André M, Lamblin MD, d'Allest AM et al (2010) Electroencephalography in premature and full-term infants. Developmental features and glossary. Neurophysiol Clin 40:59–124

Boylan GB, Rennie JM, Pressler RM, Wilson G, Morton M, Binnie CD (2002) Phenobarbitone, neonatal seizures, and video-EEG. Arch Dis Child Fetal Neonatal Ed 86:F165–F170

Hellström-Westas L, Bell AH, Skov L, Greisen G, Svenningsen NW (1992) Cerebroelectrical depression following surfactant treatment in preterm neonates. Pediatrics 89:643–647

Iyer KK, Roberts JA, Hellström-Westas L et al (2015) Cortical burst dynamics predict clinical outcome early in extremely preterm infants. Brain 138:2206–2218

Jasper HH (1958) The ten-twenty electrode system of the International Federation. Electroencephalogr Clin Neurophysiol 10:371–373

Jiang CM, Yang YH, Chen LQ et al (2015) Early amplitude-integrated EEG monitoring 6 h after birth predicts long-term neurodevelopment of asphyxiated late preterm infants. Eur J Pediatr 174:1043–1052

Marret S, Parain D, Jeannot E et al (1992) Positive rolandic sharp waves in the EEG of the premature newborn: a five year prospective study. Arch Dis Child 67:948–951

Maynard D, Prior PF, Scott DF (1969) Device for continuous monitoring of cerebral activity in resuscitated patients. Br Med J 29:545–546

Menache CC, Bourgeois BF, Volpe JJ (2002) Prognostic value of neonatal discontinuous EEG. Pediatr Neurol 27:93–101

Mizrahi EM, Hrachovy RA, Kellaway P (2004) Atlas of neonatal encephalography, 3rd edn. Lippincott Williams & Wilkins, Philadelphia

Norman E, Wikström S, Rosén I, Fellman V, Hellström-Westas L (2013) Premedication for intubation with morphine causes prolonged depression of electrocortical background activity in preterm infants. Pediatr Res 73:87–94

Okumura A, Hayakawa F, Kato T et al (2002) Developmental outcome and types of chronic-stage EEG abnormalities in preterm infants. Dev Med Child Neurol 44:729–734

Olischar M, Shany E, Aygün C et al (2012) Amplitude-integrated electroencephalography in newborns with inborn errors of metabolism. Neoplasma 102:203–211

Oliveira AJ, Nunes ML, Haertel LM, Reis FM, da Costa JC (2000) Duration of rhythmic EEG patterns in neonates: new evidence for clinical and prognostic significance of brief rhythmic discharges. Clin Neurophysiol 111:1646–1653

Patrizi S, Holmes GL, Orzalesi M, Allemand F (2003) Neonatal seizures: characteristics of EEG ictal activity in preterm and fullterm infants. Brain Dev 25:427–437

Shany E, Benzaquen O, Friger M et al (2008) Influence of antiepileptic drugs on amplitude-integrated electroencephalography. Pediatr Neurol 39:387–391

Shellhaas RA, Clancy RR (2007) Characterization of neonatal seizures by conventional EEG and single-channel EEG. Clin Neurophysiol 118:2156–2161

Shellhaas RA, Soaita AI, Clancy RR (2007) Sensitivity of amplitude-integrated electroencephalography for neonatal seizure detection. Pediatrics 120:770–777

Song J, Xu F, Wang L et al (2015) Early amplitude-integrated electroencephalography predicts brain injury and neurological outcome in very preterm infants. Sci Rep 5:13810

Spitzmiller RE, Phillips T, Meinzen-Derr J, Hoath SB (2007) Amplitude- integrated EEG is useful in predicting neurodevelopmental outcome in full-term infants with hypoxic-ischemic encephalopathy: a meta-analysis. J Child Neurol 22:1069–1078

Thoresen M, Hellström-Westas L, Liu X, de Vries LS (2010) Effect of hypothermia on amplitude-integrated electroencephalogram in infants with asphyxia. Pediatrics 126:e131–e139

Vanhatalo S, Kaila K (2006) Development of neonatal EEG activity: from phenomenology to physiology. Semin Fetal Neonatal Med 11:471–478

Victor S, Appleton RE, Beirne M et al (2005) Spectral analysis of electroencephalography in premature newborn infants: normal ranges. Pediatr Res 57:336–341

Watanabe K, Hayakawa F, Okumura A (1999) Neonatal EEG: a powerful tool in the assessment of brain damage in preterm infants. Brain Dev 21:361–372

West CR, Harding JE, Williams CE, Nolan M, Battin MR (2011) Cot-side electroencephalography for outcome prediction in preterm infants: observational study. Arch Dis Child Fetal Neonatal Ed 96:F108–F113

Wikström S, Pupp III, Rosén I et al (2012) Early single-channel aEEG/EEG predicts outcome in very preterm infants. Acta Paediatr 101:719–726

Zhang D, Liu Y, Hou X et al (2011a) Reference values for amplitude-integrated EEGs in infants from preterm to 3.5 months of age. Pediatrics 127: e1280–e1287

Zhang L, Zhou YX, Chang LW, Luo XP (2011b) Diagnostic value of amplitude-integrated electroencephalogram in neonatal seizures. Neurosci Bull 27:251–257

122　神经影像学研究

Luca A. Ramenghi and Petra S. Hüppi

孙婧　翻译，毛健　审校

目录

摘要

联合应用不同神经成像形式，如颅脑经前囟超声和磁共振成像技术，在诊断晚期早产儿和足月儿神经系统疾病起重要作用。除此之外，颅脑经前囟超声和磁共振成像技术也可用来筛查存在围产期损伤危险的极早产儿，这些损伤如出血（生发基质出血-脑室内出血和小脑出血）以及缺氧或炎症引发的脑白质损伤。颅脑经前囟超声可以在极早产儿生后数小时内应用，而磁共振成像常用于纠正胎龄足月。尽管美国儿科学会最近将极早产儿在纠正胎龄足月常规行磁共振检查纳入不建议的五项中，我们仍认为常规磁共振是西方国家新生儿重症监护室的常见检查，并且，对于新生儿重症监护这类特殊学科，这项检查常规应该是一种合适的做法，现代医学总是与最前沿的研究紧密结合。

由于具有较强分辨率和无创性，磁共振成像是一种能展现发育中的大脑更多精细结构的神经成像形式；磁共振技术独特之处在于能在无电离辐射条件下非常灵敏地监测到代谢和功能方面信息。目前常规磁共振成像广泛用来确证正常和病理性大脑形态，以及对处于发育中或损伤的新生儿大脑结构提供客观信息。

122.1　要点

1. 颅脑经前囟超声联合磁共振成像在现代新生儿重症监护室常规诊疗中越来越普遍。

2. 在出生胎龄大于 34~35 周的新生儿出现神经系统症状后，首选颅脑经前囟超声，因为它能直接诊断特定的病理状态：如动脉性卒中，抑或如脑室内出血或颅后窝出血。

3. 对于晚期早产儿或足月儿惊厥病例,磁共振成像是理想的神经成像方式。

4. 当临床怀疑存在中心窦静脉血栓、窒息、症状性低血糖、动静脉梗死及代谢性疾病时,建议选择磁共振成像。

5. 在早产儿中,颅脑经前囟超声和磁共振成像两者均应完善,为了评价是否存在生发基质脑室内出血、脑积水、假性囊肿、小脑出血和点状白质损伤。

6. 在极早产儿中,颅脑经前囟超声用作生后数小时的初步筛查;在纠正胎龄为足月时,完善更精确的磁共振成像。

122.2 概述

应用颅脑经前囟超声(cranial transfontanellar ultrasound, CUS)诊断新生儿获得性脑损伤已有多年历史,但 CUS 仍是新生儿病房常规检查中重要的一项技术,尽管多种影像学联合应用业已取得很大进步;由于具有一定分辨率和无创性,磁共振成像(magnetic resonance imaging, MRI)技术是一种能展现发育中的大脑更多精细结构的神经成像形式;MRI 独特之处在于能在无电离辐射条件下非常灵敏地监测到代谢和功能方面信息。常规 MRI 广泛用来辨认正常和病理性大脑形态,以及对处于发育中或损伤的新生儿大脑结构提供客观信息。

MRI 的进步揭示了迄今为止大脑发育的未知方面,并展现发育中的大脑损伤的特有形式;快速弥散加权成像为了解健康和疾病中的脑白质连接性提供帮助,以及在缺乏明显脑损伤情况下,评估儿童大脑结构发育与功能发育之间的关联性。此次技术联合新图像后期处理工具可定量评估脑容积和表面变化,已经产生更多精确神经影像,与随后的神经认知疾病有关。

磁共振波谱成像对于急性和慢性脑损伤时的代谢过程提供了新见解。功能性 MRI 在新生儿的应用仍存在局限性,但有可能揭示大脑早期功能组织化以及新生儿感觉,运动,认知功能的起源(Ramenghi and Hüppi 2009;Ramenghi et al. 2005)。

122.3 颅脑经前囟超声和磁共振的联合应用

CUS 联合 MRI 在现代新生儿重症监护室常规诊疗中越来越普遍;使用两种技术的时间受胎龄影响,用于晚期早产儿和足月儿是为研究症状的本质(脑病);而用于极早产儿是为排除早产典型损伤(脑室内/小脑出血和白质损伤)。对于患有脑病的晚期早产儿和足月儿,在症状出现时两种检查均应尽快完善。对于极早产儿,CUS 用作生后数小时的初步筛查;在纠正胎龄为足月时,可完善更精确 MRI。

提高新生儿医师的知识和临床技能,能鉴别新生儿是否存在潜在的神经系统异常非常重要。我们应对婴儿进行合理的临床划分(Ramenghi and Hüppi 2009;Ramenghi et al. 2005)。相应地,对新生儿脑病的明确定义有助于识别存在高危因素的患儿。新生儿脑病是一种神经功能紊乱的临床综合征,发生在足月儿和晚期早产儿生后的头几天,特点是难以触发并维持呼吸,意识状态异常,肌张力减低,原始反射消失,常出现惊厥。每 1 000 个新生儿中大约有 3~5 人受这种症状影响,它是围产期死亡的重要预测因素,也是造成远期神经不良预后(如脑瘫)的主要因素,惊厥发作是一种紧急情况,因此,对于 CUS 报告正常脑病的婴儿仍应该尽快完善磁共振检查。首先,必须先排除罕见但极少诊断的大脑静脉窦血栓形成(cerebral sinus venous thrombosis, CSVT)的存在,这种疾病的围产期用药治疗是特殊的。如果未给予有效治疗,会导致疾病的恶化:如血栓的扩大;如果超声发现足月儿丘脑出血,或晚期早产儿晚发的脑室内出血,那么说明可能存在 CSVT(图 122.1)。在图 122.1 的病例中诊断静脉血栓的可能性很大。CUS-MRI 的联合应用同样适用于存在脑病症状的其他疾病:先天性异常,如畸形、巨细胞病毒感染等;获得性损伤,如动脉卒中、低血糖等。

对于极早产儿来讲,CUS 仍是生后几天首选的神经影像筛查;重要的是能够排除脑室内出血和小脑出血的存在,而在接下来数天以及数周,CUS 用来诊断脑白质损伤。在纠正胎龄为足月时行 MRI,用来诊断细微的出血灶和白质损伤,以及一些偶然发现(Parodi et al. 2015a, 2015b;Malova and Rossi 2017)。

超声检查技术仍掌握在新生儿医师和少数的影像科医师手中;越来越多的新生儿医生与进行 MRI 的神经放射科医师进行深入交流。现在许多神经放

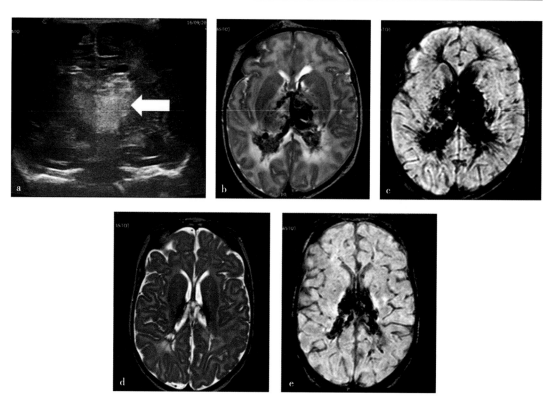

图122.1 该足月儿生后6天出现阵挛性发作。(a)超声可见脑室内和丘脑出血,左侧更明显(箭头)。(b和c)T_2加权成像和磁敏感序列证实了生后6天存在出血。(d和e)T_2加权和磁敏感成像显示生后29天出血基本恢复。该患儿静脉注射肝素1周,使用低分子量肝素3个月

射科医师不仅能熟练调整磁共振序列适用于含水量较高的新生儿大脑,还能解释图像,以及婴儿围产期病史关键时刻;这对理解围产期获得性脑损伤十分重要。神经放射科医师仍是识别和研究大脑畸形和病变影响的权威专家,相比之下,新生儿医师的认知更为基础,如某种病理的发病率,发病机制的最新假说。

122.4 超声

使用超声对胎龄34~35周生后出现神经系统症状的新生儿进行初步筛查是合理的;但对足月儿和晚期早产儿的围产期获得性损伤的筛查阳性率不高,尤其是处于疾病急性期时。如果损伤范围广,超声能直接诊断动脉卒中等特定的病理类型;也可以协助鉴别由潜在疾病引起的脑损伤,如由产伤或静脉血栓导致的脑室内出血或颅后窝出血。在缺血缺氧脑病的急性期,CUS的诊断价值是有限的,因为它依赖于排除其他可能与窒息临床特征相似的病变(如畸形、大量蛛网膜下腔出血,甚至罕见的卒中);CUS也能用来发现窒息后数天严重的基底节损伤

(Ramenghi and Hüppi 2009;Ramenghi et al. 2005)(图122.2)。

122.5 MRI在有症状的晚期早产儿或足月儿中应用

惊厥是神经系统异常新生儿最突出的临床特征,用来区分出生时Apgar评分正常的婴儿与围产期窒息处于抑制状态的婴儿;非窒息组引发惊厥的常见原因是局灶性脑损伤,多是由动脉源性梗死和出血所致。另外,新生儿惊厥其他原因有:中枢神经系统感染,暂时性代谢紊乱如低血糖,由染色体异常、巨细胞病毒感染、遗传代谢病导致的大脑先天发育异常,家族性或非家族性的良性惊厥;深入的神经成像则是诊断的重要工具;大脑畸形的范围包括不能通过CUS诊断的高度局灶性发育不良以及可通过CUS部分诊断的严重缺陷。

在所有晚期早产儿及足月儿的惊厥病例中,MRI是理想的神经影像诊断工具。临床诊断依靠详细的病史,以及对可能存在的病因,如若一名正常

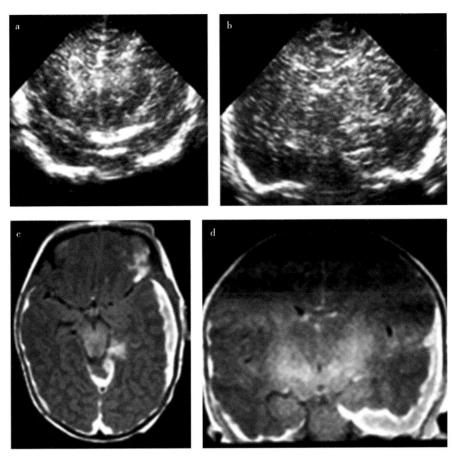

图122.2 该足月儿经胎头吸引，疑似患有围产期窒息综合征，出生时酸中毒，生后6小时内发生惊厥；(a和b)冠状位颅脑超声；(c)磁共振轴向T_1加权成像；(d)冠状位T_1加权成像。生后24小时完善影像学检查，超声提示中线偏移，左侧回声增强，高度怀疑动脉梗死。磁共振提示蛛网膜下腔出血可能与难产有关。5岁时，该患儿神经功能正常（图122.3）

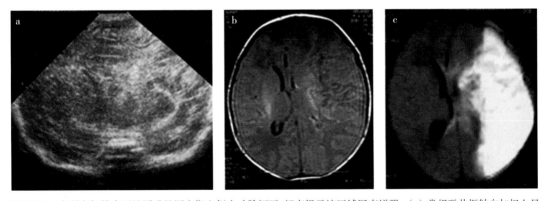

图122.3 在所有扫描中可见严重的围产期左侧中动脉梗死：超声提示该区域回声增强。(a)常规磁共振轴向加权上显示明显的中线偏移。(b)弥散加权成像可见大面积的信号升高（白色）。(c)患儿为巨大儿，经产道娩出，生后行窒息复苏术，并机械通气数小时

新生儿出现惊厥、卒中、出血及CSVT应一起排除在外（Ramenghi and Hüppi 2009；Ramenghi et al. 2005；Govaert et al. 2009；Rutherford et al. 2012；Ramenghi et al. 2009）。

122.5.1 新生儿动脉源性和静脉源性卒中

围产期卒中是由血栓或栓塞导致的大脑主干动脉血流中断或由大脑主干静脉血栓形成导致的脑

组织损伤区域（大脑窦静脉血栓）。发生在 20 周胎龄至生后 28 天之间。可通过神经影像或神经病理来确认。急性神经系统临床表现对新生儿脑卒中的诊断并非必要（Govaert et al. 2009；Rutherford et al. 2012；Ramenghi et al. 2009）（图 122.3）。惊厥发作后的 12~36 小时，床旁 CUS 能够发现大脑回声不对称区域。然而，MRI 是诊断新生儿卒中的影像学标准。常规磁共振在 T_1 加权和 T_2 加权上均能体现皮层和皮层下白质的界限消失，这是由于皮层水肿导致在 T_2 加权上信号增高，接近未髓鞘化白质的信号强度，称为消失的皮层信号（图 122.4）。

弥散加权成像（diffusion-weighted imaging，DWI）是鉴别局灶性缺血性梗死的最佳方法。DWI 显示水分子运动的明显减少，伴有急性期表观弥散系数的降低，组织破坏后的 6~10 天信号恢复正常，形成脑穿通性囊肿，在 T_2 加权上与脑脊液信号一致。DWI 能在卒中发生后几个小时内显示受累区域信号的异常，而常规 MRI 在 4 天后才能显示信号异常（Govaert et al. 2009；Rutherford et al. 2012；Ramenghi et al. 2009）。梗死后空洞形成可被大多检查识别，空洞的形成时间并不固定，但信号强度的变化过程在病人中基本是完全一致的，提示有症状的足月儿围产期动脉缺血性卒中发生在出生前后有限的时间内（Cowan et al. 1994；Bouza et al. 1994；D'Arceuil et al. 1998；Tuor et al. 1998；Dudnik et al. 2009）。

这些局灶性损伤主要影响足月儿，在经剖宫产娩出的早产儿中不太常见（Cheong and Cowan 2009）。早产儿似乎不太容易患此类疾病，尽管在某些研究中发病率极高（Benders et al. 2007），并未被其他研究证实。

122.5.1.1 大脑静脉窦血栓（CSVT）

一系列神经系统症状常出现在生后 48 小时前后，早期表现可能会被许多其他伴随疾病（如孕母子痫前期/高血压、胎儿宫内窘迫）和急性疾病（如窒息、呼吸系统疾病）混淆，而随后出现神经系统症状，如惊厥、昏睡、呼吸暂停和喂养情况差。脱水这样的急性疾病，也与症状延迟出现有关。惊厥发作发生在约三分之二的病例中，可以是轻微的、局灶性的或全身性的，而与发病时间无关。临床表现的多样性可能是由于血栓形成的速度不同，在成人中血栓形成是一个缓慢的过程。这种疾病的挑战之处在于症状和血栓的形成状态相关联；一个完全形成的静脉血栓会堵塞大脑静脉血管，导致大脑静脉血压升高，压力升高的速度和堵塞的血管位置影响症状的严重程度；突然且严重的堵塞更容易出现明显的临床症状的改变；颅内压升高可以是广泛存在的也可以仅局限在堵塞的脑静脉引流区域；局部组织压力升高可能导致组织梗死，由于局部静脉压持续升高，超过了局部动脉灌注压。这种缺乏局部灌注的损伤是在原发性静脉梗阻基础上增加了缺血性动脉损伤。几乎所有由静脉窦血栓形成引起的梗死都是出血性的（红色梗死，红色软化）（Ramenghi et al. 2009）。

这种疾病最特殊的地方在于抗凝治疗存在可能，尽管抗凝治疗存在争议，但是阻止血栓扩大，加速溶栓，防止可能进展为出血性梗死的进一步脑损伤，仍是治疗的基本原则。在新生儿和儿童中没有

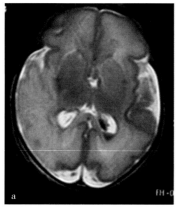 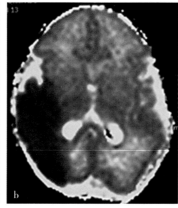 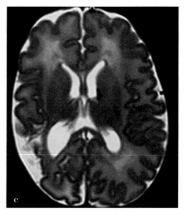

图 122.4 一名胎龄 30 周患儿生后 4 天磁共振轴向 T_2 加权成像（a）和轴向 ADC 图谱（b）显示右侧动脉源性梗死，T_2 加权上皮质正常形态消失，表观弥散系数明显降低。在纠正胎龄足月时 T_2 加权成像（c）显示梗死范围缩小。2 岁时，患儿反复惊厥用药治疗，18 个月后停药。5 岁时，患儿表现为左侧偏瘫，可独立行走

随机临床试验,并且,在这些不同类型患者中进行这样的研究非常困难;当然,肝素引起的脑出血风险必须与进展性血栓引起的出血风险进行权衡。

尽管新生儿抗血栓治疗的循证临床实践指南建议在无明显颅内出血的 CSVT 中使用抗凝,但是对"明显颅内出血"定义仍是模糊难定的;进行抗凝治疗时,最初应使用普通肝素,然后使用低分子量肝素,至少 6 周,不超过 3 个月。即使在出血(见图122.1)的情况下,也很容易阻止血栓的形成;我们建议在抗凝治疗开始后 2~3 天进行对照的 MRI 检查,特别是如果在诊断为晚期早产儿和足月新生儿脑静脉窦血栓伴有出血时。对于易出血的早产儿,在开始抗凝治疗时应多加小心;我们认为晚期早产儿出现晚发型生发基质-脑室内出血(germinal matrix intraventricular hemorrhage,GMH-IVH)应提示 CSVT可能存在(见图 122.9);(Ramenghi et al. 2002)。

122.5.2 窒息

虽然产前因素已在新生儿缺氧缺血性脑病(hypoxic-ischemic encephalopathy,HIE)的病因学中有所涉及,但是产前损伤(如局灶性脑白质损伤)在HIE 患儿初期头 MRI 上很少出现。

MRI 仍是围产期获得性脑损伤的最佳检测方法,所呈现的病变的类型和严重程度是判断预后的可靠指标。当出现与严重急性缺氧缺血性损伤相一致的不良事件,基底节和丘脑的病变可与特定的皮质下区域和邻近的皮层下白质的异常相关。内囊后肢信号的异常合并基底节、丘脑受累,对不良运动发育有预测意义(图 122.5);基底节和丘脑的中重度病变和严重的白质病变与脑瘫有关(Rutherford et al.1998)。大约 50% 的基底节丘脑损伤新生儿会出现更广泛的脑白质异常,基底节丘脑病灶可影响儿童的运动发育,而受累的白质会加剧认知缺陷;然而,

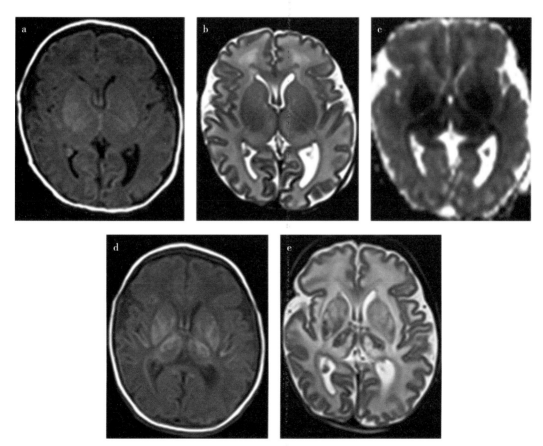

图 122.5 该患儿因子宫破裂急诊剖宫产娩出。(a~c)分别是磁共振轴向 T_1 加权成像、T_2 加权成像和 ADC 图。经亚低温治疗后的生后第 4 天可见基底节和丘脑区域的表观弥散系数显著降低。(d~e)是生后 2 周的 T_1 加权成像和 T_2 加权成像,可见明显基底节和丘脑损伤。生后 15 个月时,该患儿发育严重滞后伴有惊厥(婴儿痉挛症)

无论白质损伤程度如何,有严重的基底节丘脑受累的婴儿都存在重度认知障碍;而基底节区的原发病灶也会导致相应的白质萎缩;早期弥散加权成像不易呈现出围产期窒息脑损伤的严重程度,尤其是在基底节区。然而,弥散加权成像中的基底节区如果存在信号异常,那么很可能发展成重度病变,如图所示(见图 122.5)。

MRI 能够预测接受过亚低温治疗在 18 个月的婴儿神经系统的发育结局;在一个患有 HIE,且接受过亚低温治疗的婴儿队列研究中,MRI 检查并未显示有特殊未见的异常病灶,也不伴有出血性或血栓性病灶的增加;最常见的问题就是围产期窒息磁共振的最佳检查时间,这与检查目的有关:如果是为了鉴别诊断,那么应尽早检查(见图 122.2);如果是为了对预后进行评估,那么最好在生后 7~10 天检查;对于胎龄小于 37 周的窒息婴儿,复查磁共振对检查

内囊后肢特别有效,因为内囊是衡量正常发育的重要标志。

质子磁共振谱(proton magnetic resonance spectroscopy, ¹H-MRS)是一项能够发现脑组织代谢改变的无创技术,正尝试进入磁共振技术的临床领域用于评估大脑。当氧化磷酸化被破坏时,能量代谢选择无氧糖酵解这条替代通路产生乳酸。乳酸的化学位移为 1.3ppm,由于耦合效应在体内出现双峰。Groenendal 等(1994)首次在 5 名严重围产期窒息患儿中发现乳酸水平显著升高;早期(窒息发生后 18 小时内)¹H-MRS 的高乳酸/肌酸比值与生后 1 年的神经系统发育相关(Hanrahan et al. 1999);在疾病发生 24 小时内,常规 MRI 及弥散加权成像可能无法监测到损伤;而核磁共振波谱检查适用于发现缺氧缺血引发的特定区域(如丘脑)脑损伤(图 122.6)(Hüppi 2001)。

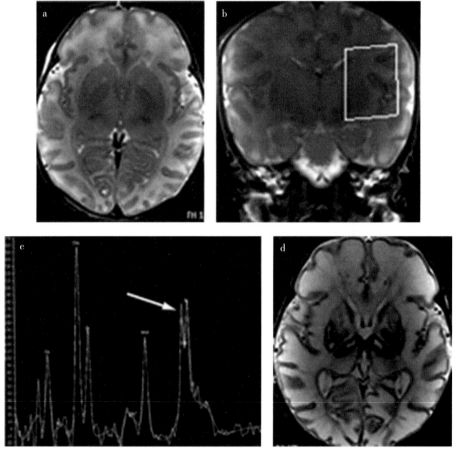

图 122.6　严重窒息患儿生后 36 小时的神经影像成像。磁共振轴向和冠状 T_2 加权(a 和 b)显示损伤不明显(弥漫性增强信号),而 ¹H-MRS(c)显示可疑区域出现异常的乳酸波峰(箭头)。3 周后,轴向 T_2 加权(d)显示多囊性脑软化,该患儿是严重胎盘早剥急诊剖宫产娩出

122.5.3 低血糖

突发的神经系统症状可能与低血糖有关。对于有症状的低血糖,即使超声未发现异常,也应完善磁共振检查。新生儿低血糖可引发"脑梗死"及特定的影像学表现(Ramenghi and Hüppi 2009),例如:双侧、基本对称的枕叶和后顶叶皮质及皮层下白质损伤;皮质边缘在 T_1 和 T_2 加权上信号消失,可能出现梗死以及空洞形成;脑动脉覆盖区域以外形成的损伤太过广泛,不能划为分水岭样损伤,但影像学表现是相似的;但不能归为卒中(图 122.7);另一种较少见的低血糖引发脑损伤是单侧半球新皮质完全坏死,最常见的损伤累及枕叶白质及灰质,其他病变可能与窒息相似,并且在症状上围产期窒息与低血糖也有重叠部分(Burns et al. 2008)。

122.5.4 代谢紊乱

偶尔有明显大脑缺氧缺血损伤的患儿会出现急性代谢紊乱,也可能是大脑缺氧缺血损伤合并先天性遗传代谢病。由于涉及医疗过失指控及遗传咨询,鉴别两者是有重要意义的。常规磁共振能够发现遗传代谢病伴有的大脑畸形,例如非酮症高氨血症合并的胼胝体发育不全;过氧化物酶异常如 Zellweger 综合征的皮质移行缺陷(Ramenghi and Hüppi 2009)。这些患儿脑白质 T_1 和 T_2 弛豫时间延长,以及表观弥散系数升高(Tanner et al. 2000)。有时弥散加权成像能提供更多信息。枫糖症患儿的弥散加权成像具有诊断意义,能呈现出活跃的髓鞘化区域(图 122.8)(Righini et al. 2003)。弥散加权成像能鉴别细胞毒性水肿(表观系数降低)和血管源性水肿(表观

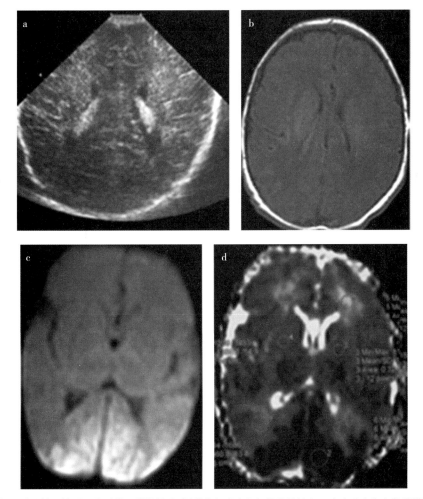

图 122.7 发生严重低血糖后 2 小时神经影像检查:冠状位超声(a)和磁共振轴向 T_1 加权(b)均未发现明显异常,而弥散加权成像(c)在脑枕部呈现高信号,表观弥散系数图(d)上枕部 ADC 值降低

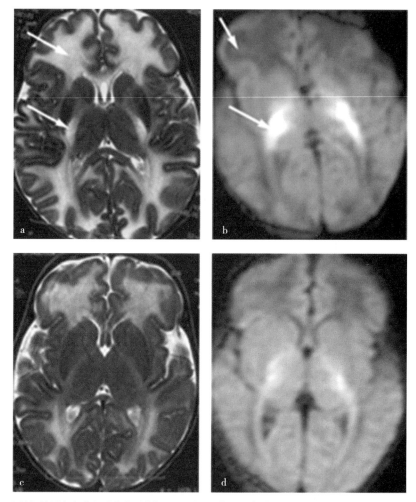

图 122.8　(a,b)是枫糖尿病患儿生后首次磁共振显示严重的信号异常,轴向 T_2 加权上(a)前额白质和内囊后肢信号增强(箭头);弥散加权成像(b)显示出不同的病理,内囊后肢信号增强说明水分子运动减少,前额白质信号减低是因为水分子运动增强,可能是血管源性水肿导致的。(c,d)进行肾透析1周后亮氨酸水平降低,异常信号较前改善

系数升高)。然而,表观系数降低的区域可能在治疗后正常化。因此,弥散加权成像可作为一种监测手段。低血糖和高钠血症也会出现可逆的表观系数降低(Righini et al. 2005)。一些异常弥散成像应注意可能存在先天性代谢病如。累及大脑脚和内囊的遗传代谢病,易与缺氧缺血脑病相混淆。例如,新生儿在生后几天内死亡,而遗传代谢病临床特征性表现尚未出现,常常误诊为新生儿缺氧缺血脑病。这体现了查找新生儿惊厥病因的重要性,不仅通过采集详细病史及查体,还要完善相关代谢检查及影像学检查,包括常规磁共振、弥散加权成像和质子磁共振波谱。如果患儿在影像检查前死亡,死后的磁共振可作为尸体解剖的辅助手段,尤其是在患儿家属拒绝常规尸体解剖的情况下(图 122.9)。

122.6　早产儿脑影像

研究脑损伤影响早产儿脑发育需要考虑几个不同方面;特别是极早产儿,大脑在不同发育阶段中存在不同程度的易损性;典型脑损伤发生在大部分晚期早产儿的可能性远低于极低出生体重儿;极低出生体重儿虽然比例小,但发生脑损伤的可能性大(Ramenghi et al. 2005);在晚期早产儿人群中,脑损伤包括:多局灶损伤,原发的 GMH-IVH,静脉源性出血性梗死;出血后脑积水,脑室周围白质软化,小脑损伤;这些脑损伤的症状决定了影像检查时间。然而,即便是未诊断为典型围产期脑损伤,在这部分的大脑发育异常的早产儿群体中,并未发现常见的脑损伤(如白质减少,白质软化);早期脱离宫内适宜环

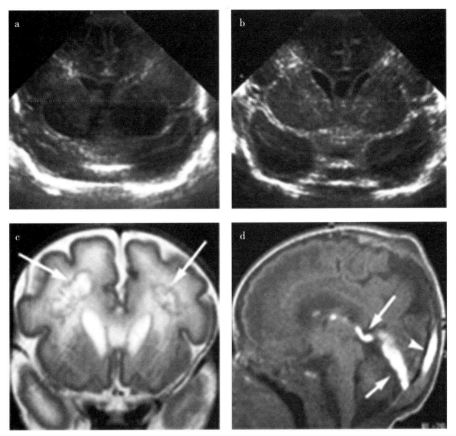

图 122.9 一名出生胎龄 35 周的不同时间的颅脑超声及磁共振。生后 4 天首次超声显示正常的脑室周围回声（a）在生后 9 天回声增强（b）生后 3 周磁共振 T₂ 加权可见脑室周围白质囊腔（箭头）（c）和深静脉系统及部分矢状窦血栓（箭头）（d）

境,暴露于宫外环境对神经系统正常发育产生严重干扰,特别是对于大多数脆弱的新生儿(Ment et al. 2009;Volpe 2009),许多早产儿仍表现出不同程度的神经系统发育延迟。

122.6.1　多数早产儿的特异性脑损伤

122.6.1.1　生发基质-脑室内出血(GMH-IVH)

胎龄越小,GMH-IVH 的发病率越高,它是新生儿颅内出血最常见的原因之一(Sannia et al.)。超声被认为是诊断 GMH-IVH 的首选检查,其超声检查结果有一套完整的描述方法:生发基质出血可在超声中表现为侧脑室底部的回声增强区域,位于尾丘脑切迹前方,这种病变可在两个层面中发现,应与正常的回声结构相区分,如脉络丛;大量出血可流入侧脑室,急性出血可表现为脑室内回声团,可能导致脑室扩张。

最常使用的 GMH-IVH 分级系统是由 Papile et al. 首次提出的,他将出血分为 Ⅰ～Ⅳ 级。Ⅲ～Ⅳ 级 GMH-IVH 与不良神经系统预后有关,包括脑瘫、认知障碍;而低级别 Ⅰ～Ⅱ 级 GMH-IVH 对神经发育影响仍存在争议,最近多数研究表明低级别的 GMH-IVH 对早产儿神经系统预后有重要的影响。

GMH-IVH 形式及静脉梗死超声所见随时间变化而发生改变(图 122.10);GMH 吸收后会留下小的室管膜下囊肿和线性回声;侧脑室中血栓边缘是有回声的,而中央区域回声越来越弱直到在 12 周后血栓完全被吸收。

我们提到的 GMH-IVH 分级系统大多是基于生发基质侧脑室出血严重程度,静脉源性梗死的进展情况,以及是否引发脑室扩张。

超声诊断 GMH-IVH 的精准性受疾病严重程度影响,对于低级别 GMH-IVH 的诊断,超声不易识别;在颅脑超声和头 MRI 对比中,磁共振的磁敏感成像更加精准。磁敏感成像是最近发展起来的一种 MRI 序列,它是基于高分辨率的三维全速度补偿梯度回

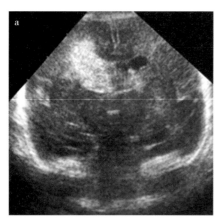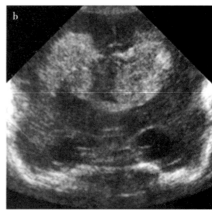

图 122.10　（a）一名 24 周生后 8 小时患儿冠状位超声显示严重的右侧脑室内出血伴有附近静脉梗死。（b）该患儿生后 12 小时的超声显示更加严重的双侧脑室内出血及罕见的双侧静脉梗死。患儿生后 36 小时死亡

波序列,使用幅度和相位图像(Parodi et al. 2015a; Parodi and Rossi 2015b);磁敏感成像易于发现组织中血,铁及钙化的磁化率改变;磁敏感比常规梯度回波序列和计算机断层扫描更容易发现大脑中微小的出血点。

上文已经提到颅脑超声发现 I - II 级 GMH-IVH 灵敏度远低于磁敏感成像技术(图 122.11);所以,超声用于极低出生体重儿可能无法诊断出低级别的 GMH-IVH。

评估低级别的 GMH-IVH 的预后价值一直存在争议;与过去文献报道不同,近期的研究表明低级别的 GMH-IVH 对早产儿神经系统预后存在不利影响,这些研究基于超声评估,在患者招募方面存在偏移导致神经发育结果出现差异;尤其是一些超声下未能发现的室管膜下或脑室内的少量出血新生儿被纳入实验对照组。

122.6.1.2　脑实质出血 / 静脉梗死

通常情况下超声检查是首选的影像学检查手段;但是,如果出现超声无法得出确定诊断,或者临床上怀疑存在急性出血的情况,应当选择磁共振;超声不易发现大脑和小脑外周出血,尤其在前囟相对较小的条件下;此时,磁共振可代替 CT 成为最灵敏的影像学检查手段。

GMH-IVH 可表现为单侧脑实质出血,即所谓的静脉梗死,可以首次扫描发现或数小时后的再次扫描发现,累及范围广泛,位于侧脑室外角的背侧,通常不累及皮层,损伤的部位及大小均有不同(Ramenghi and Hüppi 2009;Ramenghi et al. 2005);少数情况下,大脑后部多个区域、颞叶或侧脑室房部周围,包括脑室下静脉及侧房部静脉受累,也有可能发生双侧静脉梗死,但可能性极小,且易与脑室周围白质软化相鉴别;起初,损伤是三角形密度影

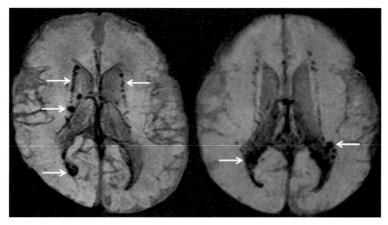

图 122.11　2 名极早产儿在纠正胎龄足月时磁敏感成像显示存在含铁血黄素,T_1 和 T_2 加权成像均正常,生后早期几周的超声并未发现 GMH-IVH

且未涉及脑室,随后损伤合并扩大并向脑室方向延伸(Ramenghi and Hüppi 2009;Ramenghi et al. 2005)。也有情况是损伤一直保持三角形密度影,未发生扩大与融合。在第二周时高密度影会变小,梗死区域缩小。严重的出血最后在实质中形成内壁平滑的囊腔与脑室连通(与脑室周围白质软化不同)。

122.6.1.3 脑积水

评估脑室大小的首选检查是超声,脑室扩张的最初体现在前角的轻微圆钝,发展至重度扩张是前角呈气球样改变。动态监测脑室的扩张情况是通过横向和对角线。值得注意的是有时脑室前角没有增宽,而后角会出现增宽现象(空洞脑)。许多新生儿重症监护室有各自测量脑室前角的评价方法,但大多数不会对后角进行测量评估(Ramenghi and Hüppi 2009;Ramenghi et al. 2005)。磁共振可应用于脑积水术前和术后展现细节成像,评估脑室分流功能。

122.6.1.4 假性囊肿

生发基质细胞溶解形成生发基质空洞,囊肿缺少正常上皮细胞,常位于尾丘脑切迹,称之为假性囊肿(Larroche 1972);生后一段时间内,假性囊肿主要继发于轻中度的 GMH-IVH,也有假说认为是生发基质单梗死形成的假性囊肿。假性囊肿也可见于生后几周的正常早产儿的尾丘脑切迹附近(Ramenghi et al. 1997)。

122.6.1.5 小脑出血

很少有活体研究关注小脑出血性(cerebellum hemorrhage,CH)损伤,CH 在尸检研究中有很高的发生比例,在死亡的极低出生体重儿中发生比例占有 10% 到 25%。然而,在活体研究中,通过磁共振发现大约 10% 的胎龄小于 32 周的早产儿会出现小脑出血(Parodi and Rossi 2015b)。相比通过前囟这种常规观察角度通过后囟更容易观察小脑,CH 发生率大约为 3%,特别是超低出生体重儿。利用枕窗进行超声检查更加适合,发现 CH 的概率更高,即使乳突囟最为敏感(Ramenghi and Hüppi 2009)。有些病例中的小脑出血较为严重并压迫脑桥(图 122.12)。早产儿脑室周围白质软化可合并一定程度的脑桥萎缩。在 28 名胎龄小于 30 周的磁共振中发现脑桥前缘平坦(Fumagalli et al. 2009)。

获得性脑桥小脑萎缩应与先天性脑桥小脑发育不全(脑桥、小脑蚓部和小脑半球的发育不全,是一种神经退行性病变)相鉴别。获得性脑桥小脑萎缩与妊娠期药物暴露、早产儿败血症、胎-胎输血综合征、供血不足等因素有关。

CH 引发脑桥发育受损的原因尚不明确,小脑是通过皮质脑桥小脑束接受来自前额皮质的兴奋信号,传导通路中断后,继发皮质脑桥小脑束退化,解释了脑桥萎缩可能与幕上损伤有关,可发生于存在微小或无脑室周围白质软化的早产儿。同理,原发的小脑损伤可通过脑桥小脑束引发脑桥纤维退行性改变。然而以 CH 开始,以脑桥萎缩结束的这种先后顺序仍无法解释。在纠正胎龄足月时通过磁共振诊断脑桥变平。小胎龄时颅后窝髓鞘化过程内在易损性可部分解释损害脑桥发育。

桥脑损伤是否会加重孤立性小脑损伤患儿的预后需要进行临床随访研究。由于一部分小脑出血是微小型,对其预后评估过程较为复杂,并且仅以超声为诊断依据,其诊断准确率远不能达到较高水平。

尽管高分辨率的颅脑超声已被广泛应用,即使选择乳突窗仍不易发现微小型出血。实际上,超声诊断 CH 的准确率取决于声窗的选择(前囟和乳突

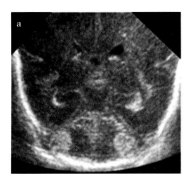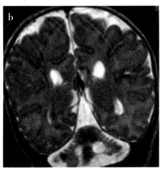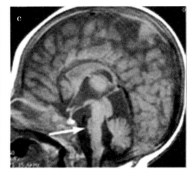

图 122.12 (a)24 周生后 10 天患儿的冠状位超声显示双侧小脑出血;纠正胎龄时磁共振冠状位 T_2 加权(b)显示小脑萎缩,轴向 T_1 加权(c)显示脑桥扁平

囟）和出血量的多少（图122.13）。最近研究表明，通过乳突囟能够更好地辨认局限性的出血，但颅脑超声检测出微小型出血的整体敏感性仍较低（Parodi and Rossi 2015b）。换句话说，常规超声通过乳突囟还是无法发现微小型出血。轻度CH对早产儿神经发育预后的影响仍存在争议，因为之前两个小型研究（分别为10例和16例）得出不同结果（Zayek et al. 2012；Steggerda et al. 2013）。值得注意的是，大多数微小出血都出现在小脑实质最外侧区域，提示出血源于小脑皮质或皮质下白质。然而，由65%的GMH-IVH患儿都存在小脑微小型出血，我们可以推断：在一些病例中，周围磁敏感低信号可能说明幕上出血产生的含血铁黄素，通过脑脊液到达颅后窝的蛛网膜下腔，沉积在小脑表面，并非原发的小脑出血。

小脑外来源的一些含铁血黄素沉积导致CH群体存在异质性。基于这些因素，即便使用磁共振检查，微小病灶对早产儿人群的神经发育的影响的评估仍存在挑战。聚焦于微小型CH预后意义的MRI的研究应在大样本人群中进行，以便减少混杂因素，如与GMH-IVH相关的出血，这样才能更好地解释微小型出血对极早产儿神经系统发育的影响。

122.6.2　早产儿脑白质的重要性

脑室周围白质软化在其他章节已有详细介绍。临床诊疗中，至少在胎龄较大的早产儿身上，白质损伤主要是通过磁共振诊断而非超声。过去超声所见的脑室周围回声增强导致假阳性率升高，新生儿医生看待超声结果非常谨慎，磁共振的广泛应用使这样的问题迎刃而解。

磁共振定义的脑白质损伤位置主要集中在脑室周围。早产儿白质损伤伴有弥漫性神经元和轴突病变，不仅累及大脑白质，尚可累及深部灰质、皮层和小脑。脑室周围白质软化章节详细阐述了脑室周围白质的易损性机制，认为血管分水岭样分布（直至20世纪80年代末，一直是非常流行的解释）对其影响较小，主要与前少突胶质细胞固有的易损性有关（Rutherford et al. 2010b）。另外，脑室周围存在大量小胶质细胞，这些小胶质细胞可能对轴突髓鞘化，白质纤维束的形成产生重要影响，在损伤情况下被异常激活。

MRI下，不成熟脑的慢性脑白质损伤特点是形成囊腔，更重要的特征是存在持续的点灶T_1加权高信号。如果没有形成囊腔，也会存在类似的微小型脑白质周围空泡性囊肿的病灶。脑室周围白质软化是一种病理术语，无法说明其特殊原因。点状损伤是影像学术语，也无法说明其病因及病理，尽管点状损伤与小型周围白质软化相类似（Childs et al. 2001；Cornette et al. 2002）。

122.6.2.1　早产儿纠正胎龄时点状白质损伤

随着囊性脑室周围白质软化的发生率不断降低，与早产相关的轻微的脑损伤，如点状白质损伤，其发生于10%~20%的早产儿，引起越来越多关注。点状白质损伤主要原因是局部的缺血和炎症反应，也有假说认为出血导致点状白质损伤。由于缺乏广泛的病理研究，点状白质损伤的病理生理机制仍是争论的焦点。因为观察对象的异质性，在点状白质损伤的预后评估上也存在争议。

先进的磁共振技术，像磁敏感成像，对监测血液

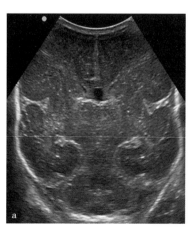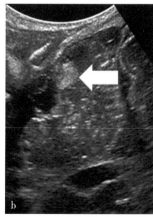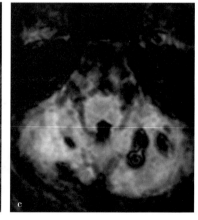

图122.13　（a）正常前囟冠状面经前囟声窗；（b）乳突囟声窗显示小脑出血（白色箭头）；（c）磁敏感成像下的小脑出血

产物有较高灵敏度,也可为点状白质损伤亚群提供证明(图 122.14),我们中心的初步未公布的数据显示:462 名极早产儿(胎龄小于等于 32 周,出生体重,1 146g ± 364g)在纠正胎龄足月时完善磁共振检查,提示大约 20% 的患儿可见点状白质损伤,其中的 25% 可见于磁敏感成像。

我们认为发生点状白质损伤与不同胎龄脑的易损性不同相关;我们的数据显示 28~32 周的点状白质损伤发生率是胎龄小于 28 周的 2 倍,说明在特定发育时期,前少突胶质细胞对缺血或炎症损伤的受损程度不同。

在少数病例中,囊性脑室周围白质软化与磁敏感下点状白质损伤并存,说明两者有着共同的起源。

另一方面,大约四分之一点状白质损伤在磁敏感成像上表现为低信号,与出血性损伤的信号相同;这些在磁敏感上可见的点状白质损伤常常与 GMH-IVH 有关,沿着髓静脉走行;证实了静脉出血导致点状白质损伤的假说(Kersbergen et al. 2014;Wagenaar et al. 2017)(图 122.15)。

在母孕期第三阶段和早产儿生后早期(矫正胎龄足月之前),大脑迅速成熟。在矫正胎龄足月时评估大脑成熟度,对神经系统发育预后提供重要参考依据。早产儿在矫正胎龄足月时行磁共振检查,使得脑白质疾病对各种脑结构的继发性影响能够可视化和量化描述。

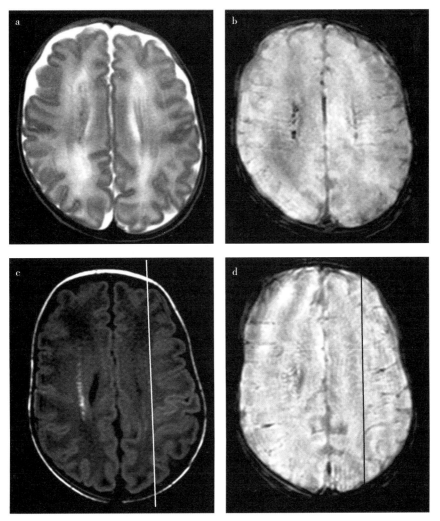

图 122.14 磁敏感成像阳性的点状白质损伤可在轴向 T_2 加权(a)和 SWI(b)均显示,磁敏感阴性的点状白质损伤则仅可见于轴向 T_1 加权(c),但是不可见于 SWI(d)

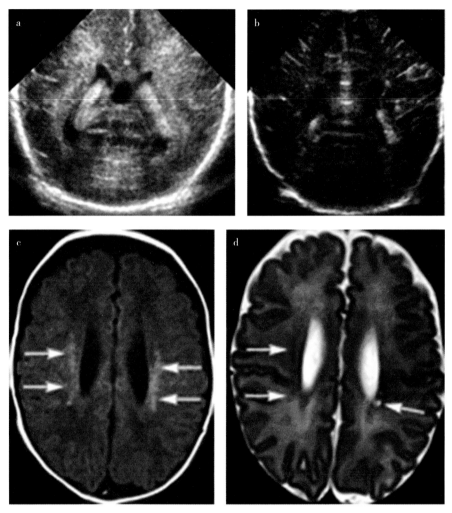

图 122.15 29 周生后 10 天的婴儿，冠状位超声（a）显示短暂的脑室周围回声增强。在纠正胎龄足月时超声（b）显示正常回声，而在磁共振轴位扫描（c，T_1；d，T_2）可见明显的点状白质损伤（白色箭头）。纠正胎龄为足月时的 T_1 加权成像上显示为轻微的胶质瘢痕

参考文献

Benders MJ, Groenendaal F, Uiterwaal CS et al (2007) Maternal and infant characteristics associated with perinatal arterial stroke in the preterm infant. Stroke 38:1759–1765

Bouza H, Dubowitz LM, Rutherford M et al (1994) Late magnetic resonance imaging and clinical findings in neonates with unilateral lesions on cranial ultrasound. Dev Med Child Neurol 36:951–964

Burns CM, Rutherford MA, Boardman JP, Cowan FM (2008) Patterns of cerebral injury and neurodevelopmental outcomes after symptomatic neonatal hypoglycemia. Pediatrics 122:65–74

Cheong JL, Cowan FM (2009) Neonatal arterial ischaemic stroke: obstetric issues. Semin Fetal Neonatal Med 14:267–271

Childs AM, Cornette L, Ramenghi LA et al (2001) Magnetic resonance and cranial ultrasound characteristics of periventricular white matter abnormalities in newborn infants. Clin Radiol 56:647–655

Cornette LG, Tanner SF, Ramenghi LA (2002) Magnetic resonance imaging of the infant brain: anatomical characteristics and clinical significance of punctate lesions. Arch Dis Child Fetal Neonatal 86:F171–F177

Cowan FM, Pennock JM, Hanrahan JD et al (1994) Early detection of cerebral infarction and hypoxic ischemic encephalopathy in neonates using diffusion-weighted magnetic resonance imaging. Neuropediatrics 25:172–175

D'Arceuil HE, de Crespigny AJ, Röther J et al (1998) Diffusion and perfusion magnetic resonance imaging of the evolution of hypoxic ischemic encephalopathy in the neonatal rabbit. J Magn Reson Imaging 8:820–828

Dudnik J, Mercuri E, Al-Nakib L et al (2009) Evolution of unilateral arterial ischemic stroke on conventional and diffusion-weighted MR imaging. AJNR Am J Neuroradiol 30:998–1004

Fumagalli M, Ramenghi LA, Righini A et al (2009) Cerebellar haemorrhages and pons development in extremely low birth weight infants. Front Biosci 1: 537–541

Govaert P, Ramenghi L, Taal R et al (2009) Diagnosis of perinatal stroke I: definitions, differential diagnosis and registration. Acta Paediatr 98:1556–1567

Groenendaal F, Veenhoven RH, van der Grond J et al (1994) Cerebral lactate and N-acetyl-aspartate/choline ratios in asphyxiated full-term neonates demonstrated in vivo using proton magnetic resonance spectroscopy. Pediatr Res 35:148–151

Hanrahan JD, Cox IJ, Azzopardi D et al (1999) Relation between proton magnetic resonance spectroscopy within 18 hours of birth asphyxia and neurodevelopment at 1 year of age. Dev Med Child Neurol 41:76–82

Hüppi PS (2001) MR imaging and spectroscopy of brain development. Magn Reson Imaging Clin N Am 9:1–17

Kersbergen KJ, Benders MJ, Groenendaal F et al (2014) Different patterns of punctate white matter lesions in serially scanned preterm infants. PLoS One 9(10): e108904

Larroche JC (1972) Sub-ependymal pseudo-cysts in the newborn. Biol Neonate 21:170–183

Malova M, Rossi A, Severino M et al (2017) Incidental findings on routine brain MRI scans in preterm infants. Arch Dis Child Fetal Neonatal Ed 102:F73–F78

Ment LR, Hirtz D, Hüppi PS (2009) Imaging biomarkers of outcome in the developing preterm brain. Lancet Neurol 8:1042–1055

Parodi A, Morana G, Severino MS et al (2015a) Low-grade intraventricular hemorrhage: is ultrasound good enough? J Matern Fetal Neonatal Med 28(Suppl 1):2261–2264

Parodi A, Rossi A, Severino M et al (2015b) Accuracy of ultrasound in assessing cerebellar haemorrhages in very low birthweight babies. Arch Dis Child Fetal Neonatal Ed 100:F289–F292

Ramenghi LA, Hüppi PS (2009) Imaging of the neonatal brain. In: Levene MI, Chevernak FA (eds) Fetal and neonatal neurology and neurosurgery. Churchill Livingstone, London, Edinburgh, pp 68–103

Ramenghi LA, Domizio S, Quartulli L, Sabatino G (1997) Prenatal pseudocysts of the germinal matrix in preterm infants. J Clin Ultrasound 25:169–173

Ramenghi LA, Gill BJ, Tanner SF et al (2002) Cerebral venous thrombosis, intraventricular haemorrhage and white matter lesions in a preterm newborn with factor V (Leiden) mutation. Neuropediatrics 33:97–99

Ramenghi LA, Mosca F, Counsell S, Rutherford M (2005) Magnetic resonance imaging of the brain in preterm infants. In: Tortori Donati P (ed) Pediatric neuroradiology. Springer, Berlin, pp 199–234

Ramenghi LA, Govaert P, Fumagalli M et al (2009) Neonatal cerebral sinovenous thrombosis. Semin Fetal Neonatal Med 14:278–283

Righini A, Ramenghi LA, Parini R et al (2003) Water apparent diffusion coefficient and T2 changes in the acute stage of maple syrup urine disease: evidence of intramyelinic and vasogenic-interstitial edema. J Neuroimaging 13:162–165

Righini A, Ramenghi L, Zirpoli S et al (2005) Brain apparent diffusion coefficient decrease during correction of severe hypernatremic dehydration. AJNR Am J Neuroradiol 26:1690–1694

Rutherford MA, Pennock JM, Counsell SJ et al (1998) Abnormal magnetic resonance signal in the internal capsule predicts poor neurodevelopmental outcome in infants with hypoxic-ischemic encephalopathy. Pediatrics 102:323–328

Rutherford M, Ramenghi LA, Edwards AD et al (2010a) Assessment of brain tissue injury after moderate hypothermia in neonates with hypoxic-ischaemic encephalopathy: a nested substudy of a randomised controlled trial. Lancet Neurol 9:39–45

Rutherford MA, Supramaniam V, Ederies A et al (2010b) Magnetic resonance imaging of white matter diseases of prematurity. Neuroradiology 52(6):505–521

Rutherford MA, Ramenghi LA, Cowan FM (2012) Arch Dis Child Fetal Neonatal Ed 97:F377–F384

Steggerda SJ, De Bruïne FT, van den Berg-Huysmans AA et al (2013) Small cerebellar hemorrhage in preterm infants: perinatal and postnatal factors and outcome. Cerebellum 12:794–801

Tanner SF, Ramenghi LA, Ridgway JP et al (2000) Quantitative comparison of intrabrain diffusion in adults and preterm and term neonates and infants. AJR Am J Roentgenol 174:1643–1649

Tuor UI, Kozlowski P, Del Bigio MR (1998) Diffusion- and T2- weighted increases in magnetic resonance images of immature brain during hypoxia-ischemia: transient reversal posthypoxia. Exp Neurol 150: 321–328

Volpe JJ (2009) Brain injury in premature infants: a complex amalgam of destructive and developmental disturbances. Lancet Neurol 8:110–124

Wagenaar N, Chau V, Groenendaal F et al (2017) Clinical risk factors for punctate white matter lesions on early magnetic resonance imaging in preterm newborns. J Pediatr 182:34–40

Zayek MM, Benjamin JT, Maertens P et al (2012) Cerebellar hemorrhage: a major morbidity in extremely preterm infants. J Perinatol 32:699–704

123 新生儿皮质发育畸形的遗传学机制

Renzo Guerrini and Elena Parrini
王来栓　翻译

目录

缩略词

a>p	Anterior > posterior	前大于后
BPP	Bilateral perisylvian PMG	双侧脑沟多小脑回畸形
LIS	Lissencephaly	无脑回畸形
MCD	Malformations of cortical development	皮质发育畸形
MDS	Miller-Dieker syndrome	Miller-Dieker 综合征
MRI	Magnetic resonance imaging	磁共振成像
p>a	Posterior > anterior	后大于前
SBH	Subcortical band heterotopia	皮质下条带样异位
PNH	Periventricular nodular heterotopia	脑室周围结节异位
FCD	Focal cortical dysplasia	局灶性脑皮质发育不良

摘要

皮质发育畸形是引起新生儿相关的一系列生长发育异常的主要罪魁祸首,如重症癫痫、生殖系统发育不良等。与皮质发育畸形相关的基因主要参与了细胞增殖和分化、神经元迁移以及胚胎发育晚期的皮质形成。弥漫性神经元迁移障碍所表现的无脑回畸形 - 巨脑回 - 重度条带样皮质异位症（lissencephaly-pachygyria-severe band heterotopia）可引起严重的、全面的神经系统损害。而 LIS1、DCX、ARX 和 RELIN 的基因异常则与这些发育畸形息息相关。近期的研究工作将一系列伴有或不伴有相关小脑症表现的脑回缺如、胼胝体发育不全、小脑发育不全以及部分伴有多小脑回样皮质畸形形态学特征的病变与数个参与调控微管及中心体关键结构合成与功能的相关基因（KIF2A、KIF5C、TUBA1A、TUBA8、TUBB、TUBB2B、TUBB3、TUBG1 和 DYNC1H1）联系起来，并将这一系列病变统称为微管蛋白病。仅累及神经元亚群的皮质发育畸形，如轻度的皮质下条带样异位及脑室周异位，可导致神经和认知功能的损害，并造成机体不同程度的功能缺陷。这些病变均与 DCX、FLN1A 及 ARFGEF2 基因的异常相关联。多小脑回畸形是由发育晚期皮质形成异常所导致的，而这种畸形与异常的神经元迁移关系不大。局限性多小脑回畸形则是与解剖特异性缺陷相关，它们包括了语言障碍和高级认知缺陷。多小脑回畸形是一类具有遗传异质性的病变且仅在极少数患者中被证实有明确的遗传相关因素。影像学显示皮质正常的巨脑畸形、伴有多小脑回畸形的巨脑畸形、发育不良的巨脑畸形（包括半侧巨脑畸形）以及局灶性皮质发育不良皆可由受精卵结合后 PI3K-AKT-mTOR 通路中相同基因的突变所引起，且这些突变往往以非弥散的形式集中分布于发育不良的组织中。

123.1 要点

- 皮质发育畸形是造成发育障碍、重症癫痫、生殖系统发育不良的主要原因。
- 与皮质发育畸形相关的基因主要参与了细胞增殖和分化、神经元迁移以及胚胎发育晚期的皮质形成。
- 无脑回畸形特征主要表现为脑回的缺如（无脑回）或减少（巨脑回），皮质增厚，以及大脑皮质面平滑。严重的无脑回畸形患者可出现早期的发育迟缓、肌张力低下以及晚期的痉挛性四肢瘫痪，并最终发生重度或极重度的智力障碍。
- 弥漫性神经元迁移障碍所表现的无脑回畸形 - 巨脑回 - 重度条带样皮质异位症可引起严重的、全面的神经系统损害。
- 仅累及神经元亚群的皮质发育畸形，如轻度的皮质下条带样异位及脑室周异位，可导致神经和认知功能的损害。
- 多小脑回畸形是由发育晚期皮质形成异常所导致的，而这种畸形与异常的神经元迁移关系不大；该病变是具有遗传异质性的病变且仅在极少数患者中被证实有明确的遗传相关因素。
- 影像学显示皮质正常的巨脑畸形、伴有多小脑回畸形的巨脑畸形、发育不良的巨脑畸形（包括半侧巨脑畸形）以及局灶性皮质发育不良皆可由受精卵结合后 PI3K-AKT-mTOR 通路中相同基因的突变所引起。

123.2 引言

人类大脑皮质发育发生在妊娠期，它是一个复杂、动态的过程，且可持续数周时间（Gleeson and Walsh 2000）。在第一阶段，干细胞分化成为新生神经元或前脑深处的神经胶质细胞，这一过程发生在脑腔内的脑室及脑室下区。在第二阶段，皮质神经元从起源处迁移：多数细胞沿远端的神经胶质纤维从脑室周围区域向软脑膜迁移，这些细胞通过数代的接力并最终在皮质层通过这种由内向外的模式定植下来。当神经元到达目的地后便停止迁移并将自我排列成特定的"建筑"模式，以引导后续迁移细胞定位到大脑皮质的正确位置。这第三阶段包括了皮质六个层次的最终构成，并涉及突触形成及细胞凋亡过程。

人们逐步意识到皮质发育异常是发育障碍以及癫痫的诱因。这种认识的改变要部分归功于磁共振成像（MRI）的成熟运用，它使得评估脑皮质沟的分布和深度、皮质厚度、灰质和白质之间的界限以及分析组织信号强度变化成为可能。不同的皮质发育畸形（MCD）患者可观察到其中一种或全部的异常表现，且这些病变区域可呈现为离散分布，抑或是广泛的弥散性分布（Guerrini et al. 2008；Guerrini and Dobyns 2014）。

到目前为止，有超过 100 个基因被报道与一种或多种 MCD 相关。其生物学通路包括参与调控细胞周期的多个步骤（尤其是有丝分裂和细胞分裂）、细胞凋亡、细胞命运特化、细胞骨架结构和功能、神经元迁移和基底膜功能，以及许多先天性的代谢缺陷。重要的是，MCD 基因亚组，尤其是那些引起巨脑畸形的，可与受精卵形成后（即细胞镶嵌）的突变相关（Lee et al. 2012）。

基因检测需要准确评估遗传系谱特征以及家庭分布情况，它可为部分的疾病提供直接的证据，在另外的一些情况下则需要进行较为复杂的诊断算法。由于这些基因在表现型以及基因型上有很大的异质性，因此需要对临床、影像学和遗传学数据进行综合分析以正确地定义这些疾病。外显子组测序和高场 MRI 帮助了我们迅速优化着这些疾病的分类。

在以下的章节中，我们将讨论最为常见的几类 MCD。

123.3 无脑回畸形和皮质下条带样异位

无脑回畸形（LIS）是一类以皮质卷曲缺如（无脑回）或减少（巨脑回），脑皮质增厚，以及大脑表面平滑化（Guerrini and Dobyns 2014；Barkovich et al. 2012）。目前人们已经认识到存在有数种 LIS。最为常见、典型的 LIS 表现为脑皮质显著增厚（10~20mm vs 正常 4mm）且无其他主要的脑畸形。

皮质下条带样异位（SBH）是一类以皮质侧脑室之间的白质插入了灰质带为表现的疾病（Guerrini and Parrini 2010）。组织病理学分析提示异位神经元以近似层状结构的模式定植于"真正"皮质的近侧。

在遗传学研究的基础上，LIS 的疾病涵盖范围从伴有小脑发育不全的重度 LIS 扩展到典型 LIS 再到 SBH，同时也包括了多小脑回样皮质畸形，它们可通过高分辨率脑成像与 LIS 及典型多小脑回畸形相辨别。

123.3.1 遗传学基础及诊断

LIS、SBH 和伴有小脑发育不全的 LIS 都具有典型的遗传学特征。截至目前的研究已经明确了 12 个与 LIS 相关的基因（表 123.1），约有 90% 的 LIS 发病与之相关。然而，仅有两条主要致病基因与 LIS 和 SBH 相关。LIS1 基因与构成 LIS 染色体形态相关（Cardoso et al. 2002），而 DCX 基因符合伴 X 染色体遗传（Matsumoto et al. 2001）。虽然两个基因的任意一个均可引起 LIS 或是 SBH 发病，但大多数经典的 LIS 病例是因为 LIS1 基因的缺失或突变（Cardoso

et al. 2002），而多数的 SBH 病例则与 DCX 基因的突变相关（Matsumoto et al. 2001）。LIS1 相关的 LIS 在大脑后部区域表现更为严重［梯度后大于前（p>a）］（图 123.1a），而 DCX 相关的 LIS 则在大脑前部区域表现更为严重［梯度前大于后（a>p）］（图 123.1b）。

约有 60% 的 p>a 孤立性 LIS 患者携带有发生基因组学改变或是突变的 LIS 基因（Mei et al. 2008）。在 SBH 的病理状态下，大脑后部简单的脑回模式与 LIS1 基因的嵌合突变相关（Cardoso et al. 2002）。Miller-Dieker 综合征（MDS）由 LIS1 及邻近基因的缺失并表现为严重的 p>a 的 LIS，伴有明显的面部畸形和其他部位的畸形（图 123.1c）（Cardoso et al. 2002）。

多数的 DCX 突变可引起 a>p 的 SBH/巨脑回畸形。在所有已报道的家系中均发现了 DCX 的突变，其中 80% 的散发性女性和 25% 的散发性男性患有 SBH（Matsumoto et al. 2001）。而 DCX 基因的缺失较为罕见（Guerrini and Parrini 2010）。约有 10% 的 SBH 或 XLIS 病例可发生母方的生殖系或是 DCX 嵌合突变（Gleeson et al. 2000）。携带 DCX 突变的半合子男性可有经典的 LIS 表现（图 123.1d），但到目前为止罕有关于携带错义突变的 SBH 男孩的病例报道（Guerrini et al. 2003）。

123.3.2 表型

表现典型的 LIS 一般较为少见，在新生儿中患病率约为 12/100 万。罹患重症 LIS 的患者可出现早期的发育迟缓、弥漫性肌张力低下，后期可出现痉挛性四肢瘫痪，并最终出现严重或极重度的智力障碍。有 90% 以上的 LIS 儿童曾有过癫痫发作，而其中约有 75% 的患者是在 6 月龄前初次发病的。约 35%~85% 有典型 LIS 表现的患者会发生婴儿痉挛症，且通常不伴有典型的高度心律失常的症状。多数 LIS 患儿随后会有不同类型的癫痫发作。在表现为 MDS 的患者中，典型的 LIS 一般伴有独特的面部畸形特征（Cardoso et al. 2002）。而 SBH 的主要临床表现为智力低下和癫痫。几乎所有的患者多会发生癫痫而 65% 的发病者难以治愈。在这些癫痫患者中，约有 50% 表现为局灶性癫痫发作，其余的则伴有全身性癫痫发作，这些表现通常可归结为 Lennox-Gastaut 综合征（Guerrini and Parrini 2010）。

伴有一些平脑综合征表现的患儿一般病程较

表 123.1 与 MCD 相关的基因和染色体位点

皮质畸形	遗传方式	基因	位点	OMIM
无脑畸形（LIS）				
MDS	AD	*LIS1*	17p13.3	*601545
ILS 或 SBH	AD	*LIS1*	17p13.3	*601545
ILS 或 SBH	X 连锁	*DCX*	Xq22.3-q23	*300121
ILS 或 SBH	AD	*TUBA1A*	12q12-q14	*602529
XLAG	X 连锁	*ARX*	Xq22.13	*300382
LIS 小脑发育不全	AR	*RELN*	7q22	*600514
LIS 小脑发育不全	AR	*VLDR*	9p24.2	*192977
ILS	AD	*DYNC1H1*	14q32.31	*600112
ILS	AD	*KIF2A*	5q12.1	*602591
ILS	AD	*TUBA1A*	17q13.12	*602529
ILS	AD	*TUBB2B*	6p25.2	*612850
ILS	AD	*TUBG1*	17q21.2	*191135
脑室周围结节异位（PNH）				
典型双侧 PNH	X 连锁	*FLNA*	Xq28	*300017
Ehlers-Danlos 综合征和 PNH	X 连锁	*FLNA*	Xq28	*300017
先天性面部畸形,严重便秘和 PNH	X 连锁	*FLNA*	Xq28	*300017
Fragile-X 综合征和 PNH	X 连锁	*FMR1*	Xq27.3	*309550
小头畸形和 PNH	AR	*ARFGEF2*	20q13.13	*605371
Donnai-Barrow 综合征和 PNH	AR	*LRP2*	2q24-q31	*600073
PNH 合并肢体畸形(肢体缺如异常或并指)	X 连锁	…	Xq28	
Williams 综合征和 PH	AD	…	7q11.23	
PH	AD	…	5p15.1	
PH	AD	…	5p15.33	
胼胝体发育不全,多小脑回和 PNH	AD	…	6q27(C6orf70)	
PH	AD	…	6p25	
PH	AD	…	4p15	
PH	AD	…	5q14.3-q15	
PH	AD	…	22q11	
PH 和类固醇硫酸酯酶缺乏症	AD	…	Xp22.3	
PH	AD	…	Xp22.11	
PH 和 Smith-Magenis 综合征	AD	…	17p11.2	
胼胝体发育不全和 PNH	AD	…	1p36.22-pter	

续表

皮质畸形	遗传方式	基因	位点	OMIM
多小脑回（PMG）				
双侧额顶 PMG	AR	GPR56	16q13	*604110
不对称 PMG	AD	TUBB2B	6p25.2	*612850
PMG 和癫痫发作,口部运动障碍	X 连锁	SRPX2	Xq21.33-q23	*300642
PMG 和胼胝体发育不全（ACC）,小头畸形	AD	TBR2	3p21.3-p21.2	*604615
PMG 和无虹膜症	AD	PAX6	11p13	*607108
PMG 和小头畸形	AR	NDE1	16p13.11	*609449
PMG 和小头畸形	AR	WDR62	19q13.12	*613583
PMG 和反丁烯二酸尿	AR	FH	1q43	*136850
PMG 和"带状钙化"	AR	OCLN	5q13.2	*602876
外侧裂周区 PMG 和 CHARGE 综合征	AD	CHD7	8q12.1-q12.2	*608892
PMG 和 Warburg micro 综合征	AR	RAB3GAP1	2q21.3	*602536
PMG 和 Warburg micro 综合征	AR	RAB3GAP2	1q41	*609275
PMG 和 Warburg micro 综合征	AR	RAB18	10p12.1	*602207
PMG 样,小头畸形,ACC	AD	DYNC1H1	14q32.31	*600112
PMG 样,小头畸形,ACC	AD	KIF5C	2q23.1	*604593
PMG 样,小头畸形,ACC,CBLH	AD	TUBA1A	17q13.12	*602529
PMG 样,小头畸形,ACC,CBLH	AR	TUBA8	22q11.21	*605742
PMG 样,小头畸形,ACC,CBLH	AD	TUBB3	16q24.3	*602661
PMG 样,小头畸形,ACC,CBLH	AD	TUBB	6p21.33	*191130
PMG 样,小头畸形,ACC	AR	EOMES	3p24.1	*604615
PMG 和 Goldberg-Shprintzen 综合征	AR	KIAA1279	10q21.3	*609367
PMG	AD	…	1p36.3-pter	
PMG 和小头畸形	AD	…	1q44-qter	
PMG 和先天性面部畸形	AD	…	2p16.1-p23	
PMG 和小头畸形,脑积水	AD	…	4q21-q22	
PMG	AD	…	21q2	
PMG	AD	…	6q26-27	
PMG	AD	…	13q3	
PMG	AD	…	18p11	
PMG 和 Di George 综合征	AD	…	22q11.2	
双侧外侧裂周区 PMG	AD	PIK3R2	19p13.11	*603157
巨脑 - 多小脑回和发育不良巨脑畸形				

续表

皮质畸形	遗传方式	基因	位点	OMIM
MPPH,DMEG	AD	*AKT3*	1q43q44	*611223
Weaver 综合征	AD	*EZH2*	7q36.1	*601573
MCAP	AD	*PIK3CA*	3q26.32	*171834
MPPH	AD	*PIK3R2*	19p13.11	*603157

AD,常染色体显性遗传;AR,常染色体隐性遗传;ACC,胼胝体发育不全;CBLH,弥漫性小脑发育不全;MPPH,巨脑-多小脑回-多指畸形-脑积水综合征;DMEG,发育不良巨脑畸形;MCAP,巨脑-毛细血管畸形综合征。

*= 基因 / 位点的 MIM 号。

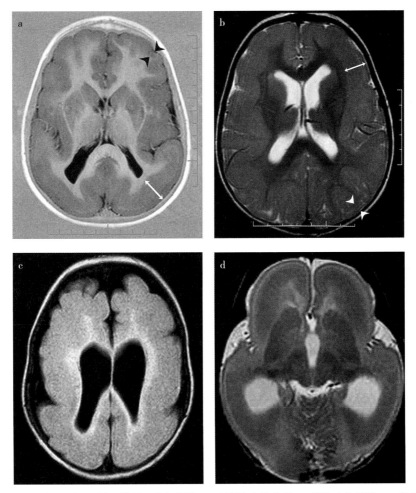

图 123.1　4 例不同患者的脑部磁共振;横断面;(a) 伴随 *LIS1* 基因突变的典型 LIS 男孩;(b) 伴随 *DCX* 突变的 LIS 女孩。在(a)中,存在 p>a 的梯度,额叶皮层厚度约为 6mm(两个黑色箭头之间),后脑处约为 3cm(白色箭头所示)。在(b)中,存在典型的 a>p,额叶的皮质厚度约为 2cm(白色箭头所示),后脑处约为 4mm(两个白色箭头之间)。(c) 合并 MDS 的 LIS 患者。(d) 1 例伴随 *DCX* 突变的小额叶、严重弥漫性 LIS 男孩

重且死亡率高。然而,这些统计数据不适用于那些非严重的 LIS 患者、SBH 患者或是伴有小脑发育不全的 LIS 患者。因为根据随访资料,上述病变往往预示着更好的运动、认知功能及更长的生存周期(Dobyns et al. 2012)。

123.3.3　实验室检查

对典型的 LIS 患者进行诊断,需要进行细胞遗传学和分子学检查。对于怀疑 MDS 的患者,则需要对 17p13.3 位点进行染色体核型及 FISH 检测。当孤立性 LIS 诊断成立时,对大脑皮质前 - 后部梯度分布异常进行细致的评估将提示病变是否与 *LIS1* 或是 *DCX* 基因突变相关。当 LIS 在大脑后部病变表现更加严重时,针对这种情况进行首次的多重连接依赖性探针扩增对排除 *LIS1* 基因的缺失 / 重复突变是有诊断价值的。如果没有发现相应基因的缺失 / 重复突变,则应进行 *LIS1* 的基因测序。如果男孩的 MRI 检查结果显示脑额叶有更加严重的巨脑回畸形,这时则推荐进行 *DCX* 的基因测序。对于 SBH 的患者应进行 *DCX* 基因的直接测序。如果没有发现 *DCX* 基因突变,应再对患者进行多重连接依赖性探针扩增分析。直接测序也同样适用于携带 DCX 突变的患者母亲或患者的其他女性亲属。

123.3.4　遗传咨询

所有已报道的 *LIS1* 突变型都是新发案例。由于父母双方从理论上均存在生殖系嵌合突变的风险(这种风险在 LIS 患者中未曾被研究证实),因此一对育有 LIS 患儿的夫妻再生育的发病风险通常为 1%。

若一个患有 LIS 的男孩具有 *DCX* 基因突变,即使他的脑 MRI 检查结果显示正常,也应对先证者的母亲进行 *DCX* 基因突变分析。如果这位母亲是突变携带者,那么根据孟德尔遗传定律她的突变型将会在该家系中传递下去。如果母亲不是突变携带者,她仍有携带生殖系嵌合突变的风险;该突变传递给下一代的风险估计在 5% 左右。

123.4　异位

异位主要有以下 3 种主要情况——脑室周异位〔通常为结节状:脑室周围结节异位(PNH)〕、脑皮质下异位和软脑膜异位,其中仅有前两种情况可通过影像学手段检测到。PNH 是目前为止最为常见的一种病变,SBH 作为 LIS 的一种轻度症状被归为上述病变中的一类。

123.4.1　脑室周围结节异位

PNH 主要由一些完全迁移失败并最终定植于侧脑室的神经元构成的灰质结节组成(Guerrini and Dobyns2014;Barkovich et al. 2012);结节表现形式可从一侧、单发到双侧、融合不一而同(图 123.2)。覆盖其上的脑皮质可显示有异常组织。若结节为双侧多发的情况时,则说明病变可能来源于遗传学改变且根据既往报道多伴有其他的脑畸形病变。

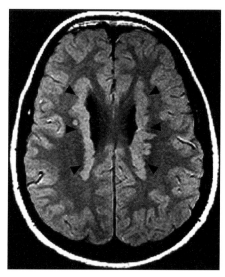

图 123.2　颅脑磁共振:横断面。一例伴随 FLNA 错义突变的典型、经典 PNH 妇女。双侧室管膜下相邻且较对称的异位结节,广泛分布于脑室壁上(黑色箭头所示)

123.4.2　遗传学基础及诊断

PNH 在临床及遗传学上具有异质性,该疾病好发于女性患者且具有伴 X 染色体遗传特性(典型双侧 PNH),可导致男性胎儿的高围产期死亡率及 50% 女性后代再发病率。几乎 100% 的遗传家系及 26% 的散发患者携带有 *FLNA* 基因突变(Parrini et al. 2006),并可引起不同性别患者的心血管系统异常以及男性患者的肠道畸形。报道中仅有少数携带 *FLNA* 突变的 PNH 男性患儿能够成功存活(Guerrini et al. 2004)。

一种由 *ARFGEF2* 基因突变导致的罕见隐性 PNH 在两个家系中被发现(Sheen et al. 2004),家系中受影响的患儿可表现为小头畸形、严重的发育迟缓以及早发性癫痫。

PNH 的其他遗传形式已被定位到数个染色体

位点上(见表123.1),但目前仅有一个假定致病基因被确认位于6q27染色体位点上(Conti et al. 2013)。

123.4.3　表型

尽管大多数PNH患者因患有不同严重程度的局灶性癫痫才接受正规治疗,但其可呈现多种临床表现形式,包括伴有智力障碍和面部发育畸形等多种症状。有研究证实PNH的病灶大小与伴发皮质结构异常的可能性以及临床症状严重度之间有一定相关性(Parrini et al. 2006),但病灶大小与异位结节数量以及认知功能的改变似乎并不相关。多数携带*FLNA*突变基因的女性PNH患者有癫痫发作病史,且具有正常或接近临界线的认知水平。然而,有研究报道了一些由未知基因异常或基因拷贝数异常引发的,表现为单发小结节的PNH患者也可具有严重的认知功能受损。

123.4.4　实验室检查

"典型"的双侧PNH患者应进行*FLNA*基因的突变分析。当怀疑患者为常染色体隐性遗传特性PH且伴有小头畸形时,应进行*ARFGEF2*突变基因分析。因为PH往往伴有基因的缺失/重复突变,所以伴有其他脑畸形及神经外功能缺陷的PH患者应进行染色体基因晶片分析。

123.4.5　遗传咨询

由于*FLNA*基因突变的特性,典型的PNH更倾向于女性发病。在携带有致病基因的女性个体中,有一半为新发的*FLNA*基因突变个体,另一半为家系遗传而来的突变个体。虽然该病更倾向于母系遗传,但父-女的遗传方式也是可能的。鉴于*FLNA*基因的生殖系嵌合突变未曾有过研究报道,父母双方皆未携带突变基因而子代发生突变的先证者其同代个体间(与患者同代的嫡系兄弟姐妹)发病风险似乎很低。对于发病与*FLNA*和*ARFGEF2*基因均无相关的PNH患者的遗传咨询会有较大的难度;针对这些患者可推荐通过染色体基因晶片分析分析基因拷贝数变化情况。这些与已知致病基因均无关的家族性PNH病例报道数量仍十分稀少。

123.5　多小脑回畸形疾病表型及遗传学

疾病术语"多小脑回畸形"可定义为脑皮质满部异常微小脑回,使皮质表面形成不规则隆起(Lee et al. 2012)。多小脑回畸形病变可局限于单个脑回或侵及大脑半球一部分区域,或呈双侧不对称分布,或呈双侧对称抑或是弥漫性分布。多小脑回的影像学表现会随患者年龄不同而发生变化。在新生儿及婴幼儿中,畸形的皮质很薄且伴有很多微小的波状起伏。幼儿髓鞘发育成型后,多小脑回畸形又表现为皮质的增厚及脑皮质-白质交错异常分布(Guerrini et al. 2008;Guerrini and Dobyns 2014)。

多小脑回畸形的临床表现复杂且受多种因素影响。最为严重的预后可发生在伴有严重小脑症的患者身上(-3SD或更小)或是神经学检查异常的患者(尤其是伴有痉挛的患者)、病变呈广泛弥漫性分布的多小脑回畸形患者及同时伴有其他脑发育畸形的患者(尤其是小脑发育不良的患者)。而病变分布为单侧局限性且无其他发育畸形的个体往往预后最好。多小脑回畸形可通过侵犯皮质上调节表达能力的区域影响机体的语言及基础运动功能,然而受影响的功能可基本完整保留不形成残疾。

多小脑回畸形可产生多种发病模式和症状且与多个突变基因有关(见表123.1)。多小脑回畸形呈现的多样化症状是由它们所侵犯脑叶的不同表面形态所决定的(Barkovich et al. 2012)。

双侧脑沟多小脑回畸形(BPP)(图123.3a,b)是最为常见的发病形式。它可导致不同程度的智力障碍、癫痫、和运动性语言功能受损。多数病例是散发的但可能是由于遗传异质性所导致的(Barkovich et al. 2012)。在染色体22q11.2位点缺失的遗传缺陷患者中有报道BPP发病,常表现为非对称性发病且有明显的右侧半脑受累倾向(Barkovich et al. 2012)。近期一项研究将PI3K-AKT-mTOR通路的一个调节亚单元——*PIK3R2*基因的突变与BPP的发病联系了起来(Mirzaa et al. 2015)。

双侧额顶叶多小脑回畸形(图123.3c)已在一些隐性遗传家系中被报道,且与*GPR56*基因突变相关联(Piao et al. 2004)。双侧额顶叶多小脑回畸形的影像学特征可表现为形似鹅卵石样的范围性的畸形(肌肉-眼-脑疾病和福山型先天性肌肉营养不良)(Barkovich et al. 2012)。

一些基因拷贝数的异常也与多小脑回畸形的

发病相关(见表123.1),但只有1p36.3和22q11.2位点的缺失较为常见(Dobyns et al. 2008;Robin et al. 2006)。当排除这两个位点相关的异常后,其他的拷贝数变异情况就所剩无几了。然而在这些位点上并未鉴定出任何有意义的致病基因(Robin et al. 2006)。

123.6 微管蛋白病及相关疾病

经典的LIS及多小脑回畸形长期以来被认为是截然不同的两种疾病,但它们的发病均与相同的基因发生突变相关(微管蛋白或微管蛋白相关基因),这些基因可在神经元增殖、迁移、分化和轴突引导的早期阶段发挥作用(换言之,比多小脑回畸形及脑裂畸形相关基因要早得多)(Jaglin et al. 2009;Poirier et al. 2013;Cushion et al. 2013)。这些发育畸形可表现为脑回缺如的严重LIS,胼胝体的完全发育不良,以及严重的小脑发育不全,或是伴有中至重度小脑发育不良的严重LIS,典型的LIS,再到伴有小脑发育不良的非典型多小脑回样MCD(图123.3d~h)。根据定义,微管蛋白病与遗传是高度相关的。研

究员已经确定了9条相关基因(*KIF2A*、*KIF5C*、*TUBA1A*、*TUBA8*、*TUBB*、*TUBB2B*、*TUBB3*、*TUBG1*和*DYNC1H1*;见表123.1),但我们预计在不久的将来会有更多的相关基因被报道。功能性研究发现微管蛋白病相关的脑发育异常是由于杂合错义突变(指失去功能的突变)对前体细胞中微管依赖性有丝分裂过程的调节以及对有丝分裂后神经元细胞中微管依赖性分子运动KIF2A、KIF5C和DYNC1H1的转运活性的显性负性作用所致(Poirier et al. 2013)。

艾卡迪综合征仅被观察到在女性患者中发病,除外两例拥有两条X染色体的男性病患,考虑是由于半合子男性体内伴X染色体遗传具有致死性的基因导致的。然而,遗传学机制仍未探明。该病临床特征包括重度的智力障碍,新生儿痉挛,以及脉络膜视网膜缺损。神经病学研究发现一系列均伴有神经元迁移障碍的疾病,它们包括了弥散性单层的分子层面融合的多小脑回畸形,胼胝体发育不全,以及脑室周或皮质下结节状异位。微脑回由于被填塞而往往难以通过MRI检查发现(图123.4)(Sutton and Van denVeyver 2006)。艾卡迪综合征发病的具体原因尚未被明确。

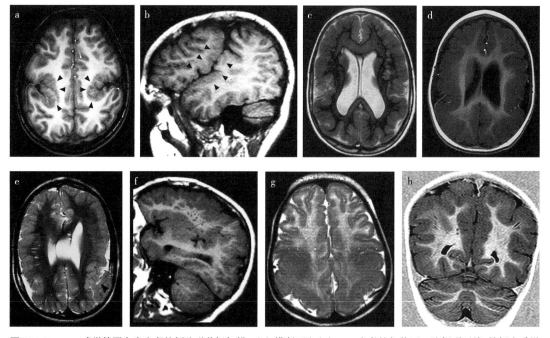

图123.3 PMG或微管蛋白病患者的颅脑磁共振扫描。(a)横断面和(b)BPP患者的矢状面。脑侧裂开放,外侧皮质增厚且不规则(黑色箭头所示)。值得注意的是,大脑侧裂的垂直方向异常,似乎与中央沟融合在一起。(c)横断面。伴随*GPR56*突变和Lennox-Gastaut综合征的BFPP女孩。(d)横断面。伴随*TUBA1A*突变的简脑回模式患者。(e)横断面及(f)矢状面。皮质增厚、弥漫性多小脑回和*TUBB2B*突变患者。(g)横断面。伴随*DYNC1H1*突变的后巨脑回畸形患者。(h)冠状面。伴随*DYNC1H1*突变的后巨脑回畸形、皮质增厚患者

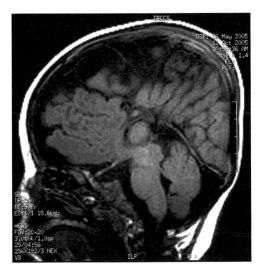

图 123.4 患有 Aicardi 综合征和顽固性婴儿痉挛的 5 个月大女孩的颅脑 T₁ 加权磁共振矢状面扫描。可见胼胝体发育异常,伴额叶广泛多小脑回。合并颅后窝囊肿

123.7 巨脑症、发育不良的巨脑症及局灶性脑皮质发育不良 Ⅱ 型

巨脑症是指大脑体积异常增大且超过同年龄同性别个体平均水平 2SD 大小(DeMyer 1986)。巨脑症过去通常被单纯以大脑尺寸进行归类,但近期研究表明:影像学显示脑皮质正常的巨脑畸形,伴有多小脑回病变的巨脑畸形,以及发育不良的巨脑畸形(包括典型的半侧巨脑畸形),以及局灶性脑皮质发育不良(FCD)均可由 PI3K-AKT-mTOR 通路中同样的基因发生突变所引起(Lee et al. 2012;Poduriet al. 2012;Rivière et al. 2012)。发育不良性巨脑症包括伴有皮质发育不良的全部类型的节段性脑过度生长。巨脑症的发育和并发症发生个体差异巨大。最常见的问题包括发育迟缓、智力障碍及呈低龄化发病的顽固性癫痫。其组织学变化大多相似,除外一些以皮质分层紊乱及异形神经元伴有(Ⅱb 型)或不伴有(Ⅱa 型)气球样细胞,脑白质灰质交界不清,以及脑白质内异位神经元增多为特征的被归类为 FCD Ⅱ 型的疾病(Blümcke et al. 2011)。Ⅱb 型 FCD 以其高度局限且可变的性质,以及在病理学上与结节性硬化症特征类似的结节隆起,使得假说猜测引发结节性硬化症的 *TSC1* 和 *TSC2* 基因发生了染色体嵌合突变,其编码的 mTOR 通路蛋白发生异常并导致了 FCD 的发病(Crino 2009)。这项假说在一定程度上得到了近期研究的证实,这些研究记录

了 FCD Ⅱa 和 Ⅱb 型发育不良的组织中 *MTOR* 基因或其他属于 PI3K-AKT-mTOR 通路的基因中发生的致病生殖系和体细胞嵌合突变(D'Gama et al. 2015;Lim et al. 2015)。在几乎所有的 FCD Ⅱ 型患者中,病灶可在局灶性癫痫发作后被检测到。越来越多的疾病综合征和基因被与巨脑症联系起来,尤其是一些伴有严重表型的巨脑症(Mirzaa et al. 2012a)。良性常染色体显性遗传的大头畸形中发生的不伴有 MCD 的巨脑症,是一种定义不清的疾病。伴有多小脑回畸形的巨脑症可发生于巨脑 - 毛细血管综合征(伴有 *PIK3CA* 基因的突变)以及巨脑 - 多小脑回 - 多指 - 脑积水综合征(伴有 *PIK3R2* 和 *AKT3* 基因的突变)(Mirzaa et al. 2015;Mirzaa et al. 2012b)。发育不良性巨脑症大多无综合征性的发病特征且近期被与 *PIK3CA*、*AKT3* 和 *mTOR* 基因的嵌合突变联系起来(Lee et al. 2012)。

参考文献

Barkovich AJ, Guerrini R, Kuzniecky RI et al (2012) A developmental and genetic classification for malformations of cortical development: update 2012. Brain 135:1348–1369

Blümcke I, Thom M, Aronica E et al (2011) The clinico-pathologic spectrum of focal cortical dysplasias: a consensus classifi cation proposed by an ad hoc Task Force of the ILAE Diagnostic Methods Commission. Epilepsia 52:158–174

Cardoso C, Leventer RJ, Dowling JJ et al (2002) Clinical and molecular basis of classical lissencephaly: mutations in the LIS1 gene (PAFAH1B1). Hum Mutat 19:4–15

Conti V, Carabalona A, Pallesi-Pocachard E et al (2013) Periventricular heterotopia in 6q terminal deletion syndrome: role of the C6orf70 gene. Brain 136: 3378–3394

Crino PB (2009) Focal brain malformations: seizures, signaling, sequencing. Epilepsia 50(Suppl 9):3–8

Cushion TD, Dobyns WB, Mullins JG et al (2013) Overlapping cortical malformations and mutations in TUBB2B and TUBA1A. Brain 136:536–548

DeMyer W (1986) Megalencephaly: types, clinical syndromes, and management. Pediatr Neurol 2:321–328

D'Gama AM, Geng Y, Couto JA et al (2015) Mammalian target of rapamycin pathway mutations cause hemimegalencephaly and focal cortical dysplasia. Ann Neurol 77:720–725

Dobyns WB, Mirzaa G, Christian SL et al (2008) Consistent chromosome abnormalities identify novel polymicrogyria loci in 1p36.3, 2p16.1-p23.1, 4q21.21-q22.1, 6q26-q27, and 21q2. Am J Med Genet A 146A:1637–1654

Dobyns WB, Guerrini R, Leventer RL (2012) Malformations of cortical development. In: Swaiman KF, Ashwal S, Ferriero DM, Schor NF (eds) Swaiman's pediatric neurology: principles and practice, 5th edn. Elsevier Saunders, Edinburgh, pp 202–231

Gleeson JG, Walsh CA (2000) Neuronal migration disorders: from genetic diseases to developmental mechanisms. Trends Neurosci 23:352–359

Gleeson JG, Minnerath S, Kuzniecky RI et al (2000) Somatic and germline mosaic mutations in the doublecortin gene are associated with variable phenotypes. Am J Hum Genet 67:574–581

Guerrini R, Barba C (2010) Malformations of cortical development and aberrant cortical networks: epileptogenesis and functional organization. J Clin Neurophysiol 27:372–379

Guerrini R, Dobyns WB (2014) Malformations of cortical development: clinical features and genetic causes. Lancet Neurol 13:710–726

Guerrini R, Parrini E (2010) Neuronal migration disorders. Neurobiol Dis 38:154–166

Guerrini R, Moro F, Andermann E et al (2003) Nonsyndromic mental retardation and cryptogenic epilepsy in women with doublecortin gene mutations. Ann Neurol 54:30–37

Guerrini R, Mei D, Sisodiya S et al (2004) Germline and mosaic mutations of FLN1 in men with periventricular heterotopia. Neurology 63:51–56

Guerrini R, Dobyns W, Barkovich A (2008) Abnormal development of the human cerebral cortex: genetics, functional consequences and treatment options. Trends Neurosci 31:154–162

Jaglin XH, Poirier K, Saillour Y et al (2009) Mutations in the beta-tubulin gene TUBB2B result in asymmetrical polymicrogyria. Nat Genet 41:746–752

Lee JH, Huynh M, Silhavy JL et al (2012) De novo somatic mutations in components of the PI3K-AKT3-MTOR pathway cause hemimegalencephaly. Nat Genet 44:941–945

Lim JS, Kim WI, Kang HC et al (2015) Brain somatic mutations in MTOR cause focal cortical dysplasia type II leading to intractable epilepsy. Nat Med 21:395–400

Matsumoto N, Leventer RJ, Kuc JA et al (2001) Mutation analysis of the DCX gene and genotype/phenotype correlation in subcortical band heterotopia. Eur J Hum Genet 9:5–12

Mei D, Lewis R, Parrini E et al (2008) High frequency of genomic deletions and duplication in the LIS1 gene in lissencephaly: implications for molecular diagnosis. J Med Genet 45:355–361

Mirzaa G, Ashwal S, Dobyns WB (2012a) Disorders of brain size. In: Swaiman KF, Ashwal S, Ferriero DF, Schor NF (eds) Swaiman's pediatric neurology: principles and practice, 5th edn. Elsevier Saunders, Edinburgh, pp 173–201

Mirzaa GM, Conway RL, Gripp KW et al (2012b) Megalencephaly-capillary malformation (MCAP) and megalencephaly-polydactyly-polymicrogyria-hydrocephalus (MPPH) syndromes: two closely related disorders of brain overgrowth and abnormal brain and body morphogenesis. Am J Med Genet A 158A:269–291

Mirzaa GM, Conti V, Timms AE et al (2015) Characterisation of mutations of the phosphoinositide-3-kinase regulatory subunit, PIK3R2, in perisylvian polymicrogyria: a next-generation sequencing study. Lancet Neurol 14:1182–1195

Parrini E, Ramazzotti A, Dobyns WB et al (2006) Periventricular heterotopia: phenotypic heterogeneity and correlation with Filamin A mutations. Brain 129:1892–1906

Piao X, Hill RS, Bodell A et al (2004) G protein-coupled receptor-dependent development of human frontal cortex. Science 303:2033–2036

Poduri A, Evrony GD, Cai X et al (2012) Somatic activation of AKT3 causes hemispheric developmental brain malformations. Neuron 74:41–48

Poirier K, Lebrun N, Broix L et al (2013) Mutations in TUBG1, DYNC1H1, KIF5C and KIF2A cause malformations of cortical development and microcephaly. Nat Genet 45:639–647

Rivière JB, Mirzaa GM, O'Roak BJ, Finding of Rare Disease Genes (FORGE) Canada Consortium et al (2012) De novo germline and postzygotic mutations in AKT3, PIK3R2 and PIK3CA a spectrum of related megalencephaly syndromes. Nat Genet 44:934–940

Robin NH, Taylor CJ, McDonald-McGinn DM et al (2006) Polymicrogyria and deletion 22q11.2 syndrome: window to the etiology of a common cortical malformation. Am J Med Genet A 140:2416–2425

Sheen VL, Ganesh VS, Topcu M et al (2004) Mutations in ARFGEF2 implicate vesicle trafficking in neural progenitor proliferation and migration in the human cerebral cortex. Nat Genet 36:69–76

Sutton VR, Van den Veyver IB (2006) Aicardi syndrome. In: Pagon RA, Adam MP, Ardinger HH, Wallace SE et al (eds) GeneReviews® [Internet]. University of Washington, Seattle, pp 1993–2015

先天性脑畸形：疾病谱和病因

124

Elie Saliba

王来栓　翻译

目录

摘要

　　神经系统发育缺陷会导致多种疾病，可造成致死性的重大畸形到中度或严重残疾。先天性脑畸形由于多种病因导致的宫内中枢神经系统发育中断或改变，造成出生时就存在神经系统结构异常。中枢神经系统畸形在5%~10%的死产婴儿或早逝的新生儿中被发现，由此估计发生率为5/1 000~10/1 000。

124.1　要点

- 神经系统发育不良会导致多种疾病，从与出生后生活不相容的重大畸形到中度或重度残疾。

- 在前脑无裂畸形中，可检测到早期胚胎前脑进一步细分形成双侧端脑小泡，即脑半球的前体。

- 神经管缺陷是由神经管闭合失败所致。

- 脑疝产生的缺陷称为脑膨出，而脊髓疝产生的缺陷称为脑膜膨出。

- 小脑蚓部发育不全可见于多种脑畸形中，包括 Dandy-Walker 畸形和以蚓部发育不全为特征的综合征，如 Joubert 综合征和 Walker-Warburg 综合征，以及一大组可能出现蚓部缺失的综合征，如 Meckel-Gruber 和 Smith-Lemli-Opitz 综合征。
- 脑桥 - 小脑发育不良是常染色体隐性遗传病。
- 皮质发育畸形包括 3 大类，它们概括了主要的发育步骤：由于异常细胞增殖、神经元迁移或迁移后皮质组织和连通性异常而导致的畸形。
- 人类小头畸形症由一组不同的疾病组成，这些疾病的特征是大脑正常发育失败。
- 小头畸形的病因大致可分为环境因素（如先天性感染，宫内暴露于致畸成分，缺氧缺血性损伤）和遗传因素。
- 神经元增殖减少可能导致小头畸形，皮质正常或变薄，无脑回畸形，小头畸形伴多小脑回或其他皮质发育不良。
- 胼胝体发育不全与许多综合征（Aicardi 综合征）和一些先天性代谢异常有关，包括非酮症性高血糖症和胎儿酒精综合征。它可以在皮质发育的各种畸形中发生，包括斜脑、多微回和脑裂畸形，也可以在染色体疾病中发生。
- 颅内蛛网膜囊肿是良性非遗传性的发育性囊肿，含有脊髓液，发生在蛛网膜内。
- 脑积水是指由于脑室内脑脊液含量增加和颅内压升高而导致的侧脑室扩张，而脑室增大是指侧脑室扩张而颅内压正常。脑室增大可能是由于大脑发育不全或中枢神经系统异常，如胼胝体发育不全。
- 遗传性脑积水是罕见的，但它是遗传咨询的重要内容。现在人们已经认识到，在脑积水的病例中有一小部分表现为 X 连锁遗传。

124.2　简介

　　大脑发育是一个复杂、联系紧密的过程，包括复杂的遗传物质级联，在关键时期发出信号，促进结构的形成。这一过程可能受到环境、遗传或基因突变的影响和破坏。与破坏性损伤的类型（例如出血或感染）相比，时间（结构发育的阶段）和胎儿的遗传易感性更重要。根据神经系统发育的时间，先天性脑畸形可导致广泛的发育障碍（表 124.1）。

表 124.1　大脑发育与重大疾病

发育阶段	疾病
初级神经形成（妊娠 3~4 周）	神经管畸形
前脑发育（妊娠 23 周）	前脑无裂畸形；胼胝体发育不全
神经元增殖（妊娠 34 周）	小头畸形
神经元迁移（妊娠 35 周）	无脑回畸形；多小脑回；脑裂畸形。其他神经元迁移障碍
髓鞘形成（主要在出生后）	脑白质发育不全

124.3　产前诊断

　　怀疑先天性脑畸形通常基于临床原因或常规产检所发现的异常。特殊家族史、高龄产妇或后天因素可造成妊娠异常的高风险（表 124.2）。染色体异常的高危人群包括高龄产妇，孕产史存在染色体异常，以及父母一方为易位携带者。高危产妇通常会进行绒毛膜绒毛取样或羊膜穿刺术。超声检查是产前筛查胎儿异常的首选方法。高频超声检查可以直观显示胚胎或胎儿的发育情况，但该技术仍然存在局限，如羊水过少和胎儿位置可能影超声检查结果。此外，一些细微的实质异常无法被超声检测到。当超声诊断存在困难时，磁共振成像（magnetic resonance imaging，MRI）可作为辅助检查，尤其适用于胎儿脑室扩大合并其他中枢神经系统畸形。MRI 还能检测其他的神经系统畸形，如无脑回畸形（lissencephaly，LIS）和脑裂畸形，以及细微的脑实质移行障碍，如组织异位和多小脑回（polymicrogyria，PMG）等。

表 124.2　人类神经畸形、神经管缺陷（NTD）和胎儿宫内生长受限（IUGR）的获得性病因示例

病因	常见先天异常
药物	
酒精	神经元移行障碍；胎儿酒精综合征；IUGR；异常面容
可卡因	小头畸形
异维 A 酸	NTD；颅面畸形
甲氨蝶呤	脑积水；脊髓脊膜膨出；骨骼异常
苯妥英	小头畸形；唇腭裂；面部畸形

续表

病因	常见先天异常
丙戊酸	NTD;面部异常
感染源	
巨细胞病毒	小头畸形;脑积水;脑钙化
人类疱疹病毒Ⅰ和Ⅱ	积水性无脑回畸形
人类免疫缺陷病毒	小头畸形;IUGR
风疹病毒	小头畸形;IUGR;先天性心脏病
弓形虫	小头畸形;脑室增大;脑钙化
水痘病毒	脑积水

124.4 严重先天性脑畸形

124.4.1 全脑畸形

在全脑发育畸形中发现,早期胚胎前脑分化形成双侧端脑小泡,即大脑半球的前体。在其最严重的情况下,前脑是完全不分离的(无脑叶型前脑无裂畸形),导致单脑室和不分离的丘脑(图124.1)。

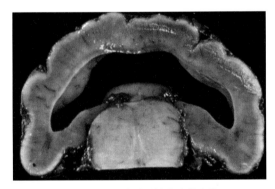

图124.1 无脑叶型前脑无裂畸形

结构的不分离程度与畸形严重程度相关(如半叶全前脑畸形)。全前脑畸形通常与颅面畸形相关,如短头畸形、小头畸形和面部发育异常(表124.3)。最严重时,全前脑畸形可能伴有视泡和眼原基分离失败,造成产后睫状体缺陷。一般情况下,最明显的异常往往是中线颅面特征的减少,包括闭眼(低眼压)或单个中切牙。常规胎儿畸形筛查对前脑全叶和半叶型的检出率都很高,甚至在妊娠早期也可检出(Blaas et al. 2002)。有几个染色体区域与全前脑发育有关。大多数全前脑发育的染色体连锁遗传机制已被阐明。一些致病基因是转录因子(ZIC2,

SIX3,TGIF)(Ming and Muenke 2002),这些基因在胚胎大脑中表达。

表124.3 全前脑畸形的面部缺损

独眼畸形	单眼或单眼眶;无鼻畸形
头发育不全畸胎	极度尤鼻畸形
猴头畸形	眼距过窄,管状鼻,无鼻孔
正中裂隙	眼眶低眼压。扁平鼻
无下颌 - 无口腔畸形	下颌发育不全或缺失。嘴小或缺失。耳朵位置异常

124.4.2 神经管畸形

神经管闭合失败造成称为神经管缺陷(neural tube defect,NTD)。在最严重的NTD类型—颅裂中,尽管前脑通常是正常闭合的,但身体的大部分轴线的神经管不能闭合。如果神经管在大脑中不能闭合,则会导致露脑畸形,这与孕后期的神经退化而导致的LIS相符合。相反,如果低位脊柱受到主要影响,会导致开放性脊柱裂。与这些开放性中枢神经系统缺损相关的是一系列闭合性缺损,其中神经管和/或脑膜通过颅骨或脊柱神经弓的缺损突出(图124.2)。

脑疝称为脑膨出,而脊髓疝被称为脑膜膨出。神经管缺损的另一类是所谓的隐性脊柱裂,主要影响下脊柱区域,是皮肤覆盖的病变,脊髓可能分裂或与周围组织捆绑,常伴有骨刺或脂肪瘤(脂肪瘤)。虽然被覆盖的病变受到保护,免受潜在的有毒羊膜环境的影响,但开放性神经管缺损病变受到暴露的神经上皮的侵蚀,因此,在妊娠晚期,受影响的神经系统区域在很大程度上退化,导致出生后严重残疾或死亡。在妊娠期间对人类胎儿进行手术,目的是用肌肉和皮肤覆盖神经管缺损病变,已经表明这种退化过程可以停止,最大限度地减少对暴露的中枢神经系统的损害,但不能恢复全部功能。

NTD不仅在形态上而且在病因上都是非常不同的。原因包括染色体异常、单个突变基因、致畸因素、母体易感因素和多因素遗传。尽管家族性NTD病例非常少,不支持基于单基因的因果关系,但患者的兄弟姐妹和近亲的高复发率表明该病有很强的遗传基础,因此,有人认为NTD具有多因素的因果关系,许多变异相互作用来确定个体。在小鼠NTD

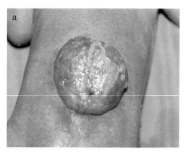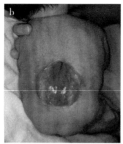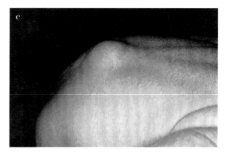

图124.2 神经管缺陷。(a)脑膜膨出,覆盖全层皮肤。(b)脊髓脊膜膨出,即初级神经发生失败,导致神经管开放,但仍附着在邻近皮肤上。(c)脂肪脊髓脊膜膨出(脊髓脂肪瘤)

中涉及许多遗传位点,但到目前为止,很少有人类基因被明确证实为 NTD 易感基因。其中最著名的是编码 5,10-亚甲基四氢叶酸还原酶(methylene tetrahydrofolate reductase, MTHFR)的基因,MTHFR 是叶酸代谢的一种酶。MTHFR 基因的多态性变体(C677T 变体)在 NTD 病例及其家庭中的频率高于若干人群中的正常对照,似乎是导致 NTD 风险增加的原因,特别是在妊娠期间叶酸和/或维生素 B_{12} 水平较低的情况下。

许多环境因素被认为在 NTD 病因中起作用(Sarmah et al. 2016)。营养缺乏,产妇糖尿病,以及某些治疗药物的使用,如抗惊厥药和胰岛素,都是已知的危险因素。孕期补充叶酸降低了人类 NTD 的发生和复发风险。由于母亲叶酸状况较低导致的 NTD 可能是孕母体内叶酸代谢机制缺陷。表124.4 列出了人类 NTD 的已知原因。

表124.4 人类 NTD 已知病因

原因	举例
染色体异常	13-三体
	18-三体
	各种不平衡的染色体重排,环状染色体,三倍体
单点基因突变:常染色体隐性	Walker-Warburg 综合征 Jarcho-Levin 综合征 Meckel-Gruber 综合征 Robert 综合征
致畸原	丙戊酸卡马西平(可能);高热(可能)
母体易感因素	糖尿病:无脑回畸形比脊柱裂更常见

124.4.2.1 神经管缺陷:产前诊断

NTD 可以通过超声和分析羊水或母体血清甲胎蛋白(alpha fetoprotein, AFP)水平来检测。AFP 在其他胎儿异常如腹裂、食管和肠闭锁、骶尾部畸胎瘤和 Turner 综合征中也发现升高,但在 21-三体和 18-三体中发现降低。此外,AFP 方法具有较高的假阳性率和相对较差的敏感性。超声是检测 NTD 的主要方法。脊髓脊膜膨出的产前诊断通常基于 Chiari II 畸形的发现。Chiari II 畸形是最有效的超声发现,表现为"柠檬"和"香蕉"征象(图124.3)。头部的柠檬征已成为诊断中期妊娠期脊柱裂的关键。香蕉征代表小脑干周围的小后窝。柠檬征象是短暂的,通常在妊娠中期结束时不再出现。它代表一种异常的颅穹隆,头部变窄,这是由于脑脊液通过开放的 NTD 进入羊膜腔而丢失,造成脑室腔内的低压力引起。随着经阴道超声的引入,使得胎儿早期甚至在胚胎期结束时进行详细诊断成为可能。

124.4.3 小脑发育不全

在解剖学上,小脑畸形可分为单侧畸形和双侧畸形。单侧小脑畸形常由后天的损害所致,如与早产相关性小脑内出血。根据小脑受累的部位,双侧小脑畸形可进一步分为中线或小脑蚓部畸形,以及同时影响小脑蚓部和小脑半球的畸形(Ramaekers 2000)。脑桥发育不全合并小脑畸形被单独归为一类,即脑桥小脑发育不全。

124.4.3.1 中线或蚓部畸形

小脑蚓部发育不全或发育不全可见于大量的脑畸形,包括 Dandy-Walker 畸形和以蚓部发育不全为恒定特征的综合征,如 Joubert 综合征和 Walker-Warburg 综合征,以及一大组可能出现蚓部缺失的综合征,如 Meckel-Gruber 和 Smith-Lemli-Opitz 综合征。

Dandy-Walker 畸形的特征是以下 3 个方面:第

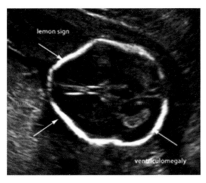
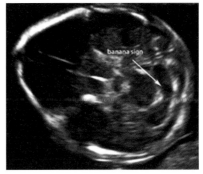

图 124.3 头颅征象：与开放性脊柱裂有关的头颅征象（"柠檬"和"香蕉"）

四脑室囊性扩张和颅后窝扩大，不同程度的蚓部发育不全或发育不全，以及脑积水（图 124.4）。与隆起的枕骨相关的脑积水在出生时并不常见，但在 3 个月大时约有 75% 的患者出现。据报道，多达 50% 的 Dandy-Walker 畸形病例中存在精神发育迟滞和癫痫发作。相关的中枢神经系统畸形出现在高达 68% 的病例中，其中最常见的是胼胝体发育不全（agenesis of the corpus callosum，ACC）。其他中枢神经系统畸形包括神经元异位症、PMG、脑裂畸形、枕部脑膨出和腰骶部脑膜膨出。

124.4.3.2 小脑发育不全

在小脑发育不全中，小脑未达到正常大小。全局性小脑发育不全可由多种外源性或内源性因素引起。小脑发育不全已被发现与宫内暴露于药物（例如苯妥英）或辐射有关，并且作为一种常染色体隐性性状存在于各种染色体疾病中，如 13- 三体、18- 三体和 21- 三体。小脑发育不全也可以在涉及大脑和其他系统的各种复杂畸形中发现。小脑颗粒层或颗粒层发育不全的原发性变性是一种常染色体退行性疾病。与小脑颗粒层或颗粒层发育不全特征一致的患者已发现血清去唾液酸转铁蛋白水平升高和磷

酸甘油三酯酶 2 型杂合性缺乏症。这种缺陷涉及先天性糖基化紊乱。

124.4.3.3 脑桥小脑发育不全

脑桥小脑发育不全为一组疾病，其特征是脑桥体积较小和不同程度的小脑发育不全，甚至脑桥缺失。大多数类型的脑桥小脑发育不全发生在胎儿期，提示菱形唇部缺损，*MATH1* 基因是这种疾病的候选基因。大多数脑桥小脑发育不良是常染色体隐性遗传病。

124.5 皮质发育畸形

人类大脑皮质的发育是一个复杂而紧密组织的过程。任何破坏这一级联过程的步骤都可能导致多种畸形。这些缺陷被归类为皮质发育畸形（malformations of cortical development，MCD）。MCD 包括 3 大类，包含主要的发育步骤中出现的畸形，如细胞增殖、神经元迁移或迁移后皮质组织和连通性。许多这些疾病在脑成像研究中表现为 LIS、多微回、脑裂畸形、局灶性皮质发育不良和脑室周围结节性异位。

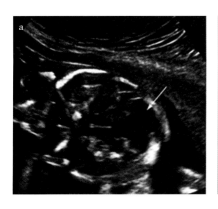
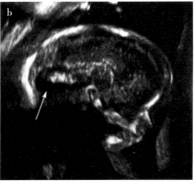

图 124.4 Dandy-Walker 畸形；(a) 轴位平面显示一个与第四脑室区域相通的大脑池（白色箭头）；(b) 矢状面显示一个大的枕大池

了解皮质发育正常模式的主要形态学特征有助于产前诊断一部分 MCD，包括早期沟阶段的区域性 PMG，可使用神经超声或胎儿 MRI 进行诊断。诊断最早可在孕 24 周之前，从而进一步选择最合适的基因检测和咨询。因此，即使先前超声检测到轻微的中枢神经系统异常，甚至是非中枢神经系统异常，也建议进行详细的神经超声检查或胎脑 MRI 检查。但这些成像技术也有严重的局限性，包括检测到非病理变异，与神经病理学结果的相关性很小，使遗传咨询复杂化。

神经细胞迁移是神经细胞从脑室和室下区的原始位置移动到最终位置。同步迁移的发生时间和方向受到极其精确的调节。起源于皮质脑室带的神经元沿放射状迁移形成皮质板，大部分成为投射神经元（Kanatani et al. 2005）。人类新皮质神经元的迁移大多发生在第 5 周，也就是端脑小泡出现的时候，到孕 22 周之间（Bielas et al. 2004）。首先迁移的神经元将停留在最深的皮质；根据一种被定义为"由内而外"的迁移方案，随后迁移的神经元将穿过先前形成的层，形成外层皮质。新皮质迁移神经元可以采用不同类型的轨迹：大部分的神经元沿着放射状胶质导轨从萌发区向皮质板径向迁移。另一类重要的神经元在沿神经胶质引导采用经典的径向迁移路径之前，在脑室或室下区水平采用切向轨迹迁移。切向迁移的神经元也位于中间带水平（预期的白质）。临床上发现的神经元迁移障碍有 3 大类基因：①涉及迁移的神经元和轴突所处细胞外环境形成的基因；②编码细胞内信号机制的基因；③编码介导细胞和轴突物理运动的细胞内系统的基因（Gressens 2005；Meyer 2007）。另一组基因参与编码糖基化的酶调节器，而糖基化的酶调节器似乎为迁移的神经

元提供了停止信号（Guerrini and Dobyns 2014）。表 124.5 列出了与神经元迁移障碍有关的基因。

124.5.1　无脑回畸形

无脑回畸形（LIS），字面意思是平滑的大脑，由一组罕见的大脑疾病组成，其特征是缺乏正常的皮质沟回（图 124.5）。其严重程度从正常脑回缺失（无痉挛）到减少（巨脑回）不等。根据病因和相关畸形，可将 LIS 分为 5 组：经典型 LIS、鹅卵石 LIS、X 连锁 LIS 伴 ACC、LIS 伴小脑发育不良和小脑发育不全（Verrotti et al. 2010）。LIS 的发生早于妊娠 12~16 周（Diamandis et al. 2016）。根据受影响的皮质层的数量很容易区分不同的 LIS 亚型，包括 2 层、3 层和 4 层型。最常见的典型 LIS（4 层型）的特点是皮质很厚（10~20mm，正常为 4mm），没有其他主要的脑部畸形。细胞结构由 4 个原始层组成，包括外边缘层，它含有 Cajal-Retzius 神经元（第 1 层）；浅细胞层，它含有许多与真实皮质相对应的大而松散的锥体神经元（第 2 层）；可变细胞稀疏层（第 3 层）；以及深层细胞层（由中、小型神经元组成），它延伸到外套膜宽度的一半以上（第 4 层）（图 124.6）。各种形式的 LIS 在脑成像上均表现为大脑表面光滑，有缺失的脑回（无脑回）和异常宽的脑回（粗脑回）（图 124.7）。大脑皮质异常增厚，可达 8~15mm（正常皮质厚 2.5~4mm）。若脑壁不薄，有可能出现两层甚至四层的 LIS。不同临床亚型的 LIS 在同胞中的复发风险不同。单纯 LIS 的原因是异质性的。遗传咨询总是适用于有 LIS 儿童的家庭（Diamandis et al. 2016）。主要致病基因为 LIS1、YWHAE、DCX 和 TUBA1A。

表 124.5　与神经元迁移障碍有关的基因

神经元迁移障碍	基因	基因功能	位点
无脑（Miller-Dieker 和分离的无脑序列）	LIS1	微管激活蛋白	17p13.3
X 连锁小脑畸形	DCX（doublecortin）	微管稳定蛋白	Xq22.3-q23
X 连锁无脑回畸形，生殖器不明确	ARX	同源框转录因子	Xp22.13
常染色体隐性小脑畸形	REIN（reelin）	细胞外基质信号蛋白	7q22
鹅卵石（2 型）小脑畸形（福山肌营养不良症）	FCMD（fukutin）		
鹅卵石（2 型）小脑畸形（Walker-Warburg 综合征）	POMT1	细胞外基质信号蛋白	9q34.1
	FLNA（filamin-A）	肌动蛋白结合蛋白	Xq2

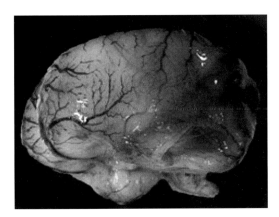

图 124.5 无脑回畸形胎儿的大脑视图。注意正常脑回形态的侧裂和皮质沟回的缺失

重度 LIS 患者早期发育迟缓,早期弥漫性肌张力低下,晚期痉挛性四肢瘫痪,最终出现严重的智力低下。90% 以上的 LIS 儿童发生癫痫发作,约 75%

的病例在 6 个月前发作。

124.5.2 多小脑回

多小脑回(PMG)是一种皮质畸形,其特征是脑表面不规则,有许多非常小的回旋,肉眼下可见或不可见。

PMG 可以是局灶性或弥漫性的,也可以是单侧或双侧的。它可以是孤立的病变,也可以合并其他脑畸形,如异位、脑白质病变。组织学可以识别两种类型的 PMG:简化的四层形式和非分层形式(Barth 1992)。PMG 的一种特殊类型与脑裂畸形合并出现。虽然 PMG 最常作为孤立的皮质畸形出现,但它也可能与其他脑畸形有关,包括 ACC,小头畸形或巨脑畸形,脑室周围结节状异位,小脑蚓部发育不良,或多为弥漫性小脑发育不良。

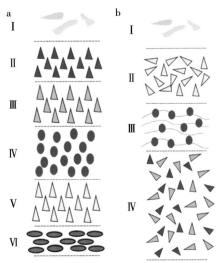

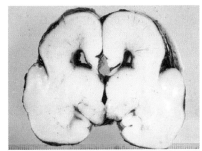

图 124.6　(a)正常皮质板层组织(6层)。(b)经典无脑中的皮质分层(4 个无组织层)。(c)第 I 型无脑回畸形

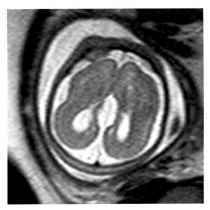

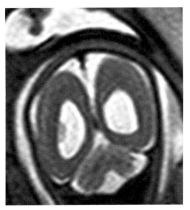

图 124.7　妊娠 32 周胎儿完全性无合并症,几乎没有脑沟

目前对 PMG 发生的影响因素知之甚少。PMG 在发病机制、地形分布、病理形态、影像学特征和临床表现方面是一种高度异质性疾病。存在遗传和非遗传病因的证据（Diamandis 2016；Jansen and Andermann 2005）。PMG 发生在缺血性损伤周边，并与先天性感染（特别是巨细胞病毒感染）、胎盘灌注失败所致的胎儿脑缺血、双胎输血、子宫内双胞胎丢失、母体药物摄入等因素有关。PMG 与几种先天性综合征，如 Zellweger 综合征、Aicardi 综合征和 Walker-Warburg 综合征有关。PMG 在染色体异常患者及家族性病例中易出现，都强烈表明遗传因素的作用。

在脑成像中，由于皮质过度折叠，PMG 皮质常出现轻度增厚（通常为 6~10mm）。脑白质弥漫性异常信号提示为宫内感染（如巨细胞病毒感染）。PMG 已经在几种地形模式中被描述。到目前为止，最常见的是双侧外侧裂周区 PMG（图 124.8）。PMG 的临床表现千差万别，取决于几个因素。有严重的小头畸形（<3SD 或更小）、神经系统查体异常、广泛的解剖异常和额外的脑畸形（如异位或小脑发育不良）的儿童预后较差。局限性单侧 PMG，无合并其他畸形者预后较好。

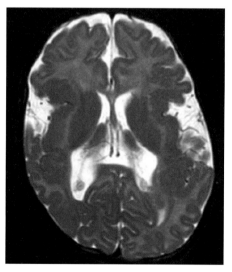

图 124.8 3 月龄小白鼠的头颅 MRI。广泛性对称性多小脑回

124.5.3 脑裂畸形

脑裂畸形是一种脑部结构异常，其特征是先天性裂隙从软膜表面到侧脑室横跨大脑半球，并以灰质为内衬（图 124.9）（Packard et al. 1997）。裂隙内的灰质具有 PMG 的影像表现，表面不规则，裂隙较深，皮质稍厚，灰质和白质交界处有斑点。脑裂畸形通常是双侧的，但通常不对称。裂隙的位置不固定，但更常累及外侧裂周区。脑裂畸形可能的原因包括遗传、血管、毒性、代谢和感染因素。在子宫内暴露于毒素和巨细胞病毒感染已被认为存在相关性（Barkovich et al. 2001）。

闭唇型单侧脑裂畸形患者典型表现为偏瘫或运动延迟，而开唇型脑裂畸形患者典型表现为脑积水或癫痫发作。双侧开唇型脑裂畸形患者预后最差，单侧闭唇脑裂畸形患者预后最好。

124.5.4 微管蛋白病（同义词：微管蛋白相关性皮质发育不良）

小管病变是由 7 种编码不同类型微管蛋白的基因突变引起的广泛且重叠的脑部畸形。小管病变包括一系列的脑畸形：LIS（典型的 LIS、LIS 伴小脑发育不全、LIS 伴 ACC，以及中心为主的巨脑回畸形）、多微回样皮质发育不良、简化脑回模式，以及常合并基底节发育不良、胼胝体异常以及脑干发育不良或发育不良的小脑畸形。小管病变的诊断（不考虑涉及的基因）是基于特征性复杂脑畸形的存在。确定遗传原因需要分子遗传学检测来鉴定 TUBA8 的 6 个基因 [*TUBA1A*、*TUBB2A*、*TUBB2B*、*TUBB3*、*Tubb*（*TUBB5*）或 *TUBG1*]或等位基因致病变异体中的一个杂合致病变异体。

124.5.4.1 产前检查和胚胎植入前遗传学筛查

一旦在受影响的家庭成员中确定了与小管病变相关的致病变异，可选择完善产前检测和胚胎植入前遗传学筛查。临床特征包括运动和智力残疾、癫痫和不同严重程度的眼部表现。

124.5.5 神经元异位

神经元异位是一种神经元移行障碍，其特征是异常位置的神经元排列紊乱，主要包括 3 类：脑室周围结节异位（periventricular nodular heterotopia，PNH）、皮质下条带样异位（subcortical band heterotopia，SBH）和边缘性胶质神经元异位。最常见的形式是 PNH。表 124.6 给出了神经元异位的分类。

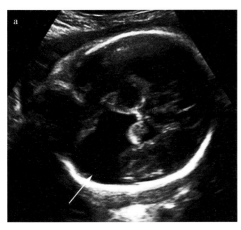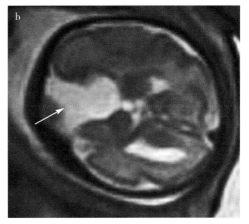

图 124.9　脑裂畸形：32 周胎儿。(a) 超声图像：轴位（箭头）；(b) 磁共振图像（箭头）

表 124.6　Barkovich et. al 的异位分类（2001）

1. 脑室周围异位
(a) 脑室周围结节异位（PNH）
(i) 伴有 *FLN1* 突变的双侧 PNH
(ii) 伴有 5 号染色体突变的 PNH
(iii) PNH 具有双侧多小脑回 - 穹隆旁和后部亚型
(b) 脑室周围线性异位（单侧或双侧）
2. 皮质下异位
(a) 皮质下大异位伴皮质内折、皮质异常、胼胝体发育不良
(b) 纯性皮质下异位结节
(c) 柱状异位
(d) 白质内单个神经元过多
3. 边缘性胶质神经元异位

PNH 是一组神经元异常地位于靠近脑室腔的位置。这种形式的畸形可能与胼胝体和小脑发育不良有关。PNH 可由基因突变或外部因素引起，如感染或产前损伤（Pang et al. 2008）。X- 连锁脑室周围异位主要是由编码细丝 1（*FLNA1*）的基因突变引起的，FLNA1 是一种肌动蛋白交联的磷酸化蛋白，它与细丝 B 和细丝 A 相互作用蛋白相互作用，调节神经元迁移所需的肌动蛋白重组（Nagano et al. 2004）。当这种蛋白复合体的功能受到干扰时，神经母细胞就不能启动迁移。*FLNA* 基因（Xq28）的突变在大多数患者中导致双侧 PNH；这种形式通常对男性是致命的，因此解释了女性患者占优势的原因。其他基因突变可以在两性中引起 PNH，如 *ARFGEF2* 基因

突变（Battaglia et al. 2006）。X 连锁显性突变患者的 MRI 显示两侧对称结节靠近侧脑室壁。单侧 PNH 通常位于侧脑室后三角旁带。SBH 是由两个基因的改变引起的：位于 17p13.32 的 *LIS1* 基因和位于 Xq22.3-q23.3 的 *DCX* 基因。MRI 显示 SBH 的大脑有两层平行的灰质层，一层薄的外带和一条厚的内带，由一层非常薄的白质隔开（Guerrini and Carrozzo 2001；D'Agostino et al. 2002）。大多数 PNH 患者因为患有不同严重程度的局灶性癫痫而受到关注，临床表现多种多样，包括具有智力残疾和异常面容的综合征。SBH 患者可能有轻度到中度的认知异常，并且经常有癫痫发作（Guerrini and Carrozzo 2001）。大脑畸形通常在儿童癫痫发作后被发现。在其余的患者中，转诊是由于单独或合并的发育迟缓、行为或学习问题。癫痫发作通常始于头十年，从局部发作到全面性发作不等。SBH 可发展为多种发作类型，导致 Lennox-Gastaut 综合征。它经常产生抗药性的症状性全身性癫痫。

124.5.6　中枢神经系统细胞数紊乱：小头畸形

人类小头畸形症由一组不同的疾病组成，特征是大脑未正常发育。小头畸形通常被定义为以枕额周长测量的头部大小低于同年龄和性别平均值的 2 个标准差的情况。小头畸形的病因大致可分为环境和遗传两个方面。常见的环境原因是先天性感染，如巨细胞病毒，宫内暴露于致畸剂，以及胎儿时期的缺氧缺血性损伤（图 124.10）。根据 MRI 检查发现的正常和异常的脑结构及其合并的中枢神经系统以外的异常，先天性小头畸形的遗传原因可以进一步

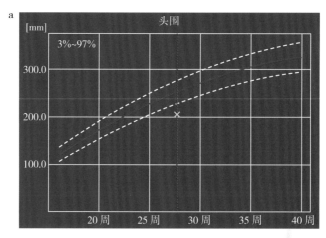

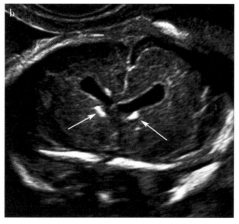

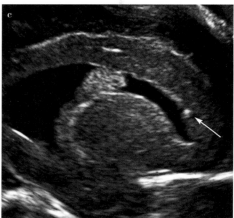

图 124.10 一例 28 周巨细胞病毒感染胎儿的小头畸形。(a) 头围：203mm（±2SD）；(b) 冠状面，显示轻度脑室增大和钙化（白色箭头）；(c) 矢状面旁，显示钙化（白色箭头）

细分（Mochida，Walsh 2001）。小头畸形是全前脑畸形和 LIS 的特征。神经细胞增殖减少可能导致皮质薄或正常的小头畸形（原发性小头畸形，以及极端形式的具有简化的脑回小头畸形），小脑（极度小头畸形，皮质较厚），以及小头畸形合并 PMG 或其他皮质发育不良。小头畸形症患者的评估包括评估产前接触致畸物质，特别是酒精、药物和异维 A 酸（一种维生素 A 类似物），以及评估家族史、出生史和相关的畸形情况。实验室研究应包括弓形虫病、风疹病毒、巨细胞病毒和单纯疱疹；母体代谢紊乱的评估；染色体分析（表 124.7）。

表 124.7　1 例小头畸形新生儿的评估

家族史	父母血缘、家族史、产前接触包括酒精在内的致畸物质
父母血缘关系	父母头围
患儿查体	畸形特征

续表

特殊检查	染色体分析、先天性感染筛查、代谢筛查、眼科检查、脑 MRI

124.6　皮质连接障碍：胼胝体畸形

胼胝体畸形是一种常见的先天性畸形。胼胝体是连接大脑半球的大白质束（Chouchane et al. 1999）。如果胼胝体的正常发育受到干扰，它可能完全缺失（发育）、部分未形成（发育不全）、以缺陷的方式形成（发育不良）或含有太少的轴突（发育不足）。ACC 发生在大约每 1 000 名新生儿中就有 1~3 名，通常是散发的，并可能以性别连锁、常染色体显性或常染色体隐性的方式遗传（Shevell 2002；Pascual Cstroviejo et al. 1991b）。超声检查可在妊娠 20 周时建立 ACC 的产前诊断（图 124.11）。在美国，大约一半的 ACC 是独立存在的，剩余病例则发现了其他异常或提示特定综合征的发现。男性胎儿的孤立发育不全更有可能被认为是良性的。

ACC 的病因与许多综合征(Aicardi 综合征)和几种先天代谢缺陷有关,包括非酮性高血糖和胎儿酒精综合征。ACC 可出现在可在各种 MCD 中,包括无脑回畸形、PMG 和脑裂畸形。染色体紊乱,特别是 8- 三体、13- 三体和 18- 三体,也与 ACC 有关。临床上,神经损害的程度和性质是由于先天性胼胝体缺失和相关的脑异常所致。

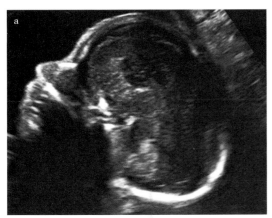

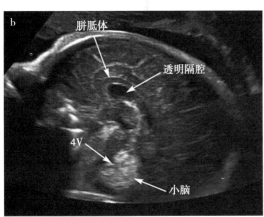

图 124.11 32 周时的矢状面:(a) 胼胝体完全发育不全;(b) 正常矢状面

124.7 颅内蛛网膜囊肿

颅内蛛网膜囊肿是良性的、非遗传性的发育囊肿,发生在蛛网膜内,内部含有脊髓液(Pooh et al. 2003)。囊壁是蛛网膜分裂所致。囊腔内没有上皮细胞,囊壁内的液体是半透明的(图 124.12)。囊肿发生在蛛网膜脑池附近,最常发生在侧裂池。蛛网膜囊肿多见于男性和马方综合征患者,也有少数家族性的中、后窝蛛网膜囊肿报道。胚胎发生过程中的形成机制尚不清楚。大头畸形是主要的表现症状,相关特征包括:颅骨不对称、导水管狭窄和 ACC(Pooh 2003)。

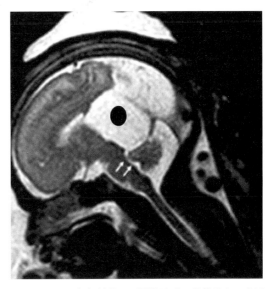

图 124.12 T_2 加权轴位 MR 图像显示四叠体池有一个巨大的蛛网膜囊肿(圆形)

124.8 脑积水和脑室增大

脑积水表示侧脑室扩张,是由于脑室内脑脊液含量增加和颅内压升高所致,而脑室增大是颅内压正常的侧脑室扩张,由脑发育不良或中枢神经系统异常,如 ACC 所致(Cardoza et al. 1988)。脑室增大定义为侧脑室扩大,被认为是脑发育异常的非特异性表现,可合并多种脑畸形。因此,在筛查胎儿脑部异常时,评估侧脑室的完整性尤为重要。评估侧脑室完整性的方法有很多,目前更倾向于在脉络丛球水平上测量侧脑室房部的内部宽度(Almog et al. 2003;Signorelli et al. 2004)。在正常情况下,测量值小于 10mm,而大于 15mm 表示严重的脑室增大,出生时的颅内畸形风险增高。这部分胎儿的预后很大程度上取决于潜在病因。现有研究表明,孤立性严重脑室增大的胎儿围产期死亡的风险增加,存活者存在严重神经后遗症的可能性在 50% 左右(Pilu et al. 1999)。侧脑室房部宽度的中间值,10~15mm,通常被称为轻度脑室增大,与脑和脑外畸形、非整倍体和感染的可能性增加有关,因此应该在专业机构进一步评估。孤立性轻度脑室增大的胎儿通常预后良好,大部分在妊娠期间脑室恢复到正常大小。然而,这些婴儿也存在神经损害的风险,在某些情况下,在妊娠末期或出生后发展为严重的大脑异常,包括脑积水、白质损伤和皮质板异常(Gaglioti et al. 2005)。当侧脑室房部宽度大于 12mm 时,且扩张同时影响双侧脑室,以及在女性胎儿中,风险尤其增加(Gupta et al. 1994)。有人建议,术语轻度脑室增大应该仅限于侧脑室房部测量为 10~12mm 的病例,而 12.1~15mm 的值应该被称为中度脑室增大,因为它们具有不良预后的可能性更大(Serville et al. 1993)。

先天性脑积水根据扰乱脑脊液循环途径的原因分为 3 类:单纯性脑积水、发育不良性脑积水和继发性脑积水:

- 单纯性脑积水是由发育异常引起的,定位于脑脊液循环通路内,包括导水管狭窄、Monro 孔闭锁和蛛网膜颗粒发育不良。

- 发育不良性脑积水指大脑发育障碍所致的脑积水,包括积水无脑、全前脑、多孔脑、脑裂、Dandy-Walker 畸形、闭合不全和 Chiari 畸形。

- 继发性脑积水是由颅内病变引起的,如脑瘤、颅内感染和颅内出血。

遗传性脑积水是罕见的,但它在指导夫妇后续妊娠方面很重要。目前人们已经认识到,脑积水病例中有一小部分表现出 X 连锁遗传,大多数是由位于 Xq28 的 L1CAM 基因突变引起的(Serville et al. 1993)。L1CAM 基因编码一种神经细胞黏附分子,称为 L1,与神经元迁移和轴突延伸有关。L1CAM 基因突变可导致几种不同的表型,如 X 连锁脑积水、因中脑导水管狭窄引起的脑积水、MASA 综合征(智力发育迟缓、步态不稳、拇指内收)、X 连锁复杂性痉挛性瘫痪和 X 连锁 ACC。

124.8.1　结论

先天性脑畸形是发病率和死亡率的重要原因。近年来,基础神经科学研究的重大进展提高了我们对大脑发育的分子和遗传基础的理解。基因组学研究的持续进展将推动我们更好地了解这些发育过程,希望有一天能够为父母和临床医生提供他们迫切需要的信息,以便做出明智的决定。

参考文献

Aicardi J (1998) Diseases of the nervous system in childhood, 2nd edn. Cambridge University Press, Cambridge

Almog B, Gamzu R, Achiron R et al (2003) Fetal lateral ventricular width: what should be its upper limit? A prospective cohort study and reanalysis of the current and previous data. J Ultrasound Med 22:39–43

Barkovich AJ (2000) Pediatric neuroimaging, 3rd edn. Lippincott Williams & Wilkins, Philadelphia

Barkovich AJ (2003) Anomalies of the corpus callosum and cortical malformations. In: Barth PG (ed) Disorders of neuronal migration. MacKeith Press, London, pp 83–103

Barkovich AJ, Kuzniecky RI, Jackson GD et al (2001) Classification system for malformations of cortical development: update 2001. Neurology 57: 2168–2178

Barth PG (1992) Schizencephaly and non-lissencephalic cortical dysplasias. Am J Neuroradiol 13:104–106

Battaglia G, Chiapparini L, Franceschetti S et al (2006) Periventricular nodular heterotopia: classification, epileptic history, and genesis of epileptic discharges. Epilepsia 47:86–97

Bielas S, Higginbotham H, Koizumi H (2004) Cortical neuronal migration mutants suggest separate but intersecting pathways. Annu Rev Cell Dev Biol 20: 593–618

Blaas HGK, Eriksson AG, Salvesen KA et al (2002) Brains and faces in holoprosencephaly: pre- and postnatal description of 30 cases. Ultrasound Obstet Gynecol 19:24–38

Blass HGK, Eik-Nes SH, Isaksen CV (2000) The detection of spina bifida before 10 gestational weeks using two- and three-dimensional ultrasound. Ultrasound Obstet Gynecol 16:25–29

Bordarier C, Aicardi J (1990) Dandy-Walker syndrome and agenesis of the cerebellar vermis: diagnostic problems and gebetic counseling. Dev Med Child Neurol 32:285–294

Cardoza JD, Goldstein RB, Filly RA (1988) Exclusion of fetal ventriculomegaly with a single measurement: the width of the lateral ventricular atrium. Radiology 169:711–774

Chouchane M, Benouachkou-Debuche V, Giroud M et al (1999) Agenesis of the corpus callosum: etiological and clinical aspects, diagnostic methods and prognosis. Arch Pediatr 6:1306–1311

D'Agostino MD, Bernasconi A, Das S et al (2002) Sub-cortical band heterotopia (SBH) in males: clinical, imaging and genetic findings in comparison with females. Brain 125:2507–2522

Diamandis P, Chitayat D, Toi A, Blaser S, Shannon P. The pathology of incipient polymicrogyria. Brain and Development. 2016. pii: S0387-7604(16)30067-5

Ferland RJ, Eyaid W, Collura RV, Tully LD (2004) Abnormal cerebellar development and axonal decussation due to mutations in AHI1 in Joubert syndrome. Nat Genet 36:1008–1013

Gaglioti P, Danelon D, Bontempo S et al (2005) Fetal cerebral ventriculomegaly: outcome in 176 case. Ultrasound Obstet Gynecol 25:372–377

Gardner RJM, Coleman LT, Mitchell LA et al (2001) Near-total absence of the cerebellum. Neuropediatrics 32:62–68

Gressens P (2005) Neuronal migration disorders. J Child Neurol 20:968–971

Grinberg I, Northrup H, Ardinger H, Prasad C (2004) Heterozygous deletion of the linked genes ZIC1 and ZIC4 is involved in Dandy-Walker malformation. Nat Genet 36:1053–1055

Guerrini R, Carrozzo R (2001) Epiletogenic brain malformations: clinical presentation, mal formative patterns and indications for genetic testing. Seizure 10:532–547

Guerrini R, Dobyns WB (2014) Malformations of cortical development: clinical features and genetic causes. Lancet Neurol 13:710–726

Gupta JK, Bryce FC, Lilford RJ (1994) Management of apparently isolated fetal ventriculomegaly. Obstet Gynecol Surv 49:716–721

Jansen A, Andermann E (2005) Genetics of the polymicrogyria syndromes. J Med Genet 42:369–378

Joubert M, Eisenring JJ, Robb JP, Andermann F (1969) Familial agenesis of the cerebellar vermis. A syndrome of episodic hyperpnea abnormal eye movements, ataxia, and retardation. Neurology 19:813–825

Kanatani S, Tabata H, Nakajima K (2005) Neuronal migration in cortical development. J Child Neurol 20: 274–279

Leduc RY, Singh P, McDermid HE (2016) Genetic backgrounds and modifier genes of NTD mouse models: an opportunity for greater understanding of the multifactorial etiology of neural tube defects. Birth Defects Res A Clin Mol Teratol:109(2):140–52

Meyer G (2007) Genetic control of neuronal migrations in human cortical development. Adv Anat Embryol Cell Biol 189:1–111

Ming JE, Muenke M (2002) Multiple hits during early embryonic development: digemic diseases and holoprosencephaly. Am J Hum Genet 71:1017–1032

Mochida GH, Walsh CA (2001) Molecular genetics of human microcephaly. Curr Opin Neurobiol 14:151–156

Nagano T, Morikubo S, Sato M (2004) Filamin A and FILIP (Filamin A-interacting protein) regulate cell polarity and motility in neocortical subventricular and intermediate zones during radial migration. J Neurosci 24:9648–9657

Nicolaides KH, Gabbe SG, Campbell S, Guidetti R (1986) Ultrasound screening for spina bifida: cranial and cerebellar signs. Lancet 2:72–74

Norman MG, McGillivray BC, Kalousek DK et al (1995) Congenital malformations of the brain. Pathological, embryological, clinical, radiological and genetic aspects. Oxford University Press, New York

Packard AM, Miller VS, Delgado MR (1997) Schizencephaly: correlations of clinical and radiologic features. Neurology 48:1427–1434

Padmanabhan R (2006) Etiology, pathogenesis and prevention of neural tube defects. Congenit Anom (Kyoto) 46(2):55–67

Pang T, Atefy R, Sheen V (2008) Malformations of cortical development. Neurologist 14:181–191

Pascual-Castroviejo I (2002) Congenital disorders of glycosylation syndromes. Dev Med Child Neurol 44:357–358

Pascual-Castroviejo I, Velez A, Pascual-Pascual SI et al (1991a) Dandy Walker malformation: an analysis of 38 cases. Childs Nerv Syst 7:88–97

Pascual-Castroviejo I, Roche MC, Martinez Bermejo A et al (1991b) Primary intracranial arachnoidal cysts: a study of 67 childhood cases. Childs Nerv Syst 7: 257–263

Pascual-Castroviejo I, Gutierrez M, Morales C et al (1994) Primary degeneration of the granular layer of the cerebellum. A study of 14 patients and review of the literature. Neuropediatrics 25:183–190

Pedreira DA, Zanon N, Nishikuni K, Moreira de Sá RA, Acacio GL, Chmait RH, Kontopoulos EV, Quintero RA (2016) Endoscopic surgery for the antenatal treatment of myelomeningocele: the CECAM trial. Am J Obstet Gynecol 214:111.e1–111.11

Pilu G, Falco P, Gabrielli S et al (1999) The clinical significance of fetal isolated cerebral borderline ventriculomegaly: report of 31 cases and review of the literature. Ultrasound Obstet Gynecol 14:320–326

Pooh RK, Maeda K, Pooh KH (2003) An atlas of fetal central nervous system disease. Diagnosis and management. Parthenon CRC, London

Ramaekers VT (2000) Cerebellar malformations. In: Klockgether T (ed) Handbook of ataxia disorders. Dekker, New York, pp 115–150

Ramaekers VT, Heinman G, Reul J et al (1997) Genetic disorders and cerebellar structural abnormalities in childhood. Brain 120:1739–1751

Sarmah S, Muralidharan P, Marrs JA (2016) Common congenital anomalies: environmental causes and prevention with folic acid containing multivitamins. Birth Defects ReC Embryo Today 108(3):274–286

Serville F, Benit P, Saugier P et al (1993) Prenatal exclusion of Xlinked hydrocephalus-stenosis of the aqueduct of Sylvius sequence using closely linked DNA markers. Prenat Diagn 3:269–272

Shevell MI (2002) Clinical and diagnostic profile of agenesis of the corpus callosum. J Child Neurol 17:896–900

Signorelli M, Tiberti A, Valseriati D et al (2004) Width of the fetal lateral ventricular atrium between 10 and 12 mm: a simple variation of the norm? Ultrasound Obstet Gynecol 23:14–18

Verrotti A, Spalice A, Ursitti F et al (2010) New trends in neuronal migration disorders. Eur J Paediatr Neurol 14:1–12

Yadav U, Kumar P, Yadav SK, Mishra OP, Rai V (2015) Polymorphisms in folate metabolism genes as maternal risk factor for neural tube defects: an updatedmeta-analysis. Metab Brain Dis 30(1):7–24

125 新生儿缺氧缺血性脑病的生化基础

Maria Delivoria-Papadopoulos，Panagiotis Kratimenos，
and Endla K. Anday
王英杰　翻译，毛健　审校

目录

摘要

新生儿缺氧缺血性脑病是新生儿最常见的神经系统疾病,其发病率和病死率高,并与脑瘫、神经发育迟滞及惊厥的发生密切相关。围生期缺氧缺血性脑病可由胎儿和新生儿大脑血流量改变,继而影响脑组织氧气供应一系列过程引起,其中产前因素占 20%,产时因素占 30%,产前及产时因素占 35%,而产后因素约占 10%。新生儿缺氧缺血性脑病的急性期和慢性期预后与神经元的坏死或凋亡有关。细胞坏死可导致内环境广泛的紊乱,最终引起细胞溶解,炎症反应并释放氧自由基,活化小胶质细胞。凋亡为程序性细胞死亡,与质膜溶解和炎症反应无关。后者可由缺氧诱发。及时纠正呼吸及循环系统衰竭可以预防神经元坏死的发生。同时,新生儿科医生也要注意避免高氧(高吸入氧浓度)的危害,因为这种情况会增加氧自由基的产生,从而加剧神经元的损伤。阐明发育中大脑缺氧后的基本细胞机制,有助于预防并减轻新生儿缺氧损害新策略的制定。

125.1 要点

- 新生儿缺氧缺血性脑病的急性和慢性期预后与神经元坏死及凋亡相关。
- 缺氧过程中,ATP 水平的下降包括细胞膜去极化和电压依赖性离子通道的破坏,使过量的 Ca^{2+} 进入细胞质,启动谷氨酸的释放,进而激活 N- 甲基 -D- 天冬氨酸。
- N- 甲基 -D- 天冬氨酸和非 N- 甲基 -D- 天冬氨酸受体的过度激活可能会引发一系列生化事件,导致自由基的产生和细胞死亡。在缺氧过程中,除了 Ca^{2+} 介导外,还有其他潜在的自由基产生机制。
- 缺氧性脑损伤与一氧化氮的形成有关,已有研究报道其可通过多种机制导致神经元损伤。
- 缺氧过程中,细胞中促凋亡蛋白(Bax)与抗凋亡蛋白(Bcl-2)的比值升高,可能会激活缺氧导致的级联反应,导致神经元死亡。
- 临床可能有效的神经保护治疗包括硫酸镁、别嘌呤醇、阿片类药物和亚低温治疗。

125.2 概述

围生期缺氧缺血是导致新生儿神经系统疾病的主要病因。新生儿缺氧缺血性脑病(hypoxic ischemic encephalopathy,HIE) 的发病率和病死率高,可出现脑瘫,神经发育迟滞及惊厥(Volpe 2001)。多中心流行病学调查发现,围生期窒息的发病率约 1.0%~1.5%,并且与出生胎龄和出生体重相关。胎龄小于 36 周的新生儿发病率为 9.0%,而大于 36 周的新生儿发病率仅为 0.5%(Legido 1994;Hill and Volpe 1999)。HIE 的病因包括所有可能影响胎儿和新生儿脑血流灌注,进而导致脑组织氧供受阻的因素,其中 20% 发生在出生前,30% 在出生时,35% 发生在出生前和出生时,而生后因素约占 10%(Raichle 1983)。

HIE 的发病基础是围生期窒息,可导致多器官系统疾病(Legido 1994)。对这些并发症的正确评估和管理已成为治疗围生期窒息和 HIE 不可或缺的一部分(Legido 1994)。本章节将主要阐述新生儿缺氧性神经损伤的细胞和分子学机制。

通过研究胎儿心血管和呼吸系统对缺氧的反应,我们对新生儿缺氧后机体的系列改变有了更好的理解和管理。除了这些生理学研究之外,越来越多的人开始关注导致新生儿脑细胞死亡的细胞学和生化学机制,尤其成人局部(卒中)和完全(心搏骤停)性缺氧缺血(Raichle 1983),研究发现,当成熟的机体发生缺氧缺血时,会激发系列复杂而相互关联的生化反应,最终导致神经元死亡。关于胎儿和新生儿缺氧性脑损伤机制的研究表明(Legido et al. 2001),明确决定围生期发育中脑组织对缺氧损伤的易损性因素,对研究发育中脑组织缺氧损伤的细胞和分子学机制至关重要。

发育中脑组织对缺氧损伤易损性的决定性因素包括:脑细胞膜的磷脂结构、发生氧化反应的磷脂比例、抗氧化防御反应、兴奋性神经递质受体(如 N- 甲基 -D- 天冬氨酸(N-methyl-D-aspartate,NMDA)受体)的发育和调节情况,以及细胞内钙离子内流机制。除了上述细胞成分的发育状态外,缺氧后这些机制的反应情况同样决定了胎儿和新生儿发育中脑在缺氧损伤后的命运。通过阐述发育中脑缺氧损伤的细胞学机制基础,以便制定预防并减少新生儿缺氧损害的新策略。目前已经有很多优秀的关于发育中脑缺氧 - 缺血性细胞损伤方面的综述报道(Deli, voria-Papadopoulos and Mishra 1998;Fritz and Delivoria-Papadopoulos 2006;Davidson et al. 2015)。

125.3 缺氧后细胞损伤

HIE 的急性或慢性期预后与细胞坏死或细胞凋亡相关。细胞坏死以被动性细胞肿胀、迅速的能量衰减为特征，最终打乱内环境平衡而使细胞核、细胞器和浆细胞膜溶解，其内容物释放，可诱发局部炎症反应以致周围细胞进一步损伤。这些炎症反应促进细胞因子如白介素 -1 和肿瘤坏死因子释放，继而激发中性粒细胞释放氧自由基，激活小胶质细胞。

细胞坏死是缺氧 / 缺血性脑损伤后细胞死亡的机制之一。程序性细胞死亡又称细胞凋亡也同时存在，多在损伤后数天到数周时发生（Linnik et al. 1993；Ferrer et al. 1994）。细胞凋亡是一种由基因控制的自主性死亡，可导致内源性核酸内切酶消化核 DNA。与细胞坏死相比较，程序性细胞死亡以细胞萎缩、大量核 DNA 片段聚集于粗面核染色质、核固缩、膜结合的细胞质片段或凋亡小体释放为特征，而不伴有细胞膜溶解（Wylie et al. 1980；Columbano 1995）。

细胞培养模型研究证实缺氧可以激活程序性细胞死亡（Rosenbaum et al. 1994）。局部（Linnik et al. 1993；Dragunow et al. 1994；Gillardon et al. 1996）和完全性（Ferrer et al. 1994；Kitada et al. 1996）缺血也会发生基因组 DNA 断裂，诱导程序性细胞死亡。

关于缺氧导致 DNA 断裂机制的相关研究有很多，但尚未明确。

125.3.1 能量衰减

通常情况下，氧化磷酸化反应和高能磷酸盐如 5- 腺苷磷酸盐或 ATP 的合成均需要足够的氧供。在无氧的情况下，ATP 代谢产物迅速增加，能量平衡被破坏，脑细胞的高能量成分逐渐消耗，而这些成分对依赖能量代谢的神经元和胶质细胞是非常重要的。

125.3.2 兴奋性毒性机制

ATP 水平的下降包括细胞膜去极化和电压依赖型离子通道的破坏使大量 Ca^{2+} 离子内流，诱发谷氨酸盐释放，激活 NMDA 受体。NMDA 受体表达 / 激活的增加促进 Ca^{2+} 离子进一步内流。神经元和星形胶质细胞内能量依赖型谷氨酸盐再吸收功能障碍

使上述机制加剧，形成恶性循环。

125.4 NMDA 受体

谷氨酸是一种非常重要的氨基酸神经递质，参与突触合成、突触的可塑性、长时程增强、学习和记忆、神经退行性变及缺氧损伤（Choi 1990；Rothman and Olney 1986）。其在中枢神经系统中的病理生理作用是通过与特异性细胞膜受体相互作用而产生。这些特异性受体包括 NMDA、红藻氨酸和 α- 氨基 -3- 羟基 -5- 甲基 -4- 异噁唑丙酸亚型（Monaghan et al. 1989）。通过 NMDA 受体特异性拮抗剂（Monaghan et al. 1989；Bashir et al. 1991；Tacconi et al. 1993；Hoffman et al. 1994a）的使用，可以证实该受体的激活在长时程增强和缺氧缺血性脑损伤中的作用。NMDA 型谷氨酸受体是早产儿最主要的兴奋性神经毒性介质，原因是它在发育中大脑过度地表达（Johnston 1995）。然而在生长发育的过程中，NMDA 受体介导的生理过程如长时程增强及缺氧诱导的兴奋性神经毒性反应，其程度受 NMDA 受体部位和亚型影响，并且可以导致离子通道复合物功能发生改变。此外，受体功能受多种细胞内机制如磷酸化、去磷酸化、硝基化和自由基生成途径调节。

125.4.1 NMDA 受体的结构和功能

NMDA 受体离子通道复合物的活性受药理学特异性结合位点的调节。NMDA 受体具有多个结合位点，包括可与谷氨酸和 NMDA 结合的神经递质结合或识别位点、与甘氨酸结合的协同激活位点、在开放状态下可与 MK-801 结合的通道位点、电压依赖型 Mg^{2+} 结合位点、与精胺和亚精胺结合的多肽位点、艾芬地尔位点和可与 Zn^{2+} 结合的抑制性二价阳离子位点（Monaghan et al. 1989）。上述受体离子通道的活性同时受氧化还原剂的调节（Aizenman et al. 1989；Lipton 1999）。配体结合实验提示与谷氨酸识别相关的特异性结合受体包括两种，分别优先与谷氨酸激动剂或拮抗剂结合（Monaghan et al. 1988）。

NMDA 受体与选择性阳离子如 Na^+、K^+ 和 Ca^{2+} 离子通道相关，在其静息状态时，可以被 Mg^{2+} 离子通过电压依赖方式所阻断（Nowak et al. 1984；Mayer et al. 1984），同时，谷氨酸和 NMDA 可以阻断离子通道复合物，导致激动剂依赖的 Ca^{2+} 离子内流，进而

出现 NMDA 受体介导的突触可塑性和兴奋毒性细胞坏死（Rothman and Olney 1986；Collingridge 1987；Tang et al. 1999）。

脑组织生长发育过程中，NMDA 受体离子通道复合物的每一个调节位点都在不断地被修改。随着生长发育和缺氧的发生，位点依赖型 NMDA 受体介导的 Ca^{2+} 内流和位点特异性受体反应可能会产生改变。

125.4.2 缺氧时 NMDA 受体调节机制

脑组织缺氧能调节 NMDA 受体的识别、协同激活和离子通道位点。通过荷兰猪胎儿和新生小猪的脑组织实验研究发现，缺氧可导致 NMDA 受体数量的显著减少，对 MK-801 受体亲和力的增加（Mishra and Delivoria-Papadopoulos 1992；Hoffman et al. 1994b），抑制谷氨酸和甘氨酸依赖型 NMDA 受体激活，促进精氨酸依赖型及基底状态的受体激活。大量实验数据同时表明，缺氧诱发的 NMDA 受体的识别、协同激活及离子通道受体识别位点的改变可能与一氧化氮（nitric oxide，NO）介导的硝化反应相关（Hoffman et al. 1994b；Fritz et al. 1996）。

首先，中枢神经系统神经元中，神经元型一氧化氮合酶（neuronal nitric oxide synthase，nNOS）与 NMDA 受体相互作用（Bhat et al. 1997；Aoki et al. 1997），从而促进受体的硝化。其次，缺氧状态下，磷酸化抑制 nNOS 的激活，而去磷酸化反应促进 nNOS 的激活（Bredt et al. 1992；Dawson et al. 1993）。

NMDA 受体的去磷酸化使其酪氨酸位点可以与过氧亚硝酸盐作用而发生硝化反应。而这些过氧亚硝酸盐正是由缺氧过程中形成的 NO 和超氧阴离子所产生。过氧亚硝酸盐依赖型硝化反应可以抑制蛋白质磷酸化（Gow et al. 1996），进而提示在同一酪氨酸残基，磷酸化 - 和硝化 - 可能存在空间位阻效应。因此，缺氧过程中，去磷酸化可能促进酪氨酸中由过氧亚酸硝酸盐介导的硝化反应。由此可见，新生儿脑缺氧诱导的 NMDA 受体的调节机制中，一氧化氮合酶途径发挥了重要的作用。

中枢神经系统神经元中，nNOS 除了与 NMDA 受体相互作用（Bhat et al. 1997；Aoki et al. 1997），还可被经由 NMDA 受体离子通道产生的 Ca^{2+} 内流所激活，但是对其他非 NMDA 受体途径诱导的 Ca^{2+} 内流无上述效应（Kiedrowski et al. 1992）。突触质膜的 nNOS 免疫活性与 NMDA 受体相关（Aoki et al. 1993）。脑组织中 nNOS 的突触定位可能由突触后密度蛋白如 PSD-95 所介导。近期研究证实，nNOS、PSD-95 和脑组织免疫共沉淀产生的 NMDA 受体亚基 NR2B 共同组成紧密的三体复合物（Christopherson et al. 1999）。

上述研究结果提示，经 NMDA 受体离子通道途径的 Ca^{2+} 内流有助于脑组织内 NO 的产生，NMDA 受体和 nNOS 在结构和功能上存在特异性关联。

125.5　自由基

自由基是在外轨道上含有未配对电子的分子。它能够引起一系列如膜过氧化、蛋白质氧化、核酸氧化和细胞损伤的连锁反应。正常情况下，细胞中超过 80% 的氧气可以被细胞色素氧化酶所消耗，而不产生氧自由基，余下 10%~20% 的氧气在细胞质和线粒体中进行氧化还原反应，进而产生超氧阴离子自由基。

125.5.1 新生小猪大脑皮质中自由基的生成

利用电子自旋共振光谱测量自旋加合物的信号，可以记录缺氧时自由基的产生。新生日龄 3~5 天的小猪被随机暴露在正常氧合（PaO_2 120mmHg）和低氧（$PaO_2<20$mmHg）环境下 1 小时，在麻醉并且通气的状态下对小猪进行活检获取其脑皮质。

研究数据为新生儿缺氧模型中自由基生成增加提供了直接的证据。根据自旋加合物信号的特点，确定缺氧组织中的自由基为烷氧自由基。

上述实验证实，胎儿和新生儿缺氧时，脑皮质自由基生成增加，而应用自由基生成途径的抑制剂可以减少缺氧诱发的自由基物质的产生。烷氧自由基是缺氧过程中最主要的自由基，提示自由基介导的磷脂过氧化反应作为缺氧性神经元损伤机制之一，在大脑缺氧过程中发挥了重要的作用。

125.5.2 缺氧过程中自由基产生的机制

缺氧条件下自由基的产生有许多潜在机制。缺氧发生时，大量 NMDA（Zanelli 1999）及非 NMDA 受体激活导致 Ca^{2+} 内流并在细胞内蓄积，参与缺氧诱导的兴奋性神经毒性反应。细胞内 Ca^{2+} 水平的增加引发机体系列生化反应,导致自由基生成和细胞坏死。具体包括:①磷脂酶 A_2 的激活导致经环氧合酶及脂氧合酶途径生成的氧自由基增加;② NOS 的激活,导致过氧亚硝基形成并且产生自由基;③蛋白酶的激活,导致黄嘌呤脱氢酶向黄嘌呤氧化酶转化,促进自由基的产生;④磷脂酶 C_1 的激活,促进三磷酸肌酶(IP3)形成,导致细胞内储存的 Ca^{2+} 释放;⑤自由基生成进一步促进兴奋性氨基酸神经递质的释放,影响氧化还原位点处 NMDA 离子通道的活性。

除了 Ca^{2+} 的调节外,缺氧过程中还有其他自由基生成的潜在机制,包括:①缺乏包括泛醌在内的电子转运链成分;②在细胞高能量物质减少条件下,铁蛋白释放增加;③缺氧过程中 ATP 的降解增加,黄嘌呤氧化反应的底物增加,进而促进自由基生成。

125.5.3 一氧化氮自由基和神经元损伤

一氧化氮在体内及体外对神经元损伤的作用一直备受争议(Dawson 1994a,b),原因可能与 NOS 抑制剂的使用相关。一氧化氮合酶存在 3 种异构体,分别为正常状态下表达的神经元型和内皮细胞型,以及诱导巨噬细胞型。缺氧发生时,nNOS 产生的 NO 具有神经毒性,而内皮细胞型一氧化氮合酶产生的 NO 对脑损伤具有保护作用(Huang 1994)。

一氧化氮作为一种气态的自由基,它的形成与脑组织缺氧损伤密切相关(Beckman 1991;Cazevielle 1993)。一氧化氮除了能够介导脑血管扩张(Faraci 1991),还可以与超氧阴离子反应,生成过氧亚硝酸盐,产生神经毒性作用(Beckman 1990;Dawson 1991;Delivoria Papadopoulos and Mishra 1998;Hamada 1994)。同时,向大脑中动脉结扎的大鼠模型体内注射一种 NOS 抑制剂,nω- 硝基 -l- 精氨酸(Nw-nitro-L-arginine,NNLA),可以减少其皮层梗死的体积,进而证实了 NO 的神经毒性作用(Nowicki 1991)。

一氧化氮通过多种途径导致神经元损伤。为了验证一氧化氮合酶抑制剂假说,研究者使用 NNLA,能够减少氧自由基的产生,利于稳定缺氧脑组织细胞膜的结构和功能(Numagami 1997)。结果提示,在缺氧发生前预防性地应用 NNLA,可以抑制缺氧诱导的自由基如烷氧自由基的生成。NNLA 还可以抑制缺氧导致的磷脂过氧化产物共轭二烯烃的生成。Na^+/K^+ ATP 酶的活性是细胞膜功能的重要指数,预

防性应用 NNLA 能够减少缺氧发生后 Na^+/K^+ ATP 酶活性的降低,从而起到神经保护作用。上述数据表明,在缺氧发生时,NOS 通过硝化反应产生自由基,可能会导致脂质过氧化和膜功能障碍。

初级自由基如超氧阴离子和氢氧自由基的产生并不代表氧化损伤的存在。超氧阴离子的活性很有限(Baum 1984;Sawyer 1981),而氢氧自由基对几乎所有的分子均具有较高的反应性(Mishra and Delivoria-Papadopoulos 1999),以致于它们可能会攻击一些非关键性分子。因此,在评价氧化损伤程度,尤其存在脂质过氧化反应时,与上述初级自由基的浓度无明显关联,而这些自由基常与其他自由基物质或氧化剂相互作用,导致细胞损伤(Beckman 1990,1991;Cazevielle 1993;Faraci 1991)。相反,继发性脂性自由基的产生与过氧化损伤关系密切。其典型代表为烷氧自由基。它是由铁或铜离子脂质过氧化产生,从不饱和脂肪酸内吸收氢离子,进一步促进脂质过氧化的发生(Mishra and Delivoria-Papadopoulos 1999)。由此可见,NO 在机体内烷氧自由基的生成中起重要作用,导致自由基诱导的脂质过氧化反应。

关于缺氧性膜损伤的具体分子学机制目前尚不明确。一个较有说服力的假说指出,当过氧亚硝酸盐发生被质子化时(由超氧阴离子和 NO 反应形成),迅速地分解为二氧化氮和氢氧自由基,这两种物质均为强效的氧化剂,可以发动氧化反应(Beckman 1990,1991;Radi 1991)。已有研究证实,高浓度 NO 将导致过氧亚硝酸盐的生成明显增加(Radi 1991),进一步导致机体质子过氧化反应的发生。

125.5.4 吸入一氧化氮与神经保护

众所周知,一氧化氮参与了大脑发育中的几个关键过程。近期已有研究表明,新生大鼠在生后第一周开始吸入一氧化氮(inhaled nitric oxide,iNO),可以改善发育中的大脑的髓鞘形成,并显著减轻新生大鼠大脑中兴奋性毒性损伤(Delivoria-Papadopoulos et al. 2011a)。iNO 还可显著改善缺血期间的脑血流量,并减少脑梗死灶体积(Delivoria-Papadopoulos et al. 2011b)。在生后 7 日龄大鼠模型中,吸入 20ppm 浓度的 NO 能够显著提高皮质中一氧化氮浓度,甚至使其高达基础一氧化氮浓度水平

的 140%。同时，脑梗死灶体积明显减小。众所周知，一氧化氮可与氧自由基反应生成过氧亚硝酸盐，导致细胞蛋白质硝化，它也是判断细胞损伤的指标。缺血期间吸入 20ppm 浓度的 NO 可使皮层的亚硝基酪氨酸阳性细胞密度降低 43%。对妊娠期缺氧，生后又接受高氧暴露的新生大鼠，出生后第一周给予 iNO 治疗，可显著减轻新生大鼠的脑白质损伤（Lawn et al. 2005）。iNO 通过半胱天冬酶依赖和非依赖两种途径与星形胶质细胞增生、小胶质细胞活化和细胞凋亡的减少密切相关。

多种动物模型中已证实 iNO 治疗的有效性（Kurinczuk et al. 2010）。iNO 在小鼠围产期缺氧缺血模型中具有保护作用。损伤后第 3 天开始吸入 50ppm 浓度的 NO 可显著减轻组织丢失和病理评分。在缺血性卒中的绵羊动物模型中，与没有接受 iNO 治疗的对照组相比，iNO 的使用可以增加脑血流量。这些实验结果证实了 iNO 导致低灌注脑组织血管选择性扩张的观点。近期有研究为了调查 iNO 的急性效益是否也可以转化为长期神经系统的改善，对大脑中动脉结扎 7 天后的小鼠进行功能预后评估，结果发现，在缺血开始后 24 小时开始使用 iNO（浓度 50ppm）治疗，可显著提高小鼠的运动功能、灵活性和协调性的神经学测试评分。此外，iNO 治疗的小鼠，缺血后体重下降的恢复明显更好，存活率增加。这些研究均表明，开展 iNO 对脑损伤高危新生儿的神经系统益处的前期临床和临床研究是十分必要的。

125.6 神经元 Ca^{2+} 内流

细胞内 Ca^{2+} 的内流参与很多重要的细胞核功能（Mishra and Deliviria-Papadopoulos 1999；Deliviria-Papadopoulos et al. 2003），如转录因子的调控，细胞周期调控转录，DNA 复制和细胞核膜的破裂。此外，细胞核 Ca^{2+} 信号还可以通过对一系列事件的调控，促进缺氧诱导的程序性细胞死亡。细胞核和细胞质的 Ca^{2+} 信号调节方式不同，核外 Ca^{2+} 浓度决定了 Ca^{2+} 进入细胞核的模式。

在多数实验条件下，细胞内 Ca^{2+} 的增加是活性依赖基因转录的主要介质（Ghosh and Greenberg 1995；Hardingham and Bading 1998；Chawla and Bading 2001）。神经元冲动的模式和刺激诱导钙离子瞬变的特殊属性决定了基因组反应的性质和幅

度（Hardingham and Bading 1998；Fields et al. 1997）。很多因素，如钙离子内流的部位、钙离子信号的幅度和空间特征，均可以决定钙离子调节的基因表达（Lerea and McNamara 1993；Hardingham et al. 1999；Dolmetsch et al. 2001）。此外，钙离子信号的持续时间有助于维持转录诱导的特异性。在细胞免疫系统中，只有细胞内 Ca^{2+} 浓度持续地增加，而非短暂的高峰时，才可以诱导转录因子如 NF-AT 的异位（Dolmetsch et al. 1997）。神经元的基因表达同样由钙离子瞬变的持续时间决定，活性依赖的转录也受钙离子瞬变的持续时间调节（Chawla and Bading 2001）。

已有研究证实，新生幼猪中，缺氧会增加脑皮质神经元细胞核的 Ca^{2+} 内流（Deliviria-Papadopoulos et al. 2003；Mishra and Deliviria-Papadopoulos 2000）。在缺氧的脑皮质中，高能量磷酸盐、ATP 和磷酸肌酸（phosphocreatine，PCr）浓度下降，提示细胞核 Ca^{2+} 的内流与缺氧相关。缺氧增加了脑组织 Ca^{2+}/钙调蛋白激酶 IV（CaM 激酶）的活性和神经元 CREB 蛋白的磷酸化反应（Vannucci 1990）。NO 供体促进神经元细胞核 Ca^{2+} 内流（Mishra and Deliviria-Papadopoulos 2002），而缺氧导致 NO 自由基生成增加，同时提高神经元细胞核内高亲和力 Ca^{2+}-ATP 酶的活性。在缺氧的脑组织中，高亲和力 Ca^{2+}-ATP 酶活性功能性增加（Mishra and Deliviria-Papadopoulos 2001）。同时，与正常组织相比较，缺氧脑组织神经元细胞核内，IP3 依赖 Ca^{2+} 内流增加，上述改变同样为组织缺氧时脑功能的变化。

缺氧时，NO 介导的核膜高亲和力 Ca^{2+}-ATP 酶和 IP3 受体调节是细胞核内 Ca^{2+} 水平增加的潜在机制，可以导致 Ca^{2+} 依赖的细胞核机制激活，进而出现大量缺氧后程序性细胞死亡。

125.7 凋亡蛋白的表达和转化后修饰

Bcl-2 家族蛋白（包括 Bcl-2 和 Bax）控制正常脑发育过程中的细胞增殖、分化和程序性细胞死亡（Oltvai et al. 1993）。Bax 和 Bcl-2 是发育中大脑和成人中枢及外周神经系统的诱导型基因（Chen et al. 1996；Reed 1996）。Bcl-2 通过与凋亡前蛋白 Bax 形成异二聚体而预防细胞凋亡的发生，预防缺氧后细胞出现程序性细胞死亡（Oltvai et al. 1993）。

皮层慢性缺氧可能导致初次能量衰竭，细胞高

能成分（如 ATP 和磷酸肌酸）储存降低和线粒体功能障碍。神经元细胞膜维持其电化学动态平衡能力的丧失会导致脂质过氧化和 NMDA 受体随后的修饰，钙离子流入细胞质，以及自由基的形成（Oltvai et al. 1993；Reed 1996）。随着钙离子内流和细胞质中磷酸酶的失活，一个从细胞膜延伸到细胞核和线粒体的蛋白质复合体被激活，这就是局灶黏附（focal adhesions，FAs）系统。FAs 包括很多蛋白质，它们在保持动态的同时相互激活并改变形态，从而促进了细胞核的信号转导。FAs 蛋白对细胞的迁移和运动起着至关重要的作用，是进入细胞核内介导钙调蛋白磷酸化、CaM 激酶Ⅳ活化和 CREB 蛋白介导的 Bax 转录，这一系列凋亡级联的重要调节因子。随后，半胱天冬酶的表达增加，导致 DNA 断裂和细胞死亡（Kratimenos et al. 2018；Oltvai et al. 1993）。

在线粒体水平上，我们知道缺氧导致线粒体外膜通透性和线粒体通透性转换的开放，导致促凋亡蛋白泄漏到细胞质中。我们还知道，在缺氧过程中，两种主要的线粒体蛋白，线粒体衍生的半胱天冬酶第二激活物（Smac，低等电点的直接凋亡结合蛋白抑制剂）和细胞色素 c 被移位到细胞质中。Smac/DIABLO 是一种于 2000 年发现的小型蛋白（27kDa），最初以早熟形式形成，定位于线粒体，随后作为较大的成熟蛋白与细胞色素 c 一起释放到细胞质中，维持动态相互作用。细胞色素 c 蛋白（12kDa）是线粒体中的电子传递链的重要成分，也参与了细胞凋亡的启动。它被释放到细胞质并与凋亡蛋白酶激活因子 -1（apoptotic protease activating factor-1，APAF-1）结合。Smac 在凋亡过程中与细胞色素 c 同时从线粒体释放到细胞质中，并使凋亡抑制蛋白介导的抑制失活，从而导致半胱天冬酶的激活和细胞死亡（Kratimenos et al. 2017；Oltvai et al. 1993）。

聚焦在 FAs 方面，我们先前在豚鼠身上的数据显示，缺氧导致线粒体中 Smac 和细胞色素 c 的浓度降低，而它们在细胞质中的表达增加。这些结果表明，缺氧过程中可能存在 Smac 和细胞色素 c 从线粒体到细胞质的移位。

研究还表明，缺氧增加了包括 Src 激酶在内的几种 FAs 蛋白的激活。由于线粒体位于 FAs 区，由此产生的问题之一就是，FAs 的蛋白是否参与了线粒体蛋白在胞质中的转运。

缺氧新生小猪的脑皮质中，神经元细胞核的 Bax 蛋白表达增加。通过检测高能量磷酸盐，ATP

和磷酸肌酸水平的降低（Ravishankar et al. 2001），我们发现，Bax 蛋白的增加与脑组织缺氧程度增加相关。线粒体、细胞质和神经元细胞核碎片中 Bax 蛋白表达增加，提示蛋白表达增加，而非异位如从线粒体到细胞质的增加。缺氧时抗细胞凋亡蛋白 Bax 向抗细胞蛋白 Bcl-2 的表达并无增加。因此，当缺氧后所有细胞成分中抗细胞单位蛋白 Bax 与抗细胞凋亡蛋白 Bcl-2 的比值增加时，系列缺氧诱导的神经元死亡被进一步激活。

NOS 抑制剂的使用可以预防缺氧导致的抗细胞凋亡蛋白 Bax 表达的增加，提示缺氧诱导的 Bax 蛋白表达增加是由 NO 介导的（Zanelli et al. 2002）。

125.7.1　新生儿脑组织缺氧后半胱天冬酶 - 3、8 及 9 的表达和激活

半胱天冬酶是一种独特的蛋白酶家族，在诱导和执行细胞凋亡中起着重要作用（Delivoria-Papadopoulos et al. 2008）。所有半胱天冬酶均含有一个位于活性位点的半胱氨酸残基和可以特异性切割底物蛋白质的天冬氨酸残基。这些半胱氨酸蛋白酶残基作为无活性的酶原，主要位于动物细胞的细胞质内，当细胞凋亡刺激时，其门冬氨酸残基可以通过蛋白水解裂解被激活（Mishra et al. 2001）。半胱天冬酶主要分为两种，分别为含有长结构域的Ⅰ型半胱天冬酶和含有短结构域的Ⅱ型半胱天冬酶。

Ⅰ型半胱天冬酶如半胱天冬酶 -8、9 和 -10 可以自我催化，在凋亡早期就被激活，因为称为起始凋亡蛋白酶。Ⅱ型半胱天冬酶如半胱天冬酶 -3、6 和 -7 需要被其他蛋白酶裂解，并且与细胞分解相关（Delivoria-Papadopoulos et al. 2008），因此称为效应或执行蛋白酶。在细胞凋亡过程中，上游半胱天冬酶的激活以自我放大级联的形式，进一步激活下游半胱天冬酶（Delivoria-Papadopoulos et al. 2008）。

目前已确定的两种半胱天冬酶激活机制包括细胞表面死亡受体介导途径和线粒体初始途径。半胱天冬酶原 -8 的募集和分解，产生活性形式的半胱天冬酶 -8 是死亡受体途径介导细胞凋亡中最主要的事件（Delivoria-Papadopoulos et al. 2008）。通过直接分解或经其他促凋亡蛋白分解途径，半胱天冬酶 -8 可以进一步激活下游半胱天冬酶，诱导线粒体释放细胞色素 C（Delivoria-Papadopoulos et al. 2008）。线粒体初始途径中，低聚凋亡蛋白酶活

化因子(apoptotic protease activation factor,Apaf-1)/细胞色素 C 复合可以激活半胱天冬酶,导致上游蛋白酶如半胱天冬酶原 -9 的募集和激活(Mishra and Delivoria-Papadopoulos 2010)。Apaf-1、细胞色素 C、Bax/Bcl-2 和半胱天冬酶原 -9 相互结合,形成的复合物称之为凋亡小体(Mishra and Delivoria-Papadopoulos 2010;Ashraf et al. 2007)。

其他两种不确定的半胱天冬酶激活途径包括神经酰胺途径和颗粒酶 B- 穿孔素途径。前者通过激活半胱天冬酶 -8 和 -9,诱导神经酰胺的合成;后者可通过效应器半胱天冬酶 -3 和 -7 直接启动。在神经元中,除颗粒酶外,上述所有其他途径均可发生。

目前已有很多关于半胱天冬酶介导的程序性细胞死亡作用的研究。通过 3~5 天日龄的新生儿小猪模型,我们进行了关于缺氧诱导的半胱天冬酶 -3、-8 和 -9 活性及表达的实验,结果发现,重度缺氧发生 1 小时后,大脑皮质细胞质中半胱天冬酶 -3,-8 和 -9 的活性便开始增加,同时,缺氧后半胱天冬酶 -3、-8 和 -9 的表达也随之增多(Delivoria-Papadopoulos et al. 2008;Mishra and Delivoria-Papadopoulos. 2010;Ashraf et al. 2007)。

125.7.2 新生儿脑组织缺氧时半胱天冬酶激活机制

为了研究半胱天冬酶的激活机制,我们应用选择性抑制剂如高亲和 Ca^{2+}-ATP 酶抑制剂可乐定,神经元一氧化氮合酶抑制剂 7- 硝基 - 吲哚钠(7-nitroindazole sodium salt,7-NINA)和选择性半胱天冬酶抑制 z- 异亮氨酸 - 谷氨酸(OMe)- 组氨酸 - 天冬氨酸(OMe)- 氟甲基酮。

125.7.2.1 细胞核钙离子内流在半胱天冬酶 -9 和 -3 激活中的作用

通过对缺氧新生儿小猪模型中注射 Ca^{2+}-ATP 酶抑制剂(可乐定)以阻断细胞核钙离子内流,研究细胞核钙离子内流在半胱天冬酶激活中的作用。结果发现,半胱天冬酶 -9 和 -3 活性的增加是由细胞核钙离子内流介导的。正常氧供、缺氧与经可乐定预治疗的缺氧组比较,大脑皮质中高能磷酸盐如 ATP 和 PCr 的水平相对降低。通过测定以上 3 组新生儿小猪大脑皮质中半胱天冬酶 -9 的活性发现,脑组织缺氧导致半胱天冬酶 -9 活性增加,而使用高亲和力 Ca^{2+}-ATP 酶抑制剂治疗可以预防缺氧诱发的半胱天冬酶 -9 的激活。

将实验小猪分为正常氧供、缺氧及经可乐定预治疗的缺氧组,测定三组中半胱天冬酶 -3 的活性,结果发现,缺氧导致脑组织中半胱天冬酶 -3 活性增加,并且与半胱天冬酶 -9 的激活相关,而可乐定治疗可以预防半胱天冬酶 -3 活动的增加。由此得出,缺氧诱发的半胱天冬酶 -3 活性增加是由细胞核 Ca^{2+} 内流介导的。

125.7.2.2 一氧化氮在半胱天冬酶 -9 和 -3 激活中的作用

为了探讨来源于神经元 nNOS 的 NO 在缺氧过程中半胱天冬酶激活中的作用,相关动物实验将小猪分为正常氧供、缺氧及经 7-NINA 预治疗的缺氧组,其中,向缺氧小猪体内预先注射使用选择性 nNOS 抑制剂,即 7-NINA 盐(Mishra and Delivoria-Papadopoulos 2006),通过测定以上 3 组中半胱天冬酶 -9 的活性发现,缺氧脑组织中半胱天冬酶 -9 的活性增加,而经 nNOS 抑制剂治疗可以预防缺氧诱发的半胱天冬酶 -9 的激活。

半胱天冬酶 -9 的激活后,缺氧脑组织中半胱天冬酶 -3 的活性也随之增加,而使用 nNOS 治疗可以预防该酶的激活。由此得出,缺氧诱发的半胱天冬酶 -9 活性增加是由 nNOS 来源的 NO 介导的。

125.7.2.3 缺氧期间半胱天冬酶 -9 对预防下游事件包括半胱天冬酶 -3 激活的影响

为了证实缺氧期间,半胱天冬酶 -3 的激活是半胱天冬酶 -9 激活的下游事件,我们选择该酶的选择性抑制剂 Z-LEHD-FMK(Chiang et al. 2007,2008)。

通过测定新生小猪大脑皮质细胞质中半胱天冬酶 -9 的活性发现,缺氧导致脑组织内半胱天冬酶 -9 活性增加,而使用半胱天冬酶 -9 抑制剂预先治疗,可以预防缺氧诱发的半胱天冬酶 -9 的激活。

半胱天冬酶 -9 激活后,大脑皮质细胞质中半胱天冬酶 -3 的活性也随之增加,而半胱天冬酶 -9 抑制剂的使用能够预防该酶在缺氧后活性的增加。同样的实验表明,半胱天冬酶 -9 抑制剂可以预防缺氧所致的活化半胱天冬酶 -9 和 -3 的表达。

研究同时证实,缺氧期间半胱天冬酶 -9 的激活涉及多种机制,包括 nNOS 来源的 NO 的生成及神经元细胞核 Ca^{2+} 的内流。细胞核 Ca^{2+} 内流的增加

导致 Ca^{2+} 依赖的钙/钙调蛋白激酶Ⅳ激活,促进磷酸化、环磷酸腺苷反应物与位于 133 位点的丝氨酸蛋白结合及半胱天冬酶和促凋亡蛋白的转录。NO 介导的抗凋亡蛋白磷酸化反应可能因为二聚体缺陷而改变其抗凋亡属性,并且促进半胱天冬酶 -9 的激活。

NO 能够增加突触小体和神经元细胞核的 Ca^{2+} 内流。通过 Ca^{2+} 内流的增加,NO 促进半胱天冬酶 -9 和除掉网蛋白的表达,而 NO 介导的半胱天冬酶蛋白的修饰可以改变它的激活。

因此,缺氧期间新生儿脑组织中半胱天冬酶激活机制包括转录相关和非转录相关途径。

通过选择性半胱天冬酶 -9 抑制剂 LEHD-FMK 的应用,提示半胱天冬酶 -9 及其抑制剂在缺氧诱导的新生儿脑组织程序性细胞过程中发挥了重要作用。

125.8 DNA 断裂

有研究显示,DNA 核小体连接处的分裂是由 Ca^{2+} 依赖的特异性核酸内切酶所致(Ishida et al. 1974)。

半胱天冬酶 -3 作为一种半胱氨酸蛋白酶,通过核酸酶如 PARP(DNA 修复酶)和 ICAD(半胱天冬酶激活 DNA 酶抑制剂)来分裂和失活链式反应。然后,半胱天冬酶激活 DNA 酶进入细胞核,分裂基因组染色体 DNA(Hameed et al. 1989;Tominaga et al. 1993)。这种基因组 DNA 的断裂与新生小猪脑组织缺氧程度密切相关,并且以细胞凋亡为特征(Waseem et al. 2001)。然而,我们的研究中发现,当 ATP 和磷酸肌酸水平的下降与基线比较未达 50% 以上时,DNA 的断裂并无明显增加。

125.9 暂时性的生化改变

缺氧后神经元损伤存在一定阶段性,损伤后数小时内表现为细胞坏死过程,而数天后演变为细胞凋亡为主。新生荷兰猪脑皮质在缺氧后可出现暂时性的生化改变和相关的细胞核裂解。原发性细胞损伤后细胞修复机制的衰竭进一步导致延迟性脑损伤。缺氧发生后即可出现细胞核 Ca^{2+} 内流增加,并且持续增高至损伤后第 7 天,细胞核 Bax 蛋白和 Bcl-2 蛋白变化特点与之相似,即损伤后蛋白表达开始增加,并持续至损伤后第 7 天。

上述暂时性的生化改变不仅反映了原发性缺氧性损伤,同时体现了再灌注期间大量自由基释放导致的继发性细胞损伤。

125.10 临床相关性研究

对缺氧缺血性损伤后错综复杂的细胞死亡机制的理解是危重新生儿护理的背景。

细胞水平上缺氧的定义指的是氧气从肺泡向线粒体转运障碍。及时修复呼吸和循环系统功能障碍和衰竭是预防神经元细胞坏死的紧急措施。

恢复氧气供应的危害中,医源性高氧血症可能会因为产生额外的氧自由基而加剧神经元损伤。

缺氧后生化反应紊乱的演变可能会影响关键时间点的药物治疗的机会,如 NMDA 阻滞剂硫酸镁和黄嘌呤氧化酶抑制剂别嘌呤醇的使用。

125.11 神经保护治疗与其疗效

125.11.1 硫酸镁

硫酸镁在产科患者中已经广泛使用了 60 余年,其指征包括抑制早产和治疗妊娠期高血压疾病(Levene et al. 1999)。一项由 Nelson 和 Grether 学者(1995)研究的回顾性流行病学分析得出,孕母产前应用硫酸镁治疗子痫前期和抑制分娩的早产儿,与同胎龄未用药的对照组比较,预后发生脑瘫的概率下降。另一项子痫前期协作组实验(1995)发现,孕母产前应用硫酸镁治疗组与苯妥英钠治疗组比较,新生儿出生时需要插管或收入监护室进一步治疗的概率降低。上述实验提示,硫酸镁对早产胎儿和新生儿可能存在神经保护作用。已有相关随机对照双盲实验来进一步证实上述假说的可信性。一项经过中期数据分析后终止的研究提出,胎龄小于 34 周的早产儿,孕期接受硫酸镁治疗与新生儿死亡率增加相关(Mittendorf et al. 1997)。但其他实验尚未显示治疗组与安慰剂对照组比较,在新生儿死亡率方面存在差异(Benichou et al. 1997)。

美国一篇发表于 2008 年的随机对照试验(Rouse et al. 2008),为了预防脑瘫的发生,共 2 241 例存在早产风险的孕妇在孕 24~31 周期间接受了硫酸镁或安慰剂治疗。主要预后分析指标包括,死胎或纠正胎龄 1 岁内死亡或纠正胎龄 2 岁内出现中、重度脑瘫。研究发现,两组间在初期预后方面无明显差异。然而后期分析发现,硫酸镁治疗组发生中、重度脑瘫的概率明显下降(1.9% vs 3.5%)。法国有学者进行了相似的研究,收录了并追踪了 606 例胎龄小于 33 周且孕母经硫酸镁治疗的新生儿,与安慰剂组比较,治疗组新生儿所有的主要终结点(总死亡率、严重白质损伤及其预后)和次要终结点(运动障碍、脑瘫、认知障碍及其 2 岁时预后)均降低,其中,以大运动障碍发生率下降明显。组合标准为死亡和脑瘫、死亡和大运动障碍、死亡和脑瘫和认知障碍(Moriette et al. 2008)。Doyle 等(2009)回顾分析了存在早产高危风险的孕妇给予硫酸镁治疗的神经保护效果,发现该类高危孕妇产前应用硫酸镁治疗确实存在神经保护作用。为了减少新生儿发生 1 例脑瘫所需孕妇接受治疗的例数为 63 例(95% 可信区间 43~87)。鉴于硫酸镁对儿童早期大运动功能的保护作用,应该进一步明确其远期,特别是运动及认知功能反面,是否存在潜在的神经效应。

125.11.2 别嘌呤醇

动物实验证实,对幼鼠模型诱导局部缺氧缺血损伤前应用别嘌呤醇,与对照组比较,继发性脑水肿的严重程度和神经病理病变的范围减轻(Palmer et al. 1990)。同时,别嘌呤醇的预治疗对缺氧缺血幼鼠生后 7 天内脑组织的能量代谢具有保护作用(Williams et al. 1992)。研究人员还发现,缺氧缺血后使用同样剂量及时间的氧别嘌呤(一种别嘌呤醇的活性代谢产物)也可以降低幼鼠脑损伤的发生率(Palmer and Roberts 1991)。新生儿小猪注射嘌呤醇,可以预防缺氧诱导的 NMDA 受体的修饰、膜过氧化和神经元功能障碍(Marro et al. 1994;Maro et al. 1998)。

相关临床试验方面,一项对象为 400 例胎龄 24~32 周的早产儿研究中,肠内应用疗程为 7 天(剂量 20mg/kg)的别嘌呤醇并没有改变脑室周围白质软化的发生率(Russell and Cooke 1995)。一项 22 例窒息新生儿在生后 4 小时静脉应用别嘌呤醇(剂量 40mg/kg)研究发现,与对照组比较死亡率明显下降(2/11 vs 6/11 对照组),并且有利于自由基合成、脑血流及脑电活动,且无毒性副作用(Van Bel et al. 1998)。Clancy 等(2001)为了证实经历深低温停循

环心脏外科手术的新生儿中,别嘌呤醇可以降低患儿出现死亡、惊厥、昏迷和心脏事件的概率,研究录入了 131 例左心发育不良综合征新生儿及 187 例无左心发育不良综合征新生儿。在经过左心发育不良综合征外科手术并幸存中,44/47 例(87%)别嘌呤醇治疗者未经历任何结点,相比之下,对照组中仅 27/49 例(55%)(P<0.002)。与对照组比较,别嘌呤醇治疗组仅出现惊厥或心脏事件的概率下降(P=0.05;P=0.03)。而在无左心发育不良综合征的新生儿中,别嘌呤治疗对结点事件的影响与对照组比较,无明显差异。治疗组与对照组在副作用方面无差异。近期,Benders 等(2006)针对出生后别嘌呤醇应用是否可以降低重度窒息新生儿中自由基诱导的灌注/恢复氧供后脑损伤,设计了一项随机双盲安慰剂对照实验,录入 32 例重度窒息新生儿,在出生 4 小时内给予别嘌呤醇治疗,研究发生别嘌呤治疗并没有改变患儿的死亡率和患病率,因此作者认为,出生后再应用别嘌呤醇已来不及减少早期再灌注诱导的自由基损伤。对存在窒息的胎儿进行别嘌呤醇治疗与分娩时孕母使用该药物比较,前者可以更有效地降低自由基诱导的窒息后脑损伤。

Chaudhari 和 McGuire(2008)进行了一项关于别嘌呤醇对可疑 HIE 患儿死亡率及患病率影响的 Meta 分析,结果发现,现有的临床证据并无法证明别嘌呤醇在治疗 HIE 方面存在有益的疗效,因此进行更大规模的相关实验研究是非常必要的。研究需能够评价别嘌呤醇作为治疗辅助剂联合亚低温治疗中重度 HIE 患儿的作用,并且排除其对死亡率和严重远期神经发育预后的临床影响。

125.11.3 阿片类药物

阿片类药物的中枢性阵痛作用是通过突触前和突触后超级化联合作用介导的,可以减少内源性递质如谷氨酸的释放和敏感性(Lee et al. 2004;Yamakura et al. 1999)。由此可见,阿片类药物可能具有神经保护作用。事实上,细胞培养实验已经证实,内源性和外源性阿片类药物均可以保护皮质神经元,避免缺氧诱导的细胞死亡(Zhang et al. 2000,2002)。同样,阿片类药物可以诱导大脑浦肯野细胞对缺氧后再灌注的缺氧损伤产生免疫耐受(Lim et al. 2004)。阿片类受体拮抗剂能够提高机体在经历重度窒息或器官移植后的生存时间(Mayfield and D'Alecy 1992, 1994)，促进组织修复（Chein et al. 1994）。

2005 年，Angeles 等（2005）发表一篇回顾性文章，分析了 52 例围生期窒息新生儿中阿片类镇痛药如吗啡或芬太尼的使用与神经系统损伤的关系。其中，33% 患儿接受了阿片类药物治疗。尽管治疗组窒息程度更重（乳酸水平高，5 分钟 Apgar 评分低），在生后 7 天时行头部 MRI 检查仍发现重度脑损伤的出现率较未经治疗组仍减低，同时随访至 13 个月发现其神经系统预后更好。本研究中同时对 28 例治疗组及 20 例对照组进行了头部 MRI 的动态监测（Angeles et al. 2007），结果发现药物治疗组新生儿枕叶皮质区域的 NAA/Cr 的比值较对照组明显降低。与对照组比较，未经治疗新生儿的基底节、丘脑和枕叶皮质区域的代谢物变化更为明显。因此，作者总结得出围生期窒息患儿 7 天内进行阿片类药物治疗可以降低远期神经系统不良预后，增加脑组织对缺氧缺血损伤的耐受性。并且推测阿片类药物的神经保护作用可能是由具有神经保护活性的内源性核苷素即腺苷水平的增加所介导的，进一步减少钙离子的细胞内渗透。

尽管上述研究均提示阿片类药物在足月窒息新生儿中存在潜在的益处，但该类药物的应用仍需谨慎。有研究指出阿片类镇痛药物的常规应用可能会产生如耐药性、撤药综合征和通气依赖等并发症。仅少量文章研究了该类药物的使用对机体的远期影响。早期有研究发现，内源性阿片类药物可以抑制成熟大脑和胶质细胞的 DNA 合成（阿片类受体广泛分布于中枢神经系统中，具有痛疼调节、呼吸循环调节的作用），而外源性阿片类药物能加重缺氧脑损伤动物模型中的神经毒性反应。未来还需要更多前瞻性随机试验来证实该药物对缺氧缺血性脑损伤的即刻神经保护作用是否属实，及时该药物在提高疾病远期预后方面是否发挥作用。

125.11.4 亚低温

近几年来，亚低温已成为围生期窒息 /HIE 的治疗方法之一（Gunn and Gunn 1998；Wagner et al. 1999）。实验证实，低温对缺氧缺血性的神经保护效果呈现剂量相关、时间持续性特点。相反，体温下降仅 1~2℃ 的程度可能会加重脑损伤，更易导致广泛性坏死（Gunn and Gunn 1998）。上述相关研究主要

针对成年啮齿动物（Coimbria and Wielock 1994），同时，在日龄 7 天的缺氧缺血性脑损伤大鼠（Trescher et al. 1997）、新生小猪（Thorensen et al. 1995）、小猫、兔子和小狗（Miller 1971）模型中也可得出相似结论。

低体温的神经保护机制可能与降温影响绝大多数迟延细胞死亡的途径相关（Gunn and Gunn 1998）。体温可以降低需氧酶促反应率和脑组织氧耗量，减慢磷酸肌酸 / 无机磷酸盐的下降，ATP 衰竭后对脑组织产生保护作用。此外，体温每下降 1℃，脑组织的耗氧量下降 6%~7%，能量利用率下降 5.3%。另有研究发现低温抑制兴奋性细胞毒性氨基酸聚集，降低一氧化氮合酶活性和白介素 -1 的水平、抑制胶质细胞对其他细胞毒性因子的释放及凋亡所致的细胞损伤。同时，低温可以降低血脑屏障的渗透性和颅内压力，促进脑组织缺氧后电生理功能的恢复。

亚低温的治疗效果与多种因素相关，包括开始降温的时间、持续时间及亚低温的幅度。体核温度降低 1~3℃ 为轻度亚低温，4~6℃ 为中度亚低温，8~10℃ 为重度亚低温，而 15~20℃ 为深度亚低温。缺氧缺血损伤后立即给予迅速（0.5~3 小时内）的轻 - 中度亚低温治疗对轻度损伤者最有效。如迅速的降温开始时间延迟至原发损伤开始后 15~45 分钟，其保护作用可能会失效。近期有研究尝试通过在整个继发性脑损伤阶段持续亚低温治疗来达到抑制继发性脑病的作用。延长亚低温时间（5~72 小时）可以提高治疗有效性，即使降温开始的时间延迟至原发损伤开始后 6 小时仍可能有效。但是，如果开始治疗的时间为损伤后几小时后，神经保护作用的程度则迅速地下降（Gunn and Gunn 1998）。同时，如果亚低温治疗开始于缺血所致的惊厥发生后，则可能无神经保护作用（Gunn et al. 1999）。

亚低温治疗潜在的副作用包括血液黏滞度增加、轻度代谢性酸中毒、氧气利用性降低，钾离子向细胞内转移，心律失常、凝血异常、血小板功能异常和舞蹈病，并且随着降温幅度的增加，发生风险增加（Wagner et al. 1999）。

125.11.5 选择性头部亚低温

早在 1998 年，Gunn 等（Gunn et al. 1998）首次研究选择性头部亚低温对围产期缺氧缺血性脑病

的保护作用,并且基本证实了该方法的安全性。不久后他们又选取少量中重度缺氧 HIE 新生儿病例进行这种亚低温治疗,结果未发现任何副作用,而且均表现为较好的神经系统预后(Battin et al. 2001,2003)。

2005 年 Gluckman 等(2005)进行了一项重要的研究,为选择性头部亚低温治疗的疗效提供了非常可靠的数据。该多中心研究共录入 234 例 HIE 新生儿,胎龄均大于 36 周。患儿在生后 5.5 小时前随机分为两组,即正常体温组和 34.5℃亚低温治疗组(选择性头部亚低温持续 72 小时)。亚低温治疗患儿发生心律失常的概率较高,但多为窦性心动过缓。共 218 例新生儿持续随访至生后 18 个月。死亡和神经功能障碍的发生率在对照组中为 66%,治疗组为 55%(P<0.1)。但如去除重度神经系统抑制和 aEEG 证实的惊厥病例时,对照组中出现死亡或神经功能障碍率为 66%,而治疗组为 48%(P<0.2)。两组间出现重度神经功能障碍的概率分别为 28% 及 12%。由此作者得出结论:除外重度 HIE,HIE 新生儿出生后立即给予选择性头部亚低温治疗是一种可行的可以改善围生期 HIE 患儿神经系统预后的治疗措施。

125.11.6 全身亚低温

Azzopardi 等(2000)于 2000 年首次在围生期 HIE 中进行全身亚低温治疗,发现长期的 33~34℃亚低温治疗具有副作用小(如心率下降、低血压),耐受性好的优势。随后 3 年内,另一项小样本临床试验证实,全身亚低温治疗是一个可行且临床安全的治疗方法(Shankaran et al. 2002;Debillon et al. 2003)。

2005 年 Eicher 等(2005)进行一项关于全身亚低温治疗安全性及可行性分析的多中心实验,收录了 32 例围生期 HIE 新生儿,副作用包括心动过缓、低血压、血小板减少、凝血酶原时间延长和惊厥发生率增加,但是出现程度均较轻,且治疗均有效(Eicher et al. 2005)。主要疗效包括,与对照组比较,治疗组的死亡率及重度神经运动受累的发生率下降(82% vs 52%,P=0.019)。严重的精神运动性发育迟缓的发生率,对照组 64%,而治疗组 24%(P=0.053)。

同样在 2005 年,Shankaran 等(2005)发表了一篇大样本、多中心的全身亚低温治疗围生期 HIE 研究。共录入 208 例 HIE 新生儿,胎龄均大于 36 周,生后 6 小时前随机将其分为两组,即正常体温组合 33.5℃亚低温治疗组(全身亚低温持续 72 小时),并且随访至生后 18~22 个月。两组间轻度并发症的发生率无差异。死亡和中、重度神经功能障碍的发生率在对照组中为 62%,治疗组为 44%(P=0.01)。脑瘫的发生率对照组中 30%,治疗组 19%(P=0.02)。由此作者得出结论:全身亚低温治疗可以降低中重度 HIE 新生儿死亡及神经功能障碍的概率。

本研究在随访中使用 MRI 来测量皮层下白质的相对体积,发现亚低温治疗与对照组比较,皮层下白质的相对体积明显增加(Shankaran et al. 2005)。此外,相对总脑体积与死亡或神经感觉损伤相关。皮质灰质和皮质下白质的相对体积也与 Bayley 量表精神运动发育指数显著相关(Parikh et al. 2009)。越来越多的证据支持,全身亚低温显著改善了患有 HIE 的足月新生儿的存活率和残疾,并在婴儿期和儿童早期获得了更好的神经发育结果(Jacobs et al. 2013;Azzopardi et al. 2014;Shankaran et al. 2012)。

亚低温治疗已经从临床实验正式转为临床应用,并已成为治疗围产期窒息新生儿的标准治疗方法(Zanelli et al. 2008;Kapetanakis et al. 2008;Tan and Parks 1999;Gunn et al. 2005;Sahni and Sanocka 2008;Wagner et al. 2002;Hoeger et al. 2006;Talati et al. 2005;Van Bel and Groenendaal 2008;Higgins et al. 2006;Jacobs et al. 2013;Azzopardi et al. 2014;Shankaran et al. 2012)。但其他治疗方案在转化为临床应用前,如早产儿亚低温和/或与氙气、促红细胞生成素、褪黑素、别嘌呤醇等神经保护剂的联合应用,仍存在许多问题亟待解决。

参考文献

Aizenman E, Lipton SA, Loring RH (1989) Selective modulation of NMDA responses by reduction and oxidation. Neuron 2:1257–1263

Angeles DM, Wycliffe N, Michelson D et al (2005) Use of opioids in asphyxiated term neonates: effects of neuroimaging and clinical outcome. Pediatr Res 57:873–878

Angeles DM, Ashwal S, Wycliffe ND et al (2007) Relationship between opioid therapy, tissue damaging procedures, and brain metabolites as measured by proton MRS in asphyxiated term neonates. Pediatr Res 60:614–621

Aoki C, Fenstemaker S, Lubin M et al (1993) Nitric oxide synthase in the visual cortex of monocular monkeys as revealed by light and electron microscopic immunocytochemistry. Brain Res 620:97–113

Aoki C, Rhee J, Lubin M et al (1997) NMDA-R1 subunit of the cerebral cortex co-localizes with neuronal nitric oxide synthase at pre and postsynaptic sites and in spines. Brain Res 750:25–140

Ashraf QM, Mishra OP, Delivoria-Papadopoulos M (2007) Mechanisms of expression of apoptotic protease activating factor-1 (Apaf-1) in nuclear, mitochondrial and cytosolic fractions of the cerebral cortex of newborn piglets. Neurosci Lett 415:253–258

Azzopardi D, Robertson NJ, Cowan FM et al (2000) Pilot study of treatment with whole body hypothermia for neonatal encephalopathy. Pediatrics 106:684–694

Azzopardi D, Strohm B, Marlow N, Brocklehurst P, Deierl A, Eddama O et al (2014) Effects of hypothermia for perinatal asphyxia on childhood outcomes. N Engl J Med 371:140–149. https://doi.org/10.1056/NEJMoa1315788

Bashir ZI, Alford S, Davies SN et al (1991) Long-term potentiation of NMDA receptor-mediated synaptic transmission in the hippocampus. Nature 349:156–158

Battin MR, Dezoete JA, Gunn TR et al (2001) Neurodevelopmental outcome of infants treated with head cooling and mild hypothermia after perinatal asphyxia. Pediatrics 107:480–484

Battin MR, Penrice J, Gunn TR, Gunn AJ (2003) Treatment of term infants with head cooling and systematic hypothermia (35.0 degrees and 34.5 degrees C) after perinatal asphyxia. Pediatrics 111:244–251

Baum RM (1984) Superoxide theory of oxygen toxicity is center of heated debate. Chem Eng News 9:20–28

Beckman JS (1990) Apparent hydroxyl radical production by peroxynitrite: implications for endothelial injury from nitric oxide and superoxide. Proc Natl Acad Sci U S A 87:1620–1624

Beckman JS (1991) The double-edged role of nitric oxide in brain function and superoxide-mediated injury. J Dev Physiol 15:53–59

Bender MJ, Bos AF, Rademaker CM et al (2006) Early postnatal allopurinol does not improve short term outcome after severe birth asphyxia. Arch Dis Child Fetal Neonatal Ed 91:F163–F165

Benichou J, Zupan V, Fernandez H et al (1997) Tocolytic magnesium sulphate and pediatric mortality. Lancet 351:290–291

Bhat GK, Mahesh VB, Lamar CA et al (1997) Histochemical localization of nitric oxide neurons in the hypothalamus: association with gonadotropin-releasing hormone neurons and co-localization with N-methyl-D-aspartate receptors. Neuroendocrinol Lett 62:187–197

Bredt DS, Ferris CD, Snyder SH (1992) Nitric oxide synthase regulatory sites. Phosphorylation by cyclic AMP-dependent protein kinase, protein kinase C, and calcium/calmodulin protein kinase, identification of flavin and calmodulin sites. J Biol Chem 267:10976–10981

Cazevielle C (1993) Superoxide and nitric oxide cooperation in hypoxia/reoxygenation-induced neuron injury. Free Radic Biol Med 14:359–395

Chaudhari T, McGuire W (2008) Allopurinol for preventing mortality and morbidity in newborn infants with suspected hypoxic-ischemic encephalopathy. Cochrane Database Syst Rev 2:CD006817

Chawla S, Bading H (2001) CREB/CBP and SRE-interacting transcriptional regulators are fast on-off switches: duration of calcium transients specifies the magnitude of transcriptional responses. J Neurochem 79:849–858

Chein S, Oeltgen PR, Diana JN et al (1994) Extension of tissue survival time in multiorgan block preparation with a delta DADLE (D-Ala2, D-leu5)-enkephalin). J Thorac Cardiovasc Surg 107:964–967

Chen J, Zhu RL, Nakayama M et al (1996) Expression of the apoptosis- effector gene, Bax, is up-regulated in vulnerable hippocampal CA1 neurons following global ischemia. J Neurochem 67:64–71

Chiang MC, Ashraf QM, Ara J et al (2007) Mechanism of caspase-3 activation during hypoxia in the cerebral cortex of newborn piglets. Neurosci Lett 421:67–71

Chiang MC, Ashraf QM, Mishra OP, Delivoria-Papadopoulos M (2008) Mechanism of DNA fragmentation during hypoxia in the cerebral cortex of newborn piglets. Neurochem Res 33:1232–1237

Choi DW (1990) Cerebral hypoxia: some new approaches and unanswered questions. J Neurosci 10:2493–2501

Christopherson KS, Hillier BJ, Lim WAS et al (1999) PSD-95 assembles a ternary complex with the N-Methyl-D-Aspartic acid receptor and bivalent neuronal NO synthase PDX domain. J Boi Chem 274:27467–27473

Clancy RR, McGaurn SA, Goin JE et al (2001) Allopurinol neurocardiac protection trial in infants undergoing heart surgery using deep hypothermic circulatory arrest. Pediatrics 108:61–70

Coimbria C, Wielock T (1994) Moderate hypothermia mitigates neuronal damage in the rat brain when initiated several hours following transient cerebral ischemia. Acta Neuropathol (Berlin) 87:325–331

Collingridge G (1987) Synaptic plasticity. The role of NMDA receptors in learning and memory. Nature 330:604–605

Columbano A (1995) Cell death: current difficulties in discriminating apoptosis and necrosis in the context of pathological processes in vivo. J Cell Biochem 58:181–190

Davidson JO, Wassink G, van den Heuij LG et al (2015) Therapeutic hypothermia for neonatal hypoxic-ischemic encephalopathy – where to from here? Front Neurol 14:6–198

Dawson VL (1991) Nitric oxide mediates glutamate neurotoxicity in primary cortical cultures. Proc Natl Acad Sci U S A 88:6368–6371

Dawson DA (1994a) Nitric oxide and focal cerebral ischemia: multiplicity of actions and diverse outcome. Cerebrovasc Brain Metab 64:299–324

Dawson TM (1994b) Gases as biological messengers: nitric oxide and carbon monoxide in the brain. J Neurosci 14:5147–5159

Dawson TM, Steiner JP, Dawson VL et al (1993) Immunosuppressant FK506 enhances phosphorylation of nitric oxide synthase and protects against glutamate neurotoxicity. Proc Natl Acad Sci U S A 90:9808–9812

Debillon T, Daoud P, Durand P et al (2003) Whole-body cooling after perinatal asphyxia: a study in term neonates. Dev Med Child Neurol 45:17–23

Delivoria-Papadopoulos M, Mishra OP (1998) Mechanisms of cerebral injury in perinatal asphyxia and strategies for prevention. J Pediatr 132:S30–S34

Delivoria-Papadopoulos M, Akhter W, Mishra OP (2003) Hypoxia-induced Ca2+ -influx in cerebral cortical neuronal nuclei of newborn piglets. Neurosci Lett 342:119–123

Delivoria-Papadopoulos M, Ashraf QM, Ara J, Mishra OP (2008) Nuclear mechanisms of hypoxic cerebral injury in the newborn: the role of caspases. Semin Perinatol 32:334–343

Delivoria-Papadopoulos M, Ashraf QM, Mishra OP (2001a) Brain tissue energy dependence of CaM kinase IV cascade activation during hypoxia in the cerebral cortex of newborn piglets. Neurosci Lett 491(2):113–117

Delivoria-Papadopoulos M, Ashraf QM, Mishra OP (2001b) Mechanism of CaM kinase IV activation during hypoxia in neuronal nuclei of the cerebral cortex of newborn piglets: the role of Src kinase. Neurochem Res 36(8):1512–1519

Dolmetsch RE, Lewis RS, Goodnow CC (1997) Differential activation of transcription factors induced by Ca2+ response amplitude and duration. Nature 386:855–858

Dolmetsch RE, Pajvani U, Fife K et al (2001) Signaling to the nucleus by an L-type calcium channel-calmodulin complex through the MAP kinase pathway. Science 294:333–339

Doyle LW, Crowther CA, Middleton P et al (2009) Magnesium bias sulphate for women at risk of preterm birth for neuroprotection of the fetus. Cochrane Database Syst Rev 1:CD004661

Dragunow M, Beiharz E, Sirimanne E et al (1994) Immediately early gene protein expression in neurons undergoing delayed death, but not necrosis following hypoxic-ischemic injury to the young rat brain. Brain Res Mol Brain Res 25:1933

Eicher DJ, Wagner CL, Katikaneni LP et al (2005) Moderate hypothermia in neonatal encephalopathy: safety outcomes. Pediatr Neurol 32:18–24

Faraci FM (1991) Role of endothelium-derived relaxing factor in cerebral circulation: large arteries vs. microcirculation. Am J Physiol 261:H1038–H1042

Ferrer I, Tortosa A, Macaya A et al (1994) Evidence of nuclear DNA fragmentation following hypoxia-ischemia in the infant rat brain, and transient forebrain ischemia in the adult gerbil. Brain Pathol 4:115–122

Fields RD, Esthete F, Stevens B et al (1997) Action potential-dependent regulation of gene expression: temporal specificity in Ca2+, cAMP-responsive element binding proteins, and mitogen-activated protein kinase signaling. J Neurosci 17:7252–7266

Fritz K, Delivoria-Papadopoulos M (2006) Mechanisms of injury to the newborn brain. Clin Perinatol 33:573–591

Fritz KI, Groenenedaal F, McGowan JE et al (1996) Effects of 3- (2-carboxy-piperzine-4-yl) propyl-1-phosphonic acid (CPP) on NMDA receptor binding characteristics and brain cell membrane function during cerebral hypoxia in newborn piglets. Brain Res 729:66–74

Ghosh A, Greenberg ME (1995) Calcium signaling in neurons: molecular mechanisms and cellular consequences. Science 268:239–247

Gillardon F, Lenz C, Waschle KF (1996) Altered expression of Bcl- 2, Bcl-X, Bax and c-Fos colocalizes with DNA fragmentation and ischemic cell damage following middle cerebral artery occlusion in rats. Brain Res Mol Brain Res 40:254–260

Gluckman PD, Wyatt JS, Azzopardi D et al (2005) Selective head cooling with mild systemic hypothermia after neonatal encephalopathy: multicenter randomized trial. Lancet 365:663–670

Gow AJ, Duran D, Malcom S et al (1996) Effect of peroxynitrite-induced protein modification on tyrosine phosphorylation and degradation. FEBS Lett 385:63–66

Gunn AJ, Gunn TR (1998) The 'pharmacology' of neuronal rescue with cerebral hypothermia. Early Hum Dev 53:19–35

Gunn AJ, Gluckman PD, Gunn TR (1998) Selective head cooling in newborn infants after perinatal asphyxia: a safety study. Pediatrics 102:885–892

Gunn AJ, Bennet L, Gunning MI et al (1999) Cerebral hypothermia is not neuroprotective when started after postischemic seizures in fetal sheep. Pediatr Res 46:274–280

Gunn AJ, Battin M, Gluckman PD et al (2005) Therapeutic hypothermia: from lab to NICU. J Perinat Med 33:340–346

Hamada Y (1994) Inhibitors of nitric oxide synthesis reduce hypoxic-ischemic brain damage in the neonatal rat. Pediatr Res 35:10–14

Hameed A, Olsen KJ, Lee MK et al (1989) Cytolysis by Ca-permeable transmembrane channels: pore formation causes extensive DNA degradation and cell lysis. J Exp Med 169:765–777

Hardingham GE, Bading H (1998) Nuclear calcium: a key regulator of gene expression. Biometals 11:345–358

Hardingham GE, Chawla S, Cruzalegui FH, Bading H (1999) Control of recruitment and transcription-activating function of CBP determines gene regulation by NMDA receptors and L-type calcium channels. Neuron 22:789–798

Higgins RD, Rahu TN, Perlman J et al (2006) Hypothermia and perinatal asphyxia: executive summary of the national institute of child health and human development workshop. J Pediatr 148:170–175

Hill A, Volpe J (1999) Hypoxic-ischemic cerebral injury in the newborn. In: Swaiman KF, Ashwal S (eds) Pediatric neurology, principles and practice. Mosby, St. Louis, pp 191–204

Hoeger H, Engidawork E, Stolzlechner D et al (2006) Long-term effect of moderate and profound hypothermia on morphology, neurological, cognitive and behavioural functions in a rat model of perinatal asphyxia. Amino Acids 31:385–396

Hoffman DJ, Marro PJ, McGowan JE et al (1994a) Protective effect of MgSO4 infusion on NMDA receptor binding characteristics during cerebral cortical hypoxia in newborn piglets. Brain Res 644:144–149

Hoffman DJ, McGowan JE, Marro PJ et al (1994b) Hypoxia-induced modification of the N-methyl-D-aspartate (NMDA) receptor in the brain of newborn piglets. Neurosci Lett 167:156–160

Huang Z (1994) Effects of cerebral ischemia in mice deficient neuronal nitric oxide. Science 265:1883–1885

Ishida R, Akiyoshi H, Takahashi T (1974) Isolation and purification of calcium and magnesium dependent endonuclease from rat liver nuclei. Biochem Biophys

Res Commun 56:703–710

Jacobs SE, Berg M, Hunt R, Tarnow-Mordi WO, Inder TE, Davis PG (2013) Cooling for newborns with hypoxic ischaemic encephalopathy. Cochrane Database Syst Rev 1:CD003311.10.1002/14651858.CD003311.pub3

Johnston MV (1995) Neurotransmitters and vulnerability of the developing brain. Brain Dev 17:301–306

Kapetanakis A, Azzopardi D, Wyatt J et al (2008) Therapeutic hypothermia for neonatal encephalopathy: a UK survey of opinion, practice and neuron-investigation at the end of 2007. Acta Paediatr 98:631–635

Kiedrowski I, Costa E, Wroblewski JT (1992) Glutamate receptor agonist stimulate nitric oxide synthase in primary cultures of cerebellar granule cells. J Neuroch 58:335–341

Kitada S, Krajewski S, Miyashita T (1996) Gamma-radiation induces upregulation of Bax protein and apoptosis in radiosensitive cells in vivo. Oncogene 12:187–192

Kratimenos P, Koutroulis I, Marconi D et al (2014) Multi-targeted molecular therapeutic approach in aggressive neuroblastoma: the effect of Focal Adhesion Kinase–Src–Paxillin system. Expert Opin Ther Targets 18(12):1395–1406

Kratimenos P, Koutroulis I, Agarwal B, Theocharis S, Delivoria-Papadopoulos M (2017) Effect of concurrent Src kinase inhibition with short-duration hypothermia on Ca2+/calmodulin kinase IV activity and neuropathology after hypoxia-ischemia in the newborn swine brain. Sci Rep 7(1):16664. https://doi.org/10.1038/s41598-017-16983-1

Kratimenos P, Koutroulis I, Jain A, Malaeb S, Delivoria-Papadopoulos M (2018) Effect of Src kinase inhibition on cytochrome c, Smac/DIABLO and apoptosis inducing factor (AIF) following cerebral hypoxia-ischemia in newborn piglets. Neonatology 113(1):37–43. https://doi.org/10.1159/000480067

Kurinczuk JJ, White-Koning M, Badawi N (2010) Epidemiology of neonatal encephalopathy and hypoxic-ischaemic encephalopathy. Early Hum Dev 86(6):329–338

Lawn JE, Cousens S, Zupan J (2005) 4 million neonatal deaths: when? Where? Why? Lancet 365(9462):891–900

Lee J, Kim MS, Park C et al (2004) Morphine prevents glutamate-induced death of primary rat neonatal astrocytes through modulation of intracellular redox. Immunopharmacol Immunotoxicol 26:17–28

Legido A (1994) Perinatal hypoxic-ischemic encephalopathy: current advances in diagnosis and treatment. Int Pediatr 9:114–136

Legido A, Katsetos CD, Mishra OP et al (2001) Perinatal hypoxia-ischemia encephalopathy: current and future treatments. Int Pediatr 15:143–151

Lerea L, McNamara JO (1993) Ionotropic glutamate receptor subtypes activate c-fos transcription by distinct calcium-requiring intracellular signaling pathways. Neuron 10:31–41

Levene MI, Evans DJ, Mason S et al (1999) An international network for evaluation neuroprotective therapy after severe birth asphyxia. Sem Perinatol 23:226–233

Lim YJ, Zheng S, Zuo Z (2004) Morphine preconditions Purkinje cells against cell death under in vitro simulated ischemia- reperfusion conditions. Anesthesiology 100:562–568

Linnik MD, Zobirst RH, Hatfield MD (1993) Evidence supporting a role for programmed cell death in focal cerebral ischemia in rats. Strokes 24:2002–2008

Lipton S (1999) Redox sensitivity of NMDA receptor. Meth Mol Biol 128:121–130

Maro PJ, Hoffman D, Schneiderman R et al (1998) Effect of allopurinol on NMDA receptor modification following recurrent asphyxia in newborn piglets. Brain Res 787:71–77

Maro PJ, McGowan JE, Razdan B et al (1994) Effect of allopurinol on uric acid levels and brain cell membrane Na+, K+-ATPase activity during hypoxia in newborn piglets. Brain Res 650:9–15

Mayer ML, Westbrook GL, Guthrie PB (1984) Voltage-dependent block by Mg++ of NMDA responses in spinal cord neurons. Nature 309:261–263

Mayfield KP, D'Alecy LG (1992) Role of endogenous opioid peptides in the acute adaptation to hypoxia. Brain Res 582:226–231

Mayfield KP, D'Alecy LG (1994) Delta-1 opioid agonist acutely increases hypoxic tolerance. J Pharmacol Exp Ther 268:683–688

Miller JA (1971) New approaches to preventing brain damage during asphyxia. Am J Obstet Gynecol 110:125–132

Mishra OP, Delivoria-Papadopoulos M (1992) NMDA receptor modification of the fetal guinea pig brain during hypoxia. Neurochem Res 17:1211–1216

Mishra OP, Delivoria-Papadopoulos M (1999) Cellular mechanisms of hypoxic injury in the developing brain. Brain Res Bull 48:233–238

Mishra OP, Delivoria-Papadopoulos M (2000) Hypoxia-induced generation of nitric oxide free radicals in cerebral cortex of newborn guinea pigs. Neurochem Res 25:1559–1565

Mishra OP, Delivoria-Papadopoulos M (2001) Effect of graded hypoxia on high-affinity Ca2+-ATPase activity in cortical neuronal nuclei of newborn piglets. Neurochem Res 26:1335–1341

Mishra OP, Delivoria-Papadopoulos M (2002) Nitric oxide-mediated Ca++-influx in neuronal nuclei and cortical synaptosomes of normoxic and hypoxic newborn piglets. Neurosci Lett 318:93–97

Mishra OP, Delivoria-Papadopoulos M (2006) Effect of neuronal nitric oxide synthase inhibition on caspase-9 activity during hypoxia in the cerebral cortex of newborn piglets. Neurosci Lett 401:81–85

Mishra OP, Delivoria-Papadopoulos M (2010) Mechanism of tyrosine phosphorylation of procaspase-9 and Apaf-1 in cytosolic fractions of the cerebral cortex of newborn piglets during hypoxia. Neurosci Lett 480:35–39

Mishra OP, Fritz KI, Delivoria-Papadopoulos M (2001) NMDA receptor and neonatal hypoxic brain injury. Ment Retard Dev Disabil Res Rev 7:249–253

Mittendorf R, Covert R, Boman J et al (1997) Is tocolytic magnesium sulphate associated with increased total pediatric mortality? Lancet 350:1517–1519

Monaghan DT, Olvenman HJ, Nguyen L et al (1988) Two classes of N-methyl-D-aspartate recognition sites: differential distribution and differential regulation by glycine. Proc Natl Acad Sci U S A 85:9836–9840

Monaghan DT, Bridges RJ, Cotman CW (1989) The excitatory amino acid receptors: their classes, pharmacology, and distinct properties in the function of the central nervous system. Annu Rev Pharmacol Toxicol 29:365–402

Moriette G, Barrat J, Truffert P et al (2008) Effect of magnesium sulphate on mortality and neurologic morbidity of the very preterm newborn (of less than 33 weeks) with two-year neurological outcome: results of the prospective PREMAG trial. Gynecol Obstet Fertil 36:278–288

Nelson KB, Grether JK (1995) Can magnesium sulphate reduce the risk of cerebral palsy in very low birth weight infants? Pediatrics 95:263–269

Nowak L, Bregetovski P, Ascher P et al (1984) Magnesium gates glutamate-activated channels in mouse central neurons. Nature 307:462–465

Nowicki JP (1991) Nitric oxide mediates neuronal death after focal cerebral ischemia in the mouse. Eur J Pharmacol 204:339–340

Numagami Y (1997) Lipid free radical generation and brain cell membrane alteration following nitric oxide synthase inhibition during cerebral hypoxia in the newborn piglet. J Neurochem 69:1542–1547

Oltvai ZN, Milliman CL, Korsmeyer SJ (1993) Bcl-2 heterodimerizes in vivo with a conserved homolog, Bax, that accelerates programmed cell death. Cell 74:609–619

Palmer C, Roberts RL (1991) Reduction of perinatal brain damage with oxypurinol treatment after hypoxic-ischemic injury. Pediatr Res 29:362–368

Palmer C, Vanucci RC, Towfighi J (1990) Reduction of perinatal hypoxic-ischemic brain damage with allopurinol. Res Pediatr 27:332–336

Parikh NA, Lasky RE, Garza CN et al (2009) Volumetric and anatomical MRI hypoxic-ischemic encephalopathy: relationship to hypothermia therapy and neurosensory impairments. J Perinatol 29:143–149

Radi R (1991) Peroxynitrite-induced membrane lipid peroxidation: the cytotoxic potential of superoxide and nitric oxide. Arch Biochem Biophys 288:481–487

Raichle ME (1983) The pathophysiology of brain ischemia. Ann Neurol 13:2–10

Ravishankar S, Ashraf QM, Mishra OP et al (2001) Expression of Bax and Bcl-2 proteins during hypoxia in cerebral cortical neuronal nuclei of newborn piglets: effect of administration of magnesium sulfate. Brain Res 901:23–29

Reed JC (1996) Mechanisms of Bcl-2 family protein function and dysfunction in health and disease. Behring Inst Mitt 97:72–100

Rosenbaum DM, Michaelson M, Batter DK et al (1994) Evidence for hypoxia induced programmed cell death of cultured neurons. Ann Neurol 25:19–33

Rothman SM, Olney JW (1986) Glutamate and the pathophysiology of hypoxic-ischemic brain damage. Ann Neurol 19:105–111

Rouse D, Hirtz DG, Thom E et al (2008) A randomized controlled trial of magnesium sulfate for the prevention of cerebral palsy. N Engl J Med 359:895–905

Russell GA, Cooke RW (1995) Randomized controlled trial of allopurinol prophylaxis in very preterm infants. Arch Dis Child Fetal Neonatal Ed 73:F27–F31

Sahni R, Sanocka UM (2008) Hypothermia for hypoxic-ischemic encephalopathy. Clin Perinatol 35:717–734

Sawyer DT (1981) How super is superoxide? Acc Chem Res 14:393–400

Shankaran S, Laptook A, Wright LL et al (2002) Whole-body hypothermia for neonatal encephalopathy: animal observations as a basis for randomized, controlled pilot study in term infants. Pediatrics 110:377–385

Shankaran S, Laptook AR, Ehrenkranz RA et al (2005) Whole-body hypothermia for neonates with hypoxic-ischemic encephalopathy. N Engl J Med 353:1574–1584

Shankaran S, Pappas A, McDonald SA, Vohr BR, Hintz SR, Yolton K et al (2012) Childhood outcomes after hypothermia for neonatal encephalopathy. N Engl J Med 366:2085–2092. https://doi.org/10.1056/NEJMoa1112066

Tacconi S, Ratti E, Marien MR et al (1993) Inhibition of (3H)-(+)-MK-801 binding to rat brain sections by CPP and 7-chlorokynurenic acid: an autoradiographic analysis. Br J Pharmacol 108:668–674

Talati AJ, Yang W, Yolton K et al (2005) Combination of early perinatal factors to identify near-term and term neonates for neuroprotection. J Perinatol 25:245–250

Tan S, Parks DA (1999) Preserving brain function during neonatal asphyxia. Clin Perinatol 26:733–747

Tang YP, Shimizu E, Dube GR et al (1999) Genetic enhancement of learning and memory in mice. Nature 401:63–69

The Eclampsia Trial Collaborative Group (1995) Which anticonvulsant for eclampsia? Evidence from the Collaborative Eclampsia Trial. Lancet 345:1455–1463

Thoresen M, Penrice J, Lorek A (1995) Mild hypothermia after severe transient hypoxia-ischemia ameliorates delayed cerebral energy failure in the newborn piglet. Pediatr Res 37:667–670

Tominaga T, Kagure S, Narisawa K et al (1993) Endonuclease activation following focal ischemic injury in the rat brain. Brain Res 608:21–26

Trescher WH, Ishiwa S, Johnston MV (1997) Brief post-HI hypothermia markedly delays neonatal brain injury. Brain Dev 19:326–328

Van Bel F, Groenendaal F (2008) Long-term pharmalogic neuroprotection after birth asphyxia: where do we stand? Neonatology 94:203–210

Van Bel F, Shadid M, Moison RM et al (1998) Effect of allopurinol on postasphyxial free radical formation, cerebral hemodynamics, and electrical brain activity. Pediatrics 101:185–193

Vannucci RC (1990) Experimental biology of cerebral hypoxia-ischemia: relation to perinatal brain damage. Pediatr Res 27:317–326

Volpe J (2001) Neurology of the newborn, 3rd edn. WB Saunders, Philadelphia

Wagner CL, Eicher DJ, Katikkaneni LD et al (1999) The use of hypothermia: a role in the treatment of neonatal asphyxia? Pediatr Neurol 21:429–443

Wagner BP, Nedelcu J, Martin E (2002) Delayed postischemic hypothermia improves long-term behavioral outcome after cerebral hypoxia-ischemia in neonatal rats. Pediatr Res 51:182–193

Waseem W, Ashraf QM, Zanelli SA et al (2001) Effect of graded hypoxia on cerebral cortical genomic DNA fragmentation in newborn piglet. Biol Neonate 79:187–193

Williams GD, Palmer C, Heitjan DF et al (1992) Allopurinol preserves cerebral energy metabolism during perinatal hypoxic-ischemia: a 31P NMR study in anaesthetized immature rats. Neurosci Lett 144:104–106

Wylie AH, Kerr JFR, Currie AR (1980) Cell Death, the significance of apoptosis. Int Rev Cytol 68:251–306

Yamakura T, Sakimura K, Shimoji K (1999) Direct inhibition of the N-methyl-D-aspartate receptor channel by high concentration of opioids. Anesthesiology 91:1053–1063

Zanelli SA (1999) NMDA receptor-mediated calcium influx in cerebral cortical synaptosomes of the hypoxic guinea pig fetus. Neurochem Res 24:434–446

Zanelli SA, Ashraf QM, Mishra OP (2002) Nitration is a mechanism of regulation of the NMDA receptor function during hypoxia. Neuroscience 112:869–877

Zanelli SA, Naylor M, Dobbins N et al (2008) Implementation of a "hypothermia for HIE" program: 2-year experience in a single NICU. J Perinatol 28:171–175

Zhang J, Haddad GG, Xia Y (2000) Delta-, but not mu- and kappa, opioid receptor activation protects neocortical neurons from glutamate- induced excitotoxic injury. Brain Res 885:143–153

Zhang J, Gibney GT, Zhao P (2002) Neuroprotective role of delta opioid receptors in cortical neurons. Am J Physiol 282:C1225–C1234

缺氧缺血性脑病的临床特征和治疗 126

Floris Groenendaal and Frank van Bel
王英杰　翻译，毛健　审校

目录

摘要

在西方国家,围产期窒息仍然是围产期保健中较为普遍的现象。由于围产期窒息后脑损伤的原因和模式在足月儿和早产儿之间存在差异,本章将重点介绍足月儿。

126.1　要点

- 使用 STAN 法进行(重度)缺氧的产前诊断,为产前对孕母进行药物治疗提供了可能性。
- 特异的神经元损伤生化标志物对于神经保护策略的选择和应用具有重要意义。
- 早期先进的 MRI 技术可进一步发展,并作为评价远期神经发育预后的生物标志物。
- 使用振幅整合脑电图监测大脑背景活动的模式和癫痫发作的存在,用近红外光谱评估脑氧合情况,可以用来评估(神经保护)治疗效果。
- 亚低温期间的附加治疗可能进一步改善(重度)围产期窒息后的预后。
- 利多卡因是治疗缺氧缺血性新生儿惊厥的一种非常有效的二线抗惊厥药物。

126.2　流行病学

围生期窒息是西方国家围生期保健中常见的疾病。窒息后脑损伤的病因和损伤类型在足月儿和早产儿中表现不同,而我们将集中介绍足月儿部分。

在西方国家,约 0.1%~0.4% 的足月新生儿出生时因围生期窒息需要复苏(Hull and Dodd 1992; Smith et al. 2000)。至少 0.5% 的足月儿因 5 分钟 Apgar 评分少于 6 分而需要不同程度的复苏(Casey et al. 2001)。0.07% 的足月儿 5 分钟 Apgar 评分小于 3 分,这些严重无活力的新生儿病死率高达 24%。

虽然围生期窒息的定义尚存在争议,但近期通过磁共振(magnetic resonance imaging,MRI)结合病理学研究发现,80% 的围生期窒息和脑病的足月新生儿存在脑组织缺氧缺血性损伤(Cowan et al. 2003; Alderliesten et al. 2013)。

围生期窒息的病因分为:出生前因素如严重的孕母疾病或休克;出生时因素如脐带绕颈导致血供障碍的难产;生后因素如严重的呼吸系统疾病如膈疝或肌肉病。各部分病因所占具体比例尚不明确(Martinez-Biarge et al. 2013)。

126.3 病理改变与预后

围生期窒息导致脑损伤的过程可分为两个阶段,即缺氧缺血损伤和再灌注损伤。缺氧(氧气缺乏)和缺血(心动过缓致血流供应缺乏,继而葡萄糖、能量等供应减少)导致细胞破坏。再灌注期间产生了大量的氧和氮自由基及非蛋白结合离子,进一步加重了细胞损伤。脑损伤就是缺氧缺血和再灌注损伤共同作用的结果。

通过尸检及实验动物和新生儿的 MRI 检查发现围生期窒息后脑损伤类型多种多(Alderliesten et al. 2013;Myers 1975;de Vries and Groenendaal 2010),包括:

1. 完全性脑坏死
2. 基底节和丘脑损伤
3. 分水岭损伤

完全性脑坏死是最严重的损失类型。患儿通常因脑干受累而无法存活。这种类型损伤的相关病理研究已有详细的描述。在少数存活的患儿中,可见多囊性脑软化或脑回萎缩(Squier 2002),预后可出现多种神经功能障碍如视觉皮层损伤。

基底节 - 丘脑损伤多见于无早期胎儿宫内窘迫迹象的急性严重缺氧者,可通过头颅超声和 MRI 技术(弥散加权 MRI)进行检测(Alderliesten et al. 2011)(图 126.1)。在存活的新生儿中,这种脑损伤模式会导致基底神经节和丘脑的胶质增生。尸检可

见大理石般的外观,这种模式又被称为大理石状态(Squier 2002)。这类脑损伤的儿童表现为运动障碍型脑瘫。既往研究认为,癫痫可能与海马体的损伤相关。

分水岭损伤最早是在 20 世纪 70 年代通过锝扫描技术被发现(Volpe et al. 1985)。多因大脑前中动脉和后中动脉交界的边缘区域灌注减少而引起(图 126.1b),慢性宫内窒息缺氧是该类型损伤主要的致病因素。

重度损伤患儿远期预后多出现前额及顶枕区域脑组织体积减小,临床表现为神经发育障碍。而轻度损伤观察至两周岁,多发育正常,无远期不良影响(Harteman et al. 2013)。

越来越多的足月儿和早产儿中可发现局部脑梗死(van der Aa et al. 2014),但这部分患儿多未发现任何围生期窒息征象,因此该类型损伤本章节暂不予详细介绍。

126.4 缺氧缺血性脑病的临床特征

正如前面章节所介绍,足月儿缺氧缺血性脑病病因多为(约 70%)出生前和出生时胎儿与母体气体交换障碍。目前尚无理想的临床测量标准可以出生后立即进行围生期缺氧缺血严重程度的评估,最常应用的指标仍是 Apgar 评分。Apgar 评分是 1953 年由麻醉师 Virginia Apgar(1953)发明,通过观察出生后 1 分钟及 5 分钟新生儿的心肺及神经功能,如心率、呼吸、皮肤颜色、肌肉张力等情况进行具体评分。2014 年美国儿科和妇产科母胎医学科学委员会制定了缺氧缺血性脑病的诊断标准,具体如下(the American College of Obstetricians and Gynecologists' Task Force on Neonatal Encephalopathy 2014):

1. 代谢性指标:动脉脐血血气 pH<7.00 和 / 或血液碱缺失绝对值≥12。

2. 5 分钟 Apgar 评分持续≤3 分。

3. 新生儿早期出现临床和神经系统后遗症。

4. 新生儿早期出现多器官功能衰竭的临床表现和生化学指标证据。

脐动脉血或新生儿生后 1 小时动脉血中乳酸水平和乳酸 / 丙酮酸比值是判断是否存在围生期窒息的评估指标(Chou et al. 1998)。羊水胎粪污染多提示存在围生期窒息,出生时状态反应差,并且与早期

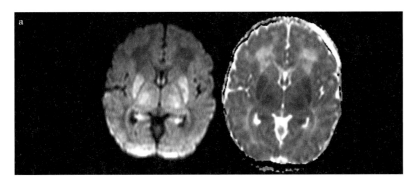

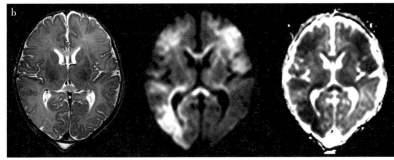

图 126.1　两例足月围产期窒息新生儿的 MRI 图像。(a)足月围产期窒息新生儿，生后第 4 天可见基底节和丘脑异常信号：DWI(左)和 ADC 图(右)。基底节的 ADC 值为 $770 \times 10^{-6} \mathrm{mm}^2/\mathrm{s}$。该患儿生后第 5 天死亡。(b)足月新生儿生后第 3 天 MRI 可见分水岭梗阻，灰白质区域异常信号。T_2 加权(左)、弥散图像(中)和 ADC 图(右)。该患儿 1 岁时随访发育正常

死亡相关(Meis et al. 1978)。详细内容在后续诊断和治疗章节部分会有更细致的介绍。

急性缺氧缺血事件的严重程度与持续时间及患儿的临床症状密切相关(Low et al. 1984)。轻度损伤可仅表现为轻微的神经系统症状如短暂嗜睡，无其他器官受累症状，而重度损伤可出现明显的神经系统症状并伴有肾脏，循环及呼吸等多种重要器官受累(Perlman et al. 1989)。下面的章节我们将讨论何种情况下围产期窒息会导致中枢神经系统和其他重要器官损伤。

中重度围生期缺氧缺血损伤后第一个 12~24 小时内，患儿可表现为不同程度的神经系统异常改变(Sarnat and Sarnat 1976)。轻度损伤者兴奋性增加，肌张力中度增高，通常伴有周期样呼吸和喂养困难。上述症状多在生后数天后逐渐缓解，与中枢神经系统局部区域受到异常刺激和暂时性功能障碍相关。振幅整合脑电图(amplitude integrated electroencephalography, aEEG)对诊断背景异常和癫痫的存在十分重要(Toet et al. 2008)。

重度窒息患儿可出现多种神经系统症状如意识状态水平下降，肌张力减低，凝视并伴有瞳孔大小异常或轻度惊厥活动动作(吸吮、咂嘴等)。损伤严重者通常表现为重度嗜睡，甚至昏迷，并出现明显的惊厥症状如呼吸暂停和全身强直-痉挛性动作。足月患儿惊厥特点多为多灶强直性惊厥，早产患儿表现多

不特异，常为痉挛性惊厥(Volpe 2008)。轻度损伤患儿多无全身症状，但因短暂的肾脏缺氧缺血可出现少尿甚至无尿。重度损伤患儿常有呼吸系统受累，如严重呼吸暂停，病因可能与中枢神经系统的呼吸功能损伤相关，严重者在生后 48~72 小时这段时间内甚至需人工辅助通气。缺氧所致的心肌病是围生期缺氧缺血损伤的特征性疾病，提示疾病损伤的严重程度(Van Bel and Walther 1990)。很多患儿即使无或仅有轻微的临床症状，但仍需应用正性肌力药物来预防低血压的发生。心肌收缩力通常在生后 24~48 小时开始恢复(Van Bel and Walther 1990)。少数可出现心力衰竭，这部分患儿多伴有严重的不可逆性脑损伤。

损伤 24 小时后，早期表现为轻、中度神经系统症状者，临床及神经系统状态均得以改善，意识状态和神经系统查体恢复正常，可自主进食，同时尿量增加，血压恢复。肾脏、肝脏和心脏功能的血浆生化学指标如肌酐、尿素氮以及超声心动图检查的心脏功能均恢复正常。有研究证明，生后 1 周内神经系统症状恢复正常者预后均良好(Sarnat and Sarnat 1976)。早期表现为重度神经系统症状者，肾脏和心脏功能衰竭，在本阶段可进一步恶化，意识状态水平下降，呼吸功能障碍加重，可能需要气管插管及辅助通气。开始出现脑干功能损伤症状，如对刺激无反应，明显且频繁的临床及亚临床惊厥，眼球异常活

动和瞳孔扩大（Volpe 2008）。这种病情恶化的延迟可能与缺氧缺血性脑损伤后二次能量衰竭发生在损伤后 24~72 小时相关（Hope et al. 1984；Lorek et al. 1994）。本阶段中重度损伤者可能死亡，对其行尸检发现弥漫性细胞毒性肿胀和广泛性严重的神经元损伤（Alderliesten et al. 2013）。幸存者身体状况可见稳步的改善，但异常神经系统症状将持续存在，如意识障碍，因吸吮和吞咽障碍而出现喂养困难。损伤部位的不同，尤其当基底节受累时，患儿可表现为肌张力异常减低或增强。值得注意的是，不同的神经系统发育程度将导致围产期缺氧缺血损伤后不同的临床症状，如肌张力改变和偏瘫。

相比胎儿宫内窘迫征象和 Apgar 评分，早期神经系统情况对远期神经系统预后具有更好的预示作用（Brown et al. 1974）。

1976 年 Sarnat 根据神经系统症状及脑电图（electroencephalogram，EEG）改变制定了 Sarnat 评分（Sarnat and Sarnat 1976）。该评分系统对缺氧缺血性脑病的严重程度进行分期，包括 3 个阶段即缺氧缺血性脑病，即轻度缺血缺氧性脑病（hypoxic-ischemic encephalopathy，HIE）为 1 期，中度 HIE 为 2 期，而重度 HIE 为 3 期（表 126.1）。1983 年 Fenichel 主要依据临床症状对上述评分系统进行调整，将脑病严重程度分度为轻度，中度和重度。这种疾病的分度与远期神经发育预后相关（表 126.1）（Fenichel 1983；

Levene et al. 1986）。

Thompson 评分（Thompson et al. 1997）的优点是可以更详细地量化脑病的严重程度。上述评分系统均提示，缺氧缺血性脑病的严重程度与神经系统后遗症的发生率相关。轻度缺氧缺血性脑病患儿（Sarnat 评分 1 期）预后良好，无后遗症发生；中度缺氧缺血性脑病患儿中，5% 死亡（Sarnat 分期均为 3 期），24% 存在神经系统后遗症，71% 预后正常；所有重度缺氧缺血性脑病患儿存在不良预后（Volpe 2008）。目前 Sarnat 评分已广泛用于研究评价缺氧缺血性脑病严重程度及预后，并且评估如亚低温治疗等神经保护方案的有效性（Shankaran et al. 2005；Kaandorp et al. 2012）。

126.5　缺氧缺血性脑病的治疗

126.5.1　减少和预防胎儿宫内窘迫

预防是围生期缺氧缺血性脑病的治疗中最重要的一部分。因为宫内缺氧是造成损伤的主要病因，所以早期监测可能会改变缺氧缺血性脑病患儿的预后。即使胎儿血气检测结合胎儿心电图检查可以减少胎儿缺氧相关的预期不良神经系统后遗症的发生（Low et al. 2001；Westerhuis et al. 2012），但是我们必须承认，频繁的进行生前及出生时胎儿心率检查

表 126.1　缺氧缺血性脑病临床的 Sarnat（1976）(a) 及 Fenichel（1983）(b) 分级

a. 症状	1 期	2 期	3 期
意识状态	警觉性增加	嗜睡或反应迟钝	昏睡
神经肌肉控制	正常	轻度肌张力减低	肌肉松软
吸吮反射	正常	减弱	消失
眼 - 前庭 / 颈紧张反射	正常	增强	消失
自主神经功能	交感神经为主	副交感神经为主	全部受抑
惊厥	无	局灶性	去大脑状态
脑电图	正常	低电压	等电位
病程	<24 小时	2~14 天	数小时至数周
b. 症状	轻度	中度	重度
意识状态	易激惹 / 警觉性增加	嗜睡	昏迷
肌张力	轻度异常	中度异常	重度异常
吸吮反射	异常	明显减弱	消失
原始反射	增强	抑制	消失
惊厥	无	存在	存在
脑干反射	正常	正常	受损
呼吸	节律不整	偶发呼吸暂停	严重呼吸暂停

仅徒增了产科干预,而并不能改善患儿预后(Grant et al. 1989)。适当的干预如急诊剖宫产可以预防轻度胎儿缺氧向中重度缺氧缺血性脑病发展。产前母亲应用药物如氧自由基清除剂或其他神经保护剂可能会减少或预防胎儿发生缺氧性脑损伤,但因超出本章节内容,暂不予具体阐述(Kaandorp et al. 2012;Torrance et al. 2009)。

126.5.2 一般支持治疗

存在围生期缺氧缺血性的新生儿除了神经系统损伤,经常还会伴有多种重要器官功能障碍。按出现顺序及重要性,呼吸功能障碍如通气及氧合不足;循环功能障碍如低血压(Van Bel and Walther 1990;Shankaran et al. 1991);随后发生肝肾功能紊乱,凝血功能异常和需要干预治疗的高黏滞血症。具体内容见表 126.2。

表 126.2　一般支持治疗

窒息复苏期	心电监测 建立充分通气(必要时气管插管及人工辅助通气) 血氧仪监测 避免高氧血症(避免自由基产生及早产儿 ROP) 避免高/低碳酸血症(早产儿) 纠正代谢性酸中毒($PaCO_2$ 恢复正常后) 建立静脉通路以保证液体及葡萄糖输入
进展期	循环支持,必要时应用正性肌力药物(低血压) 或液体复苏(失血) 维持血糖水平正常
稳定后期	静脉补充足够钙剂 禁食 48 小时 监测尿量 监测凝血及血小板水平 抗惊厥治疗(见表 126.3)

126.5.2.1 通气及氧合

通气不足和持续的低氧血症会加剧神经系统损伤,仅此需要及时纠正。至今为止,氧气治疗仍然是一项研究项目,虽然复苏过程中高氧血症可能与神经元细胞的再灌注损伤相关,但对无活力新生儿补充足够的氧气仍然十分重要。

人们越来越清楚地认识到,复苏过程中同样可以应用空气,而 100% 纯氧复苏不再被推荐,并且可能对新生儿造成损伤(Saugstad 2003;Vento and Saugstad 2010;Sola et al. 2007)。高危新生儿生后应立即连接血氧监测仪以了解其动脉血氧饱和度情况,在窒息复苏早期可以避免高氧血症或低氧血症的发生(Hay et al. 1991)。低氧血症和高碳酸血症会导致新生儿脑血管的自主调节功能下降,进而使血压变化影响脑血流灌注。气管插管后使用面罩、球囊辅助通气或机械通气是一种快速而有效的纠正血气及代谢紊乱的治疗方法。值得注意的是,低碳酸血症可明显影响代谢和血管调节,需及时纠正(Klinger et al. 2005)。

126.5.2.2 循环功能障碍

足够的脑组织灌注是预防脑损伤发生的保障。围生期缺氧缺血所致的缺氧性心肌病可导致重要器官如脑的短暂低血压及低灌注(Van Bel and Walther 1990)。虽然这种心肌病通常在生后 24~48 小时逐渐缓解,但严重缺氧缺血时,仍需使用正性肌力药物来预防低血压发生。常用的强心药物为多巴胺,因为它对心肌细胞存在正性肌力作用,而且不会引起外周血管收缩,进一步加重心脏负担。为避免心脏负担加重,即使在循环血容量下降如胎儿或新生儿出血情况下,也应尽量避免使用液体扩张剂。

126.5.2.3 监测

维持血糖水平正常。尽可能保证充足的蛋白质和钙剂的供给。因肠管可能已遭受缺氧缺血损伤,所以早期开始肠道喂养会增加患坏死性小肠结肠炎的风险(Caplan et al. 1994)。生后应立即给予肠道外喂养,而将肠道喂养时间推迟至出生 48 小时后。出生窒息会导致弥散性血管内凝血障碍,如凝血因子及血小板水平下降,进而导致出血时间延长(Castle et al. 1986)。伴有肾小管坏死的肾功能障碍通常为暂时性问题,多在生后 1 周内恢复,因此无需血液稀释等特殊治疗(Luciano et al. 1998)。表 126.2 总结了围生期缺氧缺血损伤新生儿的一般支持治疗的内容。治疗性亚低温时,尽管一些研究报道发现血小板计数下降到低于 $150×10^9$/L,对窒息的任何并发症均无影响。

126.5.3 惊厥的治疗

惊厥活动会加重脑损伤(Van Rooij et al. 2010),因此惊厥的早期发现非常重要。脑损伤高危儿应连接单或双导联的 aEEG 监测仪,以发现生后早期容易频繁出现的亚临床惊厥（Toet et al. 1999, 2008）。惊厥可能会导致血压突然上升及低血糖，进一步加重缺氧相关的脑损伤（Cataltepe et al. 1995）。

苯巴比妥是治疗惊厥的一线药物，最大剂量30mg/kg，静脉应用（van den Broek et al. 2012）。必要时可在首剂应用1周后使用维持量。当惊厥持续或反复出现时，可静脉持续应用利多卡因（van den Broek et al. 2011, 2013）。虽然利多卡因的作用持续仅为1~1.5小时，但仍具有很好的抗癫痫作用。在利多卡因治疗期间，应该监测心电图，因为利多卡因可以引起心律失常，尽管在我们既往的给药方案中这种情况罕见。在亚低温治疗期间应该调整剂量，因为亚低温会影响药代动力学（van den Broek et al. 2013）。三线药物为咪达唑仑，负荷剂量后持续输注维持剂量（不超过0.5mg/kg，静脉应用）。抗惊厥药物具体应用剂量情况见表126.3。虽然新的抗惊厥药物如托吡酯或左乙拉西坦也可能有用，但其对围产期窒息后的药代动力学影响目前仍知之甚少（Filippi et al. 2012; Pressler and Mangum 2013; Ramantani et al. 2011）。

表 126.3 足月新生儿抗惊厥药物使用剂量

足月新生儿		
一线用药	苯巴比妥：20mg/kg，静脉输注；必要时第二剂10~20mg/kg，静脉输注（van den Broek et al. 2012）	
二线用药	利多卡因（van den Broek et al. 2013）	
常温治疗	≥2.0~2.5kg	≥2.5kg
负荷量	2mg/kg，10分钟内	2mg/kg，10分钟内
1期（4小时）	6mg/kg/h	7mg/kg/h
2期（12小时）	3mg/kg/h	3.5mg/kg/h
3期（12小时）	1.5mg/kg/h	1.75mg/kg/h
亚低温治疗期间		
负荷量	2mg/kg，10分钟内	2mg/kg，10分钟内
1期（3.5小时）	6mg/kg/h	7mg/kg/h
2期（12小时）	3mg/kg/h	3.5mg/kg/h
3期（12小时）	1.5mg/kg/h	1.75mg/kg/h
三线用药	咪达唑仑（van den Broek et al. 2015）	
负荷量	0.05mg/kg	
维持量	0.1~0.15mg/kg/h[a]	
咪达唑仑替代物左乙拉西坦	10mg/kg，静脉滴注，每日2次，3天后增加至20mg/kg，每日2次（Ramantani et al. 2011）	
早产新生儿		
一线用药	苯巴比妥20mg/kg，静脉输注；必要时第二剂10~20mg/kg，静脉输注（van den Broek et al. 2012）	
二线用药	利多卡因（van den Broek et al. 2013）	
	≥0.8~1.5kg	≥1.5~2.5kg
负荷量	2mg/kg，10分钟内	2mg/kg，10分钟内
1期（4小时）	5mg/kg/h	6mg/kg/h
2期（6小时）	2.5mg/kg/h	3mg/kg/h
3期（12小时）	1.25mg/kg/h	1.5mg/kg/h
三线用药	氯硝西泮0.1mg/kg/d（Andre et al. 1986）	

[a] 药物剂量过高时注意有发生低血压的危险。

对所有持续惊厥发作的婴儿,应考虑使用吡哆醇(负荷量 50mg/kg,维持量 15~30mg/kg/d,最大200mg/d)。

126.5.4 缺氧缺血性脑病的特异性治疗

在围生期缺氧缺血期间,特别是恢复氧供和再灌注时,胎儿及新生儿脑组织内的破坏性分子途径被激活,最终导致脑损伤(Fellman and Raivio 1997)。动物及临床试验研究发现,大量钙离子通过离子调节通道和 N- 甲基 -D- 门冬氨酸受体调节通道进入神经元细胞内。细胞内钙离子使酶激活,产生可以损伤神经元细胞膜和 DNA 的活性氧及氮,激活凋亡过程(Hagberg et al. 2015)。重新供氧和再灌注之后,缺氧缺血损伤的脑组织能量代谢才开始恢复,但 6~12 小时后,能量代谢破坏增加,造成不可逆的脑损伤(Hope et al. 1984;Lorek et al. 1994;Vannucci et al. 2004)。上述提及的破坏性分子途径均在该时间段发生,即脑灌注和氧供恢复前的 6 小时内(也称为治疗时间窗)。防止这些破坏性分子通路激活的任何治疗均可能具有神经保护作用。这一假说确实得到了来自多个物种动物实验研究证据的支持(Robertson et al. 2012)。结合本章的内容,下面我们会简要介绍目前被认为有效,如亚低温治疗及其他近期可能会应用在临床的治疗方法。持续 72 小时的适度亚低温治疗对中重度缺氧缺血性脑病具有神经保护作用,该治疗需在生后 6 小时内开始,分为选择性头部亚低温(Gluckman et al. 2005)及全身亚低温治疗(33~34℃)(Shankaran et al. 2005;Azzopardi et al. 2009);一项大样本 Meta 分析研究发现,亚低温治疗对出生窒息相关的中度缺氧性脑损伤疗效显著(Jacobs et al. 2013)。亚低温治疗安全性高,但治疗过程中仍可能出现高血压、肺动脉高压、血小板减少、低钾血症,复温时可能发生低血压(Jacobs et al. 2013)。亚低温治疗同时会改变抗惊厥药物及吗啡的药代动力学模式(Roka et al. 2008;van den Broek et al. 2010)。因此建议该治疗应在新生儿重症监护病房内进行(Groenendaal and Brouwer 2009)。

亚低温联合药物治疗可能会改善围生期缺氧缺血患儿的预后(Robertson et al. 2012)。

126.6 缺氧缺血性脑病的诊断、分度及远期预后的预测

动物实验证实围生期缺氧缺血可导致脑损伤及脑瘫,且损伤类型与新生儿相似(Ranck and Windle 1959;Myers 1977)。近年来,窒息后早期脑损伤监测及神经保护策略的建立已成为研究工作的重点,旨在降低永久性脑损伤的发生。本章节将对缺氧缺血性脑病严重程度分度及其远期预后评估进行详细介绍。

126.6.1 胎儿缺氧的产前评估

胎心监测模式异常(Arduini et al. 1989;Schifrin 1994)、产前超声多普勒观察到脐带和脑血流改变(Arduini et al. 1989;Arabin et al. 1995)、胎动异常(Herrmann et al. 1989;Maeda et al. 1991)、胎儿头皮血气值异常(Boenisch and Saling 1976)及羊水胎粪污染(Fujikura and Klionsky 1975)均提示存在胎儿宫内缺氧,但并不能预测是否会发生新生儿脑病及发展为脑瘫(Nelson et al. 1996)。胎儿心电图改变同样与胎儿窒息相关,所谓的 STAN 法尚待进一步研究,但可能会成为评估胎儿宫内情况的一项重要工具(表 126.4)(Westerhuis et al. 2012;Amer-Wahlin et al. 2001)。

表 126.4 胎儿缺氧的标志

胎儿缺氧的标志	参考文献
胎心监测模式	(Arduini et al. 1989;Schifrin 1994)
胎动	(Herrmann et al. 1989;Maeda et al. 1991)
胎儿头皮血气	(Boenisch and Saling 1976)
胎粪污染	(Fujikura and Klionsky 1975)
胎儿心电图改变	(Westerhuis et al. 2012;AmerWahlin et al. 2001)

126.6.2 出生后胎儿评估

126.6.2.1 Apgar 评分

Apgar 评分是由 Virginia Apgar 创建,用于新生儿临床评估的评分系统(Apgar 1953)。该评分可协助判断新生儿是否需要出生复苏,但并不用于诊断

围生期窒息（American Academy of Pediatrics et al. 2006）。

在下列情况下，Apgar 评分可能会偏低，如受经胎盘获得的药物如麻醉剂而影响中枢神经系统，分娩时外伤或因频繁吸引造成呼吸抑制，因此临床医生质疑低 Apgar 评分是否能诊断围生期窒息，预测新生儿脑病及脑瘫的发生。然而，10 分钟 Apgar 评分仍小于 5 分的患儿与预后不良相关，敏感性 43%，特异性 95%（Levene et al. 1986）。产前获得性脑损伤患儿中，其 Apgar 评分也可能正常，因此，Apgar 评分良好并不能保证新生儿日后不会发展为脑瘫（de Vries et al. 1998）。与对照组相比较，1 分钟 Apgar 评分小于等于 3 分者发生脑病的概率为 31%，对照组为 1%（Adamson et al. 1995）。惊厥新生儿的 1-20 分钟 Apgar 评分情况均明显低于对照组（Holden et al. 1982）。

早产儿的 Apgar 评分受发育成熟度影响（Catlin et al. 1986）。随着胎龄的下降，其呼吸功能，肌肉张力及反射活动明显下降。因此并不能仅依靠 Apgar 评分来确诊早产儿围生期窒息及预测是否发生新生儿脑病。

126.6.2.2 血气

除了 Apgar 评分，胎儿头皮（Boenisch and Saling 1976）或脐动脉（Daniel et al. 1966）血气 pH、氧及二氧化碳水平检测也具有良好的应用前景。与有活力和中度抑制的新生儿比较，重度抑制新生儿因无氧酵解增加，出现 pH 降低，碱缺失值及乳酸水平增高（Daniel et al. 1966）。Sykes 等研究发现，Apgar 评分并不能反映新生儿出生时血气酸中毒的严重情况（Sykes et al. 1982），仅 19% 的 5 分钟 Apgar 评分 <7 分患儿动脉血气 pH 小于等于 7.10，碱缺失绝对值大于等于 13。而 86% 的血气 pH 小于等于 7.10，碱缺失绝对值大于等于 13 的患儿，5 分钟 Apgar 评分大于等于 7 分（Ruth and Raivio 1988）。血气 pH 小于 7.0 提示预后较差（Goodwin et al. 1992；Winkler et al. 1991；van den Berg et al. 1996）。Goodwin 等研究发现，脐动脉血气 pH 小于 7.0 的足月儿中，患新生儿脑病者占 31%。同时，随着酸中毒严重程度的增加，患儿存续惊厥和重度新生儿脑病的概率增加（Goodwin et al. 1992）。恰当的新生儿干预可能会预防新生儿脑病患儿出现不良远期预后，具体见表 126.5（Lavrijsen et al. 2005）。

表 126.5　窒息的出生后指标

窒息的生后指标	参考文献
Apgar 评分	（Apgar 1953；American Academy of Pediatrics et al. 2006）
脐带血气值	（Boenisch and Saling 1976；Daniel et al. 1966；Ruth and Raivio 1988；Goodwin et al. 1992；Winkler et al. 1991；van den Berg et al. 1996；Lavrijsen et al. 2005；Low et al. 1985；King et al. 1998）
乳酸，次黄嘌呤	（Chou et al. 1998；Ruth and Raivio 1988；Mathew et al. 1980；Huang et al. 1999；Pourcyrous et al. 1999；Buonocore et al. 1998）
特异性脑蛋白	（Niklinski et al. 1987；Thornberg et al. 1995；Nagdyman et al. 2003）
细胞因子	（Gazzolo et al. 2004；Savman et al. 1998；Oygur et al. 1998；Foster-Barber et al. 2001；Xanthou et al. 2002；Chiesa et al. 2003）
临床评分系统	（Sarnat and Sarnat 1976；Thompson et al. 1997；Wayenberg et al. 1994）
神经生理	
- 诱发点位	（Eken et al. 1995；Taylor et al. 1992；Mercuri et al. 1994；Muttitt et al. 1991；de Vries 1993；Gibson et al. 1992）
- 振幅整合脑电图	（Toet et al. 2002；Connell et al. 1989；Bjerre et al. 1983；Archbald et al. 1984；Hellstrom-Westas et al. 1995）
神经影像	
- 脑血流	（Archer et al. 1986；Van Bel et al. 1987）
- 近红外光谱法	（Wyatt 1993；Toet et al. 2006；Lemmers et al. 2013）
- 头颅超声	（Eken et al. 1994）
- 磁共振	（Cowan et al. 2003；de Vries and Groenendaal 2010；Baenziger et al. 1993；Barkovich et al. 1995；Rutherford et al. 1996，1998，2004；L'Abee et al. 2005；Sie et al. 2000；Okereafor et al. 2008）
- 磁共振波谱分析	（Roth et al. 1992；Groenendaal et al. 1994；Robertson et al. 2002）

脐血中缓冲碱值下降是评价胎儿缺氧的另一个指标。有研究发现，25 个缓冲碱小于 30mmol/L 新生儿中，14 个（56%）发展为新生儿脑病，仅 6 个

（2%）为重度新生儿脑病（Low et al. 1985）。部分有活力的新生儿中，即使血气 pH 降低，也不会出现新生儿脑病（King et al. 1998），可能与有活力的新生儿发生缺氧时肾上腺素水平增加相关（Nylund et al. 1987）。

Belai 通过研究脐动脉血气 pH 小于 7.0 的新生儿，发现其动静脉二氧化碳分压差（AV-PCO$_2$）与新生儿脑病相关（Belai et al. 1998）。AV-PCO$_2$ 的诊断临界值为 25mmHg（敏感性 89%，特异性 56%）。

将 Apgar 评分与是否需要出生复苏、血气值和胎心监护情况相结合，这种评价系统可以用于预测新生儿是否会发生严重的临床并发症如新生儿脑病（Portman et al. 1990；Perlman and Risser 1996；Ekert et al. 1997；Carter et al. 1998；Bonifacio et al. 2015），但尚未被广泛应用。

血气 pH 小于 7.0，碱缺失绝对值大于 16mmol/L 及 5 分钟 Apgar 评分小于 7.0 与新生儿疾病如新生儿脑病的患病率相关（Sehdev et al. 1997）。

因为血气无法反映全身的代谢情况，因此并不能用来预测患儿的预期预后。然而，特殊的神经系统检查也许会提高更特异的信息。

126.6.2.3 围生期窒息的其他生化指标

足月新生儿脑病患儿的脐血乳酸水平及乳酸/丙酮酸比值升高（Chou et al. 1998），它的准确性可能高于血气值，但早期有研究对此有所怀疑（Ruth and Raivio 1988）。另有研究分别发现，窒息新生儿生后 8 小时内脑脊液乳酸水平增高（Mathew et al. 1980）。尿乳酸/肌酐比值与新生儿缺氧缺血性脑病相关（Huang et al. 1999）。重度新生儿脑病患儿 cAMP 水平下降，提示预后不良（Pourcyrous et al. 1999）。次黄嘌呤是出生窒息的生化学标志物（Saugstad 1976；Ruth et al. 1988），与脐血血浆丙二醛水平密切相关，提示自由基诱导的氧化应激反应（Buonocore et al. 1998）。同时，出生时非蛋白结合离子和有核红细胞计数与胎儿窒息相关（Buonocore et al. 1999. 2003）（见表 126.5）。

上述的生化指标可用于判断缺氧的严重程度，但在预测是否发生新生儿脑病方面并无特异性。

目前迫切需要研究更特异的早期监测脑损伤的标志物。窒息足月儿的脐血肌酸激酶脑型同工酶 CK-BB 水平增高（Niklinski et al. 1987），但发生脑病的新生儿外周血中 CK-BB 上升的时间尚不明

确。新生儿脑病患儿的血浆神经元特异性烯醇化酶（neuron-specific enolase，NSE）水平明显增高，但生后第一天脑特异性蛋白如 S-100B、NSE 及 CK-BB 的水平在预测不良预后方面尚存在局限性（Thornberg et al. 1995；Nagdyman et al. 2003）。窒息新生儿脑脊液中脑特异性蛋白如神经纤维蛋白、胶质纤维酸性蛋白、S-100B 及 NSE 水平与生后 1 年的预后相关（Gazzolo et al. 2004；Blennow et al. 2001）。

血浆和脑脊液的细胞因子水平与新生儿脑病的严重程度及远期预后相关（Savman et al. 1998；Oygur et al. 1998；Foster-Barber et al. 2001；Xanthou et al. 2002；Chiesa et al. 2003；Martin-Ancel et al. 1997）。

126.6.2.4 临床评分系统

如前面章节所介绍，Sarnat 评分是由临床表现和电生理部分构成（Sarnat and Sarnat 1976），可用于预测脑病患儿的远期预后。1 期患儿发育多正常，3 期患儿预后多不良（Levene et al. 1985, 1986；Holden et al. 1982；Mellits et al. 1982），而 2 期患儿预后评价较困难，其中 25% 发育异常。因 Sarnat 评分需在生后 24 小时后才可以测评，因此其在指导治疗干预方面存在局限性。

Wayenberg 等研究了一种可以在生后 30 分钟应用的早期神经系统评分系统，包括意识状态，呼吸模式，拥抱及握持反射（Wayenberg et al. 1994）。该评分系统在预测新生儿脑病患儿发育方面尚不如动脉血碱缺失值测定。

Thompson 等也研究了可在生后早期应用的临床评分系统（Thompson et al. 1997），但仍需进一步试验证实其实用性。

126.6.2.5 影像学检查

脑血流及氧耗量测定

超声多普勒和近红外光谱法测定可监测重度足月新生儿脑病患儿的脑血流量及脑容积改变，提示预后不良（Archer et al. 1986；Van Bel et al. 1987；Wyatt 1993；Toet et al. 2006；Lemmers et al. 2013），但仍需进一步研究来明确该测量方法的临床价值。

头颅超声影像

头颅超声可早期监测颅内异常病灶，如丘脑、基底节病变（Eken et al. 1994）。如生后第一天即发现异常，多提示为出生前发生的损伤。

核磁共振

头 MRI 在新生儿中应用越来越广泛（de Vries and Groenendaal 2010；Baenziger et al. 1993；Barkovich et al. 1995；Rutherford et al. 1996）。头 MRI 的使用证实，急性脑损伤在新生儿脑病中很常见（Cowan et al. 2003）。生后第一天 MRI 检查可呈正常表现（Rutherford et al. 1996）。磁共振弥散加权成像可应用监测早期缺氧缺血性脑改变。通过生成水分子表面弥散系数（apparent diffusion coefficient，ADC）图来计算每个局部区域的弥散系数（Alderliesten et al. 2011）。ADC 值的改变提示细胞毒性水肿，当细胞毒性水肿转变为血管源性水肿时，其 ADC 值会产生变化，因此 ADC 值的改变与损伤发生时间相关（Rutherford et al. 2004）。这也被称为 ADC 值的伪正常化（Rutherford et al. 2004；Bednarek et al. 2012）。

因二次能量减减暂未发生，所以生后 2 天内行 MRI 检查可能仍然正常（L'Abee et al. 2005）。我们建议足月窒息新生儿应在生后 4~7 天行 MRI 检查（Alderliesten et al. 2011）。MRI 检查可以预测患儿远期的运动发育情况（de Vries and Groenendaal 2010）。

围生期窒息患儿的 MRI 改变类型多种多样（de Vries and Groenendaal 2010；Sie et al. 2000；Okereafor et al. 2008）。急性缺氧缺血事件如胎盘早剥，子宫破裂，主要为基底节及丘脑部位损伤，重度窒息者可见脑白质受累。慢性缺氧缺血事件多为脑白质损伤，呈分水岭样改变（Harteman et al. 2013），不伴有基底节及丘脑受累。

上述脑损伤类型与 20 世纪 70 年代进行的动物实验及人体尸检结论相符（Alderliesten et al. 2013；Myers 1977）。

磁共振波谱成像

脑组织代谢改变贯穿整个窒息始终，表现为高能量磷酸盐成分减少，乳酸水平增加。通过 $^{31-}$ 磷磁共振波谱成像（magnetic resonance spectroscopy，MRS）可将其能量代谢的改变可视化。生后 1 周内磷酸肌酸 ATP 水平下降与预后不良相关（Hope et al. 1984；Lorek et al. 1994），同时通过临床试验可证实二次能量衰竭的存在（Lorek et al. 1994）。新生儿的细胞内 pH 升高与围生期窒息和远期预后不良相关（Robertson et al. 2002）。

应用 ^{1}H-MRS 检查，神经发育不良的窒息新生儿脑组织中可发现乳酸水平上升，N-乙酰-门冬氨酸（一种神经元标志物）水平下降（图 126.2）（Groenendaal et al. 1994），上述代谢改变可持续很长时间。

神经生理学检查

EEG 在窒息新生儿应用已有数十年历史，可以预测患儿的神经发育预后（Holmes et al. 1982；Watanabe et al. 1980；Monod et al. 1972；Grigg-Damberger et al. 1989）。其中，背景波活动较是否存在癫痫波更有意义。

传统的多导联 EEG 在新生儿应用存在局限性，其记录仅能持续 30~45 分钟，无法进行长期监测和

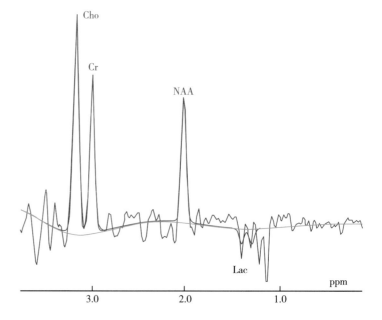

图 126.2　图 126.1 中患者 A 的基底节区域磁共振波谱成像可见 N-乙酰-天门冬氨酸/胆碱比值降低，乳酸水平增加（在 1.33ppm 处形成反向双峰）。在 1.1ppm 处可见丙二醇（苯巴比妥溶液的成分）的反向双峰样改变（图示未标记）

发现亚临床惊厥（Connell et al. 1989）。脑功能监护仪（cerebral function monitor, CFM）最初由 Bjerre 引入新生儿重症监护室，自此出现了越来越多的相关应用研究（Bjerre et al. 1983）。通过在双侧顶电极区连接单导联 EEG，将测得的信号进行过滤、平滑化、振幅整合、半对数分析处理后，以 6cm/h 的慢速度输出。aEEG 是一种简单易操作的脑功能监护仪，并且与标准 EEG 结果具有较高的一致性（Toet et al. 2002）。它可以进行持续监测，观察背景波活动及是否存在睡眠觉醒周期。惊厥活动表现为锯齿样改变。新型脑功能监测仪可以将 EEG 图像储存在硬盘中，方便日后分析计算。aEEG 在新生儿脑病的应用很多（Toet et al. 1999；al Naqeeb et al. 1999），研究发现，出生 24 小时内背景活动恢复者，61% 预后良好，而 24 后仍表现为背景活动抑制者，均预后不良（Van Rooij et al. 2005）。

生后 6 小时内行 aEEG 及 EEG 检查有助于筛选可能出现神经发育障碍的高危儿。Hellstrom-Westas 等（1995）在生后 6 小时内予新生儿进行 aEEG 监测，并首次对新生儿 aEEG 结果进行报道，发现连续性背景活动者预后良好，而背景波平坦或连续性低电压者可能死亡或出现严重发育障碍。Eken 等（1995）研究也得出相似结论。aEEG 在协助选择适宜的，需干预治疗的窒息新生儿方面作用

显著（图 126.3）（Azzopardi et al. 2009）。

诱发电位是当给予机体反复刺激时，EEG 上体现出的平均临床反应，可分为听觉诱发电位、视觉诱发电位和体感诱发电位，是探测神经系统感觉传导通路的功能完整性的一种无创检查（Eken et al. 1995；Taylor et al. 1992；Mercuri et al. 1994；Muttitt et al. 1991）。EEG 较诱发电位振幅更高，但对给予刺激的反应比较扩散，而诱发电位振幅低，但对外界刺激反应比较持久恒定，因此当给予均一的，足量的刺激时，电位可逐渐从 EEG 中诱导出来。

生后 1 周内的视觉诱发电位及体感诱发电位结果与神经发育预后密切相关（Eken et al. 1995；van Laerhoven et al. 2013）。初次体感诱发电位异常，但生后 3~4 天复查恢复正常者，其神经系统预后多良好（de Vries 1993；Gibson et al. 1992）。Taylor 学者研究得出，生后 1 周内视觉诱发电位异常多预测可能发生死亡或脑瘫，但上述结论尚存在争议。

近数十年来，aEEG 已经逐渐取代视觉诱发电位和体感诱发电位检查，成为可评估围生期窒息后新生儿脑病严重程度的床旁操作技术。

126.7 结论

综上所述，临床表现结合脐血酸中毒及动态

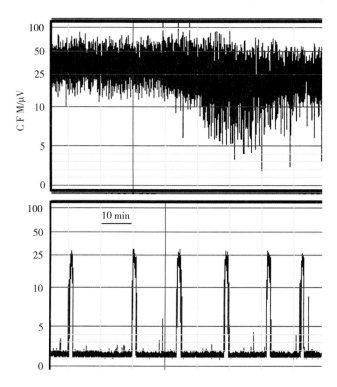

图 126.3 围产期窒息足月新生儿的 aEEG 不同表现类型（Courtesy Dr. Mona C. Toet）。上图表现为连续正常电压。下图表现为重度背景抑制伴反复惊厥

aEEG 监测是评价窒息新生儿是否存在新生儿脑病最佳的方法。利用 MRI 技术，尤其弥散加权 MRI 及 ADC 图可以明确脑损伤的类型，推荐的监测时间为生后 4~7 天。

异常的近红外光谱和 aEEG 参数、异常诱发电位、基底节 - 丘脑区域 H-MRS 乳酸水平增高和弥散加权成像异常信号改变均与不良预后相关，以上指标可用于帮助筛选，哪些患儿需要进行神经保护治疗。

参考文献

Adamson SJ, Alessandri LM, Badawi N, Burton PR, Pemberton PJ, Stanley F (1995) Predictors of neonatal encephalopathy in full-term infants. BMJ 311:598–602

al Naqeeb N, Edwards AD, Cowan FM, Azzopardi D (1999) Assessment of neonatal encephalopathy by amplitude-integrated electroencephalography. Pediatrics 103:1263–1271

Alderliesten T, de Vries LS, Benders MJ, Koopman C, Groenendaal F (2011) MR imaging and outcome of term neonates with perinatal asphyxia: value of diffusion-weighted MR imaging and ^{1}H MR spectroscopy. Radiology 261:235–242

Alderliesten T, Nikkels PG, Benders MJ, de Vries LS, Groenendaal F (2013) Antemortem cranial MRI compared with postmortem histopathologic examination of the brain in term infants with neonatal encephalopathy following perinatal asphyxia. Arch Dis Child Fetal Neonatal Ed 98:F304–F309

American College of Obstetricians and Gynecologists' Task Force on Neonatal Encephalopathy (2014) Executive summary: neonatal encephalopathy and neurologic outcome, second edition. Report of the American College of Obstetricians and Gynecologists' Task Force on Neonatal Encephalopathy. Obstet Gynecol 123:896–901

American Academy of Pediatrics, Committee on Fetus and Newborn, American College of Obstetricians and Gynecologists and Committee on Obstetric Practice (2006) The Apgar score. Pediatrics 117:1444–1447

Amer-Wahlin I, Hellsten C, Noren H et al (2001) Cardiotocography only versus cardiotocography plus ST analysis of fetal electrocardiogram for intrapartum fetal monitoring: a Swedish randomised controlled trial. Lancet 358:534–538

Andre M, Boutroy MJ, Dubruc C et al (1986) Clonazepam pharmacokinetics and therapeutic efficacy in neonatal seizures. Eur J Clin Pharmacol 30:585–589

Apgar V (1953) A proposal for a new method of evaluation of the newborn infant. Curr Res Anesth Analg 32:260–267

Arabin B, Ragosch V, Mohnhaupt A (1995) From biochemical to biophysical placental function tests in fetal surveillance. Am J Perinatol 12:168–171

Archbald F, Verma UL, Tejani NA, Handwerker SM (1984) Cerebral function monitor in the neonate. II: Birth asphyxia. Dev Med Child Neurol 26:162–168

Archer LN, Levene MI, Evans DH (1986) Cerebral artery Doppler ultrasonography for prediction of outcome after perinatal asphyxia. Lancet 2:1116–1118

Arduini D, Rizzo G, Romanini C, Mancuso S (1989) Are blood flow velocity waveforms related to umbilical cord acid- base status in the human fetus? Gynecol Obstet Invest 27:183–187

Azzopardi DV, Strohm B, Edwards AD et al (2009) Moderate hypothermia to treat perinatal asphyxial encephalopathy. N Engl J Med 361:1349–1358

Baenziger O, Martin E, Steinlin M et al (1993) Early pattern recognition in severe perinatal asphyxia: a prospective MRI study. Neuroradiology 35:437–442

Barkovich AJ, Westmark K, Partridge C, Sola A, Ferriero DM (1995) Perinatal asphyxia: MR findings in the first 10 days. AJNR Am J Neuroradiol 16:427–438

Bednarek N, Mathur A, Inder T, Wilkinson J, Neil J, Shimony J (2012) Impact of therapeutic hypothermia on MRI diffusion changes in neonatal encephalopathy. Neurology 78:1420–1427

Belai Y, Goodwin TM, Durand M, Greenspoon JS, Paul RH, Walther FJ (1998) Umbilical arteriovenous PO2 and PCO2 differences and neonatal morbidity in term infants with severe acidosis. Am J Obstet Gynecol 178:13–19

Bjerre I, Hellstro"m-Westas L, Rosen I, Svenningsen N (1983) Monitoring of cerebral function after severe asphyxia in infancy. Arch Dis Child 58:997–1002

Blennow M, Savman K, Ilves P, Thoresen M, Rosengren L (2001) Brain-specific proteins in the cerebrospinal fluid of severely asphyxiated newborn infants. Acta Paediatr 90:1171–1175

Boenisch H, Saling E (1976) The reliability of pH values in fetal blood samples: a study of the second stage. J Perinat Med 4:45

Bonifacio SL, deVries LS, Groenendaal F (2015) Impact of hypothermia on predictors of poor outcome: how do we decide to redirect care? Semin Fetal Neonatal Med 20:122–127

Brown JK, Purvis RJ, Forfar JO, Cockburn F (1974) Neurological aspects of perinatal asphyxia. Dev Med Child Neurol 16:567–580

Buonocore G, Zani S, Perrone S, Caciotti B, Bracci R (1998) Intraerythrocyte nonprotein-bound iron and plasma malondialdehyde in the hypoxic newborn. Free Radic Biol Med 25:766–770

Buonocore G, Perrone S, Gioia D et al (1999) Nucleated red blood cell count at birth as an index of perinatal brain damage. Am J Obstet Gynecol 181:1500–1505

Buonocore G, Perrone S, Longini M et al (2003) Non protein bound iron as early predictive marker of neonatal brain damage. Brain 126:1224–1230

Caplan MS, Hedlund E, Adler L, Hsueh W (1994) Role of asphyxia and feeding in a neonatal rat model of necrotizing enterocolitis. Pediatr Pathol 14:1017–1028

Carter BS, McNabb F, Merenstein GB (1998) Prospective validation of a scoring system for predicting neonatal morbidity after acute perinatal asphyxia. J Pediatr 132:619–623

Casey BM, McIntire DD, Leveno KJ (2001) The continuing value of the Apgar score for the assessment of newborn infants. N Engl J Med 344:467–471

Castle V, Andrew M, Kelton J, Giron D, Johnston M, Carter C (1986) Frequency and mechanism of neonatal thrombocytopenia. J Pediatr 108:749–755

Cataltepe O, Vannucci RC, Heitjan DF, Towfighi J (1995) Effect of status epilepticus on hypoxic-ischemic brain damage in the immature rat. Pediatr Res 38:251–257

Catlin EA, Carpenter MW, Brann BS, Mayfield SR, Shaul PW, Goldstein M (1986) The Apgar score revisited: influence of gestational age. J Pediatr 109:865–868

Chiesa C, Pellegrini G, Panero A et al (2003) Umbilical cord interleukin-6 levels are elevated in term neonates with perinatal asphyxia. Eur J Clin Invest 33:352–358

Chou YH, Tsou Yau KI, Wang PJ (1998) Clinical application of the measurement of cord plasma lactate and pyruvate in the assessment of high-risk neonates. Acta Paediatr 87:764–768

Connell J, Oozeer R, de Vries L, Dubowitz LM, Dubowitz V (1989) Clinical and EEG response to anticonvulsants in neonatal seizures. Arch Dis Child 64:459–464

Cowan F, Rutherford M, Groenendaal F et al (2003) Origin and timing of brain lesions in term infants with neonatal encephalopathy. Lancet 361:736–742

Daniel SS, Adamsons K Jr, James LS (1966) Lactate and pyruvate as an index of prenatal oxygen deprivation. Pediatrics 37:942–953

de Vries LS (1993) Somatosensory-evoked potentials in term neonates with postasphyxial encephalopathy. Clin Perinatol 20:463–482

de Vries LS, Groenendaal F (2010) Patterns of neonatal hypoxic-ischaemic brain injury. Neuroradiology 52:555–566

de Vries LS, Eken P, Groenendaal F, Rademaker KJ, Hoogervorst B, Bruinse HW (1998) Antenatal onset of haemorrhagic and/or ischaemic lesions in preterm infants: prevalence and associated obstetric variables. Arch Dis Child Fetal Neonatal Ed 78:F51–F56

Eken P, Jansen GH, Groenendaal F, Rademaker KJ, de Vries LS (1994) Intracranial lesions in the fullterm infant with hypoxic ischaemic encephalopathy: ultrasound and autopsy correlation. Neuropediatrics 25:301–307

Eken P, Toet MC, Groenendaal F, de Vries LS (1995) Predictive value of early neuroimaging, pulsed Doppler and neurophysiology in full term infants with hypoxic-ischaemic encephalopathy. Arch Dis Child Fetal Neonatal Ed 73:F75–F80

Ekert P, Perlman M, Steinlin M, Hao Y (1997) Predicting the outcome of postasphyxial hypoxic-ischemic encephalopathy within 4 hours of birth. J Pediatr 131:613–617

Fellman V, Raivio KO (1997) Reperfusion injury as the mechanism of brain damage after perinatal asphyxia. Pediatr Res 41:599–606

Fenichel GM (1983) Hypoxic-ischemic encephalopathy in the newborn. Arch Neurol 40:261–266

Filippi L, Fiorini P, Daniotti M et al (2012) Safety and efficacy of topiramate in neonates with hypoxic ischemic encephalopathy treated with hypothermia (NeoNATI). BMC Pediatr 12:144

Foster-Barber A, Dickens B, Ferriero DM (2001) Human perinatal asphyxia: correlation of neonatal cytokines with MRI and outcome. Dev Neurosci 23: 213–218

Fujikura T, Klionsky B (1975) The significance of meconium staining. Am J Obstet Gynecol 121:45–50

Gazzolo D, Marinoni E, Di Iorio R et al (2004) Urinary S100B protein measurements: a tool for the early identification of hypoxic-ischemic encephalopathy in asphyxiated full-term infants. Crit Care Med 32: 131–136

Gibson NA, Graham M, Levene MI (1992) Somatosensory evoked potentials and outcome in perinatal asphyxia. Arch Dis Child 67:393–398

Gluckman PD, Wyatt JS, Azzopardi D et al (2005) Selective head cooling with mild systemic hypothermia after neonatal encephalopathy: multicentre randomised trial. Lancet 365:663–670

Goodwin TM, Belai I, Hernandez P, Durand M, Paul RH (1992) Asphyxial complications in the term newborn with severe umbilical acidemia. Am J Obstet Gynecol 167:1506–1512

Grant A, O'Brien N, Joy MT, Hennessy E, MacDonald D (1989) Cerebral palsy among children born during the Dublin randomised trial of intrapartum monitoring. Lancet 2:1233–1236

Grigg-Damberger MM, Coker SB, Halsey CL, Anderson CL (1989) Neonatal burst suppression: its developmental significance. Pediatr Neurol 5:84–92

Groenendaal F, Brouwer AJ (2009) Clinical aspects of induced hypothermia in full term neonates with perinatal asphyxia. Early Hum Dev 85:73–76

Groenendaal F, Veenhoven RH, van der Grond J, Jansen GH, Witkamp TD, de Vries LS (1994) Cerebral lactate and N-acetyl-aspartate/choline ratios in asphyxiated full-term neonates demonstrated in vivo using proton magnetic resonance spectroscopy. Pediatr Res 35:148–151

Hagberg H, Edwards AD, Groenendaal F (2015) Perinatal brain damage: the term infant. Neurobiol Dis

Harteman JC, Groenendaal F, Toet MC et al (2013) Diffusion-weighted imaging changes in cerebral watershed distribution following neonatal encephalopathy are not invariably associated with an adverse outcome. Dev Med Child Neurol 55:642–653

Hay WW Jr, Thilo E, Curlander JB (1991) Pulse oximetry in neonatal medicine. Clin Perinatol 18:441–472

Hellstrom-Westas L, Rosen I, Svenningsen NW (1995) Predictive value of early continuous amplitude integrated EEG recordings on outcome after severe birth asphyxia in full term infants. Arch Dis Child Fetal Neonatal Ed 72:F34–F38

Herrmann U Jr, Durig P, Amato M, Sidiropoulos D, Schneider H (1989) Outcome of fetuses with abnormal biophysical profile. Gynecol Obstet Invest 27:122–125

Holden KR, Mellits ED, Freeman JM (1982) Neonatal seizures. I. Correlation of prenatal and perinatal events with outcomes. Pediatrics 70:165–176

Holmes G, Rowe J, Hafford J, Schmidt R, Testa M, Zimmerman A (1982) Prognostic value of the electroencephalogram in neonatal asphyxia. Electroencephalogr Clin Neurophysiol 53:60–72

Hope PL, Costello AML, Cady EB et al (1984) Cerebral energy metabolism studied with phosphorous NMR spectroscopy in normal and birth asphyxiated infants.

Lancet 8399:366–370

Huang CC, Wang ST, Chang YC, Lin KP, Wu PL (1999) Measurement of the urinary lactate: creatinine ratio for the early identification of newborn infants at risk for hypoxic-ischemic encephalopathy. N Engl J Med 341:328–335

Hull J, Dodd KL (1992) Falling incidence of hypoxic-ischaemic encephalopathy in term infants. Br J Obstet Gynaecol 99:386–391

Jacobs SE, Berg M, Hunt R, Tarnow-Mordi WO, Inder TE, Davis PG (2013) Cooling for newborns with hypoxic ischaemic encephalopathy. Cochrane Database Syst Rev 1, CD003311

Kaandorp JJ, van Bel F, Veen S et al (2012) Long-term neuroprotective effects of allopurinol after moderate perinatal asphyxia: follow-up of two randomised controlled trials. Arch Dis Child Fetal Neonatal Ed 97: F162–F166

King TA, Jackson GL, Josey AS et al (1998) The effect of profound umbilical artery acidemia in term neonates admitted to a newborn nursery. J Pediatr 132:624–629

Klinger G, Beyene J, Shah P, Perlman M (2005) Do hyperoxaemia and hypocapnia add to the risk of brain injury after intrapartum asphyxia? Arch Dis Child Fetal Neonatal Ed 90:F49–F52

L'Abee C, de Vries LS, van der Grond J, Groenendaal F (2005) Early diffusion-weighted MRI and 1H-magnetic resonance spectroscopy in asphyxiated full-term neonates. Biol Neonate 88:306–312

Lavrijsen SW, Uiterwaal CSPM, Stigter RH, de Vries LS, Visser GHA, Groenendaal F (2005) Severe umbilical cord acidemia and neurological outcome in preterm and full-term neonates. Biol Neonate 88:27–34

Lemmers PM, Zwanenburg RJ, Benders MJ et al (2013) Cerebral oxygenation and brain activity after perinatal asphyxia: does hypothermia change their prognostic value? Pediatr Res 74:180–185

Levene MI, Kornberg J, Williams THC (1985) The incidence and severity of postasphyxial encephalopathy in full-term infants. Early Hum Dev 11:21–28

Levene MI, Sands C, Grindulis H, Moore JR (1986) Comparison of two methods of predicting outcome in perinatal asphyxia. Lancet 1:67–69

Lorek A, Takei Y, Cady EB et al (1994) Delayed ("secondary") cerebral energy failure after acute hypoxia-ischemia in the newborn piglet: continuous 48-hour studies by phosphorus magnetic resonance spectroscopy. Pediatr Res 36:699–706

Low JA, Galbraith RS, Muir DW, Killen HL, Pater EA, Karchmar EJ (1984) Factors associated with motor and cognitive deficits in children after intrapartum fetal hypoxia. Am J Obstet Gynecol 148:533–539

Low JA, Galbraith RS, Muir DW, Killen HL, Pater EA, Karchmar EJ (1985) The relationship between perinatal hypoxia and newborn encephalopathy. Am J Obstet Gynecol 152:256–260

Low JA, Pickersgill H, Killen H, Derrick EJ (2001) The prediction and prevention of intrapartum fetal asphyxia in term pregnancies. Am J Obstet Gynecol 184: 724–730

Luciano R, Gallini F, Romagnoli C, Papacci P, Tortorolo G (1998) Doppler evaluation of renal blood flow velocity as a predictive index of acute renal failure in perinatal asphyxia. Eur J Pediatr 157:656–660

Maeda K, Tatsumura M, Nakajima K (1991) Objective and quantitative evaluation of fetal movement with ultrasonic Doppler actocardiogram. Biol Neonate 60(Suppl 1):41–51

Martin-Ancel A, Garcia-Alix A, Pascual-Salcedo D, Cabanas F, Valcarce M, Quero J (1997) Interleukin-6 in the cerebrospinal fluid after perinatal asphyxia is related to early and late neurological manifestations. Pediatrics 100:789–794

Martinez-Biarge M, Diez-Sebastian J, Wusthoff CJ, Mercuri E, Cowan FM (2013) Antepartum and intrapartum factors preceding neonatal hypoxic-ischemic encephalopathy. Pediatrics 132:e952–e959

Mathew OP, Bland H, Boxerman SB, James E (1980) CSF lactate levels in high risk neonates with and without asphyxia. Pediatrics 66:224–227

Meis PJ, Hall M III, Marshall JR, Hobel CJ (1978) Meconium passage: a new classification for risk assessment during labor. Am J Obstet Gynecol 131:509–513

Mellits ED, Holden KR, Freeman JM (1982) Neonatal seizures. II. A multivariate analysis of factors associated with outcome. Pediatrics 70:177–185

Mercuri E, von Siebenthal K, Daniels H, Guzzetta F, Casaer P (1994) Multimodality evoked responses in the neurological assessment of the newborn. Eur J Pediatr 153:622–631

Monod N, Pajot N, Guidasci S (1972) The neonatal EEG: statistical studies and prognostic value in full-term and preterm babies. Electroencephalogr Clin Neurophysiol 32:529–544

Muttitt SC, Taylor MJ, Kobayashi JS, MacMillan L, Whyte HE (1991) Serial visual evoked potentials and outcome in term birth asphyxia. Pediatr Neurol 7:86–90

Myers RE (1975) Four patterns of perinatal brain damage and their conditions of occurrence in primates. Adv Neurol 10:223–234

Myers RE (1977) Experimental models of perinatal brain damage: relevance to human pathology. In: Gluck L (ed) Intrauterine asphyxia and the developing fetal brain. Year Book Medical Publ, Chicago, pp 37–97

Nagdyman N, Grimmer I, Scholz T, Muller C, Obladen M (2003) Predictive value of brain-specific proteins in serum for neurodevelopmental outcome after birth asphyxia. Pediatr Res 54:270–275

Nelson KB, Dambrosia JM, Ting TY, Grether JK (1996) Uncertain value of electronic fetal monitoring in predicting cerebral palsy. N Engl J Med 334: 613–618

Niklinski W, Palynyczko Z, Jozwik M, Sledziewski A (1987) Cord blood serum creatine kinase isoenzymes with placental dysfunction. J Perinatol Med 15: 350–354

Nylund L, Dahlin I, Lagercrantz H (1987) Fetal catecholamines and the Apgar score. J Perinat Med 15:340–344

Okereafor A, Allsop J, Counsell SJ et al (2008) Patterns of brain injury in neonates exposed to perinatal sentinel events. Pediatrics 121:906–914

Oygur N, Sonmez O, Saka O, Yegin O (1998) Predictive value of plasma and cerebrospinal fluid tumour necrosis factor-alpha and interleukin-1 beta concentrations on outcome of full term infants with hypoxic-ischaemic encephalopathy. Arch Dis Child Fetal Neonatal Ed 79: F190–F193

Perlman JM, Risser R (1996) Can asphyxiated infants at risk for neonatal seizures be rapidly identified by current high-risk markers? Pediatrics 97:456–462

Perlman JM, Tack ED, Martin T, Shackelford G, Amon E (1989) Acute systemic organ injury in term infants after asphyxia. Am J Dis Child 143:617–620

Portman RJ, Carter BS, Gaylord MS, Murphy MG, Thieme RE, Merenstein GB (1990) Predicting neonatal morbidity after perinatal asphyxia: a scoring system. Am J Obstet Gynecol 162:174–182

Pourcyrous M, Bada HS, Yang W et al (1999) Prognostic significance of cerebrospinal fluid cyclic adenosine monophosphate in neonatal asphyxia. J Pediatr 134:90–96

Pressler RM, Mangum B (2013) Newly emerging therapies for neonatal seizures. Semin Fetal Neonatal Med 18:216–223

Ramantani G, Ikonomidou C, Walter B, Rating D, Dinger J (2011) Levetiracetam: safety and efficacy in neonatal seizures. Eur J Paediatr Neurol 15:1–7

Ranck JB, Windle WF (1959) Brain damage in the monkey, Macaca mulatta, by asphyxia neonatorum. Exp Neurol 1:130–154

Robertson NJ, Cowan FM, Cox IJ, Edwards AD (2002) Brain alkaline intracellular pH after neonatal encephalopathy. Ann Neurol 52:732–742

Robertson NJ, Tan S, Groenendaal F et al (2012) Which neuroprotective agents are ready for bench to bedside translation in the newborn infant? J Pediatr 160:544–552

Roka A, Melinda KT, Vasarhelyi B, Machay T, Azzopardi D, Szabo M (2008) Elevated morphine concentrations in neonates treated with morphine and prolonged hypothermia for hypoxic ischemic encephalopathy. Pediatrics 121:e844–e849

Roth SC, Edwards AD, Cady EB et al (1992) Relation between cerebral oxidative metabolism following birth asphyxia, and neurodevelopmental outcome and brain growth at one year. Dev Med Child Neurol 34:285–295

Ruth VJ, Raivio KO (1988) Perinatal brain damage: predictive value of metabolic acidosis and the Apgar score. BMJ 297:24–27

Ruth V, Fyhrquist F, Clemons G, Raivio KO (1988) Cord plasma vasopressin, erythropoietin, and hypoxanthine as indices of asphyxia at birth. Pediatr Res 24:490–494

Rutherford M, Pennock J, Schwieso J, Cowan F, Dubowitz L (1996) Hypoxic-ischaemic encephalopathy: early and late magnetic resonance imaging findings in relation to outcome. Arch Dis Child Fetal Neonatal Ed 75:F145–F151

Rutherford MA, Pennock JM, Counsell SJ et al (1998) Abnormal magnetic resonance signal in the internal capsule predicts poor neurodevelopmental outcome in infants with hypoxic-ischemic encephalopathy. Pediatrics 102:323–328

Rutherford M, Counsell S, Allsop J et al (2004) Diffusion-weighted magnetic resonance imaging in term perinatal brain injury: a comparison with site of lesion and time from birth. Pediatrics 114:1004–1014

Sarnat HB, Sarnat MS (1976) Neonatal encephalopathy following fetal distress; a clinical and electroencephalographic study. Arch Neurol 33:696–705

Saugstad OD (1976) Hypoxanthine as a measurement of hypoxia. Pediatr Res 9:575

Saugstad OD (2003) Oxygen toxicity at birth: the pieces are put together. Pediatr Res 54:798

Savman K, Blennow M, Gustafson K, Tarkowski E, Hagberg H (1998) Cytokine response in cerebrospinal fluid after birth asphyxia. Pediatr Res 43:746–751

Schifrin BS (1994) The ABCs of electronic fetal monitoring. J Perinatol 14:396–402

Sehdev HM, Stamilio DM, Macones GA, Graham E, Morgan MA (1997) Predictive factors for neonatal morbidity in neonates with an umbilical arterial cord pH less than 7.00. Am J Obstet Gynecol 177:1030–1034

Shankaran S, Woldt E, Koepke T, Bedard MP, Nandyal R (1991) Acute neonatal morbidity and long-term central nervous system sequelae of perinatal asphyxia in term infants. Early Hum Dev 25:135–148

Shankaran S, Laptook AR, Ehrenkranz RA et al (2005) Whole-body hypothermia for neonates with hypoxic-ischemic encephalopathy. N Engl J Med 353:1574–1584

Sie LT, van der Knaap MS, Oosting J, de Vries LS, Lafeber HN, Valk J (2000) MR patterns of hypoxic-ischemic brain damage after prenatal, perinatal or postnatal asphyxia. Neuropediatrics 31:128–136

Smith J, Wells L, Dodd K (2000) The continuing fall in incidence of hypoxic-ischaemic encephalopathy in term infants. BJOG 107:461–466

Sola A, Rogido MR, Deulofeut R (2007) Oxygen as a neonatal health hazard: call for detente in clinical practice. Acta Paediatr 96:801–812

Squier W (2002) Acquired damage to the developing brain: timing and causation. Acquired damage to the developing brain: timing and causation. Oxford University Press, London

Sykes GS, Molloy PM, Johnson P et al (1982) Do Apgar scores indicate asphyxia? Lancet 1:494–496

Taylor MJ, Murphy WJ, Whyte HE (1992) Prognostic reliability of somatosensory and visual evoked potentials of asphyxiated term infants. Dev Med Child Neurol 34:507–515

Thompson CM, Puterman AS, Linley LL et al (1997) The value of a scoring system for hypoxic ischaemic encephalopathy in predicting neurodevelopmental outcome. Acta Paediatr 86:757–761

Thornberg E, Thiringer K, Hagberg H, Kjellmer I (1995) Neuron specific enolase in asphyxiated newborns: association with encephalopathy and cerebral function monitor trace. Arch Dis Child Fetal Neonatal Ed 72:F39–F42

Toet MC, Hellstrom-Westas L, Groenendaal F, Eken P, de Vries LS (1999) Amplitude integrated EEG at 3 and 6 hours after birth in full term neonates with hypoxic-ischaemic encephalopathy. Arch Dis Child Fetal Neonatal Ed 81:F19–F23

Toet MC, van der Meij W, de Vries LS, Uiterwaal CS, van Huffelen KC (2002) Comparison between simultaneously recorded amplitude integrated electroencephalogram (cerebral function monitor) and standard electroencephalogram in neonates. Pediatrics 109:772–779

Toet MC, Lemmers PM, van Schelven LJ, Van Bel F (2006) Cerebral oxygenation and electrical activity after birth asphyxia: their relation to outcome. Pediatrics 117:333–339

Toet MC, Van Rooij LG, de Vries LS (2008) The use of amplitude integrated electroencephalography for assessing neonatal neurologic injury. Clin Perinatol 35:665–678, v

Torrance HL, Benders MJ, Derks JB et al (2009) Maternal allopurinol treatment during fetal hypoxia lowers cord blood levels of the brain injury marker protein S-100B. Pediatrics 124:350–357

Van Bel F, Walther FJ (1990) Myocardial dysfunction and cerebral blood flow velocity following birth asphyxia. Acta Paediatr Scand 79:756–762

Van Bel F, Van de Bor M, Stijnen T, Baan J, Ruys JH (1987) Cerebral blood flow velocity pattern in healthy and asphyxiated newborns: a controlled study. Eur J Pediatr 146:461–467

van den Berg PP, Nelen WL, Jongsma HW et al (1996) Neonatal complications in newborns with an umbilical artery pH < 7.00. Am J Obstet Gynecol 175:1152–1157

van den Broek MP, Groenendaal F, Egberts AC, Rademaker CM (2010) Effects of hypothermia on pharmacokinetics and pharmacodynamics: a systematic review of preclinical and clinical studies. Clin Pharmacokinet 49:277–294

van den Broek MP, Huitema AD, van Hasselt JG et al (2011) Lidocaine (lignocaine) dosing regimen based upon a population pharmacokinetic model for preterm and term neonates with seizures. Clin Pharmacokinet 50:461–469

van den Broek MP, Groenendaal F, Toet MC et al (2012) Pharmacokinetics and clinical efficacy of phenobarbital in asphyxiated newborns treated with hypothermia: a thermopharmacological approach. Clin Pharmacokinet 51:671–679

van den Broek MP, Rademaker CM, van Straaten HL et al (2013) Anticonvulsant treatment of asphyxiated newborns under hypothermia with lidocaine: efficacy, safety and dosing. Arch Dis Child Fetal Neonatal Ed 98:F341–F345

van den Broek MP, van Straaten HL, Huitema AD et al (2015) Anticonvulsant effectiveness and hemodynamic safety of midazolam in full-term infants treated with hypothermia. Neonatology 107:150–156

van der Aa NE, Benders MJ, Groenendaal F, de Vries LS (2014) Neonatal stroke: a review of the current evidence on epidemiology, pathogenesis, diagnostics and therapeutic options. Acta Paediatr 103:356–364

van Laerhoven H, de Haan TR, Offringa M, Post B, van der Lee JH (2013) Prognostic tests in term neonates with hypoxic-ischemic encephalopathy: a systematic review. Pediatrics 131:88–98

Van Rooij LG, Toet MC, Osredkar D, van Huffelen AC, Groenendaal F, de Vries LS (2005) Recovery of amplitude integrated electroencephalographic background patterns within 24 hours of perinatal asphyxia. Arch Dis Child Fetal Neonatal Ed 90:F245–F251

Van Rooij LG, Toet MC, van Huffelen AC et al (2010) Effect of treatment of subclinical neonatal seizures detected with aEEG: randomized, controlled trial. Pediatrics 125:e358–e366

Vannucci RC, Towfighi J, Vannucci SJ (2004) Secondary energy failure after cerebral hypoxia-ischemia in the immature rat. J Cereb Blood Flow Metab 24:1090–1097

Vento M, Saugstad OD (2010) Resuscitation of the term and preterm infant. Semin Fetal Neonatal Med 15:216–222

Volpe JJ (2008) Neurology of the newborn. Saunders Book Company, Philadelphia

Volpe JJ, Herscovitch P, Perlman JM, Kreusser KL, Raichle ME (1985) Positron emission tomography in the asphyxiated term newborn: parasagittal impairment of cerebral blood flow. Ann Neurol 17:287–296

Watanabe K, Miyazaki S, Hara K, Hakamada S (1980) Behavioral state cycles, background EEGs and prognosis of newborns with perinatal hypoxia. Electroencephalogr Clin Neurophysiol 49:618–625

Wayenberg JL, Vermeylen D, Bormans J, Magrez P, Muller MF, Pardou A (1994) Diagnosis of severe birth asphyxia and early prediction of neonatal neurological outcome in term asphyxiated newborns. J Perinat Med 22:129–136

Westerhuis ME, Porath MM, Becker JH et al (2012) Identification of cases with adverse neonatal outcome monitored by cardiotocography versus ST analysis: secondary analysis of a randomized trial. Acta Obstet Gynecol Scand 91:830–837

Winkler CL, Hauth JC, Tucker JM, Owen J, Brumfield CG (1991) Neonatal complications at term as related to the degree of umbilical artery acidemia. Am J Obstet Gynecol 164:637–641

Wyatt JS (1993) Near-infrared spectroscopy in asphyxial brain injury. Clin Perinatol 20:369–378

Xanthou M, Fotopoulos S, Mouchtouri A, Lipsou N, Zika I, Sarafidou J (2002) Inflammatory mediators in perinatal asphyxia and infection. Acta Paediatr Suppl 91:92–97

神经保护措施

127

Bobbi Fleiss, Claire Thornton, and Pierre Gressens

王英杰　王来栓　翻译, 毛健　审校

目录

摘要

　　围产期脑损伤是导致儿童死亡和伤残的主要原因。该损伤可由多种因素引起,受不同遗传背景的影响,严重程度各不相同,并可发生在生理发育的任一阶段。这种复杂性给损伤的治疗带来了很大的困难。大量的实验研究致力于了解脑损伤的病理生理学特点,并开发可能有益于婴儿神经系统预后的策略。已有临床试验证实了低温和硫酸镁对新生儿的部分神经保护作用。关于多功能激素褪黑激素的神经保护作用的试验正在进行中。在本章中,我们对神经保护策略的实验和临床数据进行回顾。

127.1　要点

- 目前临床已应用的神经保护策略仍有限,而且往

往没有考虑到围产期脑损伤病灶和受损患儿的差异性。

- 神经保护策略主要是预防脑损伤进一步恶化,如避免疼痛、循环功能不稳定和体温过高。

- 近些年里,已被证实有效的治疗措施包括对 Ⅱ 和 Ⅲ 期缺氧缺血性脑病的新生儿进行降低体温治疗,以及在即将早产的情况下给孕母服用镁剂。然而,其获益仍比较局限,迫切需要额外附加治疗措施进行补充。

- 有关促红细胞生成素对足月儿神经保护作用的临床试验因不良反应而被终止。一项研究对象为早产儿的大型临床试验证实,该治疗可以改善 MRI 参数,但对 2 岁时的神经行为并无显著影响。

- 近期临床试验证实,氙气作为亚低温治的辅助治疗手段,并无神经保护作用。作为一项具有较强说服能力的临床试验,该研究结合 MRI 进行损伤

的早期评估,并纳入了出院时的临床预后结果。

- 目前,旨在探索神经保护策略的动物模型层出不穷。一些药物,如别嘌呤醇,目前正在进行临床试验。然而,从动物研究到临床试验的转换,面临着研究质量变化的挑战,如研究新生儿药效的伦理问题、该分子对发育中的人脑是否无毒的不确定性,以及缺乏明确的新生儿脑损伤预测因子。

127.2 引言

近些年来,随着围产医学的发展,新生儿特别是早产儿的死亡率明显下降,但脑损伤的患病率并无改善。即使在发达国家,足月新生儿脑病的发病率仍保持相对稳定(约为千分之一),但早产儿的出生率一直在稳步上升。围产期脑损伤是导致儿童伤残矫正寿命的最大因素,因此,神经认知疾病的治疗是一个重要的卫生保健问题。尽管如此,目前可用的干预策略仍较有限,但部分新药的开发已经为未来的治疗带来了希望。

围产期脑损伤是一种多因素、多途径的过程,不同个体其严重程度各不相同,可以影响个体的遗传背景,并且发生于生理发育过程的各个阶段(图127.1)。研究证实,因病理损伤类型不同,脑损伤类型多种多样。脑损伤类型与发育成熟度相关,如脑室周围白质软化多发生在早产儿,而缺氧缺血性脑病多发生在足月儿。为了研究新型的神经保护策略,需要我们充分理解每种损伤的病理生理基础,从而制定合适的测试途径来明确候选分子的有效性。由于发育过程易受损伤和干预治疗的影响,因此需密

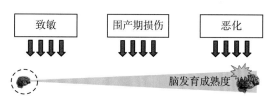

图127.1 围产期脑损伤的多次打击假说。如图所示,多次打击包括产前、产时及产后三方面因素。动物模式实验发现,很多危险因素相互关联并且与围产期脑损伤的发病机制相关。产前危险因素包括炎症细胞因子的释放和母体应激状态;产时危险因素包括缺氧缺血刺激;产后危险因素包括生长因子缺乏、炎症细胞因子释放、药物副作用及疼痛。上述多因素相互作用导致了多次打击假说的出现,即轻度首次事件导致机体处于敏感状态,并对继发损伤易感性增加。多种损伤因素使脑损伤类型多种多样,同时取决于脑发育成熟度

切关注治疗措施的急性和慢性毒性作用。目前,干预的具体时间和剂量,以及抑制细胞凋亡对机体的利弊,仍是一个争议的问题。

127.3 脑病的病理生理基础及靶向治疗的定义

神经保护措施的建立需要掌握脑损伤诱导及进展相关的基础知识。通过患儿尸检及模拟人类的动物模型研究,我们已经对脑组织病理有了一定了解。利用上述方法,我们才能进一步明确导致中枢神经系统白质或灰质损伤的病因及机制。具体表127.1(Perlman 2006)。然而重要的是,我们必须了解诱因和下游损伤过程才能有效地模拟损伤。

例如,缺血缺氧性脑病(hypoxic ischemic encephalopathy,HIE)的新生儿脑组织中存在血脑屏障的破坏、神经元丢失和炎症反应,但上述改变也可由钝器伤引起。因而没有人主张用创伤性脑损伤来建立HIE模型。但目前我们并未完全了解足月儿HIE,特别是在所有病例中,大脑是否都缺氧,以及缺氧的严重程度,和/或先前是否存在任何隐匿性炎症过程对损伤产生增敏作用。

基于大量流行病学及实验室研究,目前新生儿脑损伤的易感因素得以明确。脑室周围白质损伤多发生于胎龄23~32周的早产儿,病理基础涉及少突胶质细胞成熟障碍和后续的髓鞘化不良。近年来,越来越多的研究认为,灰质的细微改变,如中间神经元和突触密度的减少可能也参与了损伤的发生(Boardman et al. 2006;Roumier et al. 2008;Lazarini et al. 2012)。潜在的炎症/感染是这种损伤类型的主要病因。而足月儿缺氧缺血性脑损伤的病理基础多为灰质神经细胞(丘脑更为显著)的急性或慢性死亡,表现为细胞凋亡或细胞坏死不同过程。具体可导致围产期脑损伤的病理生理事件及相关的靶向神经保护策略总结见表127.2(图127.2和图127.3)。

127.4 神经保护策略:实验研究成果

一般说来,神经保护方法主要针对一些机制,包括抑制致敏因素、对损伤进行预处理、药理上阻断参与原发性或继发性损伤的机制、增加内源性修复过程或本身造成修复的治疗(图127.4)。上述各种治

表 127.1　早产儿脑病的危险因素

产前因素	产时因素	产后因素
炎症	缺氧 - 缺血	氧化应激
缺氧 - 缺血	兴奋性神经毒性	炎症
有毒物质接触	氧化应激	疼痛
营养不良	母体生长因子缺乏	兴奋性神经毒性
应激	药物	药物
遗传因素	遗传因素	母体生长因子缺乏遗传因素

表 127.2　围产期脑损伤的病理生理事件及相关的靶向神经保护策略

原发及继发能量衰竭	– 机体在缺氧时为了减少氧气需求，无氧酵解增加 – 进而导致 ATP 生成减少，出现原发性和继发性能量衰竭
兴奋性神经毒性	– 能量衰竭使谷氨酸大量释放，因为细胞损伤和星形胶质细胞在有限的空间内无法代谢如此高水平的神经递质，所以谷氨酸在突触间隙沉积 – 兴奋性神经毒性指的是高水平的谷氨酸对脑组织产生的一系列损伤反应，如谷氨酸受体过度激活、钙离子大量内流以及继发性细胞损伤等
氧化应激	– 氧化应激也就是由多种途径如兴奋性神经毒性或小胶质细胞激活导致的自由基的增加 – 进而导致 DNA 和细胞膜裂解，诱导细胞坏死的发生 – 在胎儿和新生儿期，自由基清洁剂代谢自由基的能力是有限的，因此发育中的脑组织对氧化应激损伤易感性高
线粒体衰竭和细胞死亡	– 线粒体是机体能量供应的中心细胞器，同时通过线粒体外膜通透性的改变，与损伤初期的细胞死亡相关 – 从线粒体漏出促凋亡蛋白（凋亡诱导因子、细胞色素 c 等）导致半胱天冬酶依赖和非依赖性细胞死亡 – 线粒体动力学（分裂、融合）紊乱和线粒体质量控制受损可能导致神经元死亡
小胶质细胞激活	– 小胶质细胞是中枢神经系统中最常见的吞噬细胞，当环境变化发生时它可以被迅速地激活。激活发生的过程中，小胶质细胞发生异型、增殖，迁移至损伤部位并分泌促炎症因子，进而参与氧化应激过程（小胶质细胞的神经保护作用是众所周知的） – 小胶质细胞在包括增殖和突触发生在内的正常发育过程中起至关重要的作用。小胶质细胞的激活使其参与的重要过程发生紊乱，促进脑损伤的形成
血脑屏障通透性增加	– 脑损伤使血脑屏障的通透性增加，利于免疫细胞（如巨噬细胞、淋巴细胞）、有毒分子和来自循环血液中的水向脑脊液浸润 – 细胞外基质中基质金属蛋白酶的激活可以降解血脑屏障内的解密链接，进而导致血脑屏障的破坏
神经重塑性	– 神经可塑性指的是在整个大脑发育过程中及在成熟脑内的中枢神经系统发生的变化 – 损伤后，神经可塑和修复现象表现为干细胞增殖和分化率增高

疗策略已经在体外和体内动物模型中进行了测试。通过在动物模型中进行大量的体内外治疗方案实验，人们发现药物治疗的局限性主要包括以下几点：①需通过血脑屏障；②潜在毒性作用；③治疗的时间窗，即使应用较晚，如在脑损伤发生后使用，但仍可产生有益的效果；④其远期神经保护效果。

研究证实，有些治疗措施在减少脑损伤病灶面积、程度及改善预后方面是有效的。其中最有效的是针对多种病理生理途径的靶向治疗［如低温、褪黑素和促红细胞生成素（erythropoietin，Epo）］。即使

这些药物的作用效果错综复杂，我们仍依据其主要的作用效果将其进行如下分类。

127.4.1　抗炎制剂

127.4.1.1　盐酸米诺环素（minocycline）

米诺环素是一种第二代半合成四环素，其最著名的作用是通过对小胶质细胞的作用来减少促炎反应（Homsi et al. 2010；Kobayashi et al. 2013；Ng et al. 2012；Sriram et al. 2006）。在多种脑损伤模型中，米

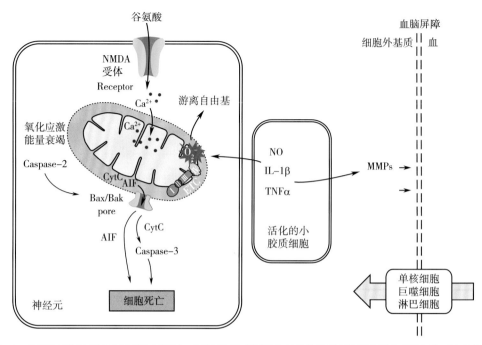

图 127.2 脑损伤后细胞死亡的病理生理机制。小胶质细胞的激活和异常的神经元能量代谢介导了细胞死亡机制,促进了损伤的进展。CytC,细胞色素 C;AIF,凋亡诱导因子;MMPs,机制金属蛋白酶;NO,一氧化氮;NMDAR,N- 甲基 -D- 天冬氨酸受体;BBB,血脑屏障

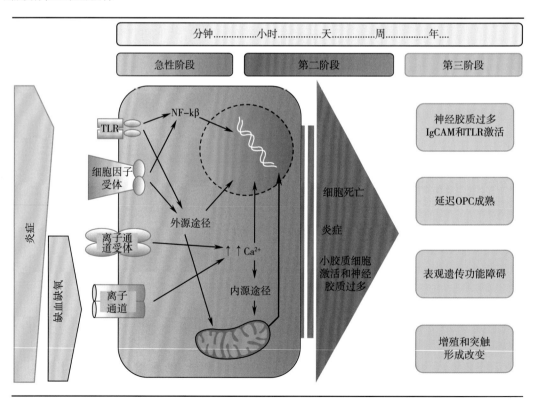

图 127.3 脑损伤后损伤阶段和病理生理过程示意图。继发性能量衰竭时期的发现对于足月儿设计和实施低温治疗方法至关重要。增加对每个阶段的病理生理过程,特别是第三阶段的理解,为未来新疗法的开发提供了希望。(改编自 Fleiss and Gressens 2012)

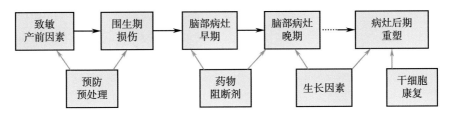

致敏

图 127.4　围产期脑损伤潜在神经保护策略示意图

诺环素均被证实可减少脑损伤,如多发性硬化症、足月和早产儿脑损伤(兴奋毒性和缺氧缺血)及阿尔茨海默病(Garrido-Mesa et al. 2013)。盐酸米诺环素可以降低基质金属蛋白酶、半胱天冬酶 -1 和 -3 的水平(Koistinaho et al. 2005;Sanchez Mejia et al. 2001),增加抗凋亡蛋白 Bcl-2 的水平(Wang et al. 2004),并螯合镁和钙(Gonzalez et al. 2007)。相反,研究也表明米诺环素不能改善成人和围产期脑损伤模型的预后(Sriram et al. 2006;Fernandez-Gomez et al. 2005;Fox et al. 2005)。突出的问题仍然是米诺环素的靶细胞、选择合适应用时机和剂量的重要性,以及允许胶质细胞激活以促进修复和再生的必要性。尽管米诺环素在成人中耐受性良好,但由于可使牙釉质变色,8 岁以下儿童禁忌使用米诺环素。

127.4.1.2　非甾体抗炎药(NSAIDs)

环氧酶是花生四烯酸转化为前列腺素和血栓素过程中的关键酶。环氧酶有两种,包括环氧酶 -1 和环氧酶 -2,前者为组成酶,后者为炎症诱导酶。非甾体抗炎药可以选择性地阻断环氧酶 -2。与吲哚美辛和布洛芬相比较,更推荐使用尼美舒利。通过局灶和弥漫性炎症损伤模型研究发现,尼美舒利持续具有神经保护作用,即使在损伤发生后 6 小时使用,仍然具有疗效。其神经保护机制包括抑制 TNF-α,而增加 IL-10 的表达,预防血脑屏障破坏和减轻氧化应激反应(Candelario-Jalil et al. 2007;Favrais et al. 2007;Candelario-Jalil 2008)。但上述效果在人体中尚未得到认可,因此炎症性脑病患者在应用该药物时仍需谨慎,同时新生儿中,非甾体抗炎药能够降低肝脏代谢能力,因而产生毒性作用。

127.4.2　兴奋性神经毒性抑制剂

限制兴奋性神经毒性主要基于突触后谷氨酸受体的抑制。然而,如何成功阻断毒性或过度激活的受体而不影响其正常脑组织发育和基本生理功能是非常困难的。动物研究证实,在啮齿动物大脑发育关键的时期,非选择性抑制 N- 甲基 -D- 天冬氨酸(N-Methyl-D-aspartate,NMDA)受体会诱发细胞凋亡,抑制细胞增殖,导致神经行为缺陷的发生。同时,另有动物实验发现,应用二甲金刚烷胺选择性阻滞某些 NMDA 受体亚型可以产生神经保护作用。上述自相矛盾的结论恰如其分地印证了如何平衡神经保护措施的利弊是非常困难的。

127.4.2.1　镁

镁元素与 NMDA 受体结合,并且抑制其生物活性。因此,镁具有调节和抑制兴奋性神经毒性应激反应的作用。动物实验同时证实,镁具有抗细胞凋亡作用。向有早产倾向的孕妇注射镁剂有利于减少早产儿脑瘫及运动功能障碍的发生率(Doyle et al. 2009),且耐受性良好(Marret et al. 2007)。成人脑外伤患者中使用低剂量(镁浓度小于 1.3mmol/L)镁剂可以改善预后(Stippler et al. 2007)。但是,长期、大剂量地使用镁剂是无益处的,同时,镁剂通过血脑屏障的途径尚不明确(Temkin et al. 2007;McKee et al. 2005)。有趣的是,硫酸镁近期被证实能够调节炎症,这个特征使其增加了一个潜在的新治疗靶点(Sugimoto et al. 2012)。

127.4.2.2　托吡酯

与 NMDA 受体拮抗剂不同,α- 氨基 -3- 羟基 -5- 甲基 -4- 异噁丙酸受体拮抗剂,如托吡酯,对发育中大脑的神经元存活具有保护作用。事实上,托吡酯是少突胶质前体细胞的保护剂,后者在新生儿期的兴奋性神经毒性反应及缺氧缺血性应激过程中均会受到严重的破坏(Sfaello et al. 2005)。托吡酯可作为大于 2 岁儿童的抗惊厥药物。迄今为止,虽然托吡酯耐受性较好,但仍需进一步的实验数据支持其神经保护作用,因此尚不能被作为神经保护剂使用。

127.4.3　抗氧化剂

抗氧剂抑制氧化应激反应的具体途径包括以下两种，第一种途径通过抑制黄嘌呤氧化酶、磷脂过氧化酶和诱导型一氧化氮合酶而减少自由基的产生，另一种途径则是通过增加活性氧自由基和活性氮自由基清除剂的产生，进一步加强抗氧化防御系统。

127.4.3.1　别嘌呤醇

别嘌呤醇是一种黄嘌呤氧化酶抑制剂，它的神经保护作用主要通过减少氧化应激和脑组织水肿产生，动物实验证实其具有良好的耐受性。临床人体实验目前正在进行中，如新生儿缺氧缺血性脑病患者的应用。一项研究证实，中重度新生儿缺氧缺血性脑病患者接受别嘌呤醇治疗72~96小时后，血浆一氧化氮水平明显下降，并且与12个月后神经系统预后的改善密切相关（Gunes et al. 2007）。但同时也有一项meta分析发现，别嘌呤醇的应用对新生儿惊厥的发病率及预后并无益处（Chaudhari and McGuire 2012）。近期，已有临床试验来测试别嘌呤醇在围产期脑损伤中的治疗潜力。

127.4.3.2　乙酰半胱氨酸

乙酰半胱氨酸（N-acetylcysteine，NAC）清除自由基过程中会生成谷胱甘肽。大量动物实验证实，由以母胎感染模型明显，NAC可以减少氧化应激和促炎症细胞因子的产生，抑制细胞凋亡，从而产生强大的神经保护作用（Paintlia et al. 2004；Wang et al. 2007）。临床研究发现，使用NAC并未产生其他继发影响。早产儿中，通过全身静脉营养补充乙酰半胱氨酸，并不能影响其纠正胎龄至36周时的病死率，同时对视网膜病变、颅内出血、脑室周围白质软化的发生率无明显改变（Soghier and Brion 2006）。目前仍有一项针对儿童的随机对照临床实验研究正在进行中。近期，一项由全身炎症诱导的围产期白质损伤的兔子模型中，研究表明，低剂量的NAC与纳米颗粒树状大分子结合，特异性地针对激活的小胶质细胞，从而产生显著的神经保护作用（Kannan et al. 2012）。

127.4.3.3　褪黑素

褪黑素是一种由松果体分泌，参与睡眠调节的激素。动物模型实验证实，褪黑素在患有退行性疾病如急性脑病的机体内发挥了神经保护作用。具体机制包括以下两种，即褪黑素的抗氧化作用可以抑制一氧化氮合酶和磷脂过氧化反应，阻碍RNA的降解，从而促进其他抗氧化酶的转录；动物实验发现，急性损伤后褪黑素可以促进轴突生长，与对照组相比较，能够提高实验组的远期神经认知功能（Husson et al. 2002；Bouslama et al. 2007；Gonzalez-Burgos et al. 2007）。此外，在猪足月脑病模型中，褪黑激素被证明可以增强亚低温的神经保护作用（Robertson et al. 2013）。测试褪黑素对早产儿的保护作用的临床试验目前正在进行中，将来，很可能也会为足月儿设立类似的试验。

127.4.4　预防远期细胞死亡和神经重塑性调节

制定可行性的治疗措施来对抗细胞凋亡或促进细胞修复机制的研究是非常乐观的，因为相对于损伤初期而言，其治疗时间窗明显延长。

127.4.4.1　促红细胞生成素

促红细胞生成素（erythropoietin，Epo）是一种对缺氧十分敏感的造血生长因子，其受体在中枢神经系统细胞中普遍分布。人们通常使用重组促红细胞生成素（recombinant erythropoietin，rEpo）来治疗早产儿贫血，因为动物实验证实rEpo不影响脑组织正常发育，而且研究数据提示其具有抗细胞凋亡作用。上述功效的产生主要依赖于rEpo可以减少促炎症细胞因子的释放、抑制氧化应激反应、恢复能力代谢和增加修复过程中所需营养物质的供应（Kumral et al. 2004；Kumral et al. 2007；Kaindl et al. 2008；Xiong et al. 2009）。动物实验中常需要应用高剂量的rEpo（高于目前新生儿的应用量），并且其疗效具有剂量依赖型的特点（Xiong et al. 2009）。现阶段应用的rEpo剂量均不会影响正常脑组织的生长发育（Ohls et al. 2004）。但鉴于rEpo的副作用如易造成血栓形成和肾衰病人高血压，其进一步的临床实验研究暂被搁置中。近年来，Epo联合亚低温治疗的风险和益处仍不明确。一项关于早产儿的大型临床试验已指出，上述联合治疗可以改善早期脑影像学结局，但对2岁时神经发育评分并未产生益处（O'Gorman et al. 2015；Natalucci et al. 2016）。

127.4.4.2 亚低温

早在 20 世纪 90 年代开始，大量动物实验研究已经开始探索亚低温对缺氧缺血和外伤性脑损伤的神经保护作用，结果发现亚低温可以减少继发能量衰竭、抑制氧化应激反应，降低血脑屏障的破坏程度，并且阻碍细胞凋亡（Thoresen 2000）。目前公认的治疗时间窗为生后 6 小时内，治疗时间为 72 小时，理想的温度控制范围为 33~35℃。临床研究发现，在足月儿中进行中度亚低温治疗是相当安全的，仅个别病例出现窦性心动或不伴有出血症状的血小板减少症。对临床分度为 Ⅱ~Ⅲ 期的缺氧缺血性脑病患儿进行亚低温治疗，可选择以下两种方案：①选择性头部亚低温治疗：使用冰帽进行头部降温，保持体温 34.5℃，这时的头皮温度为 25℃，而深部脑组织温度为 35℃，进而形成一个温度梯度。②全身亚低温治疗：使全身温度降低至 33.5℃，而脑组织也保持均匀性的低温状态。现有的临床研究均证实，以上两种实施方案的有效性无明显差别，近期又有研究发现，不同部位的脑组织对亚低温的敏感性不同。2010 年发表的一篇 meta 分析指出，对中度亚低温治疗 Ⅱ~Ⅲ 期新生儿缺氧缺血性脑病可以降低其平均死亡率，并且减少 18 月龄时发生严重残障的概率（Edwards et al. 2010，Jacobs et al. 2007）。然而，低温的益处仍较局限。仅 1/8 的患儿经过治疗后能够无残疾生存，因此，需要开发能与其联合治疗的额外措施。此外，亚低温治疗在伴有全身炎症反应的缺氧缺血性损伤啮齿动物模型中是无效的（Osredkar et al. 2015；Osredkar et al. 2014），继而提示新生儿脑损伤的病因可能影响神经保护策略的效果。感染/炎症在足月儿脑损伤的重要性已被广泛认识，这也可能成为未来进行更合理的患者分选和选择合适的治疗方案的关键。

127.4.4.3 氙气

氙气是一种无味的惰性气体，通过阻断谷氨酸受体的 NMDA 亚型，而发挥抑制神经毒性级联反应的作用（Franks et al. 1998）。此外，氙气激活 2 孔 K^+ 通道，抑制钙/钙调蛋白依赖的蛋白激酶 Ⅱ，激活抗凋亡效应分子 Bcl-xL 和 Bcl-2（Ma et al. 2005；Ma et al. 2006），并诱导 HIF-1a 及其下游效应因子促红细胞生成素和血管内皮生长因子的表达，从而阻断凋亡通路。在围产期缺氧缺血性的动物模型中，氙气无论联合与否亚低温治疗，都可以抑制损伤（Ma et al. 2005；Hobbs et al. 2008；Dingley et al. 2006；Martin et al. 2007；Thoresen et al. 2009）。值得注意的是，在新生猪 HI 的动物模型中，氙气联合低温治疗具有显著的神经保护作用（Faulkner et al. 2011）。氙气是一种积极有效的神经治疗剂，它能稳定心血管系统（Coburn et al. 2005），保护心肌（Preckel et al. 2002），并且由于其非常低的血气分配系数而能够快速穿越血脑屏障（Goto et al. 1997）。但是，它价格昂贵，必须与闭路输送和回收系统一起使用。

首个关于氙气联合低温治疗的临床试验已获得临床疗效的一手资料（Toby Xenon trial），不幸的是，通过 MRI 检测并未证实其可以改善早期大脑的完整性，未来是否会进行进一步的试验仍是个未知数。

127.4.4.4 氩气

氩气是另一种惰性气体，价格比氙气低 200 倍。体外和体内的脑缺血模型已证实其具有强大的神经保护作用，且治疗窗口长达 3 小时（Loetscher et al. 2009；Ryang et al. 2011；Zhuang et al. 2012）。在高压条件下，氩能够通过作用于 GABAA 受体的苯二氮䓬类结合位点，继而增加 γ-氨基丁酸（GABA）的神经传递（Abraini et al. 2003）。氩气还具有类似氧气的特性（Soldatov et al. 2008），通过增加 Bcl-2 的表达来增加抗凋亡信号（Zhuang et al. 2012），并可通过直接激活 MEK/ERK 1/2 通路来增强星形胶质细胞、神经元和小胶质细胞中 ERK 1/2 的活性（Fahlenkamp et al. 2012）。近期一项关于氩气联合低温治疗对 HIE 新生猪模型的神经保护的研究表明，联合使用比甚至单独使用氩气具有更强的保护作用（Hassell et al. 2014）。

127.4.4.5 缺氧后处理

1986 年 Murry 等在心肌研究中首次提出缺血预处理（Ischemic postconditioning，IPostC）的概念，指的是短暂的非细胞致死性缺血发作，对该器官随后持续的严重缺血具有保护作用（Murry et al. 1986）。IPostC 是在其发现后发展起来的概念（Vinten Johansen et al. 2005a，b），定义为同一器官严重缺血后再灌注时，血流供应的间歇性中断（Zhao and Vinten-Johansen 2006）。IPostC 在干预时机上比预处理有明显的优势。其神经保护的机制可能由相似的分子途径介导（Pignataro et al. 2008），即再灌注损伤救治信号通路，该通路由 P13-激酶/Akt

和 ERK1/2 等几个存活激酶组成。上述具有神经保护作用的级联反应激活过程如下，即 Akt 激活和细胞内 Ca²⁺ 浓度的下降，增加一氧化氮水平，继而抑制糖原合成酶激酶 -3β，抑制线粒体通透性转换孔（Barrere-Lemaire et al. 2012）的开放。特别令人感兴趣的是，即使是在非核心的器官上，IPostC 也被证明是有效的，如远离受影响器官的肢体，即远程 IPostC（remote IPostC，RIPostC）（Ren et al. 2009）。远端肢体的使用使 IPostC 成为一种可行的临床治疗策略。此外，成年小动物（Ren et al. 2009；Sun et al. 2012）和新生儿卒中（Zhou et al. 2011）模型中，在首次缺血后 3 或 6 小时开始使用 RIPostC，可产生长期的神经保护作用。上述实验结果使得 RIPostC 有可能实施于临床。在 HIE 的临床前新生儿猪模型实验中，给予 5 次后肢的 RIPostC 干预，能够减少细胞死亡和改善线粒体功能（Ezzati et al. 2016）。

127.4.4.6 未来研究方向

新药物进入临床试验，得益于系列针对新神经治疗靶点的治疗方法的设计及动物模型中的验证。线粒体功能障碍是缺氧缺血性脑病后脑损伤发展过程中的一个关键细胞事件。因此，在缺氧缺血后数小时内，保护线粒体完整性的干预措施可以保障神经元存活，继而弥补低温治疗的不足，为新生儿提供额外的神经保护。尽管目前线粒体保护疗法尚未进入临床试验，但在活体模型中，减少损伤后线粒体通透性的治疗已显示出有可观的疗效（Wang et al. 2010；Nijboer et al. 2013；Nijboer et al. 2011）。在级联反应早期进行干预也可以防止线粒体损伤的发生。半胱天冬酶 -2 是凋亡性细胞死亡途径中的早期反应因子，其在出生时高表达。新生啮齿动物 HI 损伤和鹅膏蕈氨诱导的兴奋性毒性损伤模型中，基因抑制可产生显著的神经保护作用（Carlsson et al. 2011）。如在 HI 损伤小鼠动物模型中，半胱天冬酶 -2 基因敲除小鼠在接受低温时可获得更有效的神经保护效益（Carlsson et al. 2012）。静脉注射半胱天冬酶 -2 衍生的五肽抑制剂在 3 种未成熟脑损伤的啮齿动物模型中均产生显著的神经保护作用。但当在啮齿动物和更大的动物身上进行类似实验时，应考虑到下列问题，如使用的抑制剂需跨越血脑屏障，其毒性要足够低（可忽略不计），且不会改变机体的生理参数，也不会影响发育中的细胞凋亡（Chauvier et al. 2011；Sifringer et al. 2012）。

除了线粒体通透性特征性改变外，在小鼠和体外实验中，缺氧缺血性损伤也可以导致线粒体动力学的紊乱。既往已有研究报道损伤后可出现线粒体嵴的改变、分布的变化和线粒体分裂的增加（Puka-Sundvall et al. 2000；Northington et al. 2007；Baburamani et al. 2015；Sandersonet al. 2015）。然而这些变化本身是否有害，可否试图通过加强质量控制机制（如有丝分裂）来提高生存率，上述问题至今为止仍不清楚。

围产期脑损伤治疗的一个新概念是延迟损伤干预过程，持续至损伤后数周、数月，甚至数年。延迟过程干预包括针对胶质细胞的反应性的治疗，越来越多的人认为，在这个延迟的时间窗里，可以应用有靶向的免疫调节治疗来改善预后（Fleiss and Gressens 2012）。延迟和宽泛的治疗窗口为使用具有毒性特征药物的使用创造了机会，这些药物在急性期不适合使用，或者在急性治疗试验中其神经保护益处可能往往较为隐匿。

127.4.5 干细胞治疗

近年来，随着干细胞培养技术的不断进展，应用干细胞进行大脑损伤恢复逐渐成为可能。有研究证实，干细胞治疗在减少脑损伤面积、程度及改善预后方面有一定疗效，但尚不明确是干细胞本身，还是其分泌的细胞因子发挥了上述作用。而且并不是所有的研究都有相似结论。干细胞的整合对其神经保护作用很重要，这些细胞需要增殖，找到病变部位，分化成合适的细胞类型（如神经元、少突胶质细胞），并整合到组织中才能发挥功能。考虑到人干细胞应用的伦理问题，较为可行的方式是从脐带血中提取间充质干细胞或使用诱导多能干细胞。这种细胞允许自体移植，不会引起移植细胞的免疫耐受紊乱。目前已经有几个正在进行的关于围产期脑损伤的新生儿的脐带血干细胞的临床研究。然而，有文章认为其临床前研究似乎并不足以指导设计最佳的临床试验（Fleiss et al. 2014）。

干细胞治疗可以刺激内源性神经元干细胞的产生，急性脑损伤后这些干细胞在脑室管下区聚集，上述发现已成为干细胞治疗的前景之一。通过刺激干细胞数量的增加而促进病灶的生理性修复，同时这些细胞需要在损伤部位进行正确的整合和发挥功能（Vawda et al. 2007）。此外，刺激干细胞增殖存在诱导癌症发生的危险。

127.5 神经保护策略的现状

幸运的是,目前在围产期脑损伤领域,已有许多神经治疗试验正在进行(包括褪黑激素和镁)。每一项试验中的每一项在伦理逻辑和经济上都具有挑战性,但都极有希望改善成千上万儿童及其家庭的生活。为了证明临床试验是合理的,一种疗法必须显示出跨物种和不同损伤模式的强大保护作用。在临床试验中,大量可靠的动物数据(如失败的Toby 氙气试验)的失败为转化神经生物学家提示两个关键点。

首先,任何动物模型对人类婴儿都有显著的遗传和生理差异,其次,动物模型缺乏在人类婴儿中观察到的异质性损伤,我们对人类脑损伤的严重程度、持续时间和具体性质知之甚少。第一个问题需要重视,尽管令人惊讶的是(即使考虑到他们的伦理关注问题),仍有很多药物在临床试验之前没有在灵长类动物模型中得到验证。第二个问题可通过生物标志物来解决的。生物标志物包括临床医生可以接触到的液体和组织中的分子,从这些分子中可以获得关于损伤严重程度/类型/预后的有效指标。生物标志物利于我们对患者进行具体甄别和筛选,重新评估既往失败的临床神经治疗实验(Schang et al. 2014),制定更适合患者本身实际情况的方案。

127.6 结论

动物实验研究已经发现了多种具有神经保护功能的神经保护策略。尽管低温和硫酸镁已经取得了成功,但由于人群的异质性和动物模型中大多数中立的结果,而且在新生儿身上进行临床研究的难度较大,因大部分药物经美国食品药品管理局或欧洲药品管理局批准的适应证中并无该年龄段使用的标识。此外,仍需在全世界范围内进行神经保护策略的系统性临床研究。因为损伤的病理基础不同,所以需要多种药物和措施联合应用,以进一步改善神经系统预后。

参考文献

Abraini J et al (2003) Gamma-aminobutyric acid neuropharmacological investigations on narcosis produced by nitrogen, argon, or nitrous oxide. Anesth Analg 96 (3):746–749

Baburamani AA et al (2015) Mitochondrial Optic Atrophy (OPA) 1 processing is altered in response to neonatal hypoxic-ischemic brain injury. Int J Mol Sci 16 (9):22509–22526

Barrere-Lemaire S, Nargeot J, Piot C (2012) Delayed postconditioning: not too late? Trends Cardiovasc Med 22(7):173–179

Boardman JP et al (2006) Abnormal deep grey matter development following preterm birth detected using deformation-based morphometry. Neuroimage 32 (1):70–78

Bouslama M et al (2007) Melatonin prevents learning disorders in brain-lesioned newborn mice. Neuroscience 150(3):712–719

Candelario-Jalil E (2008) Nimesulide as a promising neuroprotectant in brain ischemia: new experimental evidences. Pharmacol Res 57(4):266–273

Candelario-Jalil E et al (2007) Cyclooxygenase inhibition limits blood–brain barrier disruption following intracerebral injection of tumor necrosis factor-alpha in the rat. J Pharmacol Exp Ther 323(2):488–498

Carlsson Y et al (2011) Genetic inhibition of caspase-2 reduces hypoxic-ischemic and excitotoxic neonatal brain injury. Ann Neurol 70(5):781–789

Carlsson Y et al (2012) Combined effect of hypothermia and caspase-2 gene deficiency on neonatal hypoxic-ischemic brain injury. Pediatr Res 71(5):566–572

Chaudhari T, McGuire W (2012) Allopurinol for preventing mortality and morbidity in newborn infants with hypoxic-ischaemic encephalopathy. Cochrane Database Syst Rev 7:CD006817

Chauvier D et al (2011) Targeting neonatal ischemic brain injury with a pentapeptide-based irreversible caspase inhibitor. Cell Death Dis 2:e203

Coburn M et al (2005) Randomized controlled trial of the haemodynamic and recovery effects of xenon or propofol anaesthesia. Br J Anaesth 94(2):198–202

Dingley J et al (2006) Xenon provides short-term neuroprotection in neonatal rats when administered after hypoxia-ischemia. Stroke 37(2):501–506

Doyle LW et al (2009) Antenatal magnesium sulfate and neurologic outcome in preterm infants: a systematic review. Obstet Gynecol 113(6):1327–1333

Edwards AD et al (2010) Neurological outcomes at 18 months of age after moderate hypothermia for perinatal hypoxic ischaemic encephalopathy: synthesis and meta-analysis of trial data. BMJ 340:c363

Ezzati M et al (2016) Immediate remote ischemic postconditioning after hypoxia ischemia in piglets protects cerebral white matter but not grey matter. J Cereb Blood Flow Metab 36(8):1396–1411

Fahlenkamp A et al (2012) The noble gas argon modifies extracellular signal-regulated kinase 1/2 signaling in neurons and glial cells. Eur J Pharmacol 674(2–3):104–111

Faulkner S et al (2011) Xenon augmented hypothermia reduces early lactate/N-acetylaspartate and cell death in perinatal asphyxia. Ann Neurol 70(1):133–150

Favrais G et al (2007) Cyclooxygenase-2 mediates the sensitizing effects of systemic IL-1-beta on excitotoxic brain lesions in newborn mice. Neurobiol Dis 25 (3):496–505

Fernandez-Gomez FJ et al (2005) Minocycline fails to protect cerebellar granular cell cultures against malonate-induced cell death. Neurobiol Dis 20 (2):384–391

Fleiss B, Gressens P (2012) Tertiary mechanisms of brain damage: a new hope for treatment of cerebral palsy? Lancet Neurol 11(6):556–566

Fleiss B et al (2014) Stem cell therapy for neonatal brain injury. Clin Perinatol 41:133–148

Fleiss B et al (2015) Inflammation-induced sensitization of the brain in term infants. Dev Med Child Neurol 57 (Suppl 3):17–28

Fox C et al (2005) Minocycline confers early but transient protection in the immature brain following focal cerebral ischemia-reperfusion. J Cereb Blood Flow Metab 25(9):1138–1149

Franks NP et al (1998) How does xenon produce anaesthesia? Nature 396(6709):324

Garrido-Mesa N, Zarzuelo A, Galvez J (2013) Minocycline: far beyond an antibiotic. Br J Pharmacol 169(2):337–352

Gonzalez JC et al (2007) Neuroprotectant minocycline depresses glutamatergic neurotransmission and Ca (2+) signalling in hippocampal neurons. Eur J Neurosci 26(9):2481–2495

Gonzalez-Burgos I et al (2007) Long-term study of dendritic spines from hippocampal CA1 pyramidal cells, after neuroprotective melatonin treatment following global cerebral ischemia in rats. Neurosci Lett 423 (2):162–166

Goto T et al (1997) Xenon provides faster emergence from anesthesia than does nitrous oxide-sevoflurane or nitrous oxide-isoflurane. Anesthesiology 86(6): 1273–1278

Gunes T et al (2007) Effect of allopurinol supplementation on nitric oxide levels in asphyxiated newborns. Pediatr Neurol 36(1):17–24

Hagberg H et al (2014) Mitochondria: hub of injury responses in the developing brain. Lancet Neurol 13 (2):217–232

Hassell JK et al (2014) Argon augments hypothermic neuroprotection in a piglet model of perinatal asphyxia. In: Pediatric academic society meeting. Vancouver, Canada

Hobbs C et al (2008) Xenon and hypothermia combine additively, offering long-term functional and histopathologic neuroprotection after neonatal hypoxia/ischemia. Stroke 39(4):1307–1313

Homsi S et al (2010) Blockade of acute microglial activation by minocycline promotes neuroprotection and reduces locomotor hyperactivity after closed head injury in mice: a twelve-week follow-up study. J Neurotrauma 27(5):911–921

Husson I et al (2002) Melatoninergic neuroprotection of the murine periventricular white matter against neonatal excitotoxic challenge. Ann Neurol 51(1):82–92

Jacobs S et al (2007) Cooling for newborns with hypoxic ischaemic encephalopathy. Cochrane Database Syst Rev 4:CD003311

Kaandorp JJ et al (2015) Maternal allopurinol administration during suspected fetal hypoxia: a novel neuroprotective intervention? A multicentre randomised placebo controlled trial. Arch Dis Child Fetal Neonatal Ed 100(3):F216–F223

Kaindl AM et al (2008) Erythropoietin protects the developing brain from hyperoxia-induced cell death and proteome changes. Ann Neurol 64(5):523–534

Kannan S et al (2012) Dendrimer-based postnatal therapy for neuroinflammation and cerebral palsy in a rabbit model. Sci Transl Med 4(130):130ra46

Kobayashi K et al (2013) Minocycline selectively inhibits M1 polarization of microglia. Cell Death Dis 4:e525

Koistinaho M et al (2005) Minocycline protects against permanent cerebral ischemia in wild type but not in matrix metalloprotease-9-deficient mice. J Cereb Blood Flow Metab 25(4):460–467

Kumral A et al (2004) Selective inhibition of nitric oxide in hypoxic-ischemic brain model in newborn rats: is it an explanation for the protective role of erythropoietin? Biol Neonate 85(1):51–54

Kumral A et al (2007) Erythropoietin attenuates lipopolysaccharide-induced white matter injury in the neonatal rat brain. Neonatology 92(4):269–278

Lazarini F et al (2012) Early activation of microglia triggers long-lasting impairment of adult neurogenesis in the olfactory bulb. J Neurosci 32(11):3652–3664

Loetscher P et al (2009) Argon: neuroprotection in in vitro models of cerebral ischemia and traumatic brain injury. Crit Care 13(6):R206

Ma D et al (2005) Xenon and hypothermia combine to provide neuroprotection from neonatal asphyxia. Ann Neurol 58(2):182–193

Ma D et al (2006) Xenon preconditioning reduces brain damage from neonatal asphyxia in rats. J Cereb Blood Flow Metab 26(2):199–208

Ma D et al (2009) Xenon preconditioning protects against renal ischemic-reperfusion injury via HIF-1alpha activation. J Am Soc Nephrol 20(4):713–720

Marret S et al (2007) Magnesium sulphate given before very-preterm birth to protect infant brain: the randomised controlled PREMAG trial*. BJOG 114 (3):310–318

Martin JL et al (2007) Asynchronous administration of xenon and hypothermia significantly reduces brain infarction in the neonatal rat. Br J Anaesth 98 (2):236–240

McKee JA et al (2005) Analysis of the brain bioavailability of peripherally administered magnesium sulfate: a study in humans with acute brain injury undergoing prolonged induced hypermagnesemia. Crit Care Med 33(3):661–666

Murry CE, Jennings RB, Reimer KA (1986) Preconditioning with ischemia: a delay of lethal cell injury in ischemic myocardium. Circulation 74 (5):1124–1136

Natalucci G, Latal B, Koller B, Rüegger C, Sick B, Held L,

Bucher HU, Fauchère JC, Swiss EPO Neuroprotection Trial Group (2016) Effect of early prophylactic high-dose recombinant human erythropoietin in very preterm infants on neurodevelopmental outcome at 2 years: a randomized clinical trial. JAMA 315(19):2079–2085. https://doi.org/10.1001/jama.2016.5504

Ng SY et al (2012) Attenuation of microglial activation with minocycline is not associated with changes in neurogenesis after focal traumatic brain injury in adult mice. J Neurotrauma 29(7):1410–1425

Nijboer CH et al (2011) Targeting the p53 pathway to protect the neonatal ischemic brain. Ann Neurol 70 (2):255–264

Nijboer CH et al (2013) Mitochondrial JNK phosphorylation as a novel therapeutic target to inhibit neuroinflammation and apoptosis after neonatal ischemic brain damage. Neurobiol Dis 54:432–444

Northington FJ et al (2007) Failure to complete apoptosis following neonatal hypoxia-ischemia manifests as :"continuum" phenotype of cell death and occurs with multiple manifestations of mitochondrial dysfunction in rodent forebrain. Neuroscience 149 (4):822–833

O'Gorman RL et al (2015) Tract-based spatial statistics to assess the neuroprotective effect of early erythropoietin on white matter development in preterm infants. Brain 138(Pt 2):388–397

Ohls RK et al (2004) Neurodevelopmental outcome and growth at 18 to 22 months' corrected age in extremely low birth weight infants treated with early erythropoietin and iron. Pediatrics 114(5):1287–1291

Osredkar D et al (2014) Hypothermia is not neuroprotective after infection-sensitized neonatal hypoxic-ischemic brain injury. Resuscitation 85(4):567–572

Osredkar D et al (2015) Hypothermia does not reverse cellular responses caused by lipopolysaccharide in neonatal hypoxic-ischaemic brain injury. Dev Neurosci 37(4–5):390–397

Paintlia MK et al (2004) N-acetylcysteine prevents endotoxin-induced degeneration of oligodendrocyte progenitors and hypomyelination in developing rat brain. J Neurosci Res 78(3):347–361

Perlman JM (2006) Intervention strategies for neonatal hypoxic-ischemic cerebral injury. Clin Ther 28 (9):1353–1365

Pignataro G et al (2008) In vivo and in vitro characterization of a novel neuroprotective strategy for stroke: ischemic postconditioning. J Cereb Blood Flow Metab 28(2):232–241

Preckel B et al (2002) Xenon produces minimal haemodynamic effects in rabbits with chronically compromised left ventricular function. Br J Anaesth 88(2):264–269

Puka-Sundvall M et al (2000) Subcellular distribution of calcium and ultrastructural changes after cerebral hypoxia-ischemia in immature rats. Brain Res Dev Brain Res 125(1–2):31–41

Ren C et al (2009) Limb remote ischemic postconditioning protects against focal ischemia in rats. Brain Res 1288:88–94

Robertson NJ et al (2013) Melatonin augments hypothermic neuroprotection in a perinatal asphyxia model. Brain 136(Pt 1):90–105

Roumier A et al (2008) Prenatal activation of microglia induces delayed impairment of glutamatergic synaptic function. PLoS One 3(7):e2595

Ryang Y et al (2011) Neuroprotective effects of argon in an in vivo model of transient middle cerebral artery occlusion in rats. Crit Care Med 39(6):1448–1453

Sanchez Mejia RO et al (2001) Minocycline reduces traumatic brain injury-mediated caspase-1 activation, tissue damage, and neurological dysfunction. Neurosurgery 48(6):1393–1399; discussion 1399–1401

Sanderson TH, Raghunayakula S, Kumar R (2015) Neuronal hypoxia disrupts mitochondrial fusion. Neuroscience 301:71–78

Schang AL, Gressens P, Fleiss B (2014) Revisiting thyroid hormone treatment to prevent brain damage of prematurity. J Neurosci Res 92:1609–1610

Sfaello I et al (2005) Topiramate prevents excitotoxic damage in the newborn rodent brain. Neurobiol Dis 20 (3):837–848

Sifringer M et al (2012) Prevention of neonatal oxygen-induced brain damage by reduction of intrinsic apoptosis. Cell Death Dis 3:e250

Soghier LM, Brion LP (2006) Cysteine, cystine or N-acetylcysteine supplementation in parenterally fed neonates. Cochrane Database Syst Rev 4:CD004869

Soldatov P et al (2008) Physiologically active argon-based gas mixtures as a means of creating fire-safe gaseous environments in pressurized modules of varying purpose. Aviakosm Ekolog Med 42(2):45–52

Sriram K, Miller DB, O'Callaghan JP (2006) Minocycline attenuates microglial activation but fails to mitigate striatal dopaminergic neurotoxicity: role of tumor necrosis factor-alpha. J Neurochem 96(3):706–718

Stippler M et al (2007) Serum and cerebrospinal fluid magnesium in severe traumatic brain injury outcome. J Neurotrauma 24(8):1347–1354

Sugimoto J et al (2012) Magnesium decreases inflammatory cytokine production: a novel innate immunomodulatory mechanism. J Immunol 188(12):6338–6346

Sun J et al (2012) Protective effect of delayed remote limb ischemic postconditioning: role of mitochondrial K (ATP) channels in a rat model of focal cerebral ischemic reperfusion injury. J Cereb Blood Flow Metab 32 (5):851–859

Temkin NR et al (2007) Magnesium sulfate for neuroprotection after traumatic brain injury: a randomised controlled trial. Lancet Neurol 6(1):29–38

Thoresen M (2000) Cooling the newborn after asphyxia – physiological and experimental background and its clinical use. Semin Neonatol 5(1):61–73

Thoresen M et al (2009) Cooling combined with immediate or delayed xenon inhalation provides equivalent long-term neuroprotection after neonatal hypoxia-ischemia. J Cereb Blood Flow Metab 29(4):707–714

Vawda R et al (2007) Stem cell therapies for perinatal brain injuries. Semin Fetal Neonatal Med 12(4):259–272

Vinten-Johansen J, Yellon DM, Opie LH (2005a) Postconditioning: a simple, clinically applicable procedure to improve revascularization in acute myocardial infarction. Circulation 112(14):2085–2088

Vinten-Johansen J et al (2005b) Postconditioning – a new link in nature's armor against myocardial ischemia-reperfusion injury. Basic Res Cardiol 100(4):295–310

Wang J et al (2004) Minocycline up-regulates Bcl-2 and protects against cell death in mitochondria. J Biol Chem 279(19):19948–19954

Wang X et al (2007) N-acetylcysteine reduces lipopolysaccharide-sensitized hypoxic-ischemic brain injury. Ann Neurol 61(3):263–271

Wang X et al (2010) Neuroprotective effect of Bax-inhibiting peptide on neonatal brain injury. Stroke 41(9):2050–2055

Xiong Y, Chopp M, Lee CP (2009) Erythropoietin improves brain mitochondrial function in rats after traumatic brain injury. Neurol Res 31(5):496–502

Zhao ZQ, Vinten-Johansen J (2006) Postconditioning: reduction of reperfusion-induced injury. Cardiovasc Res 70(2):200–211

Zhou Y et al (2011) Remote limb ischemic postconditioning protects against neonatal hypoxic-ischemic brain injury in rat pups by the opioid receptor/Akt pathway. Stroke 42(2):439–444

Zhuang L et al (2012) The protective profile of argon, helium, and xenon in a model of neonatal asphyxia in rats. Crit Care Med 40(6):1724–1730

新生儿脑出血

128

Linda S. de Vries and Axel Heep
张懿　翻译，毛健　审校

目录

缩略语		
aEEG	Amplitude integrated electroencephalogram	振幅整合脑电图
CP	Cerebral palsy	脑瘫
cUS	Cranial ultrasound	颅脑超声
DRIFT	Drainage intervention fibrinolytic therapy	引流介入纤溶治疗
ECMO	Extracorporeal membrane oxygenation	体外膜氧合
GE	Ganglionic eminence	神经节突起
GMH-IVH	Germinal matrix hemorrhage-intraventricular hemorrhage	生发基质出血-脑室内出血
ICH	Intracranial hemorrhage	颅内出血
IVH	Intraventricular hemorrhage	脑室内出血
LT	Low threshold	低阈值
MRI	Magnetic resonance imaging	磁共振成像
PVHI	Periventricular hemorrhagic infarction	脑室周围出血性梗死
PVL	Periventricular leukomalacia	脑室周围白质软化
PHVD	Posthemorrhagic ventricular dilatation	出血后脑室扩张
SVZ	Subventricular zone	脑室下区
SVCF	Superior vena cava flow	上腔静脉血流
VI	Venous infarction	静脉梗死

摘要

　　中枢神经系统的出血性病变发生在胎儿期、围产期和出生后。出血性病变与特定的发病率和死亡率相关，基于出血的时间和发育中大脑对出血的易感性。生发基质出血 - 脑室内出血（GMH-IVH）仍然是早产儿常见的严重疾病。尤其是大量 GMH-IVH，常伴有出血后脑室扩张（PHVD）或伴有单侧脑实质出血，可使神经系统后遗症风险增加。

20 世纪 80 年代早期，颅脑超声的广泛应用提示 GMH-IVH 发病率逐渐下降，并有助于确定危险因素和病变发生时间。磁共振成像（MRI）的应用有助于更好地确定病变的部位和范围，使相关的白质（WM）损伤和小脑出血可视化。

胎儿期中枢神经系统的出血性病变常与血管畸形、血栓性疾病和罕见的脑恶性肿瘤有关。足月儿围产期获得性中枢神经系统出血病变与辅助阴道分娩相关的窦静脉血栓形成或外伤性实质出血有关。

128.1　要点

- 5%~10% 的极低出生体重儿仍可见较高 GMH-IVH 发生率。
- 单侧脑实质出血是由于静脉引流功能受损导致，常引起偏瘫。
- 足月时常规 MRI 或胎龄 30 周时 DTI-MRI 呈现内囊后肢不对称可预测脑室周围出血性梗死（PVHI）后出现偏瘫。
- PHVD 常在 GMH-IVH. 后出现。
- 干预 PHVD 的最佳时机仍有待确定。
- 少数 GMH-IVH 发生后，神经发育障碍也较常见，且存在大脑和小脑容积减少。
- IVH-PVHI 和硬膜下出血同样发生在足月儿。
- 足月儿单侧丘脑出血常伴有窦静脉血栓形成。

128.2　早产儿（新生儿期）颅内出血

CT 和颅脑超声（cUS）用于颅内病变的诊断始于 20 世纪 70 年代末（Burstein et al. 1979）。最初在颞骨进行 cUS 检查，但很快前囟成为了更好的声窗。cUS 研究起初是应用低分辨率的线性机械扇形传感器，将视野限制在侧脑室。在引进广角扇形机械扫描技术之前，邻近的白质显示并不清晰。因此早些年的数据相比如今的高分辨率 cUS 和 MRI 检查存在较大差异。随着 MRI 在新生儿期的常规应用，人们清楚地意识到，早产儿脑白质损伤比 GMH-IVH 更为重要。过去所见的 GMH-IVH 常伴随轻微的白质损伤，cUS 完全忽略或低估了这一点。常伴随的

小脑出血，即使通过乳突窗经超声诊断点状出血也做不到（Parodi et al. 2015a）。因此对 20 世纪 80 年代应用超声进行检查的远期早产儿预后数据需要谨慎解读。有报道称严重的白质损伤，如囊性脑室周围白质软化（PVL）的发病率呈下降趋势（Hamrick et al. 2004；Khwaja and Volpe 2008），虽然 GMH-IVH 发生率也成总体下降趋势，但是严重的 GMH-IVH 的发生并未减少，而这些严重的出血损伤对神经系统预后有重要影响（Hamrick et al. 2004；Khwaja and Volpe 2008；Batton et al. 1994）。除了前囟窗外，对于极早产儿和超低出生体重儿小脑出血的识别，还需进行乳突窗检查（Parodi et al. 2015a；Limperopoulos et al. 2005；Steggerda et al. 2009a）。

128.3　神经病理学和发病机制

生发基质区域血运丰富，为"未成熟的血管网"，无法区分是小动脉、小静脉还是毛细血管。它是一种暂时性结构，最初是神经母细胞和成神经胶质细胞在此进行有丝分裂，然后细胞迁移到大脑的其他部分。生发基质随着细胞的分裂与移行逐渐减少，接近足月基本退化完全。脑室下区（SVZ）在大约 15 周后成为细胞生成的主要部位，当它开始在某些部位迅速扩张时，沿着侧脑室额角（以及较小程度的颞角）的侧壁形成突出的神经节突起（GE）。GE 是新皮质中 γ- 氨基丁酸能抑制性中间神经元的来源。背侧端脑 SVZ 在妊娠早期产生投射神经元，以前认为在妊娠 20 周后主要是胶质形成。与几年前相比，现在普遍认为 SVZ 至少在 25~27 周才能产生大量的神经元。这些较晚出现的神经元中约有 35% 是从腹侧 GE 产生的（Volpe 2009）。生发基质主要分布在尾状核头部和体部，也可存在于颞角顶部。GE 以特有的形式逐渐退化，妊娠 34~36 周时退化完全。

近来 MRI 已证实大量生发基质的存在，通过 MRI 而非超声检查，发现较小的 GMHs 常位于颞角（Parodi et al. 2015b；Plaisier et al. 2015）。来自新泽西州的大量尸检数据显示三分之一以上的生发基质出血累及枕叶和颞叶（Paneth et al. 1994）。生发基质的动脉供血来自 Heubner 回返动脉（大脑前动脉的一个分支），以及侧纹动脉的终末分支。深部白质的静脉回流通过扇形长短髓静脉流入生发基质，随后进入生发基质下的终末静脉（Takashima et al. 1986）。

这也使人们认识到单侧的脑实质出血与静脉梗死（Gould et al. 1987）或缺血再灌注损伤有关。

通常认为出血常起源于薄壁静脉（Volpe 1989；Moody et al. 1994；Ghazi-Birry et al. 1997），然而 Page 和 Wigglesworth（1979）通过注入实验证实毛细血管出血比终末静脉破裂更常见。脑静脉系统发育异常易导致脑室内出血（IVH）。磁共振成像静脉造影术（Tortora et al. 2016，2018）已证实早产儿室管膜下静脉解剖变异性增加。早产儿室管膜下静脉末端比例变窄显著增加 GMH-IVH 的发生率（Tortora et al. 2018）。连续 cUS 检查记录 GMH-IVH 的发病时间平均为产后 24~48 小时。然而，大约 10% 的 GMH-IVH 病例在出生后 12 小时内的首次超声检查中已存在。这种早期发生可能与 GMH-IVH 多因素病因学相关的潜在发病机制有关。Ment 等（1995a）发现生发基质血管在生后最初几天内与基底膜的连续性增加。生发基质血管的快速成熟可能是早产的结果，这可能是 GMH-IVH 通常发生在生命最初几天的原因之一。

GMH-IVH 可引起脑室的机械破坏，促进血液和神经细胞向脑脊液中释放室管膜下生发基质。神经病理学研究和新生儿脑积水动物模型的证据表明，生发基质被破坏，神经前体细胞迁移到脑脊液中（Jiménez et al. 2009；Rodríguez et al. 2012；Krueger et al. 2006）。

动物实验近期证实，GMH-IVH 后脑室腔内高铁血红蛋白的形成增加与脑室周围炎症有关（Gram et al. 2013）。IVH 后的小胶质细胞和星形胶质细胞激活以及随后的炎症已被证明是导致早产儿脑白质损伤的关键（Khwaja and Volpe 2008；Volpe et al. 2011）。

128.4 产前及围产期危险因素

产前羊膜感染可增加 GMH-IVH 的风险（Thorp et al. 2001）。血中细胞因子浓度增加与血流动力学改变存在相关性（Yanowitz et al. 2002）。

有关疾病严重性的多变量回归研究显示母亲绒毛膜羊膜炎与早发败血症（OR，5.54；95%CI 2.87~10.69）和严重脑室内出血（OR，1.62；95%CI 1.17~2.25）有关（Soraisham et al. 2009）。

在产后 12 小时内检测到的早期脓毒症的替代物——白细胞介素 -6 的血清浓度升高与小于 28 周的早产儿的 GMH-IVH 的发生和程度相关（Heep et al. 2003）。一些临床研究表明，早产儿凝血功能减低，特别是维生素 K 依赖的凝血酶原活性降低，与早产儿 GMH-IVH 的发病机制有关（Salonvaara et al. 2005；Poralla et al. 2011；Neary et al. 2013；Duppre et al. 2015）。除了止血技术不成熟外，并存的围产期危险因素也对维生素 K 依赖的凝血途径产生不利影响（Poralla et al. 2012）。到目前为止，预防性替代血浆凝血成分或新鲜冰冻血浆并不能降低早产儿 GMH-IVH 的发生率（Waltl et al. 1973；Beverley et al. 1985；Northern Neonatal Nursing Initiative Trial Group 1996；Veldman et al. 2006；Dani et al. 2009）。

最初的小规模试验着眼于产前母体维生素 K 替代的有效性和 GMH-IVH 的发生率，这些试验最初是被寄予希望的（Liu et al. 2006；El-Ganzoury et al. 2014），但是关于这个话题的一篇综述认为："在早产前给孕妇服用维生素 K 并不能显著预防早产儿脑室周围出血或改善儿童的神经发育"（Crowther et al. 2010）。

没有证据显示剖宫产对早产儿 GMH-IVH 有保护作用。对出生体重≤1 250g 的早产儿进行研究发现剖宫产对死亡率及 2 岁时的神经残疾均无益处（Haque et al. 2008）。有部分研究显示臀位产会增加 GMH-IVH 的风险，但在多因素分析中则未见相关性（Herbst and Källén 2007）。在另一项研究提出对胎龄小于 27 周的早产儿是有益的（Thorp et al. 2001）。瑞典一项对于胎龄 25~36 周早产儿的调查指出剖宫产减少了病死率，但未减少 GMH-IVH 的风险（Herbst and Källén 2007）。

5 例（14%）延迟脐带结扎与 13 例（36%）非延迟结扎的两组比较显示脐带延迟结扎减少了 GMH-IVH 的发生（$P=0.03$）（Mercer et al. 2006）。当把延迟脐带结扎与胎龄和剖宫产进行统计分析，生后立即结扎脐带会使脑室内出血的发生率增加 3 倍以上（OR 3.5，95%CI 1.1~11.1）。在 Rabe 等的一项系统回顾中，在 15 项已发表的研究共招募了 539 名婴儿，有 10 项在婴儿死亡方面没有显著差异，但在不同级别 IVH 的发病率上存在显著差异，但非Ⅲ级或Ⅳ级（RR 0.59，95% CI 0.41~0.85）（Rabe et al. 2008）。这可能是由于延迟的脐带结扎导致上腔静脉血流（SVCF）增加所致（Heuchan et al. 2002）。

研究表明未在围产中心出生和生后转运至围产中心的婴儿 GMH-IVH 的发生率较高（Thorp et al. 2001；Palmer et al. 2005）。NEOPAIN 试验显示在外出生的婴儿更容易发生较严重度脑室内出血

（P=0.000 5），即使对原发病得到控制后因素的修正该风险仍持续存在，但对于产前应用激素的患儿，此种基于本地围产中心出生的优势因素则不明显（Palmer et al. 2005）。有人认为，潜在的临床可变因素使 GMH-IVH 风险的增加，而不是转运（Osborn et al. 2003）。

心血管和呼吸异常仍是生后早期 GMH-IVH 发生的主要因素。血管内压或血流的波动可能会导致生发基质中"未成熟血管网"的破裂，在低血压一段时间后的再灌注期间会发生出血。

在出生后的最初几小时内对上腔静脉血流（SVCF）的早期评估被用作脑灌注的替代参数（Drayton and Skidmore 1987；Sirc et al. 2013）。早期研究表明，在 GMH-IVH 前 24 小时内 SVCF 反复低值是 GMH-IVH 的先兆（Kluckow and Evans 2000）。然而，最近对出生后 24 小时内的 SVCF 进行单独评估并未证实出生第一天测量的 SVCF 是 GMH-IVH 的独立危险因素（Holberton et al. 2012；Bates et al. 2015）。

虽然大脑缺乏自我调控，"被动压力"脑循环的形成仍然被认为是重要的，但并不是所有的早产儿都存在这种情况（Tsuji et al. 2000）。可以应用近红外光谱对高危患儿进行持续监测（Soul et al. 2007）。最近的两项研究着眼于近红外光谱的价值。在一项研究中，使用连续的近红外光谱和平均动脉血压（MABP）测量，MABP-rScO$_2$ 相关性提示患有 IVH 的婴儿出现更多的血压 - 被动脑灌注（Alderliesten et al. 2013）。在另一项研究中，发现在发生 GMH-IVH 之前，系统灌注和脑血流（CBF）先降低后增加（Noori et al. 2014）。

呼吸系统的危险因素可随机械通气相关并发症出现，如气胸后高碳酸血症继发血管扩张（Fabres et al. 2007）。随着通气技术度改进，无创通气使用如 CPAP 和双向正压通气 BIPAP 能进一步减少 GMH-IVH 的发生。最近的一项临床多中心研究证实，在胎龄小于 27 周的早产儿中，采用微创性肺表面活性物质制剂（气道内）给药法（LISA）的策略于未接受有创通气的患儿，可以显著降低气胸（4.8% vs 12.6%；P=0.04）和严重 IVH（10.3% vs 22.1%；P=0.02）的发生率（Kribs et al. 2015）。高钠血症（>150mmol/L）也被认为是 GMH-IVH 的独立危险因素。钠水平增高在极早产儿中尤其见，这一群体也特别容易发生 GMH-IVH（Dalton et al. 2015；

Barnette et al. 2010）。

128.4.1 遗传因素

最近，血栓性疾病在 GMH-IVH 发展中的作用引起了人们的关注。包括凝血因子 V 基因杂合子 Leiden 突变，使凝血因子 V 抵抗活化蛋白 C 的切割，亚甲基四氢叶酸突变，同时凝血酶原 G20210A 基因突变杂合子与血浆凝血酶原浓度增加有关。大量的前瞻性研究均不能证实上述基因突变与超低出生体重儿脑室内出血有关（Härtel et al. 2006）。白介素 -6 CC 基因型增加了严重出血的风险（OR 3.5；95%CI 1.0~12.2；P=0.038）（Harding et al. 2004）。但无大样本研究证实（Göpel et al. 2006）。

在 90 名小于 32 周的早产儿队列中，研究了维生素 K 环氧化物还原酶复合体 1（VKORC1-1639G>A）和凝血因子 7（F7-323Ins10）编码基因的多态性，观察了维生素 K 依赖凝血系统中的遗传变异对 GMH-IVH 发生的影响（Schreiner et al. 2014）。在这项小型研究中，F7-323Ins10 基因型与较低的因子 VII 水平相关，但与个体的 GMH-IVH 风险无关。Logistic 回归分析表明，与 -1639A 等位基因携带者相比，VKORC1 野生型的 GMH-IVH 风险更高，支持了基因变异影响维生素 K 依赖的凝血功能从而降低早产儿 IVH 风险的假设。

产前脑穿通与胶原蛋 4A1 或 4A2 的突变基因（COL4A1 和 COLAA2）编码的胶原类型 4α1 和 4α2 基底膜蛋白相关（de Vries et al. 2009；Meuwissen et al. 2015）。

孕母子痫前期可以减少 GMH-IVH 的风险，原因是增加了胎儿宫内的成熟度，减少了生后呼吸窘迫的发生（Spinillo et al. 2007）。

在一项回顾性研究中，气管插管早产儿吸入一氧化氮对所有等级的 IVH 或严重 IVH 的发生频率没有影响。早期抢救治疗与重症 IVH 增加 20% 无显著相关性。对神经发育障碍的发生率无影响（Barrington and Finer 2010）。

128.5 GMH-IVH 的发病率

GMH-IVH 的发生率与新生儿的成熟度有直接关系（Thorp et al. 2001）。20 世纪 70 年代末和 80 年代初小于 1 500g 的新生儿的发病率高达 40%~50%

（Burstein et al. 1979；Dolfin et al. 1983），但根据一些研究，20世纪90年代发病率下降到20%（Batton et al. 1994；Heuchan et al. 2002），但也有不同说法（Gleissner et al. 2000）。单侧脑实质出血的发病率波动在3%~11%，其中法国的一项人口普查研究中显示发病率最低（de Vries et al. 2001；Lemons et al. 2001；Larroque et al. 2003）。Hamrick 等（2004）和Sarkar（Sarkar et al. 2009）的一项近期研究显示，对比囊性白质损伤的发生率下降，该类型损伤则未见发病率的下降。

128.6 诊断

虽然MRI被广泛应用，但床旁超声用于GHM-IVH的诊断更常见。入院时常规完善超声检查，第1周内连续监测几次，允许最精确的时间选择和确定病变的产前发病时间。几乎所有的出血会在生后1周内发生，大多数发生在出生后24~28小时内。仅有10%的GHM-IVH在1周后发生。相比于白质损伤，ICH晚发现象并不常见（Andre et al. 2001）。小的GMH-IVH可进展成脑实质出血，可能与生发基质部位的髓静脉梗阻引起静脉引流不畅有关（de Vries et al. 2001）。

多数情况下的GMH-IVH比较隐匿，临床诊断并非起决定作用。以往3种临床表现（Volpe 2008a），包括：一种为患儿状态突然恶化，血压下降伴有或不伴有酸中毒，无明显诱因的血红蛋白突然下降。然而，更常见的是，在孩子的情况没有明显变化的情况下，血红蛋白突然下降。第二种为跳跃式病程，逐渐进展，表现为全身运动改变。第三种是静寂表现，无临床症状，部分患儿在常规超声筛查时发现脑实质出血。

Volpe（2008a）提出的分级适用于描述早期和晚期超声所见（表128.1）。Ⅳ级出血没有提到，而是单独描述脑实质出血的大小、位置和外观，实质内的出血通常被称为PVHI。有些情况下不能完全鉴别少量的出血是局限在生发基质还是冲破室管膜进入脑室内。Correa 等（2004）提倡以后囟作为声窗更有利于少量脑室内出血的诊断（图128.1）。除了在齿状核头部，其他如颞角顶部的生发基质出血很难在超声下诊断，只能在MRI检查下确诊（Parodi et al. 2015a；Plaisier et al. 2015；Maalouf et al. 2001）。

表128.1 GMH-IVH 超声分级（改编自 Volpe2008）

分类	通用术语
Ⅰ级：生发基质出血	GMH
Ⅱ级：脑室内出血不伴脑室扩张	GHM-IVH
Ⅲ级：脑室内出血伴急性脑室扩张	GHM-IVH
（血凝块充满脑室的50%以上）	伴脑室扩张
脑实质内病变-（描述大小，位置）	IPL

大量的脑室内出血可以在超声下明确诊断，伴随的白质损伤更依赖于早期MRI检查（图128.2和图128.3）。早产儿常见较大的脉络丛与大量脑室内出血不易鉴别，连续的超声检查和通过后囟进行检查可帮助鉴别。出血可引起急性脑室扩张或几周后的PHVD，出血量越大，脑室扩张发生概率越大。血液很快会通过室间孔进入第三脑室、中脑导水管、第四脑室、第四脑室正中孔和外侧孔，最后进入颅后窝。凝块形成可发生在任何层面，导致流出道梗阻，但最常见于导水管水平或更弥漫的颅后窝。在进展性PHVD的患者中，使用乳突切面和彩色多普勒研究，可以评估GMH-IVH术后2~3周内导水管通畅

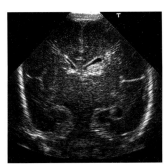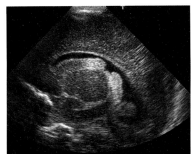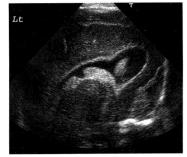

图128.1 胎龄29周出生的早产儿颅脑超声，冠状位和矢状旁位，从前囟扫描（左），后囟扫描（右），可见脑室内血块和扩张的枕角

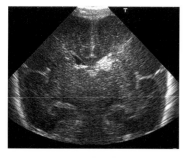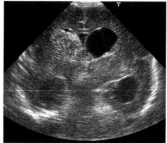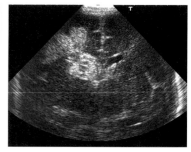

图128.2 颅脑超声,3 例早产儿冠状位,提示少量 IVH 伴有同侧脑室周围回声(左),双侧脑室内大量出血伴急性脑室扩张(中),右图为脑实质出血伴大量 IVH

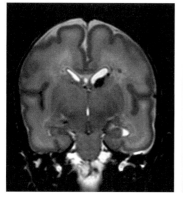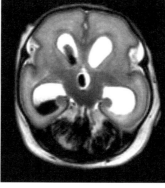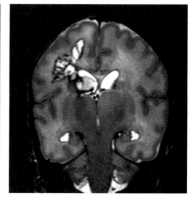

图128.3 图 128.2 中 3 例早产儿的 MRI(T_2 加权序列);IVH 伴左侧脑室周围白质点状出血(左);大量 IVH 同时可见双侧小脑出血(中);IVH 和 PHI 小于超声所见(右)

情况,为经腰椎穿刺引流脑脊液提供了机会。血流动力学的突然改变,包括第三脑室的渐进性扩张,以及反映多普勒信号的细胞成分或凝块颗粒的缺失,很可能提示脑脊液流动受阻。根据血液和梗阻部位的不同,PHVD 可能进展迅速且不通畅,通常是由于 Sylvius 导水管(中脑导水管)水平的梗阻,又或发病较为缓慢,见于闭塞性蛛网膜炎(Larroche 1972;Robinson 2012)。

单侧脑实质出血,如文献中提到的 PVHI 或静脉梗死(VI),占所有 GMH-IVH 的 3%~15%(de Vries et al. 2001;Lemons et al. 2001;Larroque et al. 2003)。通常为单侧、三角形、尖端在侧脑室外缘同时合并同侧中度至大量的 GMH-IVH。过去认为脑实质出血是由于出血延伸至脑室周围白质,但这种解释不再被认可。目前更多的解释则是 GMH-IVH 导致了髓静脉引流不畅,继发白质静脉栓塞。这种演变过程可通过连续的超声检查发现,当正常图像出现改变,从单纯的 GMH-IVH 到接下来几天的脑实质受累。这类病灶多为球形,常与侧脑室相通,随后进展成为脑穿通性囊肿。近来损伤的形式更加多变,出现散

在的脑实质损伤,不一定与侧脑室相通,可进展为小囊肿并与同侧代偿性扩张的侧脑室融合。这些白质囊肿有时被误认为是单侧的白质软化,而白质软化多为双侧且一般不伴有大量脑室内出血。婴儿期或幼儿期的 MRI 有助于鉴别这两种情况,单侧的脑实质出血表现为更局灶的损伤。Dudink 等(2008)进行了更详细的研究证明静脉原因导致脑实质损伤。Bassan 等(2006)建议把脑实质损伤分级,根据病灶的程度、对侧是否损伤和中线的是否移位。这个分级可以评估 2 岁时的神经系统预后(Bassan et al. 2007)。

128.6.1 小脑出血

在探讨早产儿生发基质脑室内出血同时,更重要的进展是对小脑内出血的认识。这种类型的脑损伤几乎与 GHM-IVH 同时存在,尤其在小于 750g 和胎龄小于 27 周的早产中常见(Limperopoulos et al. 2005;Steggerda et al. 2009b)。Limeroupolos 等(2005)研究的 35 例患儿中有 25 例为单侧半球出

血。这 35 例中有 27 例同时伴有幕上出血。呼吸暂停、心动过缓、血细胞比容的下降可能与这类损伤有关（Steggerda et al. 2009b）。通过后外侧囟门作为声窗进行超声检查，可以诊断大于 4mm 的病灶（Steggerda et al. 2009b）。Ecury-Goossen 等的队列研究中描述了 6 种小脑出血的表现：蛛网膜下腔、小叶、大叶、双侧大叶、巨大叶（包括小脑蚓部）、挫伤性小脑出血（Ecury-Goossen et al. 2010）。MRI 能更好地确定病灶范围和鉴别小脑半球的点状出血（Steggerda et al. 2009b）。在平均年龄 32 个月的随访中显示单纯的小脑出血患儿中 66% 出现神经系统异常，而对照组早产儿中仅有 5% 出现异常（Limperopoulos et al. 2007）。单纯小脑出血患儿相比于对照组表现出严重的运动障碍（48% vs 0%）、语言表达障碍（42% vs 0%）、语言接受能力延迟（37% vs 0%）和认知缺陷（40% vs 0%）。虽然早产儿小脑出血和幕上实质损伤伴有更严重的神经运动损伤，但并不代表它就是神经系统发育障碍的更严重的危险因素。有报道指出小脑萎缩不伴有明显的小脑出血也会出现严重的成熟障碍（Messerschmidt et al. 2005）。Srinivasan 等（2006）提出早产儿纠正足月时的小脑容积减小与幕上病变如出血性脑梗死，脑室内出血伴扩张和 PVL 有关。磁共振定量成像显示，与对照组相比，低分级 GMH-IVH 的极早产儿的小脑上段的各向异性分数（FA）值降低（Morita et al. 2015）。他们认为这是由于在 SCP 附近的含铁血黄素沉积所致，SCP 是小脑中最脆弱的 WM 束。在另一项研究中，低分级 IVH 导致小脑发育障碍，小脑体积减小（Tam et al. 2011）。

128.7 管理

一旦 GMH-IVH 确诊，临床管理与其他存在危险因素的早产儿相似。纠正凝血异常，减少触碰，防止血压和 CO_2 水平的波动，避免人机对抗防止原有出血的扩大。持续振幅整合脑电图（aEEG）的应用可以帮助探查亚临床癫痫，这类发作通常临床症状不明显但需要治疗（Olischar et al. 2007）。aEEG 上出现惊厥发作与 IVH 存在显著相关性。严重出血对 aEEG 背景模式产生负面影响。在 92 名 GA<32 周的婴儿中，14 名严重Ⅲ级出血或 PVHI 的婴儿中有 4 名（28.6%）脑电图出现低电压，低电压与死亡（$P=0.015$）和合并的神经损害 / 死亡结局（$P=0.01$）有

显著关系（Benavente-Fernández et al. 2015）。Soubasi 等的研究也报告了类似的发现（Soubasi et al. 2012）。病理追踪（爆发抑制、持续低电压、平坦波）或不连续低电压、无周期性、初始 aEEG 下缘 <3μV 对严重颅脑损伤（Ⅲ级 /PVHI 和 c-PVL）的敏感度分别为 88.9%、63% 和 51.9%。一项 30 名极早产儿的研究中，57% 的重度 ICH（Ⅲ级 /PVHI）患儿出现低电压伴爆发抑制模式，而无出血的婴儿未见该脑电图背景模式（$P=0.014$）（Chalak et al. 2011）。92 例 GA<30 周的早产儿中，通过 aEEG 诊断频繁惊厥与第 3 天发生严重 GMH-IVH 的风险增加相关（RR 4.0，95% CI 1.5~10.8）（Vesoulis et al. 2014）。

128.7.1 出血后脑室扩张（PHVD）

大量 IVH 伴或不伴有脑实质出血，PHVD 发生在 10~14 天后。超声的连续监测可以诊断。PHVD 进展可慢可快。大多数病例（65%）PHVD 缓慢进展随后自行停止；剩下 30%~35% 的患儿脑室体积在数天至数周内快速增加（Murphy et al. 2002）。

是否在进展性 PHVD 临床症状出现之前给予治疗目前尚无定论。连续的超声检查发现脑室扩大，将先于数周后出现的临床症状，如头围快速增加（>2cm/ 周）、颅缝开大、前囟饱满、呕吐、易激惹、心动过缓、呼吸暂停，原因在于新生儿脑外间隙较大和白质含水量较高（Ingram et al. 2014）。落日眼只在晚期出现。测量根据 Levene 和 Starte（1981）的方法在冠状位通过孟氏孔计算"脑室宽度"。"脑室指数"为中线到侧脑室边缘的距离。大多数干预研究都将第 97 百分位值 p97+4mm 作为随机化的起点。另一种方法是测量所谓前角宽度，通过测量前脚到丘脑切迹（Davies et al. 2001）。这个前角宽度随着大脑的成熟变化不大，正常小于 3mm，当测量值大于 6mm 提示 PHVD。因前后角扩张会有差别，矢状平面枕角的测量也是有用的。虽然矢状位受声波作用的角度多变，但任何测量的枕角大于等于 25mm 均提示严重 PHVD（Whitelaw and Aquilina 2012）。由于 Levene 和 Start（1981）的数据中没有胎龄低于 26 周的婴儿，新的 VI、AHW 和 TOD 横断面和纵向研究数据已发表，年龄范围为 24~42 周（Brouwer et al. 2012）。正中矢状面可以评估第三和第四脑室。大的第三脑室和小的第四脑室之间的差异提示导水管水平的梗阻，而流出道梗阻性扩张是由于 Luschka

和 Magendie 孔的梗阻导致。在这两种情况下，都不建议进行腰椎穿刺。当鉴别压力驱动的 PHVD 和白质损伤后的空洞外扩张时，可通过评估侧脑室的形状来判定。测量脑脊液的压力同样有助于鉴别，但可信的测量很难获得（Kaiser and Whitelaw 1985）。

中枢神经系统的短期不良结局可以通过诱发电位、aEEG、多普勒超声和近红外光谱等技术进行评定（Soul et al. 2004；van Alfenvan der Velden et al. 2007；Klebermass-Schrehof et al. 2013）。PHVD 尤其是伴有 PVL 的患儿脑脊液中的细胞因子、非蛋白结合铁、次黄嘌呤和 sFas（可溶性细胞凋亡因子）的水平均升高（Sävman et al. 2002；Felderhoff-Mueser et al. 2003；Heep et al. 2004a；Schmitz et al. 2007）。但目前无直接证据显示早期脑脊液的引流对 PHVD 患儿改善先天和远期结局。迄今为止有两个较大样本的 RCT 研究，当超过第 97 百分位值 +4mm 线行随机化，两组中 60% 患儿留置分流器（Ventriculomegaly Trial Group 1994；Kennedy et al. 2001）。DRIFT（脑室介入纤维蛋白溶解治疗）的 RCT 研究也应用该方法作为入口（Whitelaw et al. 2003）。最初的数据显示有 22% 的患者需要分流，但由于 DRIFT 组继发出血的风险很高（33%），RCT 研究提前终止，所以脑室-腹腔分流术并未见明显效果（Whitelaw et al. 2007）。在 DRIFT 组中存活者的严重认知障碍和总体死亡或严重残疾的发生显著降低。在 DRIFT 组的 39 例患儿中有 21 例（54%），而 38 例标准组患儿中有 27 名（71%）死亡或严重残疾（AOR 0.25；95%CI 0.08~0.82）。存活患儿中，DRIFT 组 35 例中有 11 例（31%）有严重认知障碍，而标准组 32 例中有 19 例（59%）有严重认知障碍（AOR 0.17；95% CI 0.05~0.57）。精神发育指数（MDI）中位数在 DRIFT 组为 68，而该指数在仅给予规范救治的对照组则 <50（Whitelaw et al. 2010）。

最近进行的 RCT 研究纳入 126 例早产儿，胎龄≤34 周，伴有严重 IVH 后进行性 PHVD。治疗开始于低阈值（LT）VI> 第 97 百分位值及 AHW>6mm 或高阈值（HT）VI> 第 97 百分位值 +4mm 同时 AHW>10mm。两组在主要结局、死亡和/或脑室-腹膜（VP）分流方面无显著差异（LT 组 30% 和 HT 组 37%）。LT 组有 12/64 例（19%）和 HT 组有 14/62 例（23%）进行了 VP 分流术，这是至今报道的最低比率。LT 组需要更多的神经外科干预。神经发育结局将决定是否需要非常早期的干预或是否 VI

越过 97 百分位数 +4mm 线才使用有效的干预（de Vries et al. 2018）。

在两个回顾性观察研究中，在超过这个线之前进行干预和在阈值较低时植入皮下储液囊，之后需要植入分流器的概率明显下降（de Vries et al. 2002；Brouwer et al. 2008）。在另一项回顾性研究中，对 32 名早产儿进行了研究，其中 10 名婴儿接受了早期脑室外引流（生后≤25 天）和 22 名晚期干预（>25 天），早期干预与在适应、个人社交、沟通和认知功能方面得分更高。两组脑性瘫痪和神经外科并发症的发生率相当。对三级 IVH 的患儿有益，而脑实质受累的患儿则未见优势（Bassan et al. 2012）。在另一项研究中，对在荷兰中心接受早期治疗或在加拿大中心接受晚期治疗的 18~24 个月的早产儿的神经发育结果进行了比较。研究表明，早期接受干预的婴儿，即使最终需要做 VP 分流术，其预后与未接受干预的婴儿比较无差异，均在正常范围内。相反，对进展性 PHVD 的后期干预会增加不良结局和介入相关并发症的风险（Leijser et al. 2018）。

128.7.1.1 GMH-IVH 预后

目前，关于低等级的 GMH-IVH 对神经发育结局的影响尚无一致意见。目前大多数研究中，Ⅰ级或Ⅱ级 GMH-IVH 的诊断是基于超声诊断，伴随的脑室周围白质病变，或者小脑中的病变可能被漏诊，这就解释了为什么这些低等级出血患儿预后不良（van de Bor et al. 1984；Patra et al. 2006；Vavasseur et al. 2007；Beaino et al. 2011；Bolisetty et al. 2014；Vohr et al. 2014）。在 EPIPAGE 研究中，分别有 6.8% 和 8.1% 的Ⅰ级和Ⅱ级 GMH-IVH 的婴儿发展为脑瘫（CP），依据 cUS 而不是 MRI 检查（Beaino et al. 2011）。由 2 000 多名早产儿组成的澳大利亚队列研究结果显示，515 名（21.3%）患有Ⅰ级和Ⅱ级 GMH-IVH 的婴儿通过 cUS 诊断。在矫正到 2~3 岁年龄时，患有Ⅰ级和Ⅱ级 GMH-IVH 的患者中，神经感觉障碍、发育迟缓、脑性瘫痪（10.4%）和耳聋的发生率增加。在 cUS 未见异常的患儿中 CP 发生率也较高（6.8%）（Bolisetty et al. 2014）。多数对于轻度 GMH-IVH（出血局限在生发基质或少量 IVH）患儿的研究表明这类患儿的认知和运动发育和没有 GMH-IVH 的早产儿一致，虽然他们的视觉-运动整合能力分数稍低（Vohr et al. 1992；Payne et al. 2013；Ross et al. 1996）。在一个大样本的队列研究中，无出血及Ⅰ级和Ⅱ级 GMH-IVH 患者之间没有发现差异（Payne et al. 2013）。在本研究中，有相当高比例的婴儿发生 CP，分别有 8% 和 9% 的婴儿不伴有或伴有Ⅰ级和Ⅱ级 GMH-IVH，这可能与 cUS 无法识别白质损伤有关。在最近的一项大型队列研究中，与没有 GMH-IVH 的婴儿相比，GMH-IVH 的Ⅰ级、Ⅱ级和Ⅲ级婴儿的神经发育结局相似，但发现与没有 GMH-IVH 的婴儿相比，患有Ⅱ级（13%）和Ⅲ级（18%）GMH-IVH 的婴儿患轻度 CP 的风险增加（7%）（Radic et al. 2015）。新生儿脑 3D 容积成像研究发现纠正胎龄至足月后表现为灰质容积减少（Vasileiadis et al. 2004），通过 BSID-Ⅱ进行评价，发现 MDI 下降，多见于胎龄小于 30 周的早产儿中。这些报道中并未提到伴随的轻度白质异常及其影响。Kuban 等曾报道过他们之间的相关性（1999）。

脑室扩张这个词以前被用于 GMH-IVH 后的脑室增大，但同时也用来形容无明显既往出血而是由于白质减少引起的脑室增大。因此脑室扩张更适合无大量 GMH-IVH 出血的婴儿，而用 PHVD 来描述大量出血后的脑室增大（Kuban et al. 1999；Ment et al. 1999）。连续的超声检查和对脑室形状的分析在鉴别中起到重要作用。

大量 GMH-IVH 后的 PHVD（40%~60%）不良预后的风险明显增加，更严重者需植入分流器（75%~88%）（Ventriculomegaly Trial Group 1994；Fernell et al. 1993；Persson et al. 2006）。瑞典的一项队列研究提示继发的问题（皮层性视损伤、癫痫，尤其认知问题）非常常见（Persson et al. 2006）。一项基于医院的人口调查回顾性研究中，预后较之前报道好一些：大量 IVH（Papile 分级三级）中 CP 的发生率 7.4% 对比 76 例脑实质出血患儿中的 37 例（48.7%）有统计学意义（p<0.001）。纠正年龄 24 个月，Ⅲ级出血组的平均发育商为 99，Ⅳ级为 95（Brouwer et al. 2008）。良好的预后是与 PHVD 后更早期的治疗还是与队列研究更多地为局灶损伤和胎龄较大的患儿有关尚待进一步明确，同时前瞻性随机对照研究正在进行中（de Vries et al. 2018）。

不伴有明显脑实质受累的患儿更容易发展为双侧瘫，有静脉梗死的患儿则有半侧瘫的风险。研究表明单侧脑实质出血预后变异性较大，取决于病灶的程度和部位（Bassan et al. 2007；Rademaker et al. 1994），但也有研究表示并未发现病灶的部位可预测预后（Roze et al. 2008）。近期 Bassan 等提出损伤越重评分越高，评分基于更广泛的病灶、中线移位或双侧实质受累及病死率和 2 岁时的预后（Bassan et al. 2007）。长期随访至儿童青春期显示多数合并脑实质出血和后续脑穿通畸形的患儿是可行走的，但是在学校需要学习帮助同时有社会挑战性（Sherlock et al. 2008；Roze et al. 2009）。

目前对于偏瘫的早期预测可以在 40~42 周行头部 MRI 完成。内囊后肢髓鞘形成在纠正胎龄足月时显现。在后续发展成为偏瘫的患儿中发现了内囊后肢非对称的髓鞘形成甚至髓鞘化缺失（De Vries et al. 1999；Cowan and de Vries 2005）。应用弥散张量成像，神经束成像在早期出现，数据最初是在观察早产儿幼儿期丘脑皮质连通性中获得，但在 PVHI 发生后 3~4 周进行 MRI 检查的早产儿也可以进行类似的观察（Counsell et al. 2007；Staudt et al. 2006；Roze et al. 2015）。

128.7.1.2　早产儿 GMH-IVH 的预防

多数研究显示 GMH-IVH 的发生率成逐年下降趋势。出生前和出生后的药物预防被用来减少 GHM-IVH 的发生。应用的药物包括苯巴比妥、氨甲环酸、泮库溴铵、酚磺乙胺、维生素 E 和吲哚美辛。仅少部分在本文中会详细说明。

128.7.1.3　产前预防
产前激素

产前注射糖皮质激素已被许多研究证实为 GMH-IVH 最重要的保护性因素（Ment et al. 1995b；Roberts et al. 2017）。一项涉及 6 000 多名婴儿的 16 项随机对照试验的系统回顾显示糖皮质激素可显著降低 GMH-IVH 的风险（OR 0.55；CI 0.40，0.76）同时对存活患儿的神经系统预后有改善作用（OR 0.64；CI 0.14，2.98）（Roberts et al. 2017）。应用激素的作用可以降低呼吸窘迫综合征的风险和严重程度，使生后血压稳定，或可能对大脑有直接保护作用。产前激素的反复应用是不推荐的，因为其对大脑发育有副作用（Modi et al. 2001），而且并不能降低 GMH-IVH 和脑软化的发生（Crowther and Harding 2007）。建议使用倍他米松替代地塞米松，因为后者与 PVL 的发生率增加相关（Baud et al. 1999）。

硫酸镁

在一项随机多中心研究中指出产前注射硫酸镁并未使 GMH-IVH 的发生率下降（Crowther et al.

2003）。一项 meta 分析显示对于有早产风险的妇女产前注射硫酸镁可以降低之后 CP 的风险（RR 0.69；95%CI 0.54~0.87）。治疗 63 例可防止 1 例 CP 发生（95%CI 43~155），而且显著减少了大运动障碍的发生率（RR 0.61；95%CI 0.44~0.85）（Doyle et al. 2009）。

维生素 K

产前孕母注射维生素 K 被用来预防新生儿 GMH-IVH，因早产儿缺乏维生素 K 依赖因子。虽然先前的报道是值得期待的，但最近的一项系统综述包含 9 例随机研究，对 1 750 个妇女产时或有早产迹象的应用维生素 K 来防止 GMH-IVH 发生的研究却不支持该观点。仅有 2 个试验组有充分的数据做最后分析（Crowther et al. 2010；Morales et al. 1988；Pomerance et al. 1987）。

128.7.1.4　出生后预防

苯巴比妥

苯巴比妥通常用于高危早产儿的镇静，为防止血压波动。它是首个被用作生后预防 GMH-IVH 的药物。对 12 项临床试验进行的 Meta 分析显示苯巴比妥治疗组和对照组在所有 IVH 的发生（典型 RR 0.91；95% CI 0.77~1.08），严重 IVH（典型 RR 0.77；95% CI 0.58~1.04）、PHVD（典型 RR 0.89；95% CI 0.38~2.08），严重神经系统发育障碍（典型 RR 1.44；95% CI 0.41~5.04）或出院前死亡（典型 RR 0.88；95% CI 0.64~1.21）等结局并未见明显差异。试验中发现苯巴比妥治疗组机械通气的应用增加（典型 RR 1.18；95% CI 1.06~1.32；典型风险差异 0.129；95% CI 0.04~0.21）（Smit et al. 2013）。

吲哚美辛

一项关于产后使用吲哚美辛预防 GMH-IVH 及随后脑损伤的 meta 分析显示，严重脑室内出血的发生率显著降低（典型 RR 0.66，95% CI 0.53~0.82）（Fowlie and Davis 2010）。

有关死亡或严重神经感觉异常的 4 例研究未见吲哚美辛的显著作用（RR 1.02；CI 0.90 1.15）（Schmidt et al. 2001）。近期的一项归纳比较分析通过语言测试发现早期吲哚美辛的应用对男孩预后有帮助，呈现性别特异性效应（Ment et al. 2006）。

布洛芬

布洛芬，作为吲哚美辛的替代品，通过前列腺素合成酶抑制剂的作用被用于关闭动脉导管。近期一例 RCT 研究对于（胎龄 <28 周）早产儿生后早期

给予布洛芬是否降低 GMH-IVH 的发生进行了评估（Dani et al. 2005）。研究发现布洛芬并未降低任何程度 GMH-IVH 的发病率（OR 0.96；CI 0.48，2.03）包括严重的 GMH-IVH（2~4 级）（OR 0.87；CI 0.25，3.05）。

一般监测

严密监测血压、柔性处理、同步通气和产前防止严重的 RDS 和产后表面活性物质治疗均可减少 GMH-IVH 的发生（Wells and Ment 1995）。来自加拿大的数据指出 GMH-IVH 的发生和严重程度与 NICU 的特质有关。高的患者数量和较高的儿科医护比例与严重 IVH 发生率降低相关（Synnes et al. 2006）。

128.7.1.5　早产儿罕见颅内出血

创伤性硬膜下出血

早产儿经阴道辅助分娩后，cUS 可能会出现脑外间隙增加，表明出现硬膜下积液，随后会出现硬膜下出血。在大多数情况下，临床表现不明显，不需要神经外科治疗；然而，需经后囟和外侧乳突切面进行 cUS 检查，排除实质损伤和小脑受累。

早产儿坏死性颅内出血

早产儿的院内感染，特别是沙雷菌、蜡样芽孢杆菌和变形杆菌，其特征是内毒素分泌，包括特异性溶血素（Braun et al. 1992；Beecher 2002）。这些毒素可增加血管通透性，引起广泛的炎症和溶血，导致组织坏死、出血性坏死性脑炎，并在蜡样芽孢杆菌感染中形成脑脓肿（Heep et al. 2004b）。

根据急性起病的感染性休克和凝血紊乱的临床表现，cUS 显示双侧实质高回声和包括脑室内出血和实质出血在内的亚急性实质囊性演变。

128.7.1.6　足月儿脑室内出血

足月儿脑室内出血（IVH）相对于早产儿并不常见。IVH 的起源可以是生发基质、脉络丛或脑实质。后者近期被报道为出血性脑梗死（Armstrong-Wells et al. 2009）。足月儿仅有残存的生发基质。生发基质出血的发生率较低，但真正的发病率并无法得知因为这些患儿通常无临床症状。足月儿 IVH 主要由于产时创伤（急产）或缺氧；而多数病例是无病因的。最近，与脑室内出血相关的丘脑出血被认为与包括直窦的大脑窦静脉血栓形成有关（Wu et al. 2003；Kersbergen et al. 2009）。丘脑出血的发病机制为邻近脑室壁的大静脉通路发生静脉梗死。多数患

儿中先前的相关危险因素均与丘脑出血无关,比如凝血异常或出生时缺氧缺血损伤。Roland 等(1990)发现的诱因包括败血症、发绀型心脏病和红细胞增多症。体征(包括易激惹、惊厥、呼吸暂停、前囟饱满)出现时间晚于脉络丛或生发基质出血引起的 IVH。抗凝治疗可预防血栓的蔓延(Kersbergen et al. 2009)。

足月 IVH 的干预治疗是支持性的。预后与部位和潜在损伤的程度有关。通常,没有病因的 IVH 预后较好。IVH 合并脑实质受累的伴有神经系统后遗症(Jocelyn and Casiro 1992)。因生后窒息引起的双侧丘脑出血病死率和出现后遗症的概率均较高。在无出生史异常的患儿中,丘脑出血合并 IVH 的 CP 发生率远高于其他部位引起的 IVH。

足月儿硬膜下出血

硬膜下和蛛网膜下腔出血因在 cUS 下很难诊断而会漏诊。硬膜下出血通常继发于产伤。随着产科护理水平的进步这类出血已不多见。最近的多中心研究发现阴道臀位分娩已不常见(Hofmeyr and Hannah 2003)。阴道臀位分娩由于婴儿颈部过度牵拉可发生枕骨分离。发病机制为器械分娩继发的机械性颅骨损伤,包括产钳或胎头吸引、胎位异常(脸部或眉骨)、急产和胎儿过大导致的难产,而其他因素并未发现增加阴道辅助分娩相关风险。一项 97 例产道分娩婴儿 MR 扫描发现硬膜下出血的发病率为 26%(Volpe 2008b;Hanigan et al. 1995;Looney et al. 2007)。剪切力作用在小脑幕和深静脉系统。通常为足月出生,表现为前囟饱满、嗜睡、呼吸暂停,伴或不伴有惊厥。流出道梗阻可继发脑积水,有的需要暂时性体外引流,有些患儿由于蛛网膜颗粒水平

脑脊液重吸收障碍需要永久引流。继发性脑梗死与持续动脉受压有关(Govaert et al. 1992)。硬膜下出血多为幕下出血,但幕上出血也存在同时合并脑叶出血,可能为大量的并伴有中线移位,需要神经外科干预(图 128.4)。单独的幕下硬膜下出血和一些脑叶出血的短期预后比预期要好,但仅限于小范围研究(Hanigan et al. 1995;Chamnanvanakij et al. 2002)。

足月儿帽状腱膜下出血

帽状腱膜下出血是较少见的并有潜在致命性的新生儿损伤,常与器械分娩有关。由于导静脉破裂引起,它连接硬脑膜窦与头皮静脉。血液在头皮帽状腱膜与骨膜间蓄积。多数帽状腱膜下出血与应用负压吸引有关。发病率为(4~6)例/10 000 例产道分娩,同时每 10 000 例负压辅助分娩中 46~59 例发生帽状腱膜下出血(Uchil and Arulkumaran 2003;Chadwick et al. 1996)。患儿表现弥漫性头部水肿和低血容量性休克。Kilani 等(Kilani and Wetmore 2006)的研究发现 34 例帽状腱膜下出血的患儿中有一半并发 ICH,且 4 例(11.8%)死亡。另一项研究报道显示 31% 患儿预后较差(5 例死亡,4 例癫痫,3 例听力严重损失,2 例 CP,1 例肾静脉血栓)(Chang et al. 2007)。预后不良组有更多的患者是从外院转入(P<0.001)。预后不良患儿血压明显下降(P<0.001),并伴有惊厥(P<0.05)。快速积极的血液制品输注和凝血异常相关治疗可改善预后。

128.7.1.7 足月儿其他特殊情况下的颅内出血

缺氧缺血性脑病

新生儿出现严重缺氧缺血性脑病,特别是胎盘早剥后导致胎儿失血需要大量输血或 GBS 败血

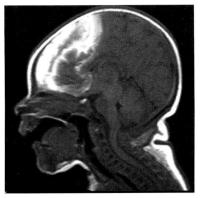
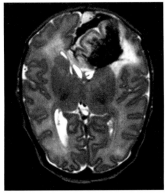
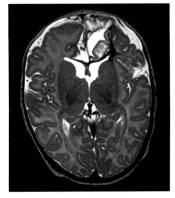

图 128.4　足月儿,产道分娩,以新生儿惊厥入院。7 天时 MRI(左和中),3 个月时(右)。提示幕上硬膜下出血和大量额叶脑实质出血,伴有中线移位。3 个月时复查,出血吸收伴有脑损伤缺失

症,可出现严重的凝血障碍,并有可能发展为缺血后脑出血,包括帽状腱膜下、硬膜下和脑实质出血(Forman 2014)。

新生儿同种免疫性血小板减少症

在新生儿同种免疫血小板减少症(NAITP)中,胎儿和新生儿血小板减少症是由于母亲针对父亲衍生的血小板抗原通常为血小板表面抗原表达在胎儿血小板表面,而产生的抗血小板抗体。胎儿发病率为 1/2 000~1/5 000。患有同种免疫血小板减少的患儿中多达 10%~30% 发生 ICH,25%~50% 发生在宫内(Dale and Coleman 2002;Kamphuis et al. 2014)。NAITP 的死亡率为 15%,多数合并 ICH。胎儿和新生儿的血小板计数低于 20×10^9,甚至在 24 周之前,反复发生产前出血(Bussel et al. 1997)。产前的处理包括母亲静脉注射丙种球蛋白且不论分娩前是否应用激素(van der Lugt et al. 2015)。给胎儿输注匹配的血小板可避免生产过程中发生 ICH。脐血穿刺提示血小板减少则建议剖宫产分娩。生后建议输注抗原阴性的血小板(母亲血小板)(Bussel and Sola-Visner 2009)。大脑半球脑穿通性囊肿,多继发于出生时颞叶的局灶出血;轴外出血、脑室内出血、急性脑实质出血和神经元移行异常也有报道(Dale and Coleman 2002)。

128.7.2 体外膜氧合

体外膜氧合(ECMO)是在对吸入一氧化氮无效的持续性肺动脉高压和心肺衰竭的治疗手段。在足月儿,继发于 ECMO 的 ICH 占 10%~13%(Hardart and Fackler 1999;de Mol et al. 2008)。病变为出血伴缺血(60%)或单纯出血(40%)。ECMO 后 ICH 的发病机制是多因素的,归因于再灌注损伤、血流动力学和脑血管不稳定、全身肝素化和中心静脉压升高。最初,胎龄 <34 周、酸中毒、脓毒症、凝血障碍和肾上腺素治疗是新生儿 ECMO 治疗导致 ICH 的主要独立因素(Hardart and Fackler 1999)。血管内容量输注(最初 8 小时内输液次数 >8 次或输入液体量 >300ml 以及第 1 个 24 小时内输液次数 >10 次)是 ECMO 期间 ICH 的危险因素(de Mol et al. 2008)。在接受 ECMO 治疗的婴儿中,床边超声正常同时脑电图无明显异常对 ECMO 术后正常的 CT 和 MRI 神经成像具有很高的预测性(Gannon et al. 2001)。在 152 名 ECMO 存活患儿中,26 名婴儿有中度到重度的神经影像异常。在中度异常(OR 26.00;95%CI 2.57~263.06)和严重影像异常(OR 69.33;95%CI 2.57~653.91)者,5 年内残疾的风险都增加(Bulas and Glass 2005)。同一组先前的研究表明,存活患儿中非出血性异常的比单纯出血性异常发育延迟风险更高(39% vs 21%)(Bulas et al. 1995)。降低 ECMO 合并 ICH 风险的尝试包括静脉 - 静脉(VV)ECMO,在这种情况下,脑供血保持完整,因只是颈内静脉插管。

参考文献

Alderliesten T, Lemmers PM, Smarius JJ et al (2013) Cerebral oxygenation, extraction, and autoregulation in very preterm infants who develop peri-intraventricular hemorrhage. J Pediatr 162(4):698–704

Andre P, Thebaud B, Delavaucoupet J et al (2001) Late-onset cystic periventricular leukomalacia in premature infants: a threat until term. Am J Perinatol 18:79–86

Armstrong-Wells J, Johnston SC, Wu YW et al (2009) Prevalence and predictors of perinatal hemorrhagic stroke: results from the Kaiser pediatric stroke study. Pediatrics 123:823–828

Barnette AR, Myers BJ, Berg CS, Inder TE (2010) Sodium intake and intraventricular hemorrhage in the preterm infant. Ann Neurol 67(6):817–823

Barrington KJ, Finer NN (2010) Inhaled nitric oxide for respiratory failure in preterm infants. Cochrane Database Syst Rev CD000509

Bassan H, Benson CB, Limperopoulos C et al (2006) Ultrasonographic features and severity scoring of periventricular hemorrhagic infarction in relation to risk factors and outcome. Pediatrics 117:2111–2118

Bassan H, Limperopoulos C, Visconti K et al (2007) Neurodevelopmental outcome in survivors of periventricular hemorrhagic infarction. Pediatrics 120:785–792

Bassan H, Eshel R, Golan I, External Ventricular Drainage Study Investigators et al (2012) Timing of external ventricular drainage and neurodevelopmental outcome in preterm infants with posthemorrhagic hydrocephalus. Eur J Paediatr Neurol 16(6):662–670

Bates S, Odd D, Luyt K et al (2015) Superior vena cava flow and intraventricular haemorrhage in extremely preterm infants. J Matern Fetal Neonatal Med 30:1–7

Batton DG, Holtrop P, Dewitte D et al (1994) Current gestational age-related incidence of major intraventricular hemorrhage. J Pediatr 125:623–625

Baud O, Foix-L'Helias L, Kaminski M et al (1999) Antenatal glucocorticoid treatment and cystic periventricular leukomalacia in very premature infants. N Engl J Med 341:1190–1196

Beaino G, Khoshnood B, Kaminski M et al (2011) Predictors of the risk of cognitive deficiency in very preterm infants: the EPIPAGE prospective cohort. Acta Paediatr 100:370–378

Beecher DJ (2002) The *Bacillus cereus* group. In: Sussman

M (ed) Molecular medical microbiology. Academic, San Diego, pp 1161–1181

Benavente-Fernández I, Lubián-López SP, Jiménez-Gómez G et al (2015) Low-voltage pattern and absence of sleep-wake cycles are associated with severe hemorrhage and death in very preterm infants. Eur J Pediatr 174(1):85–90

Beverley D, Pitts-Tucker T, Congdon P et al (1985) Prevention of intraventricular haemorrhage by fresh frozen plasma. Arch Dis Child 60(8):710–713

Bolisetty S, Dhawan A, Abdel-Latif M, New South Wales and Australian Capital Territory Neonatal Intensive Care Units' Data Collection et al (2014) Intraventricular hemorrhage and neurodevelopmental outcomes in extreme preterm infants. Pediatrics 133:55–62

Braun V, Hobbie S, Ondraczek R (1992) Serratia marcescens forms a new type of cytolysin. FEMS Microbiol Lett 100(1–3):299–305

Brouwer AJ, Groenendaal F, van Haastert IC et al (2008) Neurodevelopmental outcome of preterm infants with severe intraventricular hemorrhage and therapy for post-hemorrhagic ventricular dilatation. J Pediatr 152:648–654

Brouwer MJ, de Vries LS, Groenendaal F et al (2012) New reference values for the neonatal cerebral ventricles. Radiology 262(1):224–233

Bulas D, Glass P (2005) Neonatal ECMO: neuroimaging and neurodevelopmental outcome. Semin Perinatol 29:58–65

Bulas DI, Glass P, O'Donnell RM (1995) Neonates treated with ECMO: predictive value of early CT and US neuroimaging findings on short-term neurodevelopmental outcome. Radiology 195:407–412

Burstein J, Papile L, Burstein R (1979) Intraventricular hemorrhage in premature newborns: a prospective study with CT. Am J Radiol 132:631–635

Bussel JB, Sola-Visner M (2009) Current approaches to the evaluation and management of the fetus and neonate with immune thrombocytopenia. Semin Perinatol 33:35–42

Bussel JB, Zavusky MR, Berkowitz RL, McFarland JG (1997) Fetal alloimmune thrombocytopenia. N Engl J Med 337:22–26

Chadwick LM, Pemberton PJ, Kurinczuk JJ (1996) Neonatal subgaleal haematoma: associated risk factors, complications and outcome. J Paediatr Child Health 32:228–232

Chalak LF, Sikes NC, Mason MJ, Kaiser JR (2011) Low-voltage aEEG as predictor of intracranial hemorrhage in preterm infants. Pediatr Neurol 44(5):364–369

Chamnanvanakij S, Rollins N, Perlman JM (2002) Subdural hematoma in term infants. Pediatr Neurol 26:301–314

Chang HY, Peng CC, Kao HA et al (2007) Neonatal subgaleal hemorrhage: clinical presentation, treatment, and predictors of poor prognosis. Pediatr Int 49:903–907

Correa F, Enríquez G, Rosselló J et al (2004) Posterior fontanelle sonography: an acoustic window into the neonatal brain. AJNR Am J Neuroradiol 25:1274–1282

Counsell SJ, Dyet LE, Larkman DJ et al (2007) Thalamocortical connectivity in children born preterm mapped using probabilistic magnetic resonance tractography. Neuroimage 34:896–904

Cowan FM, de Vries LS (2005) The internal capsule in neonatal imaging. Semin Fetal Neonatal Med 10:461–474

Crowther CA, Harding JE (2007) Repeat doses of prenatal corticosteroids for women at risk of preterm birth for preventing neonatal respiratory disease. Cochrane Database Syst Rev 18(3):CD003935

Crowther CA, Hiller JE, Doyle LW et al (2003) Effect of magnesium sulfate given for neuroprotection before preterm birth. JAMA 290:2669–2676

Crowther CA, Crosby DD, Henderson-Smart DJ (2010) Cochrane Database Syst Rev 20(1), CD000229. https://doi.org/10.1002/14651858.CD000229.pub2

Dale ST, Coleman LT (2002) Neonatal alloimmune thrombocytopenia: antenatal and postnatal imaging findings in the pediatric brain. AJNR Am J Neuroradiol 23:1457–1465

Dalton J, Dechert RE, Sarkar S (2015) Assessment of association between rapid fluctuations in serum sodium and intraventricular hemorrhage in hypernatremic preterm infants. Am J Perinatol 32(8):795–802

Dani C, Bertini G, Pezzati M, IntraVentricular Ibuprofen Study Group et al (2005) Prophylactic ibuprofen for the prevention of intraventricular hemorrhage among preterm infants: a multicenter, randomized study. Pediatrics 115:1529–1535

Dani C, Poggi C, Ceciarini F et al (2009) Coagulopathy screening and early plasma treatment for the prevention of intraventricular hemorrhage in preterm infants. Transfusion 49(12):2637–2644

Davies MW, Swaminathan M, Chuang SI, Betheras FR (2001) Reference ranges for the linear dimensions of the intracranial ventricles in preterm neonates. Arch Dis Child Fetal Neonatol Ed 82:F219–F223

de Mol AC, Gerrits LC, van Heijst AF, Straatman H (2008) Intravascular volume administration: a contributing risk factor for intracranial hemorrhage during extracorporeal membrane oxygenation? Pediatrics 121:e1599–e1603

De Vries LS, Groenendaal F, Eken P et al (1999) Asymmetrical myelination of the posterior limb of the internal capsule: an early predictor of hemiplegia. Neuropediatrics 30:314–319

de Vries LS, Rademaker KJ, Roelants-van Rijn AM (2001) Unilateral haemorrhagic parenchymal infarction in the preterm infant. Eur J Pediatr Neurol 5:139–149

de Vries LS, Liem KD, van Dijk K et al (2002) Early versus late treatment of posthaemorrhagic ventricular dilatation: results of a retrospective study from five neonatal intensive care units in the Netherlands. Acta Paediatr 91:212–217

de Vries LS, Koopman C, Groenendaal F et al (2009) COL4A1 mutation in two preterm siblings with antenatal onset of parenchymal hemorrhage. Ann Neurol 65:12–18

de Vries LS, Groenendaal F, Liem KD, Heep A, Brouwer AJ, van 't Verlaat E, Benavente-Fernández I, van Straaten HL, van Wezel-Meijler G, Smit BJ, Govaert P, Woerdeman PA, Whitelaw A, ELVIS study group (ed) (2018) Treatment thresholds for intervention in posthaemorrhagic ventricular dilation: a randomised controlled trial. Arch Dis Child Fetal Neonatal. https://

doi.org/10.1136/archdischild-2017-314206. pii: fetalneonatal-2017-314206 [Epub ahead of print]

Dolfin T, Skidmore MB, Fong KW et al (1983) Incidence, severity and timing of subependymal and intraventricular hemorrhages in preterm infants born in a perinatal unit as detected by serial real-time ultrasound. Pediatrics 71:541–546

Doyle LW, Crowther CA, Middleton P (2009) Magnesium sulphate for women at risk of preterm birth for neuroprotection of the fetus. Cochrane Database Syst Rev 21(1), CD004661

Drayton MR, Skidmore R (1987) Vasoactivity of the major intracranial arteries in newborn infants. Arch Dis Child 62:236–240

Dudink J, Lequin M, Weisglas-Kuperus N et al (2008) Venous subtypes of preterm periventricular haemorrhagic infarction. Arch Dis Child Fetal Neonatal Ed 93:F201–F206

Duppre P, Sauer H, Giannopoulou EZ et al (2015) Cellular and humoral coagulation profiles and occurrence of IVH in VLBW and ELBW infants. Early Hum Dev 91:695–700

Ecury-Goossen GM, Dudink J, Lequin M et al (2010) The clinical presentation of preterm cerebellar haemorrhage. Eur J Pediatr 169(10):1249–1253

El-Ganzoury MM, El-Farrash RA, Saad AA et al (2014) Antenatal administration of vitamin K1: relationship to vitamin K-dependent coagulation factors and incidence rate of periventricular-intraventricular hemorrhage in preterm infants; Egyptian randomized controlled trial. J Matern Fetal Neonatal Med 27(8):816–820

Fabres J, Carlo WA, Phillips V et al (2007) Both extremes of arterial carbon dioxide pressure and the magnitude of fluctuations in arterial carbon dioxide pressure are associated with severe intraventricular hemorrhage in preterm infants. Pediatrics 119:299–305

Felderhoff-Mueser U, Buhrer C, Groneck P et al (2003) Soluble Fas (CD95/Apo-1), soluble Fas ligand and activated Capspase 3 in the cerebrospinal fluid of infants with posthemorrhagic and nonhemorrhagic hydrocephalus. Pediatr Res 54:659–664

Fernell E, Hagberg G, Hagberg B (1993) Infantile hydrocephalus in preterm, low-birth-weight infants: a nationwide Swedish cohort study 1979–1988. Acta Paediatr 82:45–48

Forman K (2014) Coagulopathy in newborns with hypoxic ischemic encephalopathy (HIE) treated with therapeutic hypothermia: a retrospective case-control study. BMC Pediatr 14:277

Fowlie PW, Davis PG (2010) Prophylactic intravenous indomethacin for preventing mortality and morbidity in preterm infants. Cochrane Database Syst Rev 7(7): CD000174

Gannon CM, Kornhauser MS, Gross GW et al (2001) When combined, early bedside head ultrasound and electroencephalography predict abnormal computerized tomography or magnetic resonance brain images obtained after extracorporeal membrane oxygenation treatment. J Perinatol 21:451–455

Ghazi-Birry HS, Brown WR, Moody DM et al (1997) Human germinal matrix: venous origin of hemorrhage and vascular characteristics. AJNR Am J Neuroradiol 18:219–229

Gleissner M, Jorch G, Avenarius S (2000) Risk factors for intraventricular hemorrhage in a birth cohort of 3721 premature infants. J Perinat Med 28:104–110

Göpel W, Härtel C, Ahrens P et al (2006) Interleukin-6-174-genotype, sepsis and cerebral injury in very low birth weight infants. Genes Immun 7:65–68

Gould SJ, Howard S, Hope PL, Reynolds EO (1987) Periventricular intraparenchymal cerebral haemorrhage in preterm infants: the role of venous infarction. J Pathol 151:197–202

Govaert P, Vanhaesebrouck P, de Praeter C (1992) Traumatic neonatal intracranial bleeding and stroke. Arch Dis Child 67:840–845

Gram M, Sveinsdottir S, Ruscher K, Hansson SR, Cinthio M, Akerström B, Ley D (2013) Hemoglobin induces inflammation after preterm intraventricular hemorrhage by methemoglobin formation. J Neuroinflammation 10:100. https://doi.org/10.1186/1742-2094-10-100

Hamrick SE, Miller SP, Leonard C et al (2004) Trends in severe brain injury and neurodevelopmental outcome in premature newborn infants: the role of cystic periventricular leukomalacia. J Pediatr 145:593–599

Hanigan WC, Powell FC, Miller TC, Wright RM (1995) Symptomatic intracranial hemorrhage in full-term infants. Childs Nerv Syst 11:698–707

Haque KN, Hayes AM, Ahmed Z et al (2008) Caesarean or vaginal delivery for preterm very-low-birth weight (</=1,250 g) infant: experience from a district general hospital in UK. Arch Gynecol Obstet 277:207–212

Hardart GE, Fackler JC (1999) Predictors of intracranial hemorrhage during neonatal extracorporeal membrane oxygenation. J Pediatr 134:156–159

Harding DR, Dhamrait S, Whitelaw A et al (2004) Does interleukin-6 genotype influence cerebral injury or developmental progress after preterm birth? Pediatrics 114:941–947

Härtel C, König I, Köster S et al (2006) Genetic polymorphisms of hemostasis genes and primary outcome of very low birth weight infants. Pediatrics 118:683–689

Heep A, Behrendt D, Nitsch P et al (2003) Increased interleukin-6 serum levels are associated with severe intraventricular hemorrhage in extremely premature infants. Arch Dis Child 88:F501–F504

Heep A, Stoffel-Wagner B, Bartmann P et al (2004a) Vascular endothelial growth factor and transforming growth factor-beta1 are highly expressed in the cerebrospinal fluid of premature infants with posthemorrhagic hydrocephalus. Pediatr Res 56:768–774

Heep A, Schaller K, Rittmann N et al (2004b) Multiple brain abscesses in an extremely preterm infant: treatment surveillance with interleukin-6 in the CSF. Eur J Pediatr 163:44–45

Herbst A, Källén K (2007) Influence of mode of delivery on neonatal mortality and morbidity in spontaneous preterm breech delivery. Eur J Obstet Gynecol Reprod Biol 133:25–29

Heuchan AM, Evans N, Henderson Smart DJ, Simpson JM (2002) Perinatal risk factors for major intraventricular haemorrhage in the Australian and New Zealand Neonatal Network, 1995–97. Arch Dis Child Fetal Neonatal Ed 86(2):F86–F90

Hofmeyr GJ, Hannah ME (2003) Planned caesarean section for term breech delivery. Cochrane Database Syst Rev 3, CD000166

Holberton JR, Drew SM, Mori R, Konig K (2012) The diagnostic value of a single measurement of superior vena cava flow in the first 24 h of life in very preterm infants. Eur J Pediatr 171:1489–1495

Ingram MC, Huguenard AL, Miller BA, Chern JJ (2014) Poor correlation between head circumference and cranial ultrasound findings in premature infants with intraventricular hemorrhage. J Neurosurg Pediatr 14:184–189

Jiménez AJ, García-Verdugo JM, González CA et al (2009) Disruption of the neurogenic niche in the subventricular zone of postnatal hydrocephalic hyh mice. J Neuropathol Exp Neurol 68(9):1006–1020. https://doi.org/10.1097/NEN.0b013e3181b44a5a

Jocelyn LJ, Casiro OG (1992) Neurodevelopmental outcome of term infants with intraventricular hemorrhage. Am J Dis Child 146:194–197

Kaiser A, Whitelaw A (1985) Cerebrospinal fluid pressure during posthaemorrhagic ventricular dilatation in newborn. Arch Dis Child 60:920–924

Kamphuis MM, Paridaans NP, Porcelijn L, Lopriore E, Oepkes D (2014) Incidence and consequences of neonatal alloimmune thrombocytopenia: a systematic review. Pediatrics 133:715–721

Kennedy CR, Ayers S, Campbell MJ et al (2001) Randomized, controlled trial of acetazolamide and furosemide in posthemorrhagic ventricular dilation in infancy: follow-up at 1 year. Pediatrics 108:597–607

Kersbergen K, de Vries LS, van Straaten HLM et al (2009) Anticoagulation therapy and imaging in neonates with a unilateral thalamic haemorrhage due to cerebral sinovenous thrombosis. Stroke 40(8):2754–2760

Khwaja O, Volpe JJ (2008) Pathogenesis of cerebral white matter injury of prematurity. Arch Dis Child Fetal Neonatal Ed 93:F153–F161

Kilani RA, Wetmore J (2006) Neonatal subgaleal hematoma: presentation and outcome – radiological findings and factors associated with mortality. Am J Perinatol 23:41–48

Klebermass-Schrehof K, Rona Z, Waldhör T et al (2013) Can neurophysiological assessment improve timing of intervention in posthaemorrhagic ventricular dilatation? Arch Dis Child Fetal Neonatal Ed 98(4):F291–F297

Kluckow M, Evans N (2000) Low superior vena cava flow and intraventricular haemorrhage in preterm infants. Arch Dis Child Fetal Neonatal Ed 82:F188–F194

Kribs A, Roll C, Göpel W et al (2015) Nonintubated surfactant application vs conventional therapy in extremely preterm infants: a randomized clinical trial. JAMA Pediatr 169(8):723–730

Krueger RC, Wu H, Zandian M et al (2006) Neural progenitors populate the cerebrospinal fluid of preterm patients with hydrocephalus. J Pediatr 148(3):337–340. e3. https://doi.org/10.1016/j.jpeds.2005.09.035

Kuban K, Sanocka U, Leviton A et al (1999) White matter disorders of prematurity: association with intraventricular hemorrhage and ventriculomegaly. The Developmental Epidemiology Network. J Pediatr 134:539–546

Larroche JC (1972) Post-haemorrhagic hydrocephalus in infancy. Anatomical study. Biol Neonate 20(3):287–299

Larroque B, Marret S, Ancel P-Y et al (2003) White matter damage and intraventricular hemorrhage in very preterm infants: the EPIPAGE study. J Pediatr 143:477–483

Leijser LM, Miller SP, van Wezel-Meijler G, Brouwer AJ, Traubici J, van Haastert IC, Whyte HE, Groenendaal F, Kulkarni AV, Han KS, Woerdeman PA, Church PT, Kelly EN, van Straaten HLM, Ly LG, de Vries LS (2018) Posthemorrhagic ventricular dilatation in preterm infants: When best to intervene? Neurology. 90(8):e698–e706. https://doi.org/10.1212/WNL.0000000000004984

Lemons JA, Bauer CR, Oh W et al (2001) Very low birth weight outcomes of the National Institute of Child Health and Human Development Neonatal Research Network, January 1995 through December 1996. NICD Neonatal Research Network. Pediatrics 107(1), E1

Levene MI, Starte DR (1981) A longitudinal study of posthaemorrhagic ventricular dilatation in the newborn. Arch Dis Child 56:905–910

Limperopoulos C, Benson CB, Bassan H et al (2005) Cerebellar hemorrhage in the preterm infant: ultrasonographic findings and risk factors. Pediatrics 116:717–724

Limperopoulos C, Bassan H, Gauvreau K et al (2007) Does cerebellar injury in premature infants contribute to the high prevalence of long-term cognitive, learning, and behavioral disability in survivors? Pediatrics 120:584–593

Liu J, Wang Q, Gao F et al (2006) Maternal antenatal administration of vitamin K1 results in increasing the activities of vitamin K-dependent coagulation factors in umbilical blood and in decreasing the incidence rate of periventricular-intraventricular hemorrhage in premature infants. J Perinatal Med 34(2):173–176

Looney CB, Smith JK, Merck LH (2007) Intracranial hemorrhage in asymptomatic neonates: prevalence on MR images and relationship to obstetric and neonatal risk factors. Radiology 242:535–541

Maalouf EF, Duggan PJ, Counsell SJ et al (2001) Comparison of findings on cranial ultrasound and magnetic resonance imaging in preterm infants. Pediatrics 107:719–727

Ment LR, Stewart WB, Ardito TA, Madri JA (1995a) Germinal matrix microvascular maturation correlates inversely with the risk period for neonatal intraventricular hemorrhage. Brain Res Dev Brain Res 84:142–149

Ment LR, Oh W, Ehrenkranz RA, Philip AG et al (1995b) Antenatal steroids, delivery mode, and intraventricular hemorrhage in preterm infants. Am J Obstet Gynecol 172:795–800

Ment LR, Vohr B, Allan W et al (1999) The etiology and outcome of ventriculomegaly at term in very low birth weight infants. Pediatrics 104:243–248

Ment LR, Peterson BS, Meltzer JA et al (2006) A functional magnetic resonance imaging study of the long-term influences of early indomethacin exposure on language processing in the brains of prematurely born children. Pediatrics 118:961–970

Mercer JS, Vohr BR, McGrath MM et al (2006) Delayed cord clamping in very preterm infants reduces the incidence of intraventricular hemorrhage and late-onset sepsis: a randomized, controlled trial. Pediatrics 117:1235–1242

Messerschmidt A, Brugger PC, Boltshauser E et al (2005) Disruption of cerebellar development: potential complication of extreme prematurity. AJNR Am J Neuroradiol 26:1659–1667

Meuwissen ME, Halley DJ, Smit LS et al (2015) The expanding phenotype of COL4A1 and COL4A2 mutations: clinical data on 13 newly identified families and a review of the literature. Genet Med. https://doi.org/10.1038/gim.2014.210

Modi N, Lewis H, Al-Naqeeb N et al (2001) The effects of repeated antenatal glucocorticoid therapy on the brain. Pediatr Res 50:581–585

Moody DM, Brown WR, Challa VR et al (1994) Alkaline phosphatase histochemical staining in the study of germinal matrix hemorrhage and brain vascular morphology in a very-low-birth-weight neonate. Pediatr Res 35:424–430

Morales WJ, Angel JL, O'Brien WF et al (1988) The use of antenatal vitamin K in the prevention of early neonatal intraventricular hemorrhage. Am J Obstet Gynecol 159:774–779

Morita T, Morimoto M, Yamada K et al (2015) Low-grade intraventricular hemorrhage disrupts cerebellar white matter in preterm infants: evidence from diffusion tensor imaging. Neuroradiology 57(5):507–514

Murphy BP, Inder TE, Rooks V, Taylor GA et al (2002) Posthaemorrhagic ventricular dilatation in the premature infant: natural history and predictors of outcome. Arch Dis Child Fetal Neonatal Ed 87:F37–F41

Neary E, Okafor I, Al-Awaysheh F et al (2013) Laboratory coagulation parameters in extremely premature infants born earlier than 27 gestational weeks upon admission to a neonatal intensive care unit. Neonatology 104 (3):222–227

Noori S, McCoy M, Anderson MP et al (2014) Changes in cardiac function and cerebral blood flow in relation to peri/intraventricular hemorrhage in extremely preterm infants. J Pediatr 164(2):264–70.e1-3. https://doi.org/10.1016/j.jpeds.2013.09.045

Northern Neonatal Nursing Initiative Trial Group (1996) Randomised trial of prophylactic early fresh-frozen plasma or gelatin or glucose in preterm babies: outcome at 2 years. Lancet 348:229–232

Olischar M, Klebermass K, Waldhoer T et al (2007) Background patterns and sleep-wake cycles on amplitude-integrated electroencephalography in preterms younger than 30 weeks gestational age with peri-/intraventricular haemorrhage. Acta Paediatr 96:1743–1750

Osborn DA, Evans N, Kluckow M (2003) Hemodynamic and antecedent risk factors of early and late periventricular/intraventricular hemorrhage in premature infants. Pediatrics 112:33–39

Palmer KG, Kronsberg SS, Barton BA (2005) Effect of inborn versus outborn delivery on clinical outcomes in ventilated preterm neonates: secondary results from the NEOPAIN trial. J Perinatol 25:270–275

Paneth N, Rudelli R, Kazam E, Monte W (1994) Brain damage in the preterm infant, Clinics in developmental medicine no. 131. MacKeith Press, London

Pape KE, Wigglesworth JS (1979) Haemorrhage, ischaemia and perinatal brain, Clinics in developmental medicine no. 69/70. SIMP/Heinemann, London, pp 133–148

Parodi A, Rossi A, Severino M et al (2015a) Accuracy of ultrasound in assessing cerebellar haemorrhages in very low birthweight babies. Arch Dis Child Fetal Neonatal Ed 100(4):F289–F292

Parodi A, Morana G, Severino MS et al (2015b) Low-grade intraventricular hemorrhage: is ultrasound good enough? J Matern Fetal Neonatal Med 28(Suppl 1):2261–2264

Patra K, Wilson-Costello D, Taylor HG et al (2006) Grades I-II intraventricular hemorrhage in extremely low birth weight infants: effects on neurodevelopment. J Pediatr 149(2):169–173

Payne AH, Hintz SR, Hibbs AM et al (2013) Eunice Kennedy Shriver National Institute of Child Health and Human Development Neonatal Research Network: neurodevelopmental outcomes of extremely low-gestational-age neonates with low-grade periventricular-intraventricular hemorrhage. JAMA Pediatr 167:451–459

Persson EK, Hagberg G, Uvebrant P (2006) Disabilities in children with hydrocephalus – a population-based study of children aged between four and twelve years. Neuropediatrics 37:330–336

Plaisier A, Raets MM, Ecury-Goossen GM et al (2015) Serial cranial ultrasonography or early MRI for detecting preterm brain injury? Arch Dis Child Fetal Neonatal Ed 100(4):F293–F300

Pomerance JJ, Teal JG, Gogolok JF et al (1987) Maternally administered antenatal vitamin K1: effect on neonatal prothrombin activity, partial thromboplastin time, and intraventricular hemorrhage. Obstet Gynecol 70:235–241

Poralla C, Hertfelder H, Oldenburg J et al (2011) Elevated interleukin-6 concentration and alterations of the coagulation system are associated with the development of intraventricular hemorrhage in extremely preterm infants. Neonatology 102(4):270–275

Poralla C, Traut C, Hertfelder HJ (2012) The coagulation system of extremely preterm infants: influence of perinatal risk factors on coagulation. J Perinatol 32:869–873

Rabe H, Reynolds G, Diaz-Rossello J (2008) A systematic review and meta-analysis of a brief delay in clamping the umbilical cord of preterm infants. Neonatology 93:138–144

Rademaker KJ, Groenendaal F, Jansen GH et al (1994) Unilateral haemorrhagic parenchymal lesions in the preterm infant: shape, site and prognosis. Acta Paediatr 83:602–628

Radic JA, Vincer M, McNeely PD (2015) Outcomes of intraventricular hemorrhage and posthemorrhagic hydrocephalus in a population-based cohort of very preterm infants born to residents of Nova Scotia from 1993 to 2010. J Neurosurg Pediatr 15(6):580–588

Roberts D, Dalziel S (2006) Antenatal corticosteroids for accelerating fetal lung maturation for women at risk of preterm birth. Cochrane Database Syst Rev 19(3), CD004454

Roberts D, Brown J, Medley N, Dalziel SR (2017) Antenatal corticosteroids for accelerating fetal lung maturation for women at risk of preterm birth. Cochrane Database Syst Rev 3:CD004454

Robinson S (2012) Neonatal posthemorrhagic hydrocephalus from prematurity: pathophysiology and current treatment concepts. J Neurosurg Pediatrics 9(3):242–258. https://doi.org/10.3171/2011.12.PEDS11136

Rodríguez EM, Guerra MM, Vío K et al (2012) A cell junction pathology of neural stem cells leads to abnormal neurogenesis and hydrocephalus. Biol Res 45(3):231–241. https://doi.org/10.4067/S0716-976020 12000300005

Roland EH, Flodmark O, Hill A (1990) Thalamic hemorrhagic with intraventricular hemorrhage in the full term newborn. Pediatrics 85:737–742

Ross G, Boatright S, Auld PA, Nass R (1996) Specific cognitive abilities in 2-year-old children with subependymal and mild intraventricular hemorrhage. Brain Cogn 32(1):1–13

Roze E, Kerstjens JM, Maathuis CG et al (2008) Risk factors for adverse outcome in preterm infants with periventricular hemorrhagic infarction. Pediatrics 122: e46–e52

Roze E, Van Braeckel KN, van der Veere CN (2009) Functional outcome at school age of preterm infants with periventricular hemorrhagic infarction. Pediatrics 123:1493–1500

Roze E, Benders MJ, Kersbergen KJ et al (2015) Neonatal DTI early after birth predicts motor outcome in preterm infants with periventricular hemorrhagic infarction. Pediatr Res 78(3):298–303

Salonvaara M, Riikonen P, Kekomäki R et al (2005) Intraventricular haemorrhage in very-low-birthweight preterm infants: association with low prothrombin activity at birth. Acta Paediatr 94(6):807–811

Sarkar S, Bhagat I, Dechert R et al (2009) Severe intraventricular hemorrhage in preterm infants: comparison of risk factors and short-term neonatal morbidities between grade 3 and grade 4 intraventricular hemorrhage. Am J Perinatol 26:419–424

Sävman K, Blennow M, Hagberg H et al (2002) Cytokine response in cerebrospinal fluid from preterm infants with posthaemorrhagic ventricular dilatation. Acta Paediatr 91:1357–1363

Schmidt B, Davis P, Moddeman D et al (2001) Trial of indomethacin prophylaxis in preterm investigators. Long-term effects of indomethacin prophylaxis in extremely-low-birth-weight infants. N Eng J Med 344:1966–1972

Schmitz T, Heep A, Groenendaal F et al (2007) Interleukin-1beta, interleukin-18, and interferon-gamma expression in the cerebrospinal fluid of premature infants with posthemorrhagic hydrocephalus-markers of white matter damage? Pediatr Res 61:722–726

Schreiner C, Suter C, Watzka M et al (2014) Genetic variants of the vitamin K dependent coagulation system and intraventricular hemorrhage in preterm infants. BMC Pediatr 14:219

Sherlock RL, Synnes AR, Grunau RE et al (2008) Long term outcome after neonatal intraparenchymal echodensities with porencephaly. Arch Dis Child Fetal Neon Ed 93:F127–F131

Sirc J, Dempsey EM, Miletin J (2013) Cerebral tissue oxygenation index, cardiac output and superior vena cava flow in infants with birth weight less than 1250 grams in the first 48 hours of life. Early Hum Dev 89:449–452

Smit E, Odd D, Whitelaw A (2013) Postnatal phenobarbital for the prevention of intraventricular hemorrhage in preterm infants. Cochrane Database Syst Rev 8, CD001691

Soraisham AS, Singhal N, McMillan DD, Canadian Neonatal Network et al (2009) A multicenter study on the clinical outcome of chorioamnionitis in preterm infants. Am J Obstet Gynecol 372.e1–e6

Soubasi V, Mitsakis K, Sarafidis K et al (2012) Early abnormal amplitude-integrated electroencephalography (aEEG) is associated with adverse short-term outcome in premature infants. Eur J Paediatr Neurol 16 (6):625–630

Soul JS, Eichenwald E, Walter G et al (2004) CSF removal in infantile posthemorrhagic hydrocephalus results in significant improvement in cerebral hemodynamics. Pediatr Res 55:872–876

Soul JS, Hammer PE, Tsuji M et al (2007) Fluctuating pressure-passivity is common in the cerebral circulation of sick premature infants. Pediatr Res 61:467–473

Spinillo A, Gardella B, Preti E (2007) Preeclampsia and brain damage among preterm infants: a changed panorama in a 20-year analysis. Am J Perinatol 24:101–106

Srinivasan L, Allsop J, Counsell SJ et al (2006) Smaller cerebellar volumes in very preterm infants at term-equivalent age are associated with the presence of supratentorial lesions. AJNR Am J Neuroradiol 27:573–579

Staudt M, Braun C, Gerloff C, Erb M, Grodd W, Krägeloh-Mann I (2006) Developing somatosensory projections bypass periventricular brain lesions. Neurology 67: 522–525

Steggerda SJ, Leijser LM, Wiggers-de Bruïne FT et al (2009a) Cerebellar injury in preterm infants: incidence and findings on US and MR images. Radiology 252(1):190–199. https://doi.org/10.1148/radiol.2521081525

Steggerda SJ, Leijser LM, Wiggers-de Bruïne FT et al (2009b) Cerebellar injury in preterm infants: incidence and findings on US and MR images. Radiology 252(1):190–199

Synnes AR, Macnab YC, Qiu Z et al (2006) Neonatal intensive care unit characteristics affect the incidence of severe intraventricular hemorrhage. Med Care 44 (8):754–759

Takashima S, Takashi M, Ando Y (1986) Pathogenesis of periventricular white matter haemorrhage in preterm infants. Brain Dev 8:25–30

Tam EW, Miller SP, Studholme C et al (2011) Differential effects of intraventricular hemorrhage and white matter injury on preterm cerebellar growth. J Pediatr 158 (3):366–371

Thorp JA, Jones PG, Clark RH et al (2001) Perinatal factors associated with severe intracranial hemorrhage. Am J Obstet Gynecol 185:859–862

Tortora D, Severino M, Malova M, Parodi A, Morana G, Ramenghi LA, Rossi A (2016) Variability of cerebral deep venous system in preterm and term neonates evaluated on MR SWI venography. AJNR Am J Neuroradiol. https://doi.org/10.3174/ajnr.A4877

Tortora D, Severino M, Malova M, Parodi A, Morana G, Sedlacik J, Govaert P, Volpe JJ, Rossi A, Ramenghi LA (2018) Differences in subependymal vein anatomy may predispose preterm infants to GMH-IVH. Arch Dis Child Fetal Neonatal Ed 103(1):F59–F65. https://doi.org/10.1136/archdischild-2017-312710

Tsuji M, Saul JP, du Plessis A et al (2000) Cerebral intravascular oxygenation correlates with mean arterial pressure in critically ill premature infants. Pediatrics 106(4):625–632

Uchil D, Arulkumaran S (2003) Neonatal subgaleal hemorrhage and its relationship to delivery by vacuum extraction. Obstet Gynecol Surv 58:687–693

van Alfen-van der Velden AA, Hopman JC, Klaessens JH, Feuth T et al (2007) Cerebral hemodynamics and oxygenation after serial CSF drainage in infants with PHVD. Brain Dev 29:623–629

van de Bor M, Verloove-Vanhorick SP, Baerts W, Brand R, Ruys JH (1984) Outcome of periventricular-intraventricular hemorrhage at 2 years of age in 484 very preterm infants admitted to 6 neonatal intensive care units in The Netherlands. Neuropediatrics 19(4):183–185

Van Der Lugt NM, Kamphuis MM, Paridaans NP et al (2015) Neonatal outcome in alloimmune thrombocytopenia after maternal treatment with intravenous immunoglobulin. Blood Transfus 13:66–71

Vasileiadis GT, Gelman N, Han VK et al (2004) Uncomplicated intraventricular hemorrhage is followed by reduced cortical volume at near-term age. Pediatrics 114:e367–e372

Vavasseur C, Slevin M, Donoghue V, Murphy JF (2007) Effect of low grade intraventricular hemorrhage on developmental outcome of preterm infants. J Pediatr 151(2), e6

Veldman A, Josef J, Fischer D et al (2006) A prospective pilot study of prophylactic treatment of preterm neonates with recombinant activated factor VII during the first 72 hours of life. Pediatr Crit Care Med 7(1):34–39

Ventriculomegaly Trial Group (1994) Randomised trial of early tapping in neonatal posthaemorrhagic ventricular dilatation: results at 30 months. Arch Dis Child 70:F129–F136

Vesoulis ZA, Inder TE, Woodward LJ et al (2014) Early electrographic seizures, brain injury, and neurodevelopmental risk in the very preterm infant. Pediatr Res 75(4):564–569

Vohr BR, Garcia-Coll C, Flanagan P, Oh W (1992) Effects of intraventricular hemorrhage and socioeconomic status on perceptual, cognitive, and neurologic status of low birth weight infants at 5 years of age. J Pediatr 121:280–285

Vohr BR, Allan W, Katz KH et al (2014) Adolescents born

prematurely with isolated grade 2 haemorrhage in the early 1990s face increased risks of learning challenges. Acta Paediatr 103(10):1066–1071

Volpe JJ (1989) Intraventricular hemorrhage in the premature infant-current concepts. Part I. Ann Neurol 25:3–11

Volpe JJ (2008a) Neonatal neurology, 4th edn. Saunders, Philadelphia

Volpe JJ (2008b) Intracranial hemorrhage: subdural, primary subarachnoid, intracerebellar, intraventricular (term infant), and miscellaneous. In: Neurology of the newborn. Saunders, Philadelphia, pp 483–516

Volpe JJ (2009) Brain injury in premature infants: a complex amalgam of destructive and developmental disturbances. Lancet Neurol 8(1):110–124. https://doi.org/10.1016/S1474-4422(08)70294-1

Volpe JJ, Kinney HC, Jensen FE, Rosenberg PA (2011) The developing oligodendrocyte: key cellular target in brain injury in the premature infant. Int J Dev Neurosci 29(4):423–440. https://doi.org/10.1016/j.ijdevneu.2011.02.012

Waltl H, Födisch HJ, Kurz R et al (1973) Intracranial haemorrhage in low-birth-weight infants and prophylactic administration of coagulation-factor concentrate. Lancet 1:1284–1286

Wells JT, Ment LR (1995) Prevention of intraventricular haemorrhage in preterm infants. Early Hum Dev 42:209–233

Whitelaw A, Aquilina K (2012) Management of posthaemorrhagic ventricular dilatation. Arch Dis Child Fetal Neonatal Ed 97:F229–F233

Whitelaw A, Pople I, Cherian S et al (2003) Phase 1 trial of prevention of hydrocephalus after intraventricular hemorrhage in newborn infants by drainage, irrigation and fibrinolytic therapy. Pediatrics 111:759–765

Whitelaw A, Evans D, Carter M et al (2007) Randomized clinical trial of prevention of hydrocephalus after intraventricular hemorrhage in preterm infants: brain-washing versus tapping fluid. Pediatrics 119:e1071–e1078

Whitelaw A, Jary S, Kmita G et al (2010) Randomized trial of drainage, irrigation and fibrinolytic therapy for premature infants with posthemorrhagic ventricular dilatation: developmental outcome at 2 years. Pediatrics 125(4):e852–e858

Wu YW, Hamrick SEG, Miller SP et al (2003) Intraventricular hemorrhage in term neonates caused by sinovenous thrombosis. Ann Neurol 54:123–126

Yanowitz TD, Jordan JA, Gilmour CH et al (2002) Hemodynamic disturbances in premature infants born after chorioamnionitis: association with cord blood cytokine concentrations. Pediatr Res 51:310–316

新生儿卒中:机制

129

Paul P. Govaert and Jeroen Dudink

张懿　翻译,毛健　审校

目录

缩略语

ECMO	Extracorporeal membrane oxygenation	体外膜氧合
HS	Hemorrhagic stroke	出血性卒中
NAIS	Neonatal arterial ischemic stroke	新生儿动脉缺血性卒中
NCSVT	Neonatal cerebral sinovenous thrombosis	新生儿脑静脉窦血栓
PVI	Periventricular venous infarction	脑室周围静脉梗死
US	Ultrasound	超声检查
MCA	Middle cerebral artery	大脑中动脉
IVH	Intraventricular hemorrhage	脑室内出血
AR	Autosomal recessive	常染色体隐性遗传
X-L	X-linked	性连遗传
PAIS	Perinatal arterial ischaemic stroke	围产期动脉缺血性卒中

摘要

　　无论是动脉还是静脉血栓形成,在许多新生儿缺血性卒中病例中发挥了作用。除了四肢或内脏栓塞和血管内操作外,血栓性卒中的临床背景并不特异。为了得到原发性血栓形成的诊断,必须采用序贯诊断方案。第一,必须尽可能排除类似卒中的实体,这在低血糖或脑血管畸形的情况下不能直接排除。第二,出血性卒中(HS)的类型,主要是脑叶血肿和蛛网膜下腔血肿,大脑或小脑的 HS 类型必须被识别,有时是因为特有的止血环境。第三,明显的动脉或静脉梗死可能与明显的颅脑损伤或脑部炎症有关。第四,可能需要颈部大血管和脑血管的血管成像来证明先天性血管畸形或动/静脉病变。第五,积极寻找脑外(主动脉或颈动脉、全身静脉、心脏或胎盘-脐带系统)的原发性血栓可能是有必要的。目前,新生儿脑血栓的治疗仅限于心脏-血栓性卒中和进行性窦静脉血栓形成的肝素化治疗,这两种情况下都没有主要的脑出血发生。

129.1　要点

- 新生儿卒中有 3 种类型:缺血性动脉、缺血性静脉窦和出血性。
- 血栓形成在缺血性卒中类型中起作用。
- 并不是所有的脑局灶性病变都是卒中。
- 脑叶和蛛网膜下腔血肿是 HS 类型,与缺血性卒中类似。
- 已知机制包括创伤和炎症。
- 成像技术可提示血管畸形或疾病。
- 栓塞是可预防的动脉缺血性卒中的重要原因。
- 原发性动脉或静脉血栓形成可能与血栓前状态有关,通常与临床危险因素有关。
- 没有新生儿脑血栓的循证治疗指南。

129.2　引言

新生儿卒中定义为"孕 20 周至生后 28 天在异质性条件下局部脑血流中断继发动脉或大脑静脉血栓形成或栓塞,并通过神经影像学及病理性检查证实"(Raju et al. 2007)。新生儿缺血性卒中分为新生儿动脉缺血性卒中(NAIS)和脑静脉窦血栓形成(NCSVT)。第三类卒中为原发性出血(HS)。围产期特有的缺血性卒中的其他形式包括脑室周围静脉梗死(PVI)和在婴儿期或儿童期发现的疑似围产期卒中(PAS)(这两类在本章节中暂不讨论)。血栓形成,栓塞,直接创伤,挤压,痉挛导致血管堵塞,炎症过程也可导致血管闭塞。开放的血管缺血,如低血容量,心律失常或窒息,不包括在卒中的定义中。

NAIS 可有以下两种定义:①发现与脑损伤病灶

相关的部分或完全动脉堵塞;②用影像记录病变模式,除了特定的大脑动脉闭塞外,不能用其他方式解释。精确的血管名称(Govaert et al. 2009a)和部位的描述对 PAS 很重要。大脑中动脉(MCA)卒中包含 50% 以上的软脑膜卒中,完全型和后支卒中最常见。诊断新生儿穿支卒中的模板已出版[通过超声检查(US)或磁共振成像查看 MCA 卒中类型(de Vries et al. 1997);通过 US 检查明确其他穿支卒中类型(Abels et al. 2006);见第 128 章]。同一个患儿多个独立的卒中归于脑膜炎伴梗死、栓塞(包括气体)、血栓形成倾向、动脉病、大的血栓分解成数个小栓子引发血管痉挛。

NCSVT 定义为静脉窦中的血栓,大的深部静脉或小的穿支静脉部分或完全堵塞。完全的堵塞取决于血栓形成的速度,止血的功能和潜在的侧支循环,血栓排入血管可能引起大脑区域的静脉梗死(红色软化)。少数这类梗死仅有缺血,提出动脉阻塞反映静脉破裂前的缺血。特异性的出血病灶报道如下:丘脑-脑室出血伴有大脑内静脉阻塞(双侧 Galen 大静脉阻塞)(Govaert et al. 1992a),纹状体-海马出血伴有基底静脉血栓形成(Govaert et al. 2001),矢状窦旁皮质下出血伴随上矢状窦血栓形成(Bailey and Hass 1958),颞叶或者小脑出血伴随横窦血栓形成(Baram et al. 1988),颞叶前外侧出血伴随天幕窦或颞板障静脉破裂(Huang and Robertson 2004),颞叶出血伴随 Labbé 静(吻合)脉血栓形成(Kalpatthi et al. 2005)。大的静脉和静脉窦通常在血栓形成数周至数月后再次通畅(Moharir et al. 2006)。

脑出血,HS 见于正常(或异常)颅内血管破裂,但在这种情况下很难证实血管的损伤,在新生儿中颅内出血通常按照大脑的区域划分,脑室内[脉络丛和脑室内出血(IVH)]、丘脑脑室出血(与脑内静脉阻塞有关)、脑叶(一个脑叶的脑实质出血)、小脑、蛛网膜下腔和硬膜下/外出血。因为硬膜下/外出血通常源于外伤或止血异常,同时脑室内出血不能与动脉卒中相混淆,作为卒中它似乎适于描述仅脑叶(包括蛛网膜下腔)血肿(Hayashi et al. 1987;Hanigan et al. 1995;Sandberg et al. 2001)。特殊类型的明显出血主要源于静脉血栓形成(见上述)。

本章是新生儿大脑静脉或动脉血栓形成诊断的指南。在这种情况下发现凝血情况和/或血小板-内皮相互作用异常的可能性更大。比起原发性血栓形成,系统性排斥机制与临床关系更大。新生儿卒中的临床表现和治疗是本卷另一章的内容。

129.3 病因、发病机制和鉴别诊断

129.3.1 第一步：除外类似卒中的类型

一些局灶性损伤需与 NAIS 和 NCSVT 鉴别：核黄疸，脑炎（细菌性和病毒性），代谢性疾病（包括低血糖、维生素 B_6 依赖性癫痫和线粒体疾病）（Mercimek Mahmutoglu et al. 2012），可逆性后部脑病，以及黑色素瘤改变和肿瘤。

新生儿低血糖脑与卒中有相似的损伤模式和影像学改变（Liu et al. 2013）。3 例尸体解剖发现双侧、对称性枕部和后顶部皮质及皮质下白质损伤（Anderson et al. 1967），后续也有一些在体研究（Burns et al. 2008）。损伤超过了大脑后动脉覆盖的区域被归类为分水岭梗死。腔隙性梗死不仅发生在成人，新生儿中也有报道（Barkovich et al. 1998）。这种病变类型是新生儿和婴幼儿所特有的（Gataullina et al. 2015）。可继发单侧大脑半球坏死（Yager 2002）（图 129.1）。

血管异常（动脉瘤、动静脉畸形、海绵状血管瘤或发育性静脉畸形）引起的出血应与卒中进行区分。在损伤原因不明的情况下（无栓塞来源，无感染，无创伤，凝血正常）建议 HS 后 4~6 周进行反复的超声多普勒检查或磁共振血管造影（Lasjaunias et al. 1995；Alvarez et al. 2007）。这种血管畸形可能

有遗传（家族）背景。同样的情况如导致 21- 三体婴儿出现 PAS 的烟雾病磁共振改变（Pysden et al. 2010）。在某些婴儿中，发育性静脉畸形可能类似于局灶性软脑膜 / 深部灰质卒中或脑室周围静脉梗死（Horsch et al. 2014）。部分窒息、低碳酸血症或低血压（如急性失血所致）造成的分水岭损伤不适用于卒中（McCann et al. 2014；Harteman et al. 2013）。然而，旁矢状区域高信号可能为动脉间分水岭损伤也可能是上矢状窦血栓形成。区别卒中与不同程度的双侧白质损伤是很重要的，尤其是早产儿（早期的白质软化，损伤部位常伴有点状或结节样出血）（Ramenghi et al. 2007；Arrigoni et al. 2011；Raybaud et al. 2013；Kersbergen et al. 2014）。类似的脑白质损伤在患有先天性心脏病的足月中也有报道（Block et al. 2010）。

PVI 更为复杂，常见于早产儿，也见于足月儿（Takanashi et al. 2003）。这些早产儿单侧白质出血事实上是（可能一直是）由同侧的生发基质出血或 IVH 导致静脉阻塞引起的，但临床上不同于 NAIS 或 NCSVT。另外，可以依靠常规连续 US 扫描发现急性期 PVI（Bassan et al. 2006；Dudink et al. 2007）。某些情况下并不是生发基质出血压迫了髓集合静脉而是原发的血栓形成。出于这个原因，临床医生当然会针对血栓形成阳性家族史，对不能明确解释为原发性生发基质出血的婴儿的血栓前状态进行筛查（Ramenghi et al. 2002）。

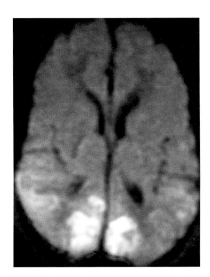 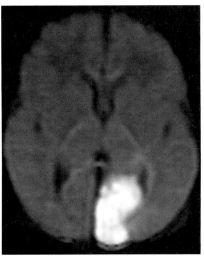

图 129.1 一例严重低血糖伴有惊厥的足月儿弥散加权成像：双侧枕叶皮质下局灶细胞损伤酷似大脑后动脉（PCA）卒中（对比右侧 DWI 患儿基底动脉尖端卒中导致的小脑梗死和左侧 PCA 软脑膜卒中）

129.3.2　第二步:识别出血性卒中

叶性血肿

少数新生儿通常无 IVH,而是一个或多个脑叶出血,除外基底节和丘脑(图 129.2 和图 129.3)。每个脑叶的病变均被描述。人们常把脑叶血肿与硬膜下或蛛网膜下腔轴外结构相关联:这引发了原发病灶是在脑实质还是脑外间隙的讨论。临床表现通常为呼吸暂停(Hoogstraate et al. 2008;Tramonte and Goodkin 2004)以及(多)局灶惊厥活动,但也有一些无临床症状(Wang et al. 2004)。多数情况下机制并不清楚(Hayashi et al. 1987)。没有报道提出在凝血正常情况下静脉窦血栓形成会引起大的脑叶出血,更鼓励励血栓形成前期的研究(Baram et al. 1988;Huang and Robertson 2004;Singh and Chakera 2002)。

脑叶血肿合并其他区域的局灶动脉缺血暗示出血性栓塞转变为动脉缺血性卒中。脑叶损伤时也要去查看是否有创伤、凝血障碍(Ries et al. 1995)和血管畸形。在这种情况下,识别和预防维生素 K 缺乏或抵抗尤为重要。囊状动脉瘤可在婴儿期表现为惊厥和脑膜刺激症;MCA 通常受影响,但部位可在颅后窝或其他幕上动脉。多数动脉瘤直径超过 1cm可在磁共振血管造影上显现。动静脉畸形(除了 Galen 静脉畸形)合并先天性心力衰竭(较大瘘口),出血或交通性脑积水。多数(9/10)为幕上。动静脉畸形自发血栓形成不常见。家族史可提示遗传性出血性毛细血管扩张症(Nishida et al. 2012)。海绵状血管瘤通常与出血相关,从轻到重。我们必须警惕潜在的肿瘤引发脑叶、硬膜下或脑室内出血:星形胶质细胞瘤很少引起新生儿脑叶血肿。

蛛网膜下腔血肿。

图 129.4 为大脑表面蛛网膜下的占位性出血(Chessells and Wigglesworth 1970;Govaert et al. 1992b)。原发病灶为快速生长的蛛网膜下或软脑膜下出血(Govaert et al. 1995),多数沿着颞叶和顶叶,左侧较多见。常见原因为脓毒症期间频繁的血管内凝血(或任何原因引起的血小板减少)。影像学检查血肿的边缘均不规则的穿过脑实质,因为脑沟和裂

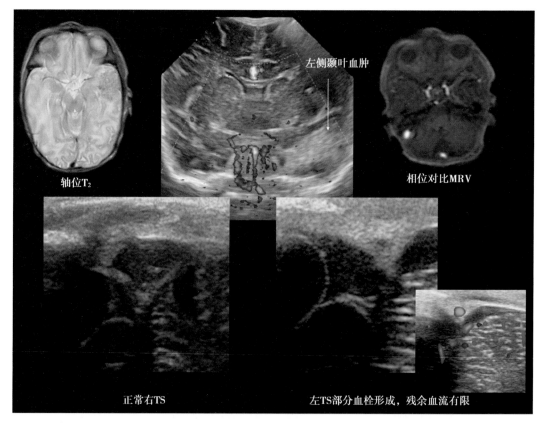

图 129.2　合成图像为生后第一天呼吸暂停合并左侧颞叶血肿的足月婴儿。同侧横窦(TS)部分血栓形成,残余血流有限。注意左横窦在非对比 MRV 上不显影

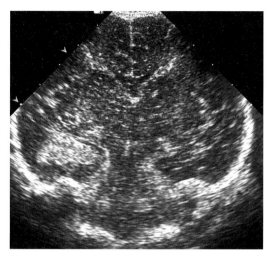

图 129.3 足月儿生后 6h 表现为呼吸暂停和发绀，冠状位超声显示：右侧颞叶强回声，后被证实为血肿；MRA 和连续多普勒检查已除外血管畸形

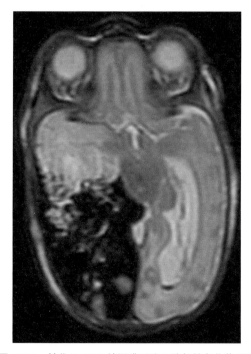

图 129.4 轴位 T_2 MRI：蛛网膜下腔血肿与早产儿革兰氏阴性脓毒症相关

隙中均为凝块和移位的实质水肿。硬膜下出血存在移位但不穿透邻近脑实质。中线可移位同时同侧脑室受压。动脉瘤破裂或动静脉畸形是引起蛛网膜下腔出血的另一原因（McLellan et al. 1986；Hayashi et al. 1994；Tan et al. 1998）。在极早产儿中蛛网膜下腔出血是造成双侧顶叶离奇和致死性出血坏死的原因之一（Cross et al. 1992）。这些病灶在脑实质形成

空洞。剧烈的胸部物理治疗被认为是潜在的原因，之后讨论认为原因是新生儿摇晃综合征（Williams and Sunderland 2002；Rushton 2003）。

小脑血肿

在与生发基质出血（GMH）相同的临床情况下，早产儿原发性小脑出血可能发生在生发皮质和脑室周围区域（Wigglesworth and Pape 1980；Limperopoulos et al. 2005；Muller et al. 2007；Johnsen et al. 2002；Pape and Wigglesworth 1979；Ecury-Goossen et al. 2010）。虽然广泛的蛛网膜下腔出血可能由于痉挛而阻塞邻近的软脑膜动脉，并继发性小脑梗死，但某些大叶性血肿与原发性软脑膜动脉阻塞不一致。静脉损伤导致与早产儿面罩通气相关的大的小脑半球出血（Pape et al. 1976 年），在许多早产儿中可能存在类似的机制。出血部位可以在与外颗粒层相关的软脑膜神经丛、小脑叶核心或小脑深核周围的血管丛中。或者，继发性蛛网膜下腔出血可能与原发性小脑实质出血相似：侧脑室 IVH 时，血凝块散在叶上，碎片通过第四脑室出口孔，首先进入 Blake 囊残余，然后进入小脑后蛛网膜腔。为制定预防策略，需要先研究小脑的微循环和静脉情况（Gveric-Ahmetasevic et al. 2011）。在成人，小脑血肿也不常见，可继发横窦血栓形成（Ushiwata et al. 1989）。提示静脉血栓可能参与围产期小脑血肿，有待更详细的研究（Fumagalli et al. 2009）。胎儿小脑出血与血管畸形和血小板异常有关，但也与巨细胞病毒或细小病毒引起的胎儿病变有关。

129.3.3 第三步：卒中与（出生）创伤

分娩困难引起的血管阻塞可有多种原因。颈部-基底动脉系统的直接损伤（Krauland 1952；Hamida et al. 2014）。一些与辅助牵引相关的造成颈内动脉或 MCA 内膜损伤引起血栓形成和卒中导致局部阻塞（Roessmann and Miller 1980；Hill et al. 1983；Turnpenny et al. 1992；Choy et al. 2001；Lequin et al. 2004；Kumar et al. 2004；Onate Vergara et al. 2006；Ng et al. 2010）。挫伤方面，局灶脑损伤见于骨折或骨裂（Mannino and Trauner 1983；Govaert et al. 1992c）。脑叶实质、硬膜外或硬膜下血肿引起的钩回疝可导致大脑后动脉和小脑上动脉受压和堵塞（Remillard et al. 1974；Deonna and Prod'hom 1978；Feske et al. 1992；Hanigan et al. 1993；Steinbok et al. 1995）。在

小脑幕切迹水平 - 上或下 - 的组织疝不仅可能导致动脉缺血，也会导致静脉缺血。硬膜下或蛛网膜下腔出血周围的卒中考虑与痉挛有关（因为新生儿从未进行血管造影检查）（Lequin et al. 2004；Govaert et al. 1992c；Steinbok et al. 1995；Jan and Camfield 1998；Koelfen et al. 1995；Mazumdar et al. 2003；Talvik et al. 2010）。在分娩困难的情况下，创伤可能会导致动脉梗死。在体外膜氧合（ECMO）颈动脉导管（创伤性）栓塞或部分 Willis 循环低灌注可引起卒中（de Vries et al. 1997）。

几篇关于出生前局灶性脊髓梗死的报道认为，其与宫内颈部过度牵拉和随后的下颈至上胸段脊髓缺血（前脊髓动脉扭折、牵引和 / 或压迫）有关（Bhagwanani et al. 1973；Bresnan and Abroms 1974；Maekawa et al. 1976）。大多数儿童从出生起就四肢瘫痪，通常是剖宫产。一些人有截瘫或手臂瘫痪（图 129.5）。

源于创伤的 CSVT 包括：感染性头颅血肿，骨髓炎和横窦血栓形成（Chan et al. 2002），枕鳞受压引起的上矢状窦血栓形成（Cowan and Thoresen 1985；Govaert et al. 1992d）（图 129.6），上矢状窦至深静脉的播散性血栓形成（Govaert et al. 1992a），以及横窦血栓形成（Baram et al. 1988）。分娩期间对足月儿颅骨施加极高和 / 或长时间和 / 或巨大的压力导致的环状血栓性缺血性脑损伤相关的静脉充血（Schifrin and Ater 2006）。在极少数情况下，人们发现多发性的，主要是非出血性的脑梗死，不能简单地用动脉血栓或栓塞来解释。颅骨内的压力高于羊水压力，羊水压力通常在数分钟内高达 100mmHg。压力分布将取决于头部在骨盆中的位置，大部分硬膜下血肿（大箭头）和左侧凸状的缺血区域（小箭头）。

压力可能施加在耻骨对面的大脑部分。压力引起的静脉缺血可能是压力压迫动脉之前的第一种损害机制。虽然这一概念在文献中已有报道和描述，但如果报道更多这样的病例，将有助于更好地理解这种类型的损伤，如果报道更多这样的病例，它将有助于更好地理解这种类型的损伤，在这种类型的损伤中，它与其他骨损伤无关，而不是单纯的塑形，而且没有广泛的颅内出血（图 129.7）。

我们最近观察到一种机械性新生儿脑损伤的模式，主要发生在足月儿，在此之前并没有明确的描述。新颖之处不在于模式，而在于分娩过程中机械损伤的背景。据报道，在婴儿期非意外伤害的保护下，类似的模式被称为挫伤撕裂。其特点是额叶上回中心的局灶性、单侧或（如果是双侧）不对称的高回声改变，有些在几天内导致空洞，并且病变不符合全局脑缺氧缺血或局灶性大血管静脉或动脉损伤。因为剪切力 - 就像摇晃或钝性头部创伤后的急剧加速或减速 - 在出生时不太可能存在，这种损伤模式的存在提出了一个问题，即哪个是中介机制。选择性皮质下静脉缺血的一个阶段是通过骨移位。由于额上回很容易被高分辨率的 US 检测到，这可能是在分娩困难的情况下，在入院后早期筛查病变模式的一种方法（图 129.8）。

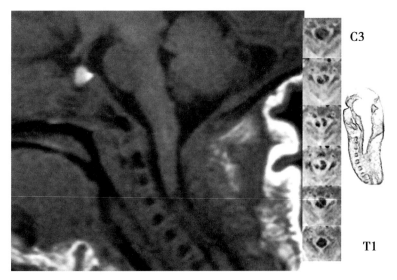

图 129.5　足月儿生后四肢轻瘫（臀位过度牵引选择性剖宫产，生后早期呼吸功能不全死亡）。MRI（T_1 矢状位和不同颈水平的 T2 扫描）指出 C_3 至 T_1 水平颈髓右侧小左侧大

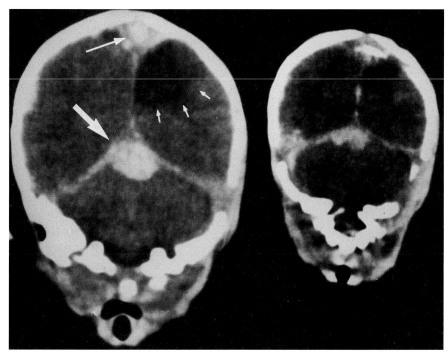

图 129.6 足月儿 CT 冠状位静脉窦血栓(左)由于枕鳞受压(右)。同时可见小脑幕

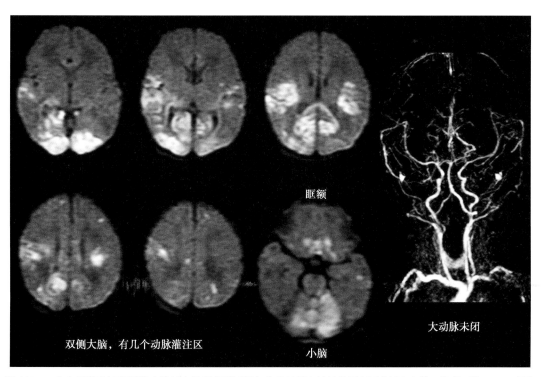

睫额

双侧大脑,有几个动脉灌注区

小脑

大动脉未闭

图 129.7 个人观察(法医病例)多发缺血性病变最可能与分娩过程中持续的颅底压力过大有关。注意正常 MRA。颅内外出血的发生率都很低

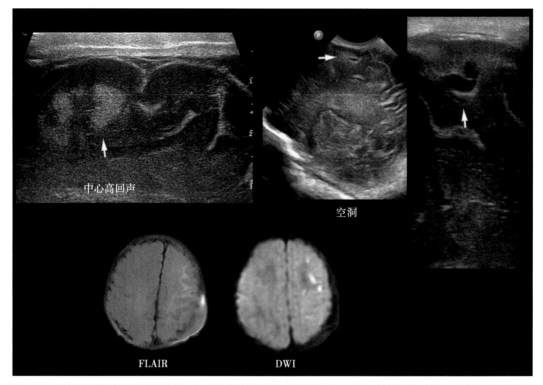

FLAIR   DWI

图 129.8 足月儿影像见左侧额上回中心高回声,伴阴道分娩困难(第二产程延长,持续性枕后位,二次剖宫产),左侧额癫痫活动。图右上角是另一名有类似病变的患儿,第二周超声经连续扫描发现有空洞形成

129.3.4 第四步:卒中与脑部感染

脑膜炎和脑室炎均可引起炎症和动静脉阻塞伴随局部或弥漫性皮质下和/或脑室周围梗死(Berman and Banker 1966;Chang et al. 2003)(图129.9)。大血管 NAIS 很少报道,有时伴随外来微生物〔梅毒(Snyder et al. 1981;Ment et al. 1986);肠杆菌(Ries et al. 1994);脑膜炎球菌(Chiu et al. 1995);李斯特菌(Harris 1997);多杀巴斯德菌(Wade et al. 1999);沙门菌(Kay's Kayemba et al. 2000;Harteman et al. 2012a)〕。静脉窦血栓形成同样可继发于细菌性脑膜炎(Krebs et al. 1998;Farstad et al. 2003;Fitzgerald and Golomb 2007)。局部感染可引起静脉窦血栓性静脉炎:头皮感染通过导静脉至静脉窦(Bailey and Hass 1958;Byers and Hass 1933),感染通过发育不全的表皮入侵至上矢状窦(Lavine et al. 1978;Kantor et al. 2005)或从眼眶蜂窝织炎进入海绵窦(Jackson and Baker 1986)。

近期提出急性绒毛膜羊膜炎可能引起首发脐静脉和后续心脏或大脑血栓栓塞(Redline et al. 2008)。此时无大脑动脉炎症的直接证据。胎儿感染如风疹,巨细胞病毒和弓形虫与大脑动脉炎相关。

129.3.5 第五步:识别动脉病(静脉病)或动(静)脉畸形

非感染性炎症可导致动脉性卒中,一些被归为假 -TORCH 状态。色素性失禁可能导致新生儿期中、小动脉闭塞(Maingay-de Groof et al. 2008)(图129.10),Aicardi-Goutieres 综合征可导致局灶性动脉缺血(Barth et al. 1999),婴儿动脉钙质沉积可引起基底节的局灶性梗死和皮质分水岭损伤(Juul et al. 1990;van der Sluis et al. 2006)。

脑出血性破坏、室管膜下钙化和白内障(AR)(连接黏附分子 3):室管膜下钙化、白内障、小眼畸形、肝大、肾囊性发育不良和异位肾。

Aicardi-Goutieres 综合征(3 种主要修复外切酶1、核糖核酸酶 H2 亚基 B、核糖核酸酶 H2 亚基 C、核糖核酸酶 H2 亚基 A、SAM 结构域和 HD 结构域 1、RNA 特异性腺苷脱氨酶):进行性小头畸形,颅内钙化,白质破坏,脑萎缩,血小板减少症,肝脾肿大,肝转氨酶升高,间歇性发热,青光眼,白内障,冻疮样狼

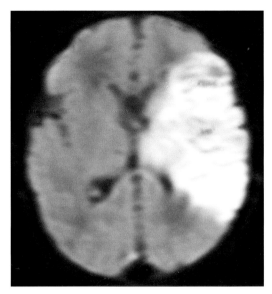

图 129.9　DW MRI：足月儿李斯特菌脑膜炎相关的局部大动脉卒中（MCA）

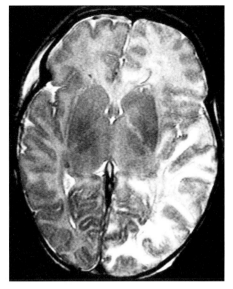

图 129.10　T₁ MRI：色素失禁症患儿左侧大脑多灶缺血性梗死

疮，关节病。

　　带状钙化伴简化旋转和多小脑回（闭合蛋白）：颅内带状钙化、简化的脑回模式和进行性小头畸形。

　　色素性失禁症（X-L）（NF-kappaB 必要调节因子）：胼胝体发育不良，脑萎缩，头发、指甲和牙齿异常；眼科异常，以及病理性皮肤炎症/色素过度和色素减少。

　　伴有钙化和囊肿的脑视网膜微血管病（AR）（CTS 端粒维持复合体成分 1）：颅内钙化、视网膜毛细血管扩张和渗出物、骨质减少、胃、小肠和肝脏血管扩张、贫血和血小板减少。

　　脑白质病，囊性及无巨脑畸形（AR）（核糖核酸酶 T2）：颅内钙化、小头畸形和听力丧失。

　　在新生儿期或婴儿早期表现的与动脉栓塞相关的遗传性疾病：先天代谢异常（高同型半胱氨酸血症，原发性高草酸尿症，半乳糖唾液酸贮积症，钼辅酶缺乏症，线粒体病）；异常核型（Miller-Dieker 光滑脑，13-三体，21-三体，22q11 缺失）。动脉发育不全或缺如（畸形）可伴随先天或生后脑组织缺失（Lie 1968）（图 129.11）。这些畸形见于 PHACE 综合征（Rossi and Tortori-Donati 2006；Drolet et al. 2006；Judd et al. 2007）和 Goldengar 综合征（Ottaviano et al. 2007）。颈动脉发育不全缺乏明确的诱因（Ottaviano et al. 2007）或与母亲吸毒，毒素或传染物有关（Guajardo et al. 1994；Afifi et al. 1987；Lien et al. 1995）。其他新生儿动脉异常与肌纤维发育

不良、颈动脉弹性蛋白增生（Thompson et al. 1975）、Ehlers-Danlos Ⅰ 综合征或 Stickler 综合征有关（Curry et al. 2007）。虽然目前还没有新生儿卒中的报道，但动脉迂曲综合征可能会导致局灶性脑梗死或出血（Meuwissen et al. 2013）。我们观察了围产期 MCA 卒中与主动脉弓的形状改变和血栓形成有关。所有这些观察证实了不同的 NAIS 颅内大动脉的结构和开放状态。主动脉阻断或缩窄可导致锁骨下盗血综合征，因而可能为导致新生儿卒中的罕见原因（Beattie et al. 2006）。

　　颈静脉发育不全相关（N'Diaye et al. 2004）或与上腔静脉解剖异常相关的静脉窦血栓形成（Smilari et al. 2005）的病例报告较少，因此在没有明确原因的新生儿静脉窦血栓形成的情况下，寻找此类静脉异常可能是有帮助的。颈静脉球异常在 CHARGE 联合畸形中有报道（Friedmann et al. 2012）。在开始新生儿 ECMO 之前，静脉脑引流的图可能会有结果（Cassady et al. 2011）。

129.3.6　第六步：寻找动脉缺血性卒中的栓塞来源

　　很多情况下都会出现脑动脉栓塞（review in Govaert et al. 2009b）（图 129.12）。来源可能为：左心（换血疗法后，球囊房间隔成形术，心外手术后；肿瘤或心律失常）；颈动脉、椎动脉或主动脉弓；卵圆

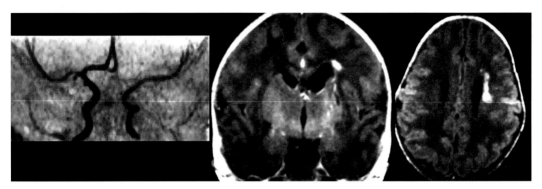

图 129.11 足月新生儿一次惊厥发作,左侧 ACA A1 部分缺失,左侧大脑中动脉减弱,同侧脑室周围损伤(左侧 MRA,中冠状位和右侧轴位 T₁ MRI)

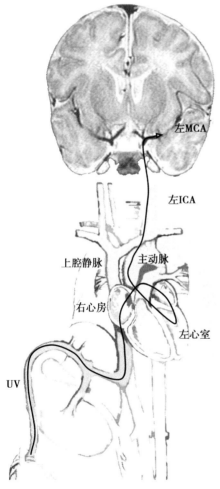

图 129.12 下腔静脉异常栓塞左侧 MCA 示意图。IVC,下腔静脉;Ao,主动脉;UV,脐静脉;ICA,颈内动脉

孔未闭患儿矛盾栓塞可在身体任何部位发现血栓:右心,脐静脉,静脉导管,门静脉,肾静脉或下腔静脉(Amlie-Lefond et al. 2008)。考虑胎盘起源需要排除其他来源,最好是确认胎盘的组织病理学改变,

可能是广泛的梗死,胎儿血栓性血管病变,慢性绒毛炎伴闭塞性胎儿血管病变,以及粪染的血管坏死(Redline 2005;Ghidini and Locatelli 2006;Das et al. 2008;Amlie-Lefond et al. 2011;Chabrier et al. 2011)。动脉缺血性卒中的胎盘检查似乎比静脉窦血栓更有价值(Elbers et al. 2011)。最近的数据强调了新生儿先天性心脏病与血管内操作的联系(McQuillen et al. 2006)。房间隔动脉瘤和永存下腔静脉瓣残留可能会增加心脏血栓形成的风险(Aypar et al. 2013)。必须排除中心静脉线尖端周围存在血栓。

栓塞的机制可为胎胎输血导致的卒中。意外注射易栓塞的物质和空气栓塞也是可能的。颞动脉导管的冲管(Prian et al. 1978;Bull et al. 1980)和 ECMO 颈动脉导管植入(Luisiri et al. 1988;Campbell et al. 1988)均可引起 NAIS。对相关的肢体(见上文临床表现)或内脏(心脏,肠)梗死的证实很重要:并发的脑内外的孤立梗死增加了对凝血状态、动脉病或栓塞的监测(Bednarek et al. 2007)。

129.3.7 第七步:原发血栓性动脉缺血性卒中的诊断

痉挛和原发血栓栓塞是血管阻塞的本质原因。凝血的平衡在血栓形成时甚至在上文提到的外在条件缺失时被干扰(Golomb 2003)。低血压(感染、心脏压塞或急性失血导致)、败血症和窒息造成内皮损伤引起血栓形成(Mittendorf et al. 2003)。凝血状态的本质会在本书的血液学章节详细阐述,通过多种途径证明:纤维蛋白溶解活性减低,凝血酶生成和功能的增强,血小板聚集和血管内皮功能障碍引起的血小板黏附增加。

临床上对遗传性凝血危险因素的检测范围无定论，建议做广泛筛查，多数在年长儿依据经验检测（Thornburg and Pipe 2006；Beardsley 2007；Young et al. 2008；Roach et al. 2008；Mineyko and Kirton 2011；Kirton et al. 2011）。一些小样本队列研究和少数病例对照研究发现凝血危险因子与一些因子共同作用导致 NAIS。首先提一下因子 V Leiden 突变导致家族性活化蛋白 C 抵抗（Pellicer et al. 1992；Thorarensen et al. 1997；Debus et al. 1998）。高同型半胱氨酸大于 10μmol/L 可引起血栓形成状态。一项足月儿卒中的多中心病例对照研究所有 91 例患儿均未发现与蛋白 S 缺失相关（Kurnik et al. 2003）。一些其他因子也增加了血栓形成的风险包括：血清脂蛋白 A 的增加，亚甲基四氢叶酸还原酶（MTHFR）纯合子 C677T 的多态性，蛋白 C 缺失和凝血酶原（因子Ⅱ）基因突变。在这一列举中抗凝血酶缺乏格外重要（Brenner et al. 1988）。纤溶酶原激活物抑制剂 -1 多态性也可能参与（Baumeister et al. 2000）。我们最近观察到家族性纤维蛋白原异常是胎儿大脑内静脉血栓形成的原因之一，在出生后几天内表现为出血性脑积水（未发表）。多重杂合性或其他危险因素的组合增加了凝血倾向（Abdelhamid 2012）。

目前没有足够证据提示临床医生应对首次或近期 PAS 的患儿进行血栓形成倾向的详细检查，主要原因是发生率较低，但是，早期血栓形成和血管疾病家族史呈阳性，或者新生儿的临床特征不能很好地解释当前的卒中时，许多临床医生就开始进行血栓前期筛查（Cnossen et al. 2009）。在这种情况下，即使是典型的早产儿 GMH 也可能需要重新考虑（Ramenghi et al. 2011）。检测遗传的血栓形成前危险因素可能需要在风险增加时期（手术、固定、青春期、怀孕）使用抗凝药物进行必要的二级预防。在某些类型的先天性心脏病手术之前，可能需要进行血栓前筛查（Emani et al. 2014）。

母体抗磷脂抗体（狼疮抗凝物，抗心磷脂 IgG 抗体）可引起胎儿胎盘的血管系统血栓形成导致脐静脉矛盾栓塞；IgG 抗体可通过胎盘造成胎儿器官的血栓形成（Boffa and Lachassinne 2007；Rego Sousa et al. 2012；Peixoto et al. 2014）。胎儿血栓性血管病变与 NAIS 之间的相关性尚不清楚，但对母亲进行凝血前状态的筛查可能会阐明某些婴儿动脉缺血性卒中的可能机制（Kraus and Acheen 1999；Simchen et al. 2009）。最近有关从羊膜炎到胎儿血管炎（和全

身炎症）、心内血栓形成到栓塞性卒中的假设引发讨论（Redline et al. 2008）。在该人群中，除了可能增加 PVI 的风险外，没有提示早产羊膜炎会导致卒中（Harteman et al. 2012b）。

动脉缺血性卒中与高黏滞血症（红细胞增多症）相关性并未得到证实，早期认为高黏滞血症是引起侧纹状梗死的危险因素（Amit and Camfield 1980）。先天性肾病综合征可引起新生儿期大脑动脉和静脉的血栓形成（Fofah and Roth 1997；Horsch et al. 2007）。先天性糖基化病抵消凝血平衡导致血栓形成（Arnoux et al. 2008）。凝血因子的补充可能成为 NAIS 的危险因素（Barmada et al. 1979）。

持续动脉痉挛伴随后续梗死，与内源性的收缩如蛛网膜下腔出血和外源性收缩如可卡因和其他药品（苯丙胺，蓝升麻，可待因）有关（Chan and Nelson 2004；Reynolds et al. 2007；Robinson et al. 2000）。该机制很难得到证实。由于颅骨钝性创伤引起的脑动脉痉挛在儿童中常见但无新生儿相关报道。虽然急性低碳酸血症可导致脑缺血，但这一机制目前尚未与单侧局灶性动脉梗死联系起来。

129.3.8　第八步：伴随或不伴随梗死的原发性静脉窦血栓形成的诊断

综上所述创伤和炎症均与 NCSVT 相关（图 129.13）。静脉畸形很少引起静脉窦血栓。栓塞不是静脉窦血栓形成的原因，反向作用则在新生儿期存在：静脉窦内血栓的血凝块碎裂，沿颈静脉移行进入心脏甚至返回大脑。高黏血症有时被作为 NCSVT 的危险因素提及，如在糖尿病母亲婴儿（Schubiger et al. 1982；Konishi et al. 1987）。有关血栓形成倾向与 NCSVT 之间相关的描述有限，不能说明与动脉血栓形成存在敏感性差异。易感倾向性包括：抗凝血酶Ⅲ的缺乏，蛋白 C（或 S）纯合子缺乏，fV Lenden 突变，fⅡ突变（图 129.10），抗磷脂抗体的出现，tPAI1 多态性，脂蛋白 A 增加，因子Ⅶ移位，先天性肾病综合征和（乙肝疫苗接种后）抗核抗体的表达（Brenner et al. 1988；Tarras et al. 1988；Tabbutt et al. 1994；Pohl et al. 1998；Worth and Hoots 1998；Ibrahim et al. 2000；Kapogiannis et al. 2001；Abrantes et al. 2002；Heineking et al. 2003；Friese et al. 2003；Swarte et al. 2004；Fitzgerald et al. 2006）。在血管性血友病 3 型的患儿中发现新生儿脑出血与静脉窦血栓形成并存

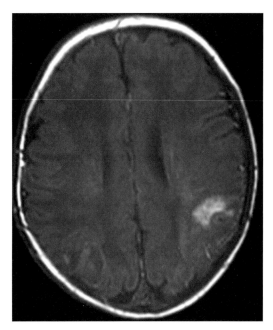

图129.13　足月儿生后1天血小板减少症和局灶性惊厥：T_1 MR显示上矢状窦血栓形成伴出血性矢状面旁梗死

（Wetzstein et al. 2006）。亚低温对窒息后NCSVT的作用进行了实验性研究，但后来并无定论（Azzopardi et al. 2000）。脱水，如母乳喂养不足，是静脉血栓形成的危险因素，十多年前被称为虚弱性栓塞（Bailey and Hass 1958；Aicardi and Goutieres 1973；Hilliard et al. 1988；Gebara and Everett 2001）。Galen静脉畸形的血管内治疗可引起静脉窦血栓形成（Meyers et al. 2000）。子痫前期与静脉窦血栓之间的关系有待证实（Hunt et al. 2001）。

129.3.9　第九步：没有明显的原因，只是产科危险因素

最近在病例对照研究的元分析中重申的临床经验表明，动脉缺血性卒中常常是产科问题的结果。已报道的足月儿危险因素包括异常心电图、器械辅助分娩和紧急剖宫产（Cheong and Cowan 2009）。单纯的阴道分娩和产前剖宫产在围产期动脉缺血性卒中（PAIS）病例中并不常见。多种危险因素的存在增加了发生PAIS的概率。对于早产儿来说，胎心异常、胎胎输血和低血糖可能是危险因素。

在一项病例对照研究中，PAIS的患病率为每10万活产中20例（Lee et al. 2005）。大多数患有PAIS的婴儿（85%）是足月分娩的。与对照组相比，与对照组比较病例组中更常见的因素有初产（73% vs 44%）、胎心率异常（46% vs 14%）、紧急剖宫产（35% vs 13%）、绒毛膜羊膜炎（27% vs 11%）、胎膜延长（26% vs 7%）、第二产程延长（25% vs 4%）、胎头吸引（24% vs 11%）、脐带异常（22% vs 6%）、先兆子痫（19% vs 5%）及羊水过少（14% vs 3%）。多因素分析中与PAS独立相关的危险因素有子痫前期（OR 5.3）、长时间的胎膜早破（OR 3.8）和绒毛膜羊膜炎（OR 3.4）。当存在多种危险因素时，PAS的发生率显著升高。

在Luo等的meta分析中（Luo et al. 2014），在胎儿心率异常、低Apgar评分、胎儿运动减少、出生时复苏、羊水胎粪染色、宫内分娩和子痫前期方面，存在显著的高OR（按数量级）。尽管有这些发现，还需要进行对照队列研究，以进一步研究产科途径导致围产期动脉卒中的机制。需要在难产期间敏锐地观察胎儿行为来解决这个问题，这具有重要的法医学意义。这些因素可能是脐血管网异常负荷引起的栓塞、颈部血管的牵引和/或扭转、静脉导管或心脏血栓形成增加、颅骨受压，以及胎儿身体和头部的反复低灌注（低氧血症和低糖输送）。

129.4　总结

对疑似卒中的局灶性脑损伤的诊断工作，归纳为3种流程，与3种主要亚型相关（图129.14~图129.16）。

129.5　交叉引用

详见第130章"新生儿卒中：临床表现、影像学、治疗及预后"。

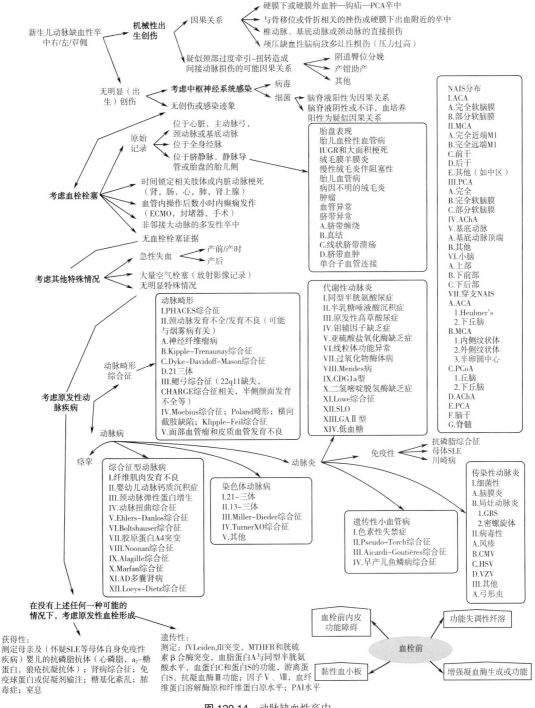

图 129.14 动脉缺血性卒中

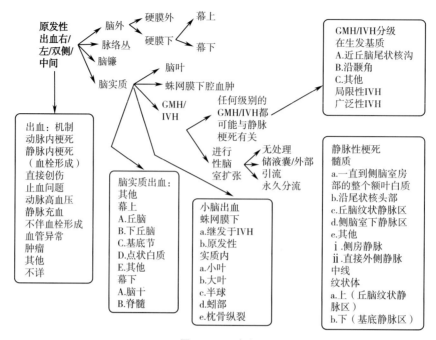

图 129.15　出血

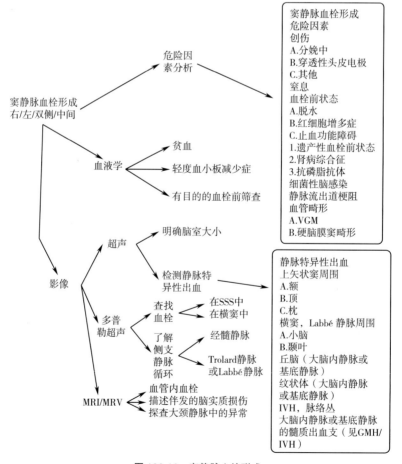

图 129.16　窦静脉血栓形成

参考文献

Abdelhamid AE (2012) Preterm infant with a catastrophic hemorrhagic-thromboembolic incident. Neonatology 102:293–299

Abels L, Lequin M, Govaert P (2006) Sonographic templates of newborn perforator stroke. Pediatr Radiol 36 (7):663–669

Abrantes M, Lacerda AF, Abreu CR, Levy A, Azevedo A, Da SL (2002) Cerebral venous sinus thrombosis in a neonate due to factor V Leiden deficiency. Acta Paediatr 91(2):243–245

Afifi AK, Godersky JC, Menezes A, Smoker WR, Bell WE, Jacoby CG (1987) Cerebral hemiatrophy, hypoplasia of internal carotid artery, and intracranial aneurysm. A rare association occurring in an infant. Arch Neurol 44(2):232–235

Aicardi J, Goutieres F (1973) Intracranial venous thromboses. Complication of acute dehydration in infants. Arch Fr Pediatr 30(8):809–829

Alvarez H, Garcia Monaco R, Rodesch G, Sachet M, Krings T, Lasjaunias P (2007) Vein of galen aneurysmal malformations. Neuroimaging Clin N Am 17 (2):189–206

Amit M, Camfield PR (1980) Neonatal polycythemia causing multiple cerebral infarcts. Arch Neurol 37:109–110

Amlie-Lefond CM, Basir MA, Franciosi RA (2008) Fatal neonatal stroke from a prenatal cardiac thrombus. Pediatr Neurol 38:140–142

Amlie-Lefond CM, Basir MA, Franciosi RA (2011) Placental pathology in neonatal stroke. Pediatrics 127: e722–e729

Anderson JM, Milner RD, Strich SJ (1967) Effects of neonatal hypoglycaemia on the nervous system: a pathological study. J Neurol Neurosurg Psychiatry 30 (4):295–310

Armstrong-Wells J, Johnston J, Wu YW (2009) Prevalence and predictors of perinatal hemorrhagic stroke: results from the Kaiser pediatric stroke study. Pediatrics 123:823–828

Arnoux JB, Boddaert N, Valayannopoulos V, Romano S, Bahi-Buisson N, Desguerre I, de Keyzer Y, Munnich A, Brunelle F, Seta N, Dautzenberg MD, de Lonlay P (2008) Risk assessment of acute vascular events in congenital disorder of glycosylation type Ia. Mol Genet Metab 93:444–449, Epub 2008 Feb 21

Arrigoni F, Parazzini C, Righini A, Doneda C, Ramenghi LA, Lista G, Triulzi F (2011) Deep medullary vein involvement in neonates with brain damage: an MR imaging study. AJNR Am J Neuroradiol 32:2030–2036

Aypar E, Sert A, Odabas D (2013) Unusually prominent Chiari's network prolapsing into the right ventricle in an asymptomatic newborn. Pediatr Cardiol 34:1017–1019

Azzopardi D, Robertson NJ, Cowan FM, Rutherford MA, Rampling M, Edwards AD (2000) Pilot study of treatment with whole body hypothermia for neonatal encephalopathy. Pediatrics 106(4):684–694

Bailey OT, Hass GM (1958) Dural sinus thrombosis in early life. J Pediatr 11:755–772

Baram TZ, Butler IJ, Nelson MD Jr, McArdle CB (1988) Transverse sinus thrombosis in newborns: clinical and magnetic resonance imaging findings. Ann Neurol 24 (6):792–794

Barkovich AJ, Ali FA, Rowley HA, Bass N (1998) Imaging patterns of neonatal hypoglycemia. AJNR Am J Neuroradiol 19(3):523–528

Barmada MA, Moossy J, Shuman RM (1979) Cerebral infarcts with arterial occlusion in neonates. Ann Neurol 6:495 502

Barth PG, Walter A, van Gelderen I (1999) Aicardi-Goutières syndrome: a genetic microangiopathy? Acta Neuropathol 98(2):212–216

Bassan H, Benson CB, Limperopoulos C, Feldman HA, Ringer SA, Veracruz E, Stewart JE, Soul JS, Disalvo DN, Volpe JJ, du Plessis AJ (2006) Ultrasonographic features and severity scoring of periventricular hemorrhagic infarction in relation to risk factors and outcome. Pediatrics 117:2111–2118

Baumeister FA, Auberger K, Schneider K (2000) Thrombosis of the deep cerebral veins with excessive bilateral infarction in a premature infant with the thrombogenic 4G/4G genotype of the plasminogen activator inhibitor-1. Eur J Pediatr 159:239–242

Beardsley DS (2007) Venous thromboembolism in the neonatal period. Semin Perinatol 31:250–253

Beattie LM, Butler SJ, Goudie DE (2006) Pathways of neonatal stroke and subclavian steal syndrome. Arch Dis Child Fetal Neonatal Ed 91:F204–F207

Bednarek N, Morville P, Delebarre G, Akhavi A, Sommer C (2007) Necrotic skin lesions and cerebral infarction in the newborn: two case reports. J Child Neurol 22 (3):354–357

Bergman I, Bauer RE, Barmada MA, Latchaw RE, Taylor HG, David R, Painter MJ (1985) Intracerebral hemorrhage in the full-term neonatal infant. Pediatrics 75:488–496

Berman PH, Banker BQ (1966) Neonatal meningitis. A clinical and pathological study of 29 cases. Pediatrics 38:6–24

Bhagwanani SG, Price HV, Laurence KM, Ginz B (1973) Risks and prevention of cervical cord injury in the management of breech presentation with hyperextension of the fetal head. Am J Obstet Gynecol 115 (8):1159–1161

Block AJ, McQuillen PS, Chau V, Glass H, Poskitt KJ, Barkovich AJ, Esch M, Soulikias W, Azakie A, Campbell A, Miller SP (2010) Clinically silent preoperative brain injuries do not worsen with surgery in neonates with congenital heart disease. J Thorac Cardiovasc Surg 140:550–557

Boffa MC, Lachassinne E (2007) Infant perinatal thrombosis and antiphospholipid antibodies: a review. Lupus 16(8):634–641

Brenner B, Fishman A, Goldsher D, Schreibman D, Tavory S (1988) Cerebral thrombosis in a newborn with a congenital deficiency of antithrombin III. Am J Hematol 27 (3):209–211

Bresnan MJ, Abroms IF (1974) Neonatal spinal cord transection secondary to intrauterine hyperextension of the neck in breech presentation. J Pediatr 84(5):734–737

Bull MJ, Schreiner RL, Garg BP, Hutton NM, Lemons JA, Gresham EL (1980) Neurologic complications following temporal artery catheterization. J Pediatr 96 (6):1071–1073

Burns CM, Rutherford MA, Boardman JP, Cowan FM (2008) Patterns of cerebral injury and neurodevelopmental outcomes after symptomatic neonatal hypoglycemia. Pediatrics 122(1):65–74

Byers RK, Hass GM (1933) Thrombosis of the dural venous sinuses in infancy and childhood. Am J Dis Child 45:1161–1183

Campbell LR, Bunyapen C, Holmes GL, Howell CG Jr, Kanto WP Jr (1988) Right common carotid artery ligation in extracorporeal membrane oxygenation. J Pediatr 113(1 Pt 1):110–113

Cassady CI, Mehollin-Ray AR, Olutoye OO, Cass DL (2011) Jugular vein hypoplasia can preclude extracorporeal membrane oxygenation cannulation in the neonate with congenital diaphragmatic hernia: potential identification of the neonate at risk by fetal magnetic resonance imaging. Fetal Diagn Ther 30:225–228

Chabrier S, Husson B, Dinomais M, Landrieu P, Nguyen The Tich S (2011) New insights (and new interrogations) in perinatal arterial ischemic stroke. Thromb Res 127:13–22

Chan GM, Nelson LS (2004) More on blue cohosh and perinatal stroke. N Engl J Med 351:2239–2241, author reply 2239–2241

Chan MS, Wong YC, Lau SP, Lau KY, Ou Y (2002) MRI and CT findings of infected cephalhaematoma complicated by skull vault osteomyelitis, transverse venous sinus thrombosis and cerebellar haemorrhage. Pediatr Radiol 32(5):376–379

Chang CJ, Chang WN, Huang LT, Chang YC, Huang SC, Hung PL, Ho HH, Chang CS, Wang KW, Cheng BC, Lui CC, Chang HW, Lu CH (2003) Cerebral infarction in perinatal and childhood bacterial meningitis. QJM 96:755–762

Cheong JL, Cowan FM (2009) Neonatal arterial ischaemic stroke: obstetric issues. Semin Fetal Neonatal Med 14:267–271

Chessells JM, Wigglesworth JSW (1970) Secondary haemorrhagic disease of the newborn. Arch Dis Child 45:539–543

Chiu CH, Lin TY, Huang YC (1995) Cranial nerve palsies and cerebral infarction in a young infant with meningococcal meningitis. Scand J Infect Dis 27(1):75–76

Choy CM, Tam WH, Ng PC (2001) Skull fracture and contralateral cerebral infarction after ventouse extraction. BJOG 108(12):1298–1299

Cnossen MH, van Ommen CH, Appel IM (2009) Etiology and treatment of perinatal stroke; a role for prothrombotic coagulation factors? Semin Fetal Neonatal Med 14:311–317

Cowan F, Thoresen M (1985) Changes in superior sagittal sinus blood velocities due to postural alterations and pressure on the head of the newborn infant. Pediatrics 75:1038–1047

Cross JH, Harrison CJ, Preston PR, Rushton DI, Newell SJ, Morgan MEI, Durbin GM (1992) Postnatal encephaloclastic porencephaly—a new lesion? Arch Dis Child 67:307–311

Curry CJ, Bhullar S, Holmes J, Delozier CD, Roeder ER, Hutchison HT (2007) Risk factors for perinatal arterial stroke: a study of 60 mother-child pairs. Pediatr Neurol 37:99–107

Das S, Ankola P, Chiechi M, Sandhu J (2008) Perinatal cerebral arterial infarction associated with a placental chorioangioma. Am J Perinatol 25:381–383

de Vries LS, Groenendaal F, Eken P, van Haastert IC, Rademaker KJ, Meiners LC (1997) Infarcts in the vascular distribution of the middle cerebral artery in preterm and full term infants. Neuropediatrics 28(2):88–96

Debus O, Koch HG, Kurlemann G, Strater R, Vielhaber H, Weber P, Nowak-Gottl U (1998) Factor V Leiden and genetic defects of thrombophilia in childhood porencephaly. Arch Dis Child Fetal Neonatal Ed 78: F121–F124

Deonna T, Prod'hom L-S (1978) Temporal lobe epilepsy and hemianopsia in childhood of perinatal origin. Neuropadiatrie 11:85–90

Drolet BA, Dohil M, Golomb MR, Wells R, Murowski L, Tamburro J, Sty J, Friedlander SF (2006) Early stroke and cerebral vasculopathy in children with facial hemangiomas and PHACE association. Pediatrics 117:959–964

Dudink J, Lequin M, Weisglas-Kuperus N, Conneman N, Goudoever JV, Govaert P (2007) Venous subtypes of preterm periventricular haemorrhagic infarction. Arch Dis Child Fet Neonatal Ed 93(3):F201–F206

Ecury-Goossen GM, Dudink J, Lequin M, Feijen-Roon M, Horsch S, Govaert P (2010) The clinical presentation of preterm cerebellar haemorrhage. Eur J Pediatr 169:1249–1253

Elbers J, Viero S, MacGregor D, DeVeber G, Moore AM (2011) Placental pathology in neonatal stroke. Pediatrics 127:e722–e729

Emani S, Zurakowski D, Baird CW, Pigula FA, Trenor C 3rd, Emani SM (2014) Hypercoagulability panel testing predicts thrombosis in neonates undergoing cardiac surgery. Am J Hematol 89:151–155

Farstad H, Gaustad P, Kristiansen P, Perminov G, Abrahamsen TG (2003) Cerebral venous thrombosis and Escherichia coli infection in neonates. Acta Paediatr 92(2):254–257

Feske SK, Carrazana EJ, Kupsky WJ, Volpe JJ (1992) Uncal herniation secondary to bacterial meningitis in a newborn. Pediatr Neurol 8(2):142–144

Fitzgerald KC, Golomb MR (2007) Neonatal arterial ischemic stroke and sinovenous thrombosis associated with meningitis. J Child Neurol 22(7):818–822

Fitzgerald KC, Williams LS, Garg BP, Carvalho KS, Golomb MR (2006) Cerebral sinovenous thrombosis in the neonate. Arch Neurol 63(3):405–409

Fofah O, Roth P (1997) Congenital nephrotic syndrome presenting with cerebral venous thrombosis, hypocalcemia, and seizures in the neonatal period. J Perinatol 17(6):492–494

Friedmann DR, Amoils M, Germiller JA, Lustig LR, Glastonbury CM, Pramanik BK, Lalwani AK (2012) Venous malformations of the temporal bone are a common feature in CHARGE syndrome. Laryngoscope 122:895–900

Friese S, Muller-Hansen I, Schoning M, Nowak-Gottl U, Kuker W (2003) Isolated internal cerebral venous thrombosis in a neonate with increased lipoprotein (a) level: diagnostic and therapeutic considerations. Neuropediatrics 34(1):36–39

Fumagalli M, Ramenghi LA, Righini A, Groppo M, Bassi L, De Carli A, Parazzini C, Triulzi F, Mosca F (2009) Cerebellar haemorrhages and pons development in extremely low birth weight infants. Front Biosci (Elite Ed) 1:537–541

Gataullina S, Delonlay P, Lemaire E, Boddaert N, Bulteau C, Soufflet C, Lain GA, Nabbout R, Chiron C, Dulac O (2015) Seizures and epilepsy in hypoglycaemia caused by inborn errors of metabolism. Dev Med Child Neurol 57:194–199

Gebara BM, Everett KO (2001) Dural sinus thrombosis complicating hypernatremic dehydration in a breastfed neonate. Clin Pediatr (Phila) 40(1):45–48

Ghidini A, Locatelli A (2006) Diffuse placental chorioangiomatosis causing multiple fetal cerebral embolism: a case report. J Reprod Med 51:321–324

Golomb MR (2003) The contribution of prothrombotic disorders to peri- and neonatal ischemic stroke. Semin Thromb Hemost 29:415–424

Govaert P, Achten E, Vanhaesebrouck P, De Praeter C, Van Damme J (1992a) Deep cerebral venous thrombosis in thalamo-ventricular haemorrhage of the term newborn. Pediatr Radiol 22(2):123–127

Govaert P, Leroy J, Caemaert J, Wood BP (1992b) Radiological case of the month. Extensive neonatal subarachnoid hematoma. Am J Dis Child 146:635–636

Govaert P, Vanhaesebrouck P, de Praeter C (1992c) Traumatic neonatal intracranial bleeding and stroke. Arch Dis Child 67:840–845

Govaert P, Voet D, Achten E, Vanhaesebrouck P, van Rostenberghe H, van Gysel D, Afschrift M (1992d) Noninvasive diagnosis of superior sagittal sinus thrombosis in a neonate. Am J Perinatol 9(3):201–204

Govaert P, Bridger J, Wigglesworth J (1995) Nature of the brain lesion in fetal allo-immune thrombocytopenia. Dev Med Child Neurol 37:485–495

Govaert P, Swarte R, Oostra A, Zecic A, Vanzieleghem B, Van Langenhove P (2001) Neonatal infarction within basal cerebral vein territory. Dev Med Child Neurol 43(8):559–562

Govaert P, Ramenghi L, Taal R, Dudink J, Lequin M (2009a) Classification issues in perinatal stroke. II: mechanisms and clinical phenotypes. Acta Paediatr 98:1720–1726

Govaert P, Ramenghi L, Taal R, de Vries L, deVeber G (2009a) Classification issues in perinatal stroke. I: definitions, differential diagnosis and classification. Acta Paediatr 98:1556-1567

Guajardo L, Strauss A, Amster J (1994) Idiopathic cerebral infarction and upper limb ischemia in neonates. Am J Perinatol 11(2):119–122

Gveric-Ahmetasevic S, Colic A, Gveric T, Gasparovic VE, Pavlisa G, Ozretic D (2011) Coexistence of cerebral sinovenous thrombosis and Dandy Walker malformation in newborn. Coll Antropol 35(Suppl 1):303–307

Hamida N, Hakim A, Fourati H, Ben Thabet A, Walha L, Bouraoui A, Mnif Z, Gargouri A (2014) Neonatal cervical artery dissection secondary to birth trauma. Arch Pediatr 21:201–205

Hanigan WC, Olivero WC, Miller TC (1993) Traumatic neonatal intracranial bleeding and stroke. Arch Dis Child 68(3 Spec No):339–340

Hanigan WC, Powell FC, Palagallo G, Miller TC (1995) Lobar haemorrhages in full-term neonates. Child's Nerv Syst 11:276–280

Harris NL (1997) Case records of the Massachusetts General Hospital. Weekly clinicopathological exercises. Case 15–1997. Respiratory distress and seizure in a neonate. N Engl J Med 336:1439–1446

Harteman JC, Groenendaal F, Kwee A, Welsing PM, Benders MJ, de Vries LS (2012a) Risk factors for perinatal arterial ischaemic stroke in full-term infants: a case-control study. Arch Dis Child Fetal Neonatal Ed 97:F411–F416

Harteman JC, Nikkels PG, Kwee A, Groenendaal F, de Vries LS (2012b) Patterns of placental pathology in preterm infants with a periventricular haemorrhagic infarction: association with time of onset and clinical presentation. Placenta 33:839–844

Harteman JC, Groenendaal F, Toet MC, Benders MJ, Van Haastert IC, Nievelstein RA, Koopman-Esseboom C, de Vries LS (2013) Diffusion-weighted imaging changes in cerebral watershed distribution following neonatal encephalopathy are not invariably associated with an adverse outcome. Dev Med Child Neurol 55:642–653

Hayashi T, Harada K, Honda E, Utsunomiya H, Hashimoto T (1987) Rare neonatal intracerebral haemorrhage. Two cases in full-term infants. Child's Nerv Syst 3:161–164

Hayashi N, Endo S, Oka N, Takeda S, Takaku A (1994) Intracranial hemorrhage due to rupture of an arteriovenous malformation in a full-term neonate. Child's Nerv Syst 10:344–346

Heineking B, Riebel T, Scheer I, Kulozik A, Hoehn T, Buhrer C (2003) Intraventricular hemorrhage in a full-term neonate associated with sinus venous thrombosis and homozygosity for the plasminogen activator inhibitor-1 4G/4G polymorphism. Pediatr Int 45(1):93–96

Hill A, Martin DJ, Daneman A, Fitz CR (1983) Focal ischemic cerebral injury in the newborn: diagnosis by ultrasound and correlation with computed tomographic scan. Pediatrics 71(5):790–793

Hilliard TN, Marsh MJ, Malcolm P, Murdoch IA, Wood BP (1988) Radiological case of the month. Sagittal sinus thrombosis in hypernatremic dehydration. Arch Pediatr Adolesc Med 152(11):1147

Hoogstraate SR, Lequin ML, Ahmed S, Govaert P (2008) Apnoea in relation to neonatal temporal lobe haemorrhage. Eur J Paediatr Neurol 13:356–361

Horsch S, Schaper J, Roll C (2007) Lesions in congenital nephrotic syndrome. J Pediatr 151(2):221

Horsch S, Govaert P, Cowan FM, Benders MJ, Groenendaal F, Lequin MH, Saliou G, de Vries LS (2014) Developmental venous anomaly in the newborn brain. Neuroradiology 56:579–588

Huang AH, Robertson RL (2004) Spontaneous superficial parenchymal and leptomeningeal hemorrhage in term neonates. AJNR Am J Neuroradiol 25(3):469–475

Hunt RW, Badawi N, Laing S, Lam A (2001) Pre-eclampsia: a predisposing factor for neonatal venous sinus thrombosis? Pediatr Neurol 25

(3):242–246

Ibrahim A, Damon G, Teyssier G, Billiemaz K, Rayet I, Tardy B (2000) Heterozygous protein C deficiency: apropos of 2 cases with cerebral venous thrombosis in the neonatal period. Arch Pediatr 7(2):158–162

Jackson K, Baker SR (1986) Clinical implications of orbital cellulitis. Laryngoscope 96(5):568–574

Jan MM, Camfield PR (1998) Outcome of neonatal stroke in full-term infants without significant birth asphyxia. Eur J Pediatr 157:846–848

Johnsen SD, Tarby TJ, Lewis KS, Bird R, Prenger E (2002) Cerebellar infarction: an unrecognized complication of very low birthweight. J Child Neurol 17:320–324

Judd CD, Chapman PR, Koch B, Shea CJ (2007) Intracranial infantile hemangiomas associated with PHACE syndrome. AJNR Am J Neuroradiol 28(1):25–29

Juul S, Ledbetter D, Wight TN, Woodrum D (1990) New insights into idiopathic infantile arterial calcinosis. Three patient reports. Am J Dis Child 144(2):229–233

Kalpatthi R, Coley BD, Rusin JA, Blanchong CA (2005) Neonatal temporal lobar hemorrhage secondary to thrombosis of the vein of Labbe. J Perinatol 25 (9):605–607

Kantor J, Yan AC, Hivnor CM, Honig PJ, Kirschner R (2005) Extensive aplasia cutis congenita and the risk of sagittal sinus thrombosis. Arch Dermatol 141 (5):554–556

Kapogiannis BG, Gussin HA, Teodorescu M (2001) De novo production of IgG antinuclear antibodies in a neonate. J Rheumatol 28(12):2744–2747

Kay's Kayemba S, Raobijoana H, Francois P, Croize J, Bost-Bru C (2000) Acute Salmonella typhi meningitis in a 25-day-old newborn infant complicated by obstruction of the sylvian artery. Arch Pediatr 7(2):154–157

Kersbergen KJ, Benders MJ, Groenendaal F, Koopman-Esseboom C, Nievelstein RA, van Haastert IC, de Vries LS (2014) Different patterns of punctate white matter lesions in serially scanned preterm infants. PLoS One 9:e108904

Kirton A, Armstrong-Wells J, Chang T, Deveber G, Rivkin MJ, Hernandez M, Carpenter J, Yager JY, Lynch JK, Ferriero DM (2011) Symptomatic neonatal arterial ischemic stroke: the International Pediatric Stroke Study. Pediatrics 128:e1402–e1410

Koelfen W, Freund M, Varnholt V (1995) Neonatal stroke involving the middle cerebral artery in term infants: clinical presentation, EEG and imaging studies, and outcome. Dev Med Child Neurol 37(3):204–212

Konishi Y, Kuriyama M, Sudo M, Konishi K, Hayakawa K, Ishii Y (1987) Superior sagittal sinus thrombosis in neonates. Pediatr Neurol 3(4):222–225

Krauland W (1952) Riss der art. basilaris als geburtzverletzung. Beitr Gerichtl Med 19:82

Kraus FT, Acheen VI (1999) Fetal thrombotic vasculopathy in the placenta: cerebral thrombi and infarcts, coagulopathies, and cerebral palsy. Hum Pathol 30:759–769

Krebs VL, Chieffi LN, Jurfest ME, Ceccon R, Diniz EM, Feferbaum R, Takeuchi CA, Marques-Dias MJ, Carneiro JD, Vaz FA (1998) Neonatal Streptococcus pyogenes meningitis and sagittal sinus thrombosis: case report. Arq Neuropsiquiatr 56(4):829–832

Kumar M, Avdic S, Paes B (2004) Contralateral cerebral infarction following vacuum extraction. Am J Perinatol 21:15–17

Kurnik K, Kosch A, Strater R, Schobess R, Heller C, Nowak-Gottl U (2003) Recurrent thromboembolism in infants and children suffering from symptomatic neonatal arterial stroke: a prospective follow-up study. Stroke 34:2887–2892

Lasjaunias P, Hui F, Zerah M, Garcia-Monaco R, Malherbe V, Rodesch G, Tanaka A, Alvarez H (1995) Cerebral arteriovenous malformations in children. Management of 179 consecutive cases and review of the literature. Childs Nerv Syst 11(2):66–79

Lavine D, Lehman JA Jr, Thomas R (1978) Congenital scalp defect with thrombosis of the sagittal sinus. Case report. Plast Reconstr Surg 61(4):599–602

Lee JH, Oh CW, Lee SH, Han DH (2003) Aplasia of the internal carotid artery. Acta Neurochir 145(2):117–125, discussion 125

Lee J, Croen LA, Backstrand KH, Yoshida CK, Henning LH, Lindan C, Ferriero DM, Fullerton HJ, Barkovich AJ, Wu YW (2005) Maternal and infant characteristics associated with perinatal arterial stroke in the infant. JAMA 293:723–729

Lequin MH, Peeters EA, Holscher HC, de Krijger R, Govaert P (2004) Arterial infarction caused by carotid artery dissection in the neonate. Eur J Paediatr Neurol 8:155–160

Lie TA (1968) Congenital anomalies of the carotid arteries. Excerpta Medica, Amsterdam, pp 35–51

Lien JM, Towers CV, Quilligan EJ, de Veciana M, Toohey JS, Morgan MA (1995) Term early-onset neonatal seizures: obstetric characteristics, etiologic classifications, and perinatal care. Obstet Gynecol 85(2): 163–169

Limperopoulos C, Benson CB, Bassan H, Disalvo DN, Kinnamon DD, Moore M, Ringer SA, Volpe JJ, du Plessis AJ (2005) Cerebellar hemorrhage in the preterm infant: ultrasonographic findings and risk factors. Pediatrics 116:717–724

Liu K, Ye XJ, Hu WY, Zhang GY, Bai GH, Zhao LC, He JW, Zhu H, Shao JB, Yan ZH, Gao HC (2013) Neurochemical changes in the rat occipital cortex and hippocampus after repetitive and profound hypoglycemia during the neonatal period: an ex vivo ^{1}H magnetic resonance spectroscopy study. Mol Neurobiol 48 (3):729–736

Luisiri A, Graviss ER, Weber T, Silberstein MJ, Tantana S, Connors R, Brodeur AE (1988) Neurosonographic changes in newborns treated with extracorporeal membrane oxygenation. J Ultrasound Med 7(8):429–438

Luo L, Chen D, Qu Y, Wu J, Li X, Mu D (2014) Association between hypoxia and perinatal arterial ischemic stroke: a meta-analysis. PLoS One 9:e90106

Maekawa K, Masaki T, Kokubun Y (1976) Fetal spinal-cord injury secondary to hyperextension of the neck: no effect of caesarean section. Dev Med Child Neurol 18 (2):228–232

Maingay-de Groof F, Lequin M, Roofthooft DW, Oranje A, de Coo IF, Bok LA, Mancini GM, Govaert PP (2008) Extensive cerebral infarction in the newborn due to incontinentia pigmenti. Eur J Paediatr Neurol 12 (4):284–289

Mannino FL, Trauner DA (1983) Stroke in neonates. J Pediatr 102(4):605–610

Mazumdar A, Mukherjee P, Miller JH, Malde H, McKinstry RC (2003) Diffusion-weighted imaging of acute corticospinal tract injury preceding Wallerian degeneration in the maturing human brain. AJNR Am J Neuroradiol 24(6):1057–1066

McCann ME, Schouten AN, Dobija N, Munoz C, Stephenson L, Poussaint TY, Kalkman CJ, Hickey PR, de Vries LS, Tasker RC (2014) Infantile postoperative encephalopathy: perioperative factors as a cause for concern. Pediatrics 133:e751–e757

McGregor JA, McFarren T (1989) Neonatal cranial osteomyelitis: a complication of fetal monitoring. Obstet Gynecol 73:490–492

McLellan NJ, Prasad R, Punt J (1986) Spontaneous subhyaloid and retinal haemorrhages in an infant. Arch Dis Child 61:1130–1132

McQuillen PS, Hamrick SE, Perez MJ, Barkovich AJ, Glidden DV, Karl TR, Teitel D, Miller SP (2006) Balloon atrial septostomy is associated with preoperative stroke in neonates with transposition of the great arteries. Circulation 113:280–285

Ment LR, Ehrenkranz RA, Duncan CC (1986) Bacterial meningitis as an etiology of perinatal cerebral infarction. Pediatr Neurol 2(5):276–279

Mercimek-Mahmutoglu S, Horvath GA, Coulter-Mackie-M, Nelson T, Waters PJ, Sargent M, Struys E, Jakobs C, Stockler-Ipsiroglu S, Connolly MB (2012) Profound neonatal hypoglycemia and lactic acidosis caused by pyridoxine-dependent epilepsy. Pediatrics 129(5): e1368–e1372

Meuwissen ME, Lequin MH, Bindels-de Heus K, Bruggenwirth HT, Knapen MF, Dalinghaus M, de Coo R, van Bever Y, Winkelman BH, Mancini GM (2013) ACTA2 mutation with childhood cardiovascular, autonomic and brain anomalies and severe outcome. Am J Med Genet A 161A:1376–1380

Meyers PM, Halbach VV, Phatouros CP, Dowd CF, Malek AM, Lempert TE, Lefler JE, Higashida RT (2000) Hemorrhagic complications in vein of Galen malformations. Ann Neurol 47(6):748–755

Mineyko A, Kirton A (2011) The black box of perinatal ischemic stroke pathogenesis. J Child Neurol 26:1154–1162

Mittendorf R, Montag AG, MacMillan W, Janeczek S, Pryde PG, Besinger RE, Gianopoulos JG, Roizen N (2003) Components of the systemic fetal inflammatory response syndrome as predictors of impaired neurologic outcomes in children. Am J Obstet Gynecol 188 (6):1438-4–1444-6

Moharir M, Shroff M, MacGregor D (2006) Clinical and radiographic features of thrombosis propagation in neonatal and childhood cerebral sinovenous thrombosis. Ann Neurol 60(Suppl):S141

Muller H, Beedgen B, Schenk JP, Troger J, Linderkamp O (2007) Intracerebellar hemorrhage in premature infants: sonographic detection and outcome. J Perinat Med 35:67–70

N'Diaye M, Lasjaunias P, Husson B, Seibel N, Landrieu P (2004) Neonatal thrombosis of the jugular veins: long-term repercussions on cerebral development (two cases). Rev Neurol (Paris) 160(3):342–346

Ng YY, Su PH, Chen JY, Lee IC (2010) Do vacuum-assisted deliveries cause intracranial vessel injuries? J Child Neurol 25:222–226

Nishida T, Faughnan ME, Krings T, Chakinala M, Gossage JR, Young WL, Kim H, Pourmohamad T, Henderson KJ, Schrum SD, James M, Quinnine N, Bharatha A, Terbrugge KG, White RI Jr (2012) Brain arteriovenous malformations associated with hereditary hemorrhagic telangiectasia: gene-phenotype correlations. Am J Med Genet A 158A:2829–2834

Onate Vergara E, Sota Busselo I, Cortajarena Altuna M, Collado Espiga V, Echeverria Lecuona J, Gaztanaga Exposito R, Nogues Perez A, Paisan Grisolia I (2006) Arterial stroke after birth trauma. An Pediatr (Barc) 64:379–384

Ottaviano G, Calzolari F, Martini A (2007) Goldenhar syndrome in association with agenesia of the internal carotid artery. Int J Pediatr Otorhinolaryngol 71 (3):509–512

Pape KE, Wigglesworth J (1979) Haemorrhage, ischaemia and the perinatal brain. Clinics in developmental medicine. Spastics International Medical Publications, London

Pape KE, Armstrong DL, Fitzhardinge PM (1976) Central nervous system pathology associated with mask ventilation in the very low birthweight infant: a new etiology for intracerebellar hemorrhages. Pediatrics 58:473–483

Peixoto MV, de Carvalho JF, Rodrigues CE (2014) Clinical, laboratory, and therapeutic analyses of 21 patients with neonatal thrombosis and antiphospholipid antibodies: a literature review. J Immunol Res 2014:672603

Pellicer A, Cabanas F, Garcia-Alix A, Perez-Higueras A, Quero J (1992) Stroke in neonates with cardiac right-to-left shunt. Brain Dev 14:381–385

Pohl M, Zimmerhackl LB, Heinen F, Sutor AH, Schneppenheim R, Brandis M (1998) Bilateral renal vein thrombosis and venous sinus thrombosis in a neonate with factor V mutation (FV Leiden). J Pediatr 132(1):159–161

Prian GW, Wright GB, Rumack CM, O'Meara OP (1978) Apparent cerebral embolization after temporal artery catheterization. J Pediatr 93(1):115–118

Pysden K, Fallon P, Moorthy B, Ganesan V (2010) Presumed perinatal stroke in a child with Down syndrome and moyamoya disease. Dev Med Child Neurol 52:212–214

Raju TNK, Nelson KB, Ferriero D, Lynch J, the NICHD-NINDS Perinatal Stroke Workshop Participants (2007) Perinatal haemorrhagic stroke: summary of a workshop sponsored by NICHD and NINDS on classification, challenges and opportunities. Pediatrics 120 (3):609–616

Ramenghi LA, Gill BJ, Tanner SF, Martinez D, Arthur R, Levene MI (2002) Cerebral venous thrombosis, intraventricular haemorrhage and white matter lesions in a preterm newborn with factor V (Leiden) mutation. Neuropediatrics 33:97–99

Ramenghi LA, Fumagalli M, Righini A, Bassi L,

Groppo M, Parazzini C, Bianchini E, Triulzi F, Mosca F (2007) Magnetic resonance imaging assessment of brain maturation in preterm neonates with punctate white matter lesions. Neuroradiology 49:161–167

Ramenghi LA, Fumagalli M, Groppo M, Consonni D, Gatti L, Bertazzi PA, Mannucci PM, Mosca F (2011) Germinal matrix hemorrhage: intraventricular hemorrhage in very-low-birth-weight infants: the independent role of inherited thrombophilia. Stroke 42:1889–1893

Raybaud C, Ahmad T, Rastegar N, Shroff M, Al Nassar M (2013) The premature brain: developmental and lesional anatomy. Neuroradiology 55(Suppl 2):23–40

Redline RW (2005) Severe fetal placental vascular lesions in term infants with neurologic impairment. Am J Obstet Gynecol 192:452–457

Redline RW, Sagar P, King ME, Krishnmoorthy KS, Grabowski EF, Roberts DJ (2008) Case 12–2008: a newborn infant with intermittent apnea and seizures. N Engl J Med 358(16):1713–1723

Rego Sousa P, Figueira R, Vasconcellos R (2012) Neonatal stroke associatcd with de novo antiphospholipid antibody and homozygous 1298C/C methylenetetrahydrofolate reductase mutation. BMJ Case Rep. pii: bcr2012006451. https://doi.org/10.1136/bcr-2012-006451

Remillard GM, Ethier R, Andermann F (1974) Temporal lobe epilepsy and perinatal occlusion of the posterior cerebral artery. A syndrome analogous to infantile hemiplegia and a demonstrable etiology in some patients with temporal lobe epilepsy. Neurology 24 (11):1001–1009

Reynolds EW, Riel-Romero RM, Bada HS (2007) Neonatal abstinence syndrome and cerebral infarction following maternal codeine use during pregnancy. Clin Pediatr (Phila) 46(7):639–645

Ries M, Harms D, Scharf J (1994) Multiple cerebral infarcts with resulting multicystic encephalomalacia in a premature infant with Enterobacter sakazakii meningitis. Klin Padiatr 206:184–186

Ries M, Wölfel D, Maier-Brandt B (1995) Severe intracranial hemorrhage in a newborn infant with transplacental transfer of an acquired factor VIII:C inhibitor. J Pediatr 127:649–650

Roach ES, Golomb MR, Adams R, Biller J, Daniels S, deVeber G, Ferriero D, Jones BV, Kirkham FJ, Scott RM, Smith ER (2008) Management of stroke in infants and children: a scientific statement from a Special Writing Group of the American Heart Association Stroke Council and the Council on Cardiovascular Disease in the Young. Stroke 39:2644–2691

Robinson R, Iida H, O'Brien TP, Pane MA, Traystman RJ, Gleason CA (2000) Comparison of cerebrovascular effects of intravenous cocaine injection in fetal, newborn, and adult sheep. Am J Physiol Heart Circ Physiol 279:H1–H6

Roessmann U, Miller RT (1980) Thrombosis of the middle cerebral artery associated with birth trauma. Neurology 30:889–892

Rossi A, Tortori-Donati P (2006) Agenesis of bilateral internal carotid arteries in the PHACE syndrome. Am J Neuroradiol 27:1602

Rushton DI (2003) Neonatal shaken baby syndrome –

historical inexactitudes. Arch Dis Child Fetal Neonatal Ed 88:F161, author reply F161–2

Sandberg DI, Lamberti-Pasculli M, Drake JM, Humphreys RP, Rutka JT (2001) Spontaneous intraparenchymal haemorrhage in full-term neonates. Neurosurgery 48:1042–1049

Schifrin BS, Ater S (2006) Fetal hypoxic and ischemic injuries. Curr Opin Obstet Gynecol 18:112–122

Schubiger G, Schubiger O, Tonz O (1982) Superior sagittal sinus thrombosis is the newborn – diagnosis by computerized tomography. Helv Paediatr Acta 37(2):193–199

Simchen MJ, Goldstein G, Lubetsky A, Strauss T, Schiff E, Kenet G (2009) Factor V Leiden and antiphospholipid antibodies in either mothers or infants increase the risk for perinatal arterial ischemic stroke. Stroke 40:65–70

Singh T, Chakera T (2002) Dural sinus thrombosis presenting as unilateral lobar haematomas with mass effect: an easily misdiagnosed cause of cerebral haemorrhage. Australas Radiol 46:351–365

Smilari P, Romeo MG, Sciacca P, Scalzo G, Gallo C, Mattia C, Manfre L, Distefano G (2005) Cerebral venous sinuses thrombosis in an infant with supramitral obstructive membrane associated with partial anomalous pulmonary venous return. Minerva Pediatr 57(2): 111–116

Snyder RD, Stovring J, Cushing AH, Davis LE, Hardy TL (1981) Cerebral infarction in childhood bacterial meningitis. J Neurol Neurosurg Psychiatry 44:581–585

Steinbok P, Haw CS, Cochrane DD, Kestle JR (1995) Acute subdural hematoma associated with cerebral infarction in the full-term neonate. Pediatr Neurosurg 23(4):206–215

Swarte R, Appel I, Lequin M, van Mol C, Govaert P (2004) Factor II gene (prothrombin G20210A) mutation and neonatal cerebrovenous thrombosis. Thromb Haemost 92:719–721

Tabbutt S, Griswold WR, Ogino MT, Mendoza AE, Allen JB, Reznik VM (1994) Multiple thromboses in a premature infant associated with maternal phospholipid antibody syndrome. J Perinatol 14(1):66–70

Takanashi J, Barkovich AJ, Ferriero DM, Suzuki H, Kohno Y (2003) Widening spectrum of congenital hemiplegia: periventricular venous infarction in term neonates. Neurology 61:531–533

Talvik I, Peet A, Laugesaar R, Lintrop M, Talvik T (2010) Vehicle-associated closed trauma-induced stroke in a 27-day-old girl. Medicina (Kaunas) 46:624–627

Tan MP, McConachie NS, Vloeberghs M (1998) Ruptured fusiform cerebral aneurysm in a neonate. Child's Nerv Syst 14:467–469

Tarras S, Gadia C, Meister L, Roldan E, Gregorios JB (1988) Homozygous protein C deficiency in a newborn. Clinicopathologic correlation. Arch Neurol 45 (2):214–216

Thompson JA, Grunnet ML, Anderson RE (1975) Carotid arterial elastic hyperplasia in a newborn. Stroke 6:391–394

Thorarensen O, Ryan S, Hunter J, Younkin DP (1997) Factor V Leiden mutation: an unrecognized cause of hemiplegic cerebral palsy, neonatal stroke, and placental thrombosis. Ann Neurol 42:372–375

Thornburg C, Pipe S (2006) Neonatal thromboembolic

emergencies. Semin Fetal Neonatal Med 11:198–206

Tramonte JJ, Goodkin HP (2004) Temporal lobe hemorrhage in the full-term neonate presenting as apneic seizures. J Perinatol 24:726–729

Turnpenny PD, Stahl S, Bowers D, Bingham P (1992) Peripheral ischaemia and gangrene presenting at birth. Eur J Pediatr 151:550–554

Ushiwata I, Saiki I, Murakami T, Kanaya H, Konno J, Wada S (1989) Transverse sinus thrombosis accompanied by intracerebellar hemorrhage: a case report. No Shinkei Geka 17:51–55

van der Sluis IM, Boot AM, Vernooij M, Meradji M, Kroon AA (2006) Idiopathic infantile arterial calcification: clinical presentation, therapy and long-term follow-up. Eur J Pediatr 165:590–593

Wade T, Booy R, Teare EL, Kroll S (1999) Pasteurella multocida meningitis in infancy – (a lick may be as bad as a bite). Eur J Pediatr 158(11):875–878

Wang LW, Huang CC, Yeh TF (2004) Major brain lesions detected on sonographic screening of apparently normal term neonates. Neuroradiology 46:368–373

Wetzstein V, Budde U, Oyen F, Ding X, Herrmann J, Liebig B, Schneppenheim R (2006) Intracranial hemorrhage in a term newborn with severe von Willebrand disease type 3 associated with sinus venous thrombosis. Haematologica 91(12 Suppl):ECR60

Wigglesworth JS, Pape KE (1980) Pathophysiology of intracranial haemorrhage in the newborn. J Perinat Med 8:119–133

Williams AN, Sunderland R (2002) Neonatal shaken baby syndrome: an aetiological view from Down Under. Arch Dis Child Fetal Neonatal Ed 87:F29–F30, discussion F30

Worth LL, Hoots WK (1998) Development of a subdural vein thrombosis following aggressive factor VII replacement for postnatal intracranial haemorrhage in a homozygous factor VII-deficient infant. Haemophilia 4(5):757–761

Yager JY (2002) Hypoglycemic injury to the immature brain. Clin Perinatol 29:651–674

Young G, Albisetti M, Bonduel M, Brandao L, Chan A, Friedrichs F, Goldenberg NA, Grabowski E, Heller C, Journeycake J, Kenet G, Krümpel A, Kurnik K, Lubetsky A, Male C, Manco-Johnson M, Mathew P, Monagle P, van Ommen H, Simioni P, Svirin P, Tormene D, Nowak-Göttl U (2008) Impact of inherited thrombophilia on venous thromboembolism in children. A systematic review and meta-analysis of observational studies. Circulation 118(13):1373–82

130　新生儿卒中：临床表现、影像学、治疗及预后

Paul P. Govaert and Jeroen Dudink
张懿　翻译，毛健　审校

目录

缩略词

ACA	anterior cerebral artery	大脑前动脉
ACCP	The American College of Chest Physicians	美国胸科医师学会
AChA	anterior choroidal artery	脉络丛前动脉
ACM	arteria cerebri media	大脑中动脉
ACoP	arteria communicating posterior	后交通动脉
ADC	apparent diffusion coefficient	表观弥散系数
AIS	neonatal arterial ischemic stroke	动脉缺血性卒中
AICA	anterior inferior cerebellar artery	小脑前下动脉
ALIC	anterior limb of the internal capsule	内囊前支
ALTE	apparent life-threatening events	明显危及生命的事件
ASL	arterial spin labeling	动脉自旋标记
BVR	basal vein of Rosenthal	罗森塔尔基底静脉
CST	corticosinal tract	皮质脊髓束
CSVT	cerebral sinovenous thrombosis	脑静脉窦血栓形成
CVT	cerebral venous thrombosis	脑静脉血栓形成
DTI	diffusion tensor	弥散张量
DWI	diffusion weighted imaging	弥散加权成像
ECMO	extracorporeal membrane oxygenation	体外膜氧合
FA	fractional anisotropy	各向异性分数
GCV	great cerebral vein	大脑大静脉
ICA	internal carotid artery	颈内动脉
MCA	middle cerebral artery	大脑中动脉
MCP	middle cerebellar peduncle	小脑中脚
MCV	middle cerebral vein	大脑中静脉
MRA	magnetic resonance angiography	磁共振血管造影
NAIS	neonatal arterial ischemic stroke	新生儿动脉缺血性卒中
NCSVT	neonatal cerebral sinovenous thrombosis	新生儿脑静脉窦血栓形成
PCA	posterior cerebral artery	大脑后动脉
PCoA	posterior communicating artery	后交通动脉
PICA	posterior inferior cerebellar arterial	小脑后下动脉
PLIC	posterior limb of the internal capsule	内囊后肢
PVI	periventricular venous infarction	脑室周围静脉梗死
SAH	subarachnoid hemorrhage	蛛网膜下腔出血
SCA	superior cerebellar artery	小脑上动脉
SCP	superior cerebellar peduncle	小脑上脚
SMCV	superficial middle cerebral vein	大脑中浅静脉
SSS	superior sagittal sinus	上矢状窦
SVT	sinovenous thrombosis	静脉窦血栓
SWI	susceptibility-weighted imaging	磁敏感加权成像
TS	transverse sinus	横窦
UAC	umbilical artery catheterization	脐动脉置管

前言

卒中包括因动脉或静脉阻塞或原发性出血引起的急性局灶性脑损伤。在围产期,卒中可在宫内、分娩期间或在新生儿期任何时候发病。虽然癫痫和呼吸暂停是典型的表现,但其他症状和偶然的影像发现较常见的。影像学分期,无论是超声或磁共振成像,都是从细胞浸润的急性损伤肿胀,核心的过度坏死,到组织和组织的丢失。在急性期,诊断流程常常是超声怀疑卒中,随后用磁共振对病变进行清晰的界定。大脑血管发育解剖学的知识是必不可少的,因为血管特征的识别(模式图:大脑软脑膜和穿支以及脑干和脊髓动脉,以及浅层和深层的大脑静脉)通常是定义卒中类型的唯一方式;只有少数人用动脉闭塞或静脉血栓形成的影像来证实损伤是由卒中引起的。脑电图可指导局灶改变临床诊断,尤其是治疗。抗凝剂或抗血小板药物可能在(亚)急性期起作用。神经保护药物和降温是研究的主要方向,并将在不久的将来发挥各自的作用。任何机制不明的卒中都有可能受到遗传原因的质疑,包括血栓形成前的条件、A4胶原蛋白的突变和脑屏障连接分子。遗传性炎症可能因类似卒中中的血管病变而复杂化。

130.1　要点

- 围产期卒中发病率在 1/2 000。至少 10% 的新生儿癫痫发作与卒中有关。
- 超声成像和脑电图监测增加了早期发现的机会。
- 立即进行磁共振确认是为（待定的）神经保护策略做准备的唯一方法。需要进行容积研究来证实这种战略的效力。任何成像技术对梗死核心和半影的鉴别都是一个迫切的研究课题。
- 血管发育解剖学对围产期卒中的定义至关重要，需要对围产期卒中的一组基因进行检查。
- 在某些情况下，抗凝在预防动脉性卒中的复发和静脉血栓形成的进展中发挥作用。没有证据支持需要溶栓。

130.2　流行病学和定义

缺血性围产期卒中定义为孕 20 周到出生后 28 天内，继发于脑动脉或脑静脉的血栓形成或栓塞导致（多处）局部脑血流中断，通过神经影像学或神经病理学研究证实的一组异质性疾病（Raju et al. 2007）。许多作者还将特殊类型的实质性出血归为卒中。根据不同胎龄，新生儿卒中可进一步归类为足月或早产儿临床事件。早产儿卒中的定义为发生在胎龄小于 35~37 周的早产儿卒中（de Vries et al. 1997）。新生儿动脉缺血性卒中（neonatal arterial ischemic stroke，NAIS）的发病率据报道为 1/4 000~1/2 300，每 10 万新生儿中有 1~2.69 例发生脑静脉窦血栓（Chabrier et al. 2011；Lehman and Rivkin 2014；Rutherford et al. 2012）。这些数据可能为保守估计，因为以医院为基础的研究的发病率总是高于以人群为基础的研究。爱沙尼亚的一项人口研究发现，每 10 万名活产婴儿中，有 63 名发生围产期卒中（Laugesaar et al. 2007）。新生儿惊厥中有 10%~15%（影响 1/1 000~3.5/1 000 活产婴儿）和约 30% 的偏瘫儿童（影响约 0.6/1 000 活产儿）诊断为动脉缺血性卒中的。AIS 在早产儿中更常见。在足月儿 AIS 中，男性占主导地位（比例约为 1.3），但在早产儿 AIS 中未见男性占主导地位。无论确切的患病率是多少，很明显围产期发生卒中的风险较高。

AIS 的临床时间定义已经明确。胎儿 AIS 在出生前通过胎儿成像方法或死产时的神经病理学检查诊断，神经病理学检查揭示了缺血性脑损伤的动脉分布模式。新生儿 AIS 是脑病的一种急性表现，表现为从出生到出生后第 29 天的癫痫发作、精神状态改变和 / 或神经功能缺陷，通过神经成像可以明显看出动脉分布的缺血性脑损伤模式。假定围产期 AIS 在 28 天以上有局灶性神经功能缺损（早期非对称性偏瘫、眼麻痹）或癫痫及相应的动脉分布慢性梗死的个体诊断，其中假定损伤发生在胎龄 28 周至生后 28 天之间，但在此期间未检测到病灶。当实质性病变（四分之三出血，四分之一完全缺血）靠近部分或完全闭塞的静脉窦或大静脉时，怀疑为脑静脉血栓形成。单纯的静脉窦血栓形成不伴有实质损伤是很少见的，但也可以包括在内。

当实质性出血与动脉模式图标准不一致，且局部静脉和静脉窦均通畅时，可诊断为原发性出血。最常见的静脉梗死是早产儿脑白质损伤。在大叶性脑血肿的许多病例中，静脉受累是可能的，但通常很难证实。

由于血管闭塞引起的局灶性脑损伤是卒中的固有定义。由感染和分水岭损伤引起的病变可以模拟卒中，以至于在任何新生儿卒中登记中都有必要包括它们（图 130.1）。

130.3　临床表现

惊厥发作是 NAIS 的常见表现（至少 70%）（Sreenan et al. 2000）。发病时间为第 1 天和第 1 周晚些时候各占一半，很少超过第 3 天（JanCamfield 1998）。局灶性发作比全身性发作更常见。由于惊厥发作的时间间隔可能很短（不到 1 个小时），但加起来也有几个小时，因此，以小时为单位计算与产程相关的动脉损伤的时间是不现实的。急性栓塞性卒中可能在损伤发生后 1 小时内引起惊厥发作（Pellicer et al. 1992）或惊厥发作延迟几个小时（Fischer et al. 1988）。与产时窒息相关的 HIE 惊厥发作早于卒中（Rafay et al. 2009）。许多患有卒中的新生儿出现呼吸暂停或发绀，往往是惊厥发作的表现（Hoogstraateet al. 2008；Chabrier et al. 2010）。惊厥发作可反复发作，并导致惊厥持续状态，特征性投射在一个半球上，背景是正常或轻微改变的脑电图。大多数儿童似乎在惊厥发作之间保持警觉，甚至接受经口喂养。一些存在体外不稳定性

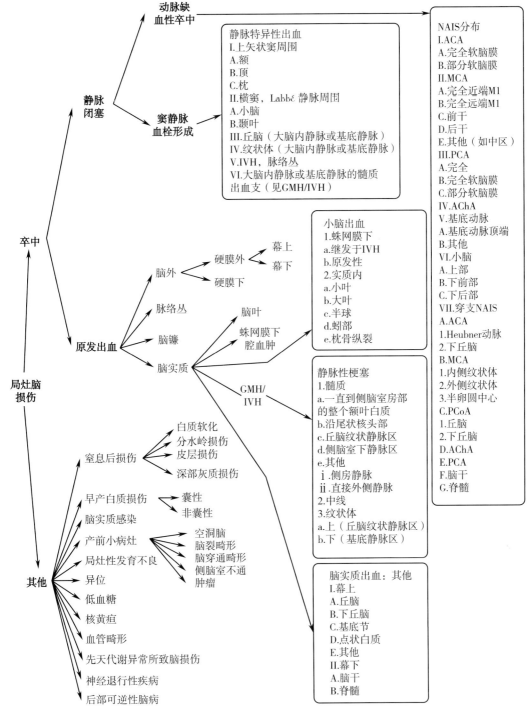

图 130.1 新生儿脑局损伤分类定位方法示意图

（Roodhooft et al. 1987），其他患者因下丘脑损伤而出现高血压或低血压。在一些婴儿中，偏瘫可以通过新生儿全身非对称运动来预测（Guzzetta et al. 2003），但大多数情况下远期的偏瘫在新生儿期并不明显。可表现为异常的语调或意识改变，如喂养困难。除偶有临床发作，穿支性卒中和早产儿卒中通常表现不明显，而在早产儿中，卒中通常在行颅脑超声时意外发现。

在 NAIS 中，比较棘手的可能是由于动脉栓塞（或痉挛）引起的（部分）肢体急性苍白和搏动丧失，如几位作者所报告（Asindi et al. 1988；Raine et al. 1989；Gudinchet et al. 1991；Silveret al. 1992；Guajardo et al. 1994），one personal observation）。大部分肢体 - 卒中在分娩后数分钟内出现肢体苍白，很可能提示栓塞性卒中先于分娩数小时发生。有时候主动脉血栓形成（Raine et al. 1989；Gudinchet et al. 1991）和 MRI 提示的椎基底动脉循环锁骨下动脉盗血（Broxterman et al. 2000；Beattie et al. 2006）与新生儿血清抗磷脂抗体存在有关（图 130.2）。

脑静脉窦血栓的临床征象表明静脉周围的脑实质损伤随着静脉张力高于动脉压水平而增加（出血性病变）或静脉阻塞引起的动脉缺血。新生儿脑静脉窦血栓形成（neonatal cerebral sinovenous thrombosis，NCSVT）主要表现为惊厥或局部神经症状，如偏瘫或脑神经麻痹（Berfelo et al. 2010；Fitzgerald et al. 2006；Nwosu et al. 2008）。多生后最初几天出现，但伴有先天性心脏病、脱水或早产的患儿并非如此。机械性颅脑损伤是存在的。可能出现

发热、意识水平改变或易激惹不典型的临床症状。窒息、先天性心脏病或脱水可能是潜在的原因。不伴栓塞的血栓形成可无临床症状，因此常偶然发现（如在寻找血小板减低的原因或 ECMO 期间）。无论是否发生静脉梗死，广泛的 NCSVT 可导致血小板消耗，在器官或肢体坏死的 NAIS 中同样存在血小板减少（Berfelo et al. 2010）。血栓的蔓延可能在第 1 周发生，这或许可以解释临床症状的演变。

最近的一份报告提到了婴儿期急性丘脑单侧卒中后的明显危及生命的事件（apparent life-threatening events，ALTE）（Gupta et al. 2009）。这一发现增加了对颞叶损伤后呼吸暂停的描述，比如在不明原因的呼吸暂停中，幕上损伤的检查是有必要的。小脑广泛的卒中病变（主要是出血性的）可导致后颅底高血压、Cushing 反应（心动过缓，高血压）和一些呼吸问题（叹气，呼吸暂停）。脑神经麻痹是颅后窝卒中的罕见表现。后脑梗死的临床症状将在"卒中模式"一节中详细阐述。（图 130.3）。

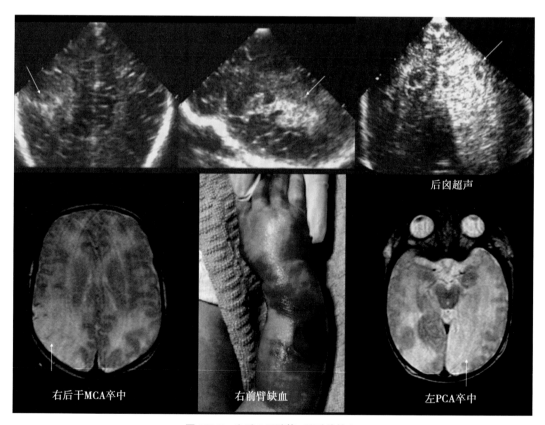

后囟超声

右后干MCA卒中　右前臂缺血　左PCA卒中

图 130.2　生后 1 天肢体 - 脑动脉缺血

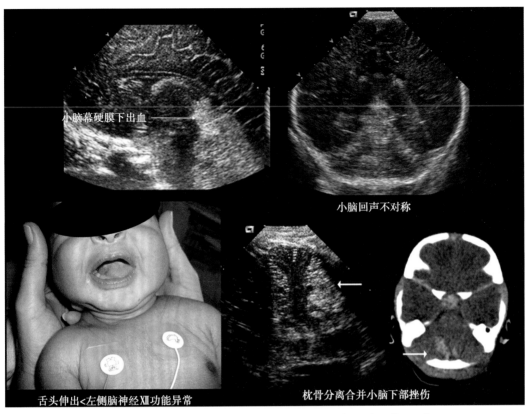

图 130.3　足月臀位经阴道分娩，枕骨分离、小脑下部挫伤和左侧脑神经Ⅻ受压

130.4　影像学

130.4.1　各种影像检查的分期

130.4.1.1　水肿

从 30 分钟到几小时细胞毒性水肿增加，弥散加权成像（diffusion weighted imaging，DWI）数分钟内发生水弥散变化；损伤后约 33 小时 ADC 值降至最低点，4~10 天后 ADC 值恢复甚至高于正常（Pellicer et al. 1992；Hillet al. 1983；Raybaud et al. 1985；Bodeet al. 1986；Hernanz-Schulman et al. 1988；Tayloret al. 1993；Koelfen et al. 1995；Mader et al. 2002；Cowan et al. 2005）（图 130.4）。血管中受累动脉流空信号消失数小时；24 小时内恢复（d'Oreyet al. 1999）。大多数卒中新生儿在临床检测时血管已重新贯通。

130.4.1.2　坏死

从 6 小时到 6 天左右，水肿和凝固性坏死与血脑屏障的破坏有关。通过再通或吻合的动脉，在压力被动血管床再灌注后形成梗死。急性梗死后 2~4

天为发病高峰。发病后 24~72 小时的尸检和影像梗死灶中发现侵袭的巨噬细胞和胶质细胞。如果病灶非常大，水肿会持续 1 周左右。病灶大的卒中在发病后约 70 小时经 DWI 测量范围最大。成人中，半暗带提示弥散受限；因此最终 T₂ 病变的体积小于扩散受限体积。T₂ 和 PD 图像的改变可能是最终的损伤。在受影响的软脑膜区域皮质带消失是典型改变。

130.4.1.3　组织学

从 3 天到 6 周，包括神经胶质增生、髓鞘分解、微囊形成和新生血管形成。水肿消失是质量损失效应的原因。完全坏死可导致中央液化，并伴随囊肿形成。显微镜下表现为皮层和基底节的毛细血管积血：从大约 3~6 天开始，9~14 天达到高峰，此时 90% 的梗死灶受到影响，在第 1 个月的月末，有一半的梗死灶出现消退。

130.4.1.4　组织丢失

从第 2 个月开始，大脑大动脉的梗死将被认为

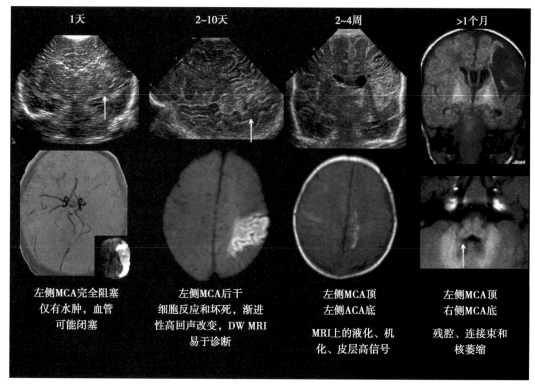

1天	2~10天	2~4周	>1个月
左侧MCA完全阻塞 仅有水肿，血管 可能闭塞	左侧MCA后干 细胞反应和坏死，渐进 性高回声改变，DW MRI 易于诊断	左侧MCA顶 左侧ACA底 MRI上的液化、机 化、皮层高信号	左侧MCA顶 右侧MCA底 残腔、连接束和 核萎缩

图 130.4　不同影像学阐述动脉缺血性卒中分期

是相对于颅骨皮质 - 皮质下组织丢失的区域。因为所有的组织都消失了，包括皮层，这个囊状的残余进入蛛网膜下腔。靠近闭塞部位或动脉区域中心的梗死可能不存在典型的三角形组织分布。同侧锥体束的瓦勒氏变性和同侧丘脑及对侧小脑半球的突触变性将在最初损伤后持续数月。位于广泛额顶叶皮层（下）组织的丘脑将在 3~6 个月内缩小 20%~40%。

130.4.2　NAIS 的超声检查

除了远离传感器的小的皮质梗死，我们通过超声总能发现 NAIS。然而，明显的高回声出现可能需要几天的时间（de Vries et al. 1997；Pellicer et al. 1992；Hill et al. 1983；Bode et al. 1986；HernanzSchulman et al. 1988；Cowan et al. 2005；d'Oreyet al. 1999；Pape and Wigglesworth 1979；Donaldson 1987；Govaert et al. 2000；Sreenanet al. 2000）。即使在颞部或枕部梗死的病例中，从星点或后囟定位的超声也能发现病变。丘脑和纹状体的穿支卒中对超声检测特别敏感。在动脉模板范围内，软脑膜的边界逐渐变得清晰。

在恢复过程中，可能会记录到高达 160cm/s 的不一致的高流速；这是局部过度灌注，可能持续 1 周 以 上（Steventon and John 1997；Tayloret al. 1993；Taylor 1994）。与健康对侧血管相比，收缩速度增加，舒张速度增加更为明显，阻力指数降低。在亚急性期，能量多普勒成像可能提示大梗死周围可见血管的大小和数量增加。在高灌注阶段，患侧深部静脉血流速（在大脑内静脉测量）大约增加 1 倍（图 130.5）。

超声分期如下：

– 第 1 天，受累血管搏动减弱，轻度、不明显高回声。

– 在接下来的几天里，中心和半影的回声增强，这是由于中性粒细胞和巨噬细胞的细胞核增加；相关的出血增加不均匀性；高回声期持续 3~4 周；空化是由中间产物引起的棋盘模式。

– 肿胀约 1 周，完全大脑中动脉梗死伴脑沟消失和团块效应。

– 6~10 周后，脑脊液腔完全形成；代偿性神经纤维在梗死周围生长，缺损在随后的几个月里缩小；一些人将其解释为邻近梗死区域的代偿性生长（图 130.6）。

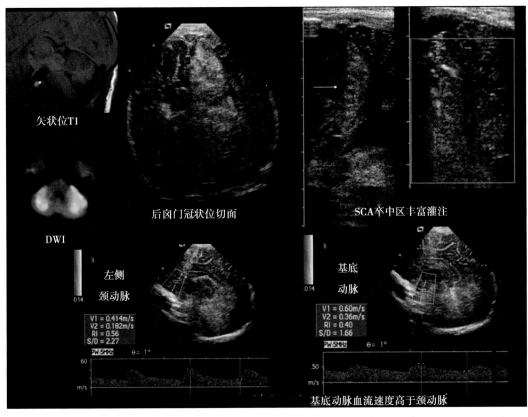

矢状位T1

后囟门冠状位切面

SCA卒中区丰富灌注

DWI

左侧
颈动脉

V1 = 0.414m/s
V2 = 0.182m/s
RI 0.56
S/D = 2.27

PW.5MHz   θ= 1°

基底
动脉

V1 = 0.60m/s
V2 = 0.36m/s
RI 0.40
S/D = 1.66

PW.5MHz   θ= 1°

基底动脉血流速度高于颈动脉

图130.5 基底动脉顶部卒中,梗死区有丰富血供,基底动脉的高流速同样证实了这一点(Govaert et al. 2009)

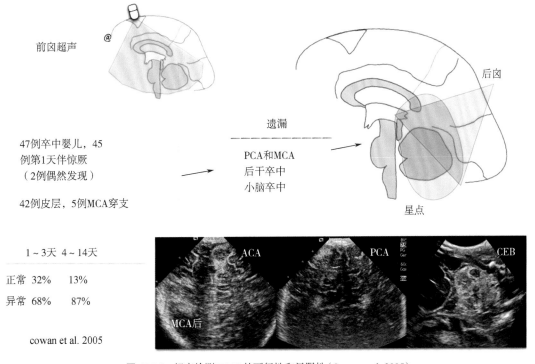

前囟超声

后囟

遗漏

PCA和MCA
后干卒中
小脑卒中

星点

47例卒中婴儿,45
例第1天伴惊厥
(2例偶然发现)

42例皮层,5例MCA穿支

	1~3天	4~14天
正常	32%	13%
异常	68%	87%

cowan et al. 2005

ACA   PCA   CEB

MCA后

图130.6 超声检测 NAIS 的可行性和局限性(Cowan et al. 2005)

130.4.3 NAIS 的 MRI 检查

参见相关文献（Raybaud et al. 1985；Mader et al. 2002；Bouza et al. 1994a；Krishnamoorthy et al. 2000；Mercuri 2001；Seghier et al. 2004；Dudink et al. 2009；de Vries et al. 2011；Gunny and Lin 2012）。

先进 MRI 模式的技术背景较复杂，成像的准确性取决于许多方面，包括获取和处理方法。MRI 解剖分辨率极高同时检测急性缺血的灵敏度最佳。获得的具体序列包括 DWI（从损伤到 7 天后）、T_1 和 T_2 加权成像（T_1W 和 T_2W）和敏感性加权成像。可以行头部和颈部的磁共振血管造影（magnetic resonance angiography，MRA），因为它可以很容易地添加到最初的磁共振评估中。不需要对比 MRA/V。MRA 可检测动脉变异、颈动脉夹层或大脑中动脉（middle cerebral artery，MCA）间的不对称性。先进的磁共振成像技术如弥散张量（diffusion tensor，DTI）功能磁共振成像、容积磁共振成像和质子磁共振波谱等被用于研究，以更好地确定全谱脑损伤。从 DTI 扩散各向异性测量，如各向异性分数（fractional anisotropy，FA）可以计算。

DWI 用于描述细胞毒性水肿，新生儿对损伤后几小时内的图像变化非常敏感，与成人相似。DWI

可视病灶最好在损伤后的 2~4 天内观察。大面积卒中在发病后约 70 小时 DWI 测量显示范围最大。在成人中，半影显示扩散受限；因此最终 T_2 病变的体积小于扩散受限体积。T_2（和 PD，质子密度）图像的改变可能代表最终的损伤。在常规 MRI 序列中，出生后第 1 周患有卒中的足月儿，受累皮层灰质和白质 T_2WI 信号强度较高，而受累皮质灰质（缺失皮质）T_1WI 的信号强度较低。出生后 1 周至 1 个月，皮层灰质 T_1WI 信号强度高 T_2WI 信号强度低（皮层突出）。一系列的 MRI 研究证实，AIS 新生儿的损伤发生在分娩前后。组织破坏在 6 周左右范围最大。大脑半球（皮层和/或白质）、基底节和内囊后肢（posterior limb of the internal capsule，PLIC）的三部位受累与晚期对侧偏瘫密切相关，而与梗死面积无关（图 130.7）。

急性期 DWI 沿锥体束呈强度变化；特别是在中脑和脑桥水平，这种现象具有预后判定价值，被称为前瓦勒氏变性（图 130.8）。这种急性皮质脊髓变化的程度可以预测偏瘫的严重程度和患肢同侧束的功能恢复情况（Mazumdar et al. 2003；deVries et al. 2005；Kirton et al. 2007；Lamaet al. 2011；van der Aa et al. 2013）。先进的弥散张量成像数据的采集后量化，可以绘制白质连接，即所谓的纤维跟踪成像。纤

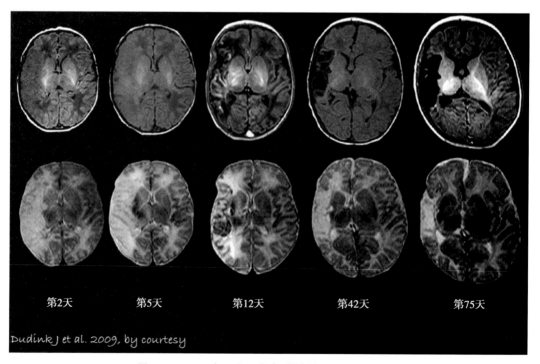

第2天　　第5天　　第12天　　第42天　　第75天

Dudink J et al. 2009, by courtesy

图 130.7 NAIS 中 T_1 和 T_2 的序列特征（Dudink et al. 2009）

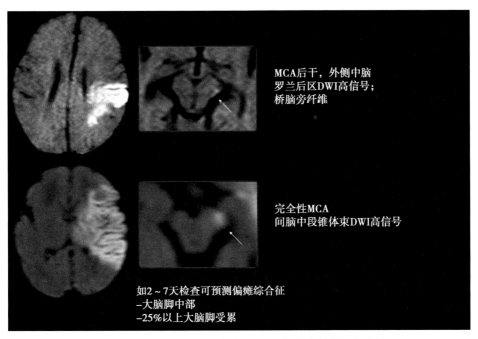

图 130.8 大脑脚水平 DWI 高信号的差异与皮质受累的差异有关

维跟踪成像能够细化对运动功能障碍的主观预测（Roze et al. 2012）。

动脉自旋标记（arterial spin labeling, ASL）序列显示半影的存在，与健康组织相比，急性期（出生后5~6天）表现为高灌注；部分梗死区域可过度灌注（Wintermark and Warfield 2012；De Vis et al. 2013）（图130.9）。这种早期可视化可能在未来指导神经保护药物的即刻损伤后治疗。

在急性期，连接核如丘脑枕也存在细胞水弥散受限损伤，称为网络损伤（Govaert et al. 2008；Dudink et al. 2012；Okabe et al. 2014）（图 130.10）。发育中的大脑对损伤的反应可能比成熟的大脑要快。急性胼胝体改变反映了连接的束的网络损伤，类似于皮质脊髓束（Righini et al. 2010）。最近在儿童中发现了与幕上卒中相关的交叉小脑萎缩（diaschizis）（Mah et al. 2013）。

磁敏感加权成像（susceptibility-weighted imaging, SWI）有助于小的缺血性和出血性病变的鉴别。最近的证据表明，SWI 可提示动脉梗死时静脉的变化，与 DWI 不匹配可能有助于确定干预时机（Meoded et al. 2014；Kidwell et al. 2003；Lequin et al. 2009）。低氧血症和静脉淤滞引流梗死使血管在 SWI 上更明显，这取决于损伤后的成像时间。任何局灶性病变的出血性转变在 SWI 中也很常见。功能性磁共振和经

颅磁刺激将有助于研究大脑如何适应局灶性新生儿病变；需要这些方法来记录定向康复的效果（Staudt et al. 2005；Fair et al. 2006；Walther et al. 2009）。

130.4.4 卒中模式（主要超声方面）

参考相关文献（Vander 1959；Stephens and Stilwell 1969；Govaert 2009；Lee 1995；Bogousslavsky and Caplan 1995）。

大脑两侧常有多发卒中；1 例脑发育不全性脑积水可归为双侧大脑前动脉（anterior cerebral artery, ACA）合并 MCA 卒中；多囊性脑病可分为双侧 ACA、MCA 外加皮质大脑后动脉（posterior cerebral artery, PCA）卒中；颈内动脉（internal carotid artery, ICA）内梗死可分为同侧 ACA+MCA 卒中；完全性 MCA 卒中不同于联合的同侧前、后干 MCA 卒中（后者具有完整的纹状体）。建议在上述情况下观察颈动脉和 Willis 环；参与空化的大脑大动脉的萎缩可能继发于卒中。

130.5 软脑膜动脉

见图 130.11。

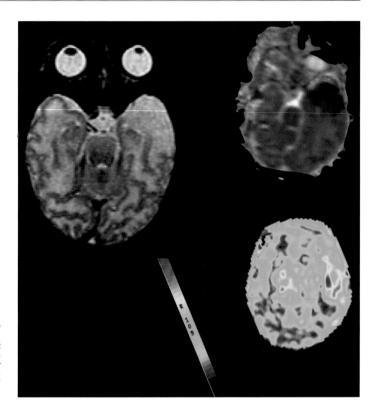

图 130.9　近足月儿第 2 天出现呼吸暂停,源于左侧大脑中动脉部分卒中:缺血区 ADC 值低(生后第 3 天),但梗死灶周围区域 ASL 图像显示高灌注。这可能是部分颈内动脉血栓所致的栓塞

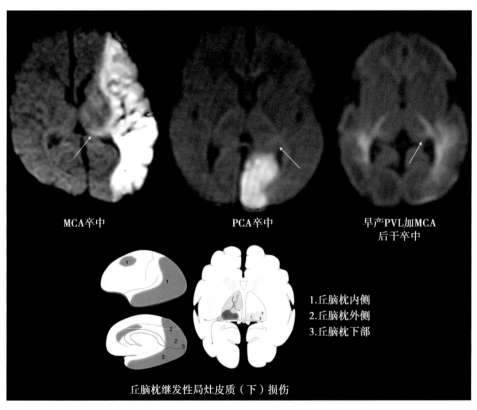

图 130.10　源于丘脑枕的网络样损伤

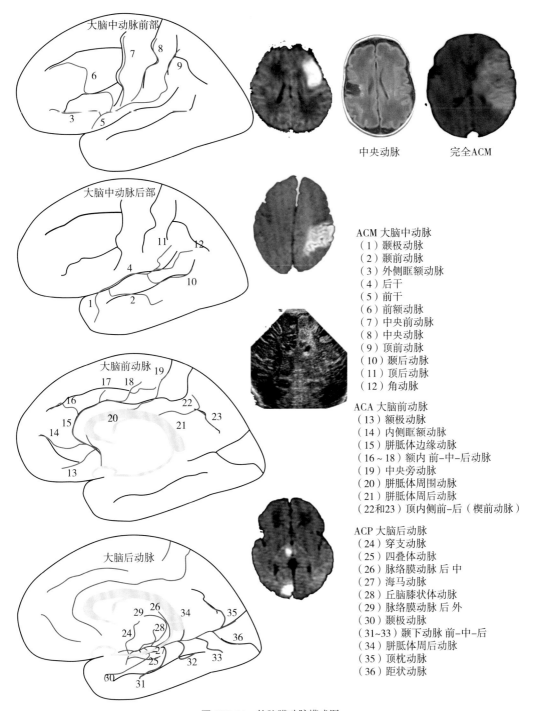

中央动脉　　　完全ACM

ACM 大脑中动脉
（1）颞极动脉
（2）颞前动脉
（3）外侧眶额动脉
（4）后干
（5）前干
（6）前额动脉
（7）中央前动脉
（8）中央动脉
（9）顶前动脉
（10）颞后动脉
（11）顶后动脉
（12）角动脉

ACA 大脑前动脉
（13）额极动脉
（14）内侧眶额动脉
（15）胼胝体边缘动脉
（16~18）额内 前-中-后动脉
（19）中央旁动脉
（20）胼胝体周围动脉
（21）胼胝体周后动脉
（22和23）顶内侧前-后（楔前动脉）

ACP 大脑后动脉
（24）穿支动脉
（25）四叠体动脉
（26）脉络膜动脉 后 中
（27）海马动脉
（28）丘脑膝状体动脉
（29）脉络膜动脉 后 外
（30）颞极动脉
（31~33）颞下动脉 前-中-后
（34）胼胝体周后动脉
（35）顶枕动脉
（36）距状动脉

图 130.11 软脑膜动脉模式图

130.5.1 MCA 卒中

　　M1（从起点到边界）：纹状体的内侧部分，包括前连合和腹侧纹状体，下半部分为间膝，前内侧苍白球；纹状体外侧部分（尾状核和壳），包括外侧和背侧尾状头及尾状体部，前脚外侧部，除腹后部外的整个壳核，苍白球外侧部；丘脑由前脉络膜、后交通和PCA 灌注。

　　M2~4：整个皮层和除 1~2cm 边缘的皮层下区域由 ACA 或 PCA 软脑膜分支灌注（de Vries et al.

1997；Bode et al. 1986；Hernanz-Schulman et al. 1988；Koelfen et al. 1995；Govaert et al. 2000；Steventon and John 1997；Govaert 2009；Ramenghi et al. 2010）MCA完全梗死。尾状核或苍白球的高回声改变可作为完全性MCA卒中的第1个指标。高回声表现在新纹状体、苍白球外侧和白质，从脑室边缘到皮层（下），岛叶及其周围。真正的线性内侧缘从颅中线附近到颞中底部；细菌性脑炎存在与之相似的线状高回声边缘。没有纹状体受累的纯皮层梗死的MCA较少见，因纹状核内梗死加上部分软脑膜梗死，位于MCA前或后皮质区。半影的大小受血管解剖和吻合的变异性影响，可以解释这种特殊的梗死；多灶性动脉栓塞是另一种形式，如暂时嵌在M1部分的血栓向远端迁移。

MCA前干梗死。前干分支动脉：前额动脉、前中央动脉、中央动脉和顶前动脉。这些血管灌注大脑皮质，直到中央后回的水平。完全性前干梗死常累及运动皮质，而仅局限于运动前和（或）辅助运动区的部分梗死可导致对侧运动协调障碍而无偏瘫。高回声病灶为三角形，尖部在岛缘，底部从额骨到中央沟横跨矢状面附近。同时累及岛回的前部。足月患儿额叶血肿有时有可能代表MCA前干卒中的出血性转化。

MCA后干梗死。后干灌注颞叶、枕叶及后顶叶的可变部分。其末端为角动脉，延伸至中央后回后岛的水平下缘。这个主干延伸到运动皮质的前部是很少见的。其末端为角动脉，延伸至中央后回后面的岛叶的水平下缘。该主干很少延伸到运动皮质的前部。此区域内的梗死会影响后颞叶和枕叶。如果不检查岛叶，可能很难识别。在矢状面上高回声病灶主要指向岛叶后部，在枕骨上呈三角形延伸，底部模糊。在冠状面，在岛叶圆形沟的后面和下面可以看到一个模糊的高回声区域。

130.5.2　ICA 卒中

一些MCA卒中是ACA（同侧或对侧）或者PCA卒中的一部分（Campbell et al. 1988；Bergevin et al. 1991；Alfonso et al. 2001；Lequin et al. 2004；Hamida et al. 2014）。这表明如ICA闭塞是源于栓塞或创伤后的局部血栓形成。这种情况下要排除颈动脉夹层。动脉夹层是由于内膜破裂，导致壁内血肿；血肿使管腔变窄，阻碍血流，容易形成血栓和远端栓塞。可通

过无创检查如磁共振，MRA及超声检查发现。尽管颈动脉壁T_1上的新月状高信号提示壁内改变，但在体内当出现完全血栓栓塞时可能无法识别。ICA分段：C1，颈段（颈总动脉分叉至颈动脉管）；C2，岩段；C3，海绵窦段；C4：床突段。目前新生儿颈动脉夹层的报道较少。最常见的解剖部位在C1或C4。颈部旋转可能是颅底以下夹层的原因，这是由于血管压迫上颈椎横突造成内膜撕裂。颈动脉和椎动脉夹层可能同时存在（Hamida et al. 2014）。扩张的动脉可压迫下脑神经。体外循环中颈动脉结扎是ICA卒中的另一个危险因素。

130.5.3　ACA 卒中

A1（前交通部）：视交叉，交叉纤维和视束，下丘脑前部、透明隔、穹隆小柱、前内侧连合、前下纹状体和前脚。前交通支：视交叉，胼胝体嘴，终板，视前区下丘脑，前联合。

A2~4：大脑镰与MCA灌注区之间的皮质区域，包括扣带回；胼胝体和压部前面的透明隔（Billard et al. 1982；Huang et al. 1987；Sashikumar et al. 2014）。

ACA软脑膜支内的梗死可能表现为仅有一条肢体的惊厥发作。如果梗死在前交通动脉附近，高回声灶可累及扣带回、对着大脑镰的额内侧皮质、上矢状窦（superior sagittal sinus，SSS）附近大脑凸面1~2cm宽的皮质区（尾侧延伸至顶枕沟）以及部分胼胝体。在A1闭塞的情况下，由于前交通动脉与来自另一侧的远端的灌注，尾状核头部和皮层区域同时发生坏死较少见。由于额内动脉分支闭塞，在前运动皮质区沿中线可见部分梗死。同侧MCA卒中提示ICA受累或MCA区域肿胀压迫MCA。同侧MCA卒中提示ICA受累或MCA区域肿胀压迫MCA。

130.5.4　PCA 卒中

下丘脑后部，内侧丘脑底部，除了丘脑两极区外的全部丘脑，外侧膝状体的后部，内侧膝状体，胼胝体压部，后肢中间部和大脑脚、四叠体板，第三侧脑室脉络丛，楔叶（视觉皮质）的中皮层区，楔前叶后部，后颞叶皮层，视辐射尾至侧脑室（Anderson et al. 1995；de Vries et al. 1996；Correa et al.

2004）。

后囟超声可识别皮层 PCA 卒中。前囟很难发现缺血区域：仔细观察发现皮质下白质可能在扇区的远尾端呈高回声。脑肿胀或幕上占位可使颞叶向小幕边缘移动（沟回疝），通过压迫 PCA 周围节段和同侧基底静脉影响视觉皮层的灌注。该病灶的典型三联征包括颞叶癫痫、同侧半视或象限盲及枕角增大。也可能出现动眼神经麻痹。

130.5.5 动脉间分水岭损伤

分水岭损伤或主要大脑大动脉和小脑动脉交界区域的细胞丢失，众所周知的是广泛围产期前脑缺血通常发生在广泛围产期前脑缺血或如内毒素介导的休克或失血性低血压（Swarte et al. 2009；Harteman et al. 2013）。这种类型的损伤可以是不对称的，也可以是吻侧或尾侧混合性的。它可以模拟远端部分 AIS。高回声改变出现在脑室周围和皮质下白质，扣带回和胼胝体区域回声并非最高。超声检查并不是总能明确诊断这类损伤，它也可能是出血或空洞。

130.5.6 脉络丛前动脉卒中

1 视束近端分支、后脚和苍白球内侧；2 大脑脚内侧分支，红核，黑质，丘脑底部，前外侧丘脑；3 钩回外侧分支，海马旁回，齿状回，杏仁核，尾状核尾；4 视觉辐射远端分支和外侧膝状体；5 颞角丛段（Takahashi et al. 1994，详见 Abels et al. 2006）。

综合征由于脉络丛前动脉（anterior choroidal artery, AChA）梗死（偏瘫，偏身感觉减退，同侧偏盲）已在新生儿中报道。苍白球和丘脑之间可见高回声病灶，覆盖 PLIC 的中下部。由于下肢的皮质脊髓纤维穿过 PLIC 的路径较靠后，可出现单侧下肢瘫痪。广泛的梗死累及视束附近的软脑膜区域。

130.5.7 穿支卒中

穿支卒中模式如图 130.12（闭塞的动脉不是皮质分支，而是源于 Willis 动脉环近端的穿支动脉）（Abels et al. 2006；De Vries et al. 1992；Garg and

DeMyer 1995；Donzelli et al. 1998；van WezelMeijler et al. 1999；Miller et al. 2000；Roitberg et al. 2002；Feekes et al. 2005；Marinkovic et al. 2005；Bain et al. 2009）。需要与大脑内静脉或基底静脉引流的其中一条静脉出现局限性血栓而导致的出血相鉴别。

130.5.7.1 MCA 穿支卒中

许多纹状体穿支起源于 MCA。术语巨大腔隙性脑梗死用于描述豆状核纹状体侧面 M1 分支内楔状梗死纹状体组织。这个高回声的三角形病灶在超声下非常典型：它有规则的边缘，内侧穿过苍白球，外缘恰好在岛叶皮质之下。三角形的底部是尾状体头的后部和上部。梗死不会过多深入白质，这支持了血管造影的发现，即来自 MCA 的穿支不会终止于长的脑室 - 分离性终末。

130.5.7.2 ACA 穿支卒中

ACA 的基底侧支为内侧纹状动脉，3 或 4 个非常细的分支直接贯穿于穿支。其中一个直径较粗：Heubner 回返动脉。它的起源水平与前交通动脉有关。这条回返动脉向外侧和背侧走行，该返动脉向外侧和背侧走行，发出嗅结节的细支，最后穿入穿支前部的外侧。Heubner 动脉卒中被认为是位于室间孔前的尾状核头部外前部的局灶性病变。Heubne 动脉在胎儿晚期和围产期较粗，因为它灌注基质，是常见的栓塞部位。这种类型的卒中可导致儿童对侧上肢肌张力障碍。前交通动脉的重要穿支，胼胝体下动脉，灌注穹窿柱和前连合，在成人这一区域梗死时导致基底前脑失忆症时（新生儿未见报告）。

130.5.7.3 PCA 穿通卒中

在脑干周围，PCA 发出一系列侧支，分为两组，大脑脚部分支（值得关注）和远端皮质部分的分支。大脑脚部的分支为深穿通血管（穿支或脉络丛的血管）。首先是乳头体后动脉，分为前内侧组和后内侧组。前内侧（丘脑纹状体）群供应乳头体的中后部；属于丘脑穿支分布于丘脑正前部、红核上部、丘脑底核正中部分、下丘脑后部和结合臂上部。在成人中，不成对的丘脑正中穿支动脉（Perchero 动脉）的存在已导致双侧旁正中丘脑梗死。后内侧组在穿过脚间支后供应大脑脚中部。四叠体动脉起源于 PCA 的附近，就在后交通动脉与 PCA 连接处的内侧。它形成了一个大脑脚周围囊。脉络丛后动脉通常是两

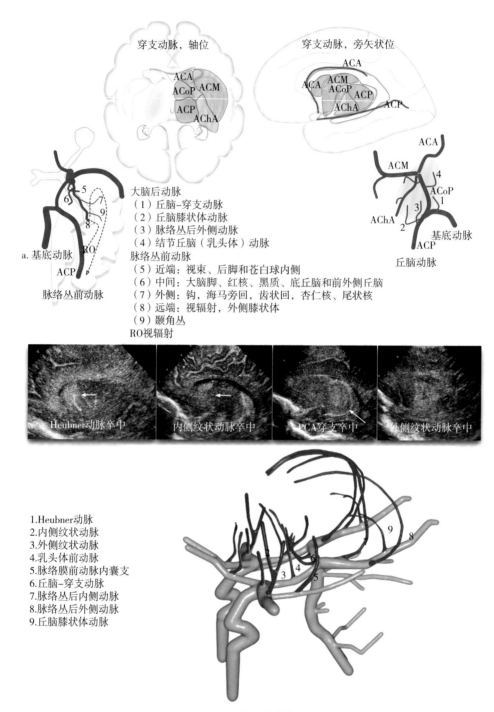

大脑后动脉
（1）丘脑-穿支动脉
（2）丘脑膝状体动脉
（3）脉络丛后外侧动脉
（4）结节丘脑（乳头体）动脉

脉络丛前动脉
（5）近端：视束、后脚和苍白球内侧
（6）中间：大脑脚、红核、黑质、底丘脑和前外侧丘脑
（7）外侧：钩、海马旁回、齿状回、杏仁核、尾状核
（8）远端：视辐射，外侧膝状体
（9）颞角丛
RO视辐射

1.Heubner动脉
2.内侧纹状动脉
3.外侧纹状动脉
4.乳头体前动脉
5.脉络膜前动脉内囊支
6.丘脑-穿支动脉
7.脉络丛后内侧动脉
8.脉络丛后外侧动脉
9.丘脑膝状体动脉

图 130.12　穿支动脉模式图

支,可独立起源或源于共同主干。它们也围绕着大脑脚。第一种是后内侧脉络丛动脉,向松果体发出一些小的分支,在第三脑室的脉络丛中变细。第二种,脉络膜后外侧动脉有两个末端分支。一个分支沿着丘脑上缘的中间部分灌注中上部。另一支延伸至丘脑枕外侧部对面的脉络丛。它还给尾状核的后部供血。在上行过程中,后脉络丛动脉发出小分支进入丘脑枕中部。丘脑膝状体动脉起始于后交通动脉与 PCA 交汇处之后。丘脑膝状体动脉由五至六根细支贯穿丘脑后,供应内侧膝状体和外侧膝状

体、外侧丘脑下半部分、枕叶外侧部以及内囊枕脚的中部。

130.5.7.4 PCoA 穿支卒中

后交通动脉(posterior communicating artery,PCoA)在视神经束下方和动眼神经上方,并在距基底动脉分支较小距离处与 PCA 汇合。5 或 6 条小动脉从 PCoA 发出,参与第三脑室底部(下丘脑核)和丘脑内侧核团上前部的血管形成。外侧分支,即乳头体前动脉、灌注下丘脑尾侧、下丘脑内侧(黑质、Forel 区和未知带)和丘脑的吻部(前核群的腹侧部分、丘脑的腹侧前核、中线和网状核的吻部以及内侧背核的吻部)。最后,大脑脚分支灌注吻侧大脑脚的腹内侧部。

丘脑前部略外侧的局灶豆状核病变常见于任何胎龄的新生儿。一种病灶在丘脑的上部和前部,靠近内囊膝部,在梗死灶和中线之间有未受累的组织,可能是由于乳头体前动脉卒中引起。向上和向外倾斜方向与 MCA 或 Willis 环的穿支轨迹一致。另一个位置较低更靠中间毗邻中线位置,可能是 PCA 穿支卒中的一种变异。在婴儿和幼儿期单侧丘脑局灶性梗死的预后可表现为正常。含有皮质脊髓束的 PLIC 可累及以下几个部位:①来自 MCA 的纹状体外侧穿支;②乳头体前动脉;③脉络前动脉;④丘脑纹状体动脉;⑤脉络丛后内侧动脉。

130.5.8 后脑动脉缺血性卒中

对新生儿小脑或脑干卒中的描述较少(Govaert al. 2009;Norman 1974;Pollack et al. 1983)(图 130.13)。由于前脑、后脑动脉在胎儿早期就已经形成(详细情况不再叙述),因此在围产期就可以识别出小脑上动脉、前下动脉和后下动脉的梗死模式。由于小脑半球出血和梗死的终末期相似,即其周围的永久性裂隙破坏了叶状结构,现有的关于单纯缺血性小卒中的文献有限。脊髓后动脉通常起源于小脑后下动脉,但也可起源于椎动脉。虽然迷路动脉偶尔会从基底部发出分支,但它最常起源于小脑前下动脉。许多血管在脑干周围向腹侧生长,服务于背侧结构(环状分支);另一些在中线附近穿行(旁正中分支)。脑桥前卒中与新生儿 GBS 脑膜炎和 Willis 环周围动脉炎有关。

130.5.9 脊髓动脉缺血性卒中

脊髓的灌注方式为:①起源于双侧椎动脉的单个正中脊髓前动脉向下延伸至马尾;颈部过度伸展可导致该血管在颈椎低位闭塞/痉挛,引起中央脊髓综合征;②小脑卜后动脉发出左右两条脊髓后动脉,延伸至后根内侧;③来自椎动脉、锁骨下动脉、肋间动脉及腹下动脉或主动脉弓的多节段动脉;后动脉(Young et al. 1983;deVries et al. 1995;Ruggieri et al. 1999;Carrascosa-Romero et al. 2002;Simanovskyet al. 2004)。根动脉和脊髓动脉沿脊髓分布在 12 条不成对的血管中,形成丰富的脊髓后侧支网络;有 7~10 条不成对的前神经根和脊髓供血动脉,侧支循环的效率较低;通常在 T_9 至 L_2 节段(高位或低位)有一条较大的前段动脉(70% 位于左侧),称为 Adamkiewicz 动脉;该血管易受主动脉低灌注(缩窄、主动脉手术)或主动脉导管引起的栓子或血管痉挛药(高位脐动脉置管 UAC umbilical artery catheterization,T_9-L_2 以上)影响。大部分外侧和整个前柱,包括脊髓灰质,都是由脊髓前动脉的中心分支灌注的。这些分支交织着;脊髓前动脉灌注不足可能导致双侧坏死(中央脊髓综合征)或一侧坏死(部分 Brown-Séquard 综合征),这是由于脊髓前循环和后循环之间缺乏重要的吻合所致。儿童脊髓梗死的临床特征包括:最初的神经根性疼痛;松弛麻痹或四肢瘫痪,后来演变为痉挛(皮质脊髓和红核脊髓束病变);在保留触觉和振动敏感性的情况下,梗死灶上部以下的疼痛和温度敏感性下降;肠和膀胱麻痹。脊柱后动脉综合征患者存在腰背疼痛、腿感觉异常、触觉丧失、振动敏感性下降以及病灶下方位置感缺失;由于外侧皮质脊髓束的部分损伤,可伴有轻度的弛缓性麻痹。动脉间分水岭损伤可引起脊髓中动脉梗死综合征(MRI 矢状面铅笔形,蜡笔);见于清晰的脊髓前动脉梗死上下。鉴别脊髓和颈髓卒中,出生创伤可作为重要线索。

130.5.10 静脉血栓形成模式(图 130.14)

130.5.10.1 上矢状窦

几乎所有由静脉血栓引起的梗死都是出血性的(Review Raets et al. 2015)。典型的 SSS 血栓可以导致旁矢状面出血性梗死,尤其在运动侏儒图的手臂区,这解释了一些儿童的半身运动障碍后遗

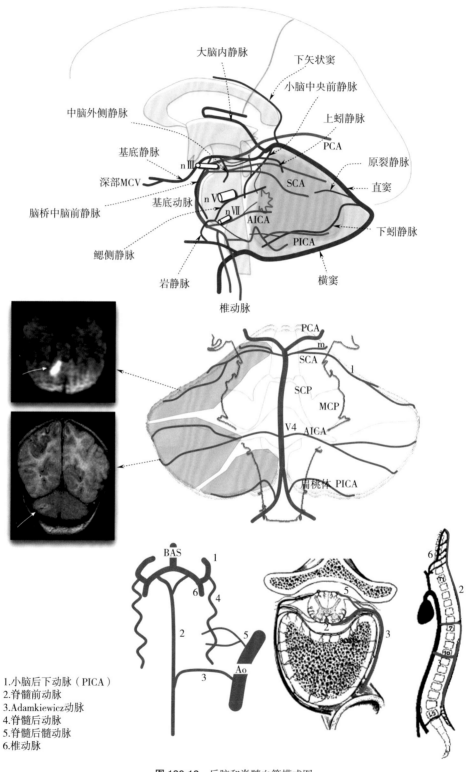

1.小脑后下动脉（PICA）
2.脊髓前动脉
3.Adamkiewicz动脉
4.脊髓后动脉
5.脊髓后髓动脉
6.椎动脉

图 130.13 后脑和脊髓血管模式图

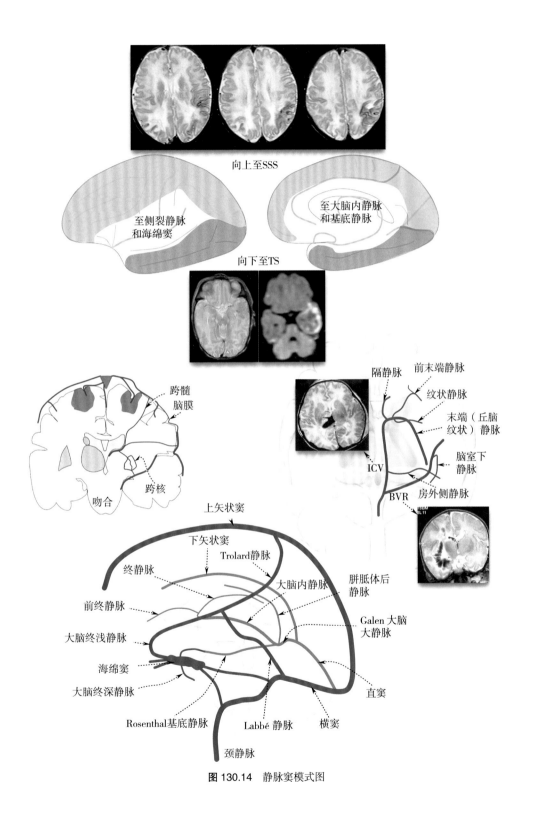

图 130.14 静脉窦模式图

症。SSS 内的血栓形成通常始于顶叶附近,可能是由于额后部、顶部和枕部桥静脉特有的与窦的血流方向相反的回流方向。在(困难的)分娩过程中,该窦受到机械力的影响,位于前囟下方和枕骨鳞部尖端较远的位置。众所周知大约一半的 SSS 血栓与横窦(transverse sinus, TS)血栓有关,大约三分之一的窦血栓与深部血栓有关(Berfelo et al. 2010;Bailey 1959;Bailey and Hass 1958;Byers and Hass 1933;Ehlers 1936)。静脉窦血栓可以延伸到深静脉系统,也可能存在相反的情况。据报道新生儿海绵窦血栓伴眼睑水肿、面部肿胀和眼外肌麻痹(Fumagalli et al. 2004)。在特殊情况下,梗死是单纯缺血性的,但明显与窦血栓形成有关,这可能是由于反应性动脉痉挛造成的。由于不明原因,与 SSS 血栓形成相关的出血性梗死位于矢状窦附近的大脑皮质(下),而不是与半球间裂相邻的脑实质或沿凸面向下延伸。跨髓、跨核(通过基底节)和脑膜络脉的存在对于避免梗死的发生具有重要意义,这可能取决如闭塞速度、血液流变学和血栓前危险因素等多种因素。典型的红色梗死灶在残留的瘢痕内留下含铁血黄素和胶质增生,有时沿静脉有明显的钙化。经过几周到几个月的时间,静脉窦通常会逐渐再通(Moharir et al. 2011;Moharir 2006)。

130.5.10.2　脑内静脉或直窦

大脑大静脉(great cerebral vein, GCV)和 / 或脑内静脉(internal cerebral vein, ICV)的血栓形成使静脉受压于附近的生发基质或脉络丛。可能导致深静脉梗死(Govaert et al. 1992)。这种现象几乎总是与脑室出血有关。与 ICV 血栓形成相关的梗死可延伸至胼胝体和脑室周围白质,不累及皮层下区域。当 ICV 的单个分支血栓形成时,最显著的现象可能是丘脑或尾状核的单侧出血性梗死:丘脑脑室出血。当深静脉系统栓塞不是突然出现时,侧支可减轻损伤。诊断时受累静脉可能由于再通而存在血流。除 SSS 血栓沿直窦向深静脉系统蔓延外,原发性深静脉血栓形成的危险因素与静脉窦血栓相似。

130.5.10.3　罗森塔尔(Rosenthal)基底静脉

基底静脉血栓可导致颞叶中心羽状边缘出血,并向上延伸至下外侧半纹状体(Govaert et al. 2001)。血肿未达颞叶隆起。典型的终末罗森塔尔基底静脉(Basal Vein of Rosenthal, BVR)绕过脑干,向后引流

到 Galen 系统,分为 3 个部分:纹状体静脉、大脑脚静脉和中脑静脉。BVR 来自胚胎前体间纵向吻合的形成,在胎龄第 11 周左右形成。它的形成对解剖变异很敏感(Chung and Weon 2005)。预期的支流可能几乎独立地流入不同的静脉窦。10% 的 BVR 没有与 GCV 相连。BVR 可通过高质量的多普勒超声技术进行研究,但其水平方向和变异性是超声研究的难点。

130.5.10.4　横窦(TS)

颞叶(基底部和颞部)或幕周围及小脑的出血可能与 TS 血栓形成有关(Baram et al. 1988;Eichler et al. 2007a)。在成人中,TS 静脉桥接的几种模式已被描述。Ⅰ 型小脑幕窦注入直窦,窦汇和中央 / 中间横窦,Ⅱ 型至外侧横窦及横窦 - 颞骨岩部连接(Guppy et al. 1997;Muthukumar and Palaniappan 1998)。进入 TS 的大脑凸面的一个大的引流静脉,Labbé 静脉,将大脑中浅静脉(superficial middle cerebral vein, SMCV)连接到 Trolard 静脉,并间接连接到 SSS,但这个静脉也可能缺失,因此,仅有它的缺失似乎不足以将其血栓形成作为潜在颞叶血肿的原因。年幼的婴儿更容易发生硬膜下血肿,因为颅后窝周围硬脑膜上有相对较大的静脉湖(Browder et al. 1975)。桥静脉管口的平滑肌层表明它们是括约肌(Dagain et al. 2009)。这些括约肌的终末期解剖和成熟度的变化将共同决定受累静脉血栓形成后的颞叶血肿类型。超声可以证实或磁共振静脉造影观察到的反间隙流动(Miller et al. 2012)。超声,包括彩色多普勒,可以早期显示窦静脉血栓形成,在脑实质损伤之前提供治疗选择。横窦到乙状窦的传输可能是一种发育中的新生儿静脉薄弱环节,原因是:①胎儿期颈静脉相对阻塞;②横窦发育不对称;③小脑幕窦萎缩(Raets et al. 2015)。

130.5.10.5　窦静脉血栓形成及其与出血的关系

SSS。如上所述,脑静脉窦血栓可能导致新生儿期出血(Raets et al. 2015;Nwosu et al. 2008)。矢状窦旁 SSS 血栓形成与分水岭出血性损伤位置相似。皮层静脉血栓形成常发生脑损伤,但静脉窦血栓不一定发生脑损伤。新生儿大约有四分之三的静脉窦血栓与脑损伤相关,出血性的约占 80%(Nwosu et al. 2008;Eichler et al. 2007b)。

TS。成人小脑出血与 TS 血栓形成有关(Ushiwata

et al. 1989）。颞叶血肿与 TS 血栓形成存在相关性（Nwosu et al. 2008；Baram et al. 1988；Huang and Robertson 2004；Miller et al. 2012），因为颞静脉通过桥静脉和 Labbé 静脉进入 TS。血栓附近的蛛网膜下腔出血（subarachnoidhemorrhage，SAH）有助于诊断（Katoet al. 2010）。CT 灌注可能表现为低灌注充血，与随后血管破裂进入蛛网膜下腔有关。这个阶段，血管源性水肿和蛛网膜下腔出血，在磁共振上表现为 ADC 值增加。无论是外伤还是血栓形成，天幕窦、Labbé 静脉和颞板障静脉为颞叶 / 颅窝出血的主要血管。小脑幕硬膜下出血与新生儿横窦血栓形成有关（Eichler et al. 2007b）。感染的头颅血肿也可能导致 TS 血栓形成（Chan et al. 2002）。通常情况下受累的静脉窦可再通（Nwosu et al. 2008）。

深静脉。盖伦静脉系统深静脉血栓可导致丘脑脑室出血（Govaert et al. 1992；Wu et al. 2003），基底静脉区纹状体和内侧颞叶出血（Govaert et al. 2001）。难产后 Galen 静脉和静脉窦的可逆性扩张可能是创伤和脑室出血相关的原因（Komiyama et al. 2001；Hunt et al. 2002）。表面上，扩张可能类似于 Galen 静脉畸形。这一机制造成的单纯缺血性损伤尚未被证实。表 130.1 和表 130.2 总结了一些形态学损伤模式。

130.5.11 急性期脑电图表现

梗死区是癫痫放电的主要区域（Jan and Camfield 1998；Mercuri et al. 1999），但癫痫灶对侧脑梗死例外。临床癫痫持续状态与脑电图异常密切相关（van Rooij et al. 2007）。脑电图监测有助于对（如合并肺动脉高压）需要机械通气和镇静的卒中婴儿进行检查（Clancy et al. 1985；Klesh et al. 1987；Scher and Beggarly1989；Koelfen et al. 1995；Evans and Levene 1998；Clancy 2006；Plouin and Kaminska 2013）。脑电图可以发现亚临床惊厥发作、常规连续超声检测不到的卒中类型，如由于 PCA 闭塞导致的 NAIS。缺血性卒中与早期（通常超过生后 12 小时）和局灶性惊厥发作有关（Rafay et al. 2009）。发作间期脑电图不对称，有局灶性或单侧发作。脑电图预测偏瘫不是新生儿癫痫活动，而是背景波紊乱（Mercuri et al. 1999；Mercuri 2001），该发现并非所有人都认同（Sreenan et al. 2000）。晚期脑瘫患儿可保留大量的单侧发作后正性 rolandic 尖慢波（Selton et al. 2003）。抗惊厥药对新生儿大脑的作用不同于对

成人（Jennekens et al. 2012）。咪达唑仑立刻导致振幅整合脑电图背景模式抑制 30~60 分钟，总频带功率和绝对频带功率降低；相对 δ 功率减小，θ 功率增加，而 α 和 β 功率保持不变。利多卡因不会导致振幅整合脑电图背景模式抑制；总脑电图频段功率和绝对频段功率保持不变；相对 δ 功率降低，θ 和 α 功率增加，β 功率保持不变。利多卡因的作用在卒中测大脑半球较为明显。

在患有左侧 MCA 梗死的足月儿中，在惊厥发作之前，从出生开始监测脑电图，产后 3 小时可以观察到卒中区域偶尔出现的局灶性尖波（Walsh et al. 2011）。在电临床惊厥发作后，局灶性尖波变得更加频繁、复杂，振幅更高，尤其是在"安静的睡眠期"。在"活动睡眠期"，尖波常常消失。扩散光学层析成像可能成为临床工具，对脑损伤新生儿进行早期脑功能障碍检测并判定预后（White et al. 2012）。

130.5.12 遗传方面

尽管脑血管疾病的分类 AIS、CVT 和原发性出血性卒中对于围产期管理是必不可少的，但是这个子分类对神经遗传学家来说用处较小。目前已确定婴儿型脑血管疾病的几个遗传因素。然而，同一基因的突变可能导致广泛的脑血管疾病，表现为缺血性或出血性卒中。此外，在围产期，发育缺陷常常与血管疾病混杂在一起。已知的遗传性脑血管病病理生理举例：①血脑屏障完整性的结构变化：编码基底膜成分（即 COL4A1 和 COL4A2）、紧密连接蛋白（即 JAM3 和 OCLN）以及参与紧密连接蛋白在细胞膜上锚定的细胞骨架成分（即 ACTA2）的基因突变；参与细胞膜上紧密连接蛋白的锚定链接的细胞骨架成分（即 ACTA2）的基因突变。②先天性免疫反应 / 脑血管炎症失调：I 型干扰素信号调节失调已被证明可导致多种脑血管疾病（如 Aicardi-Gtières 综合征和最近发现的 USP18 基因突变）。脑血管疾病中炎症调节失调的另一个例子是色素失禁，原因是 NF-kB 异常激活。研究新生儿卒中遗传原因的方法包括靶向基因检测、全外显子组序列和 RNA 图谱分析（Barr et al. 2010；Vandeweyeret al. 2014）。当然，在某些动静脉畸形、脑海绵状血管瘤、动脉瘤、Moya-Moya 序列、止血和血栓前疾病的某些表现中也存在遗传模式：这里不加讨论。遗传机制在本书关于卒中机制的章节中有进一步的阐述。

表 130.1 动脉病变

动脉	分类	血管	病灶分布	产生空洞
皮层动脉	ACA	全软脑膜	内侧眶额和胼胝体上皮层	—横贯性脑穿通:三角形皮质和皮质下缺损,从脑室延伸至软脑膜界膜,通常不与脑室相通;在部分软脑膜卒中时,有时间缺损可能被周围的健康组织覆盖;如果在 25 周或之前损伤,可引起多小脑回 —脑裂畸形:有些情况下是由出血或血管功能不全引起的,导致从脑室至软脑膜的横贯性坏死(灰质交界的裂隙);通常在产前发生(20 周前) —脑发育不全性脑积水,脑偏侧萎缩(半无脑积水):ICA 区域完全破坏和大空洞,萎缩分离的丘脑和萎缩的基底节,完整的颅后窝;可能与颈动脉管发育不全有关;一侧 ICA 灌注区破坏后半脑萎缩;ACA 中存在单侧或双侧组织残余的篮状脑 多囊性脑病:是脑发育不全性脑积水之前的一个中间阶段,往往无动脉闭塞
		部分软脑膜		
	MCA	完全性,M1 起始	包括硬膜,与丘脑相邻的 PLIC,部分尾状核,整个 MCA 皮质区	
		前支	自吻侧岛叶的 MCA 皮质区	
		后支	自尾侧岛叶的 MCA 皮质区	
		软脑膜其他	前或后分支内的局灶皮质,或在这些分支与中央动脉之间的区域	
	PCA	全软脑膜	枕中皮层和枕极	
		部分软脑膜		
	基底动脉	基底动脉顶部	PCA 软脑膜卒中加小脑上动脉卒中	
	小脑	上部	小脑上表面	
		前下	下外侧面和齿状区	
		后下	中下部表面	
穿支动脉	ACA	Heubner 动脉	尾状头吻侧和外侧,ALIC 外侧	腹侧空洞:来自 ACA、MCA 或 Willis 环的眶额动脉;从侧脑室或第三脑室靠近中线向眼窝
	MCA	豆状核纹状体	上至侧脑室,包括尾状核头后部;指向靠近大脑灰质的 MCA 起源;内侧纹状动脉围绕尾状核丘脑沟至苍白球,外侧纹状动脉至壳核,大小不一	动脉穿支卒中所致的脑穿通畸形:纹状体或丘脑的空洞,与脑室不相通,除尾状核与侧裂之间的线上方有一小块白质受累,其余大部分白质保留;空洞可为三角形,除 PCA 穿支卒中外,其余均指向 Willis 环
		半卵圆中心	侧脑室外侧及以上结节,孤立性白质损害,无 GMH	健侧半卵圆中心中部单纯性室旁白质囊肿
	PCA		除 Acha 或 Willis 环前外侧灌注外的丘脑任何部位	
	AChA		延髓尾端与丘脑周围部分、苍白球/壳核、颞叶靠近视辐射的部分	
	Willis 环	丘脑		
		下丘脑	上外侧部分	
其他动脉	脑干		基底动脉,PCA,Willis 环	脑桥缺失、中脑断开:局灶性脑干梗死表现为脑干或脊髓节段性空洞和变形;区别于遗传原因造成的脑干畸形
	脊髓		脊髓前动脉,脊髓后动脉,Adamkiewicz 动脉	

表 130.2 静脉病灶

血管	分类	血管	产生空洞
静脉窦	SSS	SSS 前部	
		完全 SSS	
	其他	横窦 I/R	
		直窦,Galen 大脑大静脉	
		海绵窦	
深静脉	大脑内静脉	完全性:前、后终末静脉 PVI	丘脑纹状体脑穿通畸形:脑室周围腔延伸至尾状核和丘脑;可与脑室相通,壳核与脑白质无损伤;腔壁见含铁血黄素
		后端(丘脑纹状)静脉 PVI	
		前末端静脉(尾状核)PVI	
		隔胼胝体静脉 PVI	室旁脑穿通畸形:脑室周围空洞,与脑室相通,皮质下无损伤;腔壁可能含有含铁血黄素;可能是扩张性的;一些梗死只引起轻微的心室扩张
		纹状体静脉 PVI	
		房旁静脉 PVI	
		其他 PVI	
	基底静脉	基底外侧纹状体静脉 PVI	
		颞静脉 PVI	
其他	软脑膜静脉,静脉窦开放	大脑	
		小脑	

130.5.13　治疗

儿童动脉缺血性卒中的治疗指南:除镰状细胞疾病外积极输血策略,方案制订基于队列研究和成人卒中的推断(reviews Bernard et al. 2008;Monagle et al. 2008;Roach et al. 2008;summarized in table)。无循证医学治疗方案。

在 NAIS 的急性期,支持性措施如补液和抗惊厥是标准护理的一部分。由于新生儿用药的有效性和安全性不能保证,溶栓是不推荐的。建议在心脏或全身大静脉持续血栓形成或颈动脉夹层的情况下进行肝素化(有时要几个月的时间)(Nowak-Gottl et al. 2003;Chalmers 2005)。因为卒中复发的风险很低,抗凝或抗血小板治疗不推荐(Fullerton et al. 2007)。对 215 名患有 AIS 的新生儿进行了平均时间为 3.5 年的随访,其中 7 人症状性复发(4 人为 AIS,2 人为 CVST,1 人为深静脉血栓形成)。与复发率增加相关的因素包括血栓形成倾向和合并症如复杂的先天性心脏病或脱水。只有当 AIS 再次发生时,才建议进行治疗。心导管插入术后的肝素化方案可能是有效的(Weissman et al. 1985)。当然要尽量维持和挽救缺血半暗带内的组织。从动物卒中实验中提出药物干预建议不在本章阐述(Ashwal and Pearce 2001;Ashwal et al. 2007;Ginsberg 2008)。白蛋白和低温治疗可采纳(Fehlings et al. 2000)。需要了解 NAIS 的许多方面,才能找到治疗方案。从理论上讲,可以从 5 个层面进行干预:①预防危险因素(如臀位阴式分娩或器械牵引,及导管相关栓塞);②通过纤溶物质使闭塞血管的重新开放和/或维持侧支通畅;③(通过维持灌注和代谢稳态)保护半暗带内的细胞免受继发性兴奋性毒素损伤或凋亡;④(高危儿童)预防复发;⑤具体的康复策略。其中一些必须在试验中进行测试,包括相同的卒中,例如完全性 MCA 卒中,以避免卒中类型对预后的混淆性影响(Boyd et al. 2001;Eliasson et al. 2003;Kenet et al. 2007)。

实验数据表明,室管膜下区神经前体细胞在新生儿卒中和多次使用促红细胞生成素后增殖并迁移到损伤部位,在早期和晚期,细胞向神经再生和少突胶质增生方向转变(Gonzalez et al. 2013)。围产期动脉性缺血性卒中新生儿应用重组人促红细胞生成素对红细胞、白细胞、血小板计数及凝血功能无不良影响。因此,在 3 天的时间内服用总剂量为 3 000IU/kg 的重组人促红细胞生成素似乎是安全的。在随机、双盲、安慰剂对照试验中,这些有益的影响仍有待证实（Benders et al. 2014）。褪黑素和干细胞注射在减轻局灶性脑缺血损伤的动物研究中也很有前景。抗凝剂在 NCSVT 中的作用是有争议的，因为复发也很少见。在平均 36 个月的随访期内，6% 的儿童发生了血栓复发（Kenet et al. 2007）。值得注意的是，2 岁以下的儿童根本不会出现复发性血栓形成。然而，在一项对 68 名新生儿进行的队列研究中，报告了诊断后 1 周内初始血栓进展情况：40 名未接受抗凝治疗的新生儿中有 10 名（25%），而接受抗凝治疗的 28 名新生儿中有 1 名（3%）。除一名出现新的静脉梗死患儿，其他出现血栓进展的新生儿均无症状（Mohariret al. 2011）。虽然没有进行随机对照试验，但对新生儿静脉窦血栓抗凝的安全性进行了监测（deVeber et al. 2001；Fitzgerald et al. 2006）。加拿大记录的卒中数据中，没有患者在肝素治疗期间因出血而死亡或表现出神经恶化的迹象。（deVeber et al. 2001）。因此，美国胸科医师学会（The American College of Chest Physicians，ACCP）指南推荐对存在无明显颅内出血的静脉窦血栓新生儿，最初使用肝素或低分子量肝素，然后使用低分子量肝素或维生素 K 拮抗剂治疗 6~12 周。对于有静脉窦血栓和明显出血的新生儿，如果在首次出血后 5~7 天发生血栓延伸，建议进行放射学监测和抗凝治疗（Monagleet al. 2008）。细菌性脑膜炎时可使用肝素预防（复发）梗死（Boelman et al. 2014）。在不久的将来，"区域性治疗态度"应该会被循证证据所取代（Jordan et al. 2010；Greenway and Massicotte 2004）（表130.3）。

130.5.14 预后

皮质脊髓轴突在孕 24 周前到达脊髓，并在出生前支配脊髓灰质。人类足月新生儿可能存在单突触的皮质运动神经元连接（Eyre et al. 2000）。由于精细运动控制的发育是在出生后 6~12 个月发生的，因此在胎儿晚期和生命早期，皮质对脊髓运动中心的影响似乎有一个窗口。在围产期，皮质脊髓束仍然具有从一侧皮质区到脊髓两侧的双侧表现；在这一时期出现的躯体感觉单侧化也有同样的现象。关于围产期大脑如何适应损伤以维持功能的研究正在进行中。由于脊髓运动中心病变的双侧影响，非瘫痪手指和手部的灵巧度也可能发生改变。许多（约50%）卒中会导致偏瘫或对侧运动功能障碍（Koelfen et al. 1995；Bouzaet al. 1994a；Neville and Goodman

表 130.3　新生儿卒中治疗指南

		RCP（UK）	ACCP（USA）
急性 AIS	急性全身溶栓	没有证据支持使用溶栓剂，如组织纤溶酶原激活剂（tPA）	在患有 AIS 的儿童中使用溶栓药物较罕见，而且风险 / 受益比未知
	急性动脉内溶栓	不推荐	不推荐
	急性肝素化	不推荐，但夹层或心脏栓塞性卒中除外	UFH 或 LMWH 应用 5~7 天，直到排除心脏栓塞性卒中和血管夹层为止
AIS 的二级预防	夹层	抗凝治疗≤6 个月	肝素抗凝 3~6 个月
	心脏栓塞卒中	抗凝治疗咨询心内科医师	肝素抗凝 3~6 个月
	APL 抗体或遗传性血栓形成	不推荐	不推荐
静脉窦血栓		选择患有以下疾病的新生儿考虑抗凝（LMWH 或 UFH）	如果没有明显的颅内出血，推荐使用肝素（先未分级，后分级），持续 6 周（如果观察到早期再通）至 12 周（如果 6 周时再通不完全）
		严重的血栓性疾病	
		多发性脑或全身栓塞	
		尽管接受了支持性治疗，SVT 仍在进展	
		不推荐使用溶栓剂	

AIS，动脉缺血性卒中；SVT，静脉窦血栓；RCP，英国皇家医师学会；ACCP，美国胸科医师学会；LMWH，低分子量肝素；UFH 普通肝素。

2001;Golombet al. 2007)。但大多数偏瘫儿童在 2 岁时会独立行走。大范围的卒中可以预测脑性瘫痪,但特定的损伤区域(Broca 或 Wernicke 区和 PLIC)也很重要。当皮层水平的初级和前/补充运动皮质都受到影响,而不是单纯的 M1 病变时,就会出现痉挛。只有较大范围的卒中才会损伤基底核、PLIC 和皮层,因此可以预测偏瘫。除了可塑性外,梗死的程度也会影响预后。上肢皮质脊髓纤维的损伤更多是由下肢纤维损伤部位的外侧和前方的病变造成的(Staudt et al. 2000)。新生儿期的肌张力不对称无助于偏瘫的预测:肌张力可以在后遗症中改变,癫痫发作的病灶不是病变的核心。半身运动症状在 6 个月前较轻微;腘角过紧和垂直悬吊时踢腿不对称是早期症状(Bouzaet al. 1994b)。到 6 个月时,手的偏好就很明显了。这个时间与正常婴儿从双手技能到单手偏好的转变是一致的。在某些情况下,病情的恶化可能是由于先前存在的技能的丧失,而不能从惊厥发作导致。跨神经元萎缩所致的丘脑萎缩与脊髓体感诱发电位振幅降低有关,提示临床上对感觉知觉的影响。早产儿静脉性白质梗死后,PLIC 髓鞘形成时期的磁共振可能有助于预测偏瘫。DWI 可在损伤后早期提供急性皮质脊髓束损伤的定量数据。患有 NAIS 的新生儿在 DW-MRI 上 PLIC 和大脑脚水平的 SI 增加,随后出现沃勒变性和进展为偏瘫(Mazumdaret al. 2003;de Vries et al. 2005;Kirtonet al. 2007;Lama et al. 2011;van der Aaet al. 2013)。在完全性 MCA 卒中的儿童中,由 NAIS 损伤的皮层引起的视觉功能障碍比 MCA 分支卒中更常见;视觉功能障碍通常但不总是与视辐射或枕部初级视皮层的受累有关(Mercuri et al. 1996,2003)。卒中后视觉功能的恢复可以采用功能性磁共振成像和扩散加权成像相结合的方法(Seghieret al. 2004)。

对新生儿卒中与智力、运动、语言发育的关系进行了详细的研究。通常情况下,运动能力比智力表现差。许多重度或中度偏瘫儿童的精神运动发育指数在 90 以下(Kolket al. 2001)。先天性偏瘫的癫痫会影响智商正常的儿童的认知;病损用手(缺乏大脑半球间传递)对侧的认知功能障碍更为严重。持续性语言障碍伴左侧病变,表达多于接受;并不是所有的左侧偏瘫患者都有语言障碍(Vargha-Khadem et al. 1985)。语言延迟在最早的交际中就已经出现了(咿呀学语)(Wulfeck et al. 1991)。围产期大脑后干 MCA 卒中患者皮质语言区域可能暂时与正常不同

(Fairet al. 2006)。卒中后的癫痫起病较晚(两年或更长时间),并影响认知功能(Kolk et al. 2001)。从新生儿期收集的病例中发现癫痫发生率相对较低,可能是由于随访时间短。从长远看,25%~50% 的患儿继发癫痫(Gaggero et al. 2001);严重癫痫与皮质损伤和 2 年前发病相关;34 例癫痫偏瘫儿童中有 14 例发展为智力低下;大约一半的患儿首次癫痫发生在 3 年后。药物耐药性(至少 3 种首选抗癫痫药物治疗无效的)将会出现在婴儿和儿童早期混合和频繁发作的患儿中。海马硬化在早发性卒中的儿童中不常见,但在许多卒中起病较晚的儿童中发生(Squier et al. 2003)。部分癫痫合并偏瘫患儿的认知功能障碍较单纯的部分癫痫患儿更严重。卒中与新生儿症状和后来的婴儿痉挛相关,预后差(Golomb et al. 2006)。围产期卒中后伴新生儿期表现的脑瘫患儿比婴儿期出现症状的脑瘫患儿更容易出现严重的认知障碍或严重的癫痫。早期的发育损伤可能会导致晚些时候的睡眠诱导性癫痫。与无睡眠癫痫的人群相比,睡眠增强癫痫样活动明显的患者早期发育损害和丘脑损害的发生率更高(Sanchez Fernandez et al. 2012)。血管病变是与早期发育损伤类型密切相关的。与直窦血栓相关的丘脑出血的新生儿,未见更广泛的脑损伤的证据,慢波睡眠中发生癫痫持续状态(35%)风险较高、睡眠诱导癫痫活动(14%)或局灶性癫痫(14%)(Kersbergen et al. 2013)。在意识到认知缺陷之前,脑电图异常可能已经存在。

通过皮层图和束的重组可在几个层面研究可塑性。小病变允许同侧皮质作为初级运动区,运动前重组发生在健侧皮质;严重病变同侧皮质不能使用,初级运动重组发生在健侧皮质(Staudt et al. 2005)。健侧皮质脊髓束(CST)到偏瘫侧同侧近端和远端臂肌可见轴突出芽(Maegaki et al. 1995)。健侧大脑皮质的竞争导致健侧手的灵巧性受损;麻痹手功能障碍是由于指尖力量和肌肉激活之间的时间变化不同而引起的(Thonnardet al. 2003)。在因单侧碎屑病变引起难治性癫痫性而行半脑切除术的年幼儿童中,脑电图向好的半球反常偏移,是通过在未受影响的半球(健侧)记录具有 3~7Hz 的棘波和复合波群或 β 频率尖波(阵发性快速)的明显的发作节律(Garzon et al. 2009)。这种脑电图模式与手术后无癫痫发作的结果是一致的,前提是其他临床表现和测试与异常半球的起源相一致。正在进行的可塑性研究,结合控制试验支持的早期康复,值得关注(Golomb 2009)。

参考文献

Abels L, Lequin M, Govaert P (2006) Sonographic templates of newborn perforator stroke. Pediatr Radiol 36 (7):663–669

Alfonso I, Prieto G, Vasconcellos E, Aref K, Pacheco E, Yelin K (2001) Internal carotid artery thrombus: an underdiagnosed source of brain emboli in neonates? J Child Neurol 16(6):446–447

Anderson NG, Hay R, Hutchings M, Whitehead M, Darlow B (1995) Posterior fontanelle cranial ultrasound: anatomic and sonographic correlation. Early Hum Dev 42(2):141–152

Ashwal S, Pearce WJ (2001) Animal models of neonatal stroke. Curr Opin Pediatr 13:506–516

Ashwal S, Tone B, Tian HR, Chong S, Obenaus A (2007) Comparison of two neonatal ischemic injury models using magnetic resonance imaging. Pediatr Res 61:9–14

Asindi AA, Stephenson JB, Young DG (1988) Spastic hemiparesis and presumed prenatal embolisation. Arch Dis Child 63:68–69

Bailey OT (1959) Results of long survival after thrombosis of the superior sagittal sinus. Neurology 9:741–746

Bailey OT, Hass GM (1958) Dural sinus thrombosis in early life. J Pediatr 11:755–772

Bain SE, Hsieh DT, Vezina LG, Chang T (2009) Bilateral paramedian thalamic and mesencephalic infarcts in a newborn due to occlusion of the artery of percheron. J Child Neurol 24:219–223

Baram TZ, Butler IJ, Nelson MD Jr, McArdle CB (1988) Transverse sinus thrombosis in newborns: clinical and magnetic resonance imaging findings. Ann Neurol 24 (6):792–794

Barr TL, Conley Y, Ding J, Dillman A, Warach S, Singleton A, Matarin M (2010) Genomic biomarkers and cellular pathways of ischemic stroke by RNA gene expression profiling. Neurology 75:1009–1014

Beattie LM, Butler SJ, Goudie DE (2006) Pathways of neonatal stroke and subclavian steal syndrome. Arch Dis Child Fetal Neonatal Ed 91(3):F204–F207

Benders MJ, van der Aa NE, Roks M, van Straaten HL, Isgum I, Viergever MA, Groenendaal F, de Vries LS, van Bel F (2014) Feasibility and safety of erythropoietin for neuroprotection after perinatal arterial ischemic stroke. J Pediatr 164:481–486, e1–2

Berfelo FJ, Kersbergen KJ, van Ommen CH, Govaert P, van Straaten HL, Poll-The BT et al (2010) Neonatal cerebral sinovenous thrombosis from symptom to outcome. Stroke 41(7):1382–1388

Bergevin MA, Daugherty CC, Bove KE, McAdams AJ (1991) The internal carotid artery siphon in children and adolescents. Hum Pathol 22(6):603–606

Bernard TJ, Goldenberg NA, Armstrong-Wells J, Amlie-Lefond C, Fullerton HJ (2008) Treatment of childhood arterial ischemic stroke. Ann Neurol 63(6):679–696

Billard C, Dulac O, Diebler C (1982) Ischemic cerebral softening in newborn infants. Possible etiology of neonatal convulsive states. Arch Fr Pediatr 39(9):677–683

Bode H, Strassburg HM, Pringsheim W, Kunzer W (1986) Cerebral infarction in term neonates: diagnosis by cerebral ultrasound. Childs Nerv Syst 2:195–199

Boelman C, Shroff M, Yau I, Bjornson B, Richrdson S, deVeber G, MacGregor D, Moharir M, Askalan R (2014) Antithrombotic therapy for secondary stroke prevention in bacterial meningitis in children. J Pediatr 165:799–806

Bogousslavsky J, Caplan C (1995) Stroke syndromes. Part II: arterial and topographic syndromes. Cambridge University Press, Cambridge, pp 233–402

Bouza H, Dubowitz LM, Rutherford M, Pennock JM (1994a) Prediction of outcome in children with congenital hemiplegia: a magnetic resonance imaging study. Neuropediatrics 25:60–66

Bouza H, Rutherford M, Acolet D, Pennock JM, Dubowitz LM (1994b) Evolution of early hemiplegic signs in full-term infants with unilateral brain lesions in the neonatal period: a prospective study. Neuropediatrics 25:201–207

Boyd RN, Morris ME, Graham HK (2001) Management of upper limb dysfunction in children with cerebral palsy: a systematic review. Eur J Neurol 8(Suppl 5):150–166

Browder J, Kaplan HA, Krieger AJ (1975) Venous lakes in the suboccipital dura mater and falx cerebelli of infants: surgical significance. Surg Neurol 4(1):53–55

Broxterman KJ, Mathew P, Chicoine L (2000) Left brachial artery thrombus, left axillary vein thrombus, and stroke in a neonate with factor V Leiden mutation. J Pediatr Hematol Oncol 22(5):472–475

Byers RK, Hass GM (1933) Thrombosis of the dural venous sinuses in infancy and childhood. Am J Dis Child 45:1161–1183

Campbell LR, Bunyapen C, Holmes GL, Howell CG Jr, Kanto WP Jr (1988) Right common carotid artery ligation in extracorporeal membrane oxygenation. J Pediatr 113:110–113

Carrascosa-Romero MC, Ruiz-Cano R, Abad-Ortiz L, Calatayud-Perez V, Martinez-Gutierrez A, Tebar-Gil R (2002) Intrauterine spinal cord injury resulting from a transverse lie. Magnetic resonance imaging. Rev Neurol 35:398–399

Chabrier S, Saliba E, Nguyen The Tich S, Charollais A, Varlet MN, Tardy B, Presles E, Renaud C, Allard D, Husson B, Landrieu P (2010) Obstetrical and neonatal characteristics vary with birthweight in a cohort of 100 term newborns with symptomatic arterial ischemic stroke. Eur J Paediatr Neurol 14:206–213

Chabrier S, Husson B, Dinomais M, Landrieu P, Nguyen The Tich S (2011) New insights (and new interrogations) in perinatal arterial ischemic stroke. Thromb Res 127:13–22

Chalmers EA (2005) Perinatal stroke – risk factors and management. Br J Haematol 130:333–343

Chan MS, Wong YC, Lau SP, Lau KY, Ou Y (2002) MRI and CT findings of infected cephalhaematoma complicated by skull vault osteomyelitis, transverse venous sinus thrombosis and cerebellar haemorrhage. Pediatr Radiol 32(5):376–379

Chung JI, Weon YC (2005) Anatomic variations of the deep cerebral veins, tributaries of basal vein of Rosenthal: embryologic aspects of the regressed embryonic tentorial sinus. Interv Neuroradiol 11 (2):123–130

Clancy RR (2006) Summary proceedings from the neurology group on neonatal seizures. Pediatrics 117: S23–S27

Clancy R, Malin S, Laraque D, Baumgart S, Younkin D (1985) Focal motor seizures heralding stroke in full-term neonates. Am J Dis Child 139:601–606

Correa F, Enríquez G, Rosselló J, Lucaya J, Piqueras J, Aso C, Vázquez E, Ortega A, Gallart A (2004) Posterior fontanelle sonography: an acoustic window into the neonatal brain. Am J Neuroradiol 25(7):1274–1282

Cowan F, Mercuri E, Groenendaal F, Bassi L, Ricci D, Rutherford M, de Vries L (2005) Does cranial ultrasound imaging identify arterial cerebral infarction in term neonates? Arch Dis Child Fetal Neonatal Ed 90: F252–F256

d'Orey MC, Melo MJ, Ramos I, Guimaraes H, Alves AR, Silva JS, Vasconcelos G, Costa A, Silva G, Santos NT (1999) Cerebral ischemic infarction in newborn infants. Diagnosis using pulsed and color Doppler imaging. Arch Pediatr 6:457–459

Dagain A, Vignes R, Dulou R, Delmas JM, Riem T, Guerin J et al (2009) (Study of the junction between the cortical bridging veins and basal cranial venous sinus) Etude anatomique du drainage des veines corticales inferieures dans le sinus transverse. Neurochirurgie 55 (1):19–24

De Vis JB, Petersen ET, Kersbergen KJ, Alderliesten T, de Vries LS, van Bel F, Groenendaal F, Lemmers PM, Hendrikse J, Benders MJ (2013) Evaluation of perinatal arterial ischemic stroke using noninvasive arterial spin labeling perfusion MRI. Pediatr Res 74:307–313

De Vries LS, Smet M, Goemans N, Wilms G, Devlieger H, Casaer P (1992) Unilateral thalamic haemorrhage in the pre-term and full-term newborn. Neuropediatrics 23 (3):153–156

de Vries E, Robben SG, van den Anker JN (1995) Radiologic imaging of severe cervical spinal cord birth trauma. Eur J Pediatr 154:230–232

de Vries LS, Eken P, Beek E, Groenendaal F, Meiners LC (1996) The posterior fontanelle: a neglected acoustic window. Neuropediatrics 27(2):101–104

de Vries LS, Groenendaal F, Eken P, van Haastert IC, Rademaker KJ, Meiners LC (1997) Infarcts in the vascular distribution of the middle cerebral artery in pre-term and fullterm infants. Neuropediatrics 28(2):88–96

de Vries LS, Van der Grond J, Van Haastert IC, Groenendaal F (2005) Prediction of outcome in newborn infants with arterial ischaemic stroke using diffusion-weighted magnetic resonance imaging. Neuropediatrics 36:12–20

de Vries LS, van Haastert IC, Benders MJ, Groenendaal F (2011) Myth: cerebral palsy cannot be predicted by neonatal brain imaging. Semin Fetal Neonatal Med 16:279–287

deVeber G, Andrew M, Adams C, Bjornson B, Booth F, Buckley DJ (2001) Cerebral sinovenous thrombosis in children. N Engl J Med 345(6):417–423

Donaldson B (1987) Real time ultrasound, arterial pulsation and neonatal cerebral infarction. Postgrad Med J 63:263–265

Donzelli R, Marinkovic S, Brigante L, de Divitiis O, Nikodijevic I, Schonauer C, Maiuri F (1998) Territories of the perforating (lenticulostriate) branches of the middle cerebral artery. Surg Radiol Anat 20 (6):393–398

Dudink J, Mercuri E, Al-Nakib L, Govaert P, Counsell SJ, Rutherford MA, Cowan FM (2009) Evolution of unilateral perinatal arterial ischemic stroke on conventional and diffusion-weighted MR imaging. AJNR Am J Neuroradiol 30:998–1004

Dudink J, Counsell SJ, Lequin MH, Govaert PP (2012) DTI reveals network injury in perinatal stroke. Arch Dis Child Fetal Neonatal Ed 97:F362–F364

Duque J, Thonnard J-L, Vandermeeren Y, Sébire G, Cosnard G, Olivier E (2003) Correlation between impaired dexterity and corticospinal tract dysgenesis in congenital hemiplegia. Brain 126:732–747

Ehlers H, Courville C (1936) Thrombosis of internal cerebral veins in infancy and childhood. J Pediatr 8:600–623

Eichler F, Krishnamoorthy K, Grant PE (2007) Magnetic resonance imaging evaluation of possible neonatal sinovenous thrombosis. Pediatr Neurol 37(5):317–323

Eliasson AC, Bonnier B, Krumlinde-Sundholm L (2003) Clinical experience of constraint induced movement therapy in adolescents with hemiplegic cerebral palsy – a day camp model. Dev Med Child Neurol 45:357–359

Evans D, Levene M (1998) Neonatal seizures. Arch Dis Child Fetal Neonatal Ed 78:F70–F75

Eyre JA, Miller S, Clowry GJ, Conway EA, Watts C (2000) Functional corticospinal projections are established prenatally in the human foetus permitting involvement in the development of spinal motor centres. Brain 123:51–64

Fair DA, Brown TT, Petersen SE, Schlaggar BL (2006) fMRI reveals novel functional neuroanatomy in a child with perinatal stroke. Neurology 67:2246–2249

Feekes JA, Hsu SW, Chaloupka JC, Cassell MD (2005) Tertiary microvascular territories define lacunar infarcts in the basal ganglia. Ann Neurol 58(1): 18–30

Fehlings D, Rang M, Glazier J, Steele C (2000) An evaluation of botulinum-A toxin injections to improve upper extremity function in children with hemiplegic cerebral palsy. J Pediatr 137:331–337

Fischer AQ, Anderson JC, Shuman RM (1988) The evolution of ischemic cerebral infarction in infancy: a sonographic evaluation. J Child Neurol 3(2): 105–109

Fitzgerald KC, Williams LS, Garg BP, Carvalho KS, Golomb MR (2006) Cerebral sinovenous thrombosis in the neonate. Arch Neurol 63(3):405–409

Fullerton HJ, Wu YW, Sidney S, Johnston SC (2007) Risk of recurrent childhood arterial ischemic stroke in a population-based cohort: the importance of cerebrovascular imaging. Pediatrics 119(3):495–501

Fumagalli M, Ramenghi LA, Mosca F (2004) Palpebral ecchymosis and cerebral venous thrombosis in a near term infant. Arch Dis Child Fetal Neonatal Ed 89(6): F530

Gaggero R, Devescovi R, Zaccone A, Ravera G (2001) Epilepsy associated with infantile hemiparesis: predictors of long-term evolution. Brain Dev 23:12–17

Garg BP, DeMyer WE (1995) Ischemic thalamic infarction in children: clinical presentation, etiology, and outcome. Pediatr Neurol 13(1):46–49

Garzon E, Gupta A, Bingaman W, Sakamoto AC, Luders H (2009) Paradoxical ictal EEG lateralization in children with unilateral encephaloclastic lesions. Epileptic Disord 11:215–221

Ginsberg MD (2008) Neuroprotection for ischemic stroke: past, present and future. Neuropharmacology 55 (3):363–389

Golomb MR (2009) Outcomes of perinatal arterial ischemic stroke and cerebral sinovenous thrombosis. Semin Fetal Neonatal Med 14:318–322

Golomb MR, Garg BP, Williams LS (2006) Outcomes of children with infantile spasms after perinatal stroke. Pediatr Neurol 34:291–295

Golomb MR, Saha C, Garg BP, Azzouz F, Williams LS (2007) Association of cerebral palsy with other disabilities in children with perinatal arterial ischemic stroke. Pediatr Neurol 37(4):245–249

Gonzalez FF, Larpthaveesarp A, McQuillen P, Derugin N, Wendland M, Spadafora R, Ferriero DM (2013) Erythropoietin increases neurogenesis and oligodendrogliosis of subventricular zone precursor cells after neonatal stroke. Stroke 44:753–758

Govaert P (2009) Sonographic stroke templates. Semin Fetal Neonatal Med 14:284–298

Govaert P, Achten E, Vanhaesebrouck P, De Praeter C, Van Damme J (1992) Deep cerebral venous thrombosis in thalamo-ventricular hemorrhage of the term newborn. Pediatr Radiol 22(2):123–127

Govaert P, Matthys E, Zecic A, Roelens F, Oostra A, Vanzieleghem B (2000) Perinatal cortical infarction within middle cerebral artery trunks. Arch Dis Child Fetal Neonatal Ed 82:F59–F63

Govaert P, Swarte R, Oostra A, Zecic A, Vanzieleghem B, Van Langenhove P (2001) Neonatal infarction within basal cerebral vein territory. Dev Med Child Neurol 43 (8):559–562

Govaert P et al (2008) Network injury to pulvinar with neonatal arterial ischemic stroke. Neuroimage 39:1850–1857

Govaert P, Dudink J, Visser G, Breukhoven P, Vanhatalo S, Lequin M (2009) Top of the basilar artery embolic stroke and neonatal myoclonus. Dev Med Child Neurol 51(4):324–327

Greenway A, Massicotte MP, Monagle P (2004) Neonatal thrombosis and its treatment. Blood Rev 18(2):75–84

Guajardo L, Strauss A, Amster J (1994) Idiopathic cerebral infarction and upper limb ischemia in neonates. Am J Perinatol 11(2):119–122

Gudinchet F, Dreyer JL, Payot M, Duvoisin B, Laurini R (1991) Imaging of neonatal arterial thrombosis. Arch Dis Child 66(10 Spec No):1158–1159

Gunny RS, Lin D (2012) Imaging of perinatal stroke. Magn Reson Imaging Clin N Am 20:1–33

Guppy KH, Origitano TC, Reichman OH, Segal S (1997) Venous drainage of the inferolateral temporal lobe in relationship to transtemporal/transtentorial approaches to the cranial base. Neurosurgery 41(3):615–619, discussion 9–20

Gupta S, Fernandez D, Siddiqui A, Lin JP, Garside L, Lim M (2009) Thalamic infarct presenting as apparent life-threatening event in infants. Acta Paediatr 98:2002–2005

Guzzetta A, Mercuri E, Rapisardi G, Ferrari F, Roversi MF, Cowan F, Rutherford M, Paolicelli PB, Einspieler C, Boldrini A, Dubowitz L, Prechtl HF, Cioni G (2003) General movements detect early signs of hemiplegia in term infants with neonatal cerebral infarction. Neuropediatrics 34:61–66

Hamida N, Hakim A, Fourati H, Thabet AB, Walha L, Bouraoui A, Mnif Z, Gargouri A (2014) Dissection artérielle cervicale néonatale secondaire à un traumatisme obstétrical. Arch Pediatr 21:201–205

Harteman JC, Groenendaal F, Toet MC, Benders MJ, Van Haastert IC, Nievelstein RA, Koopman-Esseboom C, de Vries LS (2013) Diffusion-weighted imaging changes in cerebral watershed distribution following neonatal encephalopathy are not invariably associated with an adverse outcome. Dev Med Child Neurol 55:642–653

Hernanz-Schulman M, Cohen W, Genieser NB (1988) Sonography of cerebral infarction in infancy. Am J Roentgenol 150:897–902

Hill A, Martin DJ, Daneman A, Fitz CR (1983) Focal ischemic cerebral injury in the newborn: diagnosis by ultrasound and correlation with computed tomographic scan. Pediatrics 71:790–793

Hoogstraate SR, Lequin ML, Ahmed S, Govaert PP (2008) Apnoea in relation to neonatal temporal lobe haemorrhage. Eur J Paediatr Neurol (epub 29 Aug) 13; 356–361

Huang AH, Robertson RL (2004) Spontaneous superficial parenchymal and leptomeningeal hemorrhage in term neonates. AJNR Am J Neuroradiol 25:469–475

Huang C-C, Ho M-Y, Shen E-Y (1987) Sonographic changes in a parasagittal cerebral lesion in an asphyxiated newborn. J Clin Ultrasound 15:68–70

Hunt RW, Loughnan P, Fink AM, Volpe JJ, Inder TE (2002) Magnetic resonance demonstration in the newborn of generalized cerebral venous dilation with spontaneous resolution. Eur J Paediatr Neurol 6(5):289–292

Jan MM, Camfield PR (1998) Outcome of neonatal stroke in full-term infants without significant birth asphyxia. Eur J Pediatr 157:846–848

Jennekens W, Dankers F, Janssen F, Toet M, van der Aa N, Niemarkt H, van Pul C, de Vries L, Andriessen P (2012) Effects of midazolam and lidocaine on spectral properties of the EEG in full-term neonates with stroke. Eur J Paediatr Neurol 16:642–652

Jordan LC, Rafay MF, Smith SE, Askalan R, Zamel KM, de Veber G, Ashwal S (2010) Antithrombotic treatment in neonatal cerebral sinovenous thrombosis: results of the international pediatric stroke study. J Pediatr 156:704–710, 710.e1–710.e2

Kato Y, Takeda H, Furuya D, Nagoya H, Deguchi I, Fukuoka T, Tanahashi N (2010) Subarachnoid hemorrhage as the initial presentation of cerebral venous thrombosis. Intern Med 49:467–470

Kenet G, Kirkham F, Niederstadt T, Heinecke A, Saunders D, Stoll M, Brenner B, Bidlingmaier C, Heller C, Knöfler R, Schobess R, Zieger B, Sébire G, Nowak-Göttl U (2007) European Thromboses Study Group. Risk factors for recurrent venous thromboembolism in the European collaborative paediatric data-base on cerebral venous thrombosis: a multicentre cohort study. Lancet Neurol 6(7):595–603

Kersbergen KJ, de Vries LS, Leijten FS, Braun KP, Nievelstein RA, Groenendaal F, Benders MJ, Jansen FE (2013) Neonatal thalamic hemorrhage is strongly associated with electrical status epilepticus in slow wave sleep. Epilepsia 54:733–740

Kidwell CS, Alger JR, Saver JL (2003) Beyond mismatch. Evolving paradigms in imaging the ischemic penumbra with multimodal magnetic resonance imaging. Stroke 34:2729–2735

Kirton A, Shroff M, Visvanathan T, deVeber G (2007) Quantified corticospinal tract diffusion restriction predicts neonatal stroke outcome. Stroke 38:974–980

Klesh KW, Murphy TF, Scher MS, Buchanan DE, Maxwell EP, Guthrie RD (1987) Cerebral infarction in persistent pulmonary hypertension of the newborn. Am J Dis Child 141:852–857

Koelfen W, Freund M, Varnholt V (1995) Neonatal stroke involving the middle cerebral artery in term infants: clinical presentation, EEG and imaging studies, and outcome. Dev Med Child Neurol 37(3):204–212

Kolk A, Beilmann A, Tomberg T, Napa A, Talvik T (2001) Neurocognitive development of children with congenital unilateral brain lesion and epilepsy. Brain Dev 23:88–96

Komiyama M, Kitano S, Sakamoto H, Ehara E, Miyagi N, Kusuda S (2001) Rapid normalization of marked dilatation of the cerebral duro-venous system in a newborn infant mimicking a great vein of Galen varix. Pediatr Neurosurg 35:149–152

Krishnamoorthy KS, Soman TB, Takeoka M, Schaefer PW (2000) Diffusion-weighted imaging in neonatal cerebral infarction: clinical utility and follow-up. J Child Neurol 15:592–602

Lama S, Qiao M, Kirton A, Sun S, Cheng E, Foniok T, Tuor UI (2011) Imaging corticospinal degeneration in neonatal rats with unilateral cerebral infarction. Exp Neurol 228:192–199

Laugesaar R, Kolk A, Tomberg T, Metsvaht T, Lintrop M, Varendi H, Talvik T (2007) Acutely and retrospectively diagnosed perinatal stroke: a population-based study. Stroke 38:2234–2240

Lee RM (1995) Morphology of cerebral arteries. Pharmacol Ther 66:149–173

Lehman LL, Rivkin MJ (2014) Perinatal arterial ischemic stroke: presentation, risk factors, evaluation, and outcome. Pediatr Neurol 51:760–768

Lequin MH, Peeters EA, Holscher HC, de Krijger R, Govaert P (2004) Arterial infarction caused by carotid artery dissection in the neonate. Eur J Paediatr Neurol 8(3):155–160

Lequin MH, Dudink J, Tong KA et al (2009) Magnetic resonance imaging in neonatal stroke. Semin Fetal Neonatal Med 14:299–310

Mader I, Schoning M, Klose U, Kuker W (2002) Neonatal cerebral infarction diagnosed by diffusion-weighted MRI: pseudonormalization occurs early. Stroke 33:1142–1145

Maegaki Y, Yamamoto T, Takeshita K (1995) Plasticity of central motor and sensory pathways in a case of unilateral extensive cortical dysplasia: investigation of magnetic resonance imaging, transcranial magnetic stimulation, and short-latency somatosensory evoked potentials. Neurology 45:2255–2261

Mah S, deVeber G, Wei XC, Liapounova N, Kirton A (2013) Cerebellar atrophy in childhood arterial ischemic stroke: acute diffusion MRI biomarkers. Stroke 44:2468–2474

Marinkovic S, Gibo H, Filipovic B, Dulejic V, Piscevic I (2005) Microanatomy of the subependymal arteries of the lateral ventricle. Surg Neurol 63(5):451–458

Mazumdar A, Mukherjee P, Miller JH, Malde H, McKinstry RC (2003) Diffusion-weighted imaging of acute corticospinal tract injury preceding Wallerian degeneration in the maturing human brain. Am J Neuroradiol 24:1057–1066

Meoded A, Poretti A, Benson JE, Tekes A, Huisman TA (2014) Evaluation of the ischemic penumbra focusing on the venous drainage: the role of susceptibility weighted imaging (SWI) in pediatric ischemic cerebral stroke. J Neuroradiol 41:108–116

Mercuri E (2001) Early diagnostic and prognostic indicators in full term infants with neonatal cerebral infarction: an integrated clinical, neuroradiological and EEG approach. Minerva Pediatr 53:305–311

Mercuri E, Atkinson J, Braddick O, Anker S, Nokes L, Cowan F, Rutherford M, Pennock J, Dubowitz L (1996) Visual function and perinatal focal cerebral infarction. Arch Dis Child Fetal Neonatal Ed 75:F76–F81

Mercuri E, Rutherford M, Cowan F, Pennock J, Counsell S, Papadimitriou M, Azzopardi D, Bydder G, Dubowitz L (1999) Early prognostic indicators of outcome in infants with neonatal cerebral infarction: a clinical, electroencephalogram, and magnetic resonance imaging study. Pediatrics 103:39–46

Mercuri E, Anker S, Guzzetta A, Barnett A, Haataja L, Rutherford M, Cowan F, Dubowitz L, Braddick O, Atkinson J (2003) Neonatal cerebral infarction and visual function at school age. Arch Dis Child Fetal Neonatal Ed 88:F487–F491

Miller SP, O'Gorman AM, Shevell MI (2000) Recurrent artery of Heubner infarction in infancy. Dev Med Child Neurol 42(5):344–346

Miller E, Daneman A, Doria AS, Blaser S, Traubici J, Jarrin J et al (2012) Color Doppler US of normal cerebral venous sinuses in neonates: a comparison with MR venography. Pediatr Radiol 42(9):1070–1079

Moharir MDSM, MacGregor D (2006) Clinical and radiographic features of thrombosis propagation in neonatal and childhood cerebral sinovenous thrombosis. Ann Neurol 60(suppl):S141

Moharir MD, Shroff M, Pontigon AM, Askalan R, Yau I, Macgregor D et al (2011) A prospective outcome study of neonatal cerebral sinovenous thrombosis. J Child Neurol 26(9):1137–1144

Monagle P, Chalmers E, Chan A, de Veber G, Kirkham F, Massicotte P, Michelson AD (2008) Antithrombotic therapy in neonates and children. Chest 133(6, supplement):887s–968s

Muthukumar N, Palaniappan P (1998) Tentorial venous sinuses: an anatomic study. Neurosurgery 42(2):363–371

Neville B, Goodman R (2001) Congenital hemiplegia. McKeith Press, London en Cambridge University Press, Cambridge, UK as Clinics in Developmental Medicine, nr 150

Norman MG (1974) Unilateral encephalomalacia in cranial nerve nuclei in neonates: report of two cases. Neurology 24:424–427 [one preterm with basilar artery thrombosis and infarction of one oculomotor nucleus]

Nowak-Gottl U, Gunther G, Kurnik K, Strater R, Kirkham F (2003) Arterial ischemic stroke in neonates, infants, and children: an overview of underlying conditions, imaging methods, and treatment modalities. Semin Thromb Hemost 29:405–414

Nwosu ME, Williams LS, Edwards-Brown M, Eckert GJ, Golomb MR (2008) Neonatal sinovenous thrombosis: presentation and association with imaging. Pediatr Neurol 39:155–161

Okabe T, Aida N, Niwa T, Nozawa K, Shibasaki J, Osaka H (2014) Early magnetic resonance detection of cortical necrosis and acute network injury associated with neonatal and infantile cerebral infarction. Pediatr Radiol 44:597–604

Pape K, Wigglesworth J (1979) Haemorrhage, ischaemia and the perinatal brain. McKeith Press, London en Cambridge University Press, Cambridge, UK as Clinics in Developmental Medicine, nrs 69/70

Pellicer A, Cabanas F, Garcia-Alix A, Perez-Higueras A, Quero J (1992) Stroke in neonates with cardiac right-to-left shunt. Brain Dev 14:381–385

Plouin P, Kaminska A (2013) Neonatal seizures. Handb Clin Neurol 111:467–476

Pollack MA, Llena JL, Fleischman A, Fish B (1983) Neonatal brainstem infarction. Arch Neurol 40:52–53 (cystic necrosis in pons and right cerebellar hemisphere following coarctectomy on day 17, together with right arm gangrene due to brachial artery catheter-related thrombosis; also extensive cerebral grey and white matter infarction)

Raets M, Dudink J, Raybaud C, Ramenghi L, Lequin M, Govaert P (2015) Brain vein disorders in newborn infants. Dev Med Child Neurol 57:229–240

Rafay MF, Cortez MA, de Veber GA, Tan-Dy C, Al-Futaisi A, Yoon W, Fallah S, Moore AM (2009) Predictive value of clinical and EEG features in the diagnosis of stroke and hypoxic ischemic encephalopathy in neonates with seizures. Stroke 40:2402–2407

Raine J, Davies H, Gamsu HR (1989) Multiple idiopathic emboli in a full term neonate. Acta Paediatr Scand 78 (4):644–646

Raju TNK, Nelson KB, Ferriero D, Lynch J, NICHD-NINDS Perinatal Stroke Workshop Participants (2007) Perinatal haemorrhagic stroke: summary of a workshop sponsored by NICHD and NINDS on classification, challenges and opportunities. Pediatrics 120(3):609–616

Ramenghi LA, Bassi L, Fumagalli M, Ometto A, Groppo M, De Carli A, Pisoni S, Dessimone F, Fare P, Mosca F (2010) Neonatal stroke. Minerva Pediatr 62:177–179

Raybaud CA, Livet MO, Jiddane M, Pinsard N (1985) Radiology of ischemic strokes in children. Neuroradiology 27:567–578

Righini A, Doneda C, Parazzini C, Arrigoni F, Matta U, Triulzi F (2010) Diffusion tensor imaging of early changes in corpus callosum after acute cerebral hemisphere lesions in newborns. Neuroradiology 52:1025–1035

Roach ES, Golomb MR, Adams R, Biller J, Daniels S, deVeber G, Ferriero D, Jones BV, Kirkham FJ, Scott RM, Smith ER (2008) Management of stroke in infants and children: a scientific statement from a special writing group of the American Heart Association Stroke Council and the council on cardiovascular disease in the young. Stroke 39:2644–2691

Roitberg BZ, Tuccar E, Alp MS (2002) Bilateral paramedian thalamic infarct in the presence of an unpaired thalamic perforating artery. Acta Neurochir (Wien) 144(3):301–304

Roodhooft AM, Parizel PM, Van Acker KJ, Deprettere AJ, Van Reempts PJ (1987) Idiopathic cerebral arterial infarction with paucity of symptoms in the full-term neonate. Pediatrics 80:381–385

Roze E, Harris PA, Ball G, Elorza LZ, Braga RM, Allsop JM, Merchant N, Porter E, Arichi T, Edwards AD, Rutherford MA, Cowan FM, Counsell SJ (2012) Tractography of the corticospinal tracts in infants with focal perinatal injury: comparison with normal controls and to motor development. Neuroradiology 54:507–516

Ruggieri M, Smarason AK, Pike M (1999) Spinal cord insults in the prenatal, perinatal, and neonatal periods. Dev Med Child Neurol 41:311–317

Rutherford MA, Ramenghi LA, Cowan FM (2012) Neonatal stroke. Arch Dis Child Fetal Neonatal Ed 97: F377–F384

Sanchez Fernandez I, Takeoka M, Tas E, Peters JM, Prabhu SP, Stannard KM, Gregas M, Eksioglu Y, Rotenberg A, Riviello JJ Jr, Kothare SV, Loddenkemper T (2012) Early thalamic lesions in patients with sleep-potentiated epileptiform activity. Neurology 78:1721–1727

Sashikumar P et al. (2014) Bilateral perinatal arterial stroke in a neonate. BMJ Case Rep 2014

Scher MS, Beggarly M (1989) Clinical significance of focal periodic discharges in neonates. J Child Neurol 4:175–185

Seghier ML, Lazeyras F, Zimine S, Maier SE, Hanquinet S, Delavelle J, Volpe JJ, Huppi PS (2004) Combination of event-related fMRI and diffusion tensor imaging in an infant with perinatal stroke. Neuroimage 21:463–472

Selton D, Andre M, Hascoet JM (2003) EEG and ischemic stroke in full-term newborns. Neurophysiol Clin 33:120–129

Silver RK, MacGregor SN, Pasternak JF, Neely SE (1992) Fetal stroke associated with elevated maternal anticardiolipin antibodies. Obstet Gynecol 80(3 Pt 2):497–499

Simanovsky N, Stepensky P, Hiller N (2004) The use of ultrasound for the diagnosis of spinal hemorrhage in a newborn. Pediatr Neurol 31:295–297

Squier W, Salisbury H, Sisodiya S (2003) Stroke in the developing brain and intractable epilepsy: effect of timing on hippocampal sclerosis. Dev Med Child Neurol 45:580–585

Sreenan C, Bhargava R, Robertson CM (2000) Cerebral infarction in the term newborn: clinical presentation and long-term outcome. J Pediatr 137(3):351–355

Staudt M, Niemann G, Grodd W, Krageloh-Mann I (2000) The pyramidal tract in congenital hemiparesis: relationship between morphology and function in periventricular lesions. Neuropediatrics 31:257–264

Staudt M, Krageloh-Mann I, Grodd W (2005) Ipsilateral corticospinal pathways in congenital hemiparesis on routine magnetic resonance imaging. Pediatr Neurol 32:37–39

Stephens RB, Stilwell DL (1969) Arteries and veins of the human brain. Charles C. Thomas, Springfield

Steventon DM, John PR (1997) Power Doppler ultrasound appearances of neonatal ischaemic brain injury. Pediatr Radiol 27:147–149

Swarte R, Lequin M, Cherian P, Zecic A, van Goudoever J, Govaert P (2009) Imaging patterns of brain injury in term-birth asphyxia. Acta Paediatr 98:586–592

Takahashi S, Ishii K, Matsumoto K, Higano S, Ishibashi T, Suzuki M (1994) The anterior choroidal artery syndrome. II. CT and/or MR in angiographically verified cases. Neuroradiology 36(5):340–345

Taylor GA (1994) Alterations in regional cerebral blood flow in neonatal stroke: preliminary findings with color Doppler sonography. Pediatr Radiol 24:111–115

Taylor GA, Trescher WA, Traystman RJ, Johnston MV (1993) Acute experimental neuronal injury in the newborn lamb: US characterization and demonstration of hemodynamic effects. Pediatr Radiol 23:268–275

Ushiwata I, Saiki I, Murakami T, Kanaya H, Konno J, Wada S (1989) Transverse sinus thrombosis accompanied by intracerebellar hemorrhage: a case report. No Shinkei Geka 17:51–55

van der Aa NE, Verhage CH, Groenendaal F, Vermeulen RJ, de Bode S, van Nieuwenhuizen O, de Vries LS (2013) Neonatal neuroimaging predicts recruitment of contralesional corticospinal tracts following perinatal brain injury. Dev Med Child Neurol 55:707–712

van Rooij LG, de Vries LS, Handryastuti S, Hawani D, Groenendaal F, van Huffelen AC, Toet MC (2007) Neurodevelopmental outcome in term infants with status epilepticus detected with amplitude-integrated electroencephalography. Pediatrics 120:e354–e363

van Wezel-Meijler G, Hummel TZ, Oosting J, de Groot L, Sie LT, Huisman J, Lafeber HN, van der Knaap MS (1999) Unilateral thalamic lesions in premature infants: risk factors and short-term prognosis. Neuropediatrics 30(6):300–306

Vander Eecken (1959) Normal cerebral arterial anatomy. In: The anastomoses between the leptomeningeal arteries of the brain. Thomas C.C., Springfield

Vandeweyer G, Van Laer L, Loeys B, Van den Bulcke T, Kooy RF (2014) VariantDB: a flexible annotation and filtering portal for next generation sequencing data. Genome Med 6:74

Vargha-Khadem F, O'Gorman AM, Watters GV (1985) Aphasia and handedness in relation to hemispheric side, age at injury and severity of cerebral lesion during childhood. Brain 108:677–696

Walsh BH, Low E, Bogue CO, Murray DM, Boylan GB (2011) Early continuous video electroencephalography in neonatal stroke. Dev Med Child Neurol 53:89–92

Walther M, Juenger H, Kuhnke N, Wilke M, Brodbeck V, Berweck S, Staudt M, Mall V (2009) Motor cortex plasticity in ischemic perinatal stroke: a transcranial magnetic stimulation and functional MRI study. Pediatr Neurol 41:171–178

Weissman BM, Aram DM, Levinsohn MW, Ben-Shachar G (1985) Neurologic sequelae of cardiac catheterization. Cathet Cardiovasc Diagn 11:577–583

White BR, Liao SM, Ferradal SL, Inder TE, Culver JP (2012) Bedside optical imaging of occipital resting-state functional connectivity in neonates. Neuroimage 59:2529–2538

Wintermark P, Warfield SK (2012) New insights in perinatal arterial ischemic stroke by assessing brain perfusion. Transl Stroke Res 3:255–262

Wu YW, Hamrick SE, Miller SP, Haward MF, Lai MC, Callen PW, Barkovich AJ, Ferriero DM (2003) Intraventricular hemorrhage in term neonates caused by sinovenous thrombosis. Ann Neurol 54(1):123–126

Wulfeck BB, Trauner DA, Tallal PA (1991) Neurologic, cognitive, and linguistic features of infants after early stroke. Pediatr Neurol 7:266–269

Young RS, Towfighi J, Marks KH (1983) Focal necrosis of the spinal cord in utero. Arch Neurol 40:654–655

131 新生儿惊厥

Lena K. Hellström-Westas and Malcolm Levene
陈丹　翻译,毛健　审校

目录

摘要

在一般人群中,每1 000名新生儿中就有1~3名婴儿受到新生儿惊厥的影响。早产儿惊厥的发生率高于足月儿。常见原因是缺氧缺血和出血性损伤引起的缺氧缺血性脑病,脑卒中和颅内出血。因此,多数新生儿惊厥源于围生期损伤,大多数发生在生后3天内。怀疑惊厥的婴儿应立即进行评估。应早期开始脑电图和振幅整合脑电图/脑电图监测,因为研究显示临床上发现的惊厥是不可信的。预后通常取决于内在因素;整体死亡率为10%~30%,存活者中30%~40%存在神经发育后遗症,不到20%的患儿发展为癫痫。

131.1　要点

- 新生儿惊厥主要是由缺氧缺血、出血或代谢性损害造成,癫痫综合征和先天性疾病导致的惊厥在新生儿中是罕见的。
- 引起新生儿疾病的原因主要是缺氧缺血性脑损伤,颅内出血和脑卒中。

- 新生儿惊厥的临床识别是不可靠的,因为大多数新生儿惊厥是亚临床型的,或只有轻微的临床表现,临床观察到的疑似惊厥活动可能没有起源。
- 脑电图或振幅整合脑电图/脑电图对正确识别新生儿惊厥是必要的,可以早期发现惊厥发作,更精准地治疗,减少抗癫痫药物的使用。
- 临床上需要解决的重要问题包括:所有新生儿惊厥发作都需要抗癫痫治疗吗? 抗癫痫治疗与减少脑损伤和改善预后有关吗? 应该使用哪些药物? 抗癫痫治疗应该持续多久?

131.2　惊厥的发生

在一般人群中,每1 000名新生儿中就有1~3名婴儿发生新生儿惊厥(Ronen et al. 1999;Sheth et al. 1999)。不同人群的发病率因诊断标准[仅临床发作或诊断需要脑电图(electroencephalogram,EEG)]和研究时间段的不同存在差异,也可能与母亲因素(地位、吸烟、肥胖)、生活条件和围产期护理标准的不同有关。早产儿的发生率高于足月儿(Ronen et

al. 1999;Sheth et al. 1999;Scher et al. 1993）。需 要
NICU 治疗的婴儿等高危人群惊厥更为常见；早期研
究提示 3%~5% 的婴儿出现惊厥但具体数量很难确
认（Scher et al. 1993;Hellström-Westas et al. 1995）。
近期研究表明超早产儿惊厥的发生率可能很高，与
颅内出血及死亡率相关（Vesoulis et al. 2014）。多数
惊厥发作是短暂的，亚临床型仅在 EEG 或振幅整合
脑 电 图（amplitude integrated electroencephalogram，
aEEG）/EEG 上发现。

新生儿惊厥最常见原因是缺氧缺血和出血
性损伤引起的缺氧缺血性脑病，脑卒中和颅内出
血（Scher et al. 1993;Weeke et al. 2015;Glass et al.
2016）。其他常见的原因包括感染和代谢异常如低
血糖和代谢性疾病。惊厥发作在代谢性疾病中普遍
存在，在能量代谢紊乱、高氨血症、过氧化物酶异常
和有机酸中毒的婴儿中可见到明显的惊厥发作（主
要是亚临床发作）（Olischar et al. 2012）。吡哆醇（维
生素 B$_6$）依赖性惊厥是罕见的，但在治疗无效时必
须加以考虑。遗传性家族性惊厥发作是由各种突变
（包括基因编码的电压门控钠和钾通道）引起的。他
们通常有多种临床过程和结果。所谓的第 5 天发作
以前相对普遍，但现在很少见到。大田原综合征或
早期婴儿癫痫性脑病和早期肌阵挛癫痫性脑病是由
多种异常引起的严重情况，包括脑部畸形和各种突
变。在 EEG 上表现为爆发抑制（早期婴儿癫痫性
脑病持续发生，早期肌阵挛癫痫性脑病发生在睡眠
期），预后较差（Hart et al. 2015）（表 131.1）。

多数新生儿惊厥源于围生期损伤，所以大多数
发生在生后 3 天内。因此高危婴儿在生后 3 天内进
行常规的 aEEG/EEG 或 EEG 监测是必要的，可以早
期发现癫痫样惊厥和脑损伤。只有部分早产儿的惊
厥发作时间稍晚，更多是由感染引起的（Sheth et al.
1999）。

表 131.1　新生儿惊厥的病因（Ronen et al. 1999;Weeke
et al. 2015;Glass et al. 2016;Tekgul et al. 2006;Yildiz et al.
2012）

发病因素	发生率 /%
缺氧缺血性脑病	29~46
颅内出血	12~18
围生期脑卒中	13~18
感染，包括败血症	7~20

续表

发病因素	发生率 /%
代谢性，包括低血糖	9~19
脑发育不全	3~5
癫痫综合征，其他	1~2

131.3　惊厥的诊断

临床疑似癫痫发作是诊断新生儿惊厥最常用
的方法。新生儿重症监护室（neonatal intensive care
unit，NICU）、产房或家中出现的疑似临床惊厥，如果
婴儿已经出院，应立即关注。需立即进行临床检查，
监测血糖，决定是否应进行抗癫痫治疗，并将婴儿交
给 NICU 进一步观察和评估（表 131.2）。

表 131.2　疑似惊厥发作婴儿的早期管理建议

及时的临床评估，包括围生期病史和体格检查

应立即检测血糖，因为低血糖是一种可治疗的疾病

决定是否应用抗癫痫药物

NICU 中进一步观察和评估，包括标准 EEG 或视频
EEG、aEEG/EEG 的连续监测和头颅超声

生化指标评估，包括血红蛋白、血气、葡萄糖、乳酸、电解
质（钠、钾、镁、钙）、胆红素、CRP、白细胞计数和血小板

决定进一步的处理，如腰椎穿刺、MRI、其他生化指标
检测

第一步应该确定潜在的病因，排除可以通过及
时干预治疗的疾病，如低血糖、感染和需要手术的颅
内出血。对疑似新生儿惊厥的临床描述可以为病因
提供重要线索。电临床发作是临床发作，EEG 中同
时出现癫痫活动，而电发作是指 EEG 显示癫痫样惊
厥活动，但没有临床症状（通常称为亚临床发作）。

Volpe 将临床惊厥发作分为微小型、阵挛型（局
灶性或多灶性）、强直型（局灶性或全身性）或肌阵
挛型（局灶性、多灶性或全身性）（Volpe 1989）。最
近，Nagarajan 等将电临床惊厥（惊厥症状学）的临床
特征进行分类，对新生儿医生来说非常简洁实用，分
类如下：①阵挛（四肢、头部或躯干的重复阵挛性抽
搐）；②强直（四肢或躯干的僵硬）；③肌阵挛（四肢、
头部或躯干的单次抽搐或缓慢的连续抽搐）；④眼睛
（眼周的特征例如眨眼、睁大、眼睛偏斜、眼球震颤）；
⑤口舌（动嘴唇 / 咀嚼、吐舌、哭 / 鬼脸、噪声 / 发声、

干呕);⑥自主功能(颜色变化、呼吸模式变化、氧饱和度降低、呼吸暂停、血压变化、心率变化);⑦运动功能低下(行为活动明显减少或停止,凝视);⑧其他(Nagarajan et al. 2012)。

一些研究表明,新生儿惊厥的临床识别并不可靠,许多临床怀疑的惊厥发作没有相应的 EEG 发作。此外,大多数新生儿惊厥实际上是亚临床发作。Mizrahi 和 Kellaway 证实一些临床发作类型与 EEG 发作关系更为密切:局灶性阵挛、全身性肌阵挛和局灶性强直性发作,包括强直性眼偏斜。其他临床惊厥类型与电活动的相关性则不一致,如全身强直性和肌阵挛性惊厥,自动症如口眼运动,进展性运动如蹬、走和旋臂(Mizrahi and Kellaway 1987)。足月儿和早产儿似乎表现出相似的临床发作类型,尽管亚临床发作在早产儿中更为普遍(Scher et al. 1993)。在一项关于 NICU 足月儿窒息的视频 EEG 研究中,惊厥发作中只有不到 10% 在临床观察中被正确识别,因为多数惊厥是亚临床发作,许多临床怀疑事件不能被 EEG 确认为惊厥发作(Murray et al. 2008)。

虽然特定病因的惊厥发展有一些典型的临床表现,如脑卒中婴儿的单侧阵挛性发作,但许多电临床惊厥包含不同的临床类型。口舌和自主神经症状在惊厥发作初时很常见,而眼部症状在发作过程中更常见(Nagarajan et al. 2012)。

有人认为通过对活动的肢体或身体的一部分施加轻微的约束可以加强鉴别癫痫性和非癫痫性动作,后者在干预下可以停滞。然而,临床上仍然很难区分二者,记录 EEG 或 aEEG/EEG 是确定癫痫性动作的最好方法。

尽管临床疑似惊厥发作与 EEG 中的癫痫活动之间无明显相关性,但疑似临床发作的异常动作仍然与足月儿和早产儿不良结局风险增加相关(Davis et al. 2010;Glas et al. 2009)。惊厥疑似动作可能由发育不成熟、神经敏感、抖动或患病婴儿的其他异常运动引起(Facini et al. 2016)。其中一些婴儿(通常伴有严重的脑损伤)也可能表现出皮层下癫痫样发作,在 EEG 或 aEEG/EEG 中是无法识别的。

131.4 新生儿惊厥的治疗

新生儿惊厥的治疗很大程度上是基于传统和评估临床疗效的旧研究。然而,最新的数据提示抗癫痫药物可以消除临床发作,但 EEG(亚临床)发作持续存在甚至增加(Boylan et al. 2002)。关于新生儿最佳治疗的研究缺乏证据,只有少数随机研究在评估 EEG 电发作的时候比较了抗癫痫药物,但没有一项研究包括大脑结构化和长期结局的随访。两个小的随机研究评估了使用 aEEG/EEG 监测是否可以减少惊厥负荷。在这两项研究中,使用 aEEG/EEG 时,惊厥发作负荷减少,但差异不明显(Lawrence et al. 2009;van Rooij et al. 2010)。其中有一个有趣的观察结果,惊厥发作的负荷与脑损伤的严重程度(通过磁共振评分)之间存在相关性;发作负荷越高,脑损伤越严重。然而,这种相关性在 aEEG/EEG 组中同时治疗电发作时并不存在。结果表明亚临床发作的治疗可以减少新生儿脑损伤。其他研究证实使用 EEG 或 aEEG/EEG 监测使惊厥管理更精确,即可以早期识别惊厥发作,从而保持相同数量或更少的抗癫痫药物治疗(Shellhaas and Barks 2012;Wietstock et al. 2015)。因此,EEG 或 aEEG/EEG 监测应成为新生儿惊厥的标准管理。aEEG/EEG 与标准 EEG 相比的优点和局限性在第 121 章中进行了讨论。

苯巴比妥是许多中心和国家的首选药物,苯二氮䓬类药物(地西泮、咪达唑仑、氯硝西泮)也是常用药物。利多卡因在北欧经常使用,而苯妥英钠或磷苯妥英钠更常用于南欧、英国和美国。作为一线药物,苯巴比妥和苯妥英钠似乎一样有效,在接受这些药物治疗的足月儿中,约 45% 的患儿惊厥发作停止,同时使用两种药物可以使 60% 的婴儿受益(Painter et al. 1999)。目前只有关于苯二氮䓬类药物疗效的观察研究。早产儿使用苯二氮䓬类药物时应小心,因为可能导致动脉血压降低。GABA 受体在生后早期是兴奋性的,使用咪达唑仑后观察到惊厥样事件,此外,最近的数据显示咪达唑仑与早产儿海马生长和神经发育异常相关(Duerden et al. 2016)。

利多卡因以前被认为是继苯巴比妥(利多卡因不应与苯妥英钠或磷苯妥英钠联合使用)之后的又一种有效的二线药物,但大量评估证实苯巴比妥和苯二氮䓬类药物使用后,利多卡因作为第三类药物是有效的(Weeke et al. 2016)。左乙拉西坦在许多国家越来越多地使用,但目前为止还没有相关的随机试验。托吡酯是另一种寄予希望的药物,但迄今为止还没有进行新生儿对照研究(Glass et al. 2011)。当新生儿惊厥发作难以控制时,通常建议咨询神经科医生,以评估惊厥发作的潜在病因并进行更有效的治疗。应始终考虑吡哆醇依赖性惊厥发作的可能。

当婴儿在 NICU 进行 EEG 或 aEEG/EEG 监测时,可以使用吡哆醇,因为吡哆醇依赖的婴儿在服用吡哆醇后出现 EEG 抑制和呼吸暂停的反应(Hellström-Westas et al. 2002)。表 131.3 总结了一些常用抗惊厥药物的建议剂量(van Rooij et al. 2013;Painter et al. 1999)。

表 131.3 常用的抗惊厥药物

药物	负荷剂量	二次剂量	维持剂量
苯巴比妥	20~40mg/kg,20 分钟内静脉注射	10mg/kg	5mg/kg/d(目标水平:40~60ug/ml)
咪达唑仑	0.05mg/kg,10 分钟内静脉注射	—	0.15mg/kg/h(最大剂量:0.5mg/kg/h)
劳拉西泮	0.05~1mg/kg 缓慢注射	—	—
苯妥英钠 / 磷苯妥英钠	20mg/kg,30 分钟内静脉注射	—	5mg/kg/d(目标水平:10~20ug/mL)
利多卡因 [a]	2mg/kg,10 分钟内静脉注射	2mg/kg,10 分钟内静脉注射	体重 2.5~4.5kg:7mg/kg/h,持续 4 小时(低体温期间 3.5h),3.5mg/kg/h,持续 12 小时,1.75mg/kg/h,持续 12 小时,
吡哆醇	100mg,静脉注射	—	—

[a] 利多卡因不应与苯妥英钠 / 磷苯妥英钠联合使用。注意利多卡因代谢受低温治疗的影响,初始剂量减少的速度快于无低温治疗婴儿。2.5kg 以下婴儿的剂量建议详见 van Rooij et al. 2013。

131.5 预防性治疗

预防性长期抗癫痫治疗经常用于新生儿惊厥发作的婴儿。最近一项包括 44 个研究、4 538 名儿童的 meta 分析表明新生儿惊厥发作后癫痫的发生风险为 17.9%(Pisani et al. 2015)。在发展为癫痫的儿童中,68.5% 在出生后第 1 年有惊厥的复发,80.7% 有神经损伤(Pisani et al. 2015 年)。很少有数据可以指导哪些婴儿可以从预防性治疗中获益。NICU 婴儿中,aEEG/EEG 和 EEG 被用于诊断和治疗新生儿惊厥,平均 4.5 天后停止抗癫痫治疗。早期研究发现生后第 1 年癫痫复发率为 8.3%,3 个发展为癫痫的儿童中有两个由于反复发作的新生儿惊厥和持续的 EEG 异常,已经接受了预防性苯巴比妥治疗(Hellström-Westas et al. 1995)。

131.6 预后

新生儿惊厥发作的婴儿总死亡率约为 10%~30%,但预后通常取决于基础疾病(Ronen et al. 1999;Sheth et al. 1999;Scher et al. 1993;Weeke et al. 2015;Glass et al. 2016;Tekgul et al. 2006;Yildiz et al. 2012;van Rooij et al. 2013)。存活者中的 30%~40% 出现神经发育后遗症,不到 20% 的人发展为癫痫。

131.7 结论

关于新生儿惊厥的最佳管理策略还有许多尚未解决的问题。未来临床上需要解决的重要问题包括:所有的新生儿惊厥发作都需要抗癫痫治疗吗? 抗癫痫治疗与减少脑损伤和改善预后有关吗? 应该使用哪些药物? 抗癫痫治疗应该持续多久?

参考文献

Boylan GB, Rennie JM, Pressler RM, Wilson G, Morton M, Binnie CD (2002) Phenobarbitone, neonatal seizures, and video-EEG. Arch Dis Child Fetal Neonatal Ed 86:F165–F170

Davis AS, Hintz SR, Van Meurs KP et al (2010) Seizures in extremely low birth weight infants are associated with adverse outcome. J Pediatr 157:720–725

Duerden EG, Guo T, Dodbiba L et al (2016) Midazolam dose correlates with abnormal hippocampal growth and neurodevelopmental outcome in preterm infants. Ann Neurol 79:548–559

Facini C, Spagnoli C, Pisani F (2016) Epileptic and non-epileptic paroxysmal motor phenomena in newborns. J Matern Fetal Neonatal Med 29:3652–3659

Glass HC, Glidden D, Jeremy RJ, Barkovich AJ, Ferriero DM, Miller SP (2009) Clinical neonatal seizures are independently associated with outcome in infants at risk for hypoxic-ischemic brain injury. J Pediatr 155:318–323

Glass HC, Poulin C, Shevell MI (2011) Topiramate for the treatment of neonatal seizures. Pediatr Neurol 44:4439–4442

Glass HC, Shellhaas RA, Wusthoff CJ et al (2016) Contemporary profile of seizures in neonates: a prospective cohort study. J Pediatr 174:98–103

Hart AR, Pilling EL, Alix JJ (2015) Neonatal seizures – part 2: aetiology of acute symptomatic seizures, treatments and the neonatal epilepsy syndromes. Arch Dis Child Educ Pract Ed 100:226–232

Hellström-Westas L, Blennow G, Lindroth M, Rosén I, Svenningsen NW (1995) Low risk of seizure recurrence after early withdrawal of antiepileptic treatment in the neonatal period. Arch Dis Child Fetal Neonatal Ed 72:F97–F101

Hellström-Westas L, Blennow G, Rosén I (2002) Amplitude-integrated encephalography in pyridoxine-dependent seizures and pyridoxine-responsive seizures. Acta Paediatr 91:977–980

Lawrence R, Mathur A, Nguyen The Tich S, Zempel J, Inder T (2009) A pilot study of continuous limited-channel aEEG in term infants with encephalopathy. J Pediatr 154:835–841

Mizrahi EM, Kellaway P (1987) Characterization and classification of neonatal seizures. Neurology 37:1837–1844

Murray DM, Boylan GB, Ali I, Ryan CA, Murphy BP, Connolly S (2008) Defining the gap between electrographic seizure burden, clinical expression and staff recognition of neonatal seizures. Arch Dis Child Fetal Neonatal Ed 93:F187–F191

Nagarajan L, Palumbo L, Ghosh S (2012) Classification of clinical semiology in epileptic seizures in neonates. Eur J Paediatr Neurol 16:118–125

Olischar M, Shany E, Aygün C et al (2012) Amplitude-integrated electroencephalography in newborns with inborn errors of metabolism. Neonatology 102:203–211

Painter MJ, Scher MS, Stein AD et al (1999) Phenobarbital compared with phenytoin for the treatment of neonatal seizures. N Engl J Med 341:485–489

Pisani F, Facini C, Pavlidis E, Spagnoli C, Boylan G (2015) Epilepsy after neonatal seizures: literature review. Eur J Paediatr Neurol 19:6–14

Ronen GM, Penney S, Andrews W (1999) The epidemiology of clinical neonatal seizures in Newfoundland: a population-based study. J Pediatr 134:71–75

Scher MS, Aso K, Beggarly ME, Hamid MY, Steppe DA, Painter MJ (1993) Electrographic seizures in preterm and full-term neonates: clinical correlates, associated brain lesions, and risk for neurologic sequelae. Pediatrics 91:128–134

Shellhaas RA, Barks AK (2012) Impact of amplitude-integrated electroencephalograms on clinical care for neonates with seizures. Pediatr Neurol 46:32–35

Sheth RD, Hobbs GR, Mullett M (1999) Neonatal seizures: incidence, onset, and etiology by gestational age. J Perinatol 19:40–43

Tekgul H, Gauvreau K, Soul J et al (2006) The current etiologic profile and neurodevelopmental outcome of seizures in term newborn infants. Pediatrics 117:1270–1280

van Rooij LG, Toet MC, van Huffelen AC et al (2010) Effect of treatment of subclinical neonatal seizures detected with aEEG: randomized, controlled trial. Pediatrics 125:e358–e366

van Rooij LG, Hellström-Westas L, de Vries LS (2013) Treatment of neonatal seizures. Semin Fetal Neonatal Med 18:209–215

Vesoulis ZA, Inder TE, Woodward LJ, Buse B, Vavasseur C, Mathur AM (2014) Early electrographic seizures, brain injury, and neurodevelopmental risk in the very preterm infant. Pediatr Res 75:564–569

Volpe JJ (1989) Neonatal seizures: current concepts and revised classification. Pediatrics 84:422–428

Weeke LC, Groenendaal F, Toet MC et al (2015) The aetiology of neonatal seizures and the diagnostic contribution of neonatal cerebral magnetic resonance imaging. Dev Med Child Neurol 57:248–256

Weeke LC, Toet MC, van Rooij LG et al (2016) Lidocaine response rate in aEEG-confirmed neonatal seizures: retrospective study of 413 full-term and preterm infants. Epilepsia 57:233–242

Wietstock SO, Bonifacio SL, McCulloch CE, Kuzniewicz MW, Glass HC (2015) Neonatal neurocritical care service is associated with decreased administration of seizure medication. J Child Neurol 30:1135–1141

Yildiz EP, Tatli B, Ekici B et al (2012) Evaluation of etiologic and prognostic factors in neonatal convulsions. Pediatr Neurol 47:186–192

新生儿脑损伤时机

132

Serafina Perrone and Giuseppe Buonocore
张静　翻译，毛健　审校

目录

摘要

新生儿脑损伤机制是非常复杂的，涉及多种因素途径，因此有可能对确定脑损伤的时机以及对有脑损伤高危风险的新生儿的早期鉴别变得复杂。大部分脑损失是发生在分娩前，并且发生不只一次的损伤。对宫内胎儿发育的关键时期出现的异常干扰可以使胎儿表型发生永久变化，进而破坏胎儿的正常发育导致疾病。此外，包括成熟度和结构在内的大脑发育可能使胎儿或多或少易遭受围产期的损伤。目前，是否有客观的实验室生物标志物可以作为围产期窒息诊断的"金标准"尚未达成共识。胎盘等可以作为母亲或者胎儿发生疾病过程中的指标。对胎盘病理专业性的评估可提供其他任何来源都无法获得的数据。对有新生儿脑病的患儿进行磁共振成像，结合临床检查，有助于阐明窒息发生的机制及时机。那些重症脑病的患儿合并多器官损伤的证据有助于识别缺氧缺血性损伤，并作为其附加的诊断标准。但是，这不是特定或必要的。但是它们在临床的应用中仍然认为不是有效的。已经发现了几种在新生儿脑病患儿中提示脑损伤的组织生物标志物。

如果新生儿在出生时出现围产期缺氧的相关临床体征，有必要获得可读的分娩时的胎心监护图、完整的产程记录、脐带血气分析结果、胎盘的病理检查以及对患儿进行全面的临床检查包括头颅磁共振。对胎盘应该进行组织学检查以确认分娩前或分娩期间发生的突发性不良事件，或者可以检测到影响胎儿循环的微小栓塞形成，胎盘储备减少的模式以及对慢性缺氧的适应过程。

132.1　要点

- 确认新生儿脑损伤的时机是准确诊断和预防的基础，而且在法律层面上是关键要素。
- 鉴于胎盘的病理检查可能在围产期窒息中起关键作用，推荐对所有存在的潜在神经系统不良结局的病例进行完整的胎盘检查。
- 围产期发生不当的缺氧有可能会对胎儿造成相关的并发症，因此对进行胎儿多普勒研究和胎心监护，尤其是能结合脉搏血氧仪，胎儿的血气 pH 分析以及胎儿心电图，有助于临床医生及时识别这种情况。
- 神经影像学检查对于新生儿脑病的患儿仍然是鉴定、表征和预防脑损伤的金标准。
- 神经诊断的检查比如标准脑电图和振幅整合脑电图可以识别出是否发生脑损伤并可能确定其严重程度。
- 新生儿有核红细胞计数的升高提示可能发生围产期的缺氧，并对缺氧的新生儿可以预测脑损伤和神经系统发育结局。
- 由于临床的多样变化，可能难以对发生围产期脑病的新生儿进行临床评估；医护人员需要仔细调查导致新生儿脑损伤的病因。
- 迄今为止，尽管大多数证据及研究数据来自小型的单中心研究，但对于新生儿脑损伤的评估，使用生物标志物组学似乎非常有希望。

132.2　引言

　　早期脑部发育的异常和潜在的遗传因素会影响脑部对损伤的敏感性（Ambalavanan et al. 2006；Fily et al. 2006；Yager and Miller 2009）。一些新生儿可能会有遗传易感性，即在某些非致命的"打击"下易遭受损伤（Nelson 2005）。这些新近发现的在不同时期出现的导致脑损伤的危险因素可以确定脑损伤发生的时机，对其诊断和预防至关重要。新生儿脑病的发病率估计为 3/1 000（95%CI 2.7~3.3），新生儿缺氧缺血性脑病（hypoxic ischemic encephalopathy，HIE）的发病率为 1.5/1 000（95%CI 1.3~1.7）（Kurinczuk et al. 2010）。HIE 的发病率范围为 1.0/1 000~8.0/1 000。流行病学数据显示，发达国家 30% 和发展中国家

中 60% 的新生儿脑病患者有分娩期缺氧缺血的证据。围产期缺氧缺血性脑损伤被证明是导致儿童期发育障碍的主要因素，占所有病例的 25%（Shevell 2001）。在影响新生儿脑病发展的产前重要因素中，胎儿生长受限占有很高的比例。人们越来越认识到，胎儿炎症已经成为围产期获得性脑损伤中的最常见原因之一。

132.3　胎儿程序化假说

　　胎儿的发育可能会受到遗传基因序列以及外部刺激的影响。妊娠早期子宫内环境特别容易受到干扰。胎儿生长环境的干扰即意味着短期并发症包括胎儿生长改变和围产期发病率增加，又会对子代的后续健康产生长期影响。胎儿程序化的概念侧重于发育可塑性的过程，在正常情况下，这可提供稳态机制的设置，以确保合适的生长与发育（Perrone et al. 2016a，b）。胎儿在宫内的正常发育过程被异常刺激或者"干扰"破坏时，会使胎儿发生晚期程序化的疾病，使胎儿自身适应外界刺激或者"干扰"以使其存活，但最终有可能导致胎儿在身体结构和生理上发生永久性的变化，进而会影响短期和长期的不良结局。胎儿表型发生永久的改变可能会与子宫外环境不相匹配，根据这一理论，新生儿过渡期的障碍和成年后发生的心血管或代谢性疾病均可追溯至其子宫内起源（图 132.1）。

132.4　胎盘病理

　　胎盘可以被描述为记载宫内胎儿生活的"日记"，因为胎盘病理学能提示胎儿分娩前的宫内情况。突发灾难性的宫内损伤是前期损伤，每种损伤都会引起宫内缺氧，足以导致脑损伤（Redline 2006）。导致突发灾难性伤害有 3 种机制：①胎盘与潜在的母体子宫供血过早分离：胎盘破裂或子宫破裂；②胎儿的胎盘血管破裂；③脐静脉血流长时间中断。胎盘的检查结果可为胎儿 - 母亲出血的诊断提供大量证据，包括绒毛循环中循环有核红细胞数量的大量增加，发现大的绒毛间质血肿、绒毛状水肿、胎儿动脉收缩和绒毛状毛细血管扩张。大血管出血通常会使不被胶质或绒毛膜板保护的血管受到损伤。与脐血管完全闭塞有关的病理改变包括脐静脉血栓阻塞、脐带打结（超卷状）、脐带脱垂或脐带紧密

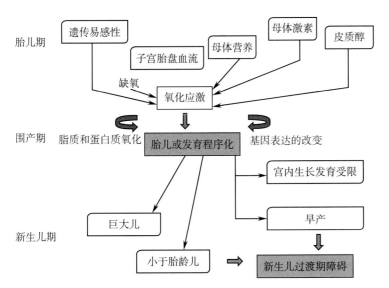

图132.1　胎儿发育时期对环境条件的特殊敏感性。氧化应激可能是不良损伤(与早产或胎儿不良生长相关)与发育程序化之间的联系。氧化应激通过脂质和蛋白质氧化或修饰基因表达间接发挥作用

缠身。当发生上述情况时,脐带的颜色、形状或直径可能会突然发生变化,这提示了慢性病。在发生脑性瘫痪的婴儿中,脐带的其他病理病变(如脐带过长或过短、脐带异常的插入部位及胶质稀疏)更为常见(Redline 2006;Machin et al. 2000;Nasiell et al. 2016;McDonald et al. 2004)。胎儿-胎盘大血管病变作用于血管壁的机制包括毒性损伤(胎粪相关的血管坏死)、母体抗胎儿血管炎(闭塞性胎儿血管病)、活化的胎儿中性粒细胞浸润(具有强烈胎儿炎症反应的绒毛膜羊膜炎)和血栓形成(胎儿血栓性血管病)(Nasiell et al. 2016;McDonald et al. 2004;Chau et al. 2013)。胎儿血栓性血管病和慢性绒毛膜炎伴闭塞性胎儿血管病始于分娩前数周,持续发展并进展直至分娩(Perrone et al. 2016c)。血管闭塞是炎症性血管发生破坏的结果,是由于母体白细胞不适当地穿过滋养层屏障进入胎儿组织时发生的。绒毛膜羊膜炎伴严重的胎儿炎症反应(严重绒毛膜血管炎)和胎粪相关的血管平滑肌细胞坏死是由于分娩前几天开始的亚急性过程而导致的(Chau et al. 2013;Perrone et al. 2016c;Redline et al. 2003;Altshuler et al. 1992)。

暴露于胎粪污染的羊水会通过进入绒毛膜板并且最终和巨大胎儿的血管接触使颜色渐加重。胎盘异常小,会使气血交换的总面积数量减少。而由于弥漫性慢性损伤,会交替的减少交换效率。其他有关胎盘的发现是影响母亲或胎儿过程的标志。在一些病例中,它们可能试图改善不良环境;或者,不能适应这种不良结局。可能在这些发现中最有争

议的是有核红细胞出现明显的增长,超过了胎儿胎盘的毛细血管循环的 2 500/cm³(Hermansen 2001;Naeye and Lin 2001)。这种增长的程度相当于胎儿骨髓对缺氧时间长达 6-12 小时或更长时间的反应(Blackwell et al. 2004)。而继发性适应反应是胎儿的毛细血管数量在每个终端绒毛横截面上都广泛增加或者是绒毛膜血管病(Ogino and Redline 2000;Stanek 1999)。

胎盘病理学有助于分析产前环境,胎盘的组织学检查是一种灵敏而准确的诊断系统,用于识别可直接导致或降低脑损伤阈值的病变。在足月儿后来发展为脑瘫者中,有不到 10% 其胎盘检查缺乏任何可能与不良预后相关的胎盘异常的证据,这支持对所有潜在存在的不良神经预后的病例,需要有完整的胎盘检查的重要性。

132.5　胎心监护和胎儿的多普勒研究

胎心监护(cardiotocography,CTG)是胎儿健康的间接体征,存在着各种技术误区和较高的假阳性率。目前正在提高这项技术在确定脑损伤的风险和时机方面的应用。尤其是对 CTG 在减速模式上的变化速度和趋势的评估,可使有害的缺血性事件区别于其他形式存在的对胎儿脑损伤不必要的缺氧事件(Ugwumadu 2013)。新定义的 CTG 模式,即"转换"模式,似乎是一种缺血性损伤的特定标志物,可能有助于重新定义 CTG 监测的作用。

大多数 HIE 的患儿入院分娩时 CTG 的记载是

正常的,但往往在分娩开始后的数小时内会出现病理性 CTG 模式。更严重的脑病与入院时正常的 CTG 和发生在分娩前不久的急性不良事件有关。

CTG 和脉搏血氧仪、胎儿血气 pH 及心电图结合应用可进一步提高优势性(Murray et al. 2009)。胎儿的心电图波形分析预示胎儿心脏对分娩应激过程的反应能力。升高的 T/QRS 波形比例可确定胎儿心肌对缺氧的反应,这种缺氧是由心脏糖原的利用率增高引起的(Brand-Niebelschutz and Saling 1994)。ST 段下移有可能提示心脏不能完全工作,意味着可能存在心功能障碍或低血压。当产时的缺氧可能进展为窒息状态下,监测心电图如升高的 T/QRS 比例持续 10 分钟以上提示胎儿环境恶化。已有报道,对 CTG 和心电图的自动分析能够降低新生儿严重神经系统损伤的发生率(Rosèn et al. 2004)。

脐带动脉(umbilical artery,UA)、胎儿降主动脉(descending fetal aorta,DAo)、大脑中动脉(middle cerebral artery,MCA)的血液流速的多普勒超声监测,可明确了解胎儿心脏血管对宫内生长受限、胎儿贫血以及胎儿缺氧的反应(Graves 2007)。当 MCA 的搏动指数(PI)低于第 5 百分位以下或者 UA、DAo、UA/MCA、DAo/MCA 的搏动指数在第 95 百分位以上,提示血液流速是异常的(Arduini and Rizzo 1990)。UA 的舒张末期血液逆流或缺失、主动脉峡部的逆行性舒张期净流或缺失以及静脉导管舒张末期血液逆流或缺失也可以认为是异常的。当血流记录有 V 形下降切迹存在,作为围产期血管阻抗和脑保护效应增加的体征,也和母亲血清中 TNF-α 和 IL-6 的聚集有高度的显著相关性(Dubiel et al. 2005)。胎儿血液流速的严重异常会导致与晚期认知能力相关的神经解剖学或功能性方面的改变(Maunu et al. 2007)。

132.6 神经影像学

颅脑超声(cranial ultrasound,CUS)多年来已经被应用到检测脑损伤的类型和变化。筛选脑软化的超声诊断标准是为了更精确地保证有可能发生在分娩前的损伤。通过超声及尸检对脑畸形进展的研究发现脑软化灶需要至少 14 天的时间形成(Weindling et al. 1985;Levene 1988)。尽管 CUS 的可靠性因在蛛网膜下腔、脑皮质和后颅窝处缺乏可视性而受到限制,也很难鉴别出血性和非出血性缺血性损伤,但是序列超声图像已经用于对缺氧缺血性损伤时机的研究。传统上,CUS 用于检测生发性基质出血、脑室内出血(intraventricular hemorrhage,IVH)和脑室白质软化(periventricular leukomalacia,PVL)。由于诸如高分辨率超声(<200m)、定量测量及辅助声窗(乳突和后囟)等技术发展,CUS 在检测其他病变方面的价值也在不断提高。CUS 对于识别卒中和窦静脉血栓形成似乎很敏感,但可能会遗漏少量颅后窝异常(Leijser et al. 2006;Govaert and De Vries 2010;Ciambra et al. 2013;Graca et al. 2013;van Wezel-Meijler et al. 2010;Steggerda and van Wezel-Meijler 2016)。

传统的磁共振成像(magnetic resonance imaging,MRI)、容量分析、弥散张量成像和基于表面的形态测量学都已经被应用于检测产前、产时和新生儿期变化以及以标准化评估脑成熟度为基础的时机(Mathur et al. 2008;Hüppi and Dubois 2006)。MRI 能可靠地评价髓鞘化,并且对体内发育大脑的髓鞘化和成熟度的时间变化也有清晰可靠的评估。正常皮质发育所需的底板的形态和功能的发育高峰和早产儿损伤易感性的高峰期有关。底板细胞的损伤牵涉到早产儿的皮质缺陷(McQuillen and Ferriero 2004;Volpe 1996)。如果发育损伤或延迟的白质破坏皮质 - 皮质远距离连接的特殊亚型,这些被改变的连接类型会反过来导致皮质折叠模式的特定异常。因此,白质损伤会继发性破坏皮层灰质的发育,这也许是早产儿所面临的认知发育缺陷的主要原因。皮层发育也可能会受早产儿的白质缺乏或底板损伤的影响。具有高度敏感性的 MRI 比可靠的超声更能早期检测到发生的损伤,尤其是对早产儿的白质损伤。通过对组织类型进行分割的体积成像,并且进行三维重组,可准确测量特殊脑组织容积。妊娠 29~41 周正常发育的脑组织的容积变化已经在体内通过 MRI 对脑组织的分割成像明确了。分割成像技术是根据计算出的不同信号强度(如灰质、髓鞘化白质脑脊液)(Zacharia et al. 2006),将脑组织分为感兴趣的代表结构并构建轮廓的过程。合并白质损伤的早产儿与未合并相比,其绝对皮层灰质体积减小了 17%,并且绝对髓鞘化的白质体积减小 25%(Inder et al. 2005)。对学龄期的早产孩子开展容量 MRI 研究表明其大脑中的胼胝体(Nosarti et al. 2004;Peterson et al. 2000)、海马(Nosarti et al. 2002)、基底节、杏仁体(Peterson et al. 2000)等发育不良,并且合并有侧脑室的增大(Nosarti et al. 2002)。所有这些表明和神经心理障碍有关联。

弥散张量成像和弥散各向异性是基于水分子在组织中的移动方向。描述这些移位的其中一个参数为表观弥散系数。临床上经常用于急性脑损伤的检测。弥散各向异性可提供有关局部内环境的信息。各向异性参数主要描述发育中稳定增长的白质,尤其是在纤维束进行髓鞘形成时(Neil et al. 1998)。各向异性参数也可用来评估灰质的成熟度,并且反应在不同的皮层区其发育的变化速率(Deipolyi et al. 2005)。发育中的皮质表现较低表观弥散系数和各向异性,有可能和成熟的皮质中不断增加的组织复杂性有关(Kroenke et al. 2006)。弥散成像在损伤的第 1 天没有出现变化,然后逐渐在第 2~4 天信号减低,大约 7 天后恢复正常(Neil and Inder 2004)。MRI 阐述了和发育阶段有关的获得性胎儿脑损伤的自然演变过程(Girard et al. 2003)。对发育中的胎儿检测到某种类型的损伤可作为急性或慢性损伤的客观证据。检测的种类可表明在宫内发育的各种阶段出现的感染或缺氧缺血。

磷磁共振谱仪是研究发生窒息期间及其后的脑氧化代谢的变化(Miller et al. 2002)。患有新生儿脑病的患儿常在出生不久就可以通过该项检查发现脑的氧化代谢,但是也有许多病例是延迟到能量代谢衰竭后的 6~15 小时才出现。在存活者中,继发性能量代谢衰竭后的 24~48 小时的程度和年龄在 18 个月及 4 岁时的神经发育损伤有密切联系(Roth et al. 1997)。MRI 序列展示了和足月儿脑病有关的脑损伤在经过一段时间后可逐步发展至起初未受影响的脑区域(Barkovich 2006)。质子 MR 光谱也已用于新生儿,主要研究诸如胆碱、肌酸和磷酸肌酸等代谢产物的单峰,N-乙酰天门冬氨酸,以及可能存在的乳酸等的浓度变化。这些都是足月新生儿发生缺氧缺血脑病后对其神经发育预后的精准定量的生物标志物。建议足月时小脑 N-乙酰天门冬氨酸 / 胆碱比值与 24 个月时的认知结果相关联(Bapat et al. 2014)。

神经影像技术和 MRI 技术的日益广泛使用,尤其是对确定脑损伤的时机和识别损伤的模式有极大的帮助。这些发现对于法医学方面可能很重要。MRI 和磁共振波谱在协助确定脑损伤时机方面是最敏感的神经影像学检查方法。MRI 结合传统、弥散及光谱学,可在生后的 24~96 小时内提供有关脑部损伤潜在时机的最有效信息。经典新生儿缺氧缺血

性脑损伤有几种明确的脑损伤模式及其在 MRI 上的演变过程。如果 MRI 上存在不同类型的脑损伤或损伤演变,则应积极考虑到其他诊断(如代谢和基因研究)(Task Force on Neonatal Encephalopathy 2014)。足月新生儿发生窒息有几种相关的模式,例如:

1. 基底神经节 - 丘脑模式。主要影响双侧中央灰色核(腹外侧丘脑和后壳)和周围皮质,这表明发生的几乎是完全窒息,并经常继发于急性的不良事件。

2. 分水岭为主导的损伤模式,也称为“持续部分窒息”之后出现的损伤模式。它涉及血管分水岭的矢状旁白质,如果损伤足够严重,可能会扩展到皮质灰质(Milleret al. 2005;Sie et al. 2000)。

如果 MRI 上存在不同类型的脑损伤或损伤的演变,则应考虑其他诊断。

132.7 脑电图

结合出生时间进行系列脑电图检查,其动态变化的结果可评估脑损伤的时机(Shellhaas 2015)。如果脑电图在出生后已经迅速表现为慢性阶段异常可考虑损伤时机在产前;如果表现为急性阶段的异常考虑是产时;如果表现正常,并且在晚期出现急性阶段的异常考虑是产后。即使是轻度的痉挛,对其的检测也是评估时机的重要指征,因为持续的痉挛可加剧缺氧性脑损伤(Yager et al. 2002)。

对早产儿进行常规的系列脑电图的研究,表明这些患儿中发生脑瘫有 1/4 是由于产前因素,2/3 是由于产时因素,而产后因素占极少的一部分。在超声上出现 PVL 变化需要在新生儿晚期阶段,因此通过出生后迅速行脑电图可鉴别是产前因素还是产后因素所导致(Okumara et al. 1999)。没有明显原因引起的 PVL 经常与异常胎儿心率类型和早期新生儿脑电图异常类型有关,并且考虑起源于产前时期。记录首次疑似癫痫发作的时间也很重要,因为接近出生时的癫痫发作可能反映了较早的刺激损伤。最近,一种脑功能监测器,即单通道或双通道振幅整合 EEG(amplitude-integrated EEG, aEEG),用于可疑脑病新生儿的脑部监测,主要用于确定发生新生儿脑病的患儿其亚低温治疗的选择标准。aEEG 为临床医生提供了一种识别脑损伤并确定脑病严重程度和预后的方法(Hellstrom-Westas et al. 2008)。使用脑功能监测器 /aEEG 进行持续监测有助于监测亚低温治疗的 72 小时过程中的癫痫发作活动,监测对抗

癫痫药的反应，以及动态地监测脑功能变化。脑电图和 aEEG 异常（癫痫发作和抑制背景模式）对发生围产期窒息的患儿，在常温和亚低温治疗期间对其发生的不良结局具有较高的预测价值（Toet et al. 1999；van Laerhoven et al. 2013）。

132.8 血液学

有核红细胞（nucleated red blood cell，NRBC）计数表明早产和足月新生儿的胎儿期发生缺氧。尽管 NRBC 在早产儿的脐血中具有生理意义，单独 NRBC 的计数需要和新生儿的标准胎龄相比较（Buonocore et al. 1999）。NRBC 作为标志窒息发生时机的应用，是经过有关胎儿缺氧反映的信息所证明的，换句话说，就是由于胎儿的动脉血氧减低，使促红细胞生成素反应性增多（Widness et al. 1986）。已经证明在窒息，高水平的促红细胞生成素和 NRBC 之间存在关系（Vatansever et al. 2002）。尽管缺氧及 NRBC 的出现，两者之间精确的时间流逝尚不清楚，但是实验性的研究表明了促红细胞生成素诱发晚期红细胞的分化具有复杂性的机制，并且有证据表明大于24 小时是减低的胎儿动脉血氧和血液中促红细胞生成素出现的必要时期（Bondurant et al. 1985）。有关脐血中增加的 NRBC 可能被认为是在出生前缺氧时间超过 24 小时标志的观点已经根据临床观察被采纳（Blackwell et al. 2000；Naeye and Russell Localio 1995）。

淋巴细胞计数的升高被认为是衡量脑损伤的可靠指标，由于升高似乎是在胎儿心动过缓和缺氧发作后的约 25 分钟出现，因此使其建立损伤时机变得有可能（Naeye and Lin 2001）。由于血小板的减少大约是发生在心动过缓后的 20~28 小时，因此也可以有助于决定脑损伤的时机。而且血小板的减少已经被确认是发生在胎儿缺氧后，尽管原因尚不清楚（Saxonhouse et al. 2003）。虽然在一定条件下可能会误导人，淋巴细胞循环数量的增加结合其他标志如心动过缓、纠正酸中毒的时间、血小板的减少及临床症状也许会对决定脑损伤的时机有所帮助。

132.9 临床评估

早期识别有新生儿脑病的高危新生儿仍然面临挑战。Badawi 等在西澳大利亚州的一项病例对

照研究中表明，几乎 70% 的病例是没有明确的证据表明存在产后不良事件，24% 的病例有产前和产时的危险因素，而只有 5% 的病例有产时的危险因素（Badawi et al. 1998a，b）。围产期发生缺氧缺血性损伤的严重程度难以量化，许多新生儿在出生时可能只有短暂的新生儿脑病神经系统症状，并在稳定后完全恢复。不同病因导致的新生儿脑病患儿其临床表现可能会相似，因此仅仅通过神经系统检查很难来识别病因。因此，对那些有不明围产期高危病史及因素但表现为新生儿脑病相关症状的患儿要排除其他原因非常重要（Wachtel and Hendricks Muñoz 2011）。围产期窒息后发生新生儿脑病的新生儿临床表现范围可以从轻型，如易激惹或肌张力轻度低下到严重，包括昏睡、昏迷、重度肌张力低下和原始反射消失。重要的是，新生儿脑病的临床细微体征及症状和新生儿癫痫发作的识别一样困难，可能会导致诊断和适当的神经保护性干预延迟。在美国，每 1 000 例活产儿有 1.5~3.5 例会发生新生儿癫痫，并且在新生儿期发病比其他任何时候都更常见（Wachtel and Hendricks-Muñoz 2011）。此外，癫痫发作在由缺氧缺血导致的新生儿脑病患儿中也常见。Volpe（2008）提出的临床癫痫发作被广泛接受的分类包括细微性、阵挛性、强直性和肌阵挛性癫痫发作，这些发作可以是局灶性、多灶性或广泛性的。当同时有电发作及临床表现时，称为电临床型；当无临床表现只有电发作时称为亚临床型（Hellstrom-Westas et al. 2008）。诊断新生儿癫痫发作对于临床医生而言，可能具有挑战性。实际上，只有约 20%~30% 的新生儿电发作时会引起明显的临床表现（Murray et al. 2008）。新生儿的脑电发作型癫痫也与远期的脑瘫和小头畸形发育有关（Abend and Wusthoff 2012）。

目前对围产期发生缺氧缺血的新生儿对其刚出生时的临床表现，尚没有理想的评价标准来评估严重程度。目前，虽然 Apgar 评分仍可预测人群总体水平的预后，并且对出生后 5 或 10 分钟时评分持续低的足月新生儿的预后仍然很差，但是 Apgar 评分不再被认为是围产期窒息和脑病的评定标志。临床评分系统已被广泛用于评估新生儿脑病的严重程度。最常用的是 Sarnat 评分（Sarnat and Sarnat 1976），与临床检查和脑电图的信息结合起来，将脑病按程度分为轻度（Ⅰ 级）、中度（Ⅱ 级）或重度（Ⅲ 级）。

在生后的最初 12~24 小时,经历了从轻度到重度的围产期胎儿的缺氧缺血,发生新生儿脑病的表现为哭声弱、拒乳、呼吸困难、惊厥、昏睡或昏迷。

132.10 生物标志物

术语生物标志物指的是发生在机体的任何实物的存在,并且用于衡量并预测疾病的诊断、发生或进展。实验室通常利用脐血或羊水进行研究。它们能提供较多的关于是否危害中枢神经系统的信息。脐血的 pH 是最广泛应用的检测,有助于评价宫内窒息的严重程度。美国妇产科学院(American College of Obstetrics and Gynecology,ACOG)、美国妇产科医师学院和美国儿科医师学院(American College of Obstetricians and Gynecologists and American Academy of Pediatricians 2003)公布的将分娩期缺氧作为新生儿脑病和晚期脑瘫病因的标准,包括以下:① UA 血气 pH≤7.0;②早期出现的由轻度进展到重度的新生儿脑病;③脑瘫合并四肢瘫痪的痉挛性或运动障碍类型;④并且除外其他可能原因。当利用出生时 UA 血气的 pH 来定义分娩期缺氧时,UA 血气 pH≤7.0 的发生率是 3.7/1 000 足月活产,存活后的有 17.2% 发生神经系统相关性疾病,16.3% 出现痉挛,5.9% 死于新生儿期。在发达国家,足月 HIE 的发生率是 2.5/1 000 活产儿,其中和分娩期窒息相关的脑瘫发生的比率是 14.5%(Graham et al. 2008)。由于 pH 是受呼吸及代谢两个因素的影响,代表的是 H^+ 的负对数;因此它的变化不是和 H^+ 浓度或碱基呈线性关系。假设器官或细胞对缺氧缺血的反应导致酸中毒与损伤的持续时间及程度呈相对线性关系,指数函数 pH 对预测出现低氧时机的作用就受到了限制。相反,碱剩余代表了线性相关并因此是评价代谢性酸中毒持续时间和程度的潜在价值的指标。并且建议当碱剩余指标达到 −12mmol/L 是代谢性酸中毒导致新生儿并发症的阈值(Low et al. 1997),已经有报道当碱剩余指标达到 −22mmol/L 时,80% 在分娩期发生窒息的新生儿出现或多或少的损伤(Low et al. 1984)。通常按照 Hagelin 和 Leyon(Hagelin and Leyon 1998)观点,第二阶段产程以每小时可减少 1mmol/L 的速度减少普通胎儿的碱剩余。比较碱剩余和持续心脏减速关系的研究,发现在严重衰竭患者中碱剩余每 2 分钟消耗 1mmol/L,而亚急性的胎儿衰竭其缓冲碱可能是每 6~15 分钟

减低 1mmol/L。

对酸中毒程度的衡量应该与心率和血压相结合。尤其是已经观察到顽固的心动过缓与大脑基底节的缺血性损伤的发展相一致(Meyer 1975)。已经开展的对时机的研究,是将出生时的心率和 pH 记录与淋巴细胞和血小板计数相结合(Naeye 1991)。新生儿由于持续至出生的缺氧缺血可能会发生严重的代谢性酸中毒及紊乱。由低氧诱发的心肌病真实地反映了围产期缺氧缺血性损伤的严重程度。心肌病导致低血压及严重的器官低灌注,如大脑。对大多数新生儿来说,心肌收缩力的恢复是在出生后的 24~48 小时(Van Bel and Walther 1990)。

对脐血及患儿血液可快速检测乳酸的适用性表明广泛应用于严重代谢性酸中毒的检测可以反映窒息程度,并且是脑损伤信号(Boog 2004)。Da Silva 等(2000)建议血乳酸浓度在生后 30 分钟超过 9mmol/L 对预测脑损伤是否由轻度进展为重度,有 84% 的敏感性及 67% 的特异性。而小于 5mmol/L 表明风险极小(Chou et al. 1998)。

132.10.1 氧化应激生物标志物

脐血的氧化应激看起来是对严重产前缺氧/窒息评价的良好指标。在低氧状态下,不断增加的自由基和/或降低的解毒效应会导致线粒体功能障碍、蛋白合成抑制、三磷酸腺苷合成抑制、线粒体内膜的损伤、酶原及其他凋亡机制的激活、过氧化氢物的产生和氧化应激的增加(Delivoria-Papadopoulos and Misbra 1998)。自由基会影响神经胶质细胞,从而减低谷氨酸的摄取,N-甲基-D-门冬氨酸受体功能障碍,促使细胞内钙离子增加,进而加重脑细胞损伤(Mishra and Delivoria Papadopoulus 1998)。自由基的超载也可能导致内皮细胞受损、凝血及血管收缩障碍。中枢神经系统由于含有丰富的金属离子,这些离子可催化自由基的形成,尤其是羟基和过氧化氢物,因此对自由基的损伤非常敏感。而抗氧化反应即使是在成人的中枢神经系统中也是较低的,因而对胎儿及新生儿的少突神经胶质来说尤其低。发生缺氧的胎儿和新生儿可通过分析血清中的以下指标判断氧化应激的反应是否加重:异前列烷、总过氧化氢物、高级氧化蛋白产物及非蛋白结合铁。这些指标可在早期用来预测是否发生氧化应激相关性疾病(Perrone and Tataranno 2010)。血浆非

蛋白结合铁已经发现是早期预测神经发育结局最好的指标,具有 100% 的敏感性和特异性。其值在 0~1.16μmol/L 间提示无不良结局,>15.2μmol/L 提示结局差(Buonocore et al. 2003)。为阐明脑损伤的起源,建议也可对死亡后标本开展氧化应激的检测评估。目前的评估内容主要是检测细胞质、细胞膜和细胞核内由蛋白、碳水化合物及脂肪产生的糖基化终产物的升高(Yamamoto et al. 2002)。由于氧化产物的改变似乎和胎龄有关,因此应用这些方法研究的结果也许有助于确定脑损伤发生的时机。通过测量羊水中异前列烷的水平,有可能鉴别出是否发生宫内胎儿生长受限(Longini et al. 2005)。孕期发生的氧化应激也和胎膜早破有关,因此羊水中异前列烷的测定也许是预测能否发生胎膜早破风险的可靠指标(Longini et al. 2007)。

132.10.2　炎症生物标志物

围产期感染和胎儿炎症反应综合征是另一个虽然还在逐渐揭示但显然能够产生长期的神经系统后遗症的系统(Kuypers et al. 2012)。由于细菌内毒素和脂多糖对神经胶质细胞的直接作用,星形胶质细胞的解除管制,吞噬细胞的激活,尤其是对凝血功能及内皮细胞的作用,在发生宫内感染后也许随之会发生脑损害(Dammann and Leviton 2004)。妊娠期伴有绒毛膜羊毛炎分娩的患儿,不论是早产还是足月,其血清中都含有较高的细胞因子(如 IL-6、IL-1β、IL-8、IL-9、TNF-α 等),其出现的许多不良结局都提示至少将 IL-6 作为宫内脑损失的检测指标是值得的(Kotiranta-Ainamo et al. 2004；Jun et al. 2000)。对发生在早产及足月儿的绒毛膜羊毛炎和脑瘫进行的 meta 分析表明两者之间存在正相关,并且发现足月儿的相对风险是 4.7(Wu and Colford 2000)。同样,孕母的发热和新生儿脑病的发生率也有关联(Impey et al. 2001)。发现脐血中 B 淋巴细胞的趋化因子、睫状神经营养因子、表皮生长因子、IL-5、IL-12、IL-13、IL-15、巨噬细胞迁移抑制因子、单核细胞趋化蛋白 3、干扰素 γ 诱发的单核因子、肿瘤坏死因子相关的凋亡诱导配体都会在发生脑瘫的早产及足月儿中明显增高。和对照组相比,脑瘫的早产儿其血清中含有更高的表皮生长因子以及更低的粒 - 巨噬细胞集落刺激因子、IL-23、巨噬细胞源趋化因子和肺活化性调节趋化因子(Kaukola et al. 2004)。IL-18

也被确定为判定脑损伤风险的标志(Minagawa et al. 2002)。基质金属蛋白酶(matrix metalloproteinases,MMPs)和其抑制物金属蛋白酶组织抑制因子(tissue inhibitors of metalloproteinases,TIMPs)属于小胶质细胞分泌蛋白,在体液包括外周血中很容易能检测到(Lorenzl et al. 2003；Leonardo and Pennypacker 2009)。法医学对发生缺血和出血卒中的脑组织进行研究发现(Rosell et al. 2006),在发生脑缺血的 24~48 小时后,MMPs 和 TIMPs MMP-9 会在外周梗死的皮质出现表达上调。发生围产窒息的患儿,其血浆中也能检测到 MMP-9 和 TIMP-1,并且预后不良的患儿,其 MMP-9 水平明显更高(Sunugawa et al. 2009)。

132.10.2.1　泛素羧基末端酯酶 L1

泛素羧基末端酯酶 L1(ubiquitin carboxyl-terminal esterase L1,UCH-L1)是一种细胞质酶,属于泛素蛋白酶体系统。由于其在神经元中的高表达,因此高水平的血清 UCH-L1 被认为是神经元凋亡的标志物(Thompson et al. 1983；Schofield et al. 1995；Day and Thompson 2010；Zhang et al. 2013)。最近的研究表明,HIE 新生儿的脐带中 UCH-L1 水平高。当血清浓度约为 131ng/ml,对于 HIE 的诊断特异性为 100%;浓度约为 28ng/ml,其特异性为 95%(Douglas-Escobar et al. 2014)。

132.10.2.2　PS100B

S100 蛋白具有脑特异性,并且是评估新生儿脑损伤非常有价值的标志物,能提供有关脑损伤时机的信息(Blennow et al. 2001)。神经胶质细胞中的 S100 蛋白属于钙离子结合蛋白家族,是由两个不同亚基(α 和 β)构成的同质或异质二聚体。亚基的不同结合可构成异质二聚体 α-α、α-β 和 β-β；α-β 和 β-β 被称为 S100B 蛋白并且对于神经组织有极高的特异性(Fujii et al. 2004)。

S100B 可在脑脊液、血液、羊水和尿液等体液中检测到。发生活动性的脑损伤时,损伤组织释放的 S100B 部分可以随着循环扩散到全身,被认为是血脑屏障的血流动力学重新安排的结果。发生 IVH 的早产儿,其血液中 S100B 的浓度会在影像学发现异常病理改变前就出现升高(Gazzolo et al. 1999),并且与异常脑血流动力学类型(升高的脑血管阻力)和脑出血的程度有关(Gazzolo et al. 1999；Gazzolo et al. 2002)。足月儿发生窒息后,早期升高的 S100B

被认为用来预测 HIE 和随之发生的不良神经结局（Nagdyman et al. 2001）。外周血中 S100B 蛋白的检测表明生后 6 小时出现高峰后，开始持续降低至生后 24 小时。S100B 在生后 2 小时其蛋白截点 8.5μg/L，对 HIE 的阳性预测值为 71%，阴性预测值为 90%，敏感度 71%，特异性 90%（Nagdyman et al. 2001）。宫内生长发育受限的胎儿发现 S100 蛋白和脑的血流动力学有显著相关，对合并有宫内生长发育受限的妊娠期妇女其血液中的蛋白浓度升高，并且胎儿会发生 IVH（Gazzolo et al. 2006）。S100B 在尿液中也能检测到，并且对有可能发展为脑出血和 / 或脑损伤的早产儿，在常规临床诊断、实验室及超声检查均未发现异常变化前，S100B 在出生时浓度就会显著增高（Gazzolo et al. 2001）。低氧损伤后迅速增高的 S100 蛋白可能用于确定与发生异常持久性的胎心图监测（CTG）无关的脑损伤的时机。对 S100 蛋白进行的系列尿液检测表明存在不良结局的新生儿从出生到 72 小时会有持续的增高，且比正常结局的新生儿增高更明显。所检测的结果与脑损伤的时机和严重程度有关。

132.10.2.3 胶质纤维酸性蛋白

胶质纤维酸性蛋白（glial fibrillary acidic protein，GFAP），一种星形胶质细胞的细胞骨架中间丝蛋白，是星形胶质细胞生理和病理状态的标志物。它会随着星形胶质细胞的死亡，释放到血液中，与脑损伤有关。其浓度的变化不仅可以反映星形胶质细胞并且还有血脑屏障的状态。它已被用作预测需要体外膜肺治疗的儿童病死率和不良神经结局的指标（Pelink a et al. 2004a，b；Lumpkins et al. 2008；Kaneko et al. 2009；Vos et al. 2004）。GFAP 水平与 HIE 的严重程度有关。新生儿入院时的阈值 0.08ng/ml 可使患有中度 / 重度新生儿脑病（neonatal encephalopathy，NE）并接受全身性低温治疗（systemic hypothermia therapy，SHT）的患者与无 SHT 的 NE 对照组区分开。尽管接受了亚低温治疗，但在 NICU 住院时的 GFAP 水平等于或大于 0.15ng/ml 仍可预测异常的脑 MRI。Ennen et al. 等通过分析血清中胶质纤维酸性蛋白（GFAP）证实，MRI 异常的 HIE 患儿其显著高于无异常者，后者 GFAP 也显著高于健康儿。因此，GFAP 似乎是有希望用来预测脑损伤，最重要的是预测 HIE 的一个好的生物标志

物。升高的 GFAP，以及其他生物标志物，如 IL-1、IL-6、IL-8、肿瘤坏死因子和 6~24 小时的干扰素，与异常的神经系统预后相关（Ennen et al. 2011）。

132.10.2.4 神经元特异性烯醇化酶

神经元特异性烯醇化酶（neuron-specific enolase，NSE）属于糖酵解酶烯醇化酶家族，存在于所有能够进行糖酵解的组织和生物的细胞质中，但对具有神经内分泌分化作用的细胞和脑组织神经元具有高度特异性。脑脊液和血清中高水平的 NSE 与心搏骤停（Roine et al. 1989；Rundgren et al. 2009）、脑血管意外（Hay et al. 1984）和小儿创伤性脑损伤（Berger et al. 2005）的预后差有关。接受心脏手术的新生儿血清 NSE 的升高也与预后不良相关（Schmitt et al. 1998）。在一项小型新生儿的研究中，发现血清 NSE 浓度也与新生儿脑病（neonatal encephalopathy，NE）的严重程度有关。血清 cutoff 浓度为 45.4μg/L 是区分不良结局与正常结局的新生儿的界限值（Celtik et al. 2004）。

132.10.2.5 髓鞘碱性蛋白

髓鞘碱性蛋白（myelin basic protein，MBP）是髓鞘的蛋白质成分，对髓磷脂结构的完整性及其功能至关重要（Barbrese et al. 1988）。正常情况下可以在脑脊液中检测到 MBP，但只有少量释放到血液中。如果脑损伤涉及白质（髓鞘），则血液或脑脊液中 MBP 的水平会迅速升高，可以反映髓鞘损伤的严重程度。因此可以用作白质病变或神经纤维脱髓鞘的生物标志物（Waigt and Górny 1983；Davies et al. 1987；Petersson et al. 2002；Hu et al. 2009；Sun et al. 2007）。

132.10.2.6 脑源性神经营养因素

脑源性神经营养因素（brain-derived neurotrophic factor，BDNF）由脑组织的神经元和星形胶质细胞分泌，可以促进神经元的生长、分化、再生和修复。很少有研究 BDNF 与新生儿 HIE 之间的关系。Chouthai 等发现，重度脑出血早产儿的脐带血中的浓度明显低于健康新生儿（Chouthai et al. 2003）。Imam 等研究了其在围生期窒息新生儿中可以用来作为诊断和预后的标志物，并显示其水平显著高于对照组（Imam et al. 2009）。

132.10.2.7 Tau 蛋白

Tau 蛋白是一种神经元支架蛋白,它参与由神经元组成的肌动蛋白丝。目前尚无有关 tau 蛋白水平与 HIE 之间关系的研究,但 Nurullah 等发现,与脑病性胆红素相关的足月新生儿,其血液和脑脊液中的 tau 蛋白浓度较高。因此,他们建议将其用作脑损伤的生物标志物(Nurullah et al. 2008)。

132.10.2.8 MicroRNA(miRNA)

miRNA 属于小型经基因组编码的内源性 RNas,可转录但不能翻译成蛋白质。近年来,miRNA 已被证明在脑功能的许多方面发挥着至关重要的作用。它也参与了对缺氧缺血性损伤反应的神经退行性病变和神经系统疾病的病理生理过程。脑组织中的 miRNA 与 HIE 的发生发展密切相关(Filipowicz et al. 2008;Zhang and Guo 2012)。对 49 例 HIE 新生儿进行的研究显示,血清 miRNA 和低氧诱导因子(HIF)1a mRNA 的浓度显著高于健康对照组,并且血清 miRNA-21 的浓度升高提示新生儿 HIE(Chen and Yang 2015)。

132.10.2.9 激活素 A

低氧血症可特异地触发胎羊循环中激活素 A 的升高。激活素 A 是一种二聚体蛋白,属于转化生长因子 β 超家族,主要是由胎盘、蜕膜和胎膜分泌,并且在母体循环中大量增多(Debieve et al. 2000)。激活素 A 参与细胞生长和分化,神经元存活,早期胚胎发育和红细胞的生长。激活素 A 随着妊娠胎龄的生长,在母体血清中显著增高(Florio et al. 2001)。由胎盘灌注的降低导致的孕期疾病和不同程度的胎儿 - 胎盘低氧血症,如子痫前期和生长发育受限以母体和脐血中激活素 A 的升高为特征(Roberts and Copper 2001)。胎儿 - 胎盘或者孕母的低氧血症可特异地触发激活素 A 的升高。发生低氧血症的羊,其脐血中发现升高的激活素 A 并且持续贯穿在整个低氧过程,直至重建正常血流后降至正常(Jenkin et al. 2001)。有低氧症状的新生儿其激活素 A 的水平也增高,这与低氧的生化特征有关,如增高的有核红细胞、血浆次黄嘌呤、黄嘌呤、碱缺失水平,以及降低的 pH(Florio et al. 2003)。后期发生 IVH 的早产儿其激活素 A 在出生时也增高,并且对有缺氧缺血脑损伤的新生儿可早期确定是否有 IVH 的高危风险(Florio et al. 2006)(图 132.2)。

132.11 结论

实际的知识差距仍然排除了确定性测试或一组标志物,这些标志物可以用来准确识别由于急性分娩不良事件导致的新生儿脑病。至少在无法获得可靠的检测脑损伤时机的生物标记之前,婴儿出生时的整体状况(包括全面的神经系统检查)可以非常有益于提供最佳和最安全的患者护理。最近,ACOG 和美国儿科学会召集的工作小组提出了一个倡议,要求该倡议必须被执行,以便在分娩期不良事件和随后的远期神经系统损伤之间建立合理的因果关系。

1. 患儿是否符合新生儿脑病的临床诊断标准?

2. 新生儿体征是否与急性产前或产时不良事件一致? Apgar 评分 5 分钟和 10 分钟时是否 <5? 脐动脉血气分析中是否存在代谢性酸中毒(pH<7.0 或 BE-12mmol/L)? 在磁共振脑成像或磁共振波谱学上有兼容的模式吗? 是否有证据表明多系统器官衰竭是长时间窒息的特征?

3. 是否存在有助于区分急性产前或产时不良事件的促成因素,例如子宫破裂,严重胎盘早剥或脐带脱垂? 电子胎心监测模式是否可提示此类不良事件? 是否有其他具有说服力的证据表明可能会影响婴儿的状况因素,例如子宫内生长受限,母亲感染,新生儿感染或胎盘功能障碍? 患儿远期的神经系统表现(即痉挛性四肢瘫痪或运动障碍性脑瘫)是否与已知的产前或产时的 HIE 病情相符?

需要生物标志物来确定 HIE 损伤的时机。这很重要,因为损伤通常始于子宫,并且从亚低温治疗中获益的治疗窗口期是有限的(图 132.3)。

损伤的时机对产科和新生儿组照顾婴儿方面有着重要的法医学方面的影响。

使用一组而不是单个生物标志物似乎最有可能产生结果,但仍主要基于研究。虽然非蛋白结合铁,细胞因子和神经前列腺素似乎是最有前途的脑特异性生物标志物,但目前尚无推荐的生物标志物能立即应用于临床。开发一组生物标志物可以使 HIE 的患儿获得更多的个性化护理。

单独报告中死亡或异常结果的预测因子：

脐血：白介素-6
　　　有核红细胞
　　　非蛋白结合铁
　　　高级氧化蛋白产物

尿：乳酸
尿：S100蛋白
血清：非蛋白结合铁
血清：CD14细胞，NFκB活化
血清：白介素-8
血清：钙离子

Meta分析

血清：白介素-1b
血清：白介素-6
脑脊液：神经特异性烯醇
脑脊液：白介素-1b

图 132.2 存在与生物体液中可靠的标志物，与出生时即有脑病临床表现的新生儿不良预后或死亡相关

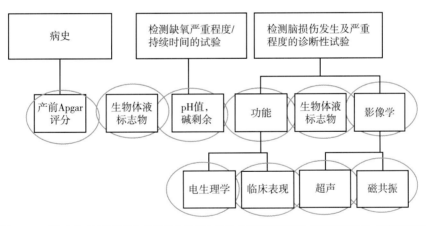

图 132.3 需要通过目前条件和手段将生物标志物整合进而确定新生儿脑病的时机，诊断和预后

参考文献

Abend NS, Wusthoff CJ (2012) Neonatal seizures and status epilepticus. J Clin Neirophysiol 29(5):441–448

Altshuler G, Arizawa M, Molnar-Nadasdy G (1992) Meconium induced umbilical cord vascular necrosis and ulceration: a potential link between the placenta and poor pregnancy outcome. Obstet Gynecol 79:760–766

Ambalavanan N, Carlo WA, Shankaran S et al (2006) Predicting outcomes of neonates diagnosed with hypoxemic-ischemic encephalopathy. Pediatrics 118:2084–2093

American College of Obstetricians and Gynecologists,

American Academy of Pediatricians (2003) Criteria required to define an acute intrapartum hypoxic event as sufficient to cause cerebral palsy. In: Van Eerden P, Bernstein PS (eds) Neonatal encephalopathy and cerebral palsy. ACOG, Washington, DC, pp 73–80

Arduini D, Rizzo G (1990) Normal values of Pulsatility index from fetal vessels: a cross-sectional study on 1556 healthy fetuses. J Perinat Med 18:165–172

Badawi N, Kurinczuk JJ, Keogh JM et al (1998a) Intrapartum risk factors for newborn encephalopathy: the western Australian case-control stdy. BMJ 317:1554–1558

Badawi N, Kurinczuk JJ, Keogh JM et al (1998b) Antepartum risk factors for newborn encephalopathy: the western Australian case-control study. BMJ

317:1549–1553

Bapat R, Narayana PA, Zhou Y, Parikh NA (2014) Magnetic resonance spectroscopy at term-equivalent age in extremely preterm infants: association with cognitive and language development. Pediatr Neurol 51(1):53–59

Barbrese E, Barry C, Chou CH et al (1988) Expression and localization of myelin basic protein in oligodendrocytes and transfected fibroblasts. J Neurochem 51:1737–1745

Barkovich AJ (2006) A magnetic resonance approach to metabolic disorders in childhood. Rev Neurol 43: S5–S16

Berger RP, Adelson PD, Pierce MC, Dulani T, Cassidy LD, Kochanek PM (2005) Serum neuron-specific enolase, S100B, and myelin basic protein concentrations after inflicted and noninflicted traumatic brain injury in children. J Neurosurg 103(1 Suppl):61–68. [PubMed PMID: 16122007. Epub 2005/08/27. eng]

Blackwell SC, Refuerzo JS, Wolfe HM et al (2000) The relationship between nucleated red blood cell counts and early-onset neonatal seizures. Am J Obstet Gynecol 182:1452–1457

Blackwell SC, Hallak M, Hotra JW et al (2004) Timing of fetal nucleated red blood cell count elevation in response to acute hypoxia. Biol Neonate 85: 217–220

Blennow M, Savman K, Ilves P et al (2001) Brain-specific proteins in the cerebrospinal fluid of severely asphyxiated newborn infants. Acta Paediatr 90:1171–1175

Bondurant MC, Lind RN, Koury MJ, Ferguson ME (1985) Control of globin gene transcription by erythropoietin in erythroblasts from fried virus-infected mice. Mol Cell Biol 5:675–683

Boog G (2004) Microdosage rapide des lactates au sang du cordon et au scalp foetal. Gynecol Obstet Fertil 32:241–244

Brand-Niebelschutz S, Saling E (1994) Indication for operative termination of labor on cardiotocography and fetal blood analysis: the reliability of these methods. J Perinat Med 22:19–27

Buonocore G, Perrone S, Gioia D et al (1999) Nucleated red blood cell count at birth as an index of perinatal brain damage. Am J Obstet Gynecol 181:1500–1505

Buonocore G, Perrone S, Longini M et al (2003) Non protein bound iron as predictive marker of neonatal brain damage. Brain 126:1–7

Celtik C, Acunas B, Oner N, Pala O (2004) Neuron-specific enolase as a marker of the severity and outcome of hypoxic ischemic encephalopathy. Brain Dev 26 (6):398–402. [PubMed PMID: 15275704. Epub 2004/07/28. eng]

Chau V, McFadden DE, Poskitt KJ, Miller SP (2013) Chorioamnionitis in the pathogenesis of brain injury in preterm infants. Clin Perinatol 41(1):83–103

Chen H, Yang TT (2015) Expression and significance of serum miRNA-21 control HIF-1a in newborn with asphyxia, chin. J Child Health Care 23:32–34

Chou YH, Tsou Yau KI, Wang PJ (1998) Clinical application of the measurement of cord plasma lactate and pyruvate in the assessment of high-risk neonates. Acta Paediatr 87:764–768

Chouthai N, Sampers N, Desai N et al (2003) Changes in neurotrophin levels in umbilical cord blood from infant

with different gestational age and clinical conditions. Pediatr Res 53:965–969

Ciambra G, Arachi S, Protano C et al (2013) Accuracy of transcranial ultrasound in the detection of mild white matter lesions in newborns. Neuroradiol J 26:284–289

Da Silva S, Hennerbert N, Denis R, Wayenberg JL (2000) Clinical value of a single postnatal lactate measurement after intrapartum asphyxia. Acta Paediatr 89:320–322

Dammann O, Leviton A (2004) Biomarker epidemiology of cerebral palsy. Ann Neurol 55:158–161

Davies L, McLeod JG, Muir A et al (1987) Diagnostic value of cerebrospinal fluid myelin basic protein in patients with neurological illness. Clin Exp Neurol 24:5–7

Day IN, Thompson RJ (2010) UCHL1 (PGP 9.5): neuronal biomarker and ubiquitin system protein. Prog Neurobiol 90:327–362

Debieve F, Beerlandt S, Hubinont C, Thomas K (2000) Gonadotropins, prolactin, inhibin a, inhibin B, and activin a in human fetal serum from midpregnancy and term pregnancy. J Clin Endocrinol Metab 85:270–274

Deipolyi AR, Mukherjee P, Gill K et al (2005) Comparing microstructural and macrostructural development of the cerebral cortex in premature newborns: diffusion tensor imaging versus cortical gyration. NeuroImage 27:579–586

Delivoria-Papadopoulos M, Misbra OP (1998) Mechanisms of cerebral injury perinatal asphyxia and strategies for prevention. J Pediatr 132:S30–S34

Douglas-Escobar MV, Heaton SC, Bennett J et al (2014) UCH-L1 and GFAP serum levels in neonates with hypoxic-ischemic encephalopathy: a single center pilot study. Front Neurol 5:273

Dubiel M, Seremak-Mrozikiewicz A, Breborowicz GH et al (2005) Fetal and maternal Doppler velocimetry and cytokines in high-risk pregnancy. J Perinat Med 33:17–21

Ennen CS, Huisman TA, Savage WJ, Northington FJ, Jennings JM, Everett AD et al (2011) Glial fibrillary acidic protein as a biomarker for neonatal hypoxic-ischemic encephalopathy treated with whole-body cooling. Am J Obstet Gynecol 205(3):251 e1–251 e7. [PubMed PMID: 21784396. Epub 2011/07/26. eng.]

Filipowicz W, Bhattacharyya SN, Sonenberg N (2008) Mechanisms of post- transcriptional regulation by microRNA: are the answers in sight? Nat Rev Genet 9:102–114

Fily A, Pierrat V, Delporte V et al (2006) Factors associated with neurodevelopmental outcome at 2 years after very preterm birth: the population-based Nord-pas-de-Calais EPIPAGE cohort. Pediatrics 117:357–366

Florio P, Cobellis L, Luisi S et al (2001) Changes in inhibins and activin secretion in healthy and pathological pregnancies. Mol Cell Endocrinol 180:123–130

Florio P, Perrone S, Luisi S et al (2003) Activin a plasma levels at birth: an index of fetal hypoxia in preterm newborn. Pediatr Res 54:696–700

Florio P, Perrone S, Luisi S et al (2006) Increased plasma concentrations of activin a predict intraventricular hemorrhage in preterm newborns. Clin Chem 52:1516–1521

Fujii EY, Kozuki M, Mu J et al (2004) Correlation of

neuron-specific enolase and S100B with histological cerebral damage in fetal sheep after severe asphyxia. Brain Res 1018:136–140

Gazzolo D, Vinesi P, Bartocci M et al (1999) Elevated S100 blood level as an early indicator of intraventricular hemorrhage in preterm infants. Correlation with cerebral Doppler velocimetry. J Neurol Sci 170:32–35

Gazzolo D, Bruschettini M, Lituania M et al (2001) Increased urinary S100B protein as an early indicator of intraventricular hemorrhage in preterm infants: correlation with the grade of hemorrhage. Clin Chem 47:1836–1838

Gazzolo D, di Iorio R, Marinoni E et al (2002) S100B protein is increased in asphyxiated term infants developing intraventricular hemorrhage. Crit Care Med 30:1356–1360

Gazzolo D, Marinoni E, Di Iorio R et al (2006) High maternal blood S100B concentrations in pregnancies complicated by intrauterine growth restriction and intraventricular hemorrhage. Clin Chem 52:819–826

Girard N, Gire C, Sigandy S, Porcu G et al (2003) MR imaging of acquired fetal brain disorders. Childs Nerv Syst 19:490–500

Govaert P, De Vries LS (2010) An atlas of neonatal brain sonography, 2nd edn. Mac Keith Press, London

Graca AM, Cardoso KR, da Costa JM et al (2013) Cerebral volume at term age: comparison between preterm and term-born infants using cranial ultrasound. Early Hum Dev 89:643–648

Graham EM, Ruis KA, Hartman AL et al (2008) A systematic review of the role of intrapartum hypoxia-ischemia in the causation of neonatal encephalopathy. Am J Obstet Gynecol 199:587–595

Graves CR (2007) Antepartum fetal surveillance and timing of delivery in the pregnancy complicated by diabetes mellitus. Clin Obstet Gynecol 50:1007–1013

Hagelin A, Leyon J (1998) The effect of labor on the acid-base status of the newborn. Acta Obstet Gynecol Scand 158:356–361

Hay E, Royds JA, Davies-Jones GA, Lewtas NA, Timperley WR, Taylor CB (1984) Cerebrospinal fluid enolase in stroke. J Neurol Neurosurg Psychiatry 47 (7):724–729. [PubMed PMID: 6747647. Pubmed Central PMCID: 1027902. Epub 1984/07/01. eng]

Hellstrom-Westas L, de Vries LS, Rosen I (2008) Atlas of amplitude-integrated EEGs in the newborn, 2nd edn. Informa Healthcare, London

Hermansen MC (2001) Nucleated red blood cells in the fetus and newborn. Arch Dis Child Fetal Neonatal Ed 84:F211–F215

Hu SJ, Cheng YW, Han ZL et al (2009) Serum level of mylin basic protein in hypoxic-ischemic encephalopathy neonates. Acta Acad med Qingdao Univ 45:63–64

Hüppi PS, Dubois J (2006) Diffusion tensor imaging of brain development. Semin Fetal Neonatal Med 11:489–497

Imam SS, Gad GI, Aterf SH et al (2009) Gord blood brain derived neurotrophic factor: diagnostic and prognostic marker in full-term newborns with perinatal asphyxia. Pak J Biol Sci 12:1498–1504

Impey L, Greenwood C, MacQuillan K et al (2001) Fever in labour and neonatal encephalopathy: a prospective cohort study. Br J Obstet Gynecol 108:594–597

Inder TE, Warfield SK, Wang H et al (2005) Abnormal cerebral structure is present at term in premature infants. Pediatrics 115:286–294

Jenkin G, Ward J, Hooper S et al (2001) Feto-placental hypoxemia regulates the release of fetal activin a and prostaglandin E (2). Endocrinology 142:963–966

Jun JK, Yoon BH, Romero R et al (2000) Interleukin 6 determinations in cervical fluid have diagnostic and prognostic value in preterm premature rupture of membranes. Am J Obstet Gynecol 183:868–873

Kaneko T, Kasaoka S, Miyauchi T, Fujita M, Oda Y, Tsuruta R et al (2009) Serum glial fibrillary acidic protein as a predictive biomarker of neurological outcome after cardiac arrest. Resuscitation 80(7):790–794. [PubMed PMID: 19411130. Epub 2009/05/05. eng]

Kaukola T, Satyaraj E, Patel DD (2004) Cerebral palsy is characterized by protein mediators in cord serum. Ann Neurol 55:186–194

Kotiranta-Ainamo A, Rautonen J, Rautonen N (2004) Imbalanced cytokine secretion in newborn. Biol Neonate 85:55–60

Kroenke CD, Bretthorst GL, Inder TE, Neil JJ (2006) Modeling water diffusion anisotropy within fixed newborn primate brain using Bayesian probability theory. Magn Reson Med 55:187–197

Kurinczuk JJ, White-Koning M, Badawi N (2010) Epidemiology of neonatal encephalopathy and hypoxic-ischaemic encephalopathy. Early Hum Dev 86:329–338

Kuypers E, Ophelders D, Jellema RK et al (2012) White matter injury following fetal inflammatory response syndrome induced by chorioamnionitis and fetal sepsis: lessons from experimental ovine models. Early Hum Dev 88(12):931–936

van Laerhoven H, de Haan TR, Offringa M, Post B, van der Lee JH (2013) Prognostic tests in term neonates with hypoxic-ischemic encephalopathy: a systematic review. Pediatrics 131(1):88–98

Leijser LM, de Vries LS, Cowan FM (2006) Using cerebral ultrasound effectively in the newborn infant. Early Hum Dev 82:827–835

Leonardo CC, Pennypacker KR (2009) Neuroinflammation and MMPs: potential therapeutic targets in neonatal hypoxic-ischemic injury. J Neuroinflammation 6:13

Levene MI (1988) Cerebral ultrasound and neurological impairment: telling the future. Arch Dis Child 63:17–22

Longini M, Perrone S, Kenanidis A et al (2005) Isoprostanes in amniotic fluid: a predictive marker for fetal growth restriction in pregnancy. Free Radic Biol Med 38:1537–1541

Longini M, Perrone S, Vezzosi P et al (2007) Association between oxidative stress in pregnancy and preterm premature rupture of membranes. Clin Biochem 40:793–797

Lorenzl S, De Pasquale G, Segal AZ, Beal MF (2003) Dysregulation of the levels of matrix metalloproteinases and tissue inhibitors of matrix metalloproteinases in the early phase of cerebral ischemia. Stroke 34:37–38

Low JA, Galbraith RS, Muir DW et al (1984) Factors associated with motor and cognitive deficits in children after intrapartum fetal hypoxiam. J Obstet Gynaecol 148:533–539

Low JA, Lindasay BG, Derrick EJ (1997) Threshold of metabolic acidosis associated with newborn complications. Am J Obstet Gynecol 177:1391–1394

Lumpkins KM, Bochicchio GV, Keledjian K, Simard JM, McCunn M, Scalea T (2008) Glial fi- brillary acidic protein is highly correlated with brain injury. J Trauma 65(4):778–782. [discussion 82–4; PubMed PMID: 18849790. Epub 2008/10/14. eng]

Machin GA, Ackerman J, Gilbert-Barness E (2000) Abnormal umbilical cord coiling is associated with adverse perinatal outcomes. Pediatr Dev Pathol 3:462–471

Mathur AM, Neil JJ, McKinstry RC, Inder TE (2008) Transport, monitoring, and successful brain MR imaging in unsedated neonates. Pediatr Radiol 38:260–264

Maunu J, Ekholm E, Parkkola R et al (2007) Antenatal Doppler measurements and early brain injury in very low birth weight infants. J Pediatr 150:51–56

McDonald DG, Kelehan P, McMenamin JB et al (2004) Placental fetal thrombotic vasculopathy is associated with neonatal encephalopathy. Hum Pathol 35:875–880

McQuillen PS, Ferriero DM (2004) Selective vulnerability in the developing central nervous system. Pediatr Neurol 30:227–235

Meyer RS (1975) Four patterns of perinatal brain damage and their conditions of occurrence in primates. Adv Neurol 10:223–234

Miller SP, Newton N, Ferriero DM et al (2002) Predictors of 30- month outcome after perinatal depression: role of proton MRS and socioeconomic factors. Pediatr Res 52:71–77

Miller SP, Ramaswamy V, Michelson D et al (2005) Patterns of brain injury in term neonatal encephalopathy. J Pediatr 146:453–460

Minagawa K, Tsuji Y, Ueda H et al (2002) Possible correlation between high levels of IL-18 in the cord blood of preterm infants and neonatal development of periventricular leukomalacia and cerebral palsy. Cytokine 17:164–170

Mishra OP, Delivoria-Papadopoulus M (1998) Cellular mechanisms of hypoxic in the developing brain. Brain Res Bull 48:233–238

Murray DM, Boylan GB, Ali I, Ryan CA, Murphy BP, Connolly S (2008) Defining the gap between electrographic seizure burden, clinical expression and staff recognition of neonatal seizures. Arch Dis Child Fetal Neonatal Ed 93:F187–F191

Murray DM, O'Riordan MN, Horgan R, Boylan G, Higgins JR, Ryan CA (2009) Fetal heart rate patterns in neonatal hypoxic-ischemic encephalopathy: relationship with early cerebral activity and neurodevelopmental outcome. Am J Perinatol 26(8):605–612

Naeye RL (1991) Acute chorioamnionitis and the disorders that produce placental insufficiency. Monogr Pathol 33:286–307

Naeye RL, Lin HM (2001) Determination of the timing of fetal brain damage from hypoxemia-ischemia. Am J Obstet Gynecol 184:217–224

Naeye RL, Russell Localio A (1995) Determining the time before birth when ischemia and hypoxemia initiated cerebral palsy. Obstet Gynecol 86:713–719

Nagdyman N, Komen W, Ko HK et al (2001) Early biochemical indicators of hypoxic-ischemic encephalopathy after birth asphyxia. Pediatr Res 49:502–506

Nasiell J, Papadogiannakis N, Löf E, Elofsson F, Hallberg B (2016) Hypoxic ischemic encephalopathy in newborns linked to placental and umbilical cord abnormalities. J Matern Fetal Neonatal Med 29(5):721–726

Neil JJ, Inder TE (2004) Imaging perinatal brain injury in premature infants. Semin Perinatol 28:433–443

Neil JJ, Shiran SI, McKinstry RC et al (1998) Normal brain in human newborns: apparent diffusion coefficient and diffusion anisotropy measured by using diffusion tensor MR imaging. Radiology 209:57–66

Nelson KB (2005) Neonatal encephalopathy: etiology and outcome. Dev Med Child Neurol 47:292

Nosarti C, Al-Asady MH, Frangou S et al (2002) Adolescents who were born very preterm have decreased brain volumes. Brain 125(Pt 7):1616–1623

Nosarti C, Rushe TM, Woodruff PW et al (2004) Corpus Callosum size and very preterm birth: relationship to neuropsychological outcome. Brain 127(Pt 9):2080–2089

Nurullah O, Canan T, Eray EO et al (2008) Tau and s-100B proteins as biochemical markers of bilirubin-induced neurotoxicity in term neonates. Pediatr Neurol 39:245–250

Ogino S, Redline RW (2000) Villous capillary lesions of the placenta: distinctions between choriangioma, chorangiomatosis, and chorangiosis. Hum Pathol 31:945–954

Okumara A, Hayakawa F, Okumura A (1999) Neonatal EEG: a powerful tool in the assessment of brain damage in preterm infants. Brain Dev 21:361–372

Pelinka LE, Kroepfl A, Leixnering M, Buchinger W, Raabe A, Redl H (2004a) GFAP versus S100B in serum after traumatic brain injury: relationship to brain damage and out- come. J Neurotrauma 21 (11):1553–1561. [PubMed PMID: 15684648. Epub 2005/02/03. eng]

Pelinka LE, Kroepfl A, Schmidhammer R, Krenn M, Buchinger W, Redl H et al (2004b) Glial fibrillary acidic protein in serum after traumatic brain injury and multiple trauma. J Trauma 57(5):1006–1012. [PubMed PMID: 15580024. Epub 2004/12/08. eng]

Perrone S, Tataranno ML, Negro S et al (2010) Early identification of the risk for free radical related diseases in preterm newborns. Early Hum Dev 86:241–244

Perrone S, Tataranno ML, Santacroce A et al (2016a) Fetal programming, maternal nutrition and oxidative stress hypothesis. J Pediatr Biochem 6:96–102

Perrone S, Santacroce A, Picardi A, Buonocore G (2016b) Fetal programming and early identification of newborn at high risk of free-radical mediated diseases. World J Clin Pediatr 5:172–181

Perrone S, Tataranno ML, Longini M et al (2016c) Placental histological examination and the relationship with oxidative stress in preterm infants. Placenta 46:72–78

Peterson BS, Vohr B, Staib LH et al (2000) Regional brain volume abnormalities and long-term cognitive outcome in preterm infants. JAMA 284:1939–1947

Petersson KH, Pinar H, Stopa EG et al (2002) White matter injury after cerebral ischemia in ovine fetuses. Pediatr Res 51:768–778

Redline RW (2006) Placental pathology and cerebral palsy. Clin Perinatol 33:503–516

Redline RW, Faye-Petersen O, Heller D et al (2003) Amniotic infection syndrome: nosology and reproducibility of placental reaction patterns. Pediatr Dev Pathol 6:435–448

Roberts JM, Copper DW (2001) Pathogenesis and genetics of preeclampsia. Lancet 357:53–56

Roine RO, Somer H, Kaste M, Viinikka L, Karonen SL (1989) Neurological outcome after out-of-hospital cardiac arrest. Prediction by cerebrospinal fluid enzyme analysis. Arch Neurol 46(7):753–756. [PubMed PMID: 2742544. Epub 1989/07/01. eng]

Rosell A, Ortega-Aznar A, Alvarez-Sabin J et al (2006) Increased brain expression of matrix metalloproteinase- 9 after ischemic and hemorrhagic human stroke. Stroke 37:1399–1406

Rosèn KG, Amer-Wahlin I, Luzietti R, Noren H (2004) Fetal ECG waveform analysis. Best Pract Res Clin Obstet Gynaecol 18:485–514

Roth SC, Baudin J, Cady E et al (1997) Relation of deranged neonatal cerebral oxidative metabolism with neurodevelopmental outcome and head circumference at 4 years. Dev Med Child Neurol 39:718–725

Rundgren M, Karlsson T, Nielsen N, Cronberg T, Johnsson P, Friberg H (2009) Neuron specific enolase and S-100B as predictors of outcome after cardiac arrest and induced hypothermia. Resuscitation 80(7):784–789. [PubMed PMID: 19467754. Epub 2009/05/27. eng]

Sarnat HB, Sarnat MS (1976) Neonatal encephalopathy following fetal distress. A clinical and electroencephalographic study. Arch Neurol 33:696–705

Saxonhouse MA, Rimsza LM, Christensen RD et al (2003) Effects of anoxia on megakaryocyte progenitors derived from cord blood CD34pos cells. Eur J Haematol 71:359–365

Schmitt B, Bauersfeld U, Schmid ER, Tuchschmid P, Molinari L, Fanconi S et al (1998) Serum and CSF levels of neuron-specific enolase (NSE) in cardiac surgery with cardiopulmonary bypass: a marker of brain injury? Brain Dev 20(7):536–539. [PubMed PMID: 9840675. Epub 1998/12/05. eng]

Schofield JN, Dayl N, Thompson RJ et al (1995) PGP 9.5, a ubiquitin C-terminal hydro- lase: pauem of mRNA and protein expression during neural development in the mouse. Brain Res Dev Brain Res 85:224–228

Shellhaas RA (2015) Continuous long-term electroencephalography: the gold standard for neonatal seizures diagnosis. Semin Fetal Neonatal Med 20(3):149–153

Shevell MI (2001) The pediatric neurologist as expert witness with particular reference to perinatal asphyxia. Can J Neurol Sci 28:107–112

Sie LT, van der Knaap MS, Oosting J, de Vries LS, Lafeber HN, Valk J (2000) MR patterns of hypoxic-ischemic brain damage after prenatal, perinatal or postnatal asphyxia. Neuropediatrics 31:128–136

Stanek J (1999) Numerical criteria for the diagnosis of placental chorangiosis using CD34 immunostaining. Trophoblast res 13:443–452

Steggerda SJ, van Wezel-Meijler G (2016) Cranial ultrasonography of the immature cerebellum: role and limitations. Semin Fetal Neonatal Med 21(5):295–304

Sun YL, Meng L, Guo JL et al (2007) Relationship between serum myelin basic protein and neonatal hypoxic ischemic encephalopathy. Chin J Birth Health Hered 15:16–17

Sunugawa S, Ichiyama T, Honda R et al (2009) Matrix metalloproteinase- 9 and tissue inhibitor of metalloproteinase-1 in perinatal asphyxia. Brain Dev 31:588–593

Task Force on Neonatal Encephalopathy (2014) Neonatal encephalopathy and neurologic outcome, second edition report of the American College of Obstetricians and Gynecologists. Obstet Gynecol 123(4): 896–901

Thompson RJ, Doran JF, Jackson P et al (1983) PGP 9.5-a new marker for vertebrate neurons and neuroendocrine cells. Brain Res 278:224–228

Toet MC, Hellstrom-Westas L, Groenedal F, Eken P, de Vries LS (1999) Amplitude integrated EEG 3 and 6 hours after birth in full term neonates with hypoxic-ischaemic encephalopathy. Arch Dis Child Fetal Neonatal Ed 81(1):F19–F23

Ugwumadu A (2013) Understanding cardiotocographic patterns associated with intrapartum fetal hypoxia and neurologic injury. Best Pract Res Clin Obstet Gynaecol 27(4):509–536

Van Bel F, Walther FJ (1990) Myocardial dysfunction and cerebral blood flow velocity following birth asphyxia. Acta Paediatr Scand 79:756–762

Vatansever U, Acuna B, Demin AM et al (2002) Nucleated red blood cell counts and erythropoietin levels in high-risk neonates. Pediatr Int 44:590–595

Volpe JJ (1996) Subplate neurons – missing link in brain injury of the premature infant? Pediatrics 97:112–113

Volpe J (ed) (2008) Neurology of the newborn, 5th edn. W.B. Saunders, Philadelphia

Vos PE, Lamers KJ, Hendriks JC, van Haaren M, Beems T, Zimmerman C et al (2004) Glial and neuronal proteins in serum predict outcome after severe traumatic brain injury. Neurology 62(8):1303–1310. [PubMed PMID: 15111666. Epub 2004/04/28. eng]

Wachtel EV, Hendricks-Muñoz KD (2011) Current management of the infants who presents with neonatal encephalopathy. Curr Probl Pediatr Adolesc Health Care 41(5):132–153

Waigt A, Górny M (1983) CSF antibodies to myelin basic protein and to myelin- associated glycoprotein in multiple sclerosis. Evidence of the intrathecal production of antibodies. Acta Neurol Scand 68:337–345

Weindling AM, Rochefort MJ, Calcert SA, Fok TF (1985) Developed of cerebral palsy after ultrasonographic detection of periventricular cysts in the newborn. Dev Med Child Neurol 27:800–806

van Wezel-Meijler G, Steggerda SJ, Leijser LM (2010) Cranial ultrasonography in neonates: role and limitations. Semin Perinatol 34:28–38

Widness JA, Teramo KA, Clemons GK et al (1986) Temporal response of immunoreactive erythropoietin to acute hypoxemia in fetal sheep. Pediatr Res 20:15–19

Wu YW, Colford JM Jr (2000) Chorioamnionitis as a risk factor for cerebral palsy: a meta-analysis. JAMA 284:1417–1424

Yager JY, Miller SP (2009) Controversies and advances in neonatal neurology: overview. Introduction. Pediatr Neurol 40:143–144

Yager JY, Armstrong EA, Miyashita H, Wirrell EC (2002) Prolonged neonatal seizures exacerbate hypoxic-ischemic brain damage: correlation with cerebral energy metabolism and excitatory amino acid release. Dev Neurosci 24:367–381

Yamamoto T, Shibata N, Maramatsu F et al (2002) Oxida-tive stress in the human fetal brain: an immunohisto-chemical study. Pediatr Neurol 26:116–122

Zacharia A, Zimine S, Lovblad KO et al (2006) Early assessment of brain maturation by MR imaging seg-mentation in neonates and premature infants. AJNR Am J Neuroradiol 27:972–977

Zhang Y, Guo J (2012) MicroRNA and cerebral ischemic injury. Acta Acad Med Sci 34:418–421

Zhang W, Su P, Kuang ZZ (2013) Application value – li in early identification of acute is- chemic cerebrovascular disease. Shandong Med J 53:15–17

新生儿脑不良结局的流行病学分析 133

Neil Marlow
王来栓　翻译

目录

摘要

　　随着围产和新生儿医学的不断发展,儿童的不良预后成为医学中最重要的后遗症。像脑瘫之类的残疾的发生与脑损伤有关,且其在极早产儿中的发病率和严重程度有所下降。早产儿生后最常见的问题为智力障碍,在婴幼儿期表现为发育测试评分偏低。严重的视力和听力损伤较少见,但其仍然是严重的残疾。在本章中,我将讨论预后随时间变化的趋势以及 3 岁以前的短期患病率。

133.1　要点

- 新生儿重症监护的建立使极早产儿和极低出生体重儿的存活率显著提高,对此类患儿的脑发育不良结局进行随访监测至关重要。
- 脑瘫的发病率随着胎龄和出生体重的降低而增加,但在最近几年中,极早产儿的脑瘫患病率和严重程度似乎均在下降。
- 2 岁时的发育结局已成为文献中报道预后的国际标准。

- 智力障碍是早产儿的常见问题,认知评分与出生时的胎龄有关。
- 尽管极早产儿是听力和视力损伤的主要来源,其发病率仍然很低。

133.2　引言

　　自从新生儿重症监护技术应用以来,特别是认识到机械通气可以提高新生儿的存活率,就有关于存活率的稳步提高是否以增加不良预后的风险为代价的讨论。1981 年,Stewart、Reynolds 和 Lipscomb 在一篇有关极低出生体重儿结局的全球文献综述中对此进行了论述(Stewart et al. 1981)。自 20 世纪 40 年代中期以来,一系列报道显示新生儿的存活率已稳步提高,尽管存活新生儿的数量增加,但其中残障儿的比例恒定保持在 6%~8%。实际上,存活者中预后不良的比例正日益增加。

　　随着新生儿存活率的不断提高,报道中存活者的最低出生体重和最小胎龄也逐渐降低,因此,胎龄早至 22 周或出生体重小于 500g 的新生儿能够存活也并不罕见。目前,大家对这一早产儿群体颇感兴趣,像 20 世纪 70 年代一样,对关于是否应该对超早产儿(有时被认为是"无生机儿",严格来说并不准确)采取重症监护室的有创治疗进行了激烈争论。因此,监测和记录此类患儿的结局非常重要,以便能够提供准确的预后数据。

问题是,单个医疗机构每年收治此类早产儿的数量很少,例如英格兰在 2006 年 22 周出生的新生儿中只有 4 个存活,每个新生儿重症监护室存活的 23 周新生儿数量平均不足 1 个(Moore et al. 2012)。因此,只有将多年数据平均化,涵盖不断变化的治疗方法或进行大样本的人群研究,才能获得存活者中不良结局的可靠比例及可信区间。人群研究经常与中心的研究相比较,除非 100% 设立对照,否则这种比较是不可行的,因为在这种情况下,儿童的存活率会偏高,且患病率可能会降低。因此,由于缺乏一系列的匹配病例,所有关于对比的报告都将终止(表 133.1)。可以对流行病学研究之间的结果进行仔细比较,例如,就脑瘫和认知障碍的患病率而言,EPICure(英国和爱尔兰)和 EPIPAGE(法国的区域性研究)的研究结果存在显著的相似性(Bodeau-Livinec et al. 2007),尽管存活率差异很大,但 EPICure2 和 EXPRESS 关于 2 至 3 岁时预后的研究结果相似(Marlow 2014)。

必须考虑存活超早产儿的致残率,因为这是治疗如此小胎龄新生儿的父母考虑"得失"的重要参考信息。事实上,尽管许多围产机构习惯性地把中 / 重度神经损伤引起的死亡作为研究中的预后结果,更希望越来越多的人能有良好的预后,这也是我们治疗的目标(Lees et al. 2015)。但是,对于父母来说,患儿死亡或重度残疾的风险是一直存在的。

尽管大部分早产儿是在较大胎龄时分娩的,但大多数报告纳入的都是极早产儿(<32 周)或超早产儿(<28 周),这是因为死亡率和致残率与胎龄成反比。

133.3　死亡率

新生儿重症监护的建立使小早产儿的生存率显著提高,且较大胎龄儿的死亡率极低。来自国家和大型数据库的研究数据显示,超早产儿的存活率与当地的政策相关。图 133.1 显示的是 2000 年到 2010 年的研究结果。

在瑞典,超早产儿的生存率在不同地区之间差异很大,可能与产前和新生儿期积极的医疗干预水平有关(Serenius et al. 2014)。在 24 家国立儿童健康与人类发育研究所(National Institute of Child Health and Human Development,NICHD)协作网医院中,超早产儿的生存率变化与生后是否立即进行积

表 133.1　比较来自不同研究的不良结局数据的陷阱

问题		建议和解决方法
胎龄和出生体重	对于"超早产儿"没有统一的定义,对按出生体重分类达成一致	按固定分类方法报道
		单个完整的孕周(至 30 周)
		250g 重量间隔(至 1 500g)
		始终使用置信区间
人群基础	有些以医院为基础的研究报告未纳入其他人群	人群数据可作为对比研究的首选,其可以规避选择偏倚
围产期基线数据	有些单位只报告住院病人的结果,有些单位只报告活产,还有些单位只报告分娩时的活产儿;稳定接受治疗的患儿通常都是包括的	可能的话,报告所有统计数据;这很重要,因为父母需要通过分娩和产时的情况来更新风险信息;包括没有得到积极的治疗而使病情恶化的案例(见下)
评估年龄	大多数权威人士认为,越晚获得的数据越准确	24 个月是通用的初次评估年龄,应坚持
预后评价	定义,临界值和测试的方法不同	在不可能获得足月儿的参考及比较数据的情况下,使用公认的预后定义,并确保同期进行发育测试
人群	移民和社会不利因素是影响早产和患病率的重要因素	根据种族,社会条件和基础早产率评估并报告人群数据
医疗系统	对于超早产儿及其父母的选择权,尚无明确的政策说明	国家政策(即使无法达成共识,评估差异),并提供接受复苏的儿童在每个孕龄的比例

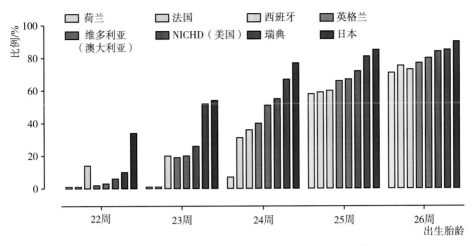

图133.1 2003—2011年大样本人群活产新生儿的存活率

极的干预有关,22周生存率从0到100%,23周从25%到100%,24周从65%到100%。无积极干预可解释医院之间78%的生存率差异和71%的2岁时的无病生存率差异(Rysavy et al. 2015)。此外,在提供不同新生儿医疗服务的医院之间,生存率也有所不同,在更专业和收治数量最高的医院中生存率最低(Marlow et al. 2014;Watson et al. 2014)。早产儿的死亡率并不是一成不变的,并且随着社会对早产儿的看法和专业知识的不断发展而变化,例如,在英格兰1995年至2006年间,胎龄<26周的死亡率下降了15%。

133.4 晚期致残率的决定因素

早产儿2岁时的发育结果已成为报道预后的国际标准。选择两岁是因为在这个年龄可以检测到除最轻度以外的所有脑瘫,并且发育测试是预测以后发育情况的可靠指标。在这短期内可获得较高的随访率,失访的儿童可能是患有较为严重的残疾(Wolke et al. 1995;Tin et al. 1997)或在社会中更容易处于劣势(Moore et al. 2012)。致残率的定义在各研究中大同小异。表133.2显示了英国围产医学会的最新建议。应将可能获得的数据与足月出生的对照组儿童的进行比较。随访评估的实用性将在别处讨论(Marlow. 2007)。

133.5 脑瘫

脑瘫的患病率随着胎龄和出生体重的降低而

增加。在上述已终止的研究中,单中心人群中脑瘫的发生率在10%~20%。更好的数据来自人群研究的报告,例如瑞典南部的Hagberg及其同事(Himmelmann et al. 2005)的研究,或者更广泛的合作组织,如SCPE(Krageloh-Mann and Cans. 2009)。在这些研究中,通过区域性的医疗方法及严格的病例定义来得出一致的趋势。

从20世纪60年代后期开始,所有类型脑瘫的患病率有所上升,从20世纪90年代开始患病率持续下降,且一直持续到2003年(图133.2)。起初,ELBW的脑瘫发生率持续上升至20世纪90年代中期,可能与脑瘫高风险儿的生存率提高相对应,但令人欣慰的是,过去10年,发病率已经呈下降趋势。特别是在极低和超低出生体重儿中,中至重度脑瘫的患病率也相应下降(Sellieret et al. 2016),与早产相关的双瘫的患病率也下降了(Marlow 2014),而运动障碍型脑瘫的发病率稍有上升——与足月分娩时的急性缺氧有关。此外,与早产和低出生体重相关的脑瘫往往较少引起残疾(Moore et al. 2012;Surman et al. 2009)。多数研究采用运动功能分类系统对脑瘫进行功能性分级。1级代表轻度功能丧失,5级代表最严重的功能丧失。在基于人群的研究数据中,在24周以上的存活者中重度脑瘫的发生率(3~5级)低于6%(图133.3)。

随着超声对脑实质出血梗死、脑室旁白质软化的诊断减少,脑瘫的发生率也随着下降。这反映了Pharoah及其同事的研究结果,即随着医疗的进步,与出生体重相关的脑瘫的患病率首先随生存率增加而增加(一个可能的医疗效应),然后随着医疗的进

表 133.2　早产儿 2 岁时的预后分级（报道自 BAPM/RCPCH working group 2008）

分类标准	重度神经发育障碍	中度神经发育障碍
范围	符合以下任意一项	符合以下任意一项
运动	GMFCS 分级为 3、4 或 5 级的脑瘫	GMFCS 分级为 2 级的脑瘫
认知功能	得分低于标准值的 3SD（DQ<55）	得分低于标准值的 2~3SD（DQ 55~70）
听力	即使使用助听设备也无法获得有效听力（刺激强度 >90dBHL）	听力损失能用助听设备纠正（通常需要中等强度的刺激 40~70dBHL）或者
		残存部分听力但使用助听设备不能纠正（通常需要重度刺激 70~90dBHL）
语言	没有意义的单词或手势	少于 5 个单词或手势
	或	或
	无法理解带提示的指令（即，仅在熟悉的情况下或具有视觉提示，例如手势才能理解指令）	无法理解无提示的指令，但是能够理解有提示的指令
视力	失明	似乎有中度视力下降，但优于严重的视力障碍
	或	或
	仅有光感或仅能看到物品的反光	一眼失明，而对侧视力良好

其他残疾（计入 SND 或 NDI 的额外损伤）

呼吸道	需要持续的呼吸支持或氧气	运动耐量有限
胃肠道	需要全胃肠外营养、鼻胃管或胃肠造瘘	需要特殊饮食或有造口
肾脏	需要透析或等待器官移植	肾功能不全需要治疗或特殊饮食

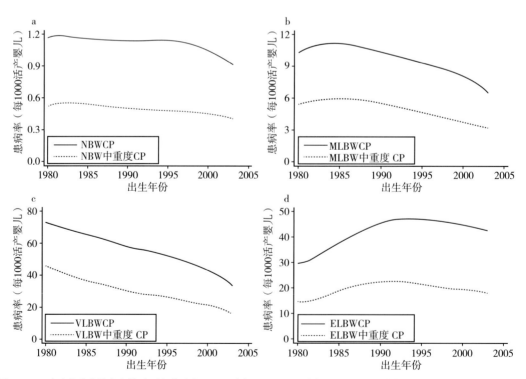

图 133.2　脑瘫患病率随出生体重而变化：(a) 2 500g；(b) 500~2 499g；(c) 1 000~1 499g；(d) <1 000g。(Sellier et al. 2016)

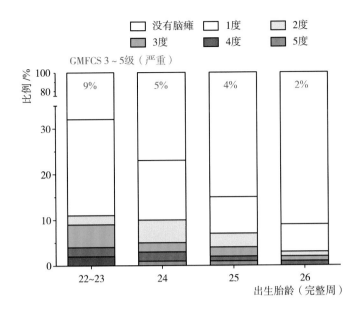

一步改善而下降（Pharoah et al. 1987）。脑瘫在小于胎龄儿中也很常见。一段时间以来，人们一直认为在胎龄小于 34 周的早产儿中，早产决定了一切。实际上，与同胎龄的胎儿相比，多数早产儿是小于胎龄的，当应用胎儿体重的估算标准时，这种情况更明显（Jarvis et al. 2006）。有意思的是，大于胎龄儿在胎儿期的风险同样增加。最近的研究表明，在对胎儿生长受限的孕妇进行密切监测后，2 岁时脑瘫的发生率很低（Lees et al. 2015），强调了小于胎龄儿与动态监测的胎儿生长受限的预后区别。

133.6 发育或认知结局

很少有系统的研究将认知结局与时间联系起来。这在一定程度上是由于测试标准逐渐改变和发育或心理测验发展，使得比较随时间变化的变化非常困难。

认知得分与出生时的胎龄有关。在巴伐利亚州的全人群研究中可以清晰地看出相关性：大于 33 周胎龄两者没有显著相关性；小于 33 周胎龄，随着胎龄减小，IQ 稳定下降 2 个点 / 周（Wolke et al. 2001）。EPICure 的数据与这个趋势相符合（Marlow et al. 2005），并且经过系统审查确认（Kerr-Wilson et al. 2012）。这也反映在教育结局上，如特殊教育需求（MacKay et al. 2010）和获得（Mathiasen et al. 2010）。比较两项使用调整分数来反映贝利量表版本差异的 EPICure 研究数据，似乎在 1995 年到 2006 年间分

数有提高的趋势（图 133.4）。

关于认知缺陷细节的进一步讨论见第 14 章。

在流行病学研究中，出生时大小的关系还不太清楚。有证据表明胎儿生长落后，认知分数会降低（Morsing et al. 2011）。系统综述表明，使用出生时的大小来确定胎龄的影响是困难的，但在最近的一些大型研究中，分数往往低于正常长大的婴儿，出生 ≤3SD 的更具有风险。

对这些领域的进一步讨论不在本章的讨论范围之内，但可以在 14 章中查看。

133.7 感官结局

关于感官结局的流行病学研究较少。早产儿视网膜病变常见于超早产儿，但很少致盲。此外，早产儿视力损伤的原因几乎都一样。例如，在 BOOST-Ⅱ 研究中，有 151 名患有视网膜病变的儿童接受了激光治疗（BOOST-Ⅱ UK Group et al. 2013），但是只有 23 名（1.6%）儿童后来出现了严重的视力障碍（BOOST-Ⅱ Australia Group et al. 2016）。在英国组中，与视网膜病的后遗症相比，其中大多数是因脑损伤而导致的中枢性视力障碍。

同样，关于早产儿听力损失的流行病学研究很少，病因也知之甚少。存活的极早产儿或超早产儿是残疾的高发人群，但听力和视力损伤的发病率却很低。

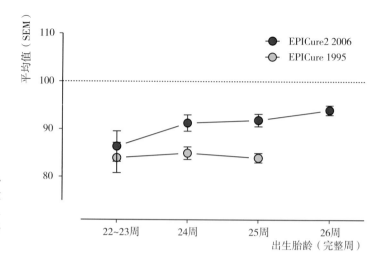

图 133.4 英国 2 个队列研究胎龄小于 27 周的平均（SEM）心理发育指数（MDI）（Moore et al. 2012；Wood et al. 2000）。胎龄 22~25 周的均值差为 8%（95%CI 5~10）

参考文献

Bodeau-Livinec F, Ancel P, Marlow N et al (2007) Care and early childhood outcome of extremely preterm infants in the British Isles and in France. Am J Epidemiol 165(11):S19–S19

BOOST-II Australia Group et al (2016) Outcomes of two trials of oxygen-saturation targets in preterm infants. N Engl J Med 374(8):749–760

BOOST-II UK Group et al (2013) Oxygen saturation and outcomes in preterm infants. N Engl J Med 368 (22):2094–2104

Himmelmann K, Hagberg G, Beckung E et al (2005) The changing panorama of cerebral palsy in Sweden. IX. Prevalence and origin in the birth-year period 1995–1998. Acta Paediatr 94(3):287–294

Jarvis S, Glinianaia SV, Blair E (2006) Cerebral palsy and intrauterine growth. Clin Perinatol 33(2):285–300

Kerr-Wilson CO, Mackay DF, Smith GC et al (2012) Meta-analysis of the association between preterm delivery and intelligence. J Public Health 34(2):209–216

Krageloh-Mann I, Cans C (2009) Cerebral palsy update. [Review] [47 refs]. Brain Dev 31(7):537–544

Lees CC, Marlow N, van Wassenaer-Leemhuis A et al (2015) 2 year neurodevelopmental and intermediate perinatal outcomes in infants with very preterm fetal growth restriction (TRUFFLE): a randomised trial. Lancet

MacKay DF, Smith GC, Dobbie R et al (2010) Gestational age at delivery and special educational need: retrospective cohort study of 407,503 schoolchildren. PLoS Med 7(6), e1000289

Marlow N (2007) Neurodevelopmental follow-up – what tests, when and why. Acta Paediatr 96:242–243

Marlow N (2014) Interpreting regional differences in neonatal outcomes for extremely preterm babies. Acta Paediatr 103(1):4–5

Marlow N, Wolke D, Bracewell MA et al (2005) Neurologic and developmental disability at six years of age after extremely preterm birth. N Engl J Med 352 (1):9–19

Marlow N, Bennett C, Draper ES et al (2014) Perinatal outcomes for extremely preterm babies in relation to place of birth in England: the EPICure 2 study. Arch Dis Child Fetal Neonatal Ed 99(3): F181–F188

Mathiasen R, Hansen BM, Andersen AM et al (2010) Gestational age and basic school achievements: a national follow-up study in Denmark. Pediatrics 126(6):e1553–e1561

Moore T, Hennessy EM, Myles J et al (2012) Neurological and developmental outcome in extremely preterm children born in England in 1995 and 2006: the EPICure studies. BMJ 345, e7961

Morsing E, Asard M, Ley D et al (2011) Cognitive function after intrauterine growth restriction and very preterm birth. Pediatrics 127(4):e874–e882

Pharoah PO, Cooke T, Rosenbloom I et al (1987) Trends in birth prevalence of cerebral palsy. Arch Dis Child 62(4):379–384

Report of a BAPM/RCPCH Working Group (2008) Classification of Health Status at 2 years as a perinatal outcome. BAPM, London

Rysavy MA, Li L, Bell EF et al (2015) Between-hospital variation in treatment and outcomes in extremely preterm infants. N Engl J Med 372 (19):1801–1811

Sellier E, Platt MJ, Andersen GL et al (2016) Decreasing prevalence in cerebral palsy: a multi-site European population-based study, 1980 to 2003. Dev Med Child Neurol 58(1):85–92

Serenius F, Sjors G, Blennow M et al (2014) EXPRESS study shows significant regional differences in 1-year outcome of extremely preterm infants in Sweden. Acta Paediatr 103(1):27–37

Stewart AL, Reynolds EO, Lipscomb AP (1981) Outcome for infants of very low birthweight: survey of world literature. Lancet 1(8228):1038–1040

Surman G, Hemming K, Platt MJ et al (2009) Children with cerebral palsy: severity and trends over time. Paediatr Perinat Epidemiol 23(6):513–521

Tin W, Wariyar UK, Hey EN (1997) Selection biases invalidate current low birthweight weight-for-gestation standards. The Northern Neonatal Network. Br J Obstet Gynaecol 104(2):180–185

Watson SI, Arulampalam W, Petrou S et al (2014) The effects of designation and volume of neonatal care on mortality and morbidity outcomes of very preterm infants in England: retrospective population-based cohort study. BMJ Open 4(7), e004856

Wolke D, Sohne B, Ohrt B et al (1995) Follow-up of preterm children: important to document dropouts. Lancet 345(8947):447

Wolke D, Schulz J, Meyer R (2001) Entwicklungslang-zeitfolgen bei ehemaligen, sehr unreifen Frühgeborenen. Monatsschr Kinderheilkd 149(Suppl 1):53–61

Wood NS, Marlow N, Costeloe K et al (2000) Neurologic and developmental disability after extremely preterm birth. EPICure Study Group. N Engl J Med 343(6):378–384

134 新生儿神经肌肉疾病

Salvatore Grosso and Silvia Ferranti
王来栓　翻译，李西华　审校

目录

摘要

　　神经肌肉疾病（neuromuscular disorder，ND）是新生儿全身无力和张力减退的重要原因。他们与运动单元早期疾病有致病性的相关。由于不同的遗传方式，这些疾病可以被获得或基因决定，以及遗传。

新生儿期发病的 ND 有很大的临床变异性，从轻微到致命。无力，泛化或局限到某一特殊部位（如面部的肌肉），和张力减退是主要的特征。诊断性检查包括血清肌酸激酶水平分析、运动神经传导检查、肌电图检查和肌肉活检。在新生儿中，因为存在一些限制,应仔细评估肌肉活检的适应证。对于那些尽管进行了几次实验室调查,但仍难以诊断的患者,可以考虑使用这种方法。

134.1 要点

- 神经肌肉疾病是新生儿无力和张力减退的重要原因;主要是由于影响运动单元的病理性改变引起的。
- 先天性肌病是一组异质性的遗传性肌肉疾病,其特征为出生或出生后最初几个月出现全身无力、张力减退、深部肌腱反射减退、肌肉体积缩小、感觉正常、无心脏受累和正常的认知发展。
- 先天性肌肉营养不良是一组遗传和临床异质性的遗传肌肉疾病。其特征为出生时出现,在出生后几个月内更明显的全身无力伴肌肉活检显示营养不良。
- 代谢性肌病(如糖原贮积症Ⅱ型和线粒体肌病)是一组主要累及肌肉并伴有新生儿发病的疾病。
- 取得诊断通常是将临床检查和生化数据、运动神经传导检查、肌电图和肌肉活检结合起来。

134.2 引言

神经肌肉疾病(ND)是新生儿无力和张力减退的重要原因,主要是由于影响运动单元的病理性改变引起的。一个运动单元在解剖学上包括一个运动神经元、它的轴突、神经肌肉接点,以及由这个神经元支配的所有肌纤维(Dubowitz 1995)。根据不同的遗传模式,它们可以被获得或由遗传决定和遗传(Volpe 2008a,b)。主要的实验室检查包括:①血清肌酸激酶(creatine kinase,CK)水平,在一些先天性营养障碍或肌肉疾病中可以是正常的,此外,在阴道分娩后的最初几天内,通常可以观察到较高的CK水平,这反映了分娩过程中的肌肉损伤;②运动神经传导检查,可以检查外周神经的疾病;③肌电图(electromyography,EMG)提供了运动单元各个层面的信息,通常是在肌肉处于静止状态和自发或诱发的收缩状态下获得的,但它可能难以解释严重低张力新生儿很少自发运动;④肌肉活检通常是一个至关重要的诊断步骤;在这些尽管有实验室、电生理和DNA分析的检查但仍难以诊断的病人中需谨慎考虑肌肉活检的指征(Volpe 2008a,b)。

134.3 先天性肌病

先天性肌病(congenital myopathy,CM)是一组异质性的遗传性肌肉疾病,其特征是光镜和/或电镜下的特殊的肌纤维结构形态学异常。病理改变定位于肌纤维(North 2008)。组织学分类先前是基于在肌肉活检中主要的形态学特征(棒状、核状、中心核状和选择性Ⅰ型纤维生长不良)。现在,许多这些形式的遗传基础已被确定。定义在组织学基础和遗传原因上,每个CM之间的关系是复杂的,原因如下:①许多CM可能由于不止一个基因的突变而导致(遗传异质性);②同种基因的突变可以导致不同的CM;③相同的基因突变可能导致同一家庭的成员或同一个人在不同的年龄有不同的病理特征(North et al. 2014)。

主要的临床表现包括出生时或出生后几个月内出现的全身无力,张力减退,深部肌腱反射减退,肌肉体积缩小,感觉正常,无心脏受累,认知发育正常。面部明显虚弱伴或不伴上睑下垂,常可见长窄脸和高拱形上颚;临床病程进展缓慢(Romero and Clarke 2013;North et al. 2014)。一个常见的组织学特征是Ⅰ型纤维占优,但比Ⅱ型纤维小(Fenichel 2009)。血清CK水平一般正常,EMG一般正常或轻度肌病。

134.3.1 中央核肌病

病因和发病机制 *RYR1* 基因(19q12-13.2)常染色体显性遗传(autosomal dominant,AD)和罕见的常染色体隐性遗传(autosome recessive,AR)突变编码骨骼肌雷诺定受体跨膜结构域。钙离子通道位于肌浆网,参与兴奋-收缩机制(Laing et al. 2007)。3种主要的临床模式可以确定:先天性模式,青少年模式,以及由麻醉药引起的恶性高热(Fenichel 2009;Zuccotti and Giovannini 2012)。

临床表现 妊娠期间胎儿运动减少,臀位出现,早发性低张力,无力主要影响肢体近端肌肉,上肢比下肢更明显,运动发育迟缓主要涉及步行习得、髋关节脱位、挛缩和脊柱后凸(Zhou et al. 2006,2007)。

检查 肌肉活检显示核,即单个或多个明确的圆形氧化斑上的未染色病变,通常位于肉瘤的中央部分或肌纤维膜下。它们的免疫组化特征是RYR-1蛋白、肌间线蛋白、波形蛋白、微管蛋白和发育中的肌球蛋白重链增加(Sharma et al. 2009)。这些区域的氧化酶缺乏可能是边缘的深色染色区,也可能是阳性的肌间线蛋白。每根纤维的芯可多于一根,芯可沿纤维的长度适当延伸(North et al. 2014)。强调肌肉磁共振影像在中央核肌病(central core disease,CCD)诊断中的角色(Jungbluth et al. 2004)。

鉴别诊断 在新生儿期,可能缺乏典型的组织病理学异常,与多微轴空肌病(multi-minicore disease)的鉴别诊断也比较困难。特殊的临床特征,如眼外麻痹和呼吸障碍,CCD 中通常缺乏,可能有助于鉴别(Sharma et al. 2009;Zhou et al. 2007)。*ACTA1*基因突变的杆状体肌病也与中心核团和微小核团有关(Kaindl et al. 2004)。

134.3.2 杆状体肌病

杆状体肌病(nemaline myopathy,NM)是最常见的 CM。

病因和发病机制 多样的遗传方式:50% 散发、20%AD 和 30%AR。突变涉及 8 种不同基因:*NEM1*(*TPM3*:慢 α-原肌球蛋白),*NEM2*(*NEB*:伴肌动蛋白),*NEM3*(*ACTA1*:α-肌动蛋白),*NEM4*(*TPM2*:β-原肌球蛋白),*NEM5*(*TNNT1*:慢骨骼肌肌钙蛋白T),*NEM6*(*KBTBD13*:Kelch 重复序列和 BTB 结构域包含 13),*NEM7*(*CFL2*:骨骼肌丝切蛋白 2),*NEM8*(*KLHL40*:类 Kelch 家族成员 40);最常见的形式是 *NEM2* 和 *NEM3*(North et al. 2014;Laing et al. 2007;Sharma et al. 2009;Wallgren-Pettersson and Laing 2006;Wallgren-Pettersson et al. 2004,2011;Wallgren-Pettersson and Laing 1996;Ravenscroft et al. 2013)。

临床表现 6 种不同的临床形式,其中 3 种出现在新生儿期:

(1)经典型 NM:特点是低张力和无力,高颚弓,鸡胸和小颌畸形。

(2)重型先天性 NM:特点是迅速的呼吸功能不全,缺乏肌肉运动,复杂关节挛缩,以及有时骨折。羊水过多、胎儿活动减少、胎儿表现异常或胎儿窘迫均可发生。

(3)中间型先天性 NM:类似于重型,但新生儿能够自主活动,不会出现严重的挛缩或呼吸功能不全(Volpe 2008b;Wallgren Pettersson and Laing 1996;Ryan et al. 2001)。

严重型和中间型预后差;出生后第一年的死亡率与分娩时的呼吸功能不全和多发性关节病的存

在 直 接 相 关(Volpe 2008b;Wallgren-Pettersson and Laing 1996;Ryan et al. 2001)。

检查 肌活检示改良三色 Gomori 染色上有致密的红紫色线状包函体,电镜下可见致密体(图134.1 和图 134.2)。肌纤维膜下的颗粒浓度最大;在一种罕见的称为核内杆状肌病(intranuclear rod myopathy,IRM)的 NM 亚型中,杆状体存在于肌核内。它们可能局限于 I 型纤维,并以外围簇状、线状或散在纤维中出现。它们的形状可以是棒状的,也可以是卵球形的,并且可以附着细丝。I 型纤维优势明显(Volpe 2008b;North et al. 2014;Buonocore et al. 1993;Tanner et al. 1998)。CK 正常或轻度升高,EMG 显示为肌病。

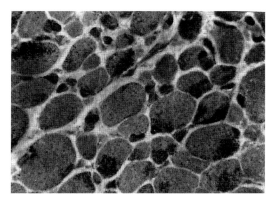

图 134.1 ×900。三色 Gomori 染色,横切面。存在许多典型的杆状体

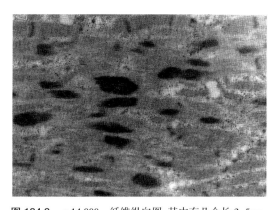

图 134.2 ×14 000。纤维纵向图,其中有几个长 3~5μm、宽 1~2μm 的线状体

134.3.3 肌管肌病

病因和发病机制 AD,AR,X 连锁遗传。新生儿型是由编码肌小管蛋白的 *MTM1* 基因的 X 连

锁隐性突变引起的,该基因属于酪氨酸磷酸酶家族(Volpe 2008b;Laing et al. 2007;Jungbluth et al. 2008)。它参与细胞核与细胞质之间的信号转导,可能参与细胞的分化和发育。迄今为止,已经发现了超过 300 例 *MTM1* 突变。

临床表现 肌管肌病(myotubular myopathy,MM)男性表现严重的表型,产前频繁发作(胎儿运动减少和羊水过多),出生时严重的低张力和无力,呼吸系统和肺泡受累,需要有创通气和鼻胃管喂养。面部明显虚弱,眼外肌受累,包括上睑下垂和眼麻痹,高腭弓,小颌畸形,马蹄内翻足,关节挛缩,多发性关节挛缩和隐睾是典型的。提示生长过度综合征的巨大儿常被观察到。胸部 X 线片显示肋骨变薄。通常在第 1 年内死亡。只有一小部分受影响的男性能活到他们十几岁甚至更年长。然而,由于运动能力差,很多人不得不卧床或依赖轮椅(Jungbluth et al. 2011)。

检查 肌肉活检显示 I 型纤维占主要但生长不足。在肌管期(妊娠 8~15 周),肌纤维的形态发生明显停滞。环绕在细胞核周围的纤维中央区域显示糖原染色增加,肌原纤维 ATPase 反应减少。电镜显示纤维的中心区域被聚集的线粒体和糖原颗粒所占据,而肌丝在这些区域内减少并局限于肌纤维的边缘。免疫组化研究显示,肌纤维与波形蛋白、纤溶蛋白、神经细胞黏附分子和抗肌萎缩蛋白相关蛋白等蛋白的抗体产生的信号增强可能与肌纤维的不成熟有关(WallgrenPettersson 2000;Mercuri and Dubowitz 2008)。CK 正常或轻度升高,EMG 显示为肌病。

134.3.4 先天性纤维比例不均衡

病因和发病机制 由于基因 *TPM3*、*RYR1*、*ACTA1*、*TPM2* 和 *SEPN1* 的突变而引起的散在或家族遗传。

临床表现 先天性纤维比例不均衡(congenital fiber-type disproportion,CFTD)起病于出生时或出生后 1 年内,以四肢、颈部和面部肌肉张力减退和轻度至重度的肌肉无力为特征。任何年龄都可能发生球根征、眼外肌受累和呼吸衰竭。新生儿功能障碍可能严重,可伴有臀部、膝盖、脚踝、肘部和手指的挛缩。这种疾病的病程是可变的,有些人可能能够行走。

检查 肌肉活检显示 I 型纤维为主,发育不全,在无其他结构异常的情况下,其肌纤维直径比 II A 型和 II B 型小了至少 12%。纤维型比例失调

可发生在多种疾病中,如神经性萎缩、其他 CM、肌营养不良、Lowe 综合征、多肌炎、脊柱僵硬综合征、Cockayne 综合征等。因此,它作为一个独立实体的存在受到了质疑。CK 轻度升高(Volpe 2008b;North 2008;North et al. 2014;Laing et al. 2007;Mercuri and Dubowitz 2008;Kissiedu and Prayson 2016)。

134.3.5 多微轴空肌病

多微轴空肌病(Multi-Minicore disease,MmD)具有广泛的临床表现,有 4 种不同的表型:经典型、眼外肌麻痹型、中度累及手型和重度新生儿型。最近的研究表明,与经典亚型中更为显著的 SEPN1 突变相比,由于常见的 RYR1 参与,后 3 种形式之间有明显的重叠。

病因和发病机制 *SEPN1*(硒蛋白)和 *RYR1*(鱼尼丁受体)基因的零星突变和 AR 突变。

临床表现 经典型的特征是新生儿期或出生后第 1 年内起病,病程缓慢。典型特征包括张力减退、轻微或仅缓慢进展的全身无力,主要影响近端肌肉,特别是肩胛带、早期脊柱僵直、脊柱侧凸和呼吸障碍。喂养困难伴发育不良、嗓音尖细、面部肌肉病态十分常见。呼吸衰竭可导致继发性右心室衰竭,通常与全身虚弱程度严重不成比例。

检查 肌肉活检显示肌纤维中存在缺乏线粒体、肌节紊乱、局灶性、界限不清的小区域,影响 I 型和 II 型纤维。在电镜下,它们由小面积的 Z 线流和肌纤维断裂构成,延伸出少量的肌节。I 型纤维占优(Volpe 2008b;North 2008;Laing et al. 2007;Jungbluth et al. 2011;Mercuri and Dubowitz 2008)。

134.4 先天性肌营养不良症

先天性肌营养不良症(congenital muscular dystrophy,CMD)是一组以 AR 模式遗传为主的遗传性和临床异质性遗传肌肉疾病。无力和营养不良在出生时或出生后最初几个月出现在肌肉活检中。肌肉活检显示肌纤维大小变异较大,显著的肌内膜和肌束膜增生,脂肪组织后期增多;可见肌核内、坏死和再生纤维。与晚发型肌营养不良相比,肌无力总体上更稳定。患者可能有中枢神经系统和眼部变化。基于生化和遗传缺陷提出了一种 CMD 分类方式,并不断更新。虽然正常的精神发育障碍大部分是由于

细胞外基质蛋白质或内质网的蛋白质的遗传缺陷引起的,CMD 常累及大脑,通常是由于 α-肌萎缩蛋白糖基化的缺陷。根据中枢神经系统的累及程度和是否存在分区蛋白(merosin)来定义 CMD 可能是可行的(Mercuri and Dubowitz 2008;Muntoni et al. 2008;Reed 2009a,b;Kirschner 2013)。

134.4.1 Merosin 缺乏型先天性肌营养不良症

Merosin 缺乏型先天性肌营养不良症(Merosin-negative CMD,MDC1A)占 CMD 的 22%~30%。

病因和发病机制 这种疾病是由于编码分区蛋白 *LAMA2* 基因突变导致,也称为层粘连蛋白 α-2。这是一个关键 α-肌萎缩蛋白结合点,肌肉细胞外基质的基底膜蛋白。它也在大脑血管基底膜和施旺细胞中表达,解释了肌肉、心脏、中枢和外周神经系统的病理变化。与 LAMA-2 相关的肌营养不良的临床表现多种多样,从严重的早发型 CMD(即 MDC1A)到轻度的晚发型儿童期发病的肢带型肌营养不良。

临床表现 严重症状的患者表现为明显的低张力和四肢无力,在生命的最初几周可能会恶化,妨碍独立行走。典型的症状为肌肉萎缩、面容无力畸形、咀嚼和吞咽功能受损;可能存在关节卷曲病。三分之一的病人在第 1 年因心肺并发症死亡。认知障碍、主要在枕叶皮层的神经元迁移缺陷和癫痫(30% 的患者)已经被报道。外周脱髓鞘神经病主要影响运动纤维已被描述。部分症状患者发病较晚,病情进展缓慢,并不妨碍患者独立行走。

检查 肌肉活检显示营养不良过程伴随着纤维坏死和再生。在肌肉或皮肤活检常完全没有层粘连蛋白 α-2 染色,较部分症状相比一般与更严重的表型相关。CK 明显升高,EMG 显示肌病。脑磁共振显示脑室周围及皮层下白质 T_2 加权高信号和水抑制图像;这些发现在大于 6 个月的患者中最为明显(Volpe 2008b;Mercuri and Dubowitz 2008;Kissiedu and Prayson 2016;Muntoni et al. 2008;Reed 2009a,b;Beytía Mde et al. 2014;Bönnemann et al. 2014)。

134.4.2 先天性肌营养不良伴中枢神经系统结构异常(α-dystroglycan 糖基化)

这类肌营养不良常合并有中枢神经系统表现异常(神经移行障碍,脑白质异常,菱脑异常)为主和少见的眼异常表现。

病因和发病机制 AR,由于 8 个基因(*DPM3*、*DPM2*、*POMT1*、*POMT2*、*POMGNT1*、*LARGE*、*FKTN*、*FKRP*),编码特定的或公认的糖基转移酶参与 α-肌萎缩蛋白的糖基化。其糖基化的减少与结合能力的降低有关。

临床表现

(1)福山先天性肌营养不良症(Fukuyama congenital muscular dystrophy,FCMD):FCMD 主要发生在日本,是日本人群中最常见的 AR 疾病。临床表现包括胎儿运动不良、呼吸功能受损、全身无力、张力减退、面部无力、关节挛缩、小腿、股四头肌和舌肌肥大。运动发育得严重迟缓,主要妨碍了独立行走,十分典型。扩张型心肌病可能在以后发展。严重的智力迟钝和癫痫发作。中枢神经系统异常表现为:大脑和小脑微多脑回、阻塞性脑积水、枕叶鹅卵石样皮层、脑桥和小脑蚓部发育不全、小脑囊肿、软脑膜纤维胶质增生、局灶性半球间融合、皮质脊髓束发育不全。眼部变化包括视网膜屈曲、融合、局部发育不良和脱落,眼球运动异常、近视和小眼畸形(Volpe 2008b;Mercuri and Dubowitz 2008;Reed 2009a;Kirschner 2013;Yoshioka et al. 1991)。

(2)Walker-Warburg 综合征(Walker-Warburg syndrome,WWS):WWS 是最严重的 CMD;为 AR 遗传。新生儿全身无力和张力减退与脑畸形相关(无脑回畸形 II 型、胎儿阻塞性脑积水、神经元束异位、胼胝体发育不全、小脑桥发育不全、脑室内出血、小脑多小脑回、脑室融合、枕极融合、枕叶偶发性脑膨出和 Dandy-Walker 囊肿)。眼的变化包括前房和后房(视网膜脱离、失明、小眼球症、视神经异位、残缺、先天性青光眼、白内障和大角膜)。男性生殖器异常,大头畸形或小头畸形和兔唇或腭裂的面部畸形已报告。受影响的儿童没有达到任何运动或精神上的里程碑,通常出现癫痫和需要胃管喂养。通常在 3 岁之前死亡(Volpe 2008b;Mercuri and Dubowitz 2008;Reed 2009a;Muntoni and Voit 2005;Voit 1998;Lee 2014)。

(3)肌肉-眼-脑病(Muscle-Eye-Brain Disease,MEB):MEB 最初在芬兰报道,现在已得到公认。虽然它没有 WWS 严重,但临床严重程度的范围很广,包括有类似 WWS 表型的患者。眼部缺陷包括高度近视、先天性青光眼、视神经发育不全、视网膜发育不良、视神经缺损和白内障。中枢神经系统异常以皮质畸形为代表,包括巨脑回畸形、多小脑回、无脑回、鹅卵石样发育不良,并伴有扁平化、扭结性脑干、小脑发育不全、囊肿和白质异常。脑积水、癫痫,和面部畸形(短鼻桥、小颌和中脸发育不全)已被报道。临床过程是多变的,从能够行走和说话的病人到出现严重运动和认知延迟的病人(Reed 2009a,b;Yiş et al. 2014)。

检查 CK升高,但正常时不能排除诊断。EMG显示肌源性受损(Volpe 2008b;Mercuri and Dubowitz 2008;Muntoni et al. 2008;Reed 2009a,b;Muntoni and Voit 2005;Godfrey et al. 2011)。

134.4.3 先天性强直性肌营养不良

强直性肌营养不良(myotonic dystrophy,MD)是一种以进行性肌病、肌强直和多器官受累为特征的AD遗传、多系统疾病。相似突变但产生两种不同类型已被描述:MD 1型[可分为4大类,包括先天性强直性肌营养不良(congenital myotonic dystrophy,CMD)]和MD 2型(Meola and Cardani 2015)。

病因和发病机制 CMD是由 *DMPK*(19q13)基因突变引起的,该基因编码肌紧蛋白激酶并含有一个不稳定的CTG三核苷酸。在正常人中,CTG重复5次到34次不等;在这些患者中更多,多达几千次的CTG重复。通常是母亲传递更多的重复基因,但是也有研究报道父亲传递相关信息(Zeesman et al. 2002)。已有基因预测,重复扩张长度是临床严重程度和发病年龄的预测指标。然而,由于体细胞嵌合,在低于400次CTG重复时,CTG大小与发病年龄和疾病严重程度显著相关(Mercuri and Longman 2005)。

临床表现 CMD可分为重型和轻型。

(1)CMD重型:临床表现包括羊水过多,胎儿活动减少,早产,严重全身无力,张力减退,关节挛缩,特别是下肢,进食困难和需要机械通气支持的呼吸功能不全。面部双瘫,伴随帐篷状上唇和鲤鱼嘴,十分常见。无反射和萎缩是常见的。在新生儿叩击性肌强直中,肌肉叩诊引起肌强直现象仅偶见。临床病程的严重程度与发病时的临床情况一致。新生儿死亡率很高,高达40%,主要是由于呼吸衰竭。幸存患者的运动功能逐渐改善;几乎所有CMD儿童在2岁后都能走路。然而,认知和运动很难取得进展,所有患者都出现学习困难(Mercuri and Longman 2005)。

(2)CMD轻型:胎龄正常,羊水过多少见。可有进食和吞咽困难,全身性低张力,关节挛缩。未见呼吸窘迫。仔细检查母亲可发现典型的肌强直脸伴上睑卜垂、咬肌、颞肌萎缩,叩诊肌强直。早老性白内障、额秃、性腺萎缩也可在受影响的家庭成员中看到(Mercuri and Dubowitz 2008;Reed 2009a;Meola and Cardani 2015)。

134.4.4 Collagen Ⅵ型胶原相关性疾病

3种Ⅵ型胶原蛋白基因 *COL6A1*、*COL6A2*、*COL6A3*,分别编码α1、α2和α3 Ⅵ胶原链,各个基因突变导致两种类型的肌肉疾病,可能形成以下临床表现:①贝特莱姆(Bethlem)肌病,轻度或中度表型;②乌尔里希(Ullrich)CMD,具有严重的表型。

(1)贝特莱姆肌病

病因和发病机制 AD遗传;*COL6A1* 是最常见的相关基因。

临床表现 可能在新生儿期、儿童期或青春期发病;疾病是缓慢进展的。早期手指、肘部和脚踝间关节的挛缩是一个标志。毛囊角化过度和瘢痕形成。

检查 肌肉活检的组织病理学发现是非特异性的,并与营养不良的改变相一致。具有Col Ⅵ抗体的免疫组化在肌肉中正常;只有成纤维细胞培养为诊断提供了决定性的结果。CK水平正常或轻度升高。

(2)乌尔里希CMD

病因和发病机制 AR或AD遗传。

临床表现 大多数患者具有典型的严重症状,包括新生儿无力、近端关节挛缩、远端关节过度松弛、发育不良、缺乏独立行走能力,以及在生命的第一个10年结束时出现严重的呼吸障碍。智力是正常的。可见毛囊角化过度、"砂纸"丘疹,多汗症、瘢痕疙瘩,先天性髋关节脱位,斜颈,招风耳,面部无力,高弓腭,突出的脚跟,脊柱侧凸。

检查 肌肉活检显示典型的、通常有标记的、营养不良的模式。肌肉活检中Ⅵ型胶原的免疫组化分析显示下降的免疫标记,但最安全、最有帮助的Ⅵ型胶原免疫组化分析是在皮肤成纤维细胞培养中。CK水平可正常或升高(Reed 2009a)。

134.5 代谢性肌病

新生儿起病,主要累及肌肉中糖原代谢和呼吸链的缺陷。

134.5.1 糖原贮积症 II 型

病因和发病机制 糖原贮积症 II 型(Pompe Disease,PD)是一种溶酶体储存疾病(糖原存储疾病 II 型),由于酸性 α- 葡萄糖苷酶(GAA,也被称为酸性麦芽糖酶)缺失或不足造成的,这是一种负责分裂 α-1,4 和 α-1,6- 糖苷键将糖原变成葡萄糖的酶。

临床表现 糖原的积累发生在几个组织中,但以心脏和骨骼肌表现为主。典型的婴儿型在出生时表现为严重的肌无力、张力减退和肥厚型心肌病。巨舌、肝大、喂养困难和运动能力进展的明显延迟通常以快速进展的形式出现。呼吸道肌肉无力和心脏肥大常常导致在第一年结束前死亡。非典型婴儿型的临床表现较温和,不包括呼吸功能不全和心脏受累,拥有较长的生存期。临床表型可能与 SMA1 相似。

这种疾病可通过新生儿筛查发现。这是第一种可通过重组人前体(酸性 α- 葡萄糖苷酶)靶向酶替代治疗的代谢性肌病(Volpe 2008a,b;Lim et al. 2014)。

134.5.2 线粒体肌病

病因和发病机制 线粒体肌病(mitochondrial myopathies,MM)有与具有氧化磷酸化缺陷的线粒体 DNA 或核 DNA 突变相关的高度异质性条件。它们通常是多系统的,影响高需氧的有丝分裂后组织,如肌肉和神经。

临床表现 细胞色素 C 氧化酶 AR 缺陷可伴有新生儿肌病综合征。主要的临床特征是中轴和面部无力、张力减退和反射减退或无反射。全身受累也常见于肝肿大、心肌病和肾功能障碍。

检查 患有细胞色素 C 缺乏症,并伴有乳酸酸中毒、在肌肉活检中显示碎红肌纤维的患者可确诊(Volpe 2008b)。

134.6 肌无力

134.6.1 新生儿重症肌无力

病因和发病机制 新生儿重症肌无力(neonatal myasthenia gravis,NMG)是一种暂时性的神经肌肉传递障碍,在患有重症肌无力的女性所生的新生儿中,有 10%~15% 的新生儿患病,由于针对乙酰胆碱受体(acetylcholine receptor,AChR)的抗体引起的,其次是由于针对肌肉特异性激酶的抗体引起的(Nogajski et al. 2009)。NMG 与抗 AChR 抗体在胎盘的被动转移有关,被认为随后在突触后肌膜减少 AChR。由于母系来源的 IgG 消退,对婴儿的影响通常是暂时的。这种疾病很少持续,导致永久性的残疾。没有发现与母亲疾病严重程度或母亲的绝对抗体滴度的相关性,但短暂的 NMG 往往在进一步妊娠中复发。目前尚不清楚为什么肌无力的母亲所生婴儿患 NMG 比例仅为 10%~15%。母亲的抗体表位特异性被认为是一个主要因素。在一个亚基中有两种形式的 AChR Ab:一种主要针对胎儿 AChR,另一种针对成熟终板中的成年 AChR(Hacohen et al. 2014;Midelfart Hoff and Midelfart 2015)。

临床表现 临床发病通常发生在出生后几小时内或出生后 72 小时内。可能出现面部双瘫,伴进食、吮吸和吞咽困难,全身无力、张力减退、呼吸功能不全和不能处理咽部分泌物。症状通常轻微或中等;只有少数病例需要呼吸支持和管饲。上睑下垂和动眼神经运动功能障碍在少数患者中发生。最严重的患儿表现为关节挛缩、羊水过多、肺发育不全和死亡(Midelfart Hoff and Midelfart 2015)。

检查 5~20Hz 的重复神经刺激通常显示运动动作电位的幅度减小。

治疗 新斯的明,一种抗胆碱酯酶,是首选的药物。首次剂量是 0.04mg/kg 肌内注射,随后胃管给药 0.4mg/kg。换血疗法无效。关于静脉注射免疫球蛋白的有效性的资料很少(Volpe 2008a;Mercuri and Dubowitz 2008)。

134.6.2 非自身免疫性先天性肌无力综合征

病因和发病机制 非自身免疫性先天性肌无力综合征(non-autoimmune congenital myasthenic syndrome,CMS)是影响神经肌肉接点的遗传性异质性疾病。

在大多数患者中,常于出生时或儿童早期发病。基于神经肌肉传递缺陷的部位(突触前、突触或突触后)分类,但并不能完全准确识别缺陷。CMS 最常见的原因如下:

(1) AChR 缺陷(主要是原发性 AChR 缺陷)。

(2) 影响终板发育和维持的突变(主要是缔合蛋白缺失,这是一种聚集并将 AChR 固定在突触后膜的蛋白质,是连接褶皱发育所必需的)。

(3) 突触基板相关。

(4) 突触前(主要是胆碱乙酰转移酶缺失,它催化胆碱能神经元中的乙酰辅酶 A 和胆碱合成乙酰胆碱。由压力引起的呼吸暂停的突然发作可以提示对这一缺陷的诊断)。

临床表现 尽管 CMS 中存在表型变异,但这些疾病有几个共同的临床特征。上睑下垂,眼肌麻痹,早期面部和延髓受累伴随进食困难和呼吸衰竭,低张力,无力是常见的。可观察到胎儿活动减少,关节痉挛,羊水过多。特殊的 CMS 综合征可能出现特殊的临床表现(如瞳孔功能障碍是终板 AChE 缺乏的典型表现)。

检查 它们包括单纤维 EMG,AChR 的特异性染色,电子显微镜或运动端板,以及分子遗传学研究。

治疗 抗胆碱酯酶药物是治疗策略的关键。3,4- 二氨基吡啶与抗胆碱酯类药物联用有效。类固醇和胸腺切除术无效。药物治疗应延长,因为中断可能导致呼吸暂停和猝死(Volpe 2008a;Mercuri and Dubowitz 2008;Nogajski et al. 2009;Middleton 1995;Ohno et al. 1999;Deymeer et al. 1999;Engel et al. 2015)。

134.7 脊髓性肌萎缩症

病因和发病机制 脊髓肌萎缩症(spinal muscular atrophy,SMA)由一组 AR 疾病组成,其特征是脊髓前角细胞和脑神经核中较低的运动神经元缺失(Rudnick-Schoneborn et al. 1996)。随之而来的无力通常是对称的,近端重于远端,下肢通常比上肢更容易受到影响(D'Amico et al. 2011)。*SMA1* 基因位于 5q11-q13,称为存活运动神经元(survival motor neuron,SMN)。每个个体有两个 SMN 基因:*SMN1* 和 *SMN2*。超过 95% 的 SMA1 患者的 *SMN1* 基因存在纯合突变(Lefebvre et al. 1995)。对 *SMN1* 基因进行突变筛选。当基因分析正常时,诊断性检查应考

虑肌肉活检。

临床表现 它可能包括低体重、睡眠困难、脊柱侧弯、关节挛缩、限制性肺部疾病和便秘,但智力不受影响。根据发病年龄分为 5 个 SMA 亚型(Carré and Empey 2016)。

0 型(产前) 在子宫内表现为胎儿缺乏运动,关节弯曲,关节挛缩,可能有先天性骨折,肋骨极薄。它是最严重的一种,如果不治疗,一出生就会死亡(Carré and Empey 2016;MacLeod et al. 1999)。

1 型(Werdnig-Hoffman 型) 最常见的 SMA 亚型(60%~70% 的 SMA 病例)。在出生时或出生后的最初几周会出现中轴和四肢无力及张力减退。几乎没有自发的活动,仅限于脚和手。面部肌肉幸免,婴儿表现出正常鲜明表情;这与眼外肌无关。深部腱反射消失或减弱,但感觉保留。膈肌与肋间肌结合无力导致呼吸困难。四肢广泛麻痹和独特的呼吸模式与上肢特有的颈 - 柄姿势、肩部的内旋和前臂的内旋有关。延髓运动神经元的累及是导致舌头自发性收缩、吮吸困难和吞咽困难的原因。由呼吸衰竭引起的死亡可在 18 个月之前发生。使用呼吸支持,预期寿命可以延长(D'Amico et al. 2011;Carré and Empey 2016)。

134.7.1 SMA 变型

在 SMA 的变体中,可能在新生儿发病的包括:① SMA 伴呼吸窘迫 1 型(SMA with respiratory distress type 1,SMARD1);② SMA 伴脑桥小脑发育不全。

(1) SMARD1:由位于 11q13 号染色体上的免疫球蛋白结合蛋白 2 的编码基因发生突变而导致罕见的 AR 运动神经元疾病,涉及转录和 mRNA 前体的处理。独特的临床特征包括:低出生体重,膈肌麻痹,对称性远端肌肉无力,肌肉萎缩,周围感觉神经病变,自主神经功能障碍,足畸形,肢体挛缩。绝大多数患者在出生后 13 个月内死亡。特别地,呼吸窘迫在 SMARD1 中是严重的双侧性膈肌瘫痪并在胸片中显示双侧肋膈角抬高引起的,而不是 SMA1 中重度的肋间肌损伤(MacLeod et al. 1999;Kaindl et al. 2008;Messina et al. 2012)。

(2) SMA 伴脑桥小脑发育不全:罕见的 AR 疾病,特征是出生时中枢和外周运动功能障碍;寿命很短,从几个小时到几个月不等。脑桥小脑发育不全

和神经胶质增生与前角细胞变性有关。严重的呼
吸并发症、畸形、低张力、深腱反射消失、眼球震颤、
小头畸形和关节挛缩综合征都有描述（Barth 1993；
Rudnik-Schöneborn et al. 2003；Guillot et al. 2008）。

参考文献

Barth PG (1993) Pontocerebellar hypoplasia. An overview of a group of inherited neurodegenerative disorders with fetal onset. Brain Dev 15:411–422

Beytía Mde L, Dekomien G, Hoffjan S, Haug V, Anastasopoulos C, Kirschner J (2014) High creatine kinase levels and white matter changes: clinical and genetic spectrum of congenital muscular dystrophies with laminin alpha-2 deficiency. Mol Cell Probes 28(4):118–122

Bönnemann CG, Wang CH, Quijano-Roy S, Deconinck N, Bertini E, Ferreiro A, Muntoni F, Sewry C, Béroud C, Mathews KD, Moore SA, Bellini J, Rutkowski A, North KN (2014) Members of international standard of care committee for congenital muscular dystrophies. Diagnostic approach to the congenital muscular dystrophies. Neuromuscul Disord 24(4): 289–311

Buonocore G, Balestri P, Toti P et al (1993) A new case of severe congenital nemaline myopathy. Acta Paediatr 82:1082–1084

Carré A, Empey C (2016) Review of Spinal Muscular Atrophy (SMA) for prenatal and pediatric genetic counselors. J Genet Couns 25(1):32–43

D'Amico A, Mercuri E, Tiziano FD, Bertini E (2011) Spinal muscular atrophy. Orphanet J Rare Dis 6:71

Deymeer F, Serdaroglu R, Ozdemir C (1999) Familial infantile myasthenia: confusion in terminology. Neuromuscul Disord 9:129–130

Dubowitz V (1995) Muscle disorders in childhood. Saunders, London

Engel AG, Shen XM, Selcen D, Sine SM (2015) Congenital myasthenic syndromes: pathogenesis, diagnosis, and treatment. Lancet Neurol 14(4):420–434

Fenichel GM (2009) Clinical pediatric neurology. A signs and symptoms approach, Chapter 6. Saunder Elservier, Philadelphia

Godfrey C, Foley AR, Clement E, Muntoni F (2011) Dystroglycanopathies: coming into focus. Curr Opin Genet Dev 21(3):278–285

Guillot N, Cuisset JM, Cuvellier JC, Hurtevent JF, Joriot S, Vallee L (2008) Unusual clinical features in infantile Spinal Muscular Atrophies. Brain Dev 30 (3):169–178

Hacohen Y, Jacobson LW, Byrne S, Norwood F, Lall A, Robb S, Dilena R, Fumagalli M, Born AP, Clarke D, Lim M, Vincent A, Jungbluth H (2014) Fetal acetylcholine receptor inactivation syndrome: a myopathy due to maternal antibodies. Neurol Neuroimmunol Neuroinflamm 2(1):e57

Jungbluth H, Davis MR, Muller C et al (2004) Magnetic resonance imaging of muscle in congenital myopathies associated with RYR1 mutations. Neuromuscul Disord 14:785–790

Jungbluth H, Wallgren-Pettersson C, Laporte J (2008) Centronuclear (myotubular) myopathy. Orphanet J Rare Dis 3:26

Jungbluth H, Sewry CA, Muntoni F (2011) Core myopathies. Semin Pediatr Neurol 18(4):239–249. Review

Kaindl AM, Ruschendorf F, Krause S et al (2004) Missense mutations of ACTA1 cause dominant congenital myopathy with cores. J Med Genet 41:842–848

Kaindl AM, Guenther UP, Rudnik-Schöneborn S et al (2008) Spinal muscular atrophy with respiratory distress type 1 (SMARD1). J Child Neurol 23:199–204

Kirschner J (2013) Congenital muscular dystrophies. Handb Clin Neurol 113:1377–1385

Kissiedu J, Prayson RA (2016) Congenital fiber type disproportion. J Clin Neurosci 26:136–7

Laing NG, Sewry CA, Lamont P (2007) Congenital myopathies. Handb Clin Neurol 86:1–33

Lee CY (2014) Walker-Warburg syndrome: rare congenital muscular dystrophy associated with brain and eye abnormalities. Hong Kong Med J 20(6):556. e4–556.e5

Lefebvre S, Biirglen L, Reboullet S et al (1995) Identification and characterization of a spinal muscular atrophy-determining gene. Cell 13(80):1–5

Lim JA, Li L, Raben N (2014) Pompe disease: from pathophysiology to therapy and back again. Front Aging Neurosci 6:177

MacLeod MJ, Taylor JE, Lunt PW et al (1999) Prenatal onset spinal muscular atrophy. Eur J Paediatr Neurol 3:65–72

Meola G, Cardani R (2015) Myotonic dystrophies: an update on clinical aspects, genetic, pathology, and molecular pathomechanisms. Biochim Biophys Acta 1852(4):594–606

Mercuri E, Dubowitz V (2008) Neuromuscular disorders. In: Levine MI, Chervenak FA (eds) Fetal and neonatal neurology and neurosurgery. Churchill Livingston Elsevier, Philadelphia, pp 792–809

Mercuri E, Longman C (2005) Congenital muscular dystrophy. Pediatr Ann 34:564–568

Messina MF, Messina S, Gaeta M, Rodolico C, Salpietro Damiano AM, Lombardo F, Crisafulli G, De Luca F (2012) Infantile spinal muscular atrophy with respiratory distress type I (SMARD 1): an atypical phenotype and review of the literature. Eur J Paediatr Neurol 16(1):90–94

Middleton LT (1995) Report on the 34th ENMC international workshop – congenital myasthenia syndromes. Neuromuscul Disord 6:133–136

Midelfart Hoff J, Midelfart A (2015) Maternal myasthenia gravis: a cause for arthrogryposis multiplex congenita. J Child Orthop 9(6):433–5

Muntoni F, Voit T (2005) 133rd ENMC international workshop on congenital muscular dystrophy (IXth international CMD workshop) 21–23 January 2005, Naarden. The Netherlands. Neuromuscul Disord 15:794–801

Muntoni F, Torelli S, Brockington M (2008) Muscular dystrophies due to glycosylation defects. Neurotherapeutics 5:627–632

Nogajski JH, Kiernan MC, Ouvrier RA, Andrews PI et al (2009) Congenital myasthenic syndromes. J Clin Neurosci 16:1–11

North K (2008) What's new in congenital myopathies? Neuromuscul Disord 18:433–442

North KN, Wang CH, Clarke N, Jungbluth H, Vainzof M, Dowling JJ, Amburgey K, Quijano-Roy S, Beggs AH, Sewry C, Laing NG, Bönnemann CG (2014) International standard of care committee for congenital myopathies. Approach to the diagnosis of congenital myopathies. Neuromuscul Disord 24(2):97–116

Ohno K, Anlar B, Engel AG (1999) Congenital myasthenic syndrome caused by a mutation in the Ets binding site of the promoter region of the acetylcoline receptor e subunit gene. Neuromuscul Disord 9:131–135

Ravenscroft G, Miyatake S, Lehtokari VL et al (2013) Mutations in KLHL40 are a frequent cause of severe autosomal-recessive nemaline myopathy. Am J Hum Genet 93(1):6–18

Reed UC (2009a) Congenital muscular dystrophy. Part I: a review of phenotypical and diagnostic aspects. Arq Neuropsiquiatr 67:144–168

Reed UC (2009b) Congenital muscular dystrophy. Part II: a review of pathogenesis and therapeutic perspectives. Arq Neuropsiquiatr 67:343–362

Romero NB, Clarke NF (2013) Congenital myopathies. Handb Clin Neurol 113:1321–1336. Review

Rudnick-Schoneborn FR, Hahnen E et al (1996) Clinical spectrum and diagnostic criteria of infantile spinal muscular atrophy: further delineation on the basis of 5MN deletion findings. Neuropediatrics 27:8–15

Rudnik-Schöneborn S, Sztriha L, Aithala GR, Houge G, Laegreid LM, Seeger J, Huppke M, Wirth B, Zerres K (2003) Extended phenotype of pontocerebellar hypoplasia with infantile spinal muscular atrophy. Am J Med Genet A 117A(1):10–17

Ryan MM, Schnell C, Strickland CD et al (2001) Nemaline myopathy: a clinical study of 143 cases. Ann Neurol 50:312–320

Sharma MC, Jain D, Sarkar C et al (2009) Congenital myopathies-a comprehensive update of recent advancements. Acta Neurol Scand 119:281–292

Tanner SM, Laporte J, Guiraud-Chaumeil C et al (1998) Confirmation of prenatal diagnosis results of X-linked recessive myotubular myopathy by mutational screening and description of three new mutations in the MTM1 gene. Hum Mutat 11:62–68

Voit T (1998) Congenital muscular dystrophies: 1997 update. Brain Dev 20:65–74

Volpe J (2008a) Neuromuscular disorders: levels above the lower motor neuron to the neuromuscular junction. In: Volpe J (ed) Neurology of the newborn. Saunders Elsevier, Philadelphia, pp 767–800

Volpe J (2008b) Neuromuscular disorders: muscle involvement and restricted disorders. In: Volpe J (ed) Neurology of the newborn. Saunders Elsevier, Philadelphia, pp 801–840

Wallgren-Pettersson C, Laing NG (1996) Nemaline myopathy. Neuromuscul Disord 6:389–391

Wallgren-Pettersson C (2000) 72nd ENMC international workshop: myotubular myopathy 1–3 October 1999, Hilversum, The Netherlands. Neuromuscul Disord 10:525–529

Wallgren-Pettersson C, Laing NG (2006) 138th ENMC workshop: nemaline myopathy, 20–22 May 2005, Naarden. The Netherlands. Neuromuscul Disord 16:54–60

Wallgren-Pettersson C, Pelin K, Nowack KJ et al (2004) ENMC international consortium on Nemaline myopathy. Genotype-phenotype correlations in nemaline myopathy caused by mutations in the genes for nebulin and skeletal muscle alpha-actin. Neuromuscul Disord 14:461–470

Wallgren-Pettersson C, Sewry CA, Nowak KJ, Laing NG (2011) Nemaline myopathies. Semin Pediatr Neurol 18(4):230–238

Yiş U, Uyanik G, Rosendahl DM, Carman KB, Bayram E, Heise M, Cömertpay G, Kurul SH (2014) Clinical, radiological, and genetic survey of patients with muscle-eye-brain disease caused by mutations in POMGNT1. Pediatr Neurol 50(5):491–497

Yoshioka M, Saiwai S, Kuroki S (1991) MR imaging of the brain in Fukuyama-type congenital muscular dystrophy. AJNR Am J Neuroradiol 12:63–65

Zeesman S, Carson N, Whelan DT (2002) Paternal transmission of the congenital form of myotonic dystrophy type 1: a new case and review of the literature. Am J Med Genet 107:222–226

Zhou H, Yamaguchi N, Xu L et al (2006) Characterization of recessiveRYR1mutations in core myopathies. Hum Mol Genet 15:2791–2803

Zhou H, Jungbluth H, Sewry CA et al (2007) Molecular mechanisms and phenotypic variation in RYR1-related congenital myopathies. Brain 130:2024–2036

Zuccotti GV, Giovannini M (2012) Manuale di Pediatria- la pratica clinica, Chapter 22. Societa' editrice Esculapio, Bologna

第十三篇

眼科、骨科和皮肤科疾病

眼部畸形

135

Elena Piozzi and Alessandra Del Longo
高路　杨晨皓　翻译

目录

摘要

眼部畸形的临床表现多种多样：一些在出生时或出生后不久就可见明显症状，而有一些要在长大以后才能被发现。

眼部畸形可以比其体征或常见病因更复杂，它可能会导致视力损害和/或弱视（影响视功能发育），所以早期识别非常重要。

眼前节畸形在检查时容易被发现，部分眼后节畸形同时合并前节畸形，恒定性或者间歇性斜视通常是其首发症状。

双眼大小、对称性、眼睑开合程度和颜色的差异，都可能是眼部畸形的一个重要体征，因此临床工作中切勿低估双眼的比较。

儿科医生对于及早发现先天性眼部疾病至关重要，一旦发现异常患儿，需要转诊给专科医生进一步检查。

135.1 要点

- 一些眼部畸形在出生时或出生后不久就可见明显症状，而有一些要在长大以后才能被发现。
- 眼部畸形可以比其体征或常见病因更复杂。
- 双眼大小、对称性、眼睑开合程度和颜色的差异，都可能是眼部畸形的一个重要体征，因此临床工作中切勿低估双眼的比较。

135.2 引言

眼部畸形表现形式多种多样：一些在出生时或出生后不久就可见明显症状，而有一些要在长大以后才能被发现。眼部畸形可以比其体征或常见病因更复杂，它可能会导致视力损害和/或弱视（影响视功能发育），所以早期识别非常重要。眼前节畸形在检查时容易被发现，部分眼后节畸形同时合并前节畸形，更通常由于表现为恒定性或者间歇性斜视而被确诊。儿科医生一旦发现眼位不正、双眼眼球、虹膜和睑裂大小或者颜色的不同，必须意识到患儿可能存在严重的眼部畸形，儿科医生是先天眼部异常是否能得到及时诊断的关键并要转诊给专科医生（Ricci 2006；Taylor 1990）。

135.3 眼睑畸形

胎儿在孕期第二个月时眼睑开始发育。至孕期第五个月时，上下眼睑完全分开，这标志着眼睑发育完成。胚胎发育过程中，一系列病理性改变，均可导致眼睑位置或者睑缘异常的发生。

135.3.1 发育性异常

135.3.1.1 缺损

组织缺少可以导致睑缘缺损，其严重性与缺损程度有关（图135.1）。它发生于单眼或者双眼，对称性或非对称性，可以单独发病，也可以合并眼部其他异常（Tawfik et al. 2015）。尤其在睑球粘连，皮样囊肿和某些综合征中，常发生眼睑缺损（S. Tessier, S. Goldhenar and Fraser）。眼睑缺损常累及上睑的鼻侧。缺少眼睑的保护，容易导致暴露性角膜炎的发生。可以采用药物或手术治疗。对于轻度缺损患者，人工泪液滴眼液或者润滑眼膏可以有效保护角膜。重度患者则需要通过眼睑整形手术，防止角膜溃疡的发生。如果发生溃疡，角膜愈合后形成的瘢痕可以造成永久性的视力损害。

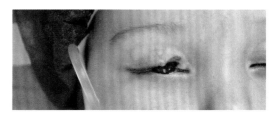

图135.1 眼睑缺损

135.3.1.2 内眦赘皮

内眦赘皮是指一半月形皮肤褶皱，下端朝向内眦，常使得儿童表现出内斜的外观（图135.2）。唐氏综合征患儿常有内眦赘皮。尤其在眼球侧转时，内转位时角膜被内眦赘皮遮挡，往往被误以为内斜视。所以内眦赘皮的儿童在确诊斜视前需慎重，以免误诊。内眦赘皮矫正术比较复杂，在不同时期，需要多

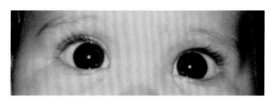

图135.2 内眦赘皮

次手术才能完成。

135.3.2 睑裂异常

135.3.2.1 双行睫

双行睫表现为眼睑可见两排睫毛生长。好发于下眼睑。可以散发,也可以为遗传性(常染色体显性遗传)。如果发生在内侧睑缘,会造成角膜溃疡、流泪、畏光的症状。当累及角膜,需要手术治疗。

135.3.2.2 小睑裂

小睑裂综合征是一种常染色体显性遗传的复杂性眼病(Allen and Rubin 2008),表现为内眦间距增宽,反向内眦赘皮,睑裂短小(图 135.3)。分两型:
– 1 型:伴有早期卵巢发育不良,引起月经早闭和不孕
– 2 型:不伴有卵巢发育不良

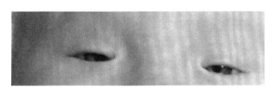

图 135.3　小睑裂综合征

可以伴有其他眼部异常:斜视,小眼畸形和视盘缺损。小睑裂综合征治疗复杂,需要眼科、整形外科、内分泌科和遗传科等多学科协作完成(Allen and Rubin 2008)。

135.3.2.3 血管瘤

血管瘤是一种良性血管增生性疾病,出生后数天就可以发现。眼睑血管瘤可以引起完全性或部分性上睑下垂。如果遮挡视轴,可能造成弱视(图135.4)。有些病例中,如 Sturge-Weber 综合征,眼睑血管瘤只是某些综合征畸形的一部分。超声检查可以帮助了解眼眶血管瘤的大小和范围。血管瘤可以药物治疗(可的松,β- 受体阻断剂)和手术治疗。部分病例,可考虑激光治疗。

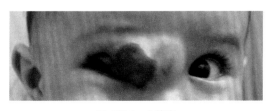

图 135.4　血管瘤

135.3.3 位置异常

135.3.3.1 上睑下垂

上睑下垂可见于多种疾病(图 135.5)。严重的上睑下垂病例可以引起弱视和异常头位。上睑下垂的新生儿常表现出出生后数天内单眼或者双眼难以睁开。病因多种多样:
– 提上睑肌发育不良
– 第 3 对脑神经麻痹
– 新生肿物,如神经纤维瘤病
– 各类综合征

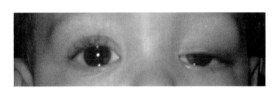

图 135.5　上睑下垂

患儿眼部结构检查:包括眼睑动、静态运动检查,两者都非常重要(Baroody et al. 2005;Clauser et al. 2006)。完全性上睑下垂需要及时的手术治疗。而部分性上睑下垂,先针对弱视治疗,整形手术可推迟至 5 岁以上。常用的手术方式有:
– 提上睑肌缩短术
– 额肌悬吊术(Gazzola et al. 2011)

135.4　眼球发育不良

135.4.1　无眼畸形

先天性无眼是指眼球完全缺失(Schittkowski and Guthoff 2010)(图 135.6)。一旦诊断该病,必须进行系统评估,看是否伴有染色体或全身发育异常。眼部显著性发育异常,常合并脑中线异常,可以通过 MRI 明确。

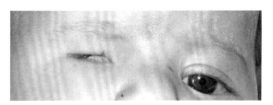

图 135.6　无眼畸形

135.4.2 小眼畸形

小眼畸形是指眼球容量小(新生儿正常的眼轴长度大约为 17mm)(图 135.7)。单眼的小眼畸形很容易诊断,与对侧正常眼相比,患眼明显缩小。但双眼小眼畸形诊断相对困难。小眼畸形常合并睑裂窄,上睑下垂和眼球凹陷,它可以单发,或合并其他异常改变。需行 MRI 检查,以排除眼眶畸形,例如囊肿,同时评估视神经通路是否正常。患儿年龄小,需要在镇静状态下进行眼眶评估。无眼畸形和小眼畸形的患儿,需要植入以保证眼眶的发育。

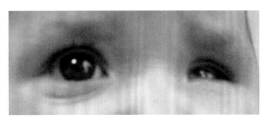

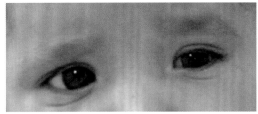

图 135.7 左眼小眼畸形装义眼前后

135.5 鼻泪管畸形

135.5.1 先天性鼻泪管阻塞

患儿出生后数天就被发现有溢泪症状。哭时常出现黏液样分泌物。按压泪囊区,可见黏液样和脓性分泌物自下泪点排出。和正常儿童相比,先天性鼻泪管阻塞患儿有较高弱视风险(Kim et al. 2013)。治疗:泪囊区按摩,生理盐水清洗鼻腔,分泌物多时,局部滴抗生素滴眼液。手术:药物治疗无效时采用(图 135.8)。

135.6 角膜畸形

135.6.1 大小异常

135.6.1.1 大角膜
- 普通,散发,常染色体显性遗传
- 合并 X 染色体连锁相关大眼球
- 合并先天性青光眼(牛眼)

发现大角膜时,需要转诊给眼科医生进行角膜直径和眼压的测量,与先天性青光眼鉴别。疾病后期,由于眼压失衡,眼压升高,可能出现流泪,畏光的症状。

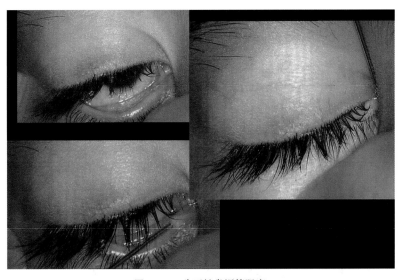

图 135.8 先天性鼻泪管阻塞

135.6.1.2 小角膜

角膜直径小于平均水平（新生儿正常值为9.5~10mm）（图135.9）。小角膜可能合并小眼球和眼前节其他病变。必须镇静后进行检查，以准确评估是否还存在其他可能的相关异常。

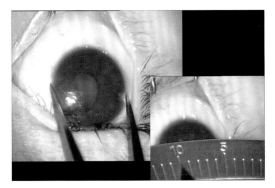

图 135.9 小角膜

135.6.2 透明度异常

透明度异常，包括先天性角膜混浊，角膜巩膜化（Kraker et al. 2005）（图135.10）、Peter异常（图135.11）、角膜营养不良、代谢性疾病或者先天性感染导致的角膜混浊。混浊会使正常角膜的透明度改变，不利于更好地观察虹膜和瞳孔。混浊可以局限或者弥漫分布，通常有睁眼困难的表现，需被视作是严重的代谢性疾病的征兆。在代谢性疾病中，出生时角膜就存在混浊是极为罕见的。

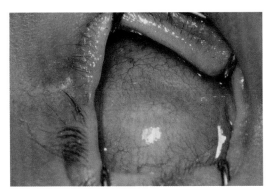

图 135.10 角膜巩膜化

135.6.3 角膜皮样瘤

角膜缘处的白色实性肿物，最常位于颞下方

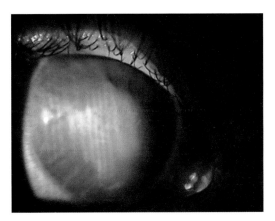

图 135.11 Peter 异常

角膜缘处。可以累及部分或者全层角膜。常与Goldenhar综合征相关。通常肿物位于角膜缘，不影响视轴（图135.12）。肿物常造成角膜的散光，随着肿物的增大，会遮挡视轴引起视力损害。混浊不明显可以保守治疗，当角膜皮样瘤影响视力时应进行手术切除。

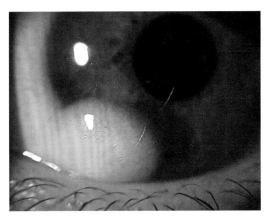

图 135.12 角膜皮样瘤

135.7 晶状体异常

135.7.1 永存瞳孔膜

正常胚胎发育过程中瞳孔上膜状物质萎缩吸收不完全会导致永存瞳孔膜。薄层血管和残留的中胚叶组织交织成网，部分或完全遮挡瞳孔，从而导致散瞳困难并干扰视轴。治疗上主要是进行散瞳，如果残膜较厚，可进行手术治疗。

135.7.2　位置异常

悬韧带（晶状体悬韧带）畸形会使晶状体从正常生理位置脱位，常见于综合征：如 Marfan 综合征和 Marchesani 综合征。脱位可以是不完全的（不全脱位）（图 135.13）或者完全（脱位）（图 135.14）。由于晶体相对于瞳孔的位置偏位，晶体脱位会引起严重的屈光异常和弱视。脱位可能使晶状体向后掉入（玻璃体中），从而引起视网膜损伤或者向前（朝向角膜）引起角膜内皮损伤。需行手术治疗。

135.7.3　透明度异常

先天性白内障可以是单侧或双侧，孤立的或与疾病相关，包括宫内感染（风疹，巨细胞病毒，弓形体病）或代谢障碍（半乳糖血症）。晶体可有不同程度的混浊（图 135.15）。在那些晶状体完全混浊的病例中可以看到瞳孔区呈现白色（白瞳症）。治疗取决于晶体混浊对于视力影响的程度。对于致密性白内障，特别是单眼患者，应尽早进行手术治疗。手术的目的是在适当的解剖学条件下，摘除混浊的晶状体并植入人工晶状体。在无法植入人工晶状体的情况下，理想的光学矫正是接触镜。术后进行弱视治疗非常重要。

135.7.4　青光眼畸形

房水流出系统发育异常会引起眼压升高，从而导致儿童眼球异常增大（牛眼）。（Faiq et al. 2013）（图 135.16）。眼前节的改变（角膜水肿，线状纹）可在出生时出现，也可以在后期出现。主要的临床表现为经常畏光和流泪。早期发现病变是获得良好视觉预后的基础。青光眼是一种遗传性疾病。最近，一项寻找突变基因（CYP1B1，MIOC）的遗传研究在所有先天性青光眼儿童中进行。需行手术治疗，联合或者不联合药物治疗。术式的选择取决于角膜状况和

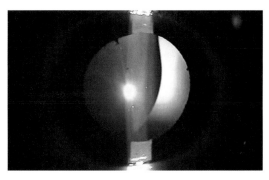

图 135.13　晶状体不全脱位

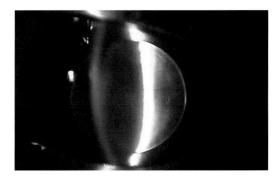

图 135.14　晶状体完全脱位

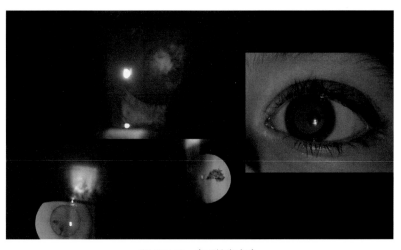

图 135.15　先天性白内障

房角结构的形态特征。

135.8　虹膜和瞳孔的先天性异常

135.8.1　无虹膜

　　虹膜完全或者部分缺损,通常为双侧(图 135.17)(Shiple et al. 2015;Lee 2010)。症状和体征:眼球震颤和畏光。由于干细胞缺乏,无虹膜可能合并青光眼、白内障和角膜血管翳形成。无虹膜是常染色体显性遗传。无虹膜的患眼需进行常规眼压检查和裂隙灯下角膜检查。散发型无虹膜患者常发生肾母细胞瘤或者 Wilms 肿瘤(需要经常进行腹部超声检查)。佩戴染色镜片进行视力矫正(最好是佩戴接触镜,因为它们可以重建瞳孔)可以提高这些患者的视觉质量。建议使用单剂量滴眼液以减少对于眼表的毒性作用。

135.8.2　虹膜缺损

　　由于胚裂闭合异常导致部分虹膜缺失(通常是下方)(图 135.18)即为虹膜缺损。因此缺损区域瞳孔形状不规则并且呈现椭圆形外观。母亲喂奶时常会发现瞳孔区异常从而发现虹膜缺损。虹膜缺损可能伴有眼后段(脉络膜,视网膜)缺损。眼底评估很重要。它可以孤立发病或与综合征相关。

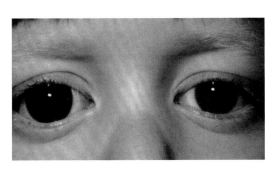

图 135.16　牛眼

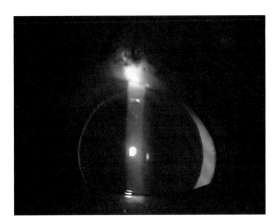

图 135.17　无虹膜

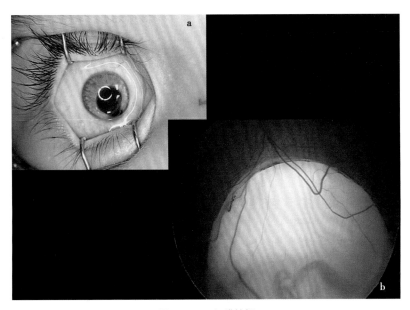

图 135.18　虹膜缺损

135.8.3　白瞳症

瞳孔区白色反光提示白内障或者先天性玻璃体视网膜病变。白瞳症时应首先排除出生时就可能存在的眼部肿瘤视网膜母细胞瘤。镇静后进行眼科检查至关重要（American Academy of Pediatrics 2008）。

135.8.4　眼后段畸形

眼后段畸形有：

- 脉络膜缺损影响或者不影响视神经（Uhumwangho and Jalali 2014）
- 先天性视神经发育异常（牵牛花综合征，有髓神经纤维）
- 玻璃体视网膜疾病（视盘牵引，Coats 病，错构瘤）

各种形式的恒定或间歇性斜视常作为首发症状，从而发现眼后段异常。如果父母反映患儿经常存在斜视，儿科医生应该转诊患者进行眼科检查。眼科评估时可能需要镇静后进行荧光血管造影检查。治疗取决于诊断（图 135.19）。

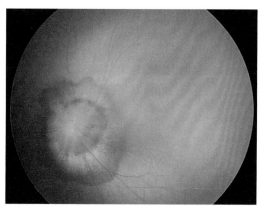

图 135.19　我们患者的 Ret-Cam 照片

参考文献

Allen CE, Rubin PA (2008 Spring) Blepharophimosis-ptosis-epicanthus inversus syndrome (BPES): clinical manifestation and treatment. Int Ophthalmol Clin 48(2):15–23

American Academy of Pediatrics (2008) Reflex examination in neonates, infants, and children. Pediatrics 122:1401–1404

Baroody M, Holds JB, Vick VL (2005) Advances in the diagnosis and treatment of ptosis. Curr Opin Ophthalmol 16:351–355

Clauser L, Tieghi R, Galiè M (2006) Palpebral ptosis: clinical classification, differential diagnosis, and surgical guidelines: an overview. J Craniofac Surg 17:246–254

Faiq M, Sharma R, Dada R, Mohanty K, Saluja D, Dada T (2013) Biochemical and clinical insights into primary congenital glaucoma. J Curr Glaucoma Pract 7(2):66–84

Gazzola R, Piozzi E, Lanfranchi AL, Baruffaldi Preis FW (2011) Congenital ptosis and blefarophimosis: retrospective analysis of the effectiveness of correction with levator resection and frontalis suspension. Pediatr Med Chir 33(3):129–133

Kim JW, Lee H et al (2013) Amblyopia risk factors in infants with congenital naso-lacrimal duct obstruction. J Craniofac Surg 24(4):1123–1125

Kraker JH, Mannis MJ, Holland EJ (2005) Cornea: fundamentals, diagnosis and management, 2nd edn. Elsevier Mosby, Philadelphia

Lee H (2010) Complication and visual prognosis in children with aniridia. J Pediatr Ophthalmol Strabismus 47:205–210

Ricci B (2006) Oftalmologia Pediatrica. Trattati Mattioli, Roma

Schittkowski MP, Guthoff RF (2010) Systemic and ophthalmological anomalies in congenital anophthalmic or microphthalmic patients. Br J Ophthalmol 94:487–493

Shiple D, Finklea B, Lauderdale JD, Netland PA (2015) Keratopathy, cataract, and dry eye in a survey of aniridia subjects. Clin Ophthalmol 9:291–295 . Published online 2015 February 10

Tawfik HA, Abdulhafez MH, Fouad YA (2015) Congenital upper eyelid coloboma: embryologic, nomenclatorial, nosologic, etiologic, pathogenetic, epidemiologic, clinical, and management perspectives. Ophthal Plast Reconstr Surg 31(1):1–12

Taylor D (1990) Pediatric ophthalmology, 1st edn. Blackwell Scientific Publications, London

Uhumwangho OM, Jalali S (2014) Chorioretinal coloboma in a paediatric population. Eye (Lond) 28(6):728–733

早产儿视网膜病变

136

José Carlos Rivera, Elsa Duchemin-Kermorvant, Allison Dorfman,
Tianwei Ellen Zhou, Luis H. Ospina, and Sylvain Chemtob
周晓红　贾琰　杨晨皓　翻译

目录

摘要

　　早产儿视网膜病变是一种影响到发育中的视网膜不成熟的血管和神经元的完整性和功能的疾病。早产儿视网膜病变是造成早产儿的视力损害和失明的主要原因。这一章节将系统阐述这一疾病的研究最新进展，包括早产儿视网膜病变人口发病率、危险因素、不成熟视网膜内外层神经血管功能障碍、病理生理机制和因素等。

136.1　要点

- 早产儿视网膜病变是一种影响到发育中的视网膜不成熟的血管和神经元的完整性和功能的疾病。

- 早产儿视网膜病变是造成早产儿的视力损害和失明的主要原因。在美国，早产儿视网膜病变的发病率从 1997 年的 0.12% 增至 2005 年的 0.17%。

- 人类视网膜的血管在胎龄 16 周左右开始发育，足月时达到周边视网膜。

- 早产儿视网膜病变的诱发因素包括：低出生体重、早产、吸氧治疗史以及遗传因素的影响。

- 在视网膜前新生血管出现之前是血管闭塞的过程，一些因素参与此过程。氧依赖性抑制的重要的内皮生长因子——血管内皮生长因子便是其中之一。属于营养依赖性因子的胰岛素样生长因子的表达降低。此外，与成人相比，新生儿调节氧气

运输的能力较弱。活性氧及其产物的增多、视盘周围内皮脆性增加，以此对抗氧化应激反应。新生儿眼部的血管很易受到氧化损伤。

- 早产儿视网膜病变的发生最先发生在周边视网膜，可以分为 5 期。4 期和 5 期的早产儿视网膜病变通常需要手术治疗。

- 当视网膜静脉异常扩张并伴有异常增生的新生血管出现时，称为"附加性病变"，通常预后较差。

- 当病程发展异常迅速、并未遵循常规者，称为急进型病变，通常出现范围广泛、迅速增生的异常血管，需要紧急治疗。

- 早产儿视网膜病变引起的视网膜、玻璃体的主要并发症有：视网膜脱离、视网膜皱褶、黄斑中心凹异位、视网膜前膜及出血。后期可引起屈光不正、散光、视野缺损、斜视，甚至失明。

- 早产儿视网膜病变的首次检查时间应在生后 4~6 周或矫正胎龄 31~33 周。

- 激光光凝因其可操作性强、副作用小等优点，已经逐渐取代冷冻疗法。

- 预防早产儿视网膜病变发生最有效的方法是规范氧气的使用。

136.2　引言

　　早产儿视网膜病变（retinopathy of prematurity，

ROP)是一种发生在早产儿的,影响发育中的视网膜的未成熟血管的眼部疾病。其特征是在生后 2~3 个月出现明显的血管异常。ROP 的发生机制与很多因素有关,如低出生体重、早产、氧疗以及遗传因素。大部分的 ROP 患儿病情较轻、疾病可自行消退,不会引起视觉损害。然而,也有为数不少的 ROP 患儿,其病情发展迅速,可造成严重的视力损害甚至单眼或者双眼致盲。通常来说,出生体重低于 1 250g 的早产儿当中,有 50% 以上会发生 ROP,约 3% 的患儿出现了视网膜血管发育异常、新生血管,甚至牵拉性视网膜脱离(Csak et al. 2006)。尽管目前有一些干预措施,如冷冻疗法、激光光凝及最新的针对威胁视力的抗血管内皮生长因子(vascular endothelial growth factor,VEGF)治疗,但有些损伤仍无法避免。

Terry 1942 年首次报告了 ROP,称其是一类早产儿的致盲性疾病(Terry 1942)。在其后的几十年间,ROP 的致盲率发生了很大变化。半个多世纪以来,研究者们进行了大量的临床和实验室研究,使得重度 ROP 的疗效取得了明显的提高,也对此类疾病的发生机制有了更深刻的理解。但是,对此病理过程中的细胞和分子机制研究进展不大,更谈不上有效的预防性的治疗了。随着新生儿学相关技术的发展进步,极低出生体重新生儿存活率提高的同时,ROP 的发生率也相应增加。这反过来对医生们提出了更大的挑战,进一步推动了对 ROP 的发病机制、预防和治疗的研究。尽管如此,对此类疾病的核心发生机制尚未完全阐明,尚不能完全消除其带来的视觉损害,仍需努力探索。本章节的目的旨在阐明 ROP 的相关知识、人口发病率、危险因素、最新的治疗策略以及未来可能出现的治疗方法。

136.3　历史背景

在 20 世纪 40 年代以前,由于早产儿的存活率很低,ROP 尚属于一种未知的疾病。在 1942 年的波士顿,Dr. T.L Terry 报告了首例 ROP,提到了这类疾病可能与永久性晶状体血管膜的过度增生有关。1943 年,在 Terry 的第二份报道中,提到了他收集到的几份病理标本,这些标本均来自伴有多项并发症的瘢痕终末期的 ROP 患儿,当时的 Terry 显然对此疾病的病理过程的理解有偏差。他并未认识到视网膜才是问题的核心,而是将这与永存性的玻璃体血管和晶状体血管膜联系起来,认为这是一种罕见的

先天缺陷。尽管如此,Terry 的报道证实了此类疾病的流行病学特征,并提出其更易出现在早产儿中。在这份报道中,Terry 的同事 Dr. Harry K. Messenger,提出了"晶状体后纤维增生症"一词,用来描述此类疾病的终末阶段——即在完全失明的眼内,晶体后出现了白色的、血管化的斑块,这一词语沿用了约 40 年。在当时的技术条件下,并不能对新生儿的吸氧情况进行细致的监测,对新生儿高浓度氧气量的使用情况也未进行严格的监督,脉搏血氧检测仪也尚未面世。事实上,在接下来的 12 年里,北美超过 10 000 名的新生儿失明,人们逐渐意识到这可能与吸氧有关(Jacobson and Feinstein 1992)。我们对 ROP 的更多了解要归功于来自澳大利亚墨尔本的 Kate Campbell,他比较了付费使用氧气和免费使用氧气的医院间 ROP 的发生率的差别。他发现 ROP 在氧气的使用是免费并且不受限制的医院里的发生率更高。后来,随着 20 世纪 70 年代脉搏血氧检测仪的问世,以及氧气的应用管理更加严格,人们认为 ROP 将不再会出现了。不幸的是,事实证明这只是人们的美好愿望。因为新生儿科医生越来越擅长挽救更小、病情更严重的早产儿,ROP 的发生率再次上升到令人惶恐的高度。接着,与氧气的应用管理相比,早产和极低出生体重这两个因素与 ROP 的发生关系更加密切。从 20 世纪 80 年代至 90 年代初期,随着动物模型研究的应用,人们对疾病的病理生理情况的了解更加深入(Penn et al. 1994;Smith et al. 1994),即早产儿眼部的成熟程度是疾病发生的重要危险因素,在发展到终末期的晶状体后纤维增生症的阶段之前,ROP 应该细分为几个阶段。在 20 世纪 80 年初期,"晶状体后纤维增生症"更名为"ROP",有关的眼科医生和新生儿学专家们联合起来寻找治疗方法。第一步是进行统一的命名,接着是自然病程研究和治疗方案的制定。1984 年,ROP 的国际分类法诞生(The International Classification of Retinopathy of Prematurity 1984)。在随后的几年里面,尽管努力仍在继续,但是并未研究出有效治疗方案。有关 ROP 治疗的主要进展,出现在 20 世纪 80 年代和 90 年代,冷冻疗法和激光光凝问世,通过破坏未血管化的视网膜而保存下来其余有功能的视网膜,可以部分有效地减少 ROP 的致盲率。然而,这些引起不适甚者疼痛的手术只能减少约 25%ROP 晚期患儿的失明率,而且术后患儿视力仍很差(Chen and Smith 2007)。如今,在与 ROP 斗争的进程中,

研究发现了一些新的相关知识点,如遗传的易感性(Shastry et al. 1997)、血管生长因子如胰岛素样生长因子(insulin-like growth factor 1,IGF-1)(Hellstrom et al. 2001)、血管内皮生长因子(Penn et al. 2008),循环内皮祖细胞(circulating endothelial progenitor cells,EPCs)也可能在早产儿病理性视网膜新生血管的形成中发挥重要作(Machalinska et al. 2013)。在近10年间,抗 VEGF 的药物已经可应用于球内注射(Klufas and Chan 2015)。药理学的发展推动了新生血管性眼病的治疗,包括 ROP 的治疗。细胞治疗的前景光明,可帮助治疗 ROP 并恢复视力(Lai 2013)。预防性和低创伤性的治疗手段包括各类营养素的补充,如维生素 E(Johnson et al. 1982)、氨基酸(Darlow et al. 2005)、ω-3 脂肪酸(SanGiovanni and Chew 2005)也给人们带来希望。尽管取得了如此多的成绩,更好地了解疾病的分子机制,将有利于新的药物干预和治疗手段的进步发展。

136.4　流行病学

据估计,在 21 世纪,全世界约有 4 500 万盲人,其中 140 万是儿童,他们生活在中低收入的国家,主要是非洲和亚洲的贫穷地区(Maida et al. 2008)。1995 年,南非在校盲童中,有 10.6% 是患有 ROP 的儿童(Varughese et al. 2008)。然而,在极度贫穷的国家,由于早产儿的存活率低,ROP 并不是儿童致盲的主要原因(Wheatley et al. 2002)。但是,在中等收入国家,ROP 是儿童致盲的主要原因(Gilbert et al. 1997)。例如,美国的一项 1997—2005 年的研究表明,3 400 万名新生儿中,有 58 722 名为 ROP 患儿。此研究表明,ROP 的发生率从 0.12% 升至 0.17%,患 ROP 的风险翻倍,从 7.35% 升至 15%(Lad et al. 2009)。此外,全世界 50 000 名因 ROP 失明的患儿当中,有近半数来自拉丁美洲(Vision for Children)。世界卫生组织估算,拉丁美洲的 100 000 名失明患儿当中,有 24 000 名是因为 ROP(Gilbert 2008;Haddad et al. 2007)。一项观察研究(Gilbert et al. 2005)比较了低度、中度、高度发展程度的国家中重度 ROP 的患儿特征,其结果表明,在发展水平较低的国家,出生体重较大、发育较成熟的新生儿也有发生 ROP 的风险。在发展中国家,重度 ROP 患儿出生体重平均903~1 527g,而在发达国家,此数值为 737~763g。在发展中国家,重度 ROP 患儿的胎龄平均为 26.3~33.5

周,而在发达国家,此数值为 25.3~25.6 周。几乎所有的中等收入的国家,重度 ROP 患儿的胎龄超过32 周,出生体重超过 1 500g。这就证明,当前在发达国家使用的筛查指南并不完全适用于中等收入的国家(Wilkinson et al. 2008;Screening examination of premature infants for retinopathy of prematurity 2006)。

暴露在富含氧气的宫外环境中,是 ROP 发生的主要因素(见下文),但不是唯一诱因。有趣的是,尽管有很多早产儿充分给氧,也不会发生 ROP,而有些接近足月的患儿,少量吸氧或未进行氧疗仍发生了 ROP(Brown et al. 1998)。近期有一项关于识别脐带血中细胞因子和生长因子的研究,讲述它们可能作为生物标志物参与 ROP 的发展过程(Woo et al. 2013)。除了低出生体重和早产外,种族也是影响 ROP 流行病学的一个因素(Saunders et al. 1997)。此外,与出生体重相比,母亲的种族是发生 ROP 更重要的预测因子(Husain et al. 2013)。一些学者的研究表明,将高加索婴儿与非裔婴儿相比,眼底的色素沉着对 ROP 进展为阈值期病变有一定的保护作用(Saunders et al. 1997;Tadesse et al. 2002)。潜在的遗传学理论也可以阐明这一遗传异质性,通过比较高加索婴儿与非裔婴儿内皮型一氧化氮合酶的单核苷酸多态性的基因频率的差异可以证实这一点(Yanamandra et al. 2010)。然而,有其他报道称阿拉斯加土著人的 ROP 发生率更高,而他们相较其他种族而言是肤色较深的种族(Lang et al. 2005;Arnold et al. 1994)。也有很多研究表明患儿的基因组成在ROP 的发展和病情恶化程度上发挥重要作用。尽管ROP 在所有人群中均可发生,但长期以来一直认为重度 ROP 在白种人当中的发生率比黑种人中更高。在 CRYO-ROP 研究中,3.2% 的黑人 ROP 患儿发展成为阈值病变,而此数值在白种患儿当中为 7.4%。南非黑人婴儿当中,有 3.2% 的新生儿的出生体重小于 1 251g(Delport et al. 2002)。这一现象应该不是由于环境因素造成的,因为它是横跨各大洲的结果。这可能是视网膜色素增多带来的保护作用,也可能是不同人种间遗传效应的差异。CRYO-ROP 研究也指出男性患 ROP 的风险比女性高。一些研究发现,相较于可逐渐自行消退的 ROP,Norrie 病(一种X 连锁型先天性视网膜脱离或发育不全)的基因变异在重度 ROP 患儿当中更常见(Shastry et al. 1997;Hiraoka et al. 2001)。每个人都会携带一些易患某些疾病的遗传倾向,但是人们对在外部因素作用下

（如创伤、缺氧和早产）的遗传倾向却知之甚少。后续的研究需要关注这些潜在的疾病危险因素（如遗传学、社会经济地位和饮食摄入）所带来的差异。

136.5　一般定义

ROP 是一类可造成 80% 以上的出生体重低于 1 000g 的新生儿患病的致盲性疾病。视网膜血管发育不成熟、视网膜新生血管，最终可导致瘢痕形成和视网膜脱离。大多数的 ROP 病情较轻，并可自行消退，不引起任何眼部损害。然而，也有大量患儿的病情恶化，出现严重的视觉损害，最终单眼或双眼失明。许多因素可导致 ROP 的形成，如低出生体重、早产、吸氧治疗史及遗传因素的影响。

136.5.1　ROP 的进展

视网膜的血管发育自胎龄 16 周左右开始，约 36 周至鼻侧锯齿缘，在 40~45 周到达颞侧锯齿缘（Michaelson 1948）。因此，早产儿的视网膜尚未完全血管化。ROP 包括两个阶段（Smith 2004）。第一阶段，早产导致了视网膜血管发育停止。相对高氧的环境，导致 VEGF 的生成减少，引起视网膜毛细血管收缩闭塞等退化。缺乏正常的血液供应使得视网膜缺氧状况愈发严重，于是进入第二阶段。在这个阶段，VEGF 和其他生长因子的表达上调，导致异常新生血管的增生，于是进入 ROP 3 期。VEGF 是 ROP 形成发展中的重要调节因子。研究表明，与轻度 ROP 相比，3 期 ROP 和阈值 ROP 的患儿血清中的 VEGF 水平增高（Alon et al. 1995）。

ROP 出现的时间不仅取决于早产的状态，还与围产期的处理有关。对于足月儿，高浓度的吸氧治疗也不会引起 ROP 的出现。对患有 Ⅱ 区和 Ⅲ 区 ROP 病变的患儿，若氧气的使用能严格控制、小心应用，他们的视网膜血管病变通常是较轻微的，许多研究也证实，较低的氧浓度可降低 ROP 的发生率，与此同时，并不会导致神经系统的并发症（详见 136.6 "病理机制"）。相反，对伴有视网膜大量无血管区的早产儿，患 ROP 的风险增大。

136.6　病理机制

人类视网膜的血管约在妊娠 16 周时开始发育，并在接近足月期时到达周边部。因此，早产儿的视网膜血管尚未发育完全。由成血管细胞产生的内皮细胞在满足不断增加的视网膜代谢需求方面起到了主导作用（Cringle et al. 2006）。而周细胞发育较晚，这又有利于血管生成刺激诱导内皮细胞增生（Antonelli-Orlidge et al. 1989）。血管生成的这一过程部分是通过 VEGF 的表达和作用所致（Provis et al. 1997；Stone et al. 1995）。

视网膜氧合增加是 ROP 发生的重要病理因素（Arroe and Peitersen 1994；Gallo et al. 1993；Sola et al. 2007）；在子宫内，未出生的胎儿相比生后处于低 O_2 环境。因此，有研究者提出了通过氧气管理，即对早产儿控制用氧，以降低其视网膜病变发生率（Tin et al. 2001；Chow et al. 2003；Wright et al. 2006；Vanderveen et al. 2006a；Deulofeut et al. 2006；Wallace et al. 2007）。当然，这一方法的实施需谨慎。一项名为 NEOPROM（Neonatal Oxygenation Prospective Meta-analysis）（Saugstad and Aune 2014）的综合分析和系统评价方法，其中包括 5 个多中心试验：SUPPORT（Surfactant, Positive Pressure and Pulse Oximetry Randomized Trial）试验，分别来自英国、澳大利亚和新西兰的 BOOST Ⅱ（Benefits of Oxygen Saturation Targeting）试验，以及加拿大的 COT（Canadian Oxygen Trial）试验。研究者将 4 911 位胎龄小于 28 周的婴儿进行随机分组进行试验，其中一组功能性氧饱和度（oxygen saturation, SpO_2）较低为 85%~89%、另一组较高为 91%~95%。在这一综合分析研究中，低氧饱和度组的严重视网膜病变发生率均低于高氧饱和度组，其中，在 SUPPORT 试验中，低氧饱和度组的重症 ROP 发生率为 8.6%，显著低于高氧饱和度组的 17.9%，相对风险参数（RR；95%CI）为 0.52（0.37~0.73）；在英、澳、新的 BOOST Ⅱ 试验中，低氧饱和度组和高氧饱和度组重症 ROP 的发生率分别为 10.6% 和 13.5%，RR 为 0.79（0.63~1.00）；加拿大 COT 试验中，低氧饱和度组中的重症 ROP 比例为 12.8%，高氧饱和度组为 13.1%，RR 为 0.95（0.65~1.39）。详见表 136.1。这些研究结果也验证了此前（Chen et al. 2010；Askie et al. 2011）提出的通过限制氧气浓度来预防 ROP 方法的有效性。

与成年人不同（Pournaras et al. 1989；Yuetal. 1998），早产儿不能调节氧气运输（主要来自高血流灌注的脉络膜）至内层视网膜（Chemtob et al. 1991；Hardy et al. 1994，1996a，b）。因此也有研究报道称，

表 136.1　低氧饱和度和高氧饱和度下婴儿重症 ROP 的 Meta 分析总结。表格显示了相对风险（RRs）和 95% CIs。RR>1 表明高氧饱和度有利。表格基于 Saugstad and Aune（2014）的数据阐述

	SUPPORT（Surfactant，Positive Pressure，and Pulse Oximetry Randomized Trial）		BOOST Ⅱ（Benefits of Oxygen SaturationTargeting）		COT（Canadian Oxygen Trial）	
氧饱和度（SpO_2）	低 SpO_2	高 SpO_2	低 SpO_2	高 SpO_2	低 SpO_2	高 SpO_2
	91%~94%	96%~99%	91%~94%	96%~99%	91%~94%	96%~99%
胎龄 / 周	26.0 ± 1	26.0 ± 1	26.0 ± 1.2	26.0 ± 1	25.6 ± 1.2	25.6 ± 1.2
出生体重 /g	836.0 ± 193	825.0 ± 193	826.0 ± 184	837.0 ± 189	827.0 ± 190	844.0 ± 199
婴儿数量	654	662	1 224	1 224	578	569
重症 ROP	8.6%	17.9%	10.6%	13.5%	12.8%	13.1%
相对风险	0.52（0.37~0.73）		0.79（0.63~1.39）		0.95（0.65~1.39）	
（RR；95% CI）	$P<0.05$		$P<0.05$		$P<0.05$	

早产儿视网膜在高氧环境下，不仅会导致其血管前部极为脆弱的内皮细胞停止增生，还会使中央脉络膜中的脉络毛细血管退化，其中后者是造成 OIR/ROP 中央感光体受损的重要原因（Alon et al. 1995；Ashton 1957；Shao et al. 2011）。这种内皮细胞毒性作用导致了 ROP 阶段的血管闭塞（Gu et al. 2002），并对新血管形成（以及继发性缺血的视网膜功能）产生影响（Dorfman et al. 2008；Dorfman et al. 2009）。

在视网膜新生血管形成之前，许多因子都会直接或间接地造成血管收缩（闭塞）：（a）通过稳定缺氧诱导因子来抑制重要的内皮生长 / 存活因子 VEGF 对氧气的依赖性（Neufeld et al. 1999；Ozaki et al. 1999）；（b）营养依赖性因子表达的降低，如 IGF-1；（c）新生儿（与成年人相比）在自动调节氧气的输送方面能力的不足；（d）氧活性粒子及其反应产物的增加，特别是血栓烷 A2，血小板活化因子，溶血磷脂酸和反花生四烯酸（Shao et al. 2011）；（e）神经视网膜内皮对氧化应激的脆弱性增加（比神经元和神经胶质更严重）。

活性氧代谢的增加是由于未完成发育的新生儿及其组织（视网膜）的抗氧化能力未得到充分发展，而视网膜又因含有多不饱和脂肪酸而极易发生过氧化（视网膜是生物体中长链脂肪酸含量最高的组织）。抗氧化剂是一类可以安全与 ROS 相互作用并在重要分子受损之前能够终止链反应的分子。新生儿视网膜组织中的抗氧化剂系统的所有主要成分的浓度都会降低，包括血红素加氧酶 -1、金属硫蛋白、铜锌超氧化物歧化酶、过氧化氢酶、维生素 C 和 E，

以及谷胱甘肽过氧化物酶。也就是说，新生儿对氧气输送自动调节的能力有限、视网膜富含不饱和脂肪酸而其抗氧化功能却进一步降低，这些都使新生儿的眼部血管更易受到氧化损伤。

136.6.1　氧依赖性因子与 ROP

136.6.1.1　高碳酸血症

除高氧血症外，还有一些情况（因素）也显示会对 ROP 造成影响，它们经常会出现在支气管肺发育不良的新生儿中，如高二氧化碳导致的高碳酸血症以及相关酸中毒（Holmes et al. 1998）。有趣的是，缺血又会进一步导致二氧化碳的升高（Johnson and Weil 1991）。以下几种情况可能导致这种局部组织高碳酸血症的出现：（a）废物排泄减少或排出能力降低；（b）（在氧气存在情况下）有氧作用持续产生 CO_2；（c）由含氢离子的碳酸氢盐缓冲液作用产生 CO_2（来自乳酸分解和高能磷酸盐水解的）。在新血管形成方面，高碳酸血症的具体后果之前通常是被忽略的。

Checchin 等（Checchin et al. 2006）提出了将内皮细胞暴露在高碳酸血液里会抑制其增殖、迁移和分化为毛细血管状结构，并通过细胞毒性硝化作用显著降低其生存力。高碳酸血症还通过突然或长期暴露（这些细胞）减缓视网膜新生血管的形成。同样，在氧气诱发的视网膜病变的小鼠试验模型中，当二氧化碳浓度水平也同时升高时，视网膜将无法有效地进行血管重建。

136.6.1.2　胰岛素样生长因子 -1（IGF-1）

早产仍然是所有 ROP 病发因素中风险最大的因素，这表明早产儿缺乏胎儿在子宫内正常发育所需的某些关键因素。以此为假设前提，Lois Smith 在其开创性著作中探讨了如果早产儿缺少主要生长因子 IGF-1，将会对其产生怎样的影响（Hellstrom et al. 2001）。IGF-1 水平随着胎龄的增加而上升，并在妊娠晚期出现显著增长（很多具有 ROP 发病倾向的早产儿是在这一阶段出生的）。但重要的是，IGF-1 水平在胎儿出生后开始下降，这突出显示了 IGF-1 因子主要来源于胎盘和羊膜。在人类受试者中，IGF-1 血清水平低（的程度）与 ROP 的严重程度直接相关。这也可能是导致大脑发育异常、视网膜血管生长受阻，与 Hack 等在论文（Hack et al. 1994）中提及的 ROP 早产儿的模式相似。有趣的是，伴随着 IGF-1 水平的下降，结合蛋白 IGF B3 水平在早产儿中也降低了，这也可能加速视网膜血管枯竭。此外，IGF-1 因子还有调节血管内皮生长因子 VEGF 活动的作用。一方面，IGF-1 在血管闭塞期（收缩阶段）减少了 VEGF 的保护作用。另一方面，当视网膜局部缺血 VEGF 水平升高时，IGF-1 又作为重要的允许因子使 VEGF 能够发挥其血管增生作用。因此，早期 IGF-1 缺失会引起血管闭塞，后期 IGF-1 缺失会导致视网膜前新血管形成异常。因此，现在有相关临床试验正试图通过早期 IGF-1 介入治疗以防止早产儿血管闭塞（Chen and Smith 2007）。基于以上因素以及对动物实验的观察，研究者又提出了早产儿体重增加缓慢是否会增加其 ROP 风险的问题。这一点，最近已有研究发现新生儿在产后最初几周体重增加不足确实会增加 ROP 的严重程度。因此，有研究人员开发了一种基于体重增加和 IGF-1 水平变化的算法来预测 ROP，该算法称为 WINROP。WINROP 研究通过对 50 名早产儿的体重和 IGF-1 进行测量并预测到他们在 10 周左右时发生 ROP 概率（Lofqvist et al. 2006）。此外，也有研究表明仅通过测量婴儿体重增加（不考虑 IGF-1 水平）情况也足以预测其是否需要治疗，一项对 351 名早产儿的系列研究，其中因体重增加不足被预测需要治疗，而 75% 预测不会发生 ROP（Hellstrom et al. 2009）。

136.6.1.3　循环内皮祖细胞（EPCs）

标记识别问题不断引起了人们的注意，因为这些标记可能有助于对早产并发症的预测和预防。近

年来，很多研究者致力于研究和发现人类 EPCs 对血管疾病的作用。Asahara 等早在 1997 年就描述了内皮祖细胞 EPCs 能够分化为成熟的内皮细胞并修复内皮受损（Asahara et al. 1997, 1999）。目前，已有多种技术可以用来分离和表征人类 EPCs。同时，许多研究也将这些方法学应用于研究 EPCs 在新生儿疾病中的作用。人们已经发现 EPCs 参与婴儿产后的生理性和病理性血管生成。但是，它们在 ROP 中的作用尚未明确。初步证据证明循环 EPCs 可能在 ROP 病理性新血管形成的发展中起重要作用的假设成立。有研究表明，患有 ROP 的早产儿早期外周血 EPCs 水平明显高于未患有 ROP 的早产儿（Machalinska et al. 2010, 2011, 2013）。此外，在同一 ROP 新生儿异常视网膜血管消退期间，其外周血中 EPCs 的数量也明显减少（Machalinska et al. 2013）。这表明在 ROP 增生阶段病理性血管的形成可能不仅是由局部内皮细胞增殖引起的，还可能与全身内皮祖细胞的动员有关。虽然 EPCs 的作用机制仍存在争议，然而越来越多的研究表明：EPCs 本身并未进入血管，但这种循环细胞可能通过旁分泌机制调节血管修复（Zhang et al. 2014）。

136.7　分类

在 20 世纪 80 年代之前，大多数眼科医生使用不同的分类系统记录有关 ROP 自然病变过程的观察结果（Reese and Owens 1953）。尽管这些记录系统在 ROP 的程度上极度相似，但中度至重度的视网膜病变分类定义具有不同的侧重点，这给眼科研究发现探讨和治疗效果对比带来了一定的困难。1984 年，ROP 国际分类法的引入彻底改变了这种情况。该分类方法是来自 11 个国家 / 地区的 23 位眼科医生和眼科病理学家共同努力的结果。他们提出了国际分类的 4 个主要组成部分，其中包括：(a) 病变的具体位置（锯齿状锯缘和视盘之间划分为 Ⅰ、Ⅱ 和 Ⅲ 区）；(b) 病症严重程度（血管化和非血管化视网膜交界处分成 0~5 阶段）；(c) 病变范围（按时钟 0~12 标记）；以及 (d) 是否存在"Plus"病变，如眼后极血管的异常扩张和迂曲。根据该分类方法，视网膜病变位置越靠后、严重程度越高、范围越广，对儿童的不良影响越大、越长期。所有这些都大大增强了 ROP 的急性期和瘢痕期病程的研究和治疗。

136.7.1　ROP 分区

按 ROP 受累视网膜范围,分为 3 个区域(如图 136.1 所示)。其中,Ⅰ区是最靠后极部的一个圆形区域,以视盘为中心,半径为视盘到中心凹距离的两倍。如果该区域的视网膜血管发育不成熟,则

ROP 将在该区域出现。Ⅱ区为一个与Ⅰ区同心的圆环区域,其半径从视盘到鼻侧锯齿缘。Ⅲ区是从Ⅱ区边缘到视网膜颞侧锯齿缘新月形区域。因此,ROP 如果累及 12 个钟点(360°),一定位于Ⅰ区或Ⅱ区中。此外,与Ⅱ区或Ⅲ区相比,位于Ⅰ区的病变则更为严重。

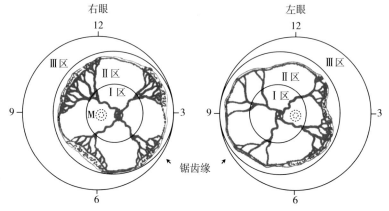

右眼　　　　　　　左眼

图 136.1　早产儿视网膜病变分区、分期国际分类法。图示双眼阈值病变,后极血管扩张、弯曲。(改编自 The international classification of retinopathy of prematurity revisited 2005)

136.7.2　ROP 分期

ROP 分为 0~5 期。

- 0 期:是该疾病的第一个阶段,其特征是视网膜的血管尚未发育成熟,在视神经周围留下呈甜甜圈状或暂时椭圆形的血管组织。
- 1 期:在血管化和未血管化的视网膜之间出现白色分界线。
- 2 期:白色分界线高度和宽度增加。在大多数情况下,1 期和 2 期通常不需要治疗(图 136.2)。
- 3 期:特征是纤维血管增殖扩展到玻璃体腔内(图 136.3)。这种存在于活动性疾病中的新生血管簇被称为"爆米花"(Wallace et al. 1998)。在某些情况下,可能会出现被称为"Plus"的不祥征兆——视神经周围的视网膜血管出现扩张和迂曲现象以及在严重情况下虹膜新生血管。有自然病程研究表明,如果Ⅰ区或Ⅱ区的 3 期 ROP 病变连续 5 个时钟点或累积 8 个时钟点并伴有"Plus",那么视网膜脱离的可能性将达到 50%,视力预后非常差(Drack 2006)。这个点被称为"阈值病变"。大约有 95% 的需要激光或冷冻疗法的早产儿在矫正胎龄 32 周至 42 周时出现阈值病变。通常来说,早产儿胎龄越小、体重越低,相应 ROP 病变越近后极部、分期越高,风险也越大(例如,Ⅱ区 3 期病变比Ⅲ区 1 期病变重)。

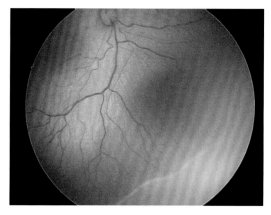

图 136.2　ROP 2 期,视网膜有血管和无血管的部分被厚脊隔开

- 4 期:是 ROP 致盲的开始阶段。在这一阶段新血管脊收缩,牵拉视网膜并引起部分视网膜脱离。根据是否涉及黄斑区,该阶段又分为 4A 和 4B 期,即如果部分视网膜脱离且不涉及黄斑区,为 4A 期,否则为 4B 期(图 136.4)。在这个阶段,视网膜有时会自发重新附着。然而,大多数情况下,视网膜脱离持续存在,就需要治疗了。对于浅脱离,治疗方法为冷冻术,而重症则需采用巩膜外加压术。某些 4 期患儿,病情可能发展非常快速,导致其治疗效果也往往不尽如人意,因此还会发展到 5 期。
- 5 期:视网膜完全脱离,为 ROP 末期。重症 5 期病例,表现为在晶状体后出现致密的白色膜状物或

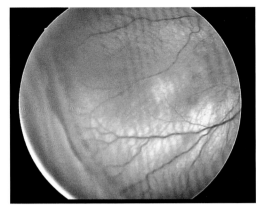

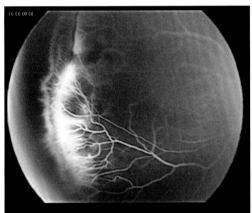

图 136.3 检眼镜(a)和荧光血管造影(b)显示新血管向白线后的玻璃体扩展(由墨西哥预防失明协会提供的荧光血管造影)

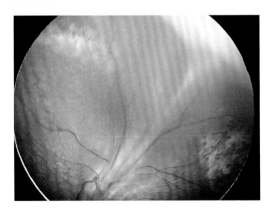

图 136.4 ROP 4B 期,视网膜中央凹部分脱离(由墨西哥预防失明协会提供)

瘢痕,脱离后的视网膜附着在该瘢痕组织上。这种通过瞳孔区肉眼可见的白色瘢痕以前被称为晶体后纤维化(Terry 1943)。视网膜自然愈合很少发生在 5 期 ROP。如果在此阶段不采取治疗,婴儿会永久性失明,并且常常是双眼同时完全失明。

另外,一些婴儿在这一阶段表现出眼压增高,最终可能患上青光眼。还有一些则会出现最终导致角膜混浊的问题。

136.7.3 重症 ROP

136.7.3.1 "Plus"病变

视网膜静脉异常扩张并伴有新生血管称为"Plus"病变,这代表着 ROP 预后可能会很差。"Plus"病变的特征是血管发育不良持续加重,后极部静脉扩张及动脉迂曲,如图 136.5 所示。此外,在中、重度"Plus"病变中经常见到虹膜新生血管、瞳孔僵硬、玻璃体混浊以及周边视网膜血管的扩张及迂曲加重等现象(Davitt and Wallace 2009)。

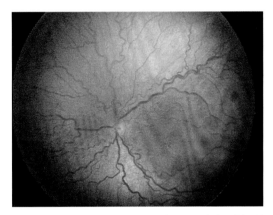

图 136.5 "Plus"病变,后极部静脉扩张及动脉迂曲加剧

136.7.3.2 Rush 病变

治疗时机是 ROP 治疗能否获得成功的重要因素之一,因为疾病可以快速进展,任何延迟都可能增加风险、降低成功的概率。快速进展的 ROP 被称为 Rush 病变(Rush disease),通常与异常血管的迅速和扩张性生长有关(Sylvester 2008)。

136.7.4 新分类法

2005 年修订的国际 ROP 的分类法引入了一种新的分类方式,该分类法将与极低出生孕周的早产儿相关的急进型后极部 ROP 定义为 AP-ROP 以及中等程度的"Plus"病变定义为"pre-plus"。

AP-ROP 的标准没有变化:后极部视网膜(Ⅰ区),各象限中的静脉扩张和动脉迂曲,不仅在有血管区和无血管区之间有交通支,其余网膜间血管也可发生短路,并且在无血管区形成扁平血管网。治疗时机是 ROP 治疗能否获得成功的重要因素之一,因为疾病可以快速发展,任何延迟都可能增加风险,降低成功的概率。快速进展的 ROP 通常与异常血管迅速和扩张性生长有关(Multicenter Trial of Cryotherapy for Retinopathy of Prematurity, 1988)。

136.7.5 诊断检查

采用 25~28 D 透镜的间接检眼镜法是目前最常用的观察早产儿视网膜的方法。该检查是诊断基础,需要在检查前 1 小时对每眼滴 3 次含 2.5% 的去氧肾上腺素和 1% 的托吡卡胺的滴眼液进行扩瞳。

RETCAM 是过去几年出现的一种新设备,医生和专家们可以借助其拍摄的视网膜图像对患者情况进行分析对比。

荧光素眼底血管造影对于完善的 ROP 评估非常重要,尤其是在需要治疗的 ROP 中。在患者接受治疗之后,RETCAM 检查和荧光素眼底血管造影也有助于判断治疗是否成功。

136.7.6 临床表现

我们对 ROP 临床表现的大部分认识都是来自前瞻性随机研究中非治疗组的临床随访数据,主要来自 CRYO-ROP 和 ET-ROP 研究。CRYO-ROP 研究是一个多中心随机双盲研究,用来评估经巩膜冷冻的风险和好处(The Multicenter Trial of Cryotherapy for Retinopathy of Prematurity 1988)。该研究收录了 1986 年 1 月—1987 年 11 月出生的 4 099 名婴儿,出生体重低于 1 250g。ET-ROP 是 15 年后进行的一个多中心的随机研究,评价在高风险阈值前 ROP 的患眼中早期(阈值前)治疗比传统(阈值)治疗的好处(Early Treatment for Retinopathy of Prematurity Cooperative Group 2003)。该研究收录了 2000 年 10 月—2002 年 9 月出生的、出生体重低于 1 251g 的 6 998 名 ROP 患儿。

136.8 发病

136.8.1 发病年龄

虽然发生 ROP 的风险受多种因素影响,包括孕周和新生儿事件,但是 ROP 发生的时间却相对恒定,与矫正胎龄密切相关(Palmer et al. 1991;Fielder et al. 1992;Subhani et al. 2001)。

CRYO-ROP 的研究数据表明在 99% 的婴儿中预示有预后不良风险的视网膜特征在矫正胎龄 31 周前或生后 4 周前尚未发现。CRYO-ROP 和 ET-ROP 研究提出,首次发现 ROP 的矫正胎龄中位数分别为 34.1 周和 34.3 周(Good et al. 2005)。然而,Subhani 等的一项研究表明,在极不成熟的婴儿中,ROP 的发生稍有加快,因此会发生得略早一些(Subhani et al. 2001)。ROP 也可以发生在 37 周以后,但是发展到需要治疗阶段的可能性不大(Reynolds et al. 2002)。

136.8.2 起始位置

ROP 开始发生在周边视网膜,在极不成熟的婴儿中多数发生在鼻侧视网膜(Fielder et al. 1992)。然而随着时间的延长,疾病的位置会发生变化(Repka et al. 2000),可能是因为眼球的增长。发生严重 ROP 的风险主要取决于未完全血管化的区域。Ⅰ 区 ROP 风险高,Ⅲ 区 ROP 风险较低,Ⅱ 区风险中等。

136.9 自然病程

尽管新生儿护理水平在提高,CRYO-ROP 和 ET-ROP 的自然病史研究在 ROP 的自然病程方面却没有什么变化。

136.9.1 退化

CRYO-ROP 研究中,80% 的病例 ROP 病变随着视网膜血管长到 Ⅲ 区而退化(Cryotherapy for Retinopathy of Prematurity Cooperative Group 1988)。ROP 病变开始退化的平均年龄是矫正胎龄 38.6 周(Repka et al. 2000)。90% 的婴儿在矫正胎龄 44 周前可以看到病变退化,但是 3% 的患眼在矫正年龄 3 个月时仍没有发生退化(Repka et al. 2000)。在 ET-ROP 研究的传统治疗组中,33.6% 的高危患眼自行退化未进展到阈值病变,其他 66.4% 进展到阈值病变进行了周边视网膜消融。

136.9.2　退行的时间和速度

在 CRYO-ROP 和 ET-ROP 研究（Good et al. 2005）中阈值前 ROP 病变起始的平均年龄是矫正胎龄 36.1 周。在 ET-ROP 研究中有 5% 的婴儿 ROP 病变发生在矫正胎龄 32.1 周前（Good et al. 2005）。CRYO-ROP 研究中 1% 的婴儿 ROP 病变发生在矫正胎龄 30.9 周前（Reynolds et al. 2002）。在 ET-ROP 研究中 95% 的婴儿发生阈值前病变是在生后 7 周后（Good et al. 2005）。在 CRYO-ROP 研究中，99% 的眼睛在生后 4 周前是没有阈值前病变（Reynolds et al. 2002）。Subhani 等报道在多数早产儿中有 3.2% 的婴儿发生阈值前病变的时间较早，发生在矫正胎龄 30 周之前，但是这项研究中的阈值前病变的定义不同于 ET-ROP 试验和 CRYO-ROP 研究。

报道最早发生阈值病变的时间是在矫正胎龄 31.0~32.6 周及生后 6.6 周和 8.0 周（Reynolds et al. 2002；Good et al. 2004）。报道最早发生 3 期病变是在矫正胎龄 30.3~35.6 周及生后 3.8~6.7 周（Yalmer et al. 1991；Fielder et al. 1992；Good et al. 2005；Ells et al. 2005）。

在 CRYO-ROP 研究中，6% 的婴儿在平均矫正胎龄 37.7 周发生阈值 ROP，从阈值前病变到阈值病变平均时间不超过 1 周（Palmer et al. 1991）。值得注意的是，急进型 ROP 在不超过 1 周的时间内从开始发展到 4 期病变也是有报道的（Goggin and O'Keefe 1993）。

136.9.3　进展和预后不良的危险因素

出生体重越低、胎龄越小，发生阈值 ROP 病变的风险越高（Schatter et al. 1993）在矫正胎龄 35 周前视网膜血管仅长到 I 区的眼睛比视网膜血管已长到 III 区的眼睛，有 30% 的风险发生阈值 ROP。在眼底检查中，进展和结构预后不良的风险因素包括附加病变的存在、I 区和后极部 II 区 ROP、病变累及全周和 3 期病变（Early Treatment for Retinopathy of Prematurity Cooperative Group 2003；Cryotherapy for Retinopathy of Prematurity Cooperative Group 1994）。快速进展到阈值前病变也与预后不良相关（Schaffer et al. 1993）。相反，II 区 ROP 不伴有附加病变和 III 区 ROP 发展到威胁视力的 ROP 和预后不良的风险较低（<1%）（Reynolds et al. 2002；Repka et al. 2000；

Cryotherapy for Retinopathy of Prematurity Cooperative Group 1994）。患有重度 ROP 的患儿，病变从 II 区退化到 III 区，影响视力的风险很少（Reynolds et al. 2002；Repka et al. 2000）。

136.10　并发症

在 1 岁随访时，严重 ROP 视力不理想者可高达 40%~50%，而没有 ROP 和轻度 ROP 者仅 1%（Cryotherapy for Retinopathy of Prematurity Cooperative Group 1994）。在用视网膜消融阻止 ROP 进展之前，预测患有阈值前病变的患儿有 50% 的致盲风险（Cryotherapy for Retinopathy of Prematurity Cooperative Group 1988）。

136.10.1　畸形

除了视网膜脱离（4 期 ROP），ROP 主要的玻璃体视网膜的并发症包括视网膜皱襞、黄斑异位、视网膜前膜和出血。在 CRYO-ROP 研究中，I 区的 ROP 和 II 区 3 期的 ROP 眼视网膜和玻璃体损伤风险比轻度 ROP 眼高（Cryotherapy for Retinopathy of Prematurity Cooperative Group 1994）。

重度 ROP 也会发生严重的眼前节结构损伤。在 CRYO-ROP 研究中，3-5 期 ROP 患眼有 37.4% 发生虹膜粘连，6.3% 发生白内障（Cryotherapy for Retinopathy of Prematurity Cooperative Group 1994）。

136.10.2　屈光不正

136.10.2.1　近视
虽然退化的轻度 ROP 不会增加额外的屈光不正的风险（O'Connor et al. 2002；Wang et al. 2003），但是重度 ROP 治疗后近视患病率显著增加。CRYO-ROP 研究收录的儿童中 20% 在 1 岁时发现近视（Quinn et al. 1992）。在 ET-ROP 研究的随访报告中高风险的阈值前 ROP 患眼中大约 70% 在儿童早期和学龄早期已经近视（Davitt et al. 2005；Quinn et al. 2008）。高度近视的比例（>5D）在 6 月龄到 3 岁时稳步增长（Quinn et al. 2008），但是在其他年龄相对稳定，在 6 岁时比例为 35%~39%，这在早期治疗和传统治疗眼中无显著差异（Quinn et al. 2013）。一项对患有不同程度 ROP 的成人（45~56 岁）的回顾性观察研究发现，近视的患病率很高（90.7%）（Smith and Tasman 2005），相比之下其他研究中在43~54岁成人中近视的患病率是42.9%，55~64岁近视患病率是25.1%（Foster and Jiang 2014）。

136.10.2.2 散光

ET-ROP研究中，早产儿散光的患病率在各组（早期或保守）之间是相似的。到3岁时，在高危阈值前ROP治疗眼中散光≥1.00D的有43%，散光≥2.00D的有20%（Davitt et al. 2009）。到6岁时，这些患眼有50%散光≥1.00D，近25%散光≥2.00D（Davitt et al. 2011）。一项横断面研究比较了曾患有阈值前ROP的9岁儿童和年龄匹配的足月对照组，前者平均散光3.47D，98%的散光≥0.5D，50%患有高度散光（>3D）（Yang et al. 2013）。

136.10.3 视野损伤

对比无ROP的婴儿，视野在曾患ROP的儿童中无论是否进行视网膜消融都下降大约30%（Cryotherapy for Retinopathy of Prematurity Cooperative Group 2001a）。在ET-ROP研究中，与传统治疗相比，早期对高危阈值前ROP进行激光治疗相反却没有影响视野范围。

136.10.4 斜视

CRYO-ROP研究中（Bremer et al. 1998），1岁时斜视的发病率是14.7%，此与ROP的严重程度相关。ETROP研究发现（VanderVeen et al. 2011），6岁时，曾患有高危阈值前ROP儿童，斜视的发病率达60%。

136.10.5 远期后遗症

随着时间的推移预后不良眼的比例增加。CRYO-ROP研究中，近半数患眼在10岁时发生了不良的预后（Cryotherapy for Retinopathy of Prematurity Cooperative Group 2001b）。视力不佳（视力≤20/200）和病理改变（后极部视网膜的皱襞等）在未治疗眼中的发生率分别为62.1%和47.9%（Cryotherapy for Retinopathy of Prematurity Cooperative Group

2001b）。与5岁时的38.6%相比，对照眼中全视网膜脱离的比例有所提高，在10岁时增长到41.4%（Cryotherapy for Retinopathy of Prematurity Cooperative Group 2001b）。在15岁时，未治疗眼视力不佳者可达64.3%，每年未治疗眼中，新发视网膜脱离者占0.51%（Palmer et al. 2005）。

尽管重度ROP的手术治疗与长期良好的视力和结构变化相关，但是也会带来一些短期和长期眼部并发症的风险，如视网膜脱离和致盲。激光治疗重度ROP在3月龄时仍有11%的病例视力结果不佳（Laser ROP Study Group 1994）。在CRYO-ROP 10年随访研究中治疗眼中仍有22%发生全视网膜脱离（Cryotherapy for Retinopathy of Prematurity Cooperative Group 2001b）。在15岁时，冷冻治疗眼视力结果不佳高达44.7%（Palmer et al. 2005）。早期激光治疗后，在6岁时，仅有35%的高危阈值前ROP患眼可达正常视力（视力≥20/40）。也有报道称，周边视网膜消融后出现了虹膜萎缩和白内障（Kaiser and Trese 2001）。

136.10.6 脉络膜萎缩

脉络膜血管对于外层视网膜，尤其是视网膜色素上皮层和光感受器层（Linsenmeier and Padnick-Silver 2000）的正常功能至关重要。脉络膜在人体内具有最高的灌注率（1 200~2 000μl/min）（Alm and Bill 1973），因此很小的血管管径缩小即可引起较大的灌注量下降，从而导致外层视网膜功能的损害。

ROP患者脉络膜萎缩首先是通过构建缺氧诱导的啮齿类动物模型来描述（Shao et al. 2011），随后在两个临床试验中通过光学相干断层成像技术得到证实，分别是大龄儿童和青壮年的临床研究（表136.2）。例如，一个既往患过阈值ROP的10岁儿童中心凹下脉络膜厚度（210.0μm）较自然消退的ROP患儿显著变薄（261.1μm）（Wu et al. 2013a）。尽管视网膜血管能够再生重建，但ROP患者的脉络膜萎缩会持续到青少年晚期（15~17岁），相比正常健康足月产儿童的脉络膜厚度约320.5μm，青春期ROP患者脉络膜持续变薄，约为257.2μm（Anderson et al. 2014）。两项研究中，ROP患儿组脉络膜血管管径均减小了17%~19%，根据泊肃叶定律，对应眼脉络膜血供减少53%~57%（Caccavale et al. 2011）。

表 136.2 ROP 患者脉络萎缩的临床报告

文献	主要发现	患儿检查时的年龄
Wu et al.(2013a)	年龄、眼轴和等效球镜度矫正后,治疗组患者脉络膜厚度显著低于未治疗患者组	阈值 ROP 组(经过治疗):9.5 ± 2.9 岁
		自然退行的 ROP 组(未经治疗):10.1 ± 2.9 岁
Anderson et al.(2014)	屈光度矫正后,ROP 患儿组黄斑中心凹下平均脉络膜厚度(271.1μm)显著低于正常对照组(327.4μm)(P=0.008)。相似的,经过矫正后,ROP 患儿组黄斑颞侧平均脉络膜厚度(257.2μm)显著低于正常对照组(320.5μm)(P=0.001)	ROP 组:15.2 ± 2.84 岁
		对照组:17.3 ± 3.21 岁

136.10.7 功能改变

血管病变是 ROP 的主要改变,因此,多年来,研究者们不懈的努力旨在更好地了解和防控 ROP 血管病变(Kong et al. 2015;Hellgren et al. 2016;Yalin Imamoglu et al. 2014;Sato et al. 2012)。然而,有研究证实,ROP 患者血管病变虽然最终会退化(Hammer et al. 2008),但是持续的功能损害依然接踵而至。事实上 ROP 已经被预测为一种"终生的疾病",需要终生的长期随访(Tasman et al. 2006)。闪光视网膜电图和多焦视网膜电图有助于评估婴幼儿和成人的视网膜功能。例如,一个既往有过 ROP 病史的患者,闪光视网膜电图显示显著异常的 a 波和 b 波(图 136.6),但并没有出现任何视网膜血管的异常(Fulton et al. 2001;Fulton and Hansen 1996)。此外,发生过 ROP 但自然退行的患儿除了中央视网膜视杆细胞阈值成熟变慢,暗适应评估阈值也有影响,均提示光感受器受累(Fulton et al. 2009;Hansen and Fulton 2000;Reisner et al. 1997)。事实上,大部分情况下病情加重会导致视杆反应敏感性降低(Fulton

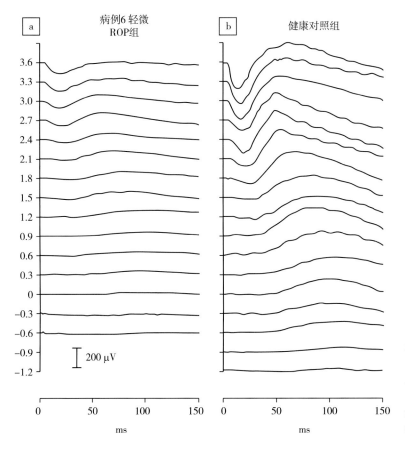

| a | 病例6 轻微 ROP组 |
| b | 健康对照组 |

200 μV

图 136.6 (a)病例 6,曾患轻微 ROP 的患者在生后 2.5 月龄时的视网膜电图。(b)一个正常足月出生的健康儿的视网膜电图。两图左边的数字均显示暗适应的刺激的强度对数值。(改编自 Fulton et al. 2001)

et al. 2009)。相似的是，随后 Hansen 等(2010)使用闪光 RRG 技术的一项研究发现，既往患过 ROP 的大龄患者视杆反应活力显著降低。后者表明随年龄增长，后期的发育停滞或功能损害变得愈加严重(Hansen et al. 2010)。与此同时，已消退的轻微 ROP 患者光感受器之后的传导反应敏感性会随着年龄增长逐渐得到改善，而重度 ROP 患者则不会(Harris et al. 2011)。总之，以上的研究表明即使 ROP 得到早期临床治愈，后续的功能损害会持续存在。

有意思的是研究发现有早产病史的患儿视杆细胞和视锥细胞功能具有不同的易感性，相比视杆细胞，视锥细胞具有较高的反应敏感性和较小的功能损害(Fulton et al. 2008)。然而这种差异需要进一步阐明，目前理论推断视锥细胞更早成熟可能对其功能产生一种有益的保护性作用，相应的视杆细胞更晚成熟致使其更易受到氧化应激影响(Fulton e al. 2008)。然而 Ecsedy 等(2011)进行的最新的一项研究显示，既往有过 ROP 激光治疗史的成人，出现了视锥细胞功能障碍的情形。后者通过一个标准化的明视反应视网膜电图(electroretinography，ERG)和一个特殊的明视反应 ERG(琥珀色背景下的蓝光刺激)，获得的视锥介导的 ERG 的 b 波振幅下降来证实。后续的研究旨在进一步地揭示视杆和视锥细胞功能敏感性背后的机制。

除了全视野闪光 ERG 之外，反应中心视网膜功能的多焦 ERG，也显示了 10~20 年前曾罹患 ROP 并且已经得到临床治愈的患者，出现了显著的振幅下降和潜伏期延长(Fulton et al. 2005)。这些发现表明 ROP 可以带来后续的中心视网膜发育受阻的后果，就像多焦 ERG 显示的那样。ON 双极细胞和 OFF 双极细胞负责中心视网膜的反应，因此 ROP 病变需要专门攻击这些双极细胞才可能引起振幅的下降，从而导致患者去极化和超极化反应总和的变化(Fulton et al. 2005)。最近，利用光学相干断层成像技术的研究发现，具有轻微 ROP 或自然退化的不留后遗症的 ROP 患儿早期黄斑形态学发生了改变。研究发现，对比正常足月儿，早产儿黄斑中心凹的凹陷小、中央视网膜区域较大，这可能是由于黄斑区视锥细胞的离心运动和内层视网膜细胞延展成熟过程出现问题所导致的(Ecsedy et al. 2007)。总体来说，即使 ROP 患者报告显示血管病变得到了改善，但在整个成年阶段，仍然要慎重考虑并且密切观察其视网膜的结构和神经功能的变化。

除了 ROP 之外，早产还可以引起其他异常的视觉表现。例如，较高的屈光不正(近视、散光和屈光参差发生)发生率，还有斜视发生率有所增加(O'Connor et al. 2004，2007；VanderVeen et al. 2006b)。除了对眼球生长发育和运动的影响，ROP 对患者的视觉功能，如视敏度、对比敏感度、色觉和视野，也会造成损害，并且可影响患者的心理和受教育过程(O'Connor et al. 2004，2007)。

既往有报道研究了 ROP 患者的 ERG 振荡电位(oscillatory potentials，OPs)和屈光不正之间的联系。比如，近视患者表现为较强的 ON 信号和更弱的 OFF 信号(分别相当于增加的 OP3 和减低的 OP4)，而远视患者身上则出现相反的情形，因此可以推断 ON 和 OFF 通路可能对这些患者的屈光发育过程起到决定性的作用(Fulton and Hansen 1995，1996)。有趣的是，既往研究表明 Ops 波受视网膜血管病变的影响，包括糖尿病视网膜病变和视网膜中央静脉阻塞(Kizawa et al. 2006；Yonemura et al. 1962)，当然 ROP 也不例外。事实上，一项关于 ROP 患者的暗适应 ERG 研究显示，相比正常足月儿，ROP 患儿有更大的 Ops 波，而相比正常成人，既往有 ROP 病史的成人有更低的 Ops 波(Akula et al. 2007)。最近的另外一项研究探索了有 ROP 和无 ROP 早产儿的暗适应 OPS 波的变化情况(Mactier et al. 2013)。结果显示重度 ROP 患儿有一个小的 Op1 波，此结论证实了一项理论，即早期受抑制的 Ops 波可作为 ROP 进展期的一个标志(Mactier et al. 2013)。

136.11 ROP 的筛查和随访

136.11.1 筛查

基于现有的关于 ROP 进展的文献数据，许多国家已经出台了相应的筛查指南，以便确定需要进行治疗的 ROP 患儿，并尽量减少检查次数(Fierson 2013；Wilkinson et al. 2009)。在工业化国家，关于筛查婴儿的孕周和出生体重，首次筛查时间，和后续筛查频率变化很小。出生体重在 1 250~1 500g，矫正胎龄在 30~32 周的婴儿需要筛查。筛查通常建议选择较大的或者较成熟的新生儿，主治医生认为其具有不稳定临床经历的高风险的早产儿(Fierson 2013)。在发展中国家，更大或更成熟的早产儿会发展为严重的 ROP(Gilbert et al. 2005；Ells et al.

2005），因此 ROP 筛查标准放宽到低于 1 750g 和矫正胎龄 33 周的早产儿（Ells et al. 2005）。首次检查时间在生后 4~6 周或矫正胎龄 31~33 周，取较晚者（Ells et al. 2005）。随后的随访时间建议结果正常者两周一次，其他情况者至少每周一次。没有任何 ROP 的情况下筛查可以结束，也就是说视网膜血管化完全，视网膜血管长至Ⅲ区。建议筛查由有经验的眼科医生使用双目间接检眼镜在瞳孔散大的情况

下进行（框 136.1）。

例如，最新的由美国儿科学会，美国眼科学会和美国斜视与小儿眼科学会共同总结更新的筛查指南已经发布，见框 136.2（Fierson 2013）。

136.11.2　ROP 筛查的远程医疗手段

至今由有经验的眼科医生使用双目间接检眼

框 136.1　减少筛查期间疼痛

筛查是在瞳孔散大后使用双目间接眼底镜进行。某些情况，开睑器和巩膜压迫器用于使眼球转动到合适的位置，使被检查的患儿感到不适和痛苦。ROP 筛查可能对早产儿产生短暂的血压、心率和呼吸功能的影响。患儿在检查期间需要临床指标稳定，因此检查时间需要尽可能短。其次，筛查之前推荐给患儿使用口服蔗糖和表麻药。

框 136.2　来自美国儿科学会 / 美国斜视与小儿眼科学会和美国眼科协会的筛查指南（Fierson 2013）

需要筛查的婴儿：

—出生体重 <1 500g

—或者出生孕周 <30 周

—选择出生体重在 1 500~2 000g 或出生孕周大于 30 周的，具有不稳定临床经过的特别是需要心肺支持的早产儿，儿科主治医师或新生儿专家认为具有高风险的患儿

首次筛查时间：

孕周 / 周	首次筛查时的矫正胎龄 / 周	出生年龄 / 周
22	31	9
23	31	8
24	31	7
25	31	6
26	31	5
27	31	4
28	32	4
29	33	4
30	34	4
较大的出生孕周，具有高风险因素（基于并发症的严重性考虑筛查时机）		4

随后的筛查频率

—每周一次或者更频繁的筛查：

• 未血管化完全：Ⅰ区没有 ROP

• 不成熟的视网膜长入Ⅱ区，靠近Ⅰ区边界

• 1 期或 2 期 ROP：Ⅰ区

• 3 期 ROP：Ⅱ区

• 存在或疑似存在后极部侵袭性 ROP

—每 1~2 周一次的筛查

• 未血管化完全；长入Ⅱ区

• 2 期 ROP：Ⅱ区

• 明确退化的 ROP：Ⅰ区

—两周一次的筛查：

• 1 期 ROP：Ⅱ区

• 未血管化完全：Ⅱ区没有 ROP

- 明确退化的 ROP：Ⅱ区
—每 2~3 周一次的筛查：
- 1 期或 2 期 ROP：Ⅲ区
- 退化的 ROP：Ⅲ区

终止筛查标准：

- —视网膜血管化达到Ⅲ区，没有Ⅰ区或Ⅱ区 ROP 病变（如果检查者对病变区域的界定存在疑问或者矫正胎龄小于 35 周，可能需要后续进一步的检查）
- —视网膜血管化完全，360° 接近锯齿缘
- —矫正胎龄达到 50 周并且没有阈值前病变（定义为Ⅱ区 3 期病变，Ⅰ区任何病变或存在更严重的 ROP）
- —ROP 退化（必须小心确认没有能够再次激活并且进展至Ⅱ区或Ⅲ区病变的反常血管组织存在）

镜进行眼底筛查仍然是确诊 ROP 的金标准（Fierson 2013；Fierson and Capone 2015），技术进步使革新性的远程诊断 ROP 成为可能，通过使用数码视网膜成像系统（Fierson and Capone 2015；Wu et al. 2006）。最近一个来自美国儿科学会 / 美国斜视与小儿眼科学会和美国眼科协会（Fierson and Capone 2015）的联合报告指出，远程医疗可作为双目间接检眼镜评估 ROP 的一个补充检查。研究发现，光角数码眼底照相机对发现临床重度 ROP 具有高诊断准确率（Fierson and Capone 2015；Wang et al. 2015），即使操作团队由经过培训的非医师的操作者和阅片者组成（Quinn et al. 2014）。这项技术的优点包括，在缺乏有经验的眼科医师的地区也可以使用，也可以减少需要眼科医师评估的检查次数。数码眼底照相机可以由专家进行远程回顾性分析解读图片，而且可以由自动图像分析系统来解析图片，同时可以进行 ROP 教育和带教培训。然而进一步的研究仍然需要解决成本高的问题。

136.11.3 ROP 风险评估的预测统计模型

因为发现 ROP 需要反复进行不适的检查，而只有不到 10% 的高危婴儿最终需要治疗，基于出生胎龄、出生体重、生后体重增加和 / 或新生儿发病率的一些预测模型已经开发，用于确定极有可能在早期接受 ROP 治疗的早产儿，并减少低风险婴儿的眼部检查次数。这些模型包括 WINROP：一种基于计算机的 ROP 风险算法，它根据每周与预期体重增长的累积偏差来识别产后发育迟缓（Wu et al. 2012）。另外两个基于 logic 回归的模型——ROPScore（Eckert et al. 2012）和 CHOP ROP（Binenbaum et al. 2012）。这些模型的主要局限性包括它们在中等收入国家的敏感性和普遍性较差，在这些国家，氧气使用控制不

当在 ROP 的发病中的作用比体重增加更为重要，在这些国家，更成熟和更大的婴儿依然面临危险。尽管这些模型在高度发达的新生儿护理环境中有很好的应用前景，但仍建议将其作为"标准眼部筛查之外的辅助检查"（Wu et al. 2012），因为到目前为止发表的大多数研究样本量有限，需要进行更大规模的研究，以便在广泛临床应用前能达到更精确的灵敏度。

136.11.4 新生儿期后的眼科随访

尽管 ROP 会带来长期的视觉损伤，如屈光不正、斜视或弱视，但对于何时开始随访、随访频率以及随访持续时间，尚未达成共识（O'Connor et al. 2006）。即使 ROP 消退，出院后仍应进行眼部检查（Fierson 2013）。出院后早期的第一次检查——例如，在预期的足月分娩后 6 个月内——有助于发现弱视因素，并降低以后视力受损的风险。

136.12 治疗

136.12.1 冷冻疗法

自 20 世纪 70 年代初以来，日本就开始对严重活动性 ROP 患者的周围视网膜进行冷冻治疗（Yamashita 1972），并逐渐在一些国家得到推广。但因不良或无法预料的结果，许多眼科医生不愿意采用这种治疗方法。在 CRYO-ROP 研究中，用于灼烧无血管区视网膜的方法是冷冻疗法。这种治疗方法仍在一些医院使用，但在许多国家已被半导体激光器所取代。冷冻治疗探头是一个长且薄，并且弯曲的金属手持件，有一个稍微圆的尖端。它作用于眼球外部，使用足够的力使眼球壁内陷。用间接检眼

镜可以看到这个凹痕。当发现探头处于正确位置时，踩下与探头相连的踏板。视网膜在结冰时变白，留下一个斑点。探头被移除并移动到下一个位置，与前一个治疗相邻或留下一小块空间。这个过程反复进行，直到整个未血管化的视网膜得以治疗。冷冻治疗是一个痛苦的过程。副作用包括结膜炎、眼睑肿胀、低眼压、感染、视网膜脱离和青光眼。用冷冻探头按压眼睛可能引起眼心反射，即突然心动过缓。婴儿通常在冷冻治疗后服用局部抗生素和类固醇一周左右（Drack 2006）。

136.12.2 激光光凝治疗

从 CRYO-ROP 研究得出灼烧视网膜周边无血管区的有益之处（The Multicenter Trial of Cryotherapy for Retinopathy of Prematurity 1988）。激光光凝术比冷冻疗法更容易实施，且副作用小，很快成为治疗 ROP 的标准方法。可能是由于血管生成因子的减少，周边视网膜的灼烧（图 136.7）导致新生血管的刺激减少。根据 CRYO-ROP 的建议，多年来一直使用激光光凝：治疗"阈值"ROP，视网膜脱离风险接近 50%（The Multicenter Trial of Cryotherapy for Retinopathy of Prematurity 1988）。尽管如此，视力低下仍然很常见，ET-ROP（early treatment for retinopathy of prematurity）研究表明，早期激光光凝治疗效果更好（Early Treatment for Retinopathy of Prematurity Cooperative Group 2003）（表 136.3）。在此项研究中，高危阈值 ROP 的婴儿有一只眼接受随机的早期干预，对侧对照眼接受随机的常规治疗。视力异常率从 19.8% 降至 14.3%，结构异常率从 15.6% 降至 9%（Early Treatment for Retinopathy of Prematurity Coop

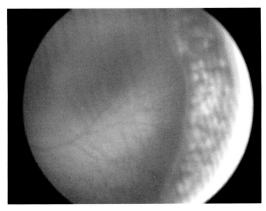

图 136.7 半导体激光光凝治疗视网膜周边无血管区

erative Group 2003）。其他激光治疗的长期结果研究表明，最佳平均矫正视力介于 20/46 和 20/98 之间（McLoone et al. 2006；Ospina et al. 2005；Yang et al. 2010）。超过 65% 的眼睛有 20/40 或更好的视力。

表 136.3 基于 ROP 分期和分区的治疗策略

考虑早期治疗的阈值前 1 型：
Ⅰ区，伴有附加病变的任何一期病变
Ⅰ区，伴或不伴附加病变的 3 期病变
Ⅱ区，伴附加病变的 2 期或 3 期病变
密切观察的阈值前 2 型（进展为 1 型或阈值 ROP 时考虑治疗）：
Ⅰ区，不伴附加病变的 1 期或 2 期病变
Ⅱ区，不伴附加病变的 3 期病变

不幸的是，尽管进行了早期的激光干预，Ⅰ区 ROP 治疗结果仍不满意：Kychental 等发现 35% 的前部Ⅰ区 ROP 眼和所有激光治疗后部Ⅰ区 ROP 眼的解剖结果均不理想（Kychenthal et al. 2006）。2011 年 BEAT-ROP 研究表明，与激光相比，玻璃体腔注射贝伐单抗可改善Ⅰ区 ROP 眼的预后（Mintz-Hittner et al. 2011）。对于需要治疗的后部 ROP，同样药物的超说明书使用已经很常见，但大多数中心在Ⅱ区 ROP 病例中继续使用激光，而相同的试验并没有显示贝伐单抗优于激光（Mintz-Hittner et al. 2011）。有必要进一步进行前瞻性对照研究，比较激光与 VEGF 药物的使用，并解决后者的安全性问题。最近的一个回顾性病例系列发现，用玻璃体腔注射贝伐单抗治疗的 1 型 ROP 与激光治疗的结果没有差异（Hwang et al. 2015）。

激光光凝通过间接检眼镜经瞳孔入路，可以在育婴室中于自然呼吸静脉注射下进行，也可以在手术室中全身麻醉下进行。最初使用氩激光器，但现在被二极管激光器广泛取代，因为二极管激光器需要较少的功率。许多研究描述了激光斑的位置，间隔 0.5~1 个激光斑距离，在视网膜无血管区，从脊到锯齿缘的 360°。更加融合的激光斑不仅可以降低进展速度（Rezai et al. 2005；Banach et al. 2000），也可以减少再次治疗（Rezai et al. 2005）。一般情况下，治疗后 5~7 天可以看到消退。当视网膜病变继续进展，并且有未治疗的"逃逸区域"时，必须考虑再治疗。

间接激光光凝术的并发症包括白内障、角膜或虹膜烧伤、脉络膜或玻璃体积血、前房积血、眼球痨和脉络膜破裂（Clark and Mandal 2008；McNamara

1993)。即使已经证明视野的减少对视觉功能没有显著的影响（McLoone et al. 2006；Quinn et al. 2011），有时即使是必要的大范围激光光凝，仍然是一个令人担忧的问题。

由于近视在激光治疗的所有患者中仍然是一个非常重要和常见的症状，因此治疗眼的屈光状态值得特别注意。在一项随机双侧治疗研究中，Connolly等发现激光治疗的眼睛比冷冻治疗的眼睛近视率低（平均等效球镜分别为 −4.48D 和 −7.65D）（Connolly et al. 2002）。其他作者也发现了类似的结果（Shalev et al. 2001；Knight-Nanan and O'Keefe 1996；Laws et al. 1997）。由于早产、ROP 本身和治疗都容易导致这种屈光不正，近视问题更加严重（Varughese et al. 2008；O'Connor et al. 2002；Quinn et al. 1998；Choi et al. 2000）。

136.12.3 抗 -VEGF（血管内皮生长因子）

VEGF 是导致 ROP 新生血管形成的主要因素。因此，抗 -VEGF 治疗在这一阶段的潜在应用已经被提出。与激光治疗相比，抗 -VEGF 治疗的一些优点包括：

（a）只需要表面麻醉，更容易实施，并且可能降低近视的发生率（Mintz-Hittner et al. 2011；Chen et al. 2014；Geloneck et al. 2014；Harder et al. 2013）。不过，屈光不正可能取决于其他因素，如随访时间和病变位置。例如，Ⅰ 区疾病似乎与高度近视有关，即使在使用抗 -VEGF 治疗的眼睛中也是如此（Hwang et al. 2015）。

（b）保护周边视网膜，使视网膜持续血管化，防止激光灼烧周边视野缺损（Pertl et al. 2015）。尽管如此，周围血管的持续性缺血还是可能发生的，尽管它不一定被视为治疗失败的标志，但还没有制定适当的处理方法。

截至 2014 年，已有 55 项临床研究（主要以病例报告和小病例系列的形式）记录了使用贝伐单抗（Avastin®）、雷珠单抗（Lucentis®）、哌加他尼（Macugen®）和阿柏西普（Eylea®）作为治疗 ROP 的抗 -VEGF 疗法（图 136.8 和表 136.4）。在大多数报告中发现了普遍的良好结果；然而，在一些研究中，也报告了不良反应（Klufas and Chan 2015；Michieli et al. 2009）。

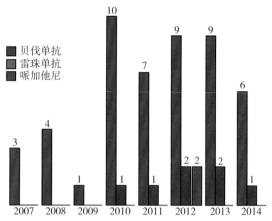

图 136.8 近年来应用玻璃体腔注射抗 -VEGF 治疗 ROP 的临床研究

136.12.3.1 贝伐单抗（Avastin®）

贝伐单抗是一种抗 VEGF 的单克隆抗体，已被批准用于结直肠癌、乳腺癌和肺癌；该抗体也被广泛用于增殖性黄斑变性和糖尿病视网膜病变。由于冷冻治疗和早期治疗的 ROP 试验分别在 78% 和 55% 的婴儿中发现相对严重的增殖性视网膜病变具有不良的预后，因此从业者合理地尝试使用抗 -VEGF 治疗，以期改善预后。到 2014 年为止，已有 49 项关于贝伐单抗使用的研究报告（Klufas and Chan 2015），有一些可能的原因可以解释为什么贝伐单抗是报道中治疗 ROP 最常见的药物。首先，贝伐单抗完全阻断 VEGF-A 的活性，而哌加他尼仅为部分。其次，贝伐单抗是一种全长抗体（149kDa），与抗体片段（40kDa）相比，它可能具有较少的组织渗透性，因此具有较少的全身吸收。然而，这并不完全准确，因为对新生儿的初步研究表明，注射 7 周内，玻璃体内的贝伐单抗会导致全身的 VEGF 水平受到抑制（Hong et al. 2015），而玻璃体腔注射雷珠单抗可在注射后 2-3 周抑制全身 VEGF 水平（Hoerster et al. 2013）。全身 VEGF 抑制至少部分可以解释为新生儿未成熟视网膜的血 - 视网膜屏障受损，也可以解释为贝伐单抗的半衰期（20 天）相比雷珠单抗（2 小时）延长。在 ROP 中使用贝伐单抗的另一个重要原因是它的成本。与其他更昂贵的抗 -VEGF 药物相比，贝伐单抗是一种更划算的选择（最多减少 100 倍）。

在 49 份使用贝伐单抗治疗 ROP 的报告中，有 39 份报告（Klufas and Chan 2015）显示了总体良好的结果（控制进行性新生血管）。尽管对用贝伐单抗治疗 ROP 的儿童眼进行了死后组织病理学分析，

表 136.4　抗 VEGF 治疗 ROP 的临床研究综述。该表是根据 Kuflas and Chan（2015）收集的数据编制的

VEGF 抑制剂	研究数目	研究类型	剂量	一般结果	随访
贝伐单抗	55	主要为病例报告和小病例系列，一项随机对照试验	0.25~1.25mg	在 49 份报道中，有 39 份显示了总体良好的结果。然而，在一些研究中发现了眼部并发症：视网膜脱离、增殖膜皱缩、视神经萎缩、玻璃体或视网膜前出血、脉络膜破裂和白内障	1 周 ~5 年
雷珠单抗与贝伐单抗	1	回顾性研究	雷珠单抗 0.25mg　　贝伐单抗 0.625mg	无白内障、牵引性或孔源性视网膜脱离或眼内炎等主要眼部并发症	1 年
雷珠单抗	7		0.2~0.3mg	ROP 患者中无眼部或全身不良反应报道	1 周 ~3 年
哌加他尼	2	前瞻性随机对照试验	0.3mg	无全身或明显的玻璃体腔注射并发症	平均 19.3~23.5 个月

显示视网膜发育和形态正常（Kong et al. 2008），但一些关于可能干扰正常眼球形成的怀疑依然存在，这来源于注射抗 -VEGF 后表现出血管（Lutty et al. 2011）、神经（Lutty et al. 2011）和视网膜的延迟发育的 ROP 动物模型。与激光相比，长期监测的需要构成了抗 -VEGF 使用的另一个缺点，因为据报道，疾病复发的时间最晚可达 69 周（Hu et al. 2012）。此外，在一些临床研究中，发现视网膜脱离、增殖膜皱缩、视神经萎缩、玻璃体或视网膜前出血、脉络膜破裂和白内障为眼部不良反应（Hu et al. 2012；Jalali et al. 2013；Atchaneeyasakul and Trinavarat 2010；Wu et al. 2013 b）。此外，各个报道之间的用药时机（ROP 的分期 / 分区）、剂量（0.25~1.25mg 玻璃体腔注射）、贝伐单抗的给药频率以及与光凝联合治疗的差异很大。

136.12.3.2　雷珠单抗（Lucentis®）

雷珠单抗是一种人源化的重组单克隆抗体片段，可结合并抑制所有 VEGF 亚型（Ferrara et al. 2006）。雷珠单抗是专为眼内使用而开发的，部分是基于初步研究表明，全长单克隆抗体不会分布在所有视网膜层（Mordenti et al. 1999）。此外，全长抗体（相对于抗体片段）的相对较长的全身半衰期引起了需要长期抗 -VEGF 阻断的患者全身毒性的关注（Ferrara et al. 2006）。雷珠单抗已被批准用于临床玻璃体腔内治疗新生血管（湿性）年龄相关性黄斑变

性。到目前为止，在 ROP 患者中，已有 7 项单独使用雷珠单抗或与贝伐单抗或激光疗法联合治疗的研究报道（Klufas and Chan 2015）。所有这些研究中使用的剂量变化不大（范围为 0.2~0.3mg 玻璃体腔注射）。ROP 患者没有眼部或全身不良反应报告（Klufas and Chan 2015）；但是，由于与贝伐单抗的生物学相似性，这两种抗 -VEGF 疗法在新生血管年龄相关性黄斑变性患者中检测到全身不良结果（Moja et al. 2014）。

136.12.3.3　哌加他尼（Macugen®）

哌加他尼钠是一种 RNA 配适体，可与 VEGF 的肝素结合阈结合，从而阻止主要的 $VEGF_{165}$ 亚型与 VEGF 受体结合（Ng et al. 2006）。哌加他尼于 2004 年被批准用于治疗所有类型的新生血管年龄相关性黄斑变性（Ng et al. 2006）。然而，鉴于哌加他尼对视网膜病理新生血管的主要亚型（$VEGF_{165}$）的选择性抑制作用，它在 ROP 中的应用引起了人们的兴趣。到目前为止，已有两项使用哌加他尼的临床研究报道（Autrata et al. 2012 a,b）。所用剂量为 0.3mg，没有因玻璃体腔内注射而引起全身或严重眼部并发症的报道。

136.12.3.4　阿柏西普（Eylea®）

阿柏西普（VEGF Trap-Eye）是一种药理工程蛋白，通过充当诱饵受体来阻断所有 VEGF 亚型的

作用（Dixon et al. 2009）。2011 年，FDA 批准 VEGF Trap-Eye 治疗新生血管年龄相关性黄斑变性患者。然而，目前还没有关于阿柏西普在 ROP 新生儿中应用的报道。

迄今为止，在 ROP 中使用抗 -VEGF 的治疗方法越来越流行。尽管有初步证据表明其有效，但治疗 ROP 的专家对使用玻璃体腔内抗 -VEGF 药物仍持谨慎态度。阻断 VEGF 可能对发育中的大脑产生未知的潜在有害影响，这是接受这种新的有希望的治疗 ROP 方法的主要问题（Hard and Hellstrom 2011）。此外，全身不良反应在早产儿中很难评估，他们经常患有神经和发育后遗症、肺支气管发育不良及其他与早产有关的合并症。在未来进行良好的随机试验中，仍有许多问题需要解决：(a) 抗 -VEGF 治疗联合辅助光凝疗法；(b) 对视网膜神经节细胞完整性的影响，因为该神经元表达 VEGF 受体并受到 VEGF 的细胞保护；(c) 抗 -VEGF 治疗的时机；(d) 大剂量（1.25mg）贝伐单抗的全身效应，特别是对脑血管的影响；(e) 对视力和视野的长期影响；(f) 与目前可用的治疗相比的成本效益。

136.12.3.5　阿柏西普（Eylea®）

阿柏西普（VEGF Trap-Eye）是一种药理工程蛋白，通过充当诱饵受体来阻断所有 VEGF 亚型的作用（Dixon et al. 2009）。在 2011 年，FDA 批准 VEGF Trap-Eye 来治疗新生血管型年龄相关性黄斑变性患者。但是，目前尚无阿柏西普用于新生儿 ROP 的报道。

迄今为止，在 ROP 中使用抗 VEGF 疗法的兴趣持续增长。尽管初步证明了其功效，但治疗 ROP 的专家仍对玻璃体内抗 VEGF 药物的使用持谨慎态度。人们对采用新兴的 ROP 治疗方法的主要担心的是阻断 VEGF 可能对发育中的大脑产生未知的有害作用（Hard and Hellstrom 2011）。此外，对于那些常伴有神经方面的和发育方面的后遗症，肺支气管发育不良以及其他与早产有关的合并症的早产儿，很难评估其全身不良反应。未来仍需进行良好的随机试验来回答很多问题：(a) 辅助光凝治疗和抗 VEGF 治疗；(b) 对视网膜神经节细胞完整性的影响，因为该神经元表达 VEGF 的受体并受到 VEGF 的细胞保护；(c) 抗 VEGF 治疗的时机；(d) 大剂量（1.25mg）贝伐单抗的全身性作用，特别是对脑血管的影响；(e) 对视力和视野的长期影响；(f) 成本效益与现有治疗方法的比较。

136.12.4　巩膜扣带和玻璃体切割术

尽管及时进行适当的激光治疗，近十分之一的婴儿仍会出现不利的结构性结局（Hubbard 2008）。ROP 的第 4 期和第 5 期通常需要手术治疗。有时可能会观察到较小的、局部的和浅的视网膜脱离，这种脱离可能不会进展，甚至重新附着，尤其是在没有活动性新血管形成和附加病变的情况下（Rubaltelli and Hirose 2008）。但是，在这种情况下，不应推迟检查和治疗的决定，以防黄斑区视网膜脱离（Capone et al. 2014）。

急性视网膜脱离是由于沿嵴的新血管形成和收缩以及血管向玻璃体生长而导致视网膜上的牵引所致。而由渗出性视网膜下积液所引起并不常见。可行的治疗 ROP 引起的视网膜脱离的手段包括巩膜扣带和不同形式的玻璃体切除。后者现在受到玻璃体视网膜外科医生的青睐，被认为它可以更彻底地解决所有涉及的玻璃体牵引力。在一项非随机对照研究中，Hartnett 等发现它治疗 4 期视网膜脱离优于巩膜扣带（Hartnett et al. 2004）。巩膜扣带仅适用于位于赤道附近或赤道部以前的牵引（Rubaltelli and Hirose 2008；Roohipoor et al. 2009；Sears and Sonnie 2007）。

巩膜扣带（在赤道处或赤道部之前用硅树脂带环绕）旨在机械地将眼球壁贴近脱离的视网膜从而抵消对其施加的牵引力来矫正视网膜脱离。Yokoi 等在一项使用眼底荧光素血管造影术的研究中发现巩膜扣带也可能会降低伴有周边视网膜增殖的眼内新生血管活性（Yokoi et al. 2009）。他们推测，视网膜重新附着可能会改善脉络膜对视网膜的血管供应，从而减少对 VEGF 表达的刺激。扣带术在 4 A 期 ROP 的视网膜复位成功率约为 70%（Tasman et al. 2006；Trese 1994）。但是，该技术不适用于治疗 1 区或 2 区靠后极的脱离，在 1 区或 2 区靠后极，嵴位于赤道后，但赤道前的视网膜大多是附着的。扣带术的主要缺点，并且对这个年龄段该着重考虑的是，由硅胶带引起的压痕使眼球延长，导致了 -9 或 -11 屈光度的近视（Smiddy et al. 1989；Chow et al. 1998），从而增加患弱视的风险。此外，日后需要进行第二次手术以分割或去除扣带，以促进眼球的正常生长，改善其前部的循环，并且矫正屈光不正。

玻璃体切割术可以直接去除多矢量的玻璃体视网膜牵引力，并去除了可能会构成了另一种作用机制的血管生成因子（如 VEGF 和血管扩张剂）（Sears and Sonnie 2007）。在大多数情况下，不再需要摘除晶状体以进入玻璃体腔。保留晶状体的玻璃切除术已成为治疗 4A 和 4B 期 ROP 甚至某些 5 期 ROP 病例的首选技术（Hubbard 2008；Capone et al. 2014）。保留晶状体可减少弱视的风险。经睫状冠的玻璃体入路可治疗由后极部 ROP 引起的视网膜脱离，该入路必须在赤道后进行手术（Rubaltelli and Hirose 2008）。当更多的前部疾病引起晶体后增殖膜时，可能需要摘除晶状体（玻璃体切割术和晶状体切除术）（Rubaltelli and Hirose 2008）。在新血管形成和附加病变消退后进行玻璃体切割术预后会更好（Hubbard 2008）。不幸的是，有时在这种情况下必须进行手术，因为视网膜脱离会在仍具有血管活性的眼中迅速进展；该手术后会出现出血，持续增生和牵拉（Rubaltelli and Hirose 2008；Hartnett et al. 2004）。保留晶状体玻璃体切割术的其他并发症是白内障，感染和视网膜破裂（Hartnett et al. 2004；Ferrone et al. 1997）。没有发现结合扣带术会对保留晶状体玻璃体切割术有任何好处（Sears et al；Sonnie 2007）。Nudleman 等发现在保留晶状体玻璃体切割术后，4A 期的视网膜再附着率为 82.1%，4B 期为 69.5%，5 期 ROP 为 42.6%（Nudleman et al. 2015）。在同一研究中，平均随访时间为 4.8 年后，近 20% 的患者需要进行再次的视网膜手术。在许多 5 期病例中仍需要进行晶状体切除术（Capone et al. 2014）。

改善玻璃体切割术效果的一些策略旨在改善手术过程中的可视化程度，并通过溶解玻璃体来帮助达到这一点。因此，已经提倡使用玻璃体内曲安奈德作为更好地观察玻璃体牵引、玻璃体和玻璃体后皮质的方法（Lakhanpal et al. 2006；Shah et al. 2007）。同样，在荧光素血管造影后进行玻璃体切割术具有双重优势：提供诊断信息，还可以对染料染色的玻璃体进行更安全、更完整的切除（Kobayashi et al. 2011）。有报道称，用自体纤溶酶进行酶促玻璃溶解可改善 5 期 ROP 玻璃体切割术的解剖结局（Tsukahara et al. 2007）。最近，在一项儿科对照试验中成功使用了 ocriplasmin，但评估的患者量太少，并未能显示出对比安慰剂的优势（Drenser et al. 2016）。

不幸的是，尽管解剖上有所改善，但 ROP 相关性视网膜脱离手术的视力预后仍然不尽如人意。尽管 ETROP 研究未特别针对视网膜脱离的治疗，仍可从其中获得随访 6 年的 70 只眼视网膜脱离的信息。只有 6 只眼（8.6%）保留了 20/200 以上的视力。其中 5 个是 4A 期，另一个未被分期。同是该研究的 10 只 5 期眼睛中，只有一只保留了光感（Repka et al. 2006）。同样的，Cusick 等发现在接受 5 期 ROP 治疗的 183 只眼中，只有 8 只眼的视力好于 5/200（Cusick et al. 2006）。因此，ROP 视网膜脱离手术的成功率仍待提高改进。

136.12.5 预防

预防性和破坏性较小的 ROP 治疗方法的进展，例如营养补充（含维生素 E、维生素 C 和 Omega 3 脂肪酸的将是更加可取的）；然而，尽管进行了多次试验，但该成分的预防性补充仍存在争议。限制氧化作用已在上面作为降低 ROP 发生率的有效方法进行了讨论，本节将不再重复。

136.12.5.1 维生素 E

研究最广泛的 ROP 药物疗法是抗氧化剂维生素 E（α 生育酚）的使用。维生素 E 是一种天然有效的自由基清除剂，可减少脂质过氧化作用并有助于维持膜的完整性（Engin 2009）。患有这些临床并发症的早产儿的视网膜细胞的抗氧化防御系统受到了严重的损害，它们可能特别容易受到氧来源的自由基的有害影响。众所周知，早产儿的视网膜维生素 E 水平仅为成人水平的 10%（Nielsen et al. 1988）。使用维生素 E 来治疗 ROP 的理由：细胞的过氧化损伤是病因，而维生素 E 的补充可以预防这种损伤。20 世纪 40 年代使用它的首次报道（Owens and Owens 1949）提供了令人鼓舞的初步结果，即维生素 E 预防性用药可能预防 ROP。然而，这项研究后紧接着就察觉到氧气治疗与 ROP 有着密切的联系（Kinsey 1956；Lanman et al. 1954），所以直到 1970 年代，人们才开始研究维生素 E 的作用。1974 年，Johnson 等（Johnson et al. 1974）报道了一项随机临床试验，使用口服和注射 α 生育酚乙酸酯补充剂达到早产儿的生理血清水平（1~3mg/dl）。随后的工作表明，用维生素 E 预防治疗产生生理血清水平的抗氧化剂对降低 ROP 的发生率和严重性均有益（Johnson et al. 1982）。纳入 418 名婴儿（出生体重小于或等于 1 500g）的 3 项临床试验阐明了维生素 E

有抑制严重 ROP 发生的功效。在这项研究中，只有从出生后的头几个小时连续补充维生素 E 到成年人的生理水平，才能抑制严重 ROP 的发展（Hittner et al. 1984）。其他在生理范围内增加血清中维生素 E 浓度的随机临床试验中，将极低出生体重婴儿严重阈值 ROP（3 期以上）的发生率降低了 52%（Raju et al. 1997）。除了一些临床试验已表明确定维生素 E 预防 ROP 的有效性外，预防性补充维生素 E 仍存在争议（Muller 1992）。随后的试验显示没有效果，并且问题围绕给药途径（口服、肌内注射、静脉注射）、剂量、治疗时机、适当的血浆水平，以及对照组血浆生育酚水平升高的趋势展开（Schaffer et al. 1985；Phelps et al. 1987）。2003 年的一项研究表明，早产儿（37 周之前出生）额外补充维生素 E 可以减少包括 ROP 在内的某些并发症的发生；但是，威胁生命的感染风险增加了（Brion et al. 2003）。此外，当通过静脉给予额外的维生素 E 时，脑部出血的风险增加，而通过其他途径给予的额外维生素 E 时，脑部出血的风险降低（Brion et al. 2003）。维生素 E 抑制严重 ROP 的发展的保护机制尚不清楚。一则报道提出，梭形细胞是视网膜内毛细血管的间质前体，是与 ROP 相关的新血管形成的主要诱因，而梭形细胞暴露于升高的氧张力下会增加它们的间隙连接面积。这种早期的形态学改变立即终止了正常的血管形成过程，并最终触发了在 8~12 周后临床上观察到的新生血管形成。将这些婴儿血浆中维生素 E 的水平补充至不缺乏就可抑制间隙连接的形成，并在不改变 ROP 总发生率的情况下，降低其临床严重程度（Kretzer et al. 1984）。

136.12.5.2　维生素 C

维生素 C（抗坏血酸）是细胞和血浆中重要的水相抗氧化剂（Halliwell 1996）。维生素 C 具有许多重要的代谢功能，并通过胎盘活跃地运输（Streeter and Rosso 1981）。脐带血浆中的维生素 C 浓度高于母亲，并且在足月婴儿中，在出生后的头 24 小时内血浆中的维生素 C 浓度会大大降低（Hamil et al. 1947）。早产儿的脐带维生素 C 浓度通常比足月儿高，然后几天内浓度就下降（Berger et al. 1996）。大多数早产儿都接受维生素 C 作为多种维生素补充剂的一部分，但很少有数据可以据此确定最佳浓度（Nutrient needs and feeding of premature infants 1995）。一种建议是依从健康的母乳喂养婴儿的浓度，其维生素 C 的适当浓度约为 34mmol/L（Greene et al. 1992）。母乳每 100ml 中含有 3.5~5.5mg 维生素 C（Ingalls et al. 1938；Buss et al. 2001），因此，平均每天摄入 150ml/kg 母乳的婴儿每天将摄入 5.2~8mg/kg 的维生素 C。另一种观点认为，早产儿应接受更高剂量的维生素 C（25~31mg/kg/d），以使其浓度接近孕晚期的子宫内水平（Greene et al. 1992）。

维生素 C 还显示出具有抗氧化剂的活性（Carr and Frei 1999；Proteggente et al. 2001），极早产儿中维生素 C 浓度与发病率之间关系的少量研究仍有争议。Silvers 等（Silvers et al. 1994）报道说，死亡婴儿在出生后 2 小时内的血浆维生素 C 的浓度与存活者相比显著升高。这些研究人员还观察到，第 2 天维生素 C 浓度升高与发生支气管肺发育不良的风险较高有关联（Silvers et al. 1998）。相反，Moison 等（1995）报道发生支气管肺发育不良的早产儿在第 10 天的血浆维生素 C 浓度低于未发生的早产儿。在一项对极低出生体重婴儿进行的初步观察性研究中，发现在第 7 天血浆维生素 C 浓度较高时，ROP 的风险增加，而在 28 天浓度较低的情况下，支气管肺发育不良的风险增加（Sluis et al. 1996）。在另一项研究中，Darlow 等（2005）假设在生命的第一周维持较低的血浆维生素 C 浓度（目标 35~50mmol/L）和在 3~4 周维持较高的浓度（目标 90mmol/L）会改善极低出生体重婴儿的临床结局和最低发病率（慢性肺疾病和 ROP）。

136.12.5.3　Omega-3 脂肪酸

2007 年，Connor 等。证明了饮食中的 omega-3 脂肪酸（omega-3 fatty acids，PUFAs）在 ROP 小鼠模型中可以防止病理性新血管形成（Connor et al. 2007）。这些发现表明，在影响视网膜血管的疾病中，PUFAs 可能充当保护因子。重要的是，西方饮食通常缺乏 omega-3 PUFAs，早产婴儿缺乏在妊娠晚期从母亲那里转移 omega-3 PUFAs 的重要途径。因此，在早产儿中补充 omega-3 PUFAs 的摄入可能有助于预防视网膜病变。在这方面，最近进行了 meta 分析，以评估补充婴儿配方食品中的长链多不饱和脂肪酸（long chain polyunsaturated fatty acid，LC-PUFAS）是否能改善婴儿的视力（Qawasmi et al. 2013）。该研究表明，通过使用视觉诱发电位评估视力和在 2 个月大时通过行为方法评估视力，LC-PUFAS 补充剂对 2、4 和 12 个月婴儿的视力有显著益处（Qawasmi et al. 2013）。但是，在对 LC-PUFAS 的剂量和时机的影响、早产与足月出生状况进行的二次亚组分析和 meta 回归中，该研究未能显示出 LC-PUFAS 补充剂对视力的任何缓解作用（Qawasmi et al. 2013）。这些研究表明，补充 LC-PUFAS 婴儿配方食品可以改善 12 个月龄内婴儿的视力。强化婴儿配方食品或母乳喂养的母亲补充 omega-3 PUFAs 对低出生体重婴儿的 I 期或 II 期 ROP 的影响需要进一步研究。目前，由加利福尼亚大学进行的一项试验正处于计划阶段，目的是在极低出生体重的婴儿中补充 omega-3 PUFAs 以预防 ROP（http://linicaltrials.gov/show/NCT02486042）。

136.13　未来发展方向

使用冷冻和光凝疗法在减少由于视网膜前异常的新血管形成所引起的严重视网膜损害方面取得了一些进展。同样，预防措施的使用也着手解决相对高氧血症的不良后果，那就是减少对早产儿的氧气使用。但是，许多问题承待将来研究。这些可以分为以下几类：（a）遗传易感性；（b）改进对视网膜前新生血管的抑制；（c）最重要的是，保留了视网膜微脉管系统（和实质）。

136.13.1　遗传易感性

尽管早产婴儿普遍暴露于不利的危险因素，尤其是高氧血症，但相对而言，很少有婴儿会形成严重的 ROP；因此推断遗传易感性决定了 ROP 的严重程度。到目前为止，只有 Norrin 基因和 Frizzled-4 与 ROP 的风险增加显著相关（Shastry et al. 1997；Ells et al. 2010）。有必要确定其他遗传易感性的决定因素。

136.13.2　抑制视网膜前新生血管形成

除抗 VEGF 疗法外，还可设想其他例如调控血管发育和诱发血管生成因子表达的因子来对抗新血管形成；在这些方面，抗炎药和碳水化合物代谢物受体调节剂的作用（Sapieha et al. 2008）也值得探讨。

136.13.3　保留视网膜微脉管系统

最后，保留视网膜微脉管系统至关重要（Rivera

et al. 2013），因为其完整性不仅可以防止异常的视网膜前新生血管形成，还可以防止视网膜功能的异常。因此，以上提出的有关生长的策略表明 IGF-1 可能是一个有趣的潜在途径。同样，使用 ω-3 脂肪酸对抗促炎脂质也可能是有效的（Connor et al. 2007）。另外，加速正常血管的重建也可能是值得使用方法。最后，预防早产是一个长期目标。

参考文献

Akula JD, Mocko JA, Moskowitz A, Hansen RM, Fulton AB (2007) The oscillatory potentials of the dark-adapted electroretinogram in retinopathy of prematurity. Invest Ophthalmol Vis Sci 48:5788–5797

Alm A, Bill A (1973) Ocular and optic nerve blood flow at normal and increased intraocular pressures in monkeys (macaca irus): a study with radioactively labelled microspheres including flow determinations in brain and some other tissues. Exp Eye Res 15:15–29

Alon T, Hemo I, Itin A, Pe'er J, Stone J, Keshet E (1995) Vascular endothelial growth factor acts as a survival factor for newly formed retinal vessels and has implications for retinopathy of prematurity. Nat Med 1:1024–1028

An international classification of retinopathy of prematurity (1984) The committee for the classification of retinopathy of prematurity. Arch Ophthalmol 102:1130–1134

Anderson MF, Ramasamy B, Lythgoe DT, Clark D (2014) Choroidal thickness in regressed retinopathy of prematurity. Eye (Lond) 28:1461–1468

Antonelli-Orlidge A, Saunders KB, Smith SR, D'Amore PA (1989) An activated form of transforming growth factor beta is produced by cocultures of endothelial cells and pericytes. Proc Natl Acad Sci U S A 86:4544–4548

Arnold RW, Kesler K, Avila E (1994) Susceptibility to retinopathy of prematurity in alaskan natives. J Pediatr Ophthalmol Strabismus 31:192–194

Arroe M, Peitersen B (1994) Retinopathy of prematurity: review of a seven-year period in a Danish neonatal intensive care unit. Acta Paediatr 83:501–505

Asahara T, Murohara T, Sullivan A, Silver M, van der Zee R, Li T, Witzenbichler B, Schatteman G, Isner JM (1997) Isolation of putative progenitor endothelial cells for angiogenesis. Science 275:964–967

Asahara T, Masuda H, Takahashi T, Kalka C, Pastore C, Silver M, Kearne M, Magner M, Isner JM (1999) Bone marrow origin of endothelial progenitor cells responsible for postnatal vasculogenesis in physiological and pathological neovascularization. Circ Res 85:221–228

Ashton N (1957) Experimental retrolental fibroplasia. Annu Rev Med 8:441–454

Askie LM, Brocklehurst P, Darlow BA, Finer N, Schmidt B, Tarnow-Mordi W (2011) Neoprom: neonatal oxygenation prospective meta-analysis collaboration study protocol. BMC Pediatr 11:6

Atchaneeyasakul LO, Trinavarat A (2010) Choroidal ruptures after adjuvant intravitreal injection of bevacizumab for aggressive posterior retinopathy of prematurity. J Perinatol 30:497–499

Autrata R, Krejcirova I, Senkova K, Holousova M, Dolezel Z, Borek I (2012a) Intravitreal pegaptanib combined with diode laser therapy for stage 3+ retinopathy of prematurity in zone i and posterior zone ii. Eur J Ophthalmol 22:687–694

Autrata R, Senkova K, Holousova M, Krejcirova I, Dolezel Z, Borek I (2012b) Effects of intravitreal pegaptanib or bevacizumab and laser in treatment of threshold retinopathy of prematurity in zone i and posterior zone ii--four years results. Cesk Slov Oftalmol 68:29–36

Banach MJ, Ferrone PJ, Trese MT (2000) A comparison of dense versus less dense diode laser photocoagulation patterns for threshold retinopathy of prematurity. Ophthalmology 107:324–327, discussion 328

Berger TM, Rifai N, Avery ME, Frei B (1996) Vitamin c in premature and full-term human neonates. Redox Rep 257–262

Binenbaum G, Ying GS, Quinn GE, Huang J, Dreiseitl S, Antigua J, Foroughi N, Abbasi S (2012) The chop postnatal weight gain, birth weight, and gestational age retinopathy of prematurity risk model. Arch Ophthalmol 130:1560–1565

Bremer DL, Palmer EA, Fellows RR, Baker JD, Hardy RJ, Tung B, Rogers GL (1998) Strabismus in premature infants in the first year of life. Cryotherapy for retinopathy of prematurity cooperative group. Arch Ophthalmol 116:329–333

Brion LP, Bell EF, Raghuveer TS (2003) Vitamin e supplementation for prevention of morbidity and mortality in preterm infants. Cochrane Database Syst Rev CD003665

Brown BA, Thach AB, Song JC, Marx JL, Kwun RC, Frambach DA (1998) Retinopathy of prematurity: evaluation of risk factors. Int Ophthalmol 22:279–283

Buss IH, McGill F, Darlow BA, Winterbourn CC (2001) Vitamin c is reduced in human milk after storage. Acta Paediatr 90:813–815

Caccavale A, Romanazzi F, Imparato M, Negri A, Morano A, Ferentini F (2011) Central serous chorioretinopathy: a pathogenetic model. Clin Ophthalmol 5:239–243

Campbell K (1951) Intensive oxygen therapy as a possible cause of retrolental fibroplasia; a clinical approach. Med J Aust 2:48–50

Capone AJ, Trese MT, Hartnett ME (2014) Treatment of stages 4 and 5 retinopathy of prematurity. In: Hartnett ME (ed) Pediatric retina, 2nd edn. Lippincott Williams & Wilkins, a Wolters Kluwer Health, Philadelphia, pp 597–603

Carr A, Frei B (1999) Does vitamin c act as a pro-oxidant under physiological conditions? Faseb J 13:1007–1024

Checchin D, Sennlaub F, Sirinyan M, Brault S, Zhu T, Kermorvant-Duchemin E, Hardy P, Balazy M, Chemtob S (2006) Hypercapnia prevents neovascularization via nitrative stress. Free Radic Biol Med 40:543–553

Chemtob S, Beharry K, Rex J, Chatterjee T, Varma DR, Aranda JV (1991) Ibuprofen enhances retinal and choroidal blood flow autoregulation in newborn piglets. Invest Ophthalmol Vis Sci 32:1799–1807

Chen J, Smith LE (2007) Retinopathy of prematurity. Angiogenesis 10:133–140

Chen ML, Guo L, Smith LE, Dammann CE, Dammann O (2010) High or low oxygen saturation and severe retinopathy of prematurity: a meta-analysis. Pediatrics 125:e1483–e1492

Chen YH, Chen SN, Lien RI, Shih CP, Chao AN, Chen KJ, Hwang YS, Wang NK, Chen YP, Lee KH, Chuang CC, Chen TL, Lai CC, Wu WC (2014) Refractive errors after the use of bevacizumab for the treatment of retinopathy of prematurity: 2-year outcomes. Eye (Lond) 28:1080–1086, quiz 1087

Choi MY, Park IK, Yu YS (2000) Long term refractive outcome in eyes of preterm infants with and without retinopathy of prematurity: comparison of keratometric value, axial length, anterior chamber depth, and lens thickness. Br J Ophthalmol 84:138–143

Chow DR, Ferrone PJ, Trese MT (1998) Refractive changes associated with scleral buckling and division in retinopathy of prematurity. Arch Ophthalmol 116:1446–1448

Chow LC, Wright KW, Sola A (2003) Can changes in clinical practice decrease the incidence of severe retinopathy of prematurity in very low birth weight infants? Pediatrics 111:339–345

Clark D, Mandal K (2008) Treatment of retinopathy of prematurity. Early Hum Dev 84:95–99

Connolly BP, Ng EY, McNamara JA, Regillo CD, Vander JF, Tasman W (2002) A comparison of laser photocoagulation with cryotherapy for threshold retinopathy of prematurity at 10 years: part 2. Refractive outcome. Ophthalmology 109:936–941

Connor KM, SanGiovanni JP, Lofqvist C, Aderman CM, Chen J, Higuchi A, Hong S, Pravda EA, Majchrzak S, Carper D, Hellstrom A, Kang JX, Chew EY, Salem N Jr, Serhan CN, Smith LE (2007) Increased dietary intake of omega-3-polyunsaturated fatty acids reduces pathological retinal angiogenesis. Nat Med 13:868–873

Cringle SJ, Yu PK, Su EN, Yu DY (2006) Oxygen distribution and consumption in the developing rat retina. Invest Ophthalmol Vis Sci 47:4072–4076

Cryotherapy for Retinopathy of Prematurity Cooperative Group (1988) Multicenter trial of cryotherapy for retinopathy of prematurity. Preliminary results. Arch Ophthalmol 106:471–479

Cryotherapy for Retinopathy of Prematurity Cooperative Group (1994) The natural ocular outcome of premature birth and retinopathy. Status at 1 year. Arch Ophthalmol 112:903–912

Cryotherapy for Retinopathy of Prematurity Cooperative Group (2001a) Effect of retinal ablative therapy for threshold retinopathy of prematurity: results of goldmann perimetry at the age of 10 years. Arch Ophthalmol 119:1120–1125

Cryotherapy for Retinopathy of Prematurity Cooperative Group (2001b) Multicenter trial of cryotherapy for retinopathy of prematurity: ophthalmological outcomes at 10 years. Arch Ophthalmol 119:1110–1118

Csak K, Szabo V, Szabo A, Vannay A (2006) Pathogenesis and genetic basis for retinopathy of prematurity. Front Biosci 11:908–920

Cusick M, Charles MK, Agron E, Sangiovanni JP, Ferris FL 3rd, Charles S (2006) Anatomical and visual results of vitreoretinal surgery for stage 5 retinopathy of prematurity. Retina 26:729–735

Darlow BA, Buss H, McGill F, Fletcher L, Graham P, Winterbourn CC (2005) Vitamin c supplementation in very preterm infants: a randomised controlled trial. Arch Dis Child Fetal Neonatal Ed 90:F117–F122

Davitt BV, Wallace DK (2009) Plus disease. Surv Ophthalmol 54:663–670

Davitt BV, Dobson V, Good WV, Hardy RJ, Quinn GE, Siatkowski RM, Summers CG, Tung B (2005) Prevalence of myopia at 9 months in infants with high-risk prethreshold retinopathy of prematurity. Ophthalmology 112:1564–1568

Davitt BV, Dobson V, Quinn GE, Hardy RJ, Tung B, Good WV (2009) Astigmatism in the early treatment for retinopathy of prematurity study: findings to 3 years of age. Ophthalmology 116:332–339

Davitt BV, Quinn GE, Wallace DK, Dobson V, Hardy RJ, Tung B, Lai D, Good WV (2011) Astigmatism progression in the early treatment for retinopathy of prematurity study to 6 years of age. Ophthalmology 118:2326–2329

Delport SD, Swanepoel JC, Odendaal PJ, Roux P (2002) Incidence of retinopathy of prematurity in very-low-birth-weight infants born at kalafong hospital, pretoria. S Afr Med J 92:986–990

Deulofeut R, Critz A, Adams-Chapman I, Sola A (2006) Avoiding hyperoxia in infants < or = 1250 g is associated with improved short- and long-term outcomes. J Perinatol 26:700–705

Dixon JA, Oliver SC, Olson JL, Mandava N (2009) Vegf trap-eye for the treatment of neovascular age-related macular degeneration. Expert Opin Investig Drugs 18:1573–1580

Dorfman A, Dembinska O, Chemtob S, Lachapelle P (2008) Early manifestations of postnatal hyperoxia on the retinal structure and function of the neonatal rat. Invest Ophthalmol Vis Sci 49:458–466

Dorfman AL, Polosa A, Joly S, Chemtob S, Lachapelle P (2009) Functional and structural changes resulting from strain differences in the rat model of oxygen-induced retinopathy. Invest Ophthalmol Vis Sci 50:2436–2450

Drack A (2006) Retinopathy of prematurity. Adv Pediatr 53:211–226

Drenser K, Girach A, Capone A (2016) A randomized, placebo-controlled study of intravitreal ocriplasmin in pediatric patients scheduled for vitrectomy. Retina 36:565–575

Early Treatment for Retinopathy of Prematurity Cooperative Group (2003) Revised indications for the treatment of retinopathy of prematurity: results of the early treatment for retinopathy of prematurity randomized trial. Arch Ophthalmol 121:1684–1694

Eckert GU, Fortes Filho JB, Maia M, Procianoy RS (2012) A predictive score for retinopathy of prematurity in very low birth weight preterm infants. Eye (Lond) 26:400–406

Ecsedy M, Szamosi A, Karko C, Zubovics L, Varsanyi B, Nemeth J, Recsan Z (2007) A comparison of macular structure imaged by optical coherence tomography in preterm and full-term children. Invest Ophthalmol Vis Sci 48:5207–5211

Ecsedy M, Varsanyi B, Szigeti A, Szrnka G, Nemeth J, Recsan Z (2011) Cone function in children with a history of preterm birth. Doc Ophthalmol 122:141–148

Ells A, Hicks M, Fielden M, Ingram A (2005) Severe retinopathy of prematurity: longitudinal observation of disease and screening implications. Eye (Lond) 19:138–144

Ells A, Guernsey DL, Wallace K, Zheng B, Vincer M, Allen A, Ingram A, DaSilva O, Siebert L, Sheidow T, Beis J, Robitaille JM (2010) Severe retinopathy of prematurity associated with fzd4 mutations. Ophthalmic Genet 31:37–43

Engin KN (2009) Alpha-tocopherol: looking beyond an antioxidant. Mol Vis 15:855–860

Ferrara N, Damico L, Shams N, Lowman H, Kim R (2006) Development of ranibizumab, an anti-vascular endothelial growth factor antigen binding fragment, as therapy for neovascular age-related macular degeneration. Retina 26:859–870

Ferrone PJ, Harrison C, Trese MT (1997) Lens clarity after lens-sparing vitrectomy in a pediatric population. Ophthalmology 104:273–278

Fielder AR, Shaw DE, Robinson J, Ng YK (1992) Natural history of retinopathy of prematurity: a prospective study. Eye (Lond) 6(Pt 3):233–242

Fierson WM (2013) Screening examination of premature infants for retinopathy of prematurity. Pediatrics 131:189–195

Fierson WM, Capone A Jr (2015) Telemedicine for evaluation of retinopathy of prematurity. Pediatrics 135:e238–e254

Foster PJ, Jiang Y (2014) Epidemiology of myopia. Eye (Lond) 28:202–208

Fulton AB, Hansen RM (1995) Electroretinogram responses and refractive errors in patients with a history of retinopathy prematurity. Doc Ophthalmol 91:87–100

Fulton AB, Hansen RM (1996) Photoreceptor function in infants and children with a history of mild retinopathy of prematurity. J Opt Soc Am A Opt Image Sci Vis 13:566–571

Fulton AB, Hansen RM, Petersen RA, Vanderveen DK (2001) The rod photoreceptors in retinopathy of prematurity: an electroretinographic study. Arch Ophthalmol 119:499–505

Fulton AB, Hansen RM, Moskowitz A, Barnaby AM (2005) Multifocal erg in subjects with a history of retinopathy of prematurity. Doc Ophthalmol 111:7–13

Fulton AB, Hansen RM, Moskowitz A (2008) The cone electroretinogram in retinopathy of prematurity. Invest Ophthalmol Vis Sci 49:814–819

Fulton AB, Hansen RM, Moskowitz A (2009) Development of rod function in term born and former preterm subjects. Optom Vis Sci 86:E653–E658

Gallo JE, Jacobson L, Broberger U (1993) Perinatal factors associated with retinopathy of prematurity. Acta Paediatr 82:829–834

Geloneck MM, Chuang AZ, Clark WL, Hunt MG, Norman AA, Packwood EA, Tawansy KA, Mintz-Hittner HA (2014) Refractive outcomes following bevacizumab monotherapy compared with conventional laser treatment: a randomized clinical trial. JAMA Ophthalmol 132:1327–1333

Gilbert C (2008) Retinopathy of prematurity: a global perspective of the epidemics, population of babies at risk and implications for control. Early Hum Dev 84:77–82

Gilbert C, Rahi J, Eckstein M, O'Sullivan J, Foster A (1997) Retinopathy of prematurity in middle-income countries. Lancet 350:12–14

Gilbert C, Fielder A, Gordillo L, Quinn G, Semiglia R, Visintin P, Zin A (2005) Characteristics of infants with severe retinopathy of prematurity in countries with low, moderate, and high levels of development: implications for screening programs. Pediatrics 115:e518–e525

Goggin M, O'Keefe M (1993) Diode laser for retinopathy of prematurity–early outcome. Br J Ophthalmol 77:559–562

Good WV (2004) Final results of the early treatment for retinopathy of prematurity (etrop) randomized trial. Trans Am Ophthalmol Soc 102:233–248, discussion 248–250

Good WV, Hardy RJ, Dobson V, Palmer EA, Phelps DL, Quintos M, Tung B (2005) The incidence and course of retinopathy of prematurity: findings from the early treatment for retinopathy of prematurity study. Pediatrics 116:15–23

Good WV, Hardy RJ, Dobson V, Palmer EA, Phelps DL, Tung B, Redford M (2010) Final visual acuity results in the early treatment for retinopathy of prematurity study. Arch Ophthalmol 128:663–671

Greene HL, Porchelli P, Adcock E, Swift L (1992) Vitamins for newborn infant formulas: a review of recommendations with emphasis on data from low birthweight infants. Eur J Clin Nutr 46(Suppl 4):S1–S8

Gu X, Samuel S, El-Shabrawey M, Caldwell RB, Bartoli M, Marcus DM, Brooks SE (2002) Effects of sustained hyperoxia on revascularization in experimental retinopathy of prematurity. Invest Ophthalmol Vis Sci 43:496–502

Hack M, Taylor HG, Klein N, Eiben R, Schatschneider C, Mercuri-Minich N (1994) School-age outcomes in children with birth weights under 750 g. N Engl J Med 331:753–759

Haddad MA, Sei M, Sampaio MW, Kara-Jose N (2007) Causes of visual impairment in children: a study of 3,210 cases. J Pediatr Ophthalmol Strabismus 44:232–240

Halliwell B (1996) Vitamin c: antioxidant or pro-oxidant in vivo? Free Radic Res 25:439–454

Hamil BM, Munks B et al (1947) Vitamin c in the blood and urine of the newborn and in the cord and maternal blood. Am J Dis Child 74:417–433

Hammer DX, Iftimia NV, Ferguson RD, Bigelow CE, Ustun TE, Barnaby AM, Fulton AB (2008) Foveal fine structure in retinopathy of prematurity: an adaptive optics fourier domain optical coherence tomography study. Invest Ophthalmol Vis Sci 49:2061–2070

Hansen RM, Fulton AB (2000) Background adaptation in children with a history of mild retinopathy of prematurity. Invest Ophthalmol Vis Sci 41:320–324

Hansen RM, Harris ME, Moskowitz A, Fulton AB (2010) Deactivation of the rod response in retinopathy of prematurity. Doc Ophthalmol 121:29–35

Hard AL, Hellstrom A (2011) On the use of antiangiogenetic medications for retinopathy of prematurity. Acta Paediatr 100:1063–1065

Harder BC, Schlichtenbrede FC, von Baltz S, Jendritza W, Jendritza B, Jonas JB (2013) Intravitreal bevacizumab for retinopathy of prematurity: refractive error results. Am J Ophthalmol 155:1119–1124 e1111

Hardy P, Abran D, Li DY, Fernandez H, Varma DR, Chemtob S (1994) Free radicals in retinal and choroidal blood flow autoregulation in the piglet: interaction with prostaglandins. Invest Ophthalmol Vis Sci 35:580–591

Hardy P, Nuyt AM, Abran D, St-Louis J, Varma DR, Chemtob S (1996a) Nitric oxide in retinal and choroidal blood flow autoregulation in newborn pigs: Interactions with prostaglandins. Pediatr Res 39:487–493

Hardy P, Peri KG, Lahaie I, Varma DR, Chemtob S (1996b) Increased nitric oxide synthesis and action preclude choroidal vasoconstriction to hyperoxia in newborn pigs. Circ Res 79:504–511

Harris ME, Moskowitz A, Fulton AB, Hansen RM (2011) Long-term effects of retinopathy of prematurity (rop) on rod and rod-driven function. Doc Ophthalmol 122:19–27

Hartnett ME, Maguluri S, Thompson HW, McColm JR (2004) Comparison of retinal outcomes after scleral buckle or lens-sparing vitrectomy for stage 4 retinopathy of prematurity. Retina 24:753–757

Hellgren G, Lofqvist C, Hard AL, Hansen-Pupp I, Gram M, Ley D, Smith LE, Hellstrom A (2016) Serum concentrations of vascular endothelial growth factor in relation to retinopathy of prematurity. Pediatr Res 79:70–75

Hellstrom A, Perruzzi C, Ju M, Engstrom E, Hard AL, Liu JL, Albertsson-Wikland K, Carlsson B, Niklasson A, Sjodell L, LeRoith D, Senger DR, Smith LE (2001) Low igf-i suppresses vegf-survival signaling in retinal endothelial cells: direct correlation with clinical retinopathy of prematurity. Proc Natl Acad Sci U S A 98:5804–5808

Hellstrom A, Hard AL, Engstrom E, Niklasson A, Andersson E, Smith L, Lofqvist C (2009) Early weight gain predicts retinopathy in preterm infants: new, simple, efficient approach to screening. Pediatrics 123:e638–e645

Hiraoka M, Berinstein DM, Trese MT, Shastry BS (2001) Insertion and deletion mutations in the dinucleotide repeat region of the norrie disease gene in patients with advanced retinopathy of prematurity. J Hum Genet 46:178–181

Hittner HM, Rudolph AJ, Kretzer FL (1984) Suppression of severe retinopathy of prematurity with vitamin e supplementation ultrastructural mechanism of clinical efficacy. Ophthalmology 91:1512–1523

Hoerster R, Muether P, Dahlke C, Mehler K, Oberthur A, Kirchhof B, Fauser S (2013) Serum concentrations of vascular endothelial growth factor in an infant treated with ranibizumab for retinopathy of prematurity. Acta Ophthalmol 91:e74–e75

Holmes JM, Zhang S, Leske DA, Lanier WL (1998) Carbon dioxide-induced retinopathy in the neonatal rat. Curr Eye Res 17:608–616

Hong YR, Kim YH, Kim SY, Nam GY, Cheon HJ, Lee SJ (2015) Plasma concentrations of vascular endothelial growth factor in retinopathy of prematurity after intravitreal bevacizumab injection. Retina 35:1772–1777

Hu J, Blair MP, Shapiro MJ, Lichtenstein SJ, Galasso JM, Kapur R (2012) Reactivation of retinopathy of prematurity after bevacizumab injection. Arch Ophthalmol 130:1000–1006

Hubbard GB 3rd (2008) Surgical management of retinopathy of prematurity. Curr Opin Ophthalmol 19:384–390

Husain SM, Sinha AK, Bunce C, Arora P, Lopez W, Mun KS, Reddy MA, Adams GG (2013) Relationships between maternal ethnicity, gestational age, birth weight, weight gain, and severe retinopathy of prematurity. J Pediatr 163:67–72

Hwang CK, Hubbard GB, Hutchinson AK, Lambert SR (2015) Outcomes after intravitreal bevacizumab versus laser photocoagulation for retinopathy of prematurity: a 5-year retrospective analysis. Ophthalmology 122:1008–1015

Ingalls TH, Draper R, Teel HM (1938) Vitamin c in human pregnancy and lactation. II. Studies during lactation. Am J Dis Child 56:1011–1019

Jacobson RM, Feinstein AR (1992) Oxygen as a cause of blindness in premature infants: "autopsy" of a decade of errors in clinical epidemiologic research. J Clin Epidemiol 45:1265–1287

Jalali S, Balakrishnan D, Zeynalova Z, Padhi TR, Rani PK (2013) Serious adverse events and visual outcomes of rescue therapy using adjunct bevacizumab to laser and surgery for retinopathy of prematurity. The Indian twin cities retinopathy of prematurity screening database report number 5. Arch Dis Child Fetal Neonatal Ed 98:F327–F333

Johnson BA, Weil MH (1991) Redefining ischemia due to circulatory failure as dual defects of oxygen deficits and of carbon dioxide excesses. Crit Care Med 19:1432–1438

Johnson L, Schaffer D, Boggs TR Jr (1974) The premature infant, vitamin e deficiency and retrolental fibroplasia. Am J Clin Nutr 27:1158–1173

Johnson L, Schaffer D, Quinn G, Goldstein D, Mathis MJ, Otis C, Boggs TR Jr (1982) Vitamin e supplementation and the retinopathy of prematurity. Ann N Y Acad Sci 393:473–495

Kaiser RS, Trese MT (2001) Iris atrophy, cataracts, and hypotony following peripheral ablation for threshold retinopathy of prematurity. Arch Ophthalmol 119:615–617

Kinsey VE (1956) Retrolental fibroplasia; cooperative study of retrolental fibroplasia and the use of oxygen. AMA Arch Ophthalmol 56:481–543

Kizawa J, Machida S, Kobayashi T, Gotoh Y, Kurosaka D (2006) Changes of oscillatory potentials and photopic negative response in patients with early diabetic retinopathy. Jpn J Ophthalmol 50:367–373

Klufas MA, Chan RV (2015) Intravitreal anti-vegf therapy as a treatment for retinopathy of prematurity: what we know after 7 years. J Pediatr Ophthalmol Strabismus 52:77–84

Knight-Nanan DM, O'Keefe M (1996) Refractive outcome in eyes with retinopathy of prematurity treated with cryotherapy or diode laser: 3 year follow up. Br J Ophthalmol 80:998–1001

Kobayashi Y, Yokoi T, Yokoi T, Hiraoka M, Nishina S, Azuma N (2011) Fluorescein staining of the vitreous during vitrectomy for retinopathy of prematurity. Retina 31:1717–1719

Kong L, Mintz-Hittner HA, Penland RL, Kretzer FL, Chevez-Barrios P (2008) Intravitreous bevacizumab as anti-vascular endothelial growth factor therapy for retinopathy of prematurity: a morphologic study. Arch Ophthalmol 126:1161–1163

Kong L, Bhatt AR, Demny AB, Coats DK, Li A, Rahman EZ, Smith OE, Steinkuller PG (2015) Pharmacokinetics of bevacizumab and its effects on serum vegf and igf-1 in infants with retinopathy of prematurity. Invest Ophthalmol Vis Sci 56:956–961

Kretzer FL, Mehta RS, Johnson AT, Hunter DG, Brown ES, Hittner HM (1984) Vitamin e protects against retinopathy of prematurity through action on spindle cells. Nature 309:793–795

Kychenthal A, Dorta P, Katz X (2006) Zone i retinopathy of prematurity: clinical characteristics and treatment outcomes. Retina 26:S11–S15

Lad EM, Hernandez-Boussard T, Morton JM, Moshfeghi DM (2009) Incidence of retinopathy of prematurity in the united states: 1997 through 2005. Am J Ophthalmol 148:451–458

Lai AKW, Fu ZJ, Lo AC (2013) Stem cell therapy for retinopathy of prematurity. Anat Physiol 3:126

Lakhanpal RR, Fortun JA, Chan-Kai B, Holz ER (2006) Lensectomy and vitrectomy with and without intravitreal triamcinolone acetonide for vascularly active stage 5 retinal detachments in retinopathy of prematurity. Retina 26:736–740

Lang DM, Blackledge J, Arnold RW (2005) Is pacific race a retinopathy of prematurity risk factor? Arch Pediatr Adolesc Med 159:771–773

Lanman JT, Guy LP, Dancis J (1954) Retrolental fibroplasia and oxygen therapy. J Am Med Assoc 155:223–226

Laser ROP Study Group (1994) Laser therapy for retinopathy of prematurity. Arch Ophthalmol 112:154–156

Laws F, Laws D, Clark D (1997) Cryotherapy and laser treatment for acute retinopathy of prematurity: refractive outcomes, a longitudinal study. Br J Ophthalmol 81:12–15

Linsenmeier RA, Padnick-Silver L (2000) Metabolic dependence of photoreceptors on the choroid in the normal and detached retina. Invest Ophthalmol Vis Sci 41:3117–3123

Lofqvist C, Andersson E, Sigurdsson J, Engstrom E, Hard AL, Niklasson A, Smith LE, Hellstrom A (2006) Longitudinal postnatal weight and insulin-like growth factor i measurements in the prediction of retinopathy of prematurity. Arch Ophthalmol 124:1711–1718

Lutty GA, McLeod DS, Bhutto I, Wiegand SJ (2011) Effect of vegf trap on normal retinal vascular development and oxygen-induced retinopathy in the dog. Invest Ophthalmol Vis Sci 52:4039–4047

Machalinska A, Modrzejewska M, Kotowski M, Dziedziejko V, Kucia M, Kawa M, Safranow K, Baskiewicz-Masiuk M, Modrzejewska A, Karczewicz D, Rudnicki J, Machalinski B (2010) Circulating stem cell populations in preterm infants: implications for the development of retinopathy of prematurity. Arch Ophthalmol 128:1311–1319

Machalinska A, Kotowski M, Safranow K, Lewandowska J, Modrzejewska M, Rudnicki J, Czajka R, Machalinski B (2011) The role of circulating endothelial progenitor cells in the progression of retinopathy of prematurity–a prospective study. Klin Oczna 113:223–227

Machalinska A, Modrzejewska M, Kawa M, Paczkowska E, Dziedziejko V, Safranow K, Lubinski W, Machalinski B (2013) Potential contribution of mobilized circulating endothelial progenitor cells to development of retinal neovascularization in preterm infants with rop. Klin Oczna 115:194–198

Mactier H, Bradnam MS, Hamilton R (2013) Dark-adapted oscillatory potentials in preterm infants with and without retinopathy of prematurity. Doc Ophthalmol 127:33–40

Maida JM, Mathers K, Alley CL (2008) Pediatric ophthalmology in the developing world. Curr Opin Ophthalmol 19:403–408

McLoone E, O'Keefe M, McLoone S, Lanigan B (2006) Long term functional and structural outcomes of laser therapy for retinopathy of prematurity. Br J Ophthalmol 90:754–759

McNamara JA (1993) Laser treatment for retinopathy of prematurity. Curr Opin Ophthalmol 4:76–80

Michaelson I (1948) The mode of development of the vascular system of the retina, with some observations on its significance for certain retinal diseases. Trans Ophthalmol Soc UK 68:137–180

Micieli JA, Surkont M, Smith AF (2009) A systematic analysis of the off-label use of bevacizumab for severe retinopathy of prematurity. Am J Ophthalmol 148:536–543 e532

Mintz-Hittner HA, Kennedy KA, Chuang AZ (2011) Efficacy of intravitreal bevacizumab for stage 3+ retinopathy of prematurity. N Engl J Med 364:603–615

Moison RM, van Zoeren-Grobben D, Haasnoot AA et al (1995) Early biochemical detection of bronchopulmonary dysplasia (bpd) in preterm babies [abstract]. Pediatr Res 37:43A

Moja L, Lucenteforte E, Kwag KH, Bertele V, Campomori A, Chakravarthy U, D'Amico R, Dickersin K, Kodjikian L, Lindsley K, Loke Y, Maguire M, Martin DF, Mugelli A, Muhlbauer B, Puntmann I, Reeves B, Rogers C, Schmucker C, Subramanian ML, Virgili G (2014) Systemic safety of bevacizumab versus ranibizumab for neovascular age-related macular degeneration. Cochrane Database Syst Rev 9:CD011230

Mordenti J, Cuthbertson RA, Ferrara N, Thomsen K, Berleau L, Licko V, Allen PC, Valverde CR, Meng YG, Fei DT, Fourre KM, Ryan AM (1999) Comparisons of the intraocular tissue distribution, pharmacokinetics, and safety of 125i-labeled full-length and fab antibodies in rhesus monkeys following intravitreal administration. Toxicol Pathol 27:536–544

Muller DP (1992) Vitamin e therapy in retinopathy of prematurity. Eye (Lond) 6(Pt 2):221–225

Multicenter trial of cryotherapy for retinopathy of prematurity (1998) Preliminary results. Cryotherapy for retinopathy of prematurity cooperative group. Arch Ophthalmol 106:471–479

Neufeld G, Cohen T, Gengrinovitch S, Poltorak Z (1999) Vascular endothelial growth factor (vegf) and its receptors. Faseb J 13:9–22

Ng EW, Shima DT, Calias P, Cunningham ET Jr, Guyer DR, Adamis AP (2006) Pegaptanib, a targeted anti-vegf aptamer for ocular vascular disease. Nat Rev Drug Discov 5:123–132

Nielsen JC, Naash MI, Anderson RE (1988) The regional distribution of vitamins e and c in mature and premature human retinas. Invest Ophthalmol Vis Sci 29:22–26

Nudleman E, Robinson J, Rao P, Drenser KA, Capone A, Trese MT (2015) Long-term outcomes on lens clarity after lens-sparing vitrectomy for retinopathy of prematurity. Ophthalmology 122:755–759

Nutrient needs and feeding of premature infants. Nutrition committee, Canadian Paediatric Society. CMAJ 152:1765–1785 (1995)

O'Connor AR, Stephenson T, Johnson A, Tobin MJ, Moseley MJ, Ratib S, Ng Y, Fielder AR (2002) Long-term ophthalmic outcome of low birth weight children with and without retinopathy of prematurity. Pediatrics 109:12–18

O'Connor AR, Stephenson TJ, Johnson A, Tobin MJ, Ratib S, Moseley M, Fielder AR (2004) Visual function in low birthweight children. Br J Ophthalmol 88:1149–1153

O'Connor AR, Stewart CE, Singh J, Fielder AR (2006) Do infants of birth weight less than 1500 g require additional long term ophthalmic follow up? Br J Ophthalmol 90:451–455

O'Connor AR, Wilson CM, Fielder AR (2007) Ophthalmological problems associated with preterm birth. Eye (Lond) 21:1254–1260

Ospina LH, Lyons CJ, Matsuba C, Jan J, McCormick AQ (2005) Argon laser photocoagulation for retinopathy of prematurity: long-term outcome. Eye (Lond) 19:1213–1218

Owens WC, Owens EU (1949) Retrolental fibroplasia in premature infants; studies on the prophylaxis of the disease; the use of alpha tocopheryl acetate. Am J Ophthalmol 32:1631–1637

Ozaki H, Yu AY, Della N, Ozaki K, Luna JD, Yamada H, Hackett SF, Okamoto N, Zack DJ, Semenza GL, Campochiaro PA (1999) Hypoxia inducible factor-1 alpha is increased in ischemic retina: temporal and spatial correlation with vegf expression. Invest Ophthalmol Vis Sci 40:182–189

Palmer EA, Flynn JT, Hardy RJ, Phelps DL, Phillips CL, Schaffer DB, Tung B (1991) Incidence and early course of retinopathy of prematurity. The cryotherapy for retinopathy of prematurity cooperative group. Ophthalmology 98:1628–1640

Palmer EA, Hardy RJ, Dobson V, Phelps DL, Quinn GE, Summers CG, Krom CP, Tung B (2005) 15-year outcomes following threshold retinopathy of prematurity: final results from the multicenter trial of cryotherapy for retinopathy of prematurity. Arch Ophthalmol 123:311–318

Penn JS, Tolman BL, Henry MM (1994) Oxygen-induced retinopathy in the rat: relationship of retinal nonperfusion to subsequent neovascularization. Invest Ophthalmol Vis Sci 35:3429–3435

Penn JS, Madan A, Caldwell RB, Bartoli M, Caldwell RW, Hartnett ME (2008) Vascular endothelial growth factor in eye disease. Prog Retin Eye Res 27:331–371

Pertl L, Steinwender G, Mayer C, Hausberger S, Poschl EM, Wackernagel W, Wedrich A, El-Shabrawi Y, Haas A (2015) A systematic review and meta-analysis on the safety of vascular endothelial growth factor (vegf) inhibitors for the treatment of retinopathy of prematurity. PLoS One 10:e0129383

Phelps DL, Rosenbaum AL, Isenberg SJ, Leake RD, Dorey FJ (1987) Tocopherol efficacy and safety for preventing retinopathy of prematurity: a randomized, controlled, double-masked trial. Pediatrics 79:489–500

Pournaras CJ, Riva CE, Tsacopoulos M, Strommer K (1989) Diffusion of o2 in the retina of anesthetized miniature pigs in normoxia and hyperoxia. Exp Eye

Res 49:347–360

Proteggente AR, England TG, Rice-Evans CA, Halliwell B (2001) Iron supplementation and oxidative damage to DNA in healthy individuals with high plasma ascorbate. Biochem Biophys Res Commun 288:245–251

Provis JM, Leech J, Diaz CM, Penfold PL, Stone J, Keshet E (1997) Development of the human retinal vasculature: cellular relations and vegf expression. Exp Eye Res 65:555–568

Qawasmi A, Landeros-Weisenberger A, Bloch MH (2013) Meta-analysis of lcpufa supplementation of infant formula and visual acuity. Pediatrics 131:e262–e272

Quinn GE, Dobson V, Repka MX, Reynolds J, Kivlin J, Davis B, Buckley E, Flynn JT, Palmer EA (1992) Development of myopia in infants with birth weights less than 1251 grams. The cryotherapy for retinopathy of prematurity cooperative group. Ophthalmology 99:329–340

Quinn GE, Dobson V, Kivlin J, Kaufman LM, Repka MX, Reynolds JD, Gordon RA, Hardy RJ, Tung B, Stone RA (1998) Prevalence of myopia between 3 months and 5 1/2 years in preterm infants with and without retinopathy of prematurity. Cryotherapy for retinopathy of prematurity cooperative group. Ophthalmology 105:1292–1300

Quinn GE, Dobson V, Davitt BV, Hardy RJ, Tung B, Pedroza C, Good WV (2008) Progression of myopia and high myopia in the early treatment for retinopathy of prematurity study: findings to 3 years of age. Ophthalmology 115:1058–1064 e1051

Quinn GE, Dobson V, Hardy RJ, Tung B, Palmer EA, Good WV (2011) Visual field extent at 6 years of age in children who had high-risk prethreshold retinopathy of prematurity. Arch Ophthalmol 129:127–132

Quinn GE, Dobson V, Davitt BV, Wallace DK, Hardy RJ, Tung B, Lai D, Good WV (2013) Progression of myopia and high myopia in the early treatment for retinopathy of prematurity study: findings at 4 to 6 years of age. J AAPOS 17:124–128

Quinn GE, Ying GS, Daniel E, Hildebrand PL, Ells A, Baumritter A, Kemper AR, Schron EB, Wade K (2014) Validity of a telemedicine system for the evaluation of acute-phase retinopathy of prematurity. JAMA Ophthalmol 132:1178–1184

Raju TN, Langenberg P, Bhutani V, Quinn GE (1997) Vitamin e prophylaxis to reduce retinopathy of prematurity: a reappraisal of published trials. J Pediatr 131:844–850

Reese ABKM, Owens WC (1953) A classification of retrolental fibroplasia. Am J Ophthalmol 36:1333–1335

Reisner DS, Hansen RM, Findl O, Petersen RA, Fulton AB (1997) Dark-adapted thresholds in children with histories of mild retinopathy of prematurity. Invest Ophthalmol Vis Sci 38:1175–1183

Repka MX, Palmer EA, Tung B (2000) Involution of retinopathy of prematurity. Cryotherapy for retinopathy of prematurity cooperative group. Arch Ophthalmol 118:645–649

Repka MX, Tung B, Good WV, Shapiro M, Capone A Jr, Baker JD, Barr CC, Phelps DL, van Heuven WA (2006) Outcome of eyes developing retinal detachment during the early treatment for retinopathy of prematurity study

(etrop). Arch Ophthalmol 124:24–30

Reynolds JD, Dobson V, Quinn GE, Fielder AR, Palmer EA, Saunders RA, Hardy RJ, Phelps DL, Baker JD, Trese MT, Schaffer D, Tung B (2002) Evidence-based screening criteria for retinopathy of prematurity: natural history data from the cryo-rop and light-rop studies. Arch Ophthalmol 120:1470–1476

Rezai KA, Eliott D, Ferrone PJ, Kim RW (2005) Near confluent laser photocoagulation for the treatment of threshold retinopathy of prematurity. Arch Ophthalmol 123:621–626

Rivera JC, Sitaras N, Noueihed B, Hamel D, Madaan A, Zhou T, Honore JC, Quiniou C, Joyal JS, Hardy P, Sennlaub F, Lubell W, Chemtob S (2013) Microglia and interleukin-1beta in ischemic retinopathy elicit microvascular degeneration through neuronal semaphorin-3a. Arterioscler Thromb Vasc Biol 33:1881–1891

Roohipoor R, Karkhaneh R, Riazi-Esfahani M, Ghasemi F, Nili-Ahmadabadi M (2009) Surgical management in advanced stages of retinopathy of prematurity; our experience. J Ophthalmic Vis Res 4:185–190

Rubaltelli DM, Hirose T (2008) Retinopathy of prematurity update. Int Ophthalmol Clin 48:225–235

SanGiovanni JP, Chew EY (2005) The role of omega-3 long-chain polyunsaturated fatty acids in health and disease of the retina. Prog Retin Eye Res 24:87–138

Sapieha P, Sirinyan M, Hamel D, Zaniolo K, Joyal JS, Cho JH, Honore JC, Kermorvant-Duchemin E, Varma DR, Tremblay S, Leduc M, Rihakova L, Hardy P, Klein WH, Mu X, Mamer O, Lachapelle P, Di Polo A, Beausejour C, Andelfinger G, Mitchell G, Sennlaub F, Chemtob S (2008) The succinate receptor gpr91 in neurons has a major role in retinal angiogenesis. Nat Med 14:1067–1076

Sato T, Wada K, Arahori H, Kuno N, Imoto K, Iwahashi-Shima C, Kusaka S (2012) Serum concentrations of bevacizumab (avastin) and vascular endothelial growth factor in infants with retinopathy of prematurity. Am J Ophthalmol 153:327–333 e321

Saugstad OD, Aune D (2014) Optimal oxygenation of extremely low birth weight infants: a meta-analysis and systematic review of the oxygen saturation target studies. Neonatology 105:55–63

Saunders RA, Donahue ML, Christmann LM, Pakalnis AV, Tung B, Hardy RJ, Phelps DL (1997) Racial variation in retinopathy of prematurity. The cryotherapy for retinopathy of prematurity cooperative group. Arch Ophthalmol 115:604–608

Schaffer DB, Johnson L, Quinn GE, Weston M, Bowen FW Jr (1985) Vitamin e and retinopathy of prematurity. Follow-up at one year. Ophthalmology 92:1005–1011

Schaffer DB, Palmer EA, Plotsky DF, Metz HS, Flynn JT, Tung B, Hardy RJ (1993) Prognostic factors in the natural course of retinopathy of prematurity. The cryotherapy for retinopathy of prematurity cooperative group. Ophthalmology 100:230–237

Screening examination of premature infants for retinopathy of prematurity. Pediatrics 117:572–576 (2006)

Sears JE, Sonnie C (2007) Anatomic success of lens-sparing vitrectomy with and without scleral buckle for stage 4 retinopathy of prematurity. Am J Ophthalmol 143:810–813

Shah PK, Narendran V, Tawansy KA, Raghuram A, Narendran K (2007) Intravitreal bevacizumab (avastin) for post laser anterior segment ischemia in aggressive posterior retinopathy of prematurity. Indian J Ophthalmol 55:75–76

Shalev B, Farr AK, Repka MX (2001) Randomized comparison of diode laser photocoagulation versus cryotherapy for threshold retinopathy of prematurity: seven-year outcome. Am J Ophthalmol 132:76–80

Shao Z, Dorfman AL, Seshadri S, Djavari M, Kermorvant-Duchemin E, Sennlaub F, Blais M, Polosa A, Varma DR, Joyal JS, Lachapelle P, Hardy P, Sitaras N, Picard E, Mancini J, Sapieha P, Chemtob S (2011) Choroidal involution is a key component of oxygen-induced retinopathy. Invest Ophthalmol Vis Sci 52:6238–6248

Shastry BS, Pendergast SD, Hartzer MK, Liu X, Trese MT (1997) Identification of missense mutations in the norrie disease gene associated with advanced retinopathy of prematurity. Arch Ophthalmol 115:651–655

Silvers KM, Gibson AT, Powers HJ (1994) High plasma vitamin c concentrations at birth associated with low antioxidant status and poor outcome in premature infants. Arch Dis Child Fetal Neonatal Ed 71:F40–F44

Silvers KM, Gibson AT, Russell JM, Powers HJ (1998) Antioxidant activity, packed cell transfusions, and outcome in premature infants. Arch Dis Child Fetal Neonatal Ed 78:F214–F219

Sluis KB, Inder T, Wilkinson A et al (1996) Plasma and endotracheal vitamin c concentrations in premature infants: relationship to outcome measures. In: Proceedings of the 14th annual congress of the Australian Perinatal Society [abstract]

Smiddy WE, Loupe DN, Michels RG, Enger C, Glaser BM, de Bustros S (1989) Refractive changes after scleral buckling surgery. Arch Ophthalmol 107:1469–1471

Smith LE (2004) Pathogenesis of retinopathy of prematurity. Growth Horm IGF Res 14(Suppl A):S140–S144

Smith BT, Tasman WS (2005) Retinopathy of prematurity: late complications in the baby boomer generation (1946–1964). Trans Am Ophthalmol Soc 103:225–234, discussion 234–226

Smith LE, Wesolowski E, McLellan A, Kostyk SK, D'Amato R, Sullivan R, D'Amore PA (1994) Oxygen-induced retinopathy in the mouse. Invest Ophthalmol Vis Sci 35:101–111

Sola A, Rogido MR, Deulofeut R (2007) Oxygen as a neonatal health hazard: call for detente in clinical practice. Acta Paediatr 96:801–812

Stone J, Itin A, Alon T, Pe'er J, Gnessin H, Chan-Ling T, Keshet E (1995) Development of retinal vasculature is mediated by hypoxia-induced vascular endothelial growth factor (vegf) expression by neuroglia. J Neurosci 15:4738–4747

Streeter ML, Rosso P (1981) Transport mechanisms for ascorbic acid in the human placenta. Am J Clin Nutr 34:1706–1711

Subhani M, Combs A, Weber P, Gerontis C, DeCristofaro JD (2001) Screening guidelines for retinopathy of prematurity: the need for revision in extremely low birth weight infants. Pediatrics 107:656–659

Sylvester CL (2008) Retinopathy of prematurity. Semin Ophthalmol 23:318–323

Tadesse M, Dhanireddy R, Mittal M, Higgins RD (2002) Race, Candida sepsis, and retinopathy of prematurity. Biol Neonate 81:86–90

Tasman W, Patz A, McNamara JA, Kaiser RS, Trese MT, Smith BT (2006) Retinopathy of prematurity: the life of a lifetime disease. Am J Ophthalmol 141:167–174

Terry T (1942) Extreme prematurity and fibroplastic overgrowth of persistent vascular sheath behind each crystalline lens. I. Preliminary report. Am J Ophthalmol 25:203–204

Terry T (1943) Fibroblastic overgrowth of persistent tunica vasculosa lentis in premature infants. II. Report of cases–clinical aspects. Arch Ophthalmol 29:36–53

The international classification of retinopathy of prematurity revisited (2005) Arch Ophthalmol 123:991–999

Tin W, Milligan DW, Pennefather P, Hey E (2001) Pulse oximetry, severe retinopathy, and outcome at one year in babies of less than 28 weeks gestation. Arch Dis Child Fetal Neonatal Ed 84:F106–F110

Tokunaga CC, Mitton KP, Dailey W, Massoll C, Roumayah K, Guzman E, Tarabishy N, Cheng M, Drenser KA (2014) Effects of anti-vegf treatment on the recovery of the developing retina following oxygen-induced retinopathy. Invest Ophthalmol Vis Sci 55:1884–1892

Trese MT (1994) Scleral buckling for retinopathy of prematurity. Ophthalmology 101:23–26

Tsukahara Y, Honda S, Imai H, Kondo N, Fujii S, Yokoyama N, Hirata A, Kawaji T, Fukushima M, Tanihara H, Negi A (2007) Autologous plasmin-assisted vitrectomy for stage 5 retinopathy of prematurity: a preliminary trial. Am J Ophthalmol 144:139–141

Vanderveen DK, Mansfield TA, Eichenwald EC (2006a) Lower oxygen saturation alarm limits decrease the severity of retinopathy of prematurity. J AAPOS 10:445–448

VanderVeen DK, Coats DK, Dobson V, Fredrick D, Gordon RA, Hardy RJ, Neely DE, Palmer EA, Steidl SM, Tung B, Good WV (2006b) Prevalence and course of strabismus in the first year of life for infants with prethreshold retinopathy of prematurity: findings from the early treatment for retinopathy of prematurity study. Arch Ophthalmol 124:766–773

VanderVeen DK, Bremer DL, Fellows RR, Hardy RJ, Neely DE, Palmer EA, Rogers DL, Tung B, Good WV (2011) Prevalence and course of strabismus through age 6 years in participants of the early treatment for retinopathy of prematurity randomized trial. J AAPOS 15:536–540

Varughese S, Gilbert C, Pieper C, Cook C (2008) Retinopathy of prematurity in South Africa: an assessment of needs, resources and requirements for screening programmes. Br J Ophthalmol 92:879–882

Vision for children. A global overview of blindness, childhood and vision 2020: The right to sight. World health organization (who) and the international agency for the prevention of blindness (iapb). www.V2020.Org

Wallace DK, Kylstra JA, Greenman DB, Freedman SF (1998) Significance of isolated neovascular tufts ("popcorn") in retinopathy of prematurity. J AAPOS 2:52–56

Wallace DK, Veness-Meehan KA, Miller WC (2007) Incidence of severe retinopathy of prematurity before and after a modest reduction in target oxygen saturation levels. J AAPOS 11:170–174

Wang J, Ren X, Shen L, Yanni SE, Leffler JN, Birch EE (2013) Development of refractive error in individual children with regressed retinopathy of prematurity. Invest Ophthalmol Vis Sci 54:6018–6024

Wang SK, Callaway NF, Wallenstein MB, Henderson MT, Leng T, Moshfeghi DM (2015) Sundrop: six years of screening for retinopathy of prematurity with telemedicine. Can J Ophthalmol 50:101–106

Wheatley CM, Dickinson JL, Mackey DA, Craig JE, Sale MM (2002) Retinopathy of prematurity: recent advances in our understanding. Br J Ophthalmol 86:696–700

Wilkinson AR, Haines L, Head K, Fielder AR (2008) Uk retinopathy of prematurity guideline. Early Hum Dev 84:71–74

Wilkinson AR, Haines L, Head K, Fielder AR (2009) Uk retinopathy of prematurity guideline. Eye (Lond) 23:2137–2139

Woo SJ, Park KH, Lee SY, Ahn SJ, Ahn J, Oh KJ, Ryu A (2013) The relationship between cord blood cytokine levels and perinatal factors and retinopathy of prematurity: a gestational age-matched case-control study. Invest Ophthalmol Vis Sci 54: 3434–3439

Wright KW, Sami D, Thompson L, Ramanathan R, Joseph R, Farzavandi S (2006) A physiologic reduced oxygen protocol decreases the incidence of threshold retinopathy of prematurity. Trans Am Ophthalmol Soc 104:78–84

Wu C, Petersen RA, VanderVeen DK (2006) Retcam imaging for retinopathy of prematurity screening. J AAPOS 10:107–111

Wu C, Lofqvist C, Smith LE, VanderVeen DK, Hellstrom A (2012) Importance of early postnatal weight gain for normal retinal angiogenesis in very preterm infants: a multicenter study analyzing weight velocity deviations for the prediction of retinopathy of prematurity. Arch Ophthalmol 130:992–999

Wu WC, Shih CP, Wang NK, Lien R, Chen YP, Chao AN, Chen KJ, Chen TL, Hwang YS, Lai CC, Huang CY, Tsai S (2013a) Choroidal thickness in patients with a history of retinopathy of prematurity. JAMA Ophthalmol 131:1451–1458

Wu WC, Kuo HK, Yeh PT, Yang CM, Lai CC, Chen SN (2013b) An updated study of the use of bevacizumab in the treatment of patients with prethreshold retinopathy of prematurity in taiwan. Am J Ophthalmol 155:150–158 e151

Yalin Imamoglu E, Gunay M, Gursoy T, Imamoglu S, Balci Ekmekci O, Celik G, Karatekin G, Ovali F (2014) Effect of laser photocoagulation on plasma levels of vegf-a, vegfr-2, and tie2 in infants with retinopathy of prematurity. J AAPOS 18:466–470

Yamashita Y (1972) Studies on retinopathy of prematurity. III. Cryocautery for retinopathy of prematurity. Jpn J Clin Ophthalmol 26:385–393

Yanamandra K, Napper D, Pramanik A, Bocchini JA Jr, Dhanireddy R (2010) Endothelial nitric oxide synthase genotypes in the etiology of retinopathy of prematurity in premature infants. Ophthalmic Genet 31:173–177

Yang CS, Wang AG, Sung CS, Hsu WM, Lee FL, Lee SM (2010) Long-term visual outcomes of laser-treated threshold retinopathy of prematurity: a study of refractive status at 7 years. Eye (Lond) 24:14–20

Yang CS, Wang AG, Shih YF, Hsu WM (2013) Astigmatism and biometric optic components of diode laser-treated threshold retinopathy of prematurity at 9 years of age. Eye (Lond) 27:374–381

Yokoi T, Yokoi T, Kobayashi Y, Hiraoka M, Nishina S, Azuma N (2009) Evaluation of scleral buckling for stage 4a retinopathy of prematurity by fluorescein angiography. Am J Ophthalmol 148:544–550 e541

Yonemura D, Aoki T, Tsuzuki K (1962) Electroretinogram in diabetic retinopathy. Arch Ophthalmol 68:19–24

Yu DY, Alder VA, Cringle SJ, Su EN, Burns M (1998) Intraretinal oxygen distribution in urethane-induced retinopathy in rats. Am J Physiol 274:H2009–H2017

Zhang M, Malik AB, Rehman J (2014) Endothelial progenitor cells and vascular repair. Curr Opin Hematol 21:224–228

137 新生儿骨外科

Peter D. Pizzutillo and Martin J. Herman
王达辉　翻译,郑珊　审校

目录

摘要

新生儿体格检查是独特的,可反映新生儿发育的不同阶段。在体检中发现的四肢畸形需与正常生理解剖变异相鉴别。当体检提示脊柱或四肢畸形存在时,并不意味着马上进行手术干预,但医师应将检查扩大到脊髓、肾泌尿系统与心血管系统以明确合并畸形。新生儿骨外科的其他常见表现还有因难产造成的肢体长骨骨折、颈椎损伤,因感染造成的多发骨髓炎以及髋关节发育不良。及时识别临床问题,对这类人群采取及时有效的干预措施是非常重要的。对这些病症的早期诊断对于正常肢体生长和功能发育具有重要价值。

137.1　要点

- 体格检查发现的骨关节畸形有可能是正常生理解剖变异,也可能是病理性的。
- 先天性脊柱四肢畸形可能合并脊髓、肾泌尿系统或心血管系统异常。
- 对骨折、感染、发育性髋关节发育异常为代表的新生儿骨科常见病的早期诊断能明显改善功能预后。

137.2　引言

新生儿体格检查是独特的,可反映新生儿发育的不同阶段。在体检中发现的四肢畸形需与正常生理解剖变异相鉴别。对新生儿骨科临床疾患的及时发现有助于早期干预。对于一些骨科急诊的延误可能会造成肢体生长与功能异常,甚至造成新生儿死亡。

137.3　临床表现

脊柱和肢体的先天畸形一般不需要新生儿期急症干预,但骨关节畸形往往合并的肾泌尿系统、心血管系统或脊髓的畸形可能需要立即评估和干预。新生儿骨折与感染是最常见的需要早期诊断和治疗的临床问题。

除外如成骨不全之类的骨发育异常,经阴道分娩或困难的剖宫产可与锁骨、肱骨、股骨的骨折以及颈椎的损伤相关。当一个婴儿的上肢表现为连枷状时需要考虑有无锁骨骨折、肱骨近端或远端骨骺骨折、臂丛神经损伤或者肩关节化脓性关节炎。因为骨尚不成熟和不完全骨化,对损伤区域进行放射学检查可能不能确定损伤的存在。使用超声对肱骨近端或远端以及股骨近端进行检查,可以通过发现未骨化的骨骺发生病理性移动从而确诊经骺骨折。大约35%的1~4月龄婴儿在进行长骨摄片检查时发现骨膜反应是正常表现,其骨膜反应区域规则且厚度小于2mm。对于厚度大于2mm的骨膜反应需怀疑感染、梅毒、注射前列腺素、体外膜肺或婴儿骨皮质增生症等。对大于4月龄的婴儿出现骨膜反应需考虑婴儿虐待。

当多于一个肢体出现绵软无力时需考虑新生儿颈髓损伤,颈髓损伤可能与头部牵拉受力有关。由于脊柱和脊髓柔韧性存在差异,脊髓损伤可能不伴有脊柱损伤。对于该类型损伤的患儿即使颈椎X线摄片表现正常,仍需磁共振成像(magnetic resonance imaging,MRI)检查以排除诊断脊髓损伤。完全或不完全性颈髓损伤可表现为死胎或体检中发现明显神经功能异常并在后期诊断为脑性瘫痪。不完全性脊髓损伤需要对脊柱进行制动以免损伤加重,所以早期诊断很重要。

由于新生儿免疫系统尚不成熟,骨关节感染可能不会出现预期的临床表现如发热或异常实验室检查(白细胞计数、血沉或C反应蛋白)。对感染的关节早期检查可能不表现任何炎症征象,从而造成安全的假象并导致诊断延迟。在新生儿骨关节感染的临床表现中更常见的是对喂食的兴趣下降、易激惹和受累肢体活动减少;常见的骨髓炎感染部位为髋关节、膝关节和肩关节。对可疑感染的关节进行超声检查能确认有无积液并可引导穿刺。对感染关节进行MRI检查亦有助于发现骨髓炎。新生儿感染通常为多处,有效的治疗不仅需要使用广泛覆盖金黄色葡萄球菌和革兰氏阴性细菌的抗生素,还应该包括对化脓的关节进行切开引流。对化脓的髋关节每日重复穿刺不能充分排出有害的炎性介质且非常疼痛。对化脓的膝关节或踝关节进行反复穿刺可能有效,但对受累的髋关节进行切开引流是标准治疗。

137.4 诊断和综合征

对髋关节化脓性关节炎的延迟诊断和治疗将导致肢体生长异常、进展性肢体成角畸形、肢体不等长和髋关节永久性破坏。

如果在婴儿期开始治疗,髋关节发育不良(developmental dysplasia of the hip,DDH)的非手术干预效果良好。固定的髋关节脱位即所谓畸形性

髋关节脱位少见,且和更广泛的异常如关节挛缩或Larsen综合征相关。DDH和臀先露及臀位产、先天性肌性斜颈、足畸形和先天性膝关节脱位相关联。

在新生儿期有许多运动系统异常情况需被诊断。表137.1~表137.4列出了常见的一些问题。对这些隐敝的急性临床问题高度警惕能使我们更好地处理这些特殊患者。进一步的消息建议参考儿童骨科学教科书。

表 137.1　常见运动系统查体表现和诊断

颈	先天性肌性斜颈:头部偏斜伴对侧旋转,胸锁乳突肌包块 颈部活动受限,短颈(Klippel-Feil综合征)
上肢	锁骨区肿胀、压痛(骨折) 上肢连枷状(臂丛神经损伤) 肿胀、活动减少(感染、骨折) 手尺偏(桡骨发育不全-血小板减少综合征) 多指,并指
脊柱	弯曲(脊柱侧弯) 肋骨畸形(先天性脊柱侧弯,脊椎肋骨发育不全) 中线缺陷(脊髓脊膜膨出,脊髓畸形)
髋	Ortolani/Barlow征阳性(DDH) 股骨短缩(DDH,先天性股骨畸形,骨发育不良)
下肢	胫骨弯曲 后弓(跟骨外翻足) 前外侧弓(先天性胫骨假关节,腓侧半肢畸形) 过伸膝(先天性膝关节脱位)
足	中足折叠前足内收(跖骨内收) 足下垂、前足内收、跟骨内翻(马蹄内翻足) 舟状足(先天性垂直距骨) 足背屈并紧贴于胫骨(足外翻)

表 137.2　常见产伤和相应临床表现

骨折	
－ 锁骨	锁骨中段压痛和肿胀 上肢主动活动减少(假性瘫痪) 右侧需考虑先天性假关节
－ 肱骨	上臂肿胀、捻发音、上肢主动活动减少(假性瘫痪)
－ 肘关节	肘关节肿胀、畸形、疼痛和肘关节活动受限
－ 股骨	大腿肿胀、换尿布时疼痛、髋关节活动受限
臂丛神经	
－ 欧勃氏麻痹	肩内旋、肘关节伸直、腕关节屈曲 上肢可及手部的主动活动减少

续表

–完全性臂丛神经损伤	上肢绵软、无主动活动 同侧上睑下垂（Horner 综合征）

脊髓损伤
- 呼吸暂停
- 双侧肢体无主动活动
- 梢张力升高、躯干张力减低

头皮血肿
- 局灶性头肿胀、淤斑

表 137.3 NICU 内重要的骨科诊断和综合征

软骨发育不全
 额部隆起、鼻梁扁平、面中部发育不全
 全身张力减低
 关节松弛
 呼吸暂停、枕骨大孔狭窄
 胸椎后凸
 髋关节屈曲挛缩
 肢根型肢体短缩

脊椎肋骨发育不全
 枕部突出
 短颈
 胸廓发育不良、小容积
 胸壁畸形、肋骨融合
 先天性脊柱侧弯

唐氏综合征
 鼻梁扁平，内眦赘皮，眼裂增宽
 猿线
 全身张力降低
 关节过度松弛
 髋关节发育不良

关节挛缩
 重度关节僵硬
 肘关节伸直，腕关节屈曲尺偏，手指屈曲且拇指位于掌侧畸形
 肘窝和手掌皮肤无折痕
 髋和膝关节屈曲挛缩
 髋关节脱位
 重度僵硬型马蹄内翻足

续表

脊髓脊膜膨出
 下胸段或腰段中线皮肤缺损伴脊膜外露
 下肢活动受限或无主动活动
 下肢反射过度增强
 髋关节脱位
 马蹄内翻足或先天性垂直距骨

婴儿骨皮质增生症
 上肢主动活动减少（假性瘫痪）
 下颌骨或肢体（尤其尺骨）肿胀
 X 线检查骨膜反应活跃
 评估结果与感染或创伤不符合

表 137.4 新生儿运动系统感染标志

- 易激惹，喂养困难，局部肢体肿胀，肢体主动活动减少（假性瘫痪）
- 最常见部位：髋关节、膝关节和肩关节
- 最常见诊断：骨关节感染和蜂窝织炎伴有肢体软组织脓肿
- 最常见感染原：金黄色葡萄球菌，革兰氏阴性细菌
- 最常见并发症：关节和成角畸形，肢体不等长

陷阱
1. 不成熟的免疫反应导致延迟诊断和治疗
2. 骨髓炎和化脓性关节炎通常同时发生且为多灶性
3. 用于鉴别感染时骨扫描比其他影像检查更不敏感；超声和 MRI 最有效

参考文献

Herring JA (ed) (2002) Tachdjian's pediatric orthopaedics from the Texas Scottish Rite Hospital for Children, 3rd edn. WB Saunders Company, Philadelphia

Morrissy RT, Weinstein SL (eds) (2006) Lovell and Winter's pediatric orthopaedics, 6th edn. Williams and Wilkins, Lippincott

Sankar WN, Weiss J, Skaggs DL (2009) Orthopaedic conditions in the newborn. J Am Acad Orthop Surg 17:112–122

新生儿皮肤疾病

138

Michele Fimiani, Roberta Bilenchi, Filomena Mandato, Stefania Mei,
Niccolò Nami, Rosa Maria Strangi, and Arianna Lamberti

赵智　叶莹　张勤　翻译，刘曼玲　审校

目录

摘要

皮肤是动态变化的复杂器官,具有多种功能,在维持机体稳态方面起着关键作用。出生时,皮肤的发育尚未成熟。刚出生的这段时期是皮肤结构和功能适应外界和发育成熟的时期。皮肤周围的环境发生巨大变化:新生儿离开温暖、湿润、无菌和安全的母体子宫,来到寒冷、干燥、充满细菌的育幼场所;同时,新生儿通过自主呼吸、摄入营养和维持体温开始自给自足的人生旅程。新生儿的皮肤对于这段时期的机体适应至关重要,具有诸多功能(防止水分流失、避免光和刺激物的损伤、控制感染和免疫监视、抵抗机械创伤、具有温触觉、调节体温、酸性保护膜形成)。

新生儿皮肤表面(包括皮肤附属器、口腔黏膜和生殖器肛门)可能出现多种正常或异常的皮疹表现。尽管这些皮疹通常是良性的,但重要的是,通过区分不同皮疹以确定其性质,适当地给予处理。

138.1 要点

- 新生儿皮肤的主要功能是机械保护、温度调节、防止不显性失水和免疫监视。
- 应认识到新生儿从宫内到外界过渡期的皮肤正常生理特征,须与疾病区分。
- 大多数新生儿皮肤疾病是良性的,通常是一过性的,但新生儿时期也可能出现严重的皮肤疾病。
- 婴儿早期的水疱或脓疱性疾病很常见。

138.2 新生儿皮肤的结构和功能

妊娠末期,胎儿皮肤的解剖结构和组成接近于成人皮肤。孕 22~24 周,皮肤基本解剖结构已存在,而功能和生化的成熟需数年才能完成(表 138.1)。

早产儿、足月儿和成人之间皮肤结构存在差异,这种差异具有不同的生理和临床意义(Mancini et al. 1994)。

新生儿皮肤的基本功能是机械保护、温度调节、防止不显性失水以及免疫监视。早产儿的皮肤更薄,上述功能更差。去除医用粘胶时,皮肤容易产生裂隙。外用酒精或消毒剂导致的化学灼伤以及经皮氧监测导致的热灼伤是新生儿重症监护室的常见问题。新生儿皮肤的通透性增加,导致其角质层含水量下降。由于新生儿经皮吸收增加,尤其是早产儿,可能导致外用制剂(如含碘皂、六氯酚、苯甲醇和类固醇)的局部和系统副作用(表 138.2 和图 138.1)(Visscher et al. 2015)。新生儿皮肤通透性增加也可以作为一种替代的给药方法。其他影响新生儿皮肤通透性的结构因素包括皮肤表面脂质产物较少,未发育完善导致表皮和真皮厚度不足以及不发达的基底膜和乳头状脉管系统。由于新生儿皮肤通透性的改变造成内环境的经皮水分丢失,早产儿易发生严重脱水、皮肤血管自主调节功能降低和出汗减少,导致体温调节功能下降。

138.3 新生儿皮肤专科查体

对于新生儿而言,全面评估包括皮肤附属器、口腔黏膜以及生殖器肛门区域所有的皮肤表面是十分重要的。皮肤病专科体检侧重皮损的形态和描述。基本皮损的识别对于皮肤病的可靠判断是必要的(表 138.3)。

138.4 新生儿一过性皮肤生理异常

新生儿正常生理学特征是其发育未成熟和宫内、外环境的过渡,应识别并与真正的疾病相鉴别。

表 138.1　早产儿、足月新生儿和成人皮肤的结构差异

	成人	足月新生儿	早产儿（30~32 周）
皮肤表面	干燥	胎脂	胎脂（凝胶状）
皮肤厚度	2.1mm（平均）	1.2mm	0.9mm
表皮厚度	50μm	50μm	27.4μm
角质层厚度	9~15μm	9~10μm	4~5μm
黑素细胞	随年龄增长数目减少	细胞数量与青年人相似，黑色素小体较少，黑色素生成量低	细胞数量与足月新生儿相似，成熟的黑色素小体很少
真皮表皮连接处	坚固的 抗原呈递	扁平且坚固的 抗原呈递	扁平但坚固 抗原呈递
锚丝，原纤维和半桥粒	全部正常	全部正常	较小较少
乳头状真皮胶原蛋白	正常	正常	水肿
网状真皮胶原蛋白	正常	较小，与皮下组织边界不清	更小；与皮下组织边界不清
网状真皮弹力纤维	正常	较小，结构未成熟	比足月儿更小，结构未成熟
网状真皮细胞计数	成纤维细胞 +-	成纤维细胞 ++	成纤维细胞 +++
皮下组织	发育良好	发育良好	发育良好

表 138.2　部分外用于新生儿皮肤护理的药物可能引起的皮肤的副作用或不良反应

剂型	媒介物 / 作用	神经系统副作用 / 不良反应	皮肤副作用 / 不良反应
黏附剂	去除黏附剂	—	中毒性表皮坏死松解症
监测导联的黏附剂	固定装置	—	早产儿皮肤松垂，皮肤裂解
酒精	局部抗菌药	—	皮肤坏死（尤其在未成熟的皮肤皱褶处）
硼酸	尿布爽身粉	癫痫发作	红皮病
皮质类固醇	外用抗炎制剂	—	皮肤萎缩，萎缩纹
甘油	润肤剂	癫痫发作	—
六氯酚	抗菌清洁剂	空泡样脑病，癫痫发作	—
利多卡因	局部麻醉药	癫痫发作	—
林丹（高丙体六六六）	杀疥螨溶液	癫痫发作	皮疹
新霉素	局部抗感染药物	耳毒性，神经性耳聋	接触性皮炎
五氯苯酚	洗衣除垢剂	—	出汗
丙二醇	赋形剂	—	—
水杨酸盐	角质剥脱软膏	脑病	—
磺胺嘧啶银制剂	外用抗菌剂	核黄疸	银质沉着病
安息香酊	杀菌剂	—	皮肤破损
三氯生	外用抗菌剂	接触性皮炎	

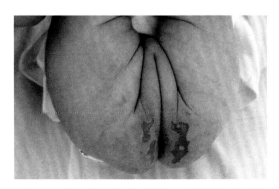

图 138.1 新生儿严重急性刺激性皮炎伴肛周皮肤糜烂

表 138.3 皮肤损伤的症状学描述

主要类型（P）/次要类型（S）	描述或定义
红斑 P	由于毛细血管扩张和充血导致的皮肤发红
风团 P	局部水肿导致皮肤突起，可以瘙痒，通常出疹后迅速消失
丘疹 P	局限性实质，突出皮肤表面，直径小于1cm；聚集成簇的丘疹，直径大于1cm的皮损，称为斑块
结节 P	局限性实质皮损，边界清晰，通常较丘疹更深根植于皮肤
水疱 P	局限性高于皮面皮损，充满清亮液体，直径小于5mm
大疱 P	局限性高于皮面皮损，充满清亮液体，直径大于5mm
脓疱 P/S	局限性高于皮面皮损，充满脓液
斑疹 P/S	不可触及的小色斑，通常表现为棕色、白色或红色，直径小于1cm
糜烂 S	指表皮的损伤，可愈合而不留瘢痕
溃疡 S	指皮肤表层（表皮）和部分皮肤下层（真皮）的瘢痕愈合
结痂 S	受损表皮覆盖血、血清或脓液的干燥混合
裂隙 S	皮肤线性缺失，伴疼痛
苔藓样变 P/S	粗糙增厚的表皮伴随皮纹增加
萎缩 /S	非常薄、出现皱纹的皮肤
瘢痕 /S	永久性变色的纤维组织，在真皮受损后替代正常皮肤

138.4.1 胎脂

胎脂（vernix Caseosa，VC）是包裹新生儿皮肤的

一种白色蜡状或奶酪样物质。由皮脂、脱落的胎毛以及胎儿上皮细胞组成。VC 在大约孕 20 周由皮脂腺分泌，孕终末期数量减少。其作用被认为主要是防止胎儿皮肤在子宫内脱水。VC 色泽和气味反映宫内问题例如溶血性疾病（VC 呈黄褐色）或宫内感染。

138.4.2 红斑和肢端发绀

红斑和肢端发绀是血管舒缩功能不稳定的表现，此体征在新生儿时期常见。在出生时，全身泛发红斑反映血管扩张，伴随外周手足发绀。肢端发绀没有病理意义，通常在数周内消失。其表现为手足肢端双侧、对称性、间歇出现的青紫。

138.4.3 大理石样皮肤

大理石样皮肤是发生于早产儿和足月儿皮肤的一种暂时的良性网状青斑，原因是低体温应激导致的血管过渡舒缩反应。保暖后可消失，几周后不再出现。显著或持续性的大理石样皮肤可见于 21- 三体综合征、18- 三体综合征、甲状腺功能减退、德朗热综合征（Cornelia de Lange 综合征）和新生儿狼疮。需与先天性毛细血管扩张性大理石样皮肤鉴别，此病为一种持久性血管异常，出生时即表现为节段性或弥漫性青紫色网状斑。可合并皮肤萎缩、毛细血管扩张症、静脉扩张和溃疡形成（图 138.2）。

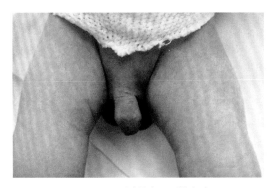

图 138.2 下肢的大理石样皮肤

138.4.4 小丑样肤色改变

小丑样肤色改变是一种无害的血管现象，特征为生后不久的半侧躯体出现暂时性粉红至红色的肤

色。由于下丘脑未成熟以及其对外周血管的调节不一致,10%的新生儿发生此情况。最常见于低出生体重儿,在侧躺不久后发生短暂的皮肤颜色改变,从前额直到耻骨联合,由一条边界清楚的分界线将新生儿身体分为左右两半。一侧转为暗红色(受压侧),另一侧呈苍白(Januário and Salgado 2011)。该现象持续最多20分钟,在活动或哭吵后消失,无需检查或干预。

138.4.5 黑中线和生殖器过度色素沉着

黑中线和生殖器过度色素沉着在新生儿中常见,多见于肤色较深的婴儿。黑中线的出现可能是受母体激素水平的影响,一般在数周内逐渐消失。

138.4.6 生理性胎毛

胎毛是胎儿期形成的第一批体毛,细软、无色,通常在28~32周在子宫内脱落。早产儿可能在面部、四肢和躯干部出现过多的胎毛,在生后数月内消退。先天性胎毛增多症是一种罕见的遗传性综合征,表现为出生时或婴儿早期全身广泛发生、生长过度浓密的银棕色到灰色的胎毛为特征。先天性胎毛增多症持续生长且维持终身。新生儿毛发过多的鉴别诊断包括多种罕见的遗传性疾病。

138.4.7 混合性新生儿皮肤表现

138.4.7.1 粟粒疹

粟粒疹是由毛囊皮脂腺堆积囊泡样肿导致的微小角蛋白填充病变。常见于新生儿,表现为直径达1~2mm、均一、浅表、珍珠白至淡黄色的圆顶皮损。好发在鼻周和眼周及生殖器附近。粟粒疹也可能是一些罕见的遗传性皮肤病表现(如Bazex-Dupre-Christol综合征)。新生儿期的粟粒疹通常在2~4周内消失。持续性粟粒疹可能为常染色体显性遗传疾病的表现(图138.3)。

138.4.7.2 皮脂腺增生

皮脂腺增生是一种皮脂腺常见的、暂时性的良性情况,由于在子宫内暴露于母源性雄激素导致。皮损表现为细小(1~3mm)、浅表的红黄丘疹,伴中央小孔,好发在鼻尖部位(图138.4)。

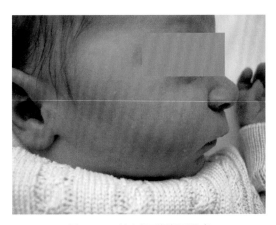

图138.3 新生儿面颊部粟粒疹

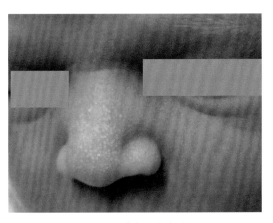

图138.4 鼻部皮脂腺增生

138.4.7.3 吮吸水疱

新生儿期吮吸水疱表现为累及上肢的单侧或双侧水疱或糜烂。由于在宫内吮吸导致的自身伤害。该皮损出生时存在,最常见于手腕或前臂的背面或侧面。婴儿可表现为过度反复吮吸。皮损的位置或数量帮助诊断。

138.4.7.4 新生儿皮下脂肪坏死

新生儿皮下脂肪坏死是一种少见的病症,以累及躯干、手臂、臀部、大腿和面颊坚硬的、红斑性、无痛性结节和斑块为特点,通常见于生后几周的足月新生儿。新生儿皮下脂肪坏死通常有自限性,但可能伴随高钙血症和其他的代谢异常,其发病机制尚不明了。寒冷刺激或应激诱导对于未成熟脂肪的损伤被认为会导致脂肪固化和坏死,没有其他器官系统受累,除非发生高钙血症。鉴别诊断包括深部血管瘤、脂肪肉芽肿病、丛状神经纤维瘤及肉瘤。

138.5 以脓疱、水疱、糜烂、鳞屑为主要表现的新生儿皮肤疾病

水疱和脓疱性疾病在刚出生的前几个月是很常见的。它们大多数是良性的，而且通常持续时间较短，但一些严重的感染性或非感染性疾病可在新生儿期出现。它们可通过特异性的表现来进行临床诊断；某些情况下可能需要进行简单的检查包括脓疱内容物显微镜检、培养和皮肤活检。

138.5.1 新生儿一过性无菌性脓疱性疾病

138.5.1.1 新生儿毒性红斑

这是一种发生在生后 24~48 小时内、良性、无临床症状的皮肤病，并在数日后自行消退。新生儿的发病率约为 30%~70%。皮损一般从躯体开始出现，特点是小的红色丘疹、水疱，偶为脓疱，通常周围绕以特征性的、弥漫性的红晕（图 138.5）。个别病例在数小时内消退，然后出现在身体的其他地方。脓疱革兰氏染色涂片示嗜酸性粒细胞。病因不明（Monteagudo et al. 2012）。

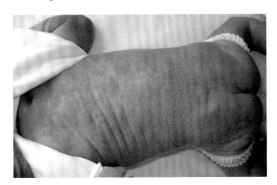

图 138.5 生后 3 天的新生儿感染毒性红斑，躯干部的红斑、斑块和脓疱性皮损

138.5.1.2 新生儿一过性脓疱性黑变症

新生儿一过性脓疱性黑变症是一种良性的、无临床症状的、自限性的皮肤疾病，其显著特点是水疱、表浅脓疱及色素斑。新生儿出生时病变通常出现在下巴、颈部、前额、胸部和后背部，尤其好发于黑色人种新生儿。手掌和脚掌部较少累及。皮疹无相关伴随的任何系统症状。水疱和脓疱可在 48 小时内消退，而褐色斑疹可持续数月。病因不明。革兰氏染色涂片示较多中性粒细胞，但没有细菌、酵母菌或病毒感染的依据。

138.5.1.3 婴儿肢端脓疱病

婴儿肢端脓疱病是一种罕见的良性的特发性疾病，其特点是在新生儿或出生不久的婴儿掌跖部位的直径约 1~2mm 大小剧烈瘙痒的水疱或脓疱。多见于黑种人的婴儿。通常在 2~3 岁左右能痊愈。革兰氏染色涂片示多核巨细胞和嗜酸性粒细胞。外用类固醇药物可减少复发的持续时间。

138.5.1.4 嗜酸性脓疱病

这种相对罕见的疾病特点是复发性瘙痒性的毛囊性丘疱疹，最常累及头皮，亦可发生于面部、躯干及四肢。脓疱可在新生儿期就出现，也可发生在生后的前几个月，表现结痂和中央消退，并向外周扩散。这种疾病可持续数天至数周，或者数年后复发。脓疱的革兰氏染色涂片示中性粒细胞和嗜酸性粒细胞，但是没有细菌、酵母菌或病毒感染的依据。有可能是一种外周白细胞及嗜酸性粒细胞增多症。通常外用皮质类固醇治疗。

138.5.1.5 痱子

痱子是一种常发生在湿热条件下的汗腺疾病。尽管各年龄段的人都会出现痱子，但由于儿童和婴儿的汗腺发育尚不完全，使得痱子在他们身上更常出现。痱子是由于汗腺堵塞引起的，可根据其堵塞的不同层次水平进行分类：白痱、红痱和深痱。新生儿最常见的形式是红痱，它会引发局部炎症反应、典型的红斑以及水疱样皮损。当红痱出现脓疱时，称为脓痱。痱子好发于 1~3 周龄的新生儿。白痱表现为浅表清亮的水疱，周围没有红晕。好发于头部、颈部和躯干上部。可于数天内自愈，留有糠状鳞屑。

138.5.1.6 新生儿头部脓疱疹和新生儿痤疮

新生儿痤疮是一种真正的粉刺性及丘疹脓疱性痤疮，是由于母源性激素刺激婴儿面部皮脂腺增生所致（Serna Tamayo et al. 2014）。新生儿头部脓疱疹表现为头部（脸和／或头皮）新发的丘疱疹，无粉刺，常于生后第 3 周出现，被认为是由马拉色菌过度生长引起的。新生儿头部脓疱疹通常无需治疗，于数周后自愈（Ghosh 2015）。

138.6 以脓疱、水疱、糜烂、结痂为特征的感染性疾病

138.6.1 水痘

对于 6 个月内的新生儿，水痘 - 带状疱疹病毒感染引起的水痘较为罕见。新生儿水痘是严重的且具有潜在致命性的疾病，其表现为泛发的红色斑丘疹，并在数天内迅速发展为水疱、脓疱，最后结痂。先天性水痘可表现为糜烂性病变，但常表现为典型的凹陷、色素沉着或低色素、瘢痕性病变（表 138.4）。在分娩前 8 天到分娩后 2 天发生的水痘，患儿可出现弥漫性皮疹，包括坏死性溃疡或出血性病变（Smith and Arvin 2009）。

表 138.4 先天性水痘综合征的临床表现

皮肤（76%）
皮肤瘢痕
皮肤缺陷
色素减退
神经系统（60%）
胎儿脑炎
皮质萎缩 / 脑穿通畸形
癫痫发作
智力低下
自主神经失调
眼（51%）
脉络膜视网膜炎
白内障
小眼畸形
霍纳综合征
眼球震颤
瞳孔大小不等
肌肉骨骼（49%）
肢体 / 肌肉发育不全
其他
胎儿宫内生长受限
发育迟缓
心血管畸形
胃肠道反流

续表

输尿管积水
肾积水
神经源性膀胱功能障碍
早期死亡

138.6.2 单纯性疱疹

新生儿单纯疱疹病毒（herpes simplex virus，HSV）感染发生在 0.1%~0.5% 活产儿身上。约 70% 是由 HSV-2 型病毒引起，其余的由 HSV-1 型病毒引起。HSV-2 感染一般是在分娩过程中与产妇生殖器分泌物接触所致，这主要是由母亲妊娠晚期的原发性生殖器感染引发。该病毒经胎盘传播的病例报道较少，可导致流产或患有严重疾病的胎儿早产（James and Kimberlin 2015）。

新生儿的症状分为 3 型，该分类对预后具有预测价值。

1. 皮肤 - 眼 - 口、内脏或中枢神经系统（central nervous system，CNS）无累及。

2. 播散性感染有脓毒血症样症状、弥散性血管内凝血（disseminated intravascular coagulation，DIC）病变及伴有或不伴有 CNS 症状。

3. 无其他内脏器官累及的 CNS 型。

可增加第四型：无症状感染。各型汇总见表 138.5。

宫内感染的病例，皮肤病变可在出生时或在生后 24 小时内表现出来，而在分娩过程中感染的病例则大约在生后 7~14 天左右表现出来。初始病变通常发于头部。有时皮损表现为脓疱但很快转化为深且出血性的糜烂。掌跖部位的水疱或脓疱往往保持完整。播散型的预后较差，且常出现神经系统的后遗症。

鉴别诊断几乎是不必要的（表 138.6）。可通过细胞学诊断、免疫荧光或病毒培养进行明确诊断。治疗可选用足量、大剂量的阿昔洛韦。

138.6.3 葡萄球菌烫伤样皮肤综合征

金黄色葡萄球菌引起连续的剥脱性皮肤病可从局限性的大疱性脓疱疮到影响全身皮肤的全身性疾病。葡萄球菌烫伤样皮肤综合征通常发生于新生儿，

表 138.5 新生儿单纯性疱疹病毒感染的临床表现、病死率、发病率

新生儿病变	皮肤病变	内脏受累	发病时伴水疱	发病年龄	病死率	伤残率
皮肤 - 眼 - 口病变	在皮肤,口腔或结膜,角膜的水疱	无	全部病例	5~11 天	0	0
播散性病变	水疱	败血症样黄疸,凝血障碍,肺炎,肝大,DIC(脑膜脑炎)	20%	5~11 天	29%	13%
中枢神经系统病变	水疱	惊厥,嗜睡,发热	50%	2~4 周	4%	70%
先天性	皮肤的水疱,瘢痕	脑损伤,小头畸形,低出生体重	水疱或瘢痕	分娩时	?	100%
无症状感染	—	—	—	—	—	—

根据 Malm 修订(James and Kimberlin 2015)。

21 天大剂量阿昔洛韦治疗下儿童的病死率和发病率数据:根据 Kimberlin 等修订(Neylon et al. 2010)。

表 138.6 新生儿单纯疱疹病毒感染的鉴别诊断

– 葡萄球菌性烫伤样皮肤综合征

– 中毒性表皮坏死松解症

– 先天性表皮发育不良

– 大疱性表皮松解症

– 天疱疮

– 色素失禁症

– 新生儿白塞病

– 新生儿狼疮

– 离心性环形红斑

– 婴儿环状红斑

– 机械性大疱病

婴幼儿及 5 岁以下的儿童(Neylon et al. 2010)。在局部且通常不明显的葡萄球菌感染数日后会出现皮肤症状。先在口周出现红色斑丘疹,并在 12~24 小时内蔓延至全身皮肤。身上出现大量易破的松弛性水疱,露出大面积、鲜红色、发亮伴随渗出的表皮,类似烧伤,黏膜不受累。患儿会有水肿、发热、虚弱及全身状况改变,如果不及时使用抗生素(耐 β- 内酰胺酶半合成青霉素)和维持水电解质平衡等治疗,可能会有生命危险。当治疗有效,患者将在 1~2 周内恢复,且不会留下瘢痕。发病机制与金黄色葡萄球菌的表皮剥脱毒素(A 和 B)进入血液有关(Neylon et al. 2010;Courjon et al. 2013)。该综合征的典型表现有助于诊断,但对于新生儿而言,应与鳞屑和湿疹性红皮病综合征相鉴别。

138.6.4 皮肤真菌感染

新生儿皮肤真菌感染是很常见的。新生儿早产越早,感染的风险越大(Kucinskiene et al. 2014)。临床表现可由念珠菌或皮肤定植的马拉色菌的感染引起;由其他真菌病原体引起的皮肤感染较为少见(表 138.7)。不过,免疫功能低下的婴儿及早产儿,都容易感染如毛霉菌和曲霉菌等条件致病菌,并且受到常见的致病菌如白色念珠菌感染的风险也更高。

表 138.7 新生儿罕见真菌感染的临床表现

皮肤癣菌(红色毛癣菌,断发毛癣菌,须癣毛菌,犬小孢子菌、絮状表皮癣菌)	股癣(鳞屑性红斑、环形斑块,伴有丘疹、脓疱),面癣、头癣(头皮泛发红斑,伴有或不伴有脱发),真菌性尿布皮炎
马拉色菌(糠秕马拉色菌,合轴马拉色菌)	新生儿头部脓疱病(自限性的发疹,其特点是面部,头皮和颈部散在的红色斑丘疹和脓疱,没有粉刺或孤立水疱)或侵袭性真菌病(败血症和肺炎)
曲霉菌	原发性皮肤感染(红斑丘疹或斑块,进展至坏死性皮肤损伤)或全身性感染(通常是致命的,可累及胃肠道、肺和中枢神经系统),特别是在 VLBW 和免疫缺陷的新生儿
接合菌纲(根霉、毛霉、根毛霉属、犁头霉属)	原发性皮肤感染(红斑丘疹,结节或斑块,进展至坏死和陈旧性结痂)或全身性感染(通常是致命的,可累及胃肠道、肺和中枢神经系统),特别是在 VLBW 和免疫功能低下的新生儿

138.6.4.1 念珠菌

多数新生儿念珠菌感染是由白色念珠菌引起的。

先天性念珠菌病是在宫内由早前的念珠菌性绒毛膜羊膜炎感染引起的，一般在出生时或出后前2天内表现出多种临床特征，包括念珠菌性尿布皮炎，即在红斑上弥漫泛发的脓疱、丘疱疹、褶皱部位广泛的糜烂，以及类似烧伤皮炎引起的表皮剥离。通常不伴有鹅口疮。掌跖部也可能受累。此外，也有甲癣、甲沟炎等病症被报道。在健康足月儿，先天性念珠菌病是一种良性病症，可外用抗真菌药物，或根本无需治疗。早产儿可能会出现全身性感染和大面积的皮炎。在这种情况下，需要进行全身治疗（两性霉素B、氟康唑或伊曲康唑）（Sket et al. 2013；Greenberg and Benjamin 2014）。

新生儿念珠菌感染是在分娩时或者后期与其他婴幼儿接触时获得。它通常出现在出生5天以后，通常表现为鹅口疮或尿布皮炎。典型的症状为红斑、卫星灶分布的丘疹和脓疱，以及褶皱部位的糜烂。侵袭性真菌性皮炎主要发生在极低出生体重儿身上，表现为弥漫性糜烂、结痂，有时可有坏死性皮炎。

这种情况往往是致命的（Greenberg and Benjamin 2014）。

138.6.5　疥疮

疥疮皮损的特征是隧道——即一条灰白线状或曲折的隆起，并在末端有一小水疱。一些非特征性病变还可观察到：1~2mm大小的炎性丘疹、水疱、脓疱、结痂等，如果患者不及时治疗，还可出现红褐色结节。经成功治疗后，这些病变仍可持续数周，并对螨及其排泄物有过敏性反应。新生儿疥疮，往往其特征是或多或少的弥漫性和多形性丘疹、水疱、脓疱、结痂及结节，并累及成人和年龄较大的儿童不常感染的部位，如面部、头皮和掌跖（Boralevi et al. 2014）。通常不会出现皮肤瘙痒。但指甲可能受累。脓疱疥样皮损是一种常见的并发症。找到疥螨，虫卵或粪粒即可诊断。可通过表皮刮擦取得皮肤样本，经过氢氧化钾处理后，显微镜下进行观察，应该是最有用的方法。皮肤镜检查作为一种新的非损伤性技术在新生儿中非常有用，如果操作得当，能快速找到隧道及末端的疥螨（图138.6）。5%氯菊酯霜作为一

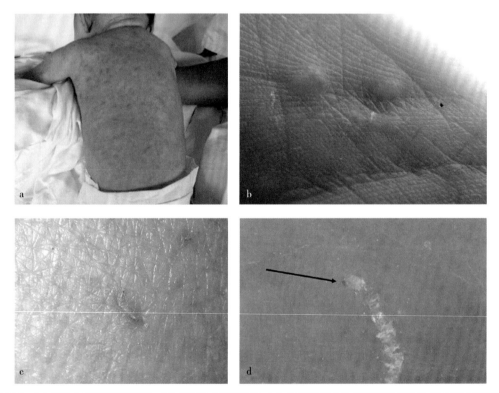

图138.6　(a)新生儿疥疮扩散到躯干，(b)掌部的水疱和鳞屑，(c)隧道细节，(d)镜下隧道的特点，注意螨在隧道的末端(箭头)

种安全的药物被推荐用于新生儿和早产儿疥疮的治疗(Bethel 2014)。父母也必须同时接受治疗。

138.6.6 大疱性脓疱疮

这是脓皮病中一种感染皮肤最表浅的形式。对新生儿和哺乳期婴儿来说,葡萄球菌感染是常见的,表现为含有浆液、细菌和中性粒细胞的水疱,很快变成脓疱、破裂并形成黄褐色痂皮。病变一般从脐周开始,并通过自身手的频繁接触传播,蔓延到躯干、头皮及其他外露的皮肤。诊断通常简单直接,但对于新生儿来说,其他各种诊断也必须考虑周全(表 138.8)。

表 138.8 新生儿脓疱疮的鉴别诊断

– 新生儿梅毒

– 大疱性表皮松解症

– 色素失禁症

– 新生儿脓疱病(先天性念珠菌病、中毒性红斑、一过性脓疱性黑变症)

– 婴儿肢端脓疱病

– 未断奶的婴儿大量疥疮

– 汗潴留综合征

138.6.7 先天性梅毒

梅毒通过性传播感染(STI),病原是梅毒螺旋体,垂直传播通常通过胎盘并可能发生在妊娠期任何时间或疾病的任何阶段。先天性梅毒(congenital syphilis,CS)尤其容易发生于母亲感染的最初 2 年时间内,伴随梅毒感染的妊娠可能导致宫内生长发育迟缓、非免疫性胎儿水肿、死胎、早产和 CS。

未经治疗母亲所生的婴儿发生 CS 概率大于 60%。在宫内感染的时间影响出生时是否发生早期症状。对活产婴儿而言,CS 被分为早期或晚期疾病。根据其 2 岁前或 2 岁后出现临床表现分为疾病早期和晚期。2/3 的 CS 婴儿在出生时无症状,但症状在生后 3~8 周内出现。在出生时有明显感染表现的新生儿通常受影响严重,预后不佳。皮损通常是炎症性的和渗出性的。早期 CS 累及多脏器器官临床表现详见表 138.9 和表 138.10。新生儿表现为易

激惹、体重不增长、生长发育迟滞及非特异性发热。最严重的损害累及皮肤黏膜组织和骨骼(Kwak and Lamprecht 2015)。皮肤病学的临床表现变化多样,尽管掌/跖、口周和肛周生殖器区域是经典的受累部位。黏膜斑片、鼻炎及疣状损害是早期 CS 具有高度特征性的临床表现。在口腔和肛周区域有光滑、圆形、湿润的黏膜斑片。鼻炎常见于所有有症状的患儿,表现为大量流涕且偶为血性分泌物。婴儿可能有特征性的老人貌,伴随口周皲裂。潮湿、扁平的疣状损害(扁平湿疣)可见于擦烂和腔口部位。皮肤黏膜损害通常出现在 2~6 周之间。鼻塞后迅速出现弥散性累及黏膜、掌/跖脱屑性皮疹包括上皮的糜烂,起始于手掌和脚趾并扩散至肢端、面部、尿布区域和躯干。与获得性梅毒不同,水疱和大疱皮疹可能发生。上述皮损均具有高度传染性。皮疹出现超过 7 天,并可能呈铜色病变持续数月。筛选梅毒感染风险的新生儿包括特异性梅毒螺旋体和非特异性梅毒螺旋体检查,血清 IgE 可能由于母源性抗体被动传输表现阳性,抗梅毒螺旋体 EIA IgM 阳性提示先天性感染。当母亲螺旋体和非螺旋体的血清学试验阳性而其婴儿具有特征临床表现,或在胎盘、皮肤或脐带皮损中通过暗视野显微镜或免疫荧光发现梅毒螺旋体,CS 诊断明确。有临床症状或血清学检查结果阳性的婴儿也应通过腰椎穿刺进行脑脊液特异性分析和长骨 X 线检查。孕晚期感染的婴儿血清试验可能阴性,应该重复检测。早期诊断并使用大剂量青霉素治疗可以防止梅毒的晚期并发症。

表 138.9 早期先天性梅毒的临床表现(2 岁前出现)

临床表现	发生率 /%
早产	取决于是否发生垂直传播
黄疸	15
肝脾肿大	33~100
全身性淋巴结病	20~50
骨骼受累(骨软骨炎、骨骺炎和骨膜炎)	70
神经系统症状和体征(脑积水、脑神经病变)	40~60
脑膜炎	10
皮肤黏膜损害	30~60

表 138.10 早期先天性梅毒的皮损表现（2 岁前出现）

皮损	分布
局限性黏膜斑	口周和肛周区域
鼻塞	鼻
扁平的疣状损害（扁平湿疣）	擦烂和腔口部位
斑丘疹，脱屑性皮疹	首先在掌跖，随后至四肢、面部、尿布区、躯干
水疱大疱性皮疹	掌跖

138.7 非感染性导致产生水疱和脓疱的情况

138.7.1 遗传性疱病

138.7.1.1 大疱性表皮松解症

大疱性表皮松解症（epidermolysis bullosa，EB）是一组罕见的遗传性疾病，以轻微摩擦损伤导致水疱形成为特征（Fine et al. 2014）。表皮真皮黏附连接分子固定基底角蛋白细胞至其下的乳头状真皮，而编码上述分子的不同基因缺陷导致这些疾病发生。30 种大疱性表皮松解症（epidermolysis bullosa，EB）的亚型被描述，依据临床表现、遗传类型、是否存在瘢痕，尤其是水疱产生的皮肤层面分为 4 种主要类型：单纯型 EB（epidermolysis bullosa simplex，EBS）、交界型 EB（epidermolysis bullosa junctional，JEB）、营养不良型 EB（epidermolysis bullosa dystrophic，DEB）及 Kindler 综合征（表 138.11）（Fine et al. 2014；Has and Kiritsi 2015）。

在所有 12 种 EBS 亚型中，水泡通常是通过产道挤压先天形成，是浅表的，愈后不留下瘢痕。最常见的亚型通过常染色体显性遗传。在新生儿水疱和大面积的糜烂主要累及足部、手部、头颈和下肢（图138.7）。临床表型的严重程度差异很大。

JEB 是一种常染色体隐性遗传疾病，有 7 种亚型，其中最常见的被称为赫利茨-JEB。这种非常严重的 EB 亚型在出生后 2 年有 50%~80% 的死亡率。这些婴儿有大面积的糜烂，愈合缓慢，通常形成较厚的肉芽组织。在出生时面通常缺如，由增生的肉芽组织替代。这些婴儿易于罹患感染、电解质紊乱、体温不稳定以及高代谢需求。通常伴随气道疾病、生长缓慢、眼科问题和胃肠道疾病（Fine et al.

表 138.11 要的 EB 分型和亚型

组织病理	主要的 EB 分型	主要的 EB 亚型	靶蛋白
表皮内分离	EBS	基底上部 EBS	桥粒斑菲素蛋白 -1，桥粒斑蛋白，其他
		基底部 EBS	角蛋白 5,14，网蛋白，α6β4 整合蛋白
透明层内分离	JEB	赫利茨 - JEB	层粘连蛋白 -332（层粘连蛋白 -5）
		其他 JEB	层粘连蛋白 -332，XVII 型胶原，α6β4 整合蛋白
致密板下分离	DEB	显性遗传 DEB	VII 型胶原
		隐性遗传 DEB	VII 型胶原
混合型	Kindler 综合征	—	Kindlin-1

EB：大疱性表皮松解症，EBS：单纯型大疱性表皮松解症，JEB：交界型大疱性表皮松解症，DEB：营养不良型大疱性表皮松解症

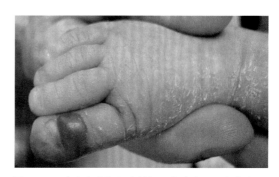

图 138.7 大疱表皮松解症的新生儿大脚趾上的水疱，局部橙色因为使用抗感染药物

2014）。

DEB 包括常染色体显性遗传和常染色体隐性遗传，后者临床症状更为严重，出生时即出现全身广泛分布的水疱，导致严重瘢痕形成和挛缩，以及由于毛囊皮脂腺和汗导管分裂导致粟粒疹形成，指端的融合和自行离断导致典型的"手套状并指畸形"。系统累及可能严重，胃肠道并发症最为常见。所有类型的 DEB 均存在指甲改变。

诊断可能需要建立在通过对新的水疱活检、电子显微镜检查、免疫荧光标记以及变异分析。所有类型 EB 的管理包括抗生素乳膏和非黏附性敷料进行良好的伤口护理使用，防止创伤以及防治感染。

严重类型的新生儿应当立即在特殊护理床上暴露使用非黏附性材料进行屏障护理。鼻胃管、止血带、黏附性收集尿袋、身份识别牌、安慰奶嘴都应避免使用。最近有报道有些证据支持基因反转的角蛋白细胞型 JEB 可以通过体基因疗法治疗。

138.7.1.2 肥大细胞增多症

肥大细胞增多症（cutaneous mastocytosis，CM）指代一类谱系疾病，以在一个多个器官系统中异常生长和聚集的肥大细胞为特征（Akin and Valent 2014）。皮肤型 CM 的诊断依据典型皮损的临床表现和组织病理特点，并缺少系统累及的诊断条件。大多数罹患 CM 的患者是儿童，伴随斑丘疹性皮肤型 CM/ 色素性荨麻疹（urticaria pigmentosa，UP）（Méni et al. 2015；Wiechers et al. 2015）。UP 出生时即存在者罕见，皮肤显示斑丘疹性皮疹，经常伴有色素沉着、荨麻疹、轻擦后发作以及 "Darier 征" 阳性（见图 138.7；表 138.12）（Cohn and Mahon 1994）。其他 CM 的较少见类型，弥漫性皮肤型 CM 以及皮肤肥大细胞瘤通常是先天性的（Requena 1992；Scheck et al. 1987）。肥大细胞瘤以一个或数个、分离散的、肤色至浅黄棕色、1-5cm 斑疹结节或斑块，典型者见于躯干或肢端（图 138.8）。自发或摩擦诱发的水疱常见，可能形成大疱损害。弥漫性皮肤型 CM 表现为广泛的红斑性皮疹，某些病人可能表现为全身皮肤增厚，经常被描述为 "面团样" 或附加的结节性损害（图 138.9）。有时摩擦可能导致大疱样皮损加重。所有类型的皮肤型 CM 随时间推移而得到改善，有时在青春期完全自愈。肥大细胞分泌的主要介质是组胺、肝素和前列腺素，其生物活性效应导致 CM 的主要临床表现：共有的突出症状是瘙痒，其他介质相关的症状包括潮红、低血压、疲劳、腹泻、呕吐和腹痛。

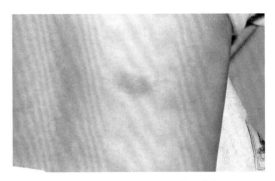

图 138.8 躯干部孤立性肥大细胞瘤

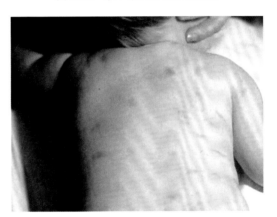

图 138.9 弥漫性皮肤型肥大细胞增多症

138.7.1.3 色素失禁症

色素失禁症是一种罕见的 X- 连锁显性遗传性

表 138.12 皮肤型肥大细胞增生症的分类

变异	标准	肥大细胞受累	分级	典型表现
色素性荨麻疹（UP）	斑丘疹性皮损	低	低	—
斑疹丘疹性皮肤型肥大细胞增生症（MPCM）				
亚型：				
典型的色素性荨麻疹	斑丘疹	低	低	大部分病例
斑块型	斑块	低	低	婴儿常见
结节型	肥大细胞瘤样皮损（≥2）	低（罕见）	低	罕见
持久斑疹性毛细血管扩张症	毛细血管扩张，斑疹	低	低	罕见
弥散性皮肤型肥大细胞增生症	红皮病型皮疹	低或高	低	更为弥散分布模式
皮肤肥大细胞瘤	单灶性（局限性）肿瘤	低	低	—

皮肤病,患病的男性婴儿通常致死。该疾病累及皮肤和其附属器、骨骼、眼以及中枢神经系统(Minić et al. 2014;Nelson 2006)。皮肤损害通常在出生时或生后数天出现,从形态表现可分为 3 期(水疱脓疱期、疣状增生期和色素沉着期),在新生儿期出现第一阶段表现(Hull et al. 2015)。最初,2~4mm 大小,内容清亮至黄色液体水疱,绝大部分位于躯干和肢体远端,聚集呈线性分布,有时可能表现为脓疱结痂。在本阶段通常伴随外周血嗜酸性粒细胞增多。在疾病的第二阶段,水疱和脓疱性病变在几周内被灰棕色、线状和漩涡状的疣状丘疹和斑块所取代。数年后被褐色到灰色的斑疹色素沉着所取代,呈条纹和轮匝状。

色素失禁症的诊断依据基于临床表现(Babu et al. 2015)。当发现新生女婴线状分布的成簇炎性水疱需要考虑本病。水疱活检显示角质层下充满嗜酸性粒细胞的水疱。莱昂化作用能够解释该疾病的线性模式,典型者存在镶嵌障碍(Happle 2006)。眼球、皮肤附属器、牙齿以及骨骼异常同样可能发生(Chang et al. 2008)。皮肤损害无需特殊治疗,因其常常会自行愈合恢复。

138.7.1.4 新生儿寻常型天疱疮

天疱疮是指以皮肤或黏膜水疱和糜烂,抗桥粒芯糖蛋白 -1 和桥粒芯糖蛋白 -3 的抗表皮自身抗体阳性为特征的一组疾病(Gushi et al. 2008)。新生儿寻常型天疱疮系母亲患寻常型天疱疮或落叶型天疱疮,在妊娠时母源性 IgG 抗体通过胎盘被动输送所导致(Lorente Lavirgen et al. 2012;Meurer 2009)。皮损通常在出生时出现,从松弛的大疱和 / 或水疱到弥散全身的大面积糜烂。黏膜累及者罕见。组织病理发现包括上皮内水疱和棘层松解细胞。直接免疫荧光都是阳性,间接免疫荧光几乎都是阳性的。新生儿患本病预后良好:使用不含糖质类激素的软膏常常可以促进糜烂皮损的上皮新生,皮疹常常在 3周之内消失。

138.7.1.5 妊娠期类天疱疮

妊娠期类天疱疮是一种少见的、自身免疫性大疱性疾病,发生于孕中晚期(Bedocs et al. 2009)。在以后的妊娠中几乎总是复发。抗 -180kDa 大疱性类天疱疮自身抗体是其致病原因。患妊娠期类天疱疮母亲的新生儿出生时或生后数小时出现明显的症

状。皮疹由红色斑疹或丘疹组成,通常进展成为水疱或大疱。典型皮疹经常从脐带周围起始并蔓延至躯干四肢。经数天症状迅速改善,至 1 个月自行恢复(Panko et al. 2009)。

138.8 表现为脓疱、水疱和糜烂的全身性疾病

138.8.1 肠病性肢端皮炎

这种罕见的常染色体隐性遗传疾病是胃肠道微量元素锌吸收异常导致的,肠病性肢端皮炎的症状和体征可能表现为神经行为的、胃肠道的(腹泻)、眼科的、感染或皮肤的异常。锌缺乏的皮肤表现是必要的和具有诊断意义的,皮损是红斑伴随外周结痂,边界清晰,进展成为水疱糜烂或脓疱。典型皮损分布于口周、肛周和肢端(图 138.10)(Lakdawala and Grant-Kels 2015)。肠病性肢端皮炎患儿需要终身补充锌制剂。主要的鉴别诊断包括尿布皮炎、慢性皮肤黏膜念珠菌病、特应性皮炎、脓疱疮、大疱表皮松解症、银屑病和脂溢性皮炎。

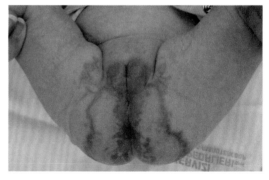

图 138.10 肠病性肢端皮炎的肛周和生殖器旁皮损

138.8.2 高 IgE 综合征

高 IgE 综合征,也称为 Job 综合征,是以慢性湿疹性皮炎、反复皮肤和呼吸道感染、显著升高的血清 IgE 水平(>2 000IU/ml),以及一系列结缔组织与骨骼异常为特征的罕见的原发性免疫缺陷(immunodeficiencies,ID)病(表138.13)(Freeman et al. 2009)。在几乎所有的病例中,生后第一个月出现湿疹样皮炎,起初累及面部、头皮和躯干上部,后来进展至全身表现为丘疹后脓疱,通常由于金黄色葡

萄球菌感染所致（Freeman and Holland 2009）。大疱是本病的经典表现，为控制皮疹有指征预防使用抗生素。

表 138.13　高 IgE 综合征的临床表现

脓疱和湿疹样皮疹
大疱
"冷"脓肿
化脓性肺炎
肺大疱
支气管扩张
湿疹
皮肤黏膜念珠菌病,弥散性隐球菌和组织胞浆菌感染
血清 IgE 峰值 >2 000IU/ml
嗜酸细胞增多症
淋巴瘤发病率增加（霍奇金和非霍奇金淋巴瘤）
脊柱侧凸,骨质减少,轻微外伤导致骨折,伸展过度
颅缝早闭
动脉瘤
面部不对称,眼窝深陷,前额突出
乳牙不脱落
高弓形上腭
口腔黏膜和舌的改变

138.8.3　朗格汉斯细胞组织细胞增生症

朗格汉斯细胞组织细胞增生症是一组罕见的吞噬细胞系统异常的疾病。发病高峰年龄 1~4 岁，在各个器官表达 CD1a、S100、CD207 阳性以及包含 Birbeck 颗粒的特定细胞增殖为特征。50% 的病例累及皮肤。包括 4 种主要临床类型：Letterer-Siwe 病、Hand-Schuller-Christian 病、嗜酸性肉芽肿及先天性自愈型朗格汉斯细胞组织细胞增生症（Kilborn et al. 2003）。先天性自愈型朗格汉斯细胞组织细胞增生症在新生儿期最常发现，表现为出生时或新生儿期丘疹或较为少见的水疱和囊疱（Simko et al. 2014）。通常仅累及皮肤，无其他系统累及的健康婴儿。

138.8.4　卟啉病

卟啉病是一组由于血色素生物合成异常导致

急性神经交感症状、皮损或两者皆有的代谢障碍（Karim et al. 2015）。皮肤型卟啉病包括红细胞生成性原卟啉病（erythropoietic Protoporphyria，EPP），先天性红细胞生成性卟啉病以及肝红细胞生成性卟啉病。迟发性皮肤型卟啉病的遗传表型可在婴儿期出现。

138.8.4.1　红细胞生成性原卟啉病

EPP 以急性光敏,伴随少见的暴露部位的表皮下大疱为特征表现。它可能在新生儿接受光疗时起病。肝脏病变是 EPP 的罕见的并发症具有潜在致死性。

138.8.4.2　先天性红细胞生成性卟啉病

先天性红细胞生成性卟啉病在生后不久即出现典型的红色尿液、严重光敏、面部和肢端多毛症,机械摩擦易导致大疱形成,牙齿染成棕色,在伍德灯下发出粉红色荧光,以及溶血性贫血,水疱可以导致瘢痕形成、皮肤变色和畸形（Katugampola et al. 2012）。

138.8.4.3　肝红细胞生成性卟啉病

肝红细胞生成性卟啉病在出生时或生后第一年出现临床表现。以日光暴露区域早期严重的光敏导致大疱、糜烂和结痂形成以及重度的多毛症为特征,患儿必须采取穿衣、防晒霜和 β- 胡萝卜素的保护措施。当发现新生儿有光敏反应时,应该检测红细胞、血浆、粪尿中的卟啉水平。

138.8.5　唐氏综合征的皮肤表现

唐氏综合征皮肤表现少见但很有特点。鲜有文献报道描述 21- 三体综合征相关的结痂、红斑、水疱脓疱样皮疹,首先集中于面部,随后播散至躯干和肢端。

138.9　新生儿红斑鳞屑性皮肤病

新生儿或婴幼儿红皮病该术语指弥散性红斑伴随不同程度的鳞屑,累及超过 90% 的皮肤表面。多种疾病可以在新生儿或婴幼儿表现伴随红皮病（表 138.14）（Ottet al. 2008；Dhar et al. 2012）；预后不良,尤其是伴随 ID 或慢性疾病的婴儿（死亡率达到 26.2%）；60% 的存活者持续存在严重皮肤疾病（Dhar

表138.14　新生儿红皮病：更常见的原因和管理

疾病	临床表现	病因	治疗
感染			
葡萄球菌烫伤样皮肤综合征	前期化脓性感染；皮肤触痛；浅表水疱；尼氏征阳性	细菌感染	抗生素；(隔离)；追踪接触者
中毒休克综合征	母源性感染病史；皮肤局部触痛；低血压/休克	细菌感染	抗生素；静脉丙种球蛋白
先天性皮肤念珠菌病	母源性阴道真菌感染；继发口腔感染；可能伴随甲沟炎和甲营养不良	真菌感染	抗真菌药物
鱼鳞病			
非大疱性鱼鳞病样红皮病	火棉胶样婴儿；当脱落时留下弥散性鱼鳞病样鳞屑	谷氨酰胺转移酶1基因缺陷或其他基因缺陷	润肤剂；温和的去角质乳膏
大疱性鱼鳞病样红皮病	浅表水疱和糜烂；鱼鳞病样红皮病；家族病史；父母或同胞有线状表皮痣	角蛋白基因1、2、10基因缺陷	润肤剂；温和的去角质乳膏
Netherton 综合征	腹泻；生长发育停滞；稀疏毛发；套叠性脆发征（笋状发）	基因缺陷	润肤剂；补足水分
Conradi-Hunermann 综合征	线状和漩涡状分布皮损	基因缺陷	润肤剂
药物			
头孢曲松	抗感染后出现的特定反应	过敏反应	停药后可逆转
万古霉素	"红人综合征"；突发的低血压和红斑	过敏反应	停药后可逆转
其他			
脂溢性皮炎	帽状结痂，在颈部、腋下和尿布区域，皮肤皱褶区域累及	多因素	保湿剂；尿布区保护性乳膏；咪康唑 - 氢化可的松软膏
特应性皮炎	在头皮和面部出现湿疹、结痂；全身性湿疹性皮肤；特应性家族史	过敏	外用弱效皮质激素，如果皮肤感染全身抗生素治疗
银屑病	红斑鳞屑性斑块，可以是脓疱性的，可能有阳性家族病史	多因素	柔和的润肤乳膏，湿敷有帮助
毛发红糠疹	类似银屑病；毛囊滤泡功能亢进；掌跖皮肤增厚	角化异常	与银屑病治疗原则类似
弥散性肥大细胞增生症	Darier 征通常伴随水疱	肥大细胞异常增生	H_1 和 H_2 受体激动剂，口服色甘酸盐；避免可能导致肥大细胞脱颗粒的物质

et al. 2012）。

138.9.1　免疫缺陷

由于母源性免疫的保护效应，先天性 ID 综合征在出生时出现症状者罕见。现已明确，过去称为 Leiner 病的是一种表现为非先天性、早期起病的红皮病、腹泻和生长发育迟缓。

138.9.1.1　Omenn 综合征

Omenn 综合征是一种常染色体隐性遗传的联合 ID，以出生时或新生儿早期出现的剥脱性红皮病伴随弥散性斑秃、淋巴结病、肝脾肿大、反复感染及生长发育迟缓为特征。

138.9.1.2　移植物抗宿主反应

在宫内或产后输血时，母源性淋巴细胞通过胎盘,作为母源性移植物植入,可能导致移植物抗宿主反应。免疫功能健全的新生儿临床表现轻微,通常仅导致一过性的斑疹。与之相反的罹患先天性 ID 的新生儿移植物抗宿主反应在生后2或3周内发生,表现为发热、嗜酸性细胞增多、淋巴细胞增生、淋巴结病以及肝脾肿大,但可能在出生时表现为麻疹样皮疹,进展成为红皮病(Mallory 1991)。

生后第一周表现为瘙痒性红皮病伴随皮肤硬结、非发育不良性头发、睫毛和眉毛的脱失、播散性淋巴结病及系统深部感染的病例,应当怀疑 ID 的可能。Omenn 综合征强烈建议皮肤活检,尽管真正的特异性皮炎伴随显著的苔藓样变可以有类似的表现。相关的腹泻和极度发育迟缓应该同样提示该诊断,在这些病例中的组织病理发现是有帮助的。

138.9.2 鱼鳞病

先天性鱼鳞病是一大类遗传性角质化单基因的异常。有时伴随系统症状(表 138.15)。共同的特征是皮肤粗糙干燥脱屑。部分患儿有复合性鱼鳞病伴随系统症状,主要累及中枢神经系统、免疫系统和骨骼。鱼鳞病的常见类型:常染色体显性遗传性寻常型鱼鳞病和 X- 连锁隐性遗传性鱼鳞病均早期起病,但出生时无临床表现。板层状鱼鳞病伴随其变异包括非大疱性鱼鳞病样红皮病和大疱性鱼鳞病样红皮病,一定在生后即出现临床症状伴随不同程度的红皮病表现(Alper 1986)。

138.9.2.1 非大疱性鱼鳞病样红皮病

非大疱性鱼鳞病样红皮病是一种常染色体隐性遗传的先天性鱼鳞病。以细小的白灰色鳞屑和红皮病为其特征。许多病人因为很深的皮肤裂隙遭受痛苦,其中部分发展成为屈曲挛缩。大约 90% 的非大疱性鱼鳞病样红皮病表现为"火棉胶样婴儿",包裹在像肠衣样白色膜内,可能导致眼睑外翻、唇外翻、鼻塞、体温不稳定和体液丢失。这层膜在数天或数周之内剥落,这可能呈现除先天性鱼鳞病样红皮病外的鱼鳞病的不同类型。最严重的常染色体隐性遗传的先天性鱼鳞病是"丑胎样鱼鳞病"。新生儿全身覆盖板块状鳞屑以及弥漫性角化过度,导致严重毁容,尤其是面部。皮肤迅速分裂形成出血性裂隙,随后剥离遗留红色鳞屑。

138.9.2.2 大疱性鱼鳞病样红皮病

大疱性鱼鳞病样红皮病,表现为全身泛发的红斑、浅表水疱和大疱。大疱性皮损随婴儿生长逐渐消退,可能最终完全消失。这些儿童在以后发展成为典型的鱼鳞病样角化过度。在屈侧角化过度尤为明显。暗色的疣状鳞屑通常成嵴状。反复的渗出产生强烈的令人不愉快的气味。

138.9.2.3 Netherton 综合征

Netherton 综合征是一类复杂的鱼鳞病,具有高致死率(30%~40%),以全身广泛的表皮剥脱性皮炎、毛发稀疏并套叠性脆发症(笋样发),以及特异性体制为表现的三联征。通常在出生时表现为红皮病,

表 138.15 常见与罕见的非综合征型鱼鳞病

	性连锁鱼鳞病	板层状鱼鳞病(或 CIE)	大疱性鱼鳞病(或 EHK)
遗传特征	XR	AR	AD
最初表现	婴儿期(非出生时)	出生时	出生时
受累基因	*STS*	*TGM1*,鳞蛋白基因,*ALOX E3/12B* 等	*KRT 1*,*KRT 2*,*KRT 10*
组织病理	潴留性角化过度	过度增生性角化过度	过度增生性角化过度
皮肤的临床表现	在躯干部同样出现棕色鳞屑	火棉胶样婴儿;干燥、鳞屑样皮肤;眼睑外翻,少汗,红斑	出生时严重的水疱大疱;疣状增生性角化过度和红斑

CIE,先天性鱼鳞病样红皮病;EHK,角化过度性角质增生;*STS*,甾类硫酸酯酶基因;*TGM1*,谷氨酰胺转移酶 1 基因;*ALOX*,脂肪氧化酶基因;*KRT*,角蛋白基因。

患者具有特应性,反复发生血管性水肿和荨麻疹。

138.9.3　药物

虽然很多药物可以导致红斑和斑丘疹。在新生儿仅有使用头孢曲松和万古霉素治疗出现红皮病的报道。

138.9.4　脂溢性皮炎

婴儿脂溢性皮炎是一种丘疹鳞屑型的皮疹,典型者在生后 12 周内发病。典型特征是头皮黄色、炎症性的脱屑(帽状结痂),可以蔓延到面部包括前额、眉毛、耳和鼻(图 138.11a,b)。皮损通常累及颈部、耳后、躯干中部、脐部、腋下和腹股沟的皮肤皱褶部分。在褶缝中可能没有鳞屑,继发念珠菌感染常见。其他类型的临床表现包括银屑病样或罕见情况下红

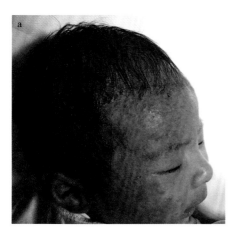

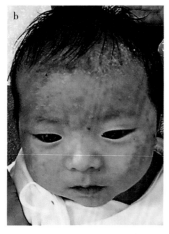

图 138.11　40 天婴儿脂溢性皮炎。(a) 头皮;(b) 前额

皮病样改变。椭圆形糠皮孢子菌通常在这种疾病中被检出。脂溢性皮炎通常无症状,并且在生后数月具有自限性。头皮的鳞屑可以通过温和的婴儿洗发水和软毛刷清洗治疗。

138.9.5　特应性皮炎

虽然所有儿童中大约 18% 在生后 4 周出现皮肤症状,在新生儿期表现为红皮病样皮疹的情况罕见。这些病人可能随后会发生较长的、治疗反复病程迁延的疾病过程。小婴儿特应性湿疹的原发皮损是反复的水疱、渗出常见。特应性皮炎最常累及面部,尤其是面颊、肢端屈侧的皮肤皱褶处,通常不包含尿布区域(图 138.12)。特应性皮炎的瘙痒通常直到 2~3 个月后才明显。血清总 IgE 水平和外周血嗜酸细胞计数通常被认为特应性标志,既不固定,也不是独有的。治疗包括外用润肤剂和慎用外涂弱效激素,有时需要湿敷。

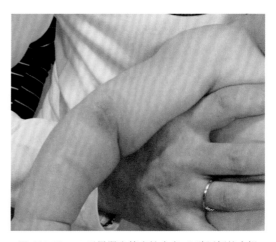

图 138.12　30 天男婴患特应性皮炎,上肢屈侧的皮损

138.9.6　银屑病

银屑病可能很少出现在出生或不久后,作为普遍的红皮病,有时演变为脓疱银屑病。在婴儿期一种引起大家重视的银屑病类型是弥散性尿布银屑病。以亮红色尿布疹起病,这种疾病类型在晚期进展在皮损边界伴随细小的鳞屑斑片。银屑病样皮疹爆发式发展,累及头皮、面部和整个躯干,在数周内可自愈。

138.9.7 毛发红糠疹

本病以与银屑病相类似的红斑鳞屑和滤泡性角化过度为特征。可能出现大片斑块融合并发展为全身性红皮病。通常伴随掌跖角化症。先天性红皮病性毛发红糠疹是常染色体显性遗传的,与获得性毛发红糠疹的类型不同,会持续终身。

138.10　新生儿红斑狼疮

新生儿红斑狼疮(neonatal lupus erythematosus, NLE)是一种罕见的母源性抗 SS-A/Ro 和 SS-B/La 抗体通过胎盘途径传输导致的疾病(Inzinger et al. 2012)。当其母亲有混合型红斑狼疮(lupus eritematoso sistemico,LES),亚急性皮肤型红斑狼疮(subacute cutaneous lupus erythematosus,SCLE)或干燥综合征临床或亚临床表现时,仅有 1% 伴随母源性自身抗体的婴儿发展成 NLE。绝大多数婴儿有心脏和皮肤表现,但一些病例同样累及血液和肝脏(表 138.16)。皮损发生于生后第一个月或出生时即出现。皮损包括那些亚急性皮肤红斑狼疮的表现:轻度鳞屑样红斑,边缘清楚,常为环状,主要累及头皮、颈部和面部(Singalavanija et al. 2014)。斑块通常围绕眼眶周围,也可以出现在躯干或肢端。在男性婴儿斑块更常见表现为结痂样。日光暴露可导致皮疹的发生。在部分病例中,红斑遍及全身。血小板减少症和肝脏疾病可能同样常见。愈合过程趋向于伴随轻度的皮肤萎缩,合并或不合并毛细血管扩张。皮损的组织病理学表现与 SCLE 相类似。NLE 是先天性完全心脏阻滞的最常见病因,并存在与之相关的显著发病率和死亡率。在母亲孕早期给予糖皮质激素治疗可能防止心脏传导阻滞的发生。

表 138.16　新生儿红斑狼疮的临床表现

器官	临床表现
皮肤	环状 - 多环状红斑
	持续性毛细血管扩张、萎缩或色素沉着(较少见)
	眼眶周围红斑汇合环绕,导致"猫头鹰眼"或"面具眼"的表现
心脏	– 伴或不伴 NLE 的先天性心脏传导阻滞。心脏传导阻滞通常在孕期 18~20 周的胚胎形成。一旦形成是不可逆的。绝大多数存活的儿童需要植入永久心脏起搏器

续表

器官	临床表现
心脏	心肌病变,出现在部分病例中通常伴随心脏传导阻滞,在出生时或出生前即症状明显,通常是危及生命的
血液	– 血小板减少
	– 全血细胞减少
	– 贫血
	– 中性粒细胞减少
	– 低补体血症
肝脏	– 肝大伴随转氨酶水平轻微升高
	– 新生儿血色素沉着症
	– 胆汁淤积伴随血结合性胆红素增多症以及转氨酶水平轻微升高
其他	– 大头畸形
	– 脑积水
	– 胃肠道出血

138.11　先天性黑色素沉着异常

单纯性无色素痣 1 型是新生儿和婴儿期最常被发现的白斑(Ruiz-Maldonado 2007)。130 个健康的新生儿中在出生时至少发现一个无色素痣,好发于躯干,通常直径 2~3cm。病灶界限清楚、边界不规则、不进展,比周围皮肤颜色淡,但很少是全白色的。单纯性无色素痣 2 型直径大于 10cm,斑片样或线状皮损伴或不伴螺旋样条纹,它们可能沿或不沿 Blaschko 线分布。通常在出生时即存在,累及一个或数个身体节段,没有相伴随的病征。分节性或节段性痣同样被描述。在这样的病例中主要的鉴别诊断是节段性或部分性白癜风,但这种情况不会在出生时发生,罕见情况下脱色素的斑疹是多系统疾病的部分表现[如 Ito 黑素细胞减少症或神经皮肤黑变症(Neurocutaneous Melanosis,NCM)]。

138.11.1　贫血痣

贫血痣与无色素痣相似,直径 1~3cm,圆形的、浅红色伴随不规则的边界,如果使用凸面玻璃压之,痣消失;如果进行按摩,不能诱发局部皮肤潮红。

138.11.2　神经纤维瘤病

神经纤维瘤病1型（neurofibromatosis type 1, NF1）是一种常见的常染色体显性遗传的神经皮肤病变（Hersh 2008）。部分NF的皮肤表现出生时即出现，其他则与年龄相关。牛奶咖啡斑通常是NF1型最起初的临床表现，可能在出生时或在婴儿期出现，它们可以在皮肤的任何地方被发现，但面部和头皮罕见。牛奶咖啡斑通常是NF1型的首发临床表现，在新生儿出生后或者婴儿期逐渐出现，儿童早期有数量和大小增加的倾向。NF1型患儿至少有25%伴随丛状神经纤维瘤，同样是先天性的。它们摸起来感觉像一袋蠕虫，严重影响容貌，也可能影响深部结构，并导致肺部或血管累及。早期病变可能仅被认为是软组织增大或皮肤色素沉着过度，伴随或不伴随多毛症。其他典型的NF皮肤表现将随时间发展逐步出现。

138.11.3　结节性硬化症

结节性硬化症（tuberous sclerosis, TS）是一种常染色体显性的多系统神经皮肤疾病，以多器官广泛分布的错构瘤为其特征，包括脑、心脏、皮肤、眼、肾脏、肺和肝脏（Curatolo et al. 2008）。绝大多数TS的表现在3岁后变得明显。TS最早出现的皮肤损害是色素减少的斑疹，也被称作"柳叶状"斑疹，通常生后即出现。这些皮损经常以其他形状呈现，可能是圆的，最常见的是多角形的。通常直径0.5~2cm，像一个指纹状的。其他TS在出生时可能出现的临床表现是簇状毛发色素减退。然而这些发现对TS而言并非具有特异性。任何伴随脱色素斑疹或白色簇状毛发的新生儿应该随访观察是否出现TS的其他临床表现。

138.11.4　Ito黑素细胞减少症

最初被描述为无色素性色素细胞失禁症，黑素细胞减少症是一种先天性多器官的神经皮肤疾病，通常表现为神经系统、肌肉骨骼系统和眼睛的异常（Gómez-Lado et al. 2004）。本病的特征是色素减退斑疹，在肢端表现为排列成线状，在躯干表现为漩涡状或斑点样的。这些斑疹出生时或在生后1岁内出现。它们可能是不对称的、单侧或双侧，也可能发生于任何部位，掌、跖和黏膜除外，不会出现大疱或疣状增生，在儿童晚期或青年期颜色恢复到正常。最严重的并发症累及CNS，导致智力落后和癫痫。超过50%的病例两者均有发生，并且成为最严重和频繁发生的并发症。

138.11.5　斑驳病

斑驳病是一种罕见的常染色体显性遗传异常。由于从神经嵴分化的黑素母细胞的迁移和成熟缺陷导致。以先天性广泛和对称分布在前额、前胸和肢端白斑以及前额簇状白发为特征。典型者可以观察到在脱色素区小片正常色素的皮肤。稳定期斑驳病皮肤脱色终身不变（Sa et al. 2007）。

138.11.6　白化病

黑色素系统的基因异常导致合成黑色素减少或缺失被称为白化病。眼皮肤白化病（oculocutaneous albinism, OCA）是一组遗传性黑色素生物合成障碍，以毛发、皮肤和眼的色素普遍减退为特征（Summers 2009）。黑色素合成减少可以主要局限在眼部，导致眼白化病。临床OCA的病谱变化多样，其中OCA1A是最严重的类型，终身黑色素生成完全缺失。白化病的患儿眼中央凹发育不全是不可避免的，通常伴随其他特征性眼部症状。皮肤和头发色素减退的程度随OCA的类型而变化，但一般是减少的。皮肤癌的发生率可能增加。所有4种OCA均为常染色体隐性遗传异常，诊断依据色素减退的皮肤和毛发伴随眼部症状。斜视和眼球震颤应被及时纠正，推荐使用遮光剂，应建议常规皮肤检查以早期发现皮肤癌症。OCA患者拥有正常的寿命、生长发育、智力及生育能力。

138.11.7　瓦登伯格综合征

瓦登伯格综合征是一种常染色体显性遗传异常，可分为4种类型。1型瓦登伯格综合征以眼眦错位、感觉神经性听力丧失、先天性皮肤色素减退性斑片、前额白发、宽鼻根、一字眉以及虹膜异色为特征。

138.11.8　Chediak-Higashi 综合征

染色体 1q 臂上的基因缺陷导致常染色体隐性遗传异常。Chediak-Higashi 综合征的临床特征为：皮肤避光部位区域的颜色较父母和兄弟姐妹浅、头发灰白，以及伴有发热、肝脾和淋巴结肿大的周期性发作并危及生命且全身受累的"加速期"表现。Epstein-Barr 相关的恶性淋巴瘤通常是致命的。

138.11.9　着色性干皮病

着色性干皮病是一种罕见的，基于核苷酸剪切修复或复制后修复缺陷的隐性遗传疾病（Lichon and Khachemoune 2007）。本病最早被发现的临床表现是急性日光过敏。这种对光的敏感性伴随长期的红斑、水肿和水疱而被引起重视。严重的光化学改变导致早期发生皮肤癌症。由于皮肤恶性疾病的转移导致死亡，多数患者无法存活至成年。诊断可以通过所谓的非程序 DNA 合成确定。着色性干皮病必须与其他所谓的 DNA 修复缺陷综合征相鉴别，包括 Cockayne 综合征和毛发硫性营养不良。

138.11.10　神经皮肤黑变症

NCM 是一种罕见的先天性斑痣性错构瘤病，以皮肤和软脑膜局灶性或弥散性黑生成细胞增生为特征（Burstein et al. 2005）。该综合征被认为是胚胎神经外胚层形成错误所致。三分之二罹患 NCM 的患者有巨大的先天性黑细胞痣，其余三分之一有多发病变但没有巨大的皮疹。患者可能由于颅内出血、脑脊液循环障碍或黑素细胞恶变在早期出现神经系统表现。有症状的 NCM 患儿的预后很差，在伴随巨大和多发先天性黑素细胞痣（congenital melanocytic nevi, CMN）的患儿随访中，医生应当注意上述情况，以帮助诊断和治疗。

138.12　胎记

138.12.1　色素沉着性胎记

138.12.1.1　先天性黑素细胞痣

CMN 是起因于神经脊中黑素细胞前体迁移中断。初生婴儿发生率 0.2%~2.1%。根据痣直径的大小，被人为分为小（<1.5cm）（图 138.13）、中（1.5~20cm）（图 138.14 和图 138.15）和大（>20cm）。痣最常发生部位为背下部和大腿部，颜色从棕色至黑色。出生时痣通常为小而扁平，颜色为粉红色或苍白或棕色。巨大 CMN 非常少见，出生时即非常明显。随着婴儿生长，痣的颜色会加深，痣的表面会变得粗糙或有疣状结节。95% 的皮损会伴有多毛，在青春期会更明显。头部、颈部或后中线区域的巨大 CMN 可能与潜在的 NCM 存在相关性。皮损的大小和大皮损周围存在卫星灶痣增加恶性倾向（Krengel et al. 2006）。更小的痣未得到深入研究，小于 1.5cm 的黑痣恶变很罕见或仅仅发生在青春期之后。关于巨大 CMN 的治疗，有多种治疗选择，如外科切除（整体或分阶段）、移植、组织扩张器、磨皮术和刮除术。刮除术最好在出生后 2 周内进行（Batta 2000）。

138.12.1.2　利用皮肤镜管理先天性黑素细胞痣

皮肤镜是一种非侵害性技术，可以看到临床体格检查不能看到的结构。如果熟练掌握，可以增加色素性疾病特别是恶性黑色素瘤诊断的准确性。先天性痣的皮肤镜特征为均匀分布的网格状、球状（见图 138.13）和均质状结构模式（见图 138.14）。

138.12.1.3　表皮黑素细胞增多症

表皮黑素细胞增多症包括蒙古斑、太田痣、伊藤痣和蓝痣。

蒙古斑是边界欠清的扁平，蓝灰色或棕色皮损，主要是源于黑素细胞嵌于皮肤深层。皮损可单发或多发，一般位于背部或臀部，其他部位也可受累。可能被误认为是淤青。在美国土著黑人、亚洲和西班牙人群更常见。多数皮损在 2 岁时消退，不需要治

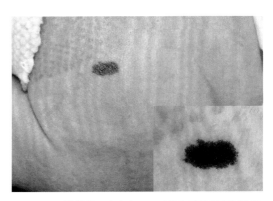

图 138.13　臀部的一个小（<1.5cm）的先天性黑素细胞痣，皮肤镜检查显示均匀的球状结节分布模式

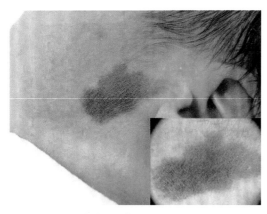

图 138.14　面颊部位的中等大小（1.5~2.0cm）的先天性黑色素痣，皮肤镜检查显示弥漫的均质性改变

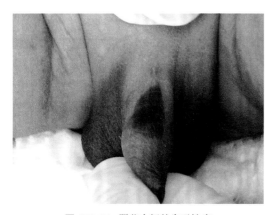

图 138.15　阴茎中间的先天性痣

疗。太田痣是一种面部持久性蓝灰色斑片，通常单侧分布，且伴有同侧的巩膜、结膜、视网膜、口腔黏膜受累，东方人最常见，有超过 50% 的病例在出生时合并青光眼。在成人发生黑色素瘤的情况罕见（Sinha et al. 2008）。伊藤痣有别于太田痣分布的区域，主要分布在锁骨上区域、肩胛区或三角肌区，可能与同侧分布或双侧分布的太田痣存在相关性。常见的蓝痣是一种获得性圆顶状蓝黑色斑块，直径通常小于 1cm。它们通常位于手足背或其附近。

138.12.1.4　表皮痣

表皮痣是一种以表皮及附属器增生为特征的错构瘤。它们有不同的分类（表 138.17）。皮损颜色或深或浅，单侧或双侧分布，可以累及任何部位的皮肤，但主要累及肢体，沿 Blaschko 线分布。由于头皮和面部明显的皮脂腺，表皮痣颜色为黄橙色，且缺乏毛发。他们通常呈线状分布。婴儿期通常是扁平的，青春期，由于雄激素作用，通常会变得粗糙，呈疣

状、乳头瘤样改变。多数表皮痣是稳定的，但表皮痣内部会发生良性或恶性肿瘤。Jassonhn 皮脂腺痣是先天性皮肤和附属器的错构瘤。可以为孤立的皮损，或较为罕见、复杂的综合征。皮脂腺痣综合征以皮脂腺痣和皮肤外器官异常为特征，通常累及神经外胚层来源的器官。目前已发现至少 6 种不同类型的表皮痣综合征（表 138.18）（Harrison-Balestra et al. 2007）。

表 138.17　表皮痣

表皮痣	由皮肤表面增生的表皮组成，典型表现为疣状丘疹，融合形成界限清楚的肤色至棕色的乳头状丘疹
皮脂腺痣	包括疣状表皮痣的表现，但还包括真皮层畸形，最明显的为真皮层皮脂腺异位或高度增生
黑头粉刺样痣	表现为密集分布的、开放性的毛囊丘疹，中心伴有黑色角质栓，类似粉刺
局泌汗腺痣	较罕见，组织学表现为螺旋状外分泌腺的数量和大小增加
顶泌汗腺痣	罕见，组织学上表现为高度增生的成熟的顶泌汗腺，主要分布于上胸部和腋下
Becker 痣	首先表现为躯干或上臂的不规则的色素沉着（黑色素沉着或高度色素沉着），逐渐不规则扩大、变厚，通常多毛
白色海绵状痣	双侧白色角化性斑疹和丘疹，特别分布于颊黏膜，但唇、舌、阴道、直肠黏膜也可能受累

表 138.18　表皮痣综合征的类型

定义明确的综合征根据组织病理皮肤外观表现和基因表现	– 皮脂腺痣综合征（SNS）
	– 粉刺样痣综合征（NCS）
	– Becker 痣综合征（BNS）
	– 斑痣性错构瘤病性色素沉着角化病（PPK）
	– Proteus 综合征
	– 先天性半发育异常伴鱼鳞病样痣和肢体缺陷（CHILD）

138.12.2　血管性胎记

根据血管性胎记的细胞学特征、临床特征和自然病史，血管性胎记分为血管性肿瘤和血管畸形。血管性肿瘤也称血管瘤，与血管增生有关，可以是婴

儿血管瘤或先天性血管瘤。血管畸形有一个最初的快速增殖期,随后进入退化期。根据累及的脉管类型,分为毛细血管畸形、静脉畸形、淋巴管畸形、动脉畸形或混合畸形,它们出生时即有,随生长发育成比例生长,不会自然的消退(Krengel et al. 2006)。

138.13 血管性肿瘤

138.13.1 血管瘤(草莓痣)

血管瘤是婴儿时期最常见的良性血管肿瘤,发生率1.1%~2.6%(图138.16)。女婴发生血管瘤的概率是男婴的3倍。早产是血管瘤发生的风险因素。出生时,皮损可以表现为鲜艳的草莓红色,或是苍白斑块或是绕以白色晕斑的毛细血管扩张。血管瘤可以增生18个月,以后开始消退。50%的血管瘤在5岁时完全消退,90%的血管瘤10岁完全消退。在自然消退后,会残留萎缩的表皮,毛细管血管扩张,色素减退或瘢痕(Moure et al. 2007)。尽管血管瘤是良性的,但血管瘤也会发生溃疡、疼痛、感染、出血和瘢痕等并发症(图138.17)。血管瘤累及眼、鼻、口腔、耳道或重要器官时需要在新生儿时期转诊。非复杂的血管瘤需要定期随访。全身应用类固醇激素可用于有问题的增生性血管瘤的选择性治疗。如果皮损影响气道或视力,激光治疗也是一种选择。普萘洛尔是治疗危及生命的血管瘤的药物(Smolinski and Yan 2005;Denoyelle et al. 2009)。普萘洛尔的高疗效和低不良事件发生率解释了为什么这种治疗现在被广泛认为是复杂血管瘤的一线治疗药物(Yang et al. 2015)。

138.13.2 卡-梅综合征

卡-梅综合征(Kasabach-Merritt Syndrome,KMS)是一种消耗性凝血障碍性疾病,表现为快速进展的血管瘤、血管肿瘤和其他畸形,包括血小板减少症。血小板减少主要继发于血小板聚集在皮损内、微血管溶血性贫血和局灶性消耗性凝血病。某些病例可能是发生了DIC(Abass et al. 2008)。KMS与典型的血管瘤无相关性,但与卡波西样血管内皮瘤或丛状血管瘤存在相关性。它们通常为深红/蓝色,质地坚实。男女发病分布相同。如果不治疗KMS可危及生命,需要积极治疗,包括糖皮质激素、α-干扰素、长春新碱、放射治疗和手术治疗。抗血小板药物、输血及输注血液制品也是需要的。

138.14 血管畸形

138.14.1 毛细血管畸形(葡萄酒色斑或鲜红斑痣)

毛细血管畸形是一种血管性胎记,新生儿发生率0.3%,由真皮中成熟扩张的毛细血管构成,表现为不同大小,颜色从粉红色到深红色的红色斑块。面部最常受累,通常为单侧(图138.18)(Ch'ng and Tan 2008)。皮损随儿童生长发育成比例生长,颜色随年龄加深。葡萄酒色斑位于三叉神经分布的眼支支配区与青光眼存在相关性。

138.14.2 Sturge-Weber 综合征

Sturge-Weber 综合征是以青光眼三联征、抽搐、

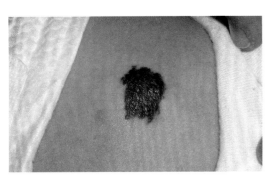

图138.16 腹部鲜艳的草莓红色血管瘤

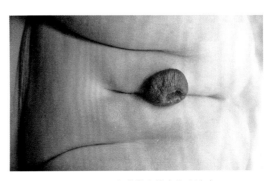

图138.17 生殖器血管瘤发生溃疡

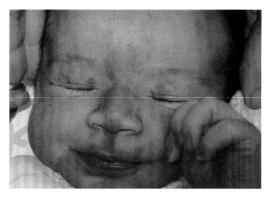

图 138.18 新生儿面部的毛细血管畸形（葡萄酒色斑或鲜红斑痣）

葡萄酒色斑、脑及脑膜血管瘤为表现的一组临床综合征。葡萄酒色斑位于三叉神经分布的眼支（V1）强烈提示存在潜在的神经系统和 / 或眼部病变，需要持续的眼科监测和 / 或神经内科或神经外科管理（Hennedige et al. 2008）。

138.14.3 单纯痣

单纯痣是一种血管性胎记，发生于 33% 的新生儿。这些扁平的，橙红色皮损主要是由于真皮内的毛细血管扩张引起，位于眼部、头皮、颈部，对称分布，按压时退色。

138.14.4 静脉畸形

静脉畸形通常在出生时即存在，根据发生位置不同，可能在以后的生活中才出现临床表现。外观可以从边界模糊的蓝色斑片到柔软的蓝色包块。当静脉压增加时，如哭闹，通常会导致肿胀。也可能终身无症状。即便是在 2 岁以下的婴幼儿，静脉畸形也经常容易发生阵发性血栓。

138.14.5 动静脉畸形

动静脉畸形是一种先天性动静脉紊乱畸形，动静脉之间无毛细血管连接。在发育初期动脉与静脉之间存在大的分流，因为发育缺陷或发育停滞，可能导致动静脉直接相连并持续存在。动静脉畸形表现为皮肤颜色改变，温度高于周围皮肤，听诊时存在有规律的搏动。根据部位不同，表现不同，通常是无症状的。伴随神经系统症状的中枢神经系统受累并不

罕见。

138.14.6 淋巴管畸形

淋巴管畸形是相对罕见的。主要有两个主要类型：淋巴管瘤和囊状淋巴管瘤。前者表现为淋巴管瘤形成肿块，后者表现为大的囊肿或者由于淋巴管阻塞一包大量淋巴液。两者均表现为慢慢变大的不柔软的肿块。常见部位为头颈部，其次为躯干部、腋下、四肢，在右侧的皮损更为常见。分布在喉和口腔的皮损并不常见，这种病例或者重要组织受累时，通常手术切除治疗（Bloom et al. 2004）。

138.15 先天性皮肤附属器疾病

138.15.1 先天性指（趾）甲疾病

新生儿最常见的指（趾）甲疾病列于表 138.19。许多主要累及皮肤和黏膜的遗传性皮肤疾病，或多或少也会伴随特征性指（趾）甲改变（Fistarol and Itin 2002）。大疱性表皮松解症会伴有甲改变，特别是在交界型和营养不良型。X 连锁的先天性角化不良症，甲板会完全缺如或发育不良，也可能存在翼状胬肉。先天性厚甲是一种罕见的常染色体显性遗传的皮肤病，其临床特征为对称性甲增厚及甲脱色，伴有甲楔形增厚、皱缩或爪样表现，出生时会观察到皮肤囊肿、毛发异常、牙齿异常（Das et al. 2009）。甲髌综合征是一种伴有骨和肾脏疾病的先天性常染色显性遗传性皮肤病，出生时即可观察到指甲过小或无甲症，尤其是大拇指甲，甲半月为三角形或 V 字形。

表 138.19 新生儿指（趾）甲疾病

甲疾患	表现
无甲症	甲缺如；罕见；可能是由于先天性外胚层发育缺陷或异常表现如大疱性表皮松解症，严重的表皮剥脱性疾病或感染
小甲症	甲板小；比正常人短或窄；不常见；与某些综合征或毒物暴露有关
甲分裂	远端甲板至游离缘分裂。主要是大拇指 / 趾，吸吮是加重的因素
婴儿足趾甲嵌甲	薄而尖锐的大趾趾甲嵌入高度肥厚的甲边缘皱襞，这种情况随着年龄生长而改善

续表

甲疾患	表现
球拍甲或甲肥厚	指甲较宽且较短,反映出远端指骨形成的潜在障碍
多甲	罕见;由于远节指骨分叉,同一指上有多根指甲。应询问孕妇的致畸源暴露史
先天性大趾甲畸形	跗趾远端由纵向水平向横向水平生长。大约50%患者症状可自行缓解

138.16 新生儿脱发的主要原因

新生儿脱发分为局限型和弥漫型,见表138.20。新生儿枕部脱发和休止期脱发较常见,被认为是生理性脱发,其他很少见。

表138.20 先天性脱发

局限性脱发	弥散性脱发
– 新生儿休止期脱发	– 斑秃
– 新生儿枕部脱发	– Marie Unna 毛发稀少症
– 头癣	– Rothmund-Thompson 综合征
– 斑秃	– 外胚层发育不良
– 先天性三角脱发	– 大疱表皮松解症
– 先天性皮肤发育不全	
– 脑脊膜膨出或囊性损害处脱发	
– 先天性痣	

138.16.1 斑秃

斑秃是一种非瘢痕性脱发,新生儿时期很罕见(Lenane et al. 2005)。

138.16.2 先天性三角形脱发

先天性三角形脱发是一种三角形、柳叶形或卵圆形脱发,通常位于颞部发际线后(图138.19)。这可能是先天性的,但通常见于儿童。脱发可能是单侧或双侧,完全脱发或只遗留细绒毛样发。先天性三角形脱发可作为次要特征出现。

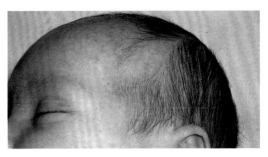

图138.19 颞区的先天性三角形斑秃

138.16.3 少毛症

少毛症是一种罕见的常染色体显性遗传毛发发育不良,可以在生后即表现为进行性脱发。

138.17 更多常见的先天性肿瘤

138.17.1 皮样囊肿

皮样囊肿(dermoid cyst,DC)是一种良性的、先天性的、单发或偶见多发的错构瘤。它包裹在一层较厚的皮样囊壁内,包含多种皮脂腺以及几乎所有的皮肤附属器。毛发和丰富的脂肪组织包裹来自外胚层从未分化到完全分化的结构,这些结构通常居于正中线,有一个较深的窦道连接表皮。常见好发部位包括前额、眼角外侧和颈部(Rosa et al. 2008)。鼻背侧的浅表DC被称为瘘管,以中心成簇的毛发或与颅内交通为特征。DC可能位于皮下组织深部、颅内或眶内。感染、破裂或脓肿形成是治疗DC时可能的严重并发症。无论其位置所在,都应选择手术切除治疗。

138.17.2 先天性白血病

25%~30%先天性白血病患者存在皮肤浸润,通常表现为广泛分布的蓝色、红色或紫色质硬结节。先天性白血病皮肤表现可先于白血病的其他临床表现4个月出现。

138.17.3 脑脊膜膨出

脑脊膜膨出是一种胚胎形成过程中神经管的异常膨出或闭合缺陷所致的发育缺陷。典型表现为头皮正中线或脊髓旁侧的与皮肤颜色相同的结节。治疗选择是将其手术切除。

138.17.4　婴儿臀部肉芽肿

婴儿臀部肉芽肿是一种良性的肉芽肿性皮疹，累及臀部区域，可能类似赘生物形成过程。它可能作为原发刺激性尿布皮炎的并发症出现，典型者自行缓解无需治疗。

138.18　其他皮肤畸形

138.18.1　先天性皮肤发育不良

先天性皮肤发育不良是一种罕见的先天畸形，表现为出生时局限性或广泛的皮肤缺如（图138.20）。皮损通常表现为非炎症性的溃疡或大小不同、边界清晰的黏膜缺陷，接近头顶正中。头发缺如是其固定特征，绝大部分单个皮损是卵圆形以及小面积的（0.5~3cm），生后1周逐渐自愈，遗留萎缩性或肥厚性瘢痕伴随斑秃（Aloulou et al. 2008）。

大面积的头皮缺损可能延伸累及硬脑膜。鉴别诊断包括：头皮感染、较小的脑脊膜膨出、脑或神经胶质组织异位、外伤损害、"刀砍样"硬斑病、皮脂腺痣、HSV-2感染、色素失禁症以及大疱表皮松解症。该情况可能与特异性致畸剂、宫内感染、大疱表皮松解、染色体异常、外胚层发育不良或其他导致畸形的综合征相关（表138.21）（Burkhead et al. 2009）。

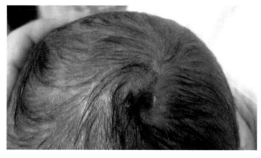

图 138.20　先天性皮肤发育不良

138.18.2　副乳

副乳是一种常见的先天畸形，男婴居多，表现为两侧乳头旁多余的乳头和/或相关组织，通常出现

表 138.21　先天性皮肤发育不全的相关系统性分布

中枢神经系统	– 脑积水
	– 脑脊膜膨出
	– 痉挛性瘫痪和精神发育落后
	– 隐性脊柱裂
心血管系统	– 动静脉畸形
	– 主动脉缩窄
	– 先天性心脏病
胃肠道系统	– 唇腭裂
	– 肠淋巴管扩张症
	– 脐膨出
眼	– 近视和锥 - 杆功能失调
	– 眼 - 外胚层综合征
混杂的其他方面	– 腹侧壁和/或神经管关闭缺陷
	– 大理石样皮肤
	– 斑驳病

在胸部，它们经常位于胚胎乳线附近，有时表现色素沉着，可能被误诊为先天性黑色素痣。

138.18.3　副耳

副耳是一种常见的与第一和第二腮弓发育障碍相关联的先天异常。表现为在耳旁突起的小的与皮肤颜色皮赘或结节，它由正常的表皮伴随皮肤脂肪组织、毛囊皮脂腺单位、外分泌汗腺、弹性纤维和软骨组成。

138.18.4　鳃裂囊肿

鳃裂囊肿是先天性上皮囊肿，起自颈部背侧，通常位于胸锁乳突肌前侧外缘附近，由于胚胎发育鳃裂未退化形成（Koch 2005）。鳃裂囊肿是最常见的先天性颈部肿块，2%~3%的病例呈现双侧病变，通常无症状，但一旦感染它形成颈部深脓肿或瘘管，依据畸形大小和肿块解剖上的延伸，可能发生吞咽困难、发声困难、呼吸困难以及喘鸣。

由于鳃裂囊肿不会自发性消退、高概率的反复感染和少见的恶性变，外科手术是治疗鳃部异常的方法。

138.18.5 羊膜带综合征

　　羊膜带综合征是一种罕见的先天性异常,由于宫内纤维性羊膜带缠绕胚胎部分导致(通常发生于肢体或手指、脚趾端)(Goldfarb et al. 2009)。预后由限制性羊膜带的位置和严重度决定。轻症病例可能导致切除手指或脚趾或并指畸形(图138.21)。更严重的病例羊膜带缠绕过紧导致血流供应减少,可能需要截肢。羊膜带综合征是最严重并威胁生命的并发症,当羊膜带缠绕重要生命部位例如头部、脐带时可导致胎儿死亡。

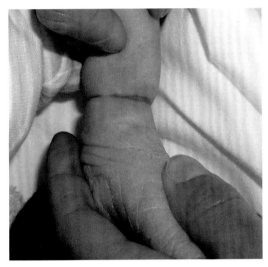

图 138.21 在宫内下肢被纤维性羊膜系带缠绕导致羊膜带综合征(ABS)

参考文献

Abass K, Saad H, Kherala M, Abd-Elsayed AA (2008) Successful treatment of Kasabach-Merritt syndrome with vincristine and surgery: a case report and review of literature. Cases J 1:9

Akin C, Valent P (2014) Diagnostic criteria and classification of mastocytosis in 2014. Immunol Allergy Clin N Am 34(2):207–218

Aloulou H, Chaari W, Khanfir S et al (2008) Aplasia cutis congenita of the scalp (5 observations). Arch Pediatr 15:382–387

Alper JC (1986) The genodermatoses and their significance in pediatric dermatology. Pediatr Dermatol Clin 4:45–54

Babu NA, Rajesh E, Krupaa J, Gnananandar G (2015) Genodermatoses. J Pharm Bioallied Sci 7(1): S203–S206

Batta K (2000) Management of large birthmarks. Semin Neonatol 5:325–332

Bedocs PM, Kumar V, Mahon MJ (2009) Pemphigoid gestationis: a rare case and review. Arch Gynecol Obstet 279:235–238

Bethel J (2014) Identification and treatment of scabies in infants. Emerg Nurse 22(4):24–27

Bloom DC, Perkins JA, Manning SC (2004) Management of lymphatic malformations. Curr Opin Otolaryngol Head Neck Surg 12:500–504

Boralevi F, Diallo A, Miquel J, Guerin-Moreau M, Bessis D, Chiavérini C, Plantin P, Hubiche T, Maruani A, Lassalle M, Boursault L, Ezzedine K, Groupe de Recherche Clinique en Dermatologie Pédiatrique (2014) Clinical phenotype of scabies by age. Pediatrics 133(4):e910–e916

Burkhead A, Poindexter G, Morrell DS (2009) A case of extensive aplasia cutis congenita with underlying skull defect and central nervous system malformation: discussion of large skin defects, complications, treatment and outcome. J Perinatol 29:582–584

Burstein F, Seier H, Hudgins PA, Zapiach L (2005) Neurocutaneous melanosis. J Craniofac Surg 16:874–876

Ch'ng S, Tan ST (2008) Facial port-wine stains – clinical stratification and risks of neuro-ocular involvement. J Plast Reconstr Aesthet Surg 61:889–893

Chang JT, Chiu PC, Chen YY et al (2008) Multiple clinical manifestations and diagnostic challenges of incontinentia pigmenti-12 years' experience in a medical center. J Chin Med Assoc 71:455–460

Cohn MS, Mahon MJ (1994) Telangiectasia macularis eruptiva perstans. J Am Osteopath Assoc 94:246–248

Courjon J, Hubiche T, Phan A, Tristan A, Bès M, Vandenesch F, Etienne J, Del Giudice P, Gillet Y (2013) Skin findings of Staphylococcus aureus toxin-mediated infection in relation to toxin encoding genes. Pediatr Infect Dis J 32(7):727–730

Curatolo P, Bombardieri R, Jozwiak S (2008) Tuberous sclerosis. Lancet 372:657–668

Das JK, Sengupta S, Gangopadhyay A (2009) Pachyonychia congenita type 2. Indian J Adv Dermatol Venereol Leprol 75:321–322

Denoyelle F, Leboulanger N, Enjolras O et al (2009) Role of propranolol in the therapeutic strategy of infantile laryngotracheal hemangioma. Int J Pediatr Otorhinolaryngol 73:1168–1172

Dhar S, Banerjee R, Malakar R (2012) Neonatal erythroderma: diagnostic and therapeutic challenges. Indian J Dermatol 57(6):475–478

Fine JD, Bruckner-Tuderman L, Eady RA et al (2014) Inherited epidermolysis bullosa: updated recommendations on diagnosis and classification. J Am Acad Dermatol 70(6):1103–1126

Fistarol SK, Itin PH (2002) Nail changes in genodermatoses. Eur J Dermatol 12:119–128

Freeman AF, Holland SM (2009) Clinical manifestations, etiology, and pathogenesis of the hyper-IgE syndromes. Pediatr Res 65:32R–37R

Freeman AF, Domingo DL, Holland SM (2009) Hyper IgE (Job's) syndrome: a primary immune deficiency with oral manifestations. Oral Dis 15:2–7

Ghosh S (2015) Neonatal pustular dermatosis: an overview. Indian J Dermatol 60(2):211

Goldfarb CA, Sathienkijkanchai A, Robin NH (2009) Amniotic constriction band: a multidisciplinary assessment of etiology and clinical presentation. J Bone Joint Surg Am 91:S68–S75

Gómez-Lado C, Eirís-Puñal J, Blanco-Barca O et al (2004) Hypomelanosis of Ito. A possibly under-diagnosed heterogeneous neurocutaneous syndrome. Rev Neurol 38:223–228

Greenberg RG, Benjamin DK Jr (2014) Neonatal candidiasis: diagnosis, prevention, and treatment. J Infect 69 (Suppl (1)):S19–S22

Gross U, Hoffmann GF, Doss MO (2000) Erythropoietic and hepatic porphyrias. J Inherit Metab Dis 23:641–661

Gushi M, Yamamoto Y, Mine Y et al (2008) Neonatal pemphigus vulgaris. J Dermatol 35:529–535

Happle R (2006) X-chromosome inactivation: role in skin disease expression. Acta Paediatr Suppl 95:16–23

Harrison-Balestra C, Gugic D, Vincek V et al (2007) Clinically distinct form of acquired dermal melanocytosis with review of published work. J Dermatol 34:178–182

Has C, Kiritsi D (2015) Therapies for inherited skin fragility disorders. Exp Dermatol 24(5):325–331

Hennedige AA, Quaba AA, Al-Nakib K (2008) Sturge-Weber syndrome and dermatomal facial port-wine stains: incidence, association with glaucoma, and pulsed tunable dye laser treatment effectiveness. Plast Reconstr Surg 121:1173–1180

Hersh JH (2008) Health supervision for children with neurofibromatosis. American Academy of pediatrics committee on genetics. Pediatrics 121:633–642

Hoeger PH, Harper JI (1998) Neonatal erythroderma: differential diagnosis and management of the "red baby". Arch Dis Child 79:186–191

Hull S, Arno G, Thomson P et al (2015) Somatic mosaicism of a novel IKBKG mutation in a male patient with incontinentia pigmenti. Am J Med Genet A 167 (7):1601–1604

Inzinger M, Salmhofer W, Binder B (2012) Neonatal lupus erythematosus and its clinical variability. J Dtsch Dermatol Ges 10(6):407–411

James SH, Kimberlin DW (2015) Neonatal herpes simplex virus infection: epidemiology and treatment. Clin Perinatol 42(1):47–59

Januário G, Salgado M (2011) The Harlequin phenomenon. J Eur Acad Dermatol Venereol 25(12):1381–1384

Karim Z, Lyoumi S, Nicolas G et al (2015) Porphyrias: a 2015 update. Clin Res Hepatol Gastroenterol 39(4):412–425

Katugampola RP, Anstey AV, Finlay AY et al (2012) A management algorithm for congenital erythropoietic porphyria derived from a study of 29 cases. Br J Dermatol 167(4):888–900

Kilborn TN, Teh J, Goodman TR (2003) Paediatric manifestation of Langerhans cell histiocytosis: a review of clinical and radiological findings. Clin Radiol 58:269–278

Koch BL (2005) Cystic malformations of the neck in children. Pediatr Radiol 35:463–477

Krengel S, Hauschild A, Schäfer T (2006) Melanoma risk in congenital melanocytic naevi: a systematic review. Br J Dermatol 155:1–8

Kucinskiene V, Sutkute A, Valiukeviciene S (2014) Cutaneous fungal infection in a neonatal intensive care unit patient: a case report and literature review. Pediatr Dermatol 31(3):267–270

Kwak J, Lamprecht C (2015) A review of the guidelines for the evaluation and treatment of congenital syphilis. Pediatr Ann 44(5):e108–e114

Lakdawala N, Grant-Kels JM (2015) Acrodermatitis enteropathica and other nutritional diseases of the folds (intertriginous areas). Clin Dermatol 33(4): 414–419

Lenane P, Pope E, Krafchik B (2005) Congenital alopecia areata. J Am Acad Dermatol 52:S8–S11

Lichon V, Khachemoune A (2007) Xeroderma pigmentosum: beyond skin cancer. J Drugs Dermatol 6:281–288

Lorente Lavirgen AI, Bernabeu-Wittel J, Dominguez-Cruz J, Conejo-Mir J (2012) Neonatal pemphigus foliaceus. J Pediatr 161(4):768

Mallory SB (1991) Neonatal skin disorders. Pediatr Clin N Am 38:745–761

Mancini AJ, Sookdeo-Drost S, Madison KC et al (1994) Semipermeable dressings improve epidermal barrier function in premature infants. Pediatr Res 36:306–314

Méni C, Bruneau J, Georgin-Lavialle S et al (2015) Paediatric mastocytosis: a systematic review of 1747 cases. Br J Dermatol 172(3):642–651

Meurer M (2009) Pemphigus diseases in children and adolescents. Hautarzt 60:208–216

Minić S, Trpinac D, Obradović M (2014) Incontinentia pigmenti diagnostic criteria update. Clin Genet 85 (6):536–542

Monteagudo B, Labandeira J, Cabanillas M, Acevedo A, Toribio J (2012) Prospective study of erythema toxicum neonatorum: epidemiology and predisposing factors. Pediatr Dermatol 29(2):166–168

Moure C, Reynaert G, Lehmman P et al (2007) Classification of vascular tumors and malformations: basis for classification and clinical purpose. Rev Stomatol Chir Maxillofac 108:201–209

Nelson DL (2006) NEMO, NFkappaB signaling and incontinentia pigmenti. Curr Opin Genet Dev 16: 282–288

Neylon O, O'Connell NH, Slevin B, Powell J, Monahan R, Boyle L, Whyte D, Mannix M, McElligott F, Kearns AM, Philip RK (2010) Neonatal staphylococcal scalded skin syndrome: clinical and outbreak containment review. Eur J Pediatr 169(12):1503–1509

Ott H, Hütten M, Baron JM et al (2008) Neonatal and infantile erythrodermas. J Dtsch Dermatol Ges 6(12): 1070–1085

Panko J, Florell SR, Hadley J et al (2009) Neonatal pemphigus in an infant born to a mother with serologic evidence of both pemphigus vulgaris and gestational pemphigoid. J Am Acad Dermatol 60(6):1057–1062

Requena L (1992) Erythrodermic mastocytosis. Cutis 49:189–192

Rosa PA, Hirsch DL, Dierks EJ (2008) Congenital neck masses. Oral Maxillofac Surg Clin N Am 20:339–352

Ruiz-Maldonado R (2007) Hypomelanotic conditions of the newborn and infant. Dermatol Clin 25:373–382

Sa J, Khachemoune A, Guldbakke KK (2007) Piebaldism: a case report and a concise review of the literature. Cutis 80:411–414

Scheck O, Horny HP, Ruck P et al (1987) Solitary mastocytoma of the eyelid. A case report with special reference to the immunocytology of human tissue mast cells, and a review of the literature. Virchows Arch 412:31–36

Serna-Tamayo C, Janniger CK, Micali G, Schwartz RA (2014) Neonatal and infantile acne vulgaris: an update. Cutis 94(1):13–16

Simko SJ, Garmezy B, Abhyankar H et al (2014) Differentiating skin-limited and multisystem langerhans cell histiocytosis. J Pediatr 165(5):990–996

Singalavanija S, Limpongsanurak W, Aoongern S (2014) Neonatal lupus erythematosus: a 20-year retrospective study. J Med Assoc Thai 97(6):S74–S82

Sinha S, Cohen PJ, Schwartz RA (2008) Nevus of Ota in children. Cutis 82:25–29

Sket KV, Giachetti A, Sojo M, Garrido D, Lupo E, Brener P (2013) Congenital cutaneous candidiasis. Arch Argent Pediatr 111(6):556–558

Smith CK, Arvin AM (2009) Varicella in the fetus and newborn. Semin Fetal Neonatal Med 14:209–217

Smolinski KN, Yan AC (2005) Hemangiomas of infancy: clinical and biological characteristics. Clin Pediatr (Phila) 44:747–766

Summers CG (2009) Albinism: classification, clinical characteristics, and recent findings. Optom Vis Sci 86:659–662

Visscher MO, Adam R, Brink S, Odio M (2015) Newborn infant skin: physiology, development, and care. Clin Dermatol 33(3):271–280

Wiechers T, Rabenhorst A, Schick T et al (2015) Large maculopapular cutaneous lesions are associated with favorable outcome in childhood-onset mastocytosis. J Allergy Clin Immunol 136(6):1581–1590

Yang B, Li L, Zhang LX et al (2015) Clinical characteristics and treatment options of infantile. Medicine 94 (40):1–9

第十四篇

附录

检验医学:参考范围和循证医学 139

Mariangela Longini, Fabrizio Proietti, Francesco Bazzini, and
Elisa Belvisi
陈媚媚　翻译, 孙波　审校

目录

摘要

准确可靠的实验室检查对临床管理至关重要。由于个体的变异性,不同个体的实验室检查结果会在一定的范围内波动,因此需要运用统计学来界定参考范围。实验室检查是临床决策过程的重要组成部分,临床决策不仅要考虑检查结果,还要考虑患者的临床情况。循证医学是慎重、准确和明智将在临床研究中得到的最佳的证据用于处理各个个别的患者;这意味着在没有特定临床怀疑的情况下,可避免一些不必要的实验室检查。

要点

1. 分析方法应提供适当的参考范围。

2. 对实验室检查的分析不仅要考虑检测值,还要考虑患者的临床情况。

3. 一个好的实验室检查,能明确地回答提出的临床问题。

4. 在没有特定临床怀疑的情况下进行实验室检查,是导致费用增加的重要原因,也是患者焦虑的来源[尤利西斯综合征(Ulysses syndrome)]。

实验室检查的准确性和可靠性对临床管理决策至关重要。使用适当的分析方法,提供可追溯到参考测量系统的结果,可以使误差最小化。使用适当的参考区间可以进一步减少由于生理变化、分析或生物变异所引起的差异。

实验室检查的参考范围很广,这与个体的巨大变异性(年龄、性别、种族、生活方式、职业、体育锻炼情况、激素水平)有关。有的患者,尽管检测值在正常范围内,仍可能患有尚未确诊的疾病,或者可能属于罹患某种疾病的高风险人群,或者他们可能已经患病,但是由于各种原因,在特定的测试中没有检测值的改变。此外,在儿科人群中很难辨别出这些情况。

特定实验室检查的参考范围可由统计学进行估计或定义。一般情况下,该参考范围包含了呈对称高斯分布的 95% 的值,因此,有 5% 的值排除在外。

超出参考范围的测试值提示有患病的可能性。参考范围越窄,检验结果提示患病但实际上未患病的个体的百分比就越高(假阳性,低特异度)。另一方面,参考范围越宽,实际患病检测值却在参考范围内的个体的百分比就越高(假阴性,低灵敏度)(Geffré et al. 2009)。

对检测结果的分析不仅要考虑检测值,还要考虑临床价值。一个合理的临床数据分析是至关重要的。因此才有了“循证医学”(evidence-based medicine, EBM)的概念。

“EBM” 这个术语是 20 世纪 80 年代在加拿大麦克马斯特医学院提出的,用来命名这种临床学习策略。而在提出这个术语以前,该校对这种临床学习策略的研究已经超过 10 年。

循证医学是慎重、准确和明智地将在临床研究中得到的最佳的证据用于处理各个个别的患者。循证医学的实践意味着将个人的临床专业知识与来自系统研究的最佳外部临床证据结合起来。

EBM 的原则是在 20 世纪 90 年代早期发展起来的（Guyatt 1991），之后不久慢慢开始付诸实践。在下一个 10 年开始时，人们认识到循证医学原则对检验医学的影响（Price 2000）。EBM 包含诊断模式，而基于证据的实验室医学（EBML）侧重于诊断试验的使用和改善患者预后的目标。EBLM 的定义是由 Sackett 等对 EBM 的定义发展而来的，即"在检验医学调查中，慎重、明智和准确地使用最佳证据，以帮助对个别患者的治疗做出决定"（Sackett et al. 1996）。

检验医学是医学实践中不可或缺的一部分，因此，要分析 EBLM 对检验医学实践的影响，就必须关注可用于临床决策并且被成功采纳的证据的质量。

实验室检测对临床决策有重要作用，现代临床实验室可以进行的检测数量相当可观。在过去的几年中，检验医学对新生儿学的影响有了很大的发展和提高。

今天，由于对疾病的基本发病机制的研究和新方法本身的发展，出现了许多新的诊断技术和实验室检测方法。实验室检测提供的用于临床决策的信息，由三分之二上升至四分之三。古老的证据质量"真理标准"描述了 3 个重要的方面：一是要讲真话，二是要讲全部的真话，三是只讲真话。该三维模型可用于描述实验室检测的临床和分析可靠性，并指导结果标准或质量目标转化为方法性能的实用规范（Westgard and Darcy 2004）。

一个好的实验室检查，能明确地回答提出的临床问题。它使医生做出决策并采取行动，使患者从中获益。适当的检测也可以是在不损害患者健康的情况下，具有操作或经济效益（Price 2003）。

在没有特定临床怀疑的情况下进行实验室检查，是导致费用增加的重要原因，也是患者焦虑的来源。这就是众所周知的"尤利西斯综合征"，它是由不必要的、不适当的检查或对结果的错误解读造成的。尤利西斯综合征患者发现自己陷入了一个由进一步调查、转诊、有时甚至是治疗组成的网中，直到最终被确诊为健康，尽管他们本来就是健康的。它在 40 年前（1972 年）首次被描述，而现在实验室可进行的检测数量要多得多，选择越多，责任越大，对辨别能力的要求也越高。

在这个循证医学时代，实验室测试的质量十分重要。就实验室测试的合理使用提出建议，一直是临床生化检验师的基本职责之一。病理学所面临很多困难的根源在于不顾预算减少还要持续增加测试，而不在于所提供的服务是否高效（Waine 2002）。除此之外，改进实验室检查实践还有其他好处，比如可减少测试（尤其是不必要重复测试）的数量，而这不仅可以极大地降低全科医生的费用，还可以大大减少实验室非试剂材料（表格、瓶子、采样耗材等）的成本。

改变成套检查的项目列表可以快速带来改变，如常规电解质和肝功能检测、甲状腺功能障碍的诊断和监测、急性冠脉综合征的诊断、尿液分析和显微镜检查。这些变化，无论是源于单个实验室的倡议，还是整个国家的趋势，都会导致测试数量的巨大变化（Van Walraven et al. 1998）。只有在其收益得到广泛共识的情况下，这种干预才有可能。多项研究表明，实验室测试申请表可以引起显著改变，它通常与其他行为改变共同作用（Van Walraven et al. 1998；Solomon et al. 1998；Novich et al. 1985；Zaat et al. 1992）。摈弃测试申请表，而采用更多基于诊断的申请，无疑将帮助实验室优化分析。

卫生服务结构和经费的改变，将促使实验室和基层医疗信托就病理学检查最佳实践的问题进行更积极的互动。

这要求实验室和临床医生之间的持续对话，而且要求检查实践从医生指定检测项目转变为医生与实验室相互合作。只有得到实验室和用户双方的积极支持，这些倡议才有可能成功，而且这将需要专业机构背书的各种病理学测试的最佳实践建议的整合。尽管已经完成了一些出色的工作，但还需要将测试的适当性放到病理测试安排的首位，这不仅需要制定指南，还需要设计合适的系统来帮助改进适当性。

对于如何带来改变，Lundberg 在 1998 年既悲观又乐观地写道：了解文献；成立适当的小组；同意职权范围；实施变革；教育；接受正面和负面评价；回应有效的投诉；享受更好的服务（Lundberg 1998a；Lundberg 1998b）。"组学"的出现对临床实践有重大影响，它可以帮助医生更好地理解基因、蛋白质、代谢物的功能及其与环境的相互作用。各种组学将能确定许多疾病的生理和病理机制。这些技术将来可能极大地改进疾病的诊断、预后和随访（Rinaudo et al. 2016）。

参考文献

Geffré A, Friedrichs K, Harr K et al (2009) Reference values: a review. Vet Clin Pathol 38(3):288–298

Guyatt GH (1991) Evidence-based medicine. ACP J Club 114:A16

Lundberg GD (1998a) The need for an outcomes research agenda for clinical laboratory testing. JAMA 280:565–566

Lundberg GD (1998b) Changing physician behaviour in ordering tests. JAMA 280:2036–2037

Novich M, Gillis L, Tauber AI (1985) The laboratory test justified: an effective means to reduce routine laboratory testing. Am J Clin Pathol 84:756–759

Price PC (2000) Evidence-based laboratory medicine: supporting decision-making. Clin Chem 46:1041–1050

Price CP (2003) Application of the principles of evidence-based medicine to laboratory medicine. Clin Chim Acta 333(2):147–154

Rang M (1972) The Ulysses syndrome. Can Med Assoc J 106:122–123

Rinaudo P, Boudah S, Junot C et al (2016) Biosigner: a new method for the discovery of significant molecular signatures from omics data. Front Mol Biosci 3:26

Rosenberg W, Donald A (1995) Evidence based medicine: an approach to clinical problem-solving. BMJ 310 (6987):1122–1126

Sackett DL, Rosenberg WMC, Muir Gray JA et al (1996) Evidence based medicine: what it is and what it isn't. BMJ 312:71–72

Solomon DH, Hideki H, Daltroy L et al (1998) Techniques to improve physicians' use of diagnostic tests. JAMA 280:2020–2027

Van Walraven C, Goel V, Chan B (1998) Effect of population-based interventions on laboratory utilization. JAMA 280:2028–2033

Waine C (2002) Pathology in primary care. Address to the opportunities in UK pathology meeting. Laing and Buisson (organizers), London

Westgard JO, Darcy T (2004) The truth about quality: medical usefulness and analytical reliability of laboratory tests. Clin Chim Acta 346(1):3–11

Zaat JOM, van Eijk JTM, Bonte HA (1992) Laboratory test form design in•uences testordering by general practitioners in The Netherlands. Med Care 30:189–9839

140 检验医学：实验室检查和实验室研究方法的参考范围

Mariangela Longini, Fabrizio Proietti, Francesco Bazzini, and Elisa Belvisi
陈媚媚　翻译，孙波　审校

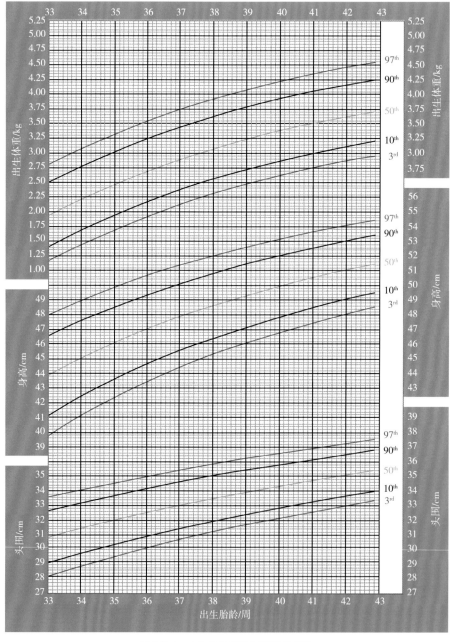

图 140.1　出生体格指标国际标准（男）

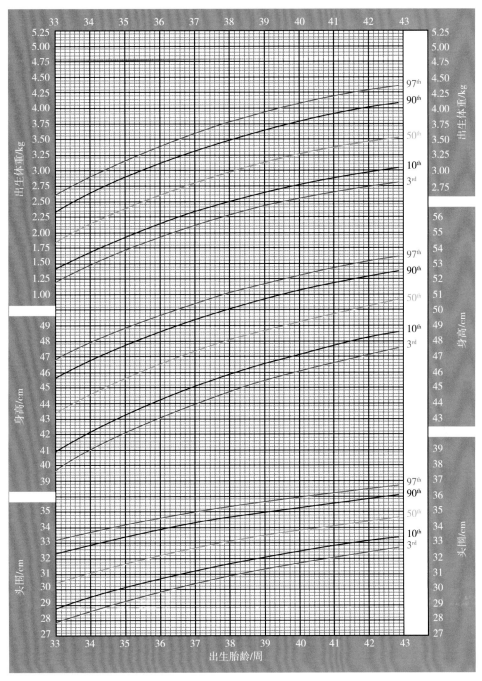

图 140.2 出生体格指标国际标准(女)

(Villar J,Cheikh Ismail L,Victora CG et al(2014)International standards for newborn weight,length,and head circumference by gestational age and sex:the Newborn Cross-Sectional Study of the INTERGROWTH-21st Project. Lancet 384(9946):857-868. PMID:25209487)

表 140.1　不同胎龄正常胎儿脐带血血液学参考值

胎龄	血红蛋白 /（g/gL）	红细胞计数 /（×10⁶ml）	血细胞比容 /%	平均红细胞容积 /fL	总白细胞计数 /（×10⁶μl）	校正白细胞计数 /（×10⁶μl）	血小板计数 /（×10⁶μl）
18~21（N=760）	11.69 ± 1.27	2.85 ± 0.36	37.3 ± 4.32	131.1 ± 11.0	4.68 ± 2.96	2.57 ± 0.42	234 ± 57
22~25（N=1 200）	12.2 ± 1.6	3.09 ± 0.34	38.59 ± 3.94	125.1 ± 7.8	4.72 ± 2.82	3.73 ± 2117	247 ± 59
26~29（N=460）	12.91 ± 1.38	3.46 ± 0.41	40.88 ± 4.4	118.5 ± 8.0	5.16 ± 2.53	4.08 ± 0.84	242 ± 69
>30（N=440）	13.64 ± 2.21	3.82 ± 0.64	43.55 ± 7.2	114.4 ± 9.3	7.71 ± 4.99	6.4 ± 2.99	232 ± 87

Partially modified from Forestier P，Daffos F，CatherineNetal（1991）Developmental hematopoiesis in normal human fetal blood. Blood 77：2360

血细胞分析仪型号：Coulter S plus II。白细胞计数包括白细胞和有核红细胞的数量，校正白细胞计数只包括白细胞的数量，通过手工法减去有核红细胞的数量。

表 140.2　不同胎龄正常胎儿脐带血白细胞计数差异（手工法）

胎龄	淋巴细胞 /%	中性粒细胞 /%	嗜酸性细胞 /%	嗜碱性细胞 /%	单核细胞 /%	有核红细胞 /%（白细胞中）
18~21（N=186）	88 ± 7	6 ± 4	2 ± 3	0.5 ± 1	3.5 ± 2	45 ± 86
22~25（N=230）	87 ± 6	6.5 ± 3.5	3 ± 3	0.5 ± 1	3.5 ± 2.5	21 ± 23
26~29（N=144）	85 ± 6	8.5 ± 4	4 ± 3	0.5 ± 1	3.5 ± 2.5	21 ± 67
>30（N=172）	68.5 ± 15	23 ± 15	5 ± 3	0.5 ± 1	3.5 ± 2	17 ± 40

From Forestier F，Daffos F，Catherine N et al（1991）Developmental hematopoiesis in normal human fetal blood. Blood 77：2360

表 140.3　脐带血血液学参考值（阴道分娩及剖宫产）

分类	阴道分娩（N=63）		剖宫产（N=104）	
	均值	范围	均值	范围
白细胞计数 /（×10⁹/L）	18.4	12.0~34.1	13.6	8.54~39.7
红细胞计数 /（×10¹²/L）	4.78	3.89~6.30	4.62	3.46~6.62
血红蛋白 /（g/dl）	17.6	14.0~23.0	17.1	13.0~23.4
血细胞比容 /%	54.7	41.9~73.1	52.6	40.1~72.2
平均血红蛋白量 /pg	36.5	31.4~41	36.6	32~39.9
平均血红蛋白浓度 /（g/dl）	32.3	30.8~35.9	32.4	30.3~34.4
红细胞分布宽度 /%	17.4	14.9~23.6	17.4	14.2~23.3
血小板计数 /（×10⁹/L）	297	169~607	254	161~424
平均血小板体积 /fl	8.7	7.7~11.4	8.8	7.5~11.5
血小板压积 /%	0.26	0.15~0.48	0.23	0.15~0.36
CD34⁺ 细胞 /（×10⁶/L）	47.7	15.9~253	39.9	7.14~120

Partially modified from Eskola M，Juutistenaho S，Aranko K et al（2011）J Perinatol 258-262. Data obtained with Sysmex K-1000 analyzer（Sysmex，Kobe Japan）

表 140.4 脐血中红细胞、网织红细胞和血清铁标志物

参数	均值	标准差	参考范围
细胞指标			
血红蛋白 /(g/L)	15.9	1.5	14.6~18.9
血红蛋白含量 /%	49	0.5	44~58
平均红细胞体积 /fl	109	4	102~118
平均网织红细胞体积 /fl	124	6	115~136
平均血红蛋白量 /pg	35	1	33~38
平均血红蛋白浓度 /(g/dl)	32.5	1.0	30.6~34.2
网织红细胞百分比 /%	4.0	0.8	2.6~5.4
未成熟网织红细胞分数 /%	24.1	7.8	10.2~40.0
CI-Im/pg	34.9	1.3	32.5~37.2
网织红细胞血红蛋白 /pg	35.6	1.3	33.1~38.6
低色素红细胞百分比 /%	3.0	3.0	0.4~9.9
低色素网织红细胞百分比 /%	42.0	15.6	18.3~76.8
血清测量指标			
转铁蛋白受体 /(mg/L)	2.0	0.7	1.2~4.0
血清铁蛋白 /(μg/L)	198	137	45~636
转铁蛋白受体 /log(血清铁蛋白)	0.95	0.43	0.49~2.1
铁 /(μmol/L)	27.4	7.7	12.2~42.1
转铁蛋白 /(g/L)	2.0	0.4	1.2~2.9
转铁蛋白饱和度 /%	55	19	21~111

From Ervasti M, Kotisaari S, Sankilarnpi U et al(2007)The relationship between red blood cell and reticulocyte indices and serum markers of iron status in the cord blood of newborns. Clin Chem Lab Med 45:1000-1003

使用 ADVIA 120 分析仪(Siemens Diagnostic Solutions)获得 199 个足月新生儿的血液学数据。

表 140.5 新生儿脐带血中有核红细胞(NRBC)的参考范围

胎龄 / 周	出生体重 /g	NRBC 参考值上限	90% CI
26~28(N=120)	780~1 105	22 583	14 080~31 709
29~31(N=128)	1 100~1 720	11 420	8 348~14 002
34~36(N=215)	1 940~2 520	3 748	3 200~4 182
38~40(N=232)	2 905~3 590	2 329	1 806~2 580

Partially modified from Perrone S, Vezzosi P, Longini M et al(2005)Nucleated red blood cell count in term and preterm newborns:reference values at birth. Arch Dis Child Fetal Neonatal 90:174-175

有核红细胞(nucleated red blood cell, NRBC)以绝对计数(NRBC/mm^3)表示,血涂片采用 May-Grunwald-Giemsa 染色法光镜检查计算。

表 140.6　血细胞比容、网织红细胞、出生 15 周内血清可溶性转铁蛋白受体的参考范围

周龄	血红蛋白 /（g/dl）			血细胞比容 /%			网织红细胞 /（10⁹/L）		
	参考范围			参考范围			参考范围		
	均值	下限	上限	均值	下限	上限	均值	下限	上限
0.5	15.0	10.2	22.2	45	30	65			
1.5	13.8	9.8	19.6	41	29	58	59.5	20.2	175.6
2.5	12.8	9.4	17.6	38	28	52	66.8	24.7	181.1
3.5	12.0	9.0	16.1	36	27	47	74.1	29.2	187.9
4.5	11.3	8.6	15.0	34	26	44	81.2	33.7	195.8
5.5	10.8	8.2	14.2	32	25	42	87.9	37.8	204.3
7.0	10.2	7.8	13.3	30	23	39	96.7	43.1	216.7
9.0	9.7	7.3	12.7	29	22	38	105.2	48.4	228.8
11.0	9.5	7.1	12.5	28	21	37	109.0	51.3	231.9
13.0	9.6	7.2	12.7	28	21	37	107.6	51.4	225.2
15.0	10.0	7.6	13.3	30	22	39	101.2	48.1	212.9

周龄	网织红细胞血红蛋白含量 /pg			未成熟网织红细胞分数			血清可溶性转铁蛋白受体 /（mg/L）		
	参考范围			参考范围			参考范围		
	均值	下限	上限	均值	下限	上限	均值	下限	上限
0.5	35.7	31.5	39.9	36.6	13.5	59.7			
1.5	35.0	31.1	38.9	35.5	13.7	57.2	1.4	0.9	2.4
2.5	34.3	30.6	38.1	34.3	13.6	55.1	1.3	0.8	2.3
3.5	33.7	30.1	37.4	33.3	13.1	53.4	1.3	0.8	2.1
4.5	33.1	29.5	36.7	32.2	12.4	52.1	1.2	0.7	2.0
5.5	32.6	29.0	36.2	31.3	11.6	50.9	1.2	0.7	1.9
7.0	31.9	28.3	35.5	29.9	10.3	49.6	1.1	0.7	1.8
9.0	31.2	27.5	34.8	28.4	8.6	48.1	1.1	0.7	1.8
11.0	30.6	26.9	34.3	27.0	7.4	46.7	1.1	0.7	1.9
13.0	30.2	26.5	33.9	25.9	6.7	45.0	1.2	0.7	2.0
15.0	30.0	26.4	33.6	24.9	6.7	43.3	1.3	0.8	2.2

Proni Mäkelä E，Takal TI，Suomine P et al（2008）Hematological parameters in preterm infants from birth to 16 weeks of age with reference to iron balance. Clin Chem Lab Med 46：551-557

　　血液数据通过 ADVIA 120（Siemens Medical Solutions）获得。S-TfR 采用自动免疫浊度法测量（IDeA sTfR-IT，Orion Diagnostica）。在 Modular E 分析仪（Roche Diagnostics）上用 Elecsys 铁蛋白电化学发光免疫分析法测定铁蛋白。

表 140.7　铁蛋白在出生后 15 周的参考

周龄	铁蛋白 [a]/(μg/L)			铁蛋白,无输血 [b]/(μg/L)		
	参考范围			参考范围		
	均值	下限	上限	均值	下限	上限
1.5	221.4	77	636.8	215.5	73.5	631.6
2.5	199.9	65.6	609.2	178.5	56.9	559.8
3.5	180.4	52.8	616.5	149.2	43.9	507.2
4.5	162.8	41.4	640.2	125.9	34.1	465.4
5.5	147.0	32.3	668.4	107.2	26.8	429.7
7.0	126.0	22.6	702.3	85.7	19.2	382.1
9.0	102.6	14.9	708.7	65.7	13.3	324.6
11.0	83.5	10.6	659.1	52.3	10.1	271.7
13.0	68.0	8.2	563.0	43.2	8.3	224.0
15.0	55.3	6.9	444.8	37.0	7.5	182.9

Proni Mäkelä E, Takal TI, Suomine P et al(2008) Hematological parameters in preterm infants from birth to 16 weeks of age with reference to iron balance. Clin Chem Lab Med 46:551-557

[a] 至少两周未输血。

[b] 从未输血(表示最稳定的早产儿的铁蛋白水平)。

电子铁蛋白电化学发光免疫法测定铁蛋白。

表 140.8　早产儿和足月儿 1 岁内全血细胞计数、网织红细胞、铁蛋白、血清可溶性转铁蛋白受体参考范围

周龄	Hb/(g/dl)		Hct/%		红细胞计数/(10^{12}/L)		MCV/fl	
	均值	95%RI	均值	95%RI	均值	95%RI	均值	95%RI
早产儿								
20	11.2	9.2~13.7	32.7	27.1~39.5	4.03	3.15~4.92	81.6	73.2~90.0
25	11.6	9.8~13.8	34.0	28.7~40.1	4.27	3.48~5.07	80.1	72.3~88.0
30	12.0	10.3~14.1	35.1	30.0~41.1	4.47	3.70~5.25	79.0	71.2~86.7
35	12.4	10.6~14.4	36	30.9~42.1	4.64	3.83~5.44	78.1	70.1~86.0
40	12.7	10.8~14.8	36.8	31.5~43.1	4.76	3.92~5.60	77.5	69.3~85.7
45	12.9	10.9~15.2	37.4	31.9~43.8	4.85	3.98~5.71	77.3	68.9~85.6
50	13.0	11.0~15.3	37.8	32.3~44.2	4.89	4.03~5.75	77.3	69.0~85.6
55	13.1	11.1~15.3	38	32.6~44.2	4.90	4.07~5.73	77.6	69.6~85.7
60	13.0	11.2~15.1	37.9	32.9~43.7	4.87	4.11~5.62	78.2	70.7~85.8
足月儿								
20	12.0	10.2~14.1	34.5	29.3~40.7	4.32	3.76~4.87	80.3	74.2~86.4
25	11.9	10.2~13.8	34.5	29.6~40.2	4.38	3.84~4.92	79.0	73.1~84.9
30	11.8	10.1~13.7	34.5	29.8~40.0	4.44	3.90~4.98	78.1	72.3~83.9
35	11.8	10.1~13.7	34.6	30.0~40.0	4.48	3.93~5.03	77.6	71.8~83.4

续表

周龄	Hb/（g/dl）		Hct/%		红细胞计数/（10¹²/L）		MCV/fl	
	均值	95%RI	均值	95%RI	均值	95%RI	均值	95%RI
40	11.8	10.2~13.7	34.8	30.3~40.0	4.51	3.96~5.06	77.4	71.6~83.2
45	11.9	10.3~13.7	35.1	30.7~40.1	4.54	3.99~5.08	77.6	71.7~83.5
50	12.0	10.4~13.8	35.4	31.3~40.2	4.55	4.01~5.08	78.2	72.2~84.1
55	12.1	10.5~14.0	35.9	31.9~40.3	4.55	4.04~5.06	79.1	73.1~85.1

周龄	MCH/pg		网织红细胞/（×10⁹/L）		铁蛋白/（μg/L）		S-TIR/（mg/L）	
	均值	95%RI	均值	95%RI	均值	95%RI	均值	95%RI
早产儿								
20	28.1	25.2~31.0	77.4	39.0~153.5	37.8	7.37~193.9	1.52	1.07~2.16
25	27.7	24.8~30.5	69.7	36.7~132.5	30.1	7.48~120.8	1.54	1.10~2.15
30	27.3	24.4~30.3	64.1	34.3~119.6	24.7	7.06~86.6	1.56	1.12~2.16
35	27.1	24.0~30.2	60.1	32.4~111.8	21.1	6.41~69.5	1.57	1.14~2.17
40	26.9	23.7~30.1	57.6	30.9~107.2	18.6	5.80~59.9	1.59	1.16~2.19
45	26.8	23.5~30.0	56.3	30.1~105.1	17.1	5.41~53.8	1.61	1.17~2.21
50	26.7	23.6~29.9	56.1	30.0~105.2	16.2	5.25~49.8	1.63	1.18~2.25
55	26.8	23.7~29.8	57.2	30.3~107.7	15.9	5.31~47.5	1.65	1.18~2.30
60	26.9	24.0~29.7	59.4	31.1~113.5	16.2	5.44~47.9	1.67	1.18~2.36
足月儿								
20	27.9	25.6~30.2	45.5	25.3~82.2	71.7	21.5~239.7	1.49	1.06~2.08
25	27.3	24.9~29.6	45.2	25.1~81.5	51.1	16.1~162.2	1.52	1.08~2.12
30	26.8	24.3~29.2	45.4	26.1~78.9	38.5	11.5~128.7	1.54	1.09~2.19
35	26.5	23.9~29.0	46.0	27.6~76.6	30.6	8.76~107.0	1.57	1.09~2.27
40	26.3	23.7~28.9	47.1	28.8~76.8	25.8	7.46~89.1	1.60	1.08~2.37
45	26.3	23.6~29.0	48.7	28.7~82.5	22.9	7.01~75.0	1.63	1.07~2.48
50	26.5	23.8~29.2	50.9	26.9~96.3	21.6	6.78~68.6	1.66	1.05~2.62
55	26.9	24.2~29.6	53.7	23.9~121.0	21.5	5.90~78.0	1.69	1.04~2.76

周龄	CHr/pg		白细胞计数/（×10⁹/L）		血小板计数（×10⁹/L）	
	均值	95%RI	均值	95%RI	均值	95%RI
早产儿						
20	29.8	26.6~33.1	9.48	5.63~16.0	478	294~777
25	29.6	26.4~32.8	9.60	5.73~16.1	465	290~744
30	29.4	26.2~32.7	9.71	5.82~16.2	452	286~714
35	29.3	26.0~32.6	9.83	5.92~16.3	439	280~687

续表

周龄	CHr/pg		白细胞计数 /(×10⁹/L)		血小板计数 (×10⁹/L)	
	均值	95%RI	均值	95%RI	均值	95%RI
40	29.2	25.9~32.6	9.94	6.01~16.5	427	274~663
45	29.2	25.8~32.6	10.1	6.09~16.6	415	268~642
50	29.3	25.8~32.7	10.2	6.17~16.8	403	260~623
55	29.4	25.8~32.9	10.3	6.24~17.0	391	252~607
60	29.5	25.9~33.2	10.4	6.31~17.2	380	244~593
足月儿						
20	29.8	27.4~32.1	9.36	5.84~15.0	426	282~646
25	29.2	25.7~32.6	9.19	5.73~14.7	415	269~640
30	28.8	24.7~32.9	9.02	5.57~14.6	404	258~634
35	28.7	24.5~32.9	8.85	5.37~14.6	394	247~628
40	28.9	25.1~32.6	8.68	5.14~14.7	383	237~621
45	29.2	26.4~32.1	8.52	4.88~14.9	373	227~614
50	29.9	27.6~32.2	8.36	4.61~15.2	363	218~607
55	30.8	27.0~34.5	8.21	4.33~15.5	354	209~599

CHr,网织红细胞血红蛋白含量;Hct,红细胞血细胞比容;MCH,红细胞血红蛋白含量;MCV,红细胞容积;RI,参考范围; S-Tfr,可溶性转铁蛋白受体。

From Takale TI,Mäkelä E,Suomine P et al(2010)Blood cell and iron status analytes of preterm and full-term infants from 20 weeks onward during the first year of life. Clin Chem Lab Med 48:1295-1301

血液数据通过 ADVIA 120(Siemens Medical Solutions)获得。S-TfR 采用自动免疫浊度法测量(IDeA sTfR-IT,Orion Diagnostica)。在 Modular E 分析仪(Roche Diagnostics)上用 Elecsys 铁蛋白电化学发光免疫分析法测定铁蛋白。

表 140.9　不同年龄的血小板计数

年龄	血小板计数 /(×10⁹/L)
脐血	288 ± 53
2 天	303 ± 48
5 天	338 ± 59
1 月	343 ± 72
2~11 月	365 ± 49
1~2 岁	314 ± 78
3~4 岁	304 ± 66
5~6 岁	303 ± 65
7~10 岁	295 ± 58
11~15 岁	251 ± 40

Partially modified from Ishiguro A,Nakahata T,Matsubara K et al(1999)Age-related changes in thrombopoietin in children: reference interval for serum thrombopoietin levels. Br J Haematol 106(4):884-888

表 140.10　新生儿部分凝血因子比较 [a]

胎龄	纤维蛋白原/(mg/dl)	因子Ⅱ/(U/ml)	因子Ⅶ/(U/ml)	因子Ⅸ/(U/ml)	因子Ⅺ/(U/ml)	抗凝血酶/(U/ml)	蛋白质 C/(U/ml)
足月儿							
Hathaway and Bonnar (1987); Manco-Johnson et al. (1988)	240 (150)	0.52 (0.25)	1.5 (0.55)	0.35 (0.15)	0.44 (0.16)	0.56 (0.32)	0.32 (0.16)
Andrew et al. (1987,1988)	283 (177)	0.48 (0.26)	1.0 (0.50)	0.53 (0.25)	0.53 (0.20)	0.63 (0.25)	0.35 (0.17)
Corrigan (1992)	246 (150)	0.45 (0.22)	168 (0.50)	0.40 (0.20)	0.44 (0.16)	0.52 (0.20)	0.31 (0.17)
早产儿							
Hathaway and Bonnar (1987); Manco-Johnsonet al. (1988)	300 (120)	0.45 (0.26)	0.93 (0.54)	0.41 (0.20)	0.33 (0.23)	0.40 (0.25)	0.24 (0.18)
Andrew et al. (1987,1988)[a]	243 (150)	0.45 (0.25)	1.1 (0.50)	0.35 (0.19)	0.38 (0.10)	0.38 (0.14)	0.28 (0.12)
Corrigan (1992)	240 (150)	0.35 (0.21)	1.36 (0.21)	0.35 (0.10)	0.22 (0.09)	0.35 (0.10)	0.28 (0.12)

Hathaway W, Bonnar J (1987) Hemostatic disorders of the pregnant woman and newborn infant. Elsevier, New York; Manco-Johnson M, Marlar R et al (1988) Severe protein C deficiency in newborn infants. J Pediatr 113:359

Andrew M, Paes B, Milner R et al (1987) Development of the human coagulation system in the full-term infant. Blood 70:165

Andrew M, Paes B, Milner R et al (1988) Development of the human coagulation system in the healthy premature infant. Blood 72:1651

Corrigan JJ Jr (1992) Normal hemostasis in fetus and newborn: coagulation. In: Polin RA, Fox WW (eds) Fetal and neonatal physiology. Saunders, Philadelphia, pp 1368-1371

[a] 数据以平均值和正常下限表示。早产=30~36 周。

表 140.11 早产儿凝参数 [a]、抗凝和纤溶参考范围

	早产小于胎龄儿(N=68) [均值 ± 标准差;(P2.5,P97.5)]	早产适于胎龄儿(N=71) [均值 ± 标准差;(P2.5,P97.5)]
[1]INR	1.35 ± 0.22(1.02~2.09)	1.32 ± 0.20(1.02~1.85)
[1]PT/s	16.6 ± 2.1(13.2~23.1)	16.4 ± 1.98(13.3~21.4)
[2]APTT/s	51 ± 11(35.4~97.6)	51 ± 12(34.2~102.9)
[1]纤维蛋白原/(mg/dl)	158 ± 46(65~243)	183 ± 80(64~478)
[1]IIc/%	37.6 ± 6.5(23.4~53)	37.2 ± 9(20.5~58)
[1]Vc/%	61 ± 22(23~128)	62 ± 20.4(22.6~120)
[1]VIIc/%	61.2 ± 20.5(17.9~116.5)	68.8 ± 23.7(27.8~124.2)
[1]VIIIc/%	142 ± 80(26~389)	116 ± 57(28~276)
[2]IXc/%	32 ± 22(11.8~107.5)	28 ± 11(11.6~60.5)
[1]Xc/%	41.2 ± 9.7(18.2~65.5)	41.5 ± 10(27.0~68.7)
[1]XIc/%	33.5 ± 14.2(11.3~76.9)	30.5 ± 11.0(13.2~60.4)
[1]XIIc/%	50 ± 22(16~110.7)	47 ± 24(12.7~119.6)
[1]AT Act/%	37.2 ± 11.0(19.5~67.8)	39.0 ± 13.7(16.7~80.3)
[2]PC Act/%	24 ± 8(11.0~50.3)	24 ± 9(10.4~52)
[1]FREE PS Act/%	31.5 ± 9.0(17~57)	31.1 ± 5.9(20~47.6)
[2]APCR	2.3 ± 0.30(1.32~3.13)	2.2 ± 0.34(1.43~3.16)
[2]tPA/(ng/ml)	13.8 ± 8.2(4.5~44.1)	11.4 ± 7.0(3.2~34.6)
[2]PAI-1/(ng/ml)	55.3 ± 24.4(14.9~102.6)	46 ± 24(16.5~122)
[1]VWF Ag/%	202 ± 64(105~355)	193 ± 59(95~339)

Partially modified from Mitsiako G,Giougi E,Chatziioannidis I et al(2010)Haemostatic profile of healthy premature small for gestational age neonates. Thromb Res 126:103-106

1,t 检验;2,Mann-Whitney U 检验;Act,活性;Ag,抗原值;c,促凝剂活性。

所有的参数都是使用 STA 紧凑分析仪和来自 Stago diagnostics(Asnières sur Seine,France)的试剂测定的。

表 140.12 健康足月新生儿凝血试验的参考范围

项目	新生儿
PT/s	13.1 ± 0.9
aPTT/s	35 ± 4.5
血小板/(10^9/L)	214 ± 55
纤维蛋白原/(mg/dl)	251 ± 51
因子Ⅱ/%	73 ± 7
因子Ⅴ/%	93 ± 13
因子Ⅶ/%	88 ± 12
因子Ⅷ/%	113 ± 38
因子Ⅸ/%	86 ± 18
因子Ⅹ/%	72 ± 10
血细胞比容/%	59 ± 3.0

Partially modified from Cerneca F,de Vonderweid U,Simeone R et al(1994)The importance of hematocrit in the interpretation of coagulation tests in the term newborn infant. Hematologica 79:25

[a] 本研究收集了 71 名新生儿的数据,并以均值和标准差表示。根据先前测定的血细胞比容水平,以恒定的抗凝剂和血液比例收集样本。

表 140.13　不同胎龄出血时间参考范围

DOL	≤28 周			29~32 周			33~37 周 (N=104)			≥38 周 (N=104)		
	BT	PL	MPV	BT	PL	MPV	BT	PL	MPV	BT	PL	MPV
1	204 ± 80	255.5 ± 69.4	8.9 ± 1.02	207 ± 105	286.6 ± 81.0	10.8 ± 1.0	157 ± 68	307.0 ± 106.1	10.6 ± 0.8	107 ± 38	315.9 ± 80.9	10.5 ± 1.4
10	152 ± 59	286.0 ± 81.1	9.7 ± 1.3	146 ± 79	300.9 ± 124.3	10.4 ± 1.4	163 ± 92	47.6 ± 93.9	10.7 ± 1.1	88 ± 31	344.2 ± 99.4	10.5 ± 1.6
30	104 ± 45	277.5 ± 99.8	9.9 ± 1.4	173 ± 86	306.1 ± 125.0	10.5 ± 1.4	146 ± 92	314.1 ± 120.9	10.5 ± 1.3	82 ± 39	352.3 ± 139.3	11.3 ± 1.2

Del Vecchio A, Latini G, Henry E et al (2008) Template bleeding times of 240 neonates born at 24-41 weeks gestation. J Perinatol 28:427-431 (表格部分修改)

BT, 出血时间;DOL, 日龄;MPV, 平均血小板体积;PL, 血小板。

a 患者在生命第 1 天 (N 每个出生胎龄组为 1/420)、第 10 天 (N 每组 1/420) 或第 30 天 (N 每组 1/420) 接受检测。

表 140.14　胎儿和足月新生儿的凝血筛查试验和凝血因子

参数	胎儿(孕周)			
	19~23(N=20)	24~29(N=22)	30~38(N=22)	足月新生儿(N=60)
PT/s	32.5(19~45)	32.3(19~44)	22.6(16~30)	16.7(12.0~23.5)
PT(INR)	6.4(1.7~11.1)	6.2(2.1~10.6)	3.0(1.5~5.0)	1.7(0.9~2.7)
APTT/s	168.6(83~250)	154.0(87~210)	104.8(76~128)	44.3(35~52)
TCT/s	34.2(24~44)	26.2(24~28)	21.4(17.0~23.3)	20.4(15.2~25.0)
凝血因子				
I/(g/L Von Clauss)	0.85(0.57~1.50)	1.12(0.65~1.65)	1.35(1.25~1.65)	1.68(0.95~2.45)
IAg/(g/L)	1.08(0.75~1.50)	1.93(1.56~2.40)	1.94(1.30~2.40)	2.65(1.68~3.60)
II c/%	16.9(10~24)	19.9(11~30)	27.9(15~50)	43.5(27~64)
VII c/%	27.4(17~37)	33.8(18~48)	45.9(31~62)	52.5(28~78)
IX c/%	10.1(6~14)	9.9(5~15)	12.3(5~24)	31.8(15~50)
X c/%	20.5(14~29)	24.9(16~35)	28.0(16~36)	39.6(21~65)
V c/%	32.1(21~44)	36.8(25~50)	48.9(23~70)	89.9(50~140)
VIII c/%	34.5(18~50)	35.5(20~52)	50.1(27~78)	94.3(38~150)
XI c/%	13.2(8~19)	12.1(6~22)	14.8(6~26)	37.2(13~62)
XII c/%	14.9(6~25)	22.7(6~40)	25.8(11~50)	69.8(25~105)
PK/%	12.8(8~19)	15.4(8~26)	18.1(8~28)	35.4(21~53)
HMWK/%	15.4(10~22)	19.3(10~26)	23.6(12~34)	38.9(28~53)

Partially modified from Reverdiau Moalic P, Delahouse B, Body G et al (1996) Evaluation of blood coagulation activatorsand inhibitors in the healthy human fetus. Blood 88:900

Ag,抗原值;c,促凝剂活性。数据用均值、95% 参考范围表示。

表 140.15　胎儿和足月新生儿的抗凝因子

参数	胎儿(孕周)			
	19~23(N=20)	24~29(N=22)	30~38(N=22)	新生儿(N=60)
AT/%	20.0(12~31)[a]	30.0(20~39)	37.1(24~55)	59.4(42~80)
HCII/%	10.3(6~16)	12.9(5.5~20)	21.2(11~33)	52.1(19~99)
TFPI/(ng/ml)	21.0(16.0~29.2)	20.6(13.4~33.2)	20.7(10.4~31.5)	38.1(22.7~55.8)
PC Ag/%	9.5(6~14)	12.1(8~16)	15.9(8~30)	32.5(21~47)
PC Act/%	9.6(7~13)	10.4(8~13)	14.1(8~18)	28.2(14~42)
总 PS/%	15.1(11~21)	17.4(14~25)	21.0(15~30)	38.5(22~55)
游离 PS/%	21.7(13~32)	27.9(19~40)	27.1(18~40)	49.3(33~67)
游离 PS/ 总 PS	0.82(0.75~0.92)	0.83(0.76~0.95)	0.79(0.70~0.89)	0.64(0.59~0.98)
C4b-BP/%	1.8(0.6)	6.1(1~12.5)	9.3(5~14)	18.6(3~40)

Partially modified from Reverdiau Moalic P, Delahouse B, Body G et al (1996) Evaluation of blood coagulation activators and inhibitors in the healthy human fetus. Blood 88:900

数据用均值、95% 参考范围表示。

Ag,抗原值;AT,抗凝血酶;c,促凝剂活性;HCII,肝素辅因子II;TFPI,组织因子途径抑制因子;PC,蛋白质 C;PS,蛋白质 S;C4b-BP,C4b- 结合蛋白。

表140.16 新生儿生化参考范围——血浆/血清

分析物	单位	早产儿			足月儿			备注
		胎龄/周	出生后时间	参考范围	出生后时间	参考范围 M	参考范围 F	
谷丙转氨酶(ALT)(p,s)(Soldin et al 1997)	IU/L				1~7d 8~30d	6~40 10~40	7~40 8~32	方法:Vitro 500(ortho-clinical Diagnostics Raritan,NJ)
白蛋白(p,s)(Ghoshal and Soldin 2003)	g/L	27 29 31 33 35		21~33 23~34 22~35 22~35 22~36	1~7d 8~30d	24~39 19~40	21~45 19~44	
碱性磷酸酶(ALP)(p,s)(Ghoshal and Soldin 2003)	IU/L				1~7d 8~30d	121~351 138~486	107~357 107~474	方法:Dade Behring DimensionRxL analyzer(Dade Behring Inc.,Newark,De)
α1-抗胰蛋白酶(s)(Davis g/L 1996)	g/L				0~30d	0.79~2.23		方法:Beckman Array 360(Beckman Instruments,Brea CA)
α-甲胎蛋白(AFP)(s)(Dugaw KA et al. 2001)	ng/ml				0~30d	50.0~100,000		方法:Chemiluminescent Immunoassay,Vitros Eci(ortho clinical Diagnostics Raritan,NJ)
醛固酮(s)(Soldin et al. 1999)	ng/dl	26~28 31~35	4d 4d	5~635 19~141	3d 1w 1m	7~18 45~175 5~90		
铝(p,s)(NHS Supraregional Assay Service Handbook 1998)	μmol/L					0.07~0.80		
氨(p)(Diaz et al. 1995)	μmol/L				0~30d	21~95		早产或患病的浓度可达 200μmol/l
淀粉酶(p)(Soldin et al. 1995)	U/L				0~30dw	0~6		方法:Hitachi 717 using Boehringer Mannheim reagents(Boehringer Mannheim Diagnostic,Indianapolis,IN)

续表

分析物	单位	早产儿			足月儿			备注
		胎龄/周	出生后时间	参考范围	出生后时间	参考范围 M	F	
雄烯二酮(p)(Garagorri et al. 2008)	nmol/L				0d 15d 30d	1.47~13 1.0~8.7 0.6~5.9	0.8~12 0.7~7.9 0.5~5.3	
谷草转氨酶(AST)(p,s)(Ghoshal and Soldin 2003)	U/L				1~7d 8~30d	26~98 16~67	20~93 20~69	方法:Dade Behring Dimension RxL analyzer(Dade Behring Inc Newark, De)
胆红素(s)(Soldin et al. 1999a)	μmol/L				1d	<100		
合计					1~2d 3~5d	<140 <200		
缀合物					0~30d	<10		
血浆铜蓝蛋白(p,s)(Soldin et al. 1997a)	mg/L				1~30d	77~253	33~275	在出生后的1年内增加
钙(p,s)								
合计(Thaime 1962;Ghoshal and Soldin 2003)	mmol/L	21~28		2.14~2.65	0~7d 8~30d	1.83~2.85 2.10~2.98		结果应结合血清白蛋白解释
离子(Wandrup et al. 1988 Nelson et al. 1989)	mmol/L	25~36	1d 2d 3d	0.81~1.41 0.72~1.44 1.04~1.52	1d 3d 5d	1.05~1.37 1.10~1.44 1.20~1.48		
氯化物(p,s)(Ghoshal and Soldin 2003)	mmol/L				0~30d	97~108		
胆固醇(p,s)(Hicks et al 1996)	mmol/L				1~30d	1.4~3.9	1.6~4.0	从出生平始逐渐增加
铜(s)(Lockitch et al. 1988)	μmol/L	28~34		3.0~8.3	0~5d 5~28d	1.4~7.2 4.0~11.0		生后1周迅速增长

续表

分析物	单位	早产儿			足月儿		备注
		胎龄/周	出生后时间	参考范围	出生后时间	参考范围	
皮质醇(p)(Heckmann et al. 腺轴 1991;Garagorri et al. 2008)	mmol/L	24	0~14d	73~562	0d 3d 15d 30d	54~839 54~814 54~728 55~645	如果对下丘脑、丘脑、肾上的完整性有所怀疑,应进行肾上腺皮质同步测试。
C-反应蛋白(CRP)(p,s)(Soldin et al. 2004)	mg/L					<16	
肌酸激酶(CK)(s)(Jedeikin et al. 1982)	IU/L				脐血 5~8h 24~33h 72~100h	70~380 214~1175 130~1200 87~725	方法:GEMSAEC analyzer(Electro-Nucleonics Inc.,Fairfield NJ)
肌酐(p)(Rudd et al. 1983;Sonntag et al. 1996 Finney et al. 2000)	pmol/L	24~28	1d	35~136	2d	37~113	肌酐生后48小时上升,尤其是胎龄<30周的婴儿(Mieli et al. 1999)
胱抑素C(p)(Finney et al. 2000)	mg/L	24~28 29~36		0.65~3.37 0.62~4.42	0~28d	0.81~2.32	
酮硫酸盐(DHEAS)(p)(Garagoni et al. 2008)	μmol/L				0d 3d 15d 30d	M　　　F 0.7~8.9　0.8~10 0.7~8.4　0.9~9.6 0.6~6.6　0.7~8.1 0.5~4.8　0.6~6.3	
铁蛋白(s)(Murthy et al 1995)	μg/L				1~30d	M　　　F 36~381　36~483	
血糖(p,s)(Ghoshal and Soldin 2003)	mmol/L				1~7d 8~30d	2.71~6.11 3.00~6.49	
γ-谷氨酰胺转肽酶(GGT)(p,s)(Ghoshal and Soldin 2003)	IU/L				1~7d 8~30d	18~14 815~140	方法:Dade Behring Dimension RxL analyzer(Dade Behring Inc,Newark,De)

续表

分析物	单位	早产儿 胎龄/周	早产儿 出生后时间	早产儿 参考范围	足月儿 出生后时间	足月儿 参考范围 M	足月儿 参考范围 F	备注
17α-羟孕酮(17-OHP)(p)(Garagorri et al. 2008)	nmol/L				0d 13d 15d 30d	17.2~252 9.9~33.1 8.8~29.2 7.4~24.5		早产或患病的浓度可升至2~3倍
免疫球蛋白(s)(Soldin et al. 1995b, 1999a)								早产儿更低
IgG	g/L				1~30d	1.21~8.38	1.88~8.76	
IgA	g/L					0.01~0.17	0.01~0.16	
IgM	g/L					0.08~0.17	0.13~0.70	
IgD	mg/L					无		
IgE	kIU/L				0~12m	2~24	0~20	
免疫反应性胰蛋白酶(Heeley and Bangert 1992)	μg/L					<60		血斑点
胰岛素								应在低血糖期间测量。测量值可能与胰岛素原有交叉反应,早产儿的值可能更高。因此要结合临床及静脉血糖分析
胰岛素样生长因子-1(IGF-1)(s)(Soldin et al 1997b)	ng/ml				0d 1~30d	22.8~10 0.97~92		
胰岛素样生长因子结合蛋白-3(IGFBP-3)(s)(Blum et al. 1990)	mg/L				0~1w 1~4w	0.42~1.39 0.77~2.09		
铁(p,s)(Soldin et al. 1999b)μmol/L						5.7~20	5.2~22.7	

续表

分析物	单位	早产儿			足月儿		备注
		胎龄/周	出生后时间	参考范围	出生后时间	参考范围	
乳酸盐(p,s)(Ghoshal and Soldin 2003)	mmol/L				0~90d	1.0~3.5	
乳酸脱氢酶(LDH)(p,s)(Ghoshal and Soldin 2003)	U/L				1~30d 1~3m	M 178~629 / F 167~600 M 158~373 / F 152~353	
镁(p,s)(Meites 1989;Nelson et al. 1989)	mmol/L	25~36	1d 3d 5d 7~28d	0.62~1.02 0.66~1.10 0.68~1.24 0.75~1.00	1d 3d 5d 7~28d	0.72~1.00 0.81~1.05 0.78~1.02 0.65~1.00	
锰(p,s)(NHS Supraregional Assay Service Handbook 1998)	nmol/L					>360	存在中毒风险
游离脂肪酸(s)(Hawdon et al. 1992)	mmol/L	26~36	3d	0.01~1.04	3d	0.04~1.34	
渗透压(Davies 1973)	mOsmol/kg	出生 7d 28d	275~300 276~305 274~305			275~295	
苯基丙氨酸(Hommes 1991)	μmol/L		98~213			38~137	
磷酸盐(s)(Thalme 1962)	mmol/L				2~3d 3~4d 4~6d 6~12d 21d	1.81~3.00 1.74~2.76 1.64~2.70 1.39~3.03 1.74~2.66	配方奶喂养磷酸盐浓度更高
钾(p,s)(Greeley et al 1993;Ghoshal and Soldin 2003)	mmol/L		7d	4.6~6.7	0~1w 1w~1m	3.2~5.7 3.4~6.2	末梢血含量更高。由于血小板凝集时释放钾，血清钾浓度高于干血浆
催乳素(s)(Cook et al. 1992) mU/L					0~30d	9~2 850	可认为是生后2周后含量更高

续表

分析物	单位	早产儿			足月儿		备注
		胎龄/周	出生后时间	参考范围	出生后时间	参考范围	
总蛋白 (s)(Zlotkin and Casselman 1987;Hicks et al. 1995)	g/L		22~36	36~63	1~30d	41~63	
丙酮酸 (s)(Soldin et al 1999a)	μmol/L				1~30d	80~150	
硒 (s)(Muntau et al. 2002)	μmol/L				0~4w	0.19~1.35	
钠 (s)(Ghoshal and Soldin 2003)	mmol/L				0~7d 7~31d	131~144 132~142	
睾酮 (s)(Soldin et al. 1999a)	mmol/L	26~28 31~35	4d 4d	M 2.1~4.4 / 1.3~6.9 F 0.18~0.8 / 0.18~0.6		M 2.6~14 F 0.7~2.2	生后24小时迅速分泌
促甲状腺素 (TSH)(s)(Cuestas 1978 Clark et al. 2001;Dugaw et al. 2001)	mU/L	28~40	>7d	0.8~12.0	1d 2d 3~30d	3.0~120 3.0~30 0.5~6.0	
血清游离甲状腺素 (FT$_4$)(s)(Adams et al. 1995;Dugaw et al. 2001)	pmol/L	25~30 31~36	0~7 0~7	6.4~42.5 16.7~60.6	1~3d 1~4w	25.7~68.2	
血清游离三碘甲状腺原氨酸 (FT$_3$)(s)(Cuestas 1978;John and Bamforth, 1987;Adams et al. 1995)	pmol/L	29~36	1~3d 4~10d	1.2~7.3 1.2~4.9	1~3d 4~10d	2.5~9.3 2.8~5.7	患病婴儿含量较低
甘油三酯 (p,s)(Soldin and Morse 1998)	mmol/L				0~7d 8~30d	M 0.24~2.06 / 0.34~2.08 F 0.32~1.88 / 0.34~1.86	
尿酸 (s)(Soldin et al. 1997d) μmol/L					0~1d 1~2d 2~3d 3~7d	300~505 200~490 190~395 150~290	

续表

分析物	单位	早产儿			足月儿		备注
		胎龄/周	出生后时间	参考范围	出生后时间	参考范围	
尿素(s)(Soldin et al. 1997e) mmol/L.					1~7d	0.7~4.6	配方奶喂养婴儿含量更高
					8~30d	0.7~5.7	
锌(s)(Rüikgauer et al. 1997 Lockitch et al. 1998)	μmol/L	28~34		10~24	0~5d	9.9~21.4	早产儿含量更高,生后1周内含量下降

h,小时;d,天;w,周;m,月。

P,血浆;s,血清。

M,男性;F,女性。

Davis ML, Austin C, Messmer BL et al (1996) IFCC-standardized pediatric reference intervals for ten serum proteins using Beckman Array 360 system. Clin Biochem 29:489-492

Diaz I, Tornei PL, Martinez P (1995) Reference intervals for blood ammonia in healthy subjects, determined by microdiffusion. Clin Chem 41:1048

Dugaw KA, Jack RM, Rutledge J (2001) Pediatric reference ranges for TSH, free T4, total T4, total T3 and T3 uptake on the Vitros ECi analyzer. Clin Chem 47:A108

Finney H, Newman DJ, Thakkar H et al (2000) Reference ranges for plasma cystatin C and creatinine measurements in premature infants, neonates and older children. Arch Dis Child 82:71-75

Garagorri JM, Rodriguez G, Lario-Elboj AJ et al(2008) Reference levels for 17-hydroxyprogesterone, 11-desoxycortisol, cortisol, testosterone, dehydroepiandrosterone sulfate and androstenedione in infants from birth to 6 months of age. Eur J Pediatr 167:647-653

Ghoshal AK, Soldin SJ (2003) Evaluation of the Dade Behring Dimension RxL: integrated chemistry system - pediatric reference ranges. Clin Chim Acta 331:135-146

Greeley C, Snell J, Colaco A et al (1993) Pediatric reference ranges for electrolytes and creatinine. Clin Chem 39:1172

Hawdon JM, Ward Platt MP, Aynsley-Green A (1992) Patterns of metabolic adaptation for preterm and term infants in the first week of life. Arch Dis Child 68:274-279

Heeley AF, Bangert SK (1992) The neonatal detection of cystic fibrosis by measurement of immunoreactive trypsin in blood. Ann Clin Biochem 29:464-467

Hicks JM, Bjom S, Beatey J (1995) Pediatric reference ranges for albumin, globulin and total protein on the Hitachi 747. Clin Chem 41:S93

Hicks JM, Bailey J, Beatey J (1996) Pediatric reference ranges for cholesterol. Clin Chem 42:S307

Hommes FA (ed) (1991) Techniques in diagnostic human biochemical genetics - a laboratory manual. Wiley Liss, New York

Jedeikin R, Makela SK, Shennan AT et al (1982) Creatine kinase isoenzymes in serum from cord blood and the blood of healthy full-term infants during the first three postnatal days. Clin Chem 28:317-322

John R, Bamforth FJ (1987) Serum free thyroxine and free triiodothyronine concentrations in healthy full term, pre-term and sick pre-term neonates. Ann Clin Biochem 24:461-465

Lockitch G, Halstead AC, Wadsworth L et al (1988) Age and sex specific pediatric reference intervals and correlations for zinc, copper, selenium, iron, vitamins A and E and related proteins. Clin Chem 34:1625-1628

Muntau AC, Streiter M, Kappler M et al (2002) Age-related reference ranges for serum selenium concentrations in infants and children. Clin Chem 48:555-560

Murthy JN, Hicks JM, Soldin SJ (1995) Evaluation of the Technicon Immuno I random access immunoassay analyzer and calculation of pediatric reference ranges for endocrine tests, T-uptake, and ferritin. Clin Biochem 28(2):181-185

Nelson N, Finnstrom O, Larsson L (1989) Plasma ionised calcium, phosphate and magnesium in preterm and small for gestational age infants. Acta Paediatr Scand 78:351-357

NHS (1998) Supraregional assay service handbook, 3rd edn Rudd PT, Hughes EA, Placzek MM et al (1983) Reference ranges for plasma creatinine during the first month of life. Arch Dis Child 58:212-215

Rükgauer M, Klein J, Kruse-Jarres JD (1997) Reference values for the trace elements copper, manganese, selenium and zinc in the serum/plasma of children, adolescents and adults. J Trace Elem Med Biol 11:92-98

Soldin SJ, Hickson JM, Bailey J et al (1995a) Pediatric reference ranges for amylase. Clin Chem 41:594

Soldin SJ, Morales A, Albalos F et al (1995b) Pediatric reference ranges on the Abbott Imx for FSH, LH, prolactin, TSH, T4, T3, free T4, free T3, T-uptake, IgE and ferritin. Clin Biochem 28:603-606Soldin SJ, Hicks JM, Bailey J (1997a) Pediatric reference ranges for β2-microglobulin and ceruloplasmin. Clin Chem 43:S199

Soldin SJ, Hicks JM, Bailey J (1997b) Pediatric reference ranges for creatinine kinase and insulin-like growth factor J. Clin Chem 43:S199

Soldin SJ, Savwoir TV, Guo Y (1997c) Pediatric reference ranges for alkaline phosphatase, aspartate aminotransferase and alanine aminotransferase in children less than 1 year old on the Vitros 500. Clin Chem 43:S199

Soldin SJ, Savwoir TV, Guo Y (1997d) Pediatric reference ranges for lactate dehydrogenase and uric acid during the first year of life on the Vitros 500 analyzer. Clin Chem 43:S199

Soldin SJ, Savwoir TV, Guo Y (1997e) Pediatric reference ranges for gamma-glutamyltransferase and urea nitrogen during the first year of life on the Vitros 500 analyzer. Clin Chem 43:S199

Soldin SJ, Morse AS (1998) Pediatric reference ranges for calcium and triglycerides in children <1 year old using the Vitros 500 analyzer. Clin Chem 44:A16

Soldin SJ, Brugnara C, Hichs JM (eds) (1999a) Pediatric reference ranges, 3rd edn. AACC Press, Washington, DC Soldin SJ, Bailey J, Bjorn J (1999b) Pediatric reference ranges for iron on the Hitachi 747 with Boehringer Mannheim reagents. Clin Chem 45:A22

Soldin OP, Bierbower LH, Choi JJ et al (2004) Serum iron, ferritin, transferrin, total iron binding capacity, hs-CRP, LDL, cholesterol and magnesium in children; new reference intervals using the Dade dimension clinical chemistry system. Clin Chim Acta 342:211-217

Sonntag J, Prankel B, Waltz S (1996) Serum creatinine concentration, urinary creatinine excretion and creatinine clearance during the first 9 weeks in preterm infants with a birth weight below 1 500g. Eur J Paediatr 155:815-819

Thalme B (1962) Calcium, chloride, cholesterol, inorganic phosphorus and total protein in blood plasma during the early neonatal period studied with ultramicrochemical methods. Acta Paediatr Scand 51:649-660

Wandrup J, Kroner J, Pryds O et al (1988) Age related reference values for ionized calcium in the first week of life in premature and full term neonates. Scand J Clin Lab Invest 48:255-260

Zlotkin SH, Casselman CW (1987) Percentile estimates of reference values for total protein and albumin in sera of premature infants (<37 weeks of gestation). Clin Chem 33:411-413

表 140.17　新生儿生化参考范围——尿液

分析物	单位	参考范围				备注
		早产儿		足月儿		
		出生后时间	参考范围	出生后时间	参考范围	
钙（Karlen et al. 1985）	mmol/L	0~7d	0.2~1.6	0~1w	<0.6	
钙：肌酐（Sargent et al. 1993）	mmol/mmol			1~4w	<2.4	
肌酐清除率（Sonntag et al. 1996）	ml/min/1.73m²	1w 2w 2~4w	7~22 10~28 11~34			
钠排泄分数（Rossi et al. 1994）	%			0~3d	<0.72	$\dfrac{尿钠 \times 血清肌酐}{血清钠 \times 尿肌酐}$
磷酸盐（Rossi et al. 1994）	mmol/24h	1~2w 3~4w	<0.5~9.9 0.5~12	0~7d	<18	
钾（Wilkins 1992）	mmol/l mmol/kg/24h	0~30d	228 0.2~1.2		<5	与摄入量有关
钠（Wilkins 1992）	mmol/l	0~30d	1~15		<1	与摄入量有关
磷酸盐相对于 GFR 的最大转运量（TmP/GFR）（Bistarakis et al. 1986；Rossi et al 1994）	µmol/ml			0~30d	1.89~2.37	管状磷酸盐重吸收/ml GFF1：$P_{磷酸盐}-（U_{磷酸盐} \times P_{肌酐}/Ur_{肌酐}）$
尿酸：肌酐（Kaufman et al. 1968）	mmol/mmol				0.1~2.0	该比值常用于评估莱施 - 尼汉综合征比值 <0.03 可认为

Bistarakis L，Voskaki I，Lambadaridis J et al（1986）Renal handling of phosphate in the first 6 months of life. Arch Dis Child 61：677-681

Karlen J，Aperia A，Zetterstrom R（1985）Renal excretion of calcium and phosphate in preterm and term infants. J Pediatr 106：814-819

Kaufman JM，Greene ML，Seegmiller JE（1968）Urine uric acid：creatinine ratio - a screening test for inherited disorders of purine metabolism. J Pediatr 73：583-592

Rossi R，Danzebrink S，Linnenburger K et al（1994）Assessment of tubular reabsorption on sodium，glucose phosphate and amino acid based on spot urine samples. Acta Paediatr 83：1282-1286

Sargent JD，Strukel TA，Kresel J et al（1993）Normal values for random urinary calcium to creatinine ratios in infancy. J Paediatr 123：393-397

Sonntag J，Prankel B，Waltz S（1996）Serum creatinine concentration，urinary creatinine excretion and creatinine clearance during the first 9 weeks in preterm infants with a birth weight below 1500 g. Eur J Paediatr 155：815-819

表 140.18　正常血气值

	PaO₂ 足月		PaO₂ 早产		PaCO₂ 足月		PaCO₂ 早产		H⁺ 足月		H⁺ 早产	
	kPa	mmHg	kPa	mmHg	kPa	mmHg	kPa	mmHg	nmol/l	pH	nmol/l	pH
15 分钟	11.6	87			3.7	28			48	7.32		
30 分钟	11.4	86			4.3	32			43	7.37		
60 分钟	10.8	81			4.1	31			40	7.40		
1~6 小时	8.0~10.6	60~80	8.0~9.3	60~70	4.7~6.0	35~45	4.7~6.0	35~45	46~49	7.31~7.34	42~48	7.32~7.38
6~24 小时	9.3~10	70~75	8.0~9.3	60~70	4.4~4.8	33~36	3.6~5.3	27~40	37~43	7.37~7.43	35~45	7.36~7.45
48 小时 ~1 周	9.3~11.3	70~85	10.0~10.6	75~80	4.4~4.8	33~36	4.3~4.5	32~36	42~44	7.36~7.38	40~48	7.32~7.40
2 周					4.8~5.2	36~39	5.1	38	43	7.37	48	7.32
3 周					5.3	40	5.1	38	42	7.38	49	7.31
1 月					5.2	39	4.9	37	41	7.39	49	7.31

Reproduced from Rennie J, Roberton R (2002) Manual of neonatal intensive care, NRC 4h edn. Edward Arnold, London

1 小时至 1 周的数据来源于以动脉血为标本的文献。
1 周以上的数据来源于末梢血标本。

表 140.19　常用单位与标准国际单位转换表

项目	常用单位	换算系数（乘以）	标准国际单位
促肾上腺皮质激素	pg/ml	0.22	pmol/L
谷丙转氨酶（ALT）	U/L	0.016 7	mkat/L
白蛋白	g/dl	10	g/L
醛固酮	ng/dl	27.74	pmol/L
碱性磷酸酶	U/L	0.016 7	mkat/L
氨	mg/dl	0.714	mmol/L
淀粉酶	U/L	0.016 7	mkat/L
雄烯二酮	ng/dl	0.034 9	nmol/L
抗利尿激素	pg/ml	0.923	pmol/L
α-I- 抗胰蛋白酶	mg/dl	0.184	mmol/L
谷草转氨酶（AST）	U/L	0.016 7	mkat/L
碳酸氢盐	mEq/L	1	mmol/L
胆红素	mg/dl	17.104	mmol/L
血气			
二氧化碳分压（PCO_2）	mm Hg	0.133	kPa
氧分压（PO_2）	mm Hg	0.133	kPa
脑钠肽（BNP）	pg/ml	1	ng/L
C 反应蛋白（PCR）	mg/L	9 524	nmol/L
咖啡因	mg/L	0.515	mmol/L
游离钙	mg/dl	0.25	mmol/L
总钙	mg/dl	0.5	mmol/L
氯化物	mEq/L	1	mmol/L
铜	mg/dl	0.157	mmol/L
皮质醇	mg/dl	27.59	nmol/L
肌酐	mg/dl	88.4	mmol/L
D- 二聚体	mg/ml	5 476	nmol/L
脱氧表雄酮（DHEA）	ng/ml	3.47	nmol/L
硫酸脱氧表雄酮（DHEA）	mg/dl	0.027	mmol/L
地高辛	ng/ml	1.281	nmol/L
雌二醇	pg/ml	3671	pmol/L
铁蛋白	ng/ml	2.247	pmol/L
纤维蛋白原	mg/dl	0.029 4	mmol/L
促卵泡激素（FSH）	mIU/ml	1	IU/L
谷氨酰转肽酶（GGT）	U/L	0.016 7	mkat/L
庆大霉素	mg/ml	20.9	mmol/L

续表

项目	常用单位	换算系数（乘以）	标准国际单位
葡萄糖	mg/dl	0.555	mmol/L
（G6PD）	U/g 血红蛋白	0.016 7	血红蛋白
生长激素	ng/ml	1	mg/L
血细胞比容	%	0.01	总量为 1.0
血红蛋白	g/dl	10	g/L
胰岛素	mUI/ml	6.945	pmol/L
铁	mg/dl	0.179	mmol/L
铁结合能力	mg/dl	0.179	mmol/L
乳酸盐	mg/dl	0.111	mmol/L
乳酸脱氢酶（LDH）	U/L	0.016 7	mkat/L
铅	mg/dl	0.048 3	mmol/L
脂肪酸	U/L	0.016 7	mkat/L
促黄体激素（LH）	mIU/ml	1	IU/L
镁	mEq/L	0.5	mmol/L
高铁血红蛋白	g/dl	155	mmol/L
	占总血红蛋白百分比	0.01	占总血红蛋白百分比渗透压
	mOsmol/kg	1	mmol/kg
苯巴比妥	mg/ml	4.31	mmol/L
苯妥英钠	mg/L	3.968	mmol/L
磷酸盐	mg/dl	0.323	mmol/L
血小板计数	10^3/ml	1	10^9/L
钾	mEq/L	1	mmol/L
前白蛋白	mg/dl	10	mg/L
孕酮	ng/ml	3.18	nmol/L
丙酮酸	mg/dl	113.56	mmol/L
红细胞计数	10^6/ml	1	10^{12}/L
网织红细胞计数	10^3/ml	1	10^9/L
	占红细胞百分比	0.01	占红细胞百分比
钠	mEq/L	1	mmol/L
睾酮	ng/dl	0.347	nmol/L
二氧二甲基嘌呤	mg/ml	5.55	mmol/L
甲状腺球蛋白	ng/ml	1	mg/L
促甲状腺素（TSH）	mIU/L	1	mIU/L
血清游离甲状腺素（FT$_4$）	ng/dl	12 871	pmol/L
血清总甲状腺素（T$_4$）	mg/dl	12 871	nmol/L

续表

项目	常用单位	换算系数（乘以）	标准国际单位
甲状腺素结合球蛋白	mg/ml	17 094	nmol/L
甘油三酯	mg/dl	0.011 3	mmol/L
血清游离三碘甲状腺原氨酸（FT_3）	pg/ml	0.015 4	pmol/L
血清总三碘甲状腺原氨酸（T_3）	ng/dl	0.015 4	nmol/L
尿素氮	mg/dl	0.357	mmol/L
万古霉素	mg/ml	0.69	mmol/L
维生素 A（视黄醇）	mg/dl	0.349	mmol/L
维生素 B_1（硫胺素）	mg/dl	29.6	nmol/L
维生素 B_2（核黄素）	mg/dl	26.6	nmol/L
维生素 B_3	mg/ml	4.56	mmol/L
维生素 B_6（吡哆醇）	ng/ml	4046	nmol/L
维生素 B_{12}	pg/ml	0.737 8	pmol/L
维生素 C（抗坏血酸）	mg/dl	56.78	mmol/L
维生素 D（1,25- 二羟基维生素 D）	pg/dl	2.6	pmol/L
维生素 D（25- 羟基维生素 D）	ng/ml	2 496	nmol/L
维生素 E（α- 生育酚）	mg/ml	23.22	mmol/L
维生素 K	ng/ml	2.22	nmol/L
白细胞（WBC）计数	/ml	0.001	10^9/L
白细胞分类计数			
中性粒细胞, 分叶状核	/ml	0.001	10^9/L
中性粒细胞, 杆状核	/ml	0.001	10^9/L
淋巴细胞	/ml	0.001	10^9/L
单核细胞	/ml	0.001	10^9/L
嗜酸性粒细胞	/ml	0.001	10^9/L
嗜碱性粒细胞	/ml	0.001	10^9/L
白细胞分类计数（百分比）			
中性粒细胞, 分叶状核	%	0.01	总量为 1.0
中性粒细胞, 杆状核	%	0.01	总量为 1.0
淋巴细胞	%	0.0	总量为 1.0
单核细胞	%	0.01	总量为 1.0
嗜酸性粒细胞	%	0.01	总量为 1.0
嗜碱性粒细胞	%	0.01	总量为 1.0
锌	μg/dl	0.153	mmol/L

Modified from Iverson C et al（2007）Table 2. Selected laboratory tests, with reference ranges and conversion factors. In: AMA manual of style: a guide for authors and editors. Oxford University Press, New York

缩略词表

1,25 [OH]₂D₃	1,25-dihydroxy vitamin D₃	骨化三醇
11-OHD	11-hydroxylase	11-羟化酶
¹H-MRS	Proton magnetic resonance spectroscopy	质子磁共振谱
2,3-DPG	2,3-diphosphoglycerate	2,3-二磷酸甘油酸
3β-HSD2	3β-hydroxysteroid dehydrogenase	3β-羟基类固醇脱氢酶
7-NINA	7-nitroindazole sodium salt	7-硝基-吲哚钠
A/C	Assist/control	辅助/控制通气
a>p	Anterior > posterior	前大于后
AABR	Automated auditory brain stem response	自动听觉脑干反应
AADC	Amino acid decarboxylase	芳香族氨基酸脱羧酶
AAP	American Academy of Pediatrics	美国儿科学会
AAT	Alpha-1-antitrypsin	α₁-抗胰蛋白酶
AATD	Alpha-1-antitrypsin deficiency	α₁-抗胰蛋白酶缺乏
ABP	Arterial blood pressure	动脉血压
ABR	Auditory brainstem response	听觉脑干反应
ACA	Anterior cerebral artery	大脑前动脉
ACC	Agenesis of the corpus callosum	胼胝体发育不全
ACCP	American College of Chest Physicians	美国胸科医师学会
ACD	Alveolar capillary dysplasia	先天性肺泡毛细血管发育不良
ACEIs	Angiotensin inhibitors converting enzyme inhibitors	血管紧张素转换酶抑制剂
AChA	Anterior choroidal artery	脉络丛前动脉
AChR	Acetylcholine receptor	乙酰胆碱受体
ACM	Arteria cerebri media	大脑中动脉
ACMG	American College of Medical Genetics	美国医学遗传学学院
ACOG	College of Obstetrics and Gynecology	美国妇产科学院
ACoP	Arteria communicating posterior	后交通动脉
ACTH	Adrenocorticotropic hormone	促肾上腺皮质激素

AD	Auditory dys-synchrony	听觉同步
AD	Autosomal dominant	常染色体显性遗传
ADA	Adenosine-deaminase	腺苷脱氨酶
ADAM TS 13	A disintegrin and metalloproteinase with a thrombospondin type 1 motif, member 13	金属肽酶含血小板反应蛋白 1 基元，第 13 号成员
ADC	Apparent diffusion coefficient	表面弥散系数
ADH	Antidiuretic hormone	抗利尿激素
ADP	Adenosine 50-diphosphate	腺苷 5'- 二磷酸腺苷
ADPKD	Autosomal dominant polycystic kidney disease	多囊肾病的常染色体显性遗传
ADR	Adverse drug reaction	不良反应
AED	Antiepileptic drugs	抗癫痫药物
aEEG	Amplitude integrated electroencephalogram	振幅整合脑电图
AF	Amniotic fluid	羊水
AF	Atrial flutter	心房扑动
AFI	Amniotic fluid index	羊水指数
AFP	Alpha fetoprotein	甲胎蛋白
AG	Acylated ghrelin	酰基化
AGA	Appropriate for gestational age	适于胎龄儿
AGC	Antenatal glucocorticoid therapy	产前糖皮质激素治疗
AGS	Alagille syndrome	Alagille 综合征
AHC	Adrenal hypoplasia congenita	先天性肾上腺发育不全
AHO	Albright's hereditary osteodystrophy	Albright 遗传性骨营养不良综合征
AICA	Anterior inferior cerebellar artery	小脑前下动脉
AIDS	Acquired immune deficiency syndrome	获得性免疫缺陷综合征
AIMS	Alberta Infant Motor Scale	Alberta 婴儿运动量表
AIN	Autoimmune neutropenia	自身免疫性中性粒细胞减少症
AIPT	Abnormal intrapleural tissue	胸膜内异常组织
AIS	Neonatal arterial ischemic stroke	动脉缺血性脑卒中
AKI	Acute kidney injury	急性肾损伤
ALF	Acute liver failure	急性肝衰竭
ALIC	Anterior limb of the internal capsule	内囊前支
ALL	Acute lymphoblastic leukemia	急性淋巴细胞白血病
ALP	Alkaline phosphatase	碱性磷酸酶
ALT	Alanine aminotransferase	丙氨酸氨基转移酶
ALTE	Apparent life-threatening events	明显危及生命的事件
AM	Alveolar macrophages	肺泡巨噬细胞
AMH	Antimullerian hormone	抗米勒管激素
AML	Acute myeloid leukemia	急性髓样白血病

AN	Auditory neuropathy	听觉神经病
ANC	Absolute neutrophil count	中性粒细胞绝对计数
ANLL	Acute nonlymphoblastic leukemia	急性非淋巴细胞白血病
ANS	Antenatal steroids	产前给予母体类固醇
AOE	Antioxidant enzyme	抗氧化酶
AOP	Apnea of prematurity	早产儿呼吸暂停
APAF-1	Apoptotic protease activating factor-1	凋亡蛋白酶激活因子 -1
Apaf-1	Apoptotic protease activation factor	低聚凋亡蛋白活化因子
APC	Activated protein C	活化蛋白 C
APC	Antigen-presenting cell	抗原呈递细胞
APD	Anteroposterior diameter	肾盂前后径
APECED	Autoimmune polyendocrinopathy candidiasis ectodermal dystrophy syndrome	自身免疫性多内分泌腺病 - 念珠菌病 - 外胚层营养障碍综合征
APIB	Assessment of Preterm Infants' Behavior	早产儿行为评估
APP	Antimicrobial proteins and peptide	抗微生物蛋白和肽
APPT	Abnormally placed pulmonary tissue	异位肺组织
aPTT	Activated partial thromboplastin time	部分凝血活酶时间
AR	Autosome recessive	常染色体隐性遗传
ARA	Autosomal recessive agammaglobulinemia	常染色体隐性无丙种球蛋白血症
ARBs	Angiotensin II Receptor Blockers	血管紧张素 II 受体阻滞剂
ARDS	Acute respiratory distress syndrome	急性呼吸窘迫综合征
ARED	Absent or reversed diastolic	舒张期血流缺失或倒置
ARF	Acute renal failure	急性肾衰竭
ARPKD	Autosomal recessive polycystic kidney disease	多囊肾病的染色体隐性遗传
ArT	Arterial thrombosis	动脉血栓形成
ARV	Prenatal antiretroviral	产前抗逆转录病毒
AS	Aortic stenosis	主动脉瓣狭窄
ASD	Atrial septal defect	房间隔缺损
ASD	Autism spectrum disorder	孤独症谱系障碍
ASL	Arterial spin labeling	动脉自旋标记
ASO	Arterial switch operation	大动脉调转手术
AST	Aspartate aminotransferase	天冬氨酸氨基转移酶
AT	Antithrombin	抗凝血酶
AT1R	Angiotensin type 1 receptor	血管紧张素 1 型受体
ATP	Adenosine triphosphate	三磷酸腺苷
AUC	Area under the curve	特性曲线的面积
AVP	Arginine-vasopressin	精氨酸加压素
AVSD	Atrioventricular septal defect	房室间隔缺损

B/A	Bilirubin to albumin	胆红素与白蛋白的比值
BA	Biliary atresia	胆道闭锁
BAL	Bronchoalveolar lavage	肺泡灌洗
BAPM	British Association of Perinatal Medicine	英国围产期医学协会
Bayley Ⅱ	Bayley Scales of Infant Development Ⅱ	婴儿贝利发育量表Ⅱ
BBB	Blood-brain barrier	血-脑屏障
BDNF	Brain-derived neurotrophic factor	脑源性神经营养因素
BeeryVMI	Beery Developmental Test of Visual Motor Integration 4th Ed	Beery 视觉运动整合发育测试第 4 版
Bf	Free bilirubin	游离胆红素
BFPB	FPB fibrinopeptide	纤维蛋白肽 B
BG	Basal ganglia	基底神经节
BGT	Basal ganglia and thalami	基底节及丘脑
BIND	Bilirubin-induced neurological dysfunction	胆红素诱发的神经功能障碍
BLNK	B cell linker adaptor protein	B 细胞衔接蛋白
BMC	Bone mineral content	骨矿物质含量
BMD	Bone mineral density	骨矿物质密度
BMF	Bone marrow failure	骨髓衰竭
BMI	Body mass index	身高体重指数
BNP	B-type natriuretic peptide	B 型脑钠肽
BP	Blood pressure	血压
BPD	Broncopulmonary dysplasia	支气管肺发育不良
BPI	Bactericidal/permeability increasing protein	杀菌/渗透增强蛋白
BPP	Bilateral perisylvian PMG	双侧脑沟多小脑回畸形
BPP	Biophysical Profile	生物物理特征
BPS	Bronchopulmonary sequestration	支气管肺隔离症
BPW	Biparietal width	双顶径
BSEP	Bile salt export pump	胆盐输出泵
BSID	Bayley Scales of Infant and Toddler Development	贝利婴儿发育量表
BSSL	Bile salt-stimulated lipase	胆盐刺激活动脂肪酶
Btk	Bruton's tyrosine kinase	布鲁顿酪氨酸激酶
BV	Bacterial vaginosis	细菌性阴道病
BVR	Basal vein of Rosenthal	罗森塔尔基底静脉
BW	Birth weight	出生体重
BWS	Beckwith-Wiedemann syndrome	贝-维综合征
C	Compliance	顺应性
CA	Chorioamnionitis	绒毛膜羊膜炎
CAH	Congenital adrenal hyperplasia	先天性肾上腺皮质增生症
CAIS	Complete androgen insensitivity syndrome	完全雄激素不敏感综合征

CAKUT	Congenital abnormalities of the kidney and urinary tract	先天性肾脏和泌尿道畸形
CAM	Chorioamnionitis	绒毛膜羊膜炎
CaO$_2$	Arterial oxygen content	动脉氧气含量
CARS	Compensatory anti-inflammatory response syndrome	代偿性抗炎反应综合征
CaSR	Calcium-sensing receptor	钙敏感受体
Cat	Catalase	过氧化氢酶
CBC	Complete blood count	全血细胞计数
CBDD	Congenital bile duct dilatation	先天性胆管扩张症
CCAM	Congenital cystic adenomatoid malformation	先天性囊性腺瘤样畸形
CCD	Central Core Disease	中央核肌病
CCK	Cholecystokinin	胆囊收缩素
CCSP	Clara cell secretory protein	Clara 细胞分泌蛋白
CD40L	CD40 ligand	CD40 配体
CDC	Centers for Disease Control and Prevention	疾病预防和控制中心
CDH	Congenital diaphragmatic hernia	先天性膈疝
CDRs	Complementarity-determining regions	互补决定区
CE	Confidential enquiries	保密调查
CF	Congenital fibrosarcoma	先天性纤维肉瘤
CF	Cystic fibrosis	囊性纤维化
CFM	Cerebral function monitor	脑功能监护仪
CFTD	Congenital fiber-type disproportion	先天性纤维比例不均衡
CFU	Colony forming units	集落形成单位
CGD	Chronic granulomatous disease	慢性肉芽肿病
CH	Cerebellum hemorrhage	小脑出血性
CH	Congenital hypothyroidism	先天性甲状腺功能减退症
CHD	Congenital heart disease	先天性心脏病
CHF	Congestive heart failure	充血性心力衰竭
CHH	Cartilage hair hypoplasia	软骨 - 毛发发育不全
CHH	Congenital hypogonadotropic hypogonadism	先天性低促性腺激素性性腺功能减退症
CHT	Chemotherapy	化疗
CI	Confidence interval	置信区间
CID	Combined immunodeficiencies	联合免疫缺陷病
CK	Creatine kinase	肌酸激酶
CLD	Chronic lung disease	慢性肺疾病
CLE	Congenital lobar emphysemas	先天性大叶性肺气肿
CM	Congenital myopathies	先天性肌病
CM	Cutaneous mastocytosis	肥大细胞增多症
CMD	Congenital myotonic dystrophy	先天性强直性肌营养不良

CMN	Congenital melanocytic nevi	先天性黑素细胞痣
CMN	Congenital mesoblastic nephromas	先天性中胚层肾瘤
CMSs	Non-autoimmune congenital myasthenic syndrome	非自身免疫性先天性肌无力综合征
CMV	Cytomegalovirus	巨细胞病毒
C-N	Crigler-Najjar syndrome	Crigler-Najjar 综合征
CNS	Central nervous system	中枢神经系统
CO	Carbon monoxide	一氧化碳
CO	Cardiac output	心输出量
CO₂	Carbon dioxide	二氧化碳
CoA	Coarctation of the aorta	主动脉缩窄
CONS	Coagulase-negative *Staphylococci*	凝固酶阴性葡萄球菌
COX	Cyclooxygenase	环氧合酶
CP	Cerebral palsy	脑瘫
CPAP	Continuous positive airway pressure	持续气道正压通气
CPB	Cardiopulmonary bypass	心肺循环分流
CPL	Congenital pulmonary lymphangiectasia	先天性肺淋巴管扩张症
CPR	Cerebroplacental ratio	脑胎盘比率
CPS	Carbamyl phosphate synthetase	氨甲酰磷酸合成酶
CPT Ⅰ	Carnitine palmitoyltransferases Ⅰ	肉碱棕榈酰转移酶 Ⅰ
CPT Ⅱ	Carnitine palmitoyltransferases Ⅱ	肉碱棕榈酰转移酶 Ⅱ
CRBSI	CVC-related bloodstream infections	导管相关血流感染
CRF	Chronic renal failure	慢性肾衰竭
CRH	Corticotropin-releasing hormone	促肾上腺皮质激素释放激素
CRL	Crown-rump length	头臀长
CRP	C reactive protein	C 反应蛋白
CRS	Congenital rubella syndrome	先天性风疹综合征
CS	Congenital Syphilis	先天性梅毒
CS	Cramped-synchronized	痉挛同步性
CsA	Cyclosporine A	环孢霉素
CSF	Cerebrospinal fluid	脑脊液
CSFK	Congenital solitary functioning kidneys	先天性孤立功能肾
CSGMs	Cramped-synchronized general movements	痉挛同步性全身运动
CST	Contraction stress test	收缩压力测试
CST	Corticosinal tract	皮质脊髓束
CSVT	Cerebral sinovenous thrombosis	大脑静脉窦血栓形成
CT	Computed tomography	计算机断层成像
CTA	Cardiovascular tomographic angiography	心血管造影
CTG	Cardiotocography	胎心监护

CTgI	Congenital TgI	先天性弓形虫感染
CTLs	Cytotoxic T-Lymphocytes	细胞毒性 T 淋巴细胞
CTM	Congenital thoracic malformation	先天性胸廓畸形
cUS	Cranial ultrasound	颅脑超声
CVC	Central venous catheter	中心静脉导管
CVID	Common variable immunodeficiency	普通变异性免疫缺陷病
CVL	Central venous line	中心静脉置管
CVR	CCAM volume ratio	CCAM 容积比
CVS	Chorionic villous sampling	绒毛膜绒毛取样
CVT	Cerebral venous thrombosis	脑静脉血栓形成
CyN	Cyclic neutropenia	周期性中性粒细胞减少症
Dao	Descending fetal aorta	胎儿降主动脉
DB	Direct bilirubin	直接胆红素
DC	Dermoid cyst	皮样囊肿
DCD	Developmental coordination disorder	发育协调障碍
DCs	Dendritic cells	树突状细胞
DDH	Developmental dysplasia of the hip	髋关节发育不良
DEB	Epidermolysis bullosa dystrophic	营养不良型大疱性表皮松解症
DEXA	Dual-energy X-ray absorptiometry	双能 X 线骨密度仪
DGS	DiGeorge syndrome	DiGeorge 综合征
DHA	Docosahexaenoic acid	二十二碳六烯酸
DHEA	Dehydroepiandrosterone	脱氢表雄酮
DHT	Dihydrotestosterone	双氢睾酮
DIC	Disseminated intravascular coagulation	弥散性血管内凝血
DIP	Desquamative interstitial pneumonia	脱屑性间质性肺炎
DKC	Dyskeratosis congenita	先天性角化不良
DOC	Deoxycortone	去氧皮质酮
DPP-4	Dipeptidyl peptidase-4	二肽基肽酶 -4
DPPC	Dipalmitoyl phosphatidylcholine	二棕榈酰磷脂酰胆碱
DQ	Developmental quotients	发育商
DR	Human leukocyte antigen	人类白细胞抗原
DRIFT	Drainage intervention fibrinolytic therapy	引流介入纤溶治疗
DSD	Difference in sex development	性发育异常
DSPC	Disaturated phosphatidylcholine	双饱和磷脂酰胆碱
DTI	Diffusion tensor	弥散张量
DV	Ductus venosus	静脉导管
DVET	Double volume exchange transfusion	双倍血容量换血
DWI	Diffusion weighted imaging	弥散加权成像

DZ	Dizygotic	异卵
E	Exposed	暴露
EA	Ebstein's anomaly	Ebstein 畸形
EACA	E-aminocaproic acid	e- 氨基化合物结合酸
EB	Epidermolysis Bullosa	大疱性表皮松解症
EBM	Evidence-based medicine	循证医学
EBS	Epidermolysis bullosa simplex	单纯型大疱性表皮松解症
ECG	Electrocardiogram	心电图
ECH	Extracranial hemorrhage	颅外出血
ECHO	Echocardiogram	超声心动图
ECMO	Extracorporeal membrane oxygenation	体外膜氧合
EDC	Early developmental care	早期发育护理
Edi	Electrical activity of the diaphragm	膈肌电活动
EDRF	Endothelial-derived relaxing factor	内皮衍生性舒张因子
EEG	Electroencephalogram	脑电图
EFA	Essential fatty acids	必需脂肪酸
EFM	Electronic fetal heart rate monitoring	电子胎儿监护
EIA	Treponemal enzyme immunoassay	梅毒螺旋体酶免疫测定法
ELBW	Extremely low birth weight	超低出生体重
ELSO	Extracorporeal Life Support Organization	体外生命支持组织
EM	Electron microscopy	电子显微镜
EMG	Electromyography	肌电图
EMLA	Eutectic mixture of local anesthetics	低共溶混合物
ENaC	Epithelial Na channel	上皮钠通道
ENS	Enteric nervous system	肠壁神经系统
ENS	Enteric nervous system	肠神经系统
EOS	Early-onset sepsis	早发型脓毒症
EP	Extremely preterm	超早产
EPCR	Endothelial protein C receptor	内皮蛋白 C 受体
EPCs	Circulating endothelial progenitor cells	循环内皮祖细胞
Epo	Erythropoietin	促红细胞生成素
EPP	Erythropoietic Protoporphyria	红细胞生成性原卟啉病
ER	Endoplasmic reticulum	内质网
ER	Evaporation rate	蒸发速率
ERCP	Endoscopic retrogradecholangiopancreatography	内镜下逆行胰胆管造影术
ERG	Electroretinography	视网膜电图
ESBL	Extended-spectrum beta-lactamase	超广谱 β 内酰胺酶
ESRF	End stage renal failure	终末期肾衰

ET	Endothelin	内皮素
ET-1	Endothelin-1	内皮素 -1
ETCOc	End-tidal carbon monoxide	呼气末一氧化碳
ETP	Endogenous thrombin potential	内源性凝血酶电位
ETS	Environmental tobacco smoke	环境中的烟草烟雾
EUGR	Extra uterine growth restriction	宫外发育迟缓
EV	Enterovirus	肠道病毒
FA	Fractional anisotropy	各向异性分数
FAs	Focal adhesions	局灶黏附
FBC	Full blood count	血常规
FCD	Focal cortical dysplasia	局灶性脑皮质发育不良
FCMD	Fukuyama congenital muscular dystrophy	福山先天性肌营养不良症
FDA	Food and Drug Administration	美国食品药品管理局
FEF	Forced expiratory flow	用力呼气流量
FENa	Fractional excretion of sodium	尿钠排泄分数
FEV1	Forced expiratory volume	用力呼气峰流速
fFN	Fetal fibronectin	胎儿纤维粘连蛋白
FFP	Fresh frozen plasma	新鲜冷冻血浆
FGD	Familial glucocorticoid deficiency	家族性糖皮质激素缺乏症
FGF-2	Fibroblast growth factor-2	纤维母细胞生长因子 -2
FGF-23	Fibroblast growth factor-23	成纤维细胞生长因子 -23
FGFR	Fibroblast growth factor receptor	成纤维细胞生长因子受体
FGR	Fetal growth restriction	胎儿生长受限
FHLH	Familial hemophagocytic lymphohistiocytosis	家族性嗜血细胞综合征
FHR	Fetal heart rate	胎心率
FiO_2	Fraction of inspiration O_2	吸入氧浓度
FIRS	Fetal inflammatory response syndrome	胎儿炎症反应综合征
FISH	Fluorescence in situ hybridization	荧光原位杂交技术
FMH	Fetal to maternal hemorrhage	胎母输血
fMRI	Functional magnetic resonanceimaging	功能磁共振成像
FMs	Fidgety movements	不安运动
FO	Foramen ovale	卵圆孔
FPA	FPA fibrinopeptide A	纤维蛋白肽 A
FRC	Functional residual capacity	功能残气量
FSH	Follicle stimulating hormone	卵泡刺激素
FSR	Fractional synthesis rate	合成速率分数
FVIII	Coagulation factor VIII	凝血因子VIII

FVL	Factor V Leiden (prothrombotic polymorphism of FV)	凝血因子V Leiden 突变 (促血栓凝血因子V多态性)
FX	Coagulation factor X	凝聚因子X
G6PD	Glucose-6-phosphate dehydrogenase	葡萄糖-6-磷酸脱氢酶
GA	Gestational age	胎龄
GABA	γ-aminobutyric acid	γ-氨基丁酸
GALD	Gestational alloimmune liver disease	妊娠同族免疫性肝病
GAS	general anesthesia spinal	经脊髓全身麻醉
GBS	Group B streptococcus	B族链球菌
GC/MS	Gas chromatography/mass spectrometry	气相色谱/质谱
GCG-R	Glucagon receptor	胰高血糖素受体
G-CSF	Granulocyte colony-stimulating factor	粒细胞集落刺激因子
GCV	Great cerebral vein	大脑大静脉
GDG	British Guideline Development Group	英国指南开发小组
GE	Ganglionic eminence	神经节突起
GFAP	Glial fibrillary acidic protein	胶质纤维酸性蛋白
GFR	Glomerular filtration rate	肾小球滤过率
GGT	Gamma-glutamyl transpeptidase	γ谷氨酰转移酶
GH	Growth hormone	生长激素
GHS	Growth hormone secretagogue	生长素促泌物
GI	Gastrointestinal	消化道
GIP	Glucose-dependent insulinotropic polypeptide	葡萄糖依赖促胰岛素肽
GLP-1	Glucagon-like peptide 1	胰高血糖素样肽-1
GLP-2	Glucagon-like peptide 2	胰高血糖素样肽-2
GLP-2R	GLP-2 receptor	GLP-2受体
GM	Gray matter	灰质
GM-CSF	Granulocyte macrophage-colony stimulating factor	粒细胞巨噬细胞集落刺激因子
GMFCS	Gross Motor Function Classification System	粗大运动功能分类系统
GMH-IVH	Germinal matrix hemorrhage-intraventricular hemorrhage	生发基质出血-脑室内出血
GMH-IVH	Germinal matrix intraventricular hemorrhage	生发基质-脑室内出血
GMs	General movements	全身运动
GnRH	Gonadotropin-releasing hormone	促性腺激素释放激素
GP	Collagen	胶原蛋白
GP	Glycoprotein	糖蛋白
GP I b	Glycoprotein I b	膜糖蛋白I b
GP II b/III a	Platelet glycoprotein II b/III a	血小板糖蛋白II b/III a
GR	Glucocorticoid receptor	糖皮质激素受体
GRF	Glomerular filtration rate	肾小球滤过率

GSH	Glutathione	谷胱甘肽
GSH-Px	Glutathione peroxidase	谷胱甘肽过氧化物酶
GT	Germinal tumors	生殖细胞肿瘤
H_2O_2	Hydrogen peroxide	过氧化氢
HAART	Highly active antiretroviral therapy	高效抗逆转录病毒疗法
HAEC	Hirschsprung-associated enterocolitis	先天性巨结肠相关小肠结肠炎
HAPCs	High-amplitude propagated contractions	高振幅推进收缩
HAS	Human serum albumin	人血清白蛋白
Hb	Hemoglobin	血红蛋白
HB	Hepatoblastoma	肝母细胞瘤
HBeAg	HBe antigen	HBe 抗原
HbF	Fetal hemoglobin	胎儿血红蛋白
HBIG	Hepatitis B immunoglobulin	乙肝免疫球蛋白
$Hb-O_2$	Hemoglobin-oxygen	血红蛋白 - 氧气
HBsAg	HB surface antigen	HBV 表面抗原
HBV	Hepatitis B virus	乙型肝炎病毒
HCA	Histological chorioamnionitis	组织学绒毛膜羊膜炎
hCG	Human chorionic gonadotropin	人绒毛膜促性腺激素
HCT	Hematocrit	血细胞比容
HCV	Hepatitis C virus	丙型肝炎病毒
HDAC	Histone deacetylases	组蛋白去乙酰化酶
HDW	Hemoglobin distribution width	血红蛋白分布宽度
HE	Hemiplegia	偏瘫
HE	Hereditary elliptocytosis	遗传性椭圆形红细胞增多症
Hevap-r	Evaporative heat loss from the respiratory tract	呼吸道的蒸发热损失
Hevap-s	Evaporative heat loss from the skin	皮肤的蒸发热损失
HF	Hydrops fetalis	胎儿水肿
HFI	Hereditary fructose intolerance	遗传性果糖不耐受
HFOV	High-frequency oscillatory ventilation	高频振荡通气
HGF	Hepatocyte growth factor	肝细胞生长因子
HH	Hepatic hemangioma	肝血管瘤
HI	Hypoxic-ischemic	缺氧缺血
HIE	Hypoxic ischemic encephalopathy	新生儿缺氧缺血性脑病
HIF	Hypoxia induced factor	缺氧诱导因子
HIGM	Hyper IgM syndrome	高 IgM 综合征
HINE	Hammersmith Infant Neurological Examination	Hammersmith 婴儿神经系统检查
HIV	Human immunodeficiency virus	人类免疫缺陷病毒
HIV-1	Human immunodeficiency virus-1	1 型人免疫缺陷病毒

HL	Hearing loss	听力损失
HLHS	Hypoplastic left heart syndrome	左心发育不良综合征
HMD	Hyaline membrane disease	肺透明膜病
HMGB1	High-mobility group box protein 1	高迁移率族蛋白 1
HMOs	Human milk oligosaccharides	人乳低聚糖
HMWK	High molecular weight kininogen	高分子量激肽原
HNF1B	Hepatocyte nuclear factor 1-β	肝细胞核因子 1-β
HO	Heme oxygenase	血红素加氧酶
HO-1	Heme oxygenase-1	血红素加氧酶 -1
HPF	High power field	高倍视野
HR	Heart rate	心率
HRSA	Human Resources and Services Administration	人力资源和服务管理局
HS	Hemorrhagic stroke	出血性卒中
HS	Hereditary spherocytosis	遗传性球形红细胞增多症
HSCR	Hirschsprung's disease	先天性巨结肠
HSCT	Hematopoietic stem cell transplant	造血干细胞移植
HSD	Hydroxysteroid dehydrogenase	类固醇脱氢酶
HSV	Herpes simplex virus	单纯疱疹病毒
HT1	Hereditary tyrosinemia type 1	遗传性 1 型酪氨酸血症感染
I	Infected	感染性
I/T	Immature to mature neutrophils ratio	未成熟 / 成熟中性粒细胞比值
IAA	Interrupted aortic arch	主动脉弓离断
IAP	Intrapartum antibiotic prophylaxis	产时抗生素预防
IB	Immunoblot test	免疫印迹检测
IBI	Interburst intervals	爆发间隔
ICA	Internal carotid artery	颈内动脉
iCa	Ionized calcium	离子钙
ICAM	Intercellular adhesion molecules	细胞间黏附分子
ICAM-1	Intercellular adhesion molecule-1	内皮细胞黏附分子 -1
ICC	Interstitial cells of Cajal	Cajal 间质细胞
ICF	International Classification of Functioning	国际功能分类
ICH	Intracranial hemorrhage	颅内出血
ICR	Imprinting control region	印记控制区
ID	Immunodeficiencies	免疫缺陷
ID	Intellectual disability	智力障碍
ID	Interhemispheric distance	大脑半球间距
IELs	Intraepithelial	上皮内
I-FABP	Intestinal fatty acid-binding protein	肠脂肪酸结合蛋白

IFN	Interferon	干扰素
IFN-γ	Interferon-γ	干扰素 -γ
Ig	Immunoglobulin	免疫球蛋白
IGF-1	Insulin-like growth factor 1	胰岛素样生长因子 1
IgG	Immunoglobulin G	免疫球蛋白 G
IH	Intermittent hypoxemia	间歇性低氧血症
I-KMC	Intermittent kangaroo mother care	间断式袋鼠式护理
IL	Interleukin	白介素
IL-1ra	IL-1 receptor antagonist	IL-1 受体拮抗剂
IL-1β	Interleukin-1 beta	白介素 -1β
IL-6	Interleukin-6	白介素 -6
IL-8	Interleukin-8	白介素 -8
IL-8/CXCL8	Interleukin-8/CXC ligand 8	白介素 -8/CXC 配体 8
ILCOR	International Liaison Committee on Resuscitation	国际复苏联络委员会
ILD	Interstitial lung disease	间质性肺病
ILs	Interleukins	白细胞介素
IM	Intramuscular injection	肌内注射
INH	Isoniazid	异烟肼
iNO	Inhaled nitric oxide	吸入一氧化氮
IPEX	Immunodysregulation，polyendocrinopathy，enteropathy，X-linked	多内分泌腺病肠病 X 连锁伴免疫失调综合征
IPF	Immature platelet fraction	未成熟血小板分数
IPostC	Ischemic postconditioning	缺血预处理
IQ	Intelligence quotient	智商
IRAK	IL-1 receptor-associated kinase	IL-1 受体相关激酶
IRF	Immature reticulocyte fraction	未成熟网织红细胞分数
IRM	Intranuclear rod myopathy	核内杆状肌病
ISAGA	Immunosorbent agglutination assay	免疫吸附凝集试验
IsoFs	Isofurans	异氟烷
ITP	Idiopathic thrombocytopenic purpura	特发性血小板减少性紫癜
IUGR	Intrauterine growth restriction	宫内生长迟缓
IVH	Intraventricular hemorrhage	脑室内出血
IVIG	Intravenous immune globulin	静脉注射免疫球蛋白
IWLR	Insensible water loss from the respiratory tract	呼吸道的不显性失水
IWLS	Insensible water loss from the skin	皮肤的不显性失水
JEB	Epidermolysis bullosa junctional	交界型大疱性表皮松解症
KC	Kangaroo care	袋鼠式护理
KGF	Keratinocyte growth factor	角化细胞生长因子

KIM-1	Kidney injury molecule 1	肾损伤分子 1
KMC	Kangaroo mother care	袋鼠式护理
KMS	Kasabach-Merritt Syndrome	卡 - 梅综合征
KPE	Kasai portoenterostomy	Kasai 肝门空肠吻合术
L/S	Lecithin/sphingomyelin	卵磷脂 / 鞘磷脂
LA	Left atrium	左心房
LAD	Leukocyte adhesion deficiency	白细胞黏附缺陷
LB	Lamellar body	板层小体
LBW	Low birth weight	低出生体重
LCH	Langerhans cell histiocytosis	朗格汉斯细胞组织细胞增生症
LCHAD	Long-chain 3-hydroxyacyl-coenzyme A dehydrogenase	长链 3- 羟酰基辅酶 A 脱氢酶
LCHAD	Long-chain acyl-coenzyme A dehydrogenase	长链酰基辅酶 A 脱氢酶
LC-PUFAs	Long chain polyunsaturated fatty acid	长链多不饱和脂肪酸
LCR	Laryngeal chemoreflexes	喉化学反射
LCT	long chain triglyceride	长链甘油三酯
LD	Learning disabilities	学习障碍
LED	Light-emitting diodes	发光二极管
LES	Lupus eritematoso sistemico	混合型红斑狼疮
LFA-1	Leukocyte function-associated antigen-1	白细胞功能相关抗原 -1
L-FABP	Liver fatty acid-binding protein	肝脂肪酸结合蛋白
LGA	Large for gestational age	大于胎龄儿
LH	Luteinizing hormone	黄体生成素
LHR	Lung-to-head ratio	肺 - 头比值
LIS	Lissencephaly	无脑回畸形
LISA	Less invasive surfactant administration	微创给药技术
LMP	Last menstrual period	末次月经
LOS	Late-onset sepsis	晚发型脓毒症
LPLs	Lamina propria lymphocytes	固有层淋巴细胞
LPS	Lipopolysaccharide（endotoxin）	脂多糖（内毒素）
LQTS	Long QT syndrome	长 Q-T 综合征
LT	Low threshold	低阈值
LV	Left ventricular	左心室
M/P	Milk/plasma	人乳 / 血浆浓度比
MAC	minimum alveolar concentration	最低肺泡有效浓度
MAMP	Microbial associated molecularpatterns	微生物相关分子模式
MAP	Mean airway pressure	平均气道压
MAP	Mean arterial pressure	平均动脉血压
MAPCAS	Aortopulmonary collateral arteries	主 - 肺侧支动脉

MAPCs	Migrating action potential complexes	移行动作复合波
MARS	Mixed anti-inflammatory response syndrome	混合抗炎反应综合征
MAS	Macrophage activation syndrome	巨噬细胞活化综合征
MAS	Meconium aspiration syndrome	胎粪吸入综合征
MBD	Metabolic bone disease	代谢性骨病
MBP	Myelin basic protein	髓鞘碱性蛋白
MBTS	Modified Blalock-Taussig shunt	改良的 Blalock-Taussing 分流术
MC	Monochorionic	单绒毛膜
MC2R	Melanocortin receptor 2	皮质素受体 2
MCA	Middle cerebral artery	大脑中动脉
MCA	months corrected age	纠正月龄
MCAD	Mediumchain acyl-CoA dehydrogenase	中链酰基辅酶 A 脱氢酶
MCD	Malformations of cortical development	皮质发育畸形
MCH	Mean corpuscular hemoglobin	红细胞平均血红蛋白量
M-CHAT	Modified Checklist for Autism in Toddlers	改良版幼儿自闭症检查表
MCHC	Mean corpuscular hemoglobin concentration	红细胞平均血红蛋白浓度
MCP	Monocyte chemoattractant protein	单核细胞趋化蛋白
MCP	Middle cerebellar peduncle	小脑中脚
MCP-1	Monocyte chemoattractant protein-1	单核细胞趋化蛋白 1
MCT	Medium-chain triglycerides	中链甘油三酸酯
MCV	Mean corpuscular volume	红细胞平均体积
MCV	Middle cerebral vein	大脑中静脉
MD	Meckel diverticulum	美克儿憩室
MD	Myotonic dystrophy	强直性肌营养不良
MDC1A	Merosin-negative CMD	Merosin 缺乏型先天性肌营养不良症
MDI	mental development index	智力发育指数
MDK	Multicystic dysplastic kidney	多囊性肾发育不良
MDR3	Multidrug-resistant class Ⅲ	多重耐药性Ⅲ类
MDS	Miller-Dieker syndrome	Miller-Dieker 综合征
MDS	Myelodysplastic syndrome	骨髓增生异常综合征
ME	Medication error	医疗差错
MEB	Muscle-Eye-Brain Disease	肌肉 - 眼 - 脑病
MEF	Minimal enteral feeding	微量肠内喂养
MGD	Mixed gonadal dysgenesis	混合型性腺发育不全
MGF	mild growth failure	轻度发育缓慢
MHC	Self-major histocompatibility complex	自身主要组织相容性复合物
MI	Meconium ileus	胎粪梗阻
MIC	Minimal inhibiting concentration	最低抑菌浓度

MIF	Macrophage migration inhibitory factor	巨噬细胞移动抑制因子
MINT	Mortality index for neonatal transportation	新生儿转运死亡指数
MIP	Macrophage inflammatory protein	巨噬细胞炎症蛋白
MM	Mitochondrial myopathies	线粒体肌病
MM	Myotubular myopathy	肌管肌病
MMC	Migrating motor complex	移行性复合运动
MmD	Multi-minicore disease	多微轴空肌病
MMP	Matrix metalloproteinase	基质金属蛋白酶
MMR	Measles-mumps-rubella	麻疹 - 腮腺炎 - 风疹三联疫苗
MND	Minor neurological dysfunction	轻度神经功能障碍
MOF	Multiorgan failure	多器官功能衰竭
MPO	Myeloperoxidase	非髓过氧化物酶
MPV	Mean platelet volume	平均血小板体积
MR	Magnetic resonance imaging	磁共振成像
MR	Mental retardation	精神发育迟缓
MRA	Magnetic resonance angiography	磁共振血管造影
MRCP	Magnetic resonance cholangiography	磁共振胆道造影
MRI	Magnetic resonance imaging	磁共振成像
mRNA	Messenger RNA	信使 RNA
MRP2	Multidrug resistance-associated protein 2	小管转运蛋白 2
MRS	Magnetic resonance spectroscopy	磁共振波谱成像
MRSA	Methicillin-resistant *Staphylococcus aureus*	耐甲氧西林葡萄球菌
MS	Metastatic special	特异性转移期
MS/MS	Tandem mass spectrometry	串联质谱法
MSAF	Meconium-stained amniotic fluid	羊水胎粪污染
MSCs	Mesenchymal stem cells	间充质干细胞
MTCT	Mother-to-child transmission	母婴传播
MTHFR	Methylene tetrahydrofolate reductase	亚甲基四氢叶酸还原酶
MTX	Methotrexate	甲氨蝶呤
NAAT	Nucleic acid amplification tests	核酸扩增测试
NAC	N-acetylcysteine	乙酰半胱氨酸
NADPH	Nicotinamide adenine dinucleotide phosphate	烟酰胺腺嘌呤二核苷酸磷酸
NAIS	Neonatal arterial ischemic stroke	新生儿动脉缺血性脑卒中
NAIT	Neonatal alloimmune thrombocytopenia	新生儿同种免疫性血小板减少症
NALF	Neonatal acute liver failure	新生儿急性肝衰竭
NAPI	Neurobehavioral Assessment of the Preterm Infant	早产儿的神经行为评估
NAS	Neonatal abstinence syndrome	新生儿戒断综合征
NAVA	Neurally adjusted ventilator assist	神经调节辅助通气

NBAS	Neuroblastoma-amplified sequence	神经母细胞瘤扩增序列
NBAS	Neonatal Behavioral Assessment Scale	新生儿行为评分
NBL	Neuroblastoma	神经母细胞瘤
NBS	Nijmegen breakage syndrome	Nijmegen 断裂综合征
NCM	Neurocutaneous melanosis	神经皮肤黑变病
nCPAP	Nasal continuous positive airway pressure	经鼻持续气道正压通气
ncRNA	Noncoding RNAs	非编码 RNA
NCSVT	Neonatal cerebral sinovenous thrombosis	新生儿脑静脉窦血栓形成
NDI	Neurodevelopmental impairment	神经发育受损
NDI	Nephrogenic diabetes insipidus	肾源性尿崩症
NDM	Neonatal diabetes mellitus	新生儿糖尿病
NDs	Neuromuscular disorders	神经肌肉疾病
NE	Neonatal encephalopathy	新生儿脑病
NE	Neurological examination	神经检查
NE	Neutrophil elastase	中性粒细胞弹性蛋白酶
NEC	Necrotizing enterocolitis	新生儿坏死小肠结肠炎
NETS	Neonatal emergency transport service	新生儿急救转运中心
NF1	Neurofibromatosis type 1	神经纤维瘤病 1 型
NFs	Neurofurans	神经呋喃
NF-κB	Nuclear transcription factor-κB	核转录因子 -κB
NGAL	Neutrophil gelatinase associated lipocalin	中性粒细胞明胶酶相关脂质运载蛋白
NGS	Next generation sequencing	下一代测序
NH	Neonatal hemochromatosis	新生儿血色素沉着病
NHS	National Health Service	国家医疗卫生服务机构
NICE	National Institute for Health and Care Excellence	国家卫生和临床技术优化研究所
NICHD	National Institute of Child Health and Human Development	国家儿童健康与人类发育研究所
NICU	Neonatal intensive care unit	新生儿重症监护室
NIDCAP	Neonatal Individualized Developmental Care and Assessment Program	新生儿个体化发育护理和评估项目
NIHF	Nonimmune hydrops fetalis	非免疫性胎儿水肿
NIPPV	Nasal intermittent positive pressure ventilation	经鼻间歇正压通气
NKDEP	National Kidney Disease Education Program	国家肾脏病教育计划
NLE	Neonatal Lupus Erythematosus	新生儿红斑狼疮
NM	Nemaline myopathy	杆状体肌病
NMDA	N-methyl-D-aspartate	N- 甲基 -D- 天冬氨酸
NMG	Neonatal Myasthenia Gravis	新生儿重症肌无力
NNLA	Nω-nitro-L-arginine	nω- 硝基 -L- 精氨酸
NNNS	Neonatal Intensive Care Unit Network Neurobehavioral Scale	新生儿重症监护室网络神经行为量表

nNOS	Neuronal nitric oxide synthase	神经元型一氧化氮合酶
NNS	Nonnutritive sucking	非营养性吮吸
NO	Nitric oxide	一氧化氮
NOX	NADPH oxidase	NADPH 氧化酶
NPBI	Nonprotein-bound iron	非蛋白结合铁
NPP	Neutrophil proliferating pool	中性粒细胞增殖池
NRBC	Nucleated red blood cell	有核红细胞
NREM	Non-rapid eye movement	非快速动眼
NRN	Neonatal Research Network	新生儿研究网络
NS	Noonan Syndrome	努南综合征
NSAIDs	Nonsteroidal anti-inflammatory drugs	非甾体抗炎药
NSE	Neuron-specific enolase	神经元特异性烯醇化酶
NSP	Neutrophil storage pool	中性粒细胞储存池
NST	Nonstress test	无刺激胎心监护
NTDs	Neural tube defects	神经管缺陷
NTED	Neonatal toxic shock syndrome like exanthematous disease	新生儿中毒性休克综合征样发疹性疾病
NTI	Neonatal transport index	新生儿转运指数
O_2	Oxygen	氧气
O_2^-	Superoxide anion	超氧阴离子
OAE	Otoacoustic emissions	耳声发射
OCA	Oculocutaneous albinism	眼皮肤白化病
ODMT	Orodispersible minitablets	口服分散片剂
OH^-	Hydroxyl radical	羟基自由基
OI	Oxygenation index	氧合指数
$ONOO^-$	Peroxynitrite	过氧亚硝酸盐
Ops	Oscillatory potentials	振荡电位
ORS	Oral rehydrating solution	口服补液盐
OR-VERP	Orientation reversal visual event-related potentials	逆向视觉事件相关电位
OS	Oxidative stress	氧化应激
OT	Ocular toxoplasmosis	眼弓形虫病
OTC	Ornithine transcarbamylase	鸟氨酸氨甲酰转移酶
OXM	Oxyntomodulin	胃泌酸调节素
OXT	Oxytocin	催产素
P	Phospholipid	磷脂
p>a	Posterior > anterior	后大于前
PA	Pulmonary agenesis	肺发育不全
PA	Pulmonary atresia	肺动脉瓣闭锁
PA	Pulmonary artery	肺动脉

PA/IVS	Pulmonary atresia with intact ventricular septum	室间隔完整型肺动脉闭锁
PAB	Pulmonary artery banding	肺动脉环缩术
PACO$_2$	Alveolar PCO$_2$	肺泡二氧化碳分压
PaCO$_2$	Arterial partial pressure of carbon dioxide	动脉血气动脉血二氧化碳分压
PaCO$_2$	Arterial PCO$_2$	动脉 PCO$_2$
PAF	Platelet activating factor	血小板活化因子
PAI	Primary cortical adrenal insufficiency	原发性肾上腺功能减退
PAI-1	Plasminogen activator inhibitor-1	纤溶酶原激活物抑制剂 -1
PAIS	Partial androgen insensitivity syndrome	部分雄激素不敏感综合征
PAIS	Perinatal arterial ischaemic stroke	围产期动脉缺血性脑卒中
PA-IVS	Pulmonary atresia with intact ventricular septum	室间隔正常的肺动脉闭锁
PaO$_2$	Arterial partial pressure of oxygen	动脉血氧分压
PAP	Plasmin-alpha$_2$-antiplasmin complex	纤溶酶 -α$_2$- 抗纤溶酶合体
PAP	Pulmonary alveolar proteinosis	肺泡蛋白质沉积症
PAPP-A	Pregnancy-associated plasma protein-A	妊娠相关血浆蛋白 -A
PAX2	Paired box 2	配对基因 2
PBF	Pulmonary blood flow	肺部血流量
PC	Protein C（natural anticoagulant）	蛋白 C（天然抗凝剂）
PC	Phosphatidylcholine	磷脂酰胆碱
PCA	Posterior cerebral artery	大脑后动脉
PCC	Prothrombin complex concentrate	凝血酶原复合物浓缩剂
PCD	Primary ciliary dyskinesia	原发性纤毛运动障碍
PCO$_2$	Partial pressure of carbon dioxide	二氧化碳分压
PCoA	Posterior communicating artery	后交通动脉
PCOS	Polycystic ovary syndrome	多囊卵巢综合征
PCP	*Pneumocystis carinii* pneumonia	卡氏肺囊虫肺炎
PCR	Polymerase chain reaction	聚合酶链反应
PCr	Phosphocreatine	磷酸肌酸
PCR	Polymerase chain reaction	聚合酶链式反应
PCW	Post-conceptional weeks	孕周
PD	Pharmacodynamics	药效动力学
PD	Pompe disease	糖原贮积症
PDA	Patent ductus arteriosus	动脉导管未闭
PDI	Protracted diarrhea of infancy	婴儿慢性腹泻
PDI	Psychomotor developmental index	精神运动发育指数
PDNM	Permanent diabetes mellitus	永久性新生儿糖尿病
PE	Pulmonary embolism	肺栓塞
PE	Preeclampsia	先兆子痫

PEEP	Positive end-expiratory pressure	呼气末正压
PET	Partial exchange transfusion	部分换血
PeV	Parechovirus	副肠孤病毒
PFA	Platelet function analyzer	血小板功能分析仪
PFC	Persistent fetal circulation	持续胎儿循环
PFIC	Progressive familial intrahepatic cholestasis	进行性家族性肝内胆汁淤积症
PFO	Foramen ovale	卵圆孔
PG	Phosphatidyl glycerol	磷脂酰甘油
PG	Prostaglandins	前列腺素
PGE	Prostaglandin E	前列腺素 E
PGE_1	Prostaglandin E_1	前列腺素 E_1
PGF	Postnatal malnutrition and growth failure	营养不良以及产后发育缓慢
PH	Pulmonary hypertension	肺动脉高压
PHA	Pseudohypoaldosteronism	假性低醛固酮血症
phIGFBP1	Phosphorylated insulin-like growth factor binding protein-1	磷酸化胰岛素样生长因子结合蛋白 1
PHP	Pseudohypoparathyroidism	甲状旁腺功能减退
PhQ	Phylloquinone	对苯二酚
PHVD	Posthemorrhagic ventricular dilatation	出血后脑室扩张
PI	Protease inhibitor	蛋白酶抑制剂
PI	Ponderal index	体重指数
PI	Pulsatility index	搏动指数
PICA	Posterior inferior cerebellar arterial	小脑后下动脉
PICC	Peripherally inserted central catheters	经外周静脉穿刺中心静脉置管
PIDs	Primary immunodeficiency diseases	原发性免疫缺陷病
PIE	Pulmonary interstitial emphysema	肺间质气肿
PIH	Pregnancy-induced hypertension	妊娠期高血压
PIP	Peak inspiratory pressure	吸气峰压
PIPP	Premature infant pain profile	早产儿疼痛评分
PIVKA	Proteins induced by vitamin K absence	维生素 K 缺乏诱导蛋白
PK	Pharmacokinetics	药代动力学
PK	Plasma kallikrein	血浆激肽释放酶
PKD	Polycystic kidney disease	先天性多囊肾病
PKU	Phenylketonuria	苯丙酮尿症
PLG	Plasminogen	纤溶酶原
PIGF	Phosphatidylinositol-glycan biosynthesis class F	磷脂酰肌醇 - 多糖生物合成类 F
PLIC	Posterior limb of the internal capsule	内囊后肢
PMA	Postmenstrual age	纠正胎龄
PMG	Polymicrogyria	多小脑回

PMN	Polymorphonuclear cell	多形核细胞
PN	Parenteral nutrition	肠外营养
PNH	Periventricular nodular heterotopia	脑室周围结节异位
PO₂	Partial pressure of oxygen	氧分压
POMC	Proopiomelanocortin	黑皮素原
POPs	Persistent organic pollutants	持久性有机污染物
POR	P450 oxidoreductase	P450 氧化还原酶
PORD	POR deficiency	P450 氧化还原酶缺乏症
PPD	Primary peritoneal drainage	腹腔引流术
PPHN	Persistent pulmonary hypertension of the newborn	新生儿持续性肺动脉高压
PR	Poor repertoire	单调性
PRBC	Packed red blood cells	浓缩红细胞
Pre OLs	Pre-myelinating oligodendrocytes	少突胶质细胞的前体细胞
PRL	Prolactin	催乳素
PROM	Prelabor rupture of fetal membranes	胎膜早破
PRR	Pattern recognition receptor	模式识别受体
PS	Protein S（natural anticoagulant cofactor of PC）	蛋白 S（蛋白质 C 的天然抗凝剂辅助因子）
PS	Pressure support	压力支持
PS	Pulmonary valve stenosis	肺动脉瓣狭窄
PSV	Peak systolic flow velocity	收缩期峰值血流速度
PSV	Pressure support ventilation	压力支持通气
PT	Prothrombin time	凝血酶原时间
PTB	Preterm birth	早产
PTH	Parathyroid hormone	甲状旁腺激素
PTHrP	Parathyroid hormone-related protein	甲状旁腺激素相关蛋白
PUFAs	polyunsaturated fatty acids	多不饱和脂肪酸
PUJO	Pyeloureteral junction obstruction	肾盂输尿管连接部梗阻
PUVs	Posterior urethral valves	后尿道瓣膜
PVHI	Periventricular hemorrhagic infarction	脑室周围出血性梗死
PVI	Periventricular venous infarction	脑室周围静脉梗死
PVL	Periventricular leukomalacia	脑室周围白质软化
PVR	Pulmonary vascular resistance	肺血管阻力
PVT	Portal vein thrombosis	门静脉血栓
PWS/AS	Prader-Willi/Angelman syndrome	Prader-Willi/Angelman 综合征
PYY	Peptide YY	多肽 YY
PZ	Protein Z	蛋白质 Z
QI	Quality improvement	质量改进

RA	Retinoic acid	维甲酸
RA	Right atrium	右心房
RANTES	Regulated on activation, normal T cell expressed and secreted	活化调节的表达和分泌的正常 T 细胞
RAS	Renin-angiotensin system	肾素血管紧张素系统
RB	Retinoblastoma	视网膜母细胞瘤
RBC	Red blood cell	红细胞
RCT	Randomized controlled trial	随机对照试验
RDS	Respiratory distress syndrome	呼吸窘迫综合征
RDW	Red cell distribution width	红细胞分布宽度
REM	Rapid eye movement	快速动眼
rEpo	Recombinant erythropoietin	重组促红细胞生成素
rG-CSF	Recombinant granulocyte colony-stimulating factor	重组粒细胞集落刺激因子
RH	Radiant heaters	辐射加热器
RIW	Radiant infant warmer	婴儿辐射加热器
RMS	Rhabdomyosarcoma	横纹肌肉瘤
RNS	Nitrogen species	含氮物质
Rop	Rhoptries	分泌器
ROP	Retinopathy of prematurity	早产儿视网膜病变
ROS	Reactive oxygen species	活性氧自由基
RQ	Respiratory quotient	呼吸商
rRNA	Ribosomal ribonucleic acid	核糖核蛋白体核糖核酸
RRT	Glomerular filtration rate	肾脏替代治疗
RSPO1	R-spondin 1	R- 反应蛋白 1
RSTS	Rubinstein-Taybi syndrome	Rubinstein-Taybi 综合征
RSV	Respiratory syncytial virus	呼吸道合胞病毒
RT-PCR	Reverse transcription-polymerase chain reaction	反转录酶 - 聚合酶链锁反应
RV	Right ventricle	右心室
RVOTO	Obstruction of right ventricular out flow tract	右室流出道梗阻
RVT	Renal vein thrombosis	肾静脉血栓形成
RWL	Respiratory water loss	呼吸道水分丢失
SAA	Serum amyloid A	血清淀粉样蛋白 A
SAH	Subarachnoid hemorrhage	蛛网膜下腔出血
SaO_2	Arterial oxygen saturation	动脉血氧饱和度
SBH	Subcortical band heterotopia	皮质下条带样异位
SBS	Short bowel syndrome	短肠综合征
SCA	Superior cerebellar artery	小脑上动脉
SCIDs	Severe combined immunodeficiencies	重症联合免疫缺陷病

SCLE	Subacute cutaneous lupus erythematosus	亚急性皮肤型红斑狼疮
SCN	Severe chronic neutropenia	重症慢性中性粒细胞减少症
SCN	Severe congenital neutropenia	重症先天性粒细胞缺乏症
SCP	Superior cerebellar peduncle	小脑上脚
SD	Standard deviations	标准差
SDS	Shwachman-Diamond syndrome	Shwachman-Diamond 综合征
SEN	Special educational needs	特殊教育需求
SFN	Subcutaneous fat necrosis	皮下脂肪坏死
SGA	Small for gestational age	小于胎龄儿
SGF	severe growth failure	严重发育缓慢
SHT	Systemic hypothermia therapy	全身性低温治疗
SI	Sustained inflation	持续扩张
sICAM-1	Soluble intercellular adhesion	molecule-1 可溶性细胞间黏附分子 -1
SIDS	Sudden infant death syndrome	婴儿猝死综合征
sIgA	Secretory IgA	分泌型 IgA
sIgM	Surface IgM	表面 IgM
SIMV	Synchronised intermittent mandatory ventilation	同步间歇性指令通气
SIP	Spontaneous intestinal perforation	自发性肠穿孔
SIPPV	Synchronized intermittent positive pressure ventilation	同步间歇正压通气
SIRS	Systemic inflammatory response syndrome	全身炎症反应综合征
sIUGR	Selective intrauterine growth restriction	选择性宫内生长受限
SLC	Solitary liver cyst	孤立性肝囊肿
SMA	Spinal muscular atrophy	脊髓性肌萎缩症
SMARD1	SMA with respiratory distress type 1	SMA 伴呼吸窘迫 1 型
SMCV	Superficial middle cerebral vein	大脑中浅静脉
SMDP	Surfactant metabolism dysfunctions, pulmonary	肺表面活性物质代谢功能障碍
SMN	Survival motor neuron	存活运动神经元
SNIPPV	Synchronized nasal intermittent positive pressure ventilation	同步鼻塞间歇正压通气
SO$_2$	Oxygen saturation	血氧饱和度
SOD	Superoxide dismutase	超氧化物歧化酶
SOS	Speed of sound	低骨声速
SP	Surfactant-associated proteins	肺表面活性物质蛋白
SP-B	Surfactant protein-B	表面活性物质蛋白 -B
SpO$_2$	Percutaneous oxygen saturation	经皮血氧饱和度
sPTB	Spontaneous preterm births	自发性早产
SR	Sacral ratio	骶骨率
SR	Sero reverted	血清转换
SSAT	Spermine N1-acetyltransferase	精胺 N1- 乙酰基转移酶

SSC	Skin-to-skin contact	皮肤 - 皮肤接触
SSRI	Selective serotonin reuptake inhibitors	选择性 5- 羟色胺再摄取抑制剂
SSS	Superior sagittal sinus	上矢状窦
SSSS	*Staphylococcal* scalded skin syndrome	葡萄球菌烫伤样皮肤综合征
STS	Skin-to-skin	皮肤接触
STS	Soft tissue sarcoma	软组织肉瘤
STV	Short-term variability	短期变异性
SUPC	Sudden unexpected postnatal collapse	生后突发意外衰竭
SV	Stroke volume	每搏输出量
SVCF	Superior vena cava flow	上腔静脉血流
SVR	Systemic vascular resistance	体循环血管阻力
SVT	Sinovenous thrombosis	静脉窦血栓
SVT	Supraventricular tachycardia	室上性心动过速
SVZ	Subventricular zone	脑室下区
SWI	Susceptibility-weighted imaging	磁敏感加权成像
TA	Truncus Arteriosus	永存动脉干
TAFI	Thrombin-activatable fibrinolysis inhibitor	凝血酶激活纤溶抑制剂
TAFIa	Activated thrombin activatable fibrinolysis inhibitor	活化的凝血酶激活纤溶抑制剂
TAP	Transanal anorectoplasty	经肛门成形术
TAPS	Twin anemia-polycythemia sequence	双胎贫血 - 红细胞增多序列征
TAPVR	Total anomalous pulmonary venous return	完全性肺静脉异位回流
TAR	Thrombocytopenia-absent radii	血小板减少伴桡骨缺如综合征
TAT	Thrombin-antithrombin complex	凝血酶 - 抗凝血酶复合物
TB	Tuberculosis	结核
Tc	Transcutaneous	经皮
tCa	Total calcium	总钙
TCA	Term corrected age	足月纠正胎龄
TcB	Transcutaneous bilirubin	经皮胆红素
TCR	T-cell receptor	T 细胞受体
TD	Thanatophoric dysplasia	致死性骨发育不全
TDM	Therapeutic drug monitoring	治疗性药物监测
Tdt	Enzyme terminal deoxynucleotidyl transferase	末端脱氧核苷酸转移酶
TE	Thromboembolic events	血栓栓塞事件
TEG	Thromboelastography	血栓弹力成像
TEN	Toxic epidermal necrolysis	中毒性表皮坏死
TEWL	Transepidermal water loss	经皮的水分丢失
TF	Tissue factor	组织因子
TFPI	Tissue factor pathway inhibitor	组织因子途径抑制剂

TG	Thrombin Generation	凝血酶的产生
TGA	Transposition of the great arteries	大动脉转位
TGF	Transforming growth factor	转化生长因子
TGF-β	Transforming growth factor-β	转化生长因子 -β
TGF-β1	Transforming growth factor β1	转化生长因子 -β1
TgI	Toxoplasma gondii infection	弓形虫病
Th	T-helper	T 辅助细胞
TH	Therapeutic hypothermia	治疗性亚低温
TIMP	Test of Infant Motor Performance	婴儿运动能力测试
TIMPs	Tissue inhibitors of metalloproteinases	金属蛋白酶组织抑制因子
TINE	Touwen infant neurological examination	Touwen 婴儿神经系统检查
TLRs	Toll-like receptors	Toll 样受体
TM	Thrombomodulin	血栓调节蛋白
Tm	Maximum rate of tubular reabsorption	肾小管重吸收达到最大效率
TM	Thrombomodulin	血栓调节蛋白
TMD	Transient myeloproliferative disorders	短暂性骨髓增生性疾病
TNDM	Transient neonatal diabetes mellitus	暂时性新生儿糖尿病
TNF	Tumor necrosis factor	肿瘤坏死因子
TNF-α	Tumor necrosis factor-α	肿瘤坏死因子 -α
TOF	Tetralogy of Fallot	法洛四联症
tPA	Tissue plasminogen activator	组织型纤溶酶原激活物
TPN	Total parenteral nutrition	全肠外营养
TPO	Thyroid peroxidase	甲状腺过氧化物酶
TRAP	Twin reversed arterial perfusion	双胞胎反向动脉灌注
TREC	T cell receptor excision circle	T 细胞受体切割环
Tregs	T-regulatory cells	调节性 T 细胞
TRH	Thyrotropin-releasing hormone	促甲状腺激素释放激素
TRIPS	Transport risk index of physiologic stability	转运生理稳定指数
TRJV	Tricuspid regurgitant jet velocity	三尖瓣反流射流速度
TRT	Teratomas	畸胎瘤
TS	Transverse sinus	横窦
TS	Tuberous sclerosis	结节性硬化症
TSB（SBC）	Total serum bilirubin（concentration）	总血清胆红素
TSH	Thyroid-stimulating hormone	促甲状腺激素
TSHR	Thyroid stimulating hormone receptor	甲状腺素受体
TSP-1	Thrombospondin 1	血小板反应蛋白 1
TSST-1	Toxic shock syndrome toxin-1	中毒性休克综合征毒素 -1
TT	Thrombin time	凝血酶时间

TTDS	Twin-twin disruption sequence	双胎破坏序列
TTF	Thyroid transcription factor	甲状腺转录因子
TTN	Transient tachypnea of the newborn	新生儿暂时性呼吸急促
TTTS	Twin-twin transfusion syndrome	双胎输血综合征
U&Es	Urea and electrolyte concentrations	尿素氮和电解质
UA	Umbilical artery	脐带动脉
UAC	Umbilical artery catheterization	脐动脉置管
UAG	Unacylated ghrelin	非酰基化
UCB	Unconjugated bilirubin	未结合的胆红素
UCH-L1	Ubiquitin carboxyl-terminal hydrolase L1	泛素羧基末端水解酶 L1
UDCA	Ursodeoxycholic acid	熊去氧胆酸
UGT	Uridin 50-diphospho glucuronosyl transferase	葡萄糖醛酸转移酶
UGT1A1	UDP glucuronosyltransferase1A1	UDP-葡萄糖醛酸转移酶 1A1
UIP	Usual interstitial pneumonia	普通间质性肺炎
UP	Urticaria pigmentosa	色素性荨麻疹
US	Ultrasound	超声检查
UTI	Urinary tract infection	尿路感染
UVB	Ultraviolet B	紫外线 B
UVC	Umbilical vein catheter	脐静脉导管
VAP	Ventilator-associated pneumonia	呼吸机相关性肺炎
VC	Vernix Caseosa	胎脂
VCUG	Voiding cystoureterogram	排泄性尿路造影
VEGF	Vascular endothelial growth factor	血管内皮生长因子
VG	Volume guarantee	容量保证
VI	Venous infarction	静脉梗死
VILI	Ventilator-induced lung injury	呼吸机诱发肺损伤
VK	Vitamin K	维生素 K
VKDB	Vitamin K deficiency bleeding	维生素 K 缺乏出血
VLBW	Very low birth weight	极低出生体重
VP	Very preterm	极早产
VSD	Ventricular septal defect	室间隔缺损
V_T	Tidal volume	潮气量
VUE	Villitis of unknown etiology	马蹄绒毛组织炎
VUJO	Vesicoureteral junction obstruction	膀胱输尿管连接处梗阻
VWD	Von Willebrand disease	血管性血友病
VWF	Von Willebrand factor	血管性血友病因子
VZV	Varicella-zoster virus	水痘 - 带状疱疹病毒
WAS	Wiskott-Aldrich syndrome	Wiskott-Aldrich 综合征

WASp	Wiskott-Aldrich syndrome protein	Wiskott-Aldrich 综合征蛋白
WBC	White blood cell	白细胞
WHO	World Health Organization	世界卫生组织
WM	White matter	脑白质
WMD	White matter disease	脑白质病
WOB	Work of breathing	呼吸做功
WS	Watershed	分水岭
WT	Wilms tumor	肾母细胞瘤
WWS	Walker-Warburg Syndrome	Walker-Warburg 综合征
X-ALD	X-linked adrenoleucodystrophy	X 连锁肾上腺脑白质营养不良
XLA	Agammaglobulinemia either X-linked	X 连锁无丙种球蛋白血症
ZDV	Zidovuding	齐多夫定
α_2-AP	α_2-antiplasmin	α_2- 抗纤溶酶
γGT	Gamma-glutamyl transpeptidase	γ- 谷氨酰转肽酶